SÉRIE MANUAL DO MÉDICO-RESIDENTE

PEDIATRIA

SÉRIE MANUAL DO MÉDICO-RESIDENTE

Coordenadores da Série
José Otávio Costa Auler Junior
Luis Yu

- Acupuntura e Medicina Tradicional Chinesa
- Anestesiologia
- Cardiologia
- Cirurgia da Mão
- Cirurgia de Cabeça e Pescoço
- Cirurgia Geral
- Cirurgia Plástica
- Cirurgia Torácica
- Cuidados Paliativos
- Dermatologia
- Endocrinologia e Metabologia
- Endoscopia
- Genética Médica
- Geriatria
- Imunologia Clínica e Alergia
- Infectologia
- Mastologia
- Medicina de Família e Comunidade
- Medicina do Trabalho
- Medicina Esportiva
- Medicina Física e Reabilitação
- Nefrologia
- Neurologia
- Neurologia Infantil
- Oftalmologia
- Ortopedia e Traumatologia
- Otorrinolaringologia
- Pediatria
- Pneumologia
- Radiologia e Diagnóstico por Imagem
- Reumatologia
- Urologia

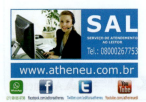

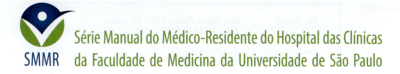

Série Manual do Médico-Residente do Hospital das Clínicas
da Faculdade de Medicina da Universidade de São Paulo

Coordenadores da Série
JOSÉ OTÁVIO COSTA AULER JUNIOR
LUIS YU

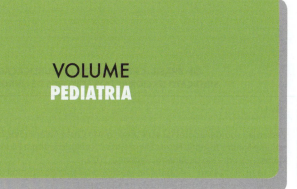

VOLUME
PEDIATRIA

Editores do Volume
SANDRA JOSEFINA FERRAZ ELLERO GRISI
MAGDA MARIA SALES CARNEIRO SAMPAIO
WERTHER BRUNOW DE CARVALHO
UENIS TANNURI
VICENTE ODONE FILHO
CLOVIS ARTUR ALMEIDA DA SILVA

Coeditora
FILUMENA MARIA DA SILVA GOMES

   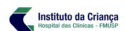 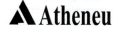

EDITORA ATHENEU

São Paulo	— Rua Maria Paula, 123 – 18º andar Tel.: (11)2858-8750
Rio de Janeiro	— Rua Bambina, 74 Tel.: (21)3094-1295 E-mail: atheneu@atheneu.com.br

CAPA: Equipe Atheneu
DIAGRAMAÇÃO: Know-How Editorial

CIP-BRASIL. CATALOGAÇÃO NA PUBLICAÇÃO
SINDICATO NACIONAL DOS EDITORES DE LIVROS, RJ

P394

Pediatria / coordenadores da série José Otávio Costa Auler Junior, Luis Yu ; editores do volume Sandra Josefina Ferraz Ellero Grisi ... [et al.] ; coeditora Filumena Maria da Silva Gomes. - 1. ed. - Rio de Janeiro : Atheneu, 2022.
   1.132p. : il. ; 24 cm.   (Manual do médico-residente do Hospital das Clínicas da Faculdade de Medicina da Universidade de São Paulo)

Inclui bibliografia e índice
ISBN 978-65-5586-350-5

   1. Pediatria. 2. Residentes (Medicina). I. Auler Junior, José Otávio Costa. II. Yu, Luis. III. Grisi, Sandra Josefina Ferraz Ellero. IV. Gomes, Filumena Maria da Silva. V. Série.

21-73440	CDD: 618.92 CDU: 616-053.2

Camila Donis Hartmann - Bibliotecária - CRB-7/6472

22/09/2021   23/09/2021

GRISI, S. J. F. E.; SAMPAIO, M. M. S. C.; CARVALHO, W. B.; TANNURI, U.; ODONE FILHO, V.; SILVA, C. A. A.
Série Manual do Médico-Residente do Hospital das Clínicas da Faculdade de Medicina da Universidade de São Paulo – Volume Pediatria

© *Direitos reservados à EDITORA ATHENEU – Rio de Janeiro, São Paulo, 2022.*

Coordenadores da Série

José Otávio Costa Auler Junior
Professor Titular da Disciplina de Anestesiologia da Faculdade de Medicina da Universidade de São Paulo (FMUSP). Diretor da FMUSP (2014-2018).

Luis Yu
Professor-Associado de Nefrologia da Faculdade de Medicina da Universidade de São Paulo (FMUSP). Ex-Coordenador-Geral da Comissão de Residência Médica (COREME) da FMUSP.

Editores do Volume

Sandra Josefina Ferraz Ellero Grisi
Professora Titular do Departamento de Pediatria da Faculdade de Medicina da Universidade de São Paulo (FMUSP). Presidente do Conselho Diretor do Centro de Desenvolvimento Infantil da FMUSP. Membro da Academia Brasileira de Pediatria (ABP).

Magda Maria Sales Carneiro Sampaio
Professora Titular do Departamento de Pediatria da Faculdade de Medicina da Universidade de São Paulo (FMUSP). Vice-Presidente do Conselho Diretor do Instituto da Criança (HC-FMUSP). Membro da Academia Brasileira de Pediatria (ABP). Pesquisadora nível 1A do CNPQ.

Werther Brunow de Carvalho
Professor Titular em Terapia Intensiva/Neonatologia do Departamento de Pediatria da Faculdade de Medicina da Universidade de São Paulo (FMUSP). Coordenador da Unidade de Terapia Intensiva Pediátrica do Hospital Santa Catarina em São Paulo. Membro da Academia Brasileira de Pediatria (ABP).

Uenis Tannuri
Professor Titular da Disciplina de Cirurgia Pediátrica e Transplante Hepático do Departamento de Pediatria da Faculdade de Medicina da Universidade de São Paulo (FMUSP). Chefe do Serviço de Cirurgia Pediátrica e Transplante Hepático do Instituto da Criança do Hospital das Clínicas da Faculdade de Medicina da Universidade de São Paulo. Presidente do Conselho Diretor do Instituto da Criança do HC-FMUSP. Chefe do Laboratório de Cirurgia Pediátrica do Hospital das Clínicas da Faculdade de Medicina da Universidade de São Paulo.

Vicente Odone Filho
Professor Titular do Departamento de Pediatria da Faculdade de Medicina da Universidade de São Paulo (FMUSP). Responsável pelo Serviço de Onco-Hematologia Pediátrica do Instituto da Criança do HC-FMUSP. Chefe do Departamento de Pediatria da FMUSP.

Clovis Artur Almeida da Silva
Professor Titular do Departamento de Pediatria da Faculdade de Medicina da Universidade de São Paulo (FMUSP). Responsável Técnico-Científico das Unidades de Reumatologia Pediátrica e de Adolescente do Instituto da Criança (HC-FMUSP).

Coeditora

Filumena Maria da Silva Gomes
Doutora em Ciências pelo Departamento de Pediatria da Faculdade de Medicina da Universidade de São Paulo (FMUSP). Especialista em Pediatria pela Sociedade Brasileira de Pediatria (SBP). Médica Assistente do Departamento de Pediatria da FMUSP.

Sobre os Colaboradores

Adriana Maluf Elias Sallum
Mestre e Doutora em Ciências pelo Departamento de Pediatria da Faculdade de Medicina da Universidade de São Paulo (FMUSP). Médica Assistente da Unidade de Reumatologia Pediátrica do Instituto da Criança (HC-FMUSP).

Adriana Melo de Faria
Residência Médica de Pediatria pelo Hospital das Clínicas da Faculdade de Medicina da Universidade de São Paulo (HC-FMUSP). Médica Pediatra.

Adrienne Surri Lebl Teixeira de Carvalho
Mestre em Ciências pelo Departamento de Pediatria da Faculdade de Medicina da Universidade de São Paulo (FMUSP). Especialista em Pediatria pela Sociedade Brasileira de Pediatria (SBP). Especialista em Nefropediatria pela Sociedade Brasileira de Nefrologia (SBN). Médica Assistente de Emergência Pediátrica e da Unidade de Nefrologia Pediátrica da Santa Casa de Misericórdia de São Paulo.

Albert Bousso
Doutor em Ciências pelo Departamento de Pediatria da Faculdade de Medicina da Universidade de São Paulo (FMUSP). Coordenador Médico Infantil – Pediatria e Neonatologia – Hospital Israelita Albert Einstein Materno, Unidade Hospital Municipal Vila Santa Catarina. Ex-Médico Chefe da UTI Pediátrica do Hospital Universitário da Universidade de São Paulo (HC-FMUSP).

Alessandra Loli
Especialista em Otorrinolaringologia pela Associação Médica Brasileira (AMB) e Associação Brasileira de Otorrinolaringologia e Cirurgia Cérvico-Facial (ABORL-CCF). Especialista em Otorrinolaringologia Pediátrica pelo do Hospital das Clínicas da Faculdade de Medicina da Universidade de São Paulo (HC-FMUSP).

Alessandro Perez de Oliveira
Residência médica de Pediatria pelo Hospital das Clínicas da Faculdade de Medicina da Universidade de São Paulo (HC-FMUSP). Médico Pediatra.

Alfio Rossi Junior
Mestre em Ciências pelo Departamento de Pediatria da Faculdade de Medicina da Universidade de São Paulo (FMUSP). Presidente da Comissão de Controle de Infecções Hospitalares (CCIH) do Instituto da Criança (HC-FMUSP). Infectologista Pediátrico.

Amélia Gorete Afonso da Costa Reis
Doutora em Ciências pelo Departamento de Pediatria da Faculdade de Medicina da Universidade de São Paulo (FMUSP). Médica Assistente do Setor de Emergência do Instituto da Criança (HC-FMUSP).

Anna Carlota Mott Barrientos Brandi

Mestre em Ciências pelo Departamento de Pediatria da Faculdade de Medicina da Universidade de São Paulo (FMUSP). Especialista em Infectologia Pediátrica pelo Instituto da Criança (HC-FMUSP).

Ana Carolina de Albuquerque Cavalcanti Ferreira Novo

Mestre em Ciências pelo Departamento de Pediatria da Faculdade de Medicina da Universidade de São Paulo (FMUSP). Médica Assistente do Instituto da Criança (HC-FMUSP).

Ana Carolina Aguiar Kuhne

Especialista em Pediatria pela Sociedade Brasileira de Pediatria (SBP). *Observership Fellow* em Medicina do Desenvolvimento pela Harvard School of Medicine, Harvard University, Boston, EUA. Residência Médica em Pediatria pelo Instituto da Criança (HC-FMUSP). Médica Pediatra.

Ana Catarina Lunz Macedo

Mestre em Ciências pelo Departamento de Pediatria da Faculdade de Medicina da Universidade de São Paulo (FMUSP). Médica Nefrologista Pediátrica do Instituto da Criança (HC-FMUSP).

Ana Cecília Silveira Lins Sucupira

Mestre em Ciências pelo Departamento de Medicina Preventiva pela Faculdade de Medicina da Universidade de São Paulo (FMUSP). Doutora em Ciências pelo Departamento de Pediatria pela FMUSP. Coordenadora do Setor de Saúde da Criança do Centro de Saúde Escola Samuel Barnsley Pessoa (CSEB).

Ana Cristina A. Tannuri

Professora-Associada da Disciplina de Cirurgia Pediátrica e Transplante Hepático do Departamento de Pediatria da Faculdade de Medicina da Universidade de São Paulo (FMUSP). Médica do Serviço de Cirurgia Pediátrica e Transplante Hepático do Instituto da Criança e do Adolescente do HC-FMUSP.

Ana Maria Andréllo Gonçalves Pereira de Melo

Mestre em Ciências pelo Departamento de Pediatria da Faculdade de Medicina da Universidade de São Paulo (FMUSP). Especialista em Pediatria e em área de atuação Neonatologia pela Sociedade Brasileira de Pediatria (SBP). Médica Assistente da Unidade Neonatal da Divisão Clínica Pediátrica do Hospital Universitário da Universidade de São Paulo. Instrutora do Programa de Reanimação Neonatal da SBP. Docente do Curso de Medicina da Universidade Cidade de São Paulo (UNICID).

Ana Maria de Ulhôa Escobar

Professora-Associada do Departamento de Pediatria da Faculdade de Medicina da Universidade de São Paulo (FMUSP).

Ana Paula Beltran Moschione Castro

Mestre e Doutora em Ciências pelo Departamento de Pediatria da Faculdade de Medicina da Universidade de São Paulo (FMUSP). Especialista em Alergia e Imunologia pela Associação Brasileira de Alergia e Imunologia (ASBAI). Médica Assistente da Unidade de Alergia e Imunologia do Instituto da Criança (HC-FMUSP).

Ana Paula Scoleze Ferrer

Doutora em Ciências pelo Departamento de Pediatria da Faculdade de Medicina da Universidade de São Paulo (FMUSP). Médica Assistente do Ambulatório Geral de Crianças com Condições de Saúde Crônicas e Complexas do Instituto da Criança (HC-FMUSP).

André Antunes da Costa

Mestre em Psicanálise pela Universidade Paris 8 e Mestre em Psicologia pela Universidade Paris 7. Ex-Psicólogo do Instituto da Criança (HC-FMUSP). Associado do Centro Lacaniano de Investigação da Ansiedade (CLIN-a).

André Luís Albiero

Mestre e Doutor em Ciências pelo Departamento de Clínica Médica da Faculdade de Medicina da Universidade de São Paulo (HC-FMUSP). Hematologista. Médico Assistente do Instituto da Criança (FMUSP). Professor Colaborador da Faculdade de Medicina da Universidade de São Paulo (FMUSP).

Andrea Keiko Fujinami Gushken

Mestre em Ciências pelo Departamento de Pediatria da Faculdade de Medicina da Universidade de São Paulo (FMUSP). Especialista em Alergia e Imunologia pela Associação Brasileira de Alergia e Imunologia (ASBAI). Especialista em Pediatria e Alergia e Imunologia Pediátrica pela Sociedade Brasileira de Pediatria (SBP).

Andrea Greco Müller

Concluiu *Fellow* em estrabismo pela Clínica Oftalmológica do Hospital das Clínicas da Faculdade de Medicina da Universidade de São Paulo (HC-FMUSP). Médica Oftalmologista. Especialista em estrabismo.

Andreia Watanabe

Mestre em Ciências pelo Departamento de Pediatria da Faculdade de Medicina da Universidade de São Paulo (FMUSP). Médica Responsável pelo Serviço de Nefropediatria do Instituto da Criança (HC-FMUSP).

Andressa Guariento

Doutora em Ciências pelo Departamento de Pediatria da Faculdade de Medicina da Universidade de São Paulo (FMUSP). Médica Assistente da Divisão de Reumatologia Pediátrica do Departamento de Pediatria da Santa Casa de Misericórdia de São Paulo.

Andreza Antão Rodrigues

Médica Pediatra. Médica Assistente de Pediatria do Hospital Universitário da Universidade de São Paulo (HU-USP).

Anita Rotter

Doutora em Ciências pelo Departamento de Dermatologia da Faculdade de Medicina da Universidade de São Paulo (HC-FMUSP). Especialista em Dermatologia pela Sociedade Brasileira de Dermatologia (SBD). Médica Colaboradora do Ambulatório de Dermatologia Pediátrica do HC-FMUSP.

Antonio Carlos Alves Cardoso
Doutor em Ciências pelo Departamento de Pediatria da Faculdade de Medicina da Universidade de São Paulo (FMUSP). Responsável pelo Grupo de Atendimento à Violência Infantojuvenil (GRAVI) do Instituto da Criança (HC-FMUSP).

Antonio Carlos Pastorino
Mestre e Doutor em Ciências pelo Departamento de Pediatra do Hospital das Clínicas da Faculdade de Medicina da Universidade de São Paulo (HC-FMUSP). Chefe da Unidade de Alergia e Imunologia do Instituto da Criança (HC-FMUSP).

Artur Figueiredo Delgado
Professor Livre-Docente do Departamento de Pediatria da Faculdade de Medicina da Universidade de São Paulo (FMUSP). Coordenador da UTI e da Equipe de Terapia Nutricional do Instituto da Criança (HC-FMUSP).

Beni Morgenstern
Especialista em Alergia e Imunologia pela Associação Brasileira de Alergia e Imunologia (ASBAI). Pediatra. Médico Assistente da Enfermaria de Especialidades do Instituto da Criança (HC-FMUSP).

Benito Lourenço
Médico Chefe da Unidade de Adolescentes do Instituto da Criança (HC-FMUSP). Médico Assistente da Clínica de Adolescência do Departamento de Pediatria da Faculdade de Ciências Médicas da Santa Casa de São Paulo. Membro do Departamento Científico de Adolescência da Sociedade de Pediatria de São Paulo (SPSP).

Bruna de Lima Binsfeld Avallone
Médica Pediatra. Residência Médica em Pediatria pelo Hospital das Clínicas da Faculdade de Medicina da Universidade de São Paulo (HC-FMUSP).

Bruna Polese Rusig
Especialista em Alergia e Imunologia pela Associação Brasileira de Alergia e Imunologia (ASBAI). Médica Pediatra, Alergista e Imunologista.

Bruna Pultrini Aquilante
Especialista em Alergia e Imunologia pela Associação Brasileira de Alergia e Imunologia (ASBAI) e Especialista em Pediatria pela Sociedade Brasileira de Pediatria (SBP). Médica Pediatra.

Caio Robledo D'Angioli Costa Quaio
Médico Geneticista do Hospital das Clínicas da Faculdade de Medicina da Universidade de São Paulo (HC-FMUSP).

Camila Lúcia Dedivitis Tiossi Wild
Mestre em Ciências pelo Departamento de Pediatria da Faculdade de Ciências Médicas da Santa Casa de São Paulo. Chefe do Serviço de Cardiopediatria do Hospital Infantil Darcy Vargas da Secretaria Estadual da Saúde de São Paulo. Médica do Serviço de Cardiopediatria do Instituto da Criança (HC-FMUSP).

Camila Maria Paiva França Telles

Doutora em Ciências pelo Departamento de Pediatria da Faculdade de Medicina da Universidade de São Paulo (FMUSP). Reumatopediatra na Policlínica Codajás – Manaus (Secretaria de Saúde do Estado do Amazonas) e no Ambulatório Araújo Lima da Faculdade de Medicina da Universidade Federal do Amazonas (UFAM). Professora da UFAM.

Camila Pugliese

Doutora em Ciências pelo Departamento de Pediatria da Faculdade de Medicina da Universidade de São Paulo (FMUSP). Nutricionista do Centro de Terapia Intensiva Pediátrica do Instituto da Criança (HC-FMUSP).

Camila Sanson Yoshino de Paula

Mestre em Ciências pelo Departamento de Pediatria da Faculdade de Medicina da Universidade de São Paulo (FMUSP). Especialista em Infectologia Pediátrica pelo Instituto da Criança (HC-FMUSP).

Carolina da Rocha Brito Menezes

Residência Médica de Pediatria no Hospital das Clínicas da Faculdade de Medicina da Universidade de São Paulo (HC-FMUSP). Médica Pediatra.

Cassiana Duarte Barcellos Feitoza

Residência Médica de Pediatria no Hospital das Clínicas da Faculdade de Medicina da Universidade de São Paulo (HC-FMUSP). Médica Pediatra.

Cecília Harumi Tomizuka

Residência Médica de Pediatria no Hospital das Clínicas da Faculdade de Medicina da Universidade de São Paulo (HC-FMUSP). Médica Pediatra.

Chong Ae Kim

Professora-Associada do Departamento de Pediatria da Faculdade de Medicina da Universidade de São Paulo (FMUSP). Chefe da Unidade de Genética do Instituto da Criança (HC-FMUSP).

Cleonir de Moraes Lui Beck

Mestre em Ciências pelo Departamento de Pediatria da Faculdade de Medicina da Universidade de São Paulo (FMUSP). Especialista em Alergia e Imunologia pela Associação Brasileira de Alergia e Imunologia (ASBAI). Especialista em Pediatria com certificado de atuação na área de Alergia e Imunologia Pediátrica pela Sociedade Brasileira de Pediatria (SBP). Médica Colaboradora da Unidade de Alergia e Imunologia do Instituto da Criança (HC-FMUSP).

Constance Dell Santo Vieira Schuwartz

Especialista em Pediatria pela Sociedade Brasileira de Pediatria (SBP). Médica Pediatra e Infectologista Pediátrica.

Cristiane Haga

Médica Pediatra. Especialista em Pediatria nas áreas de Neonatologia e em Nutrição Enteral e Parenteral em Pediatria pela Sociedade Brasileira de Pediatria (SBP). Médica-Assistente do Centro de Terapia Intensiva Neonatal e da Unidade de Terapia Intensiva Neonatal do Instituto da Criança (HC-FMUSP).

Cristina de Jesus Nunes dos Santos

Pós-Doutorado pelo National Institutes of Health, NIH, Estados Unidos. Especialista em Pediatria pela Sociedade Brasileira de Pediatria (SBP). Especialista em Alergia e Imunologia pela Associação Brasileira de Alergia e Imunologia (ASBAI). Médica Assistente da Unidade de Alergia e Imunologia do Instituto da Criança (HC-FMUSP).

Cristina Erico Yoshimoto

Mestre em Ciências pelo Departamento de Pediatria da Faculdade de Medicina da Universidade de São Paulo (FMUSP). Médica Assistente do Centro de Tratamento Intensivo Neonatal do Instituto da Criança (HC-FMUSP).

Cristina Miuki Abe Jacob *(in memoriam)*

Professora-Associada do Departamento de Pediatria da Faculdade de Medicina da Universidade de São Paulo (FMUSP).

Cristina Ryoka Miyao Yoshioka

Mestre em Ciências pelo Departamento de Pediatria da Faculdade de Medicina da Universidade de São Paulo (FMUSP). Médica da Enfermaria de Pediatria do Hospital Universitário da Universidade de São Paulo (HU-USP).

Daleth Rodrigues Scaramuzzi

Mestre em Ciências pelo Departamento de Pediatria da Faculdade de Medicina da Universidade de São Paulo (FMUSP). Médica Assistente do Ambulatório Geral de Crianças com Condições de Saúde Crônicas e Complexas do Instituto da Criança (HC-FMUSP).

Daniel Brunno Airemoraes Sousa

Especialista em Alergia e Imunologia pela Associação Brasileira de Alergia e Imunologia (ASBAI). Especialista em Pediatria pela Sociedade Brasileira de Pediatria (SBP). Médico Pediatra.

Daniela Matos Fiorenzano

Especialista em Neonatologia pelo Instituto da Criança do Hospital das Clínicas da Faculdade de Medicina Universidade de São Paulo (HC-FMUSP). Médica Assistente em Neonatologia no HC-FMUSP. Médica Pediatra.

Daniela Mencaroni Rodrigues Lourenço

Médica Pediatra. Especialista em Reumatologia Pediátrica pelo Instituto da Criança (HC-FMUSP). Médica Reumatologista Pediátrica no Hospital Infantil Sabará.

Débora Morais Cardoso

Doutora em Ciências pelo Departamento de Pediatria da Faculdade de Medicina da Universidade de São Paulo (FMUSP). Médica Assistente do Pronto Atendimento e da Enfermaria de Pediatria do Hospital Universitário da Universidade de São Paulo (HU-USP).

Deborah Francis Patah Roz

Especialista em Psicanálise Infantil. Psicóloga. Supervisora de Seção Hospitalar do Serviço de Psiquiatria e Psicologia do Instituto da Criança (HC-FMUSP).

Denise Swei Lo

Doutora em Ciências pelo Departamento de Pediatria da Faculdade de Medicina da Universidade de São Paulo (FMUSP). Médica Assistente da Enfermaria de Pediatria do Hospital Universitário da Universidade de São Paulo.

Diogo Cordeiro de Queiroz Soares

Doutor em Ciências pelo Departamento de Pediatria da Faculdade de Medicina da Universidade de São Paulo (FMUSP). Especialista e Membro Titular da Sociedade Brasileira de Genética Médica (SBMG). Médico Geneticista pelo HC-FMUSP. Médico Titular do Departamento de Oncogenética do A.C. Camargo Cancer Center. Médico Geneticista do Núcleo de Medicina Avançada do Hospital Sírio-Libanês. Pesquisador e Responsável pelo Ambulatório de Imunogenética da Unidade de Genética do Instituto da Criança (HC-FMUSP).

Durval Damiani

Professor Livre-Docente pelo Departamento de Pediatria da Faculdade de Medicina da Universidade de São Paulo (FMUSP). Chefe da Unidade de Endocrinologia Pediátrica do Instituto da Criança (HC-FMUSP). Editor Sênior do *International Journal of Pediatric Endocrinology*. Membro do Departamento de Endocrinologia Pediátrica da Sociedade Brasileira de Pediatria (SBP). Responsável pelo Ambulatório de Obesidade do Instituto da Criança (HC-FMUSP).

Edna Maria de Albuquerque Diniz

Professora Livre-Docente e Professora-Associada em Neonatologia do Departamento de Pediatria da Faculdade de Medicina da Universidade de São Paulo (FMUSP).

Eliana Paes de Castro Giorno

Médica Pediatra. Médica Assistente do Serviço de Consulta de Urgência e Triagem do Instituto da Criança (HC-FMUSP).

Elisabeth Gonzaga Canova Fernandes

Mestre e Doutora em Ciências pelo Departamento de Pediatria da Faculdade de Medicina da Universidade de São Paulo (FMUSP). Médica Reumatologista Pediátrica e Preceptora da Residência de Pediatria da Faculdade de Medicina do ABC (FMABC). Professora do Curso de Graduação em Medicina da Universidade Nove de Julho (Uninove), São Bernardo do Campo.

Eloisa Corrêa de Souza
Mestre em Ciências pelo Departamento de Pediatria da Faculdade de Medicina da Universidade de São Paulo (FMUSP). Médica Assistente do Pronto Atendimento do Hospital Universitário da Universidade de São Paulo (HU-USP).

Erika Arai Furusawa
Doutora em Ciências pelo Departamento de Pediatria da Faculdade de Medicina da Universidade de São Paulo (FMUSP). Médica do Setor de Nefrologia Pediátrica do Instituto da Criança (HC-FMUSP).

Fabíola Villac Adde
Doutora em Ciências pelo Departamento de Pediatria da Faculdade de Medicina da Universidade de São Paulo (FMUSP). Médica Assistente da Unidade de Pneumologia Pediátrica do Instituto da Criança (HC-FMUSP).

Fernanda Viveiros Moreira de Sá
Médica Pediatra. Médica Assistente do Pronto-Socorro de Pediatria do Instituto da Criança (HC-FMUSP). Médica Plantonista da Unidade de Pronto Atendimento do Hospital Israelista Albert Einstein (HIAE) – Unidade Perdizes.

Flávio Adolfo Costa Vaz *(in memoriam)*
Professor Titular do Departamento de Pediatria da Faculdade de Medicina da Universidade de São Paulo (FMUSP).

Flávio Roberto Nogueira de Sá
Médico Pediatra. Médico da UTI Pediátrica do Hospital Israelista Albert Einstein (HIAE). Coordenador da Pediatria e UTI Pediátrica do Hospital Estadual de Vila Alpina (HEVA), São Paulo.

Gabriela Nunes Leal
Mestre e Doutora em Ciências pelo Departamento de Pediatria da Faculdade de Medicina da Universidade de São Paulo (FMUSP). Ecocardiografista. Médica Coordenadora do Serviço de Ecocardiografia do Instituto da Criança (HC-FMUSP).

Gabriela Ribeiro Viola Ferreira
Doutora em Ciências pelo Departamento de Pediatria da Faculdade de Medicina da Universidade de São Paulo (FMUSP). Especialista em Reumatologia Pediátrica no Instituto da Criança (HC-FMUSP). Especialista em Pediatria com atuação em Reumatologia Pediátrica pela Associação Médica Brasileira (AMB) e Sociedade Brasileira de Pediatria (SBP).

Gilda Porta
Professora Livre-Docente pelo Departamento de Pediatria da Faculdade de Medicina da Universidade de São Paulo (FMUSP). Ex-Responsável pela Unidade de Hepatologia do Instituto da Criança (HC-FMUSP). Médica do Grupo de Transplante Hepático do Hospital A.C. Camargo Cancer Center e do Hospital Sírio-Libanês, São Paulo.

Giselle Garcia Origo Okada

Médica Assistente de Neonatologia da Divisão de Clínica Pediátrica do Hospital Universitário da Universidade de São Paulo (HU-USP). Assessora Técnica à Saúde da Criança e da Mulher na Supervisão Técnica de Saúde Vila Mariana – Jabaquara – Secretaria Municipal de Saúde de São Paulo.

Giuliana Stravinskas Durigon

Doutora em Ciências pelo Departamento de Microbiologia do Instituto de Ciências Biomédicas da Universidade de São Paulo (ICB-USP). Mestre em Medicina pela Faculdade de Ciências Médicas da Santa Casa de São Paulo. Especialista em Infectologia Pediátrica pela Sociedade Brasileira de Pediatria (SBP). Médica Assistente da Unidade de Infectologia do Instituto da Criança (HC-FMUSP).

Glauce Hiromi Yonamine

Mestre em Ciências pelo Departamento de Pediatria da Faculdade de Medicina da Universidade de São Paulo (FMUSP). Nutricionista. Supervisora do Ambulatório de Nutrição do Instituto da Criança (HC-FMUSP).

Gustavo Coelho Dantas

Residência Médica de Pediatria no Hospital das Clínicas da Faculdade de Medicina da Universidade de São Paulo (HC-FMUSP). Especialista em Pediatria pela Sociedade Brasileira de Pediatria (SBP). Especialista em Nefrologia Pediátrica pela Sociedade Brasileira de Nefrologia (SBN). Médico Pediatra e Nefrologista Pediátrico.

Haydee Gabriela Trigo Alfaro

Especialista em Pediatria pela Sociedade Brasileira de Pediatria (SBP). Especialização em Infectologia Pediátrica pelo Instituto da Criança do Hospital das Clínicas da Faculdade de Medicina da Universidade de São Paulo. Médica Pediatra e Infectologista Pediátrica.

Heloisa Helena de Sousa Marques

Doutora em Ciências pelo Departamento de Pediatria da Faculdade de Medicina da Universidade de São Paulo (FMUSP). Chefe da Unidade de Infectologia do Instituto da Criança (HC-FMUSP).

Heloisa Tabet Alvarez

Especialista em Alergia e Imunologia pela Associação Brasileira de Alergia e Imunologia (ASBAI). Especialista em Pediatria pela Associação Médica Brasileira (AMB). Médica Pediatra e Alergista.

Hilton Kuperman

Mestre e Doutor em Ciências pelo Departamento de Pediatria da Faculdade de Medicina da Universidade de São Paulo (FMUSP). Médico Assistente da Unidade de Endocrinologia Pediátrica do Instituto da Criança (HC-FMUSP).

Izabel Mantovani Buscatti

Doutora em Ciências pelo Departamento de Pediatria da Faculdade de Medicina da Universidade de São Paulo (FMUSP). Especialização em Reumatologia Pediátrica no Instituto da Criança (HC-FMUSP).

Jaqueline C. Lanaro Sgroi

Mestre em Ciências pelo Departamento de Pediatria do Hospital das Clínicas da Faculdade de Medicina da Universidade de São Paulo (HC-FMUSP). Médica Assistente do Centro de Saúde Escola Samuel Barnsley Pessoa (CSEB) da FMUSP.

Jaqueline Wagenfuhr

Médica Cardiologista. Responsável pela Unidade de Cardiologia Pediátrica do Instituto da Criança (HC-FMUSP). Ecocardiografista do Hospital e Maternidade Santa Joana e do Hospital Alemão Oswaldo Cruz.

João Paulo Becker Lotufo

Doutor em Ciências pelo Departamento de Pediatria da Faculdade de Medicina da Universidade de São Paulo (FMUSP). Representante do Assunto Drogas na Sociedade Brasileira de Pediatria (SBP) e na Sociedade de Pediatria de São Paulo (SPSP). Médico Assistente e Responsável pelo Ambulatório Antitabágico do Hospital Universitário da Universidade de São Paulo (HU-USP). Criador do Projeto Dr. Bartô – Prevenção de Drogas no Ensino Fundamental e Médio.

Joaquim Carlos Rodrigues

Professor Livre-Docente do Departamento de Pediatria da Faculdade de Medicina da Universidade de São Paulo (FMUSP). Chefe da Unidade de Pneumologia Pediátrica do Instituto da Criança (HC-FMUSP). Presidente do Centro de Apoio ao Ensino e à Pesquisa em Pediatria Associado ao Instituto da Criança (HC-FMUSP). Pneumologista Pediátrico do Hospital Israelita Albert Einstein (HIAE).

Jorge David Aivazoglou Carneiro

Doutor em Ciências pelo Departamento de Pediatria da Faculdade de Medicina da Universidade de São Paulo (FMUSP). Professor Colaborador da FMUSP. Coordenador Científico da Unidade de Hematologia do Instituto da Criança (HC-FMUSP). Médico Pediatra do Centro de Hemofilia do Serviço de Hematologia do HC-FMUSP.

Juliana Valéria Souza Framil

Médica Clínica Geral e Infectologista. Especialista em Clínica Médica pela Sociedade Brasileira de Clínica Médica (SBCM). Médica Assistente do Instituto da Criança e do Instituto de Tratamento do Câncer Infantil do Hospital das Clínicas da Faculdade de Medicina da Universidade de São Paulo.

Juliana Zoboli del Bigio

Médica Pediatra com atuação na área de Neonatologia no Centro de Tratamento Intensivo Neonatal 2 do Instituto da Criança do Hospital das Clínicas da Faculdade de Medicina da Universidade de São Paulo (HC-FMUSP).

Karina Pierantozzi Vergani
Mestre em Ciências pelo Departamento de Pediatria da Faculdade de Medicina
da Universidade de São Paulo (FMUSP). Médica Pediatra e Pneumologista
Pediátrica com Complementação Especializada pelo Instituto da Criança (HC-FMUSP).
Docente no Curso de Medicina da Universidade Cidade de São Paulo (UNICID).

Karinne da Mata Missio
Médica Pediatra e Neonatologista.

Katia Tomie Kozu
Doutora em Ciências pelo Departamento de Pediatria da Faculdade de
Medicina da Universidade de São Paulo (FMUSP). Médica Assistente
da Unidade de Reumatologia Pediátrica do Instituto da Criança (HC-FMUSP).

Kelly Akemy Furuta
Residência Médica de Pediatria pelo Hospital das Clínicas da Faculdade
de Medicina da Universidade de São Paulo (HC-FMUSP). Médica Pediatra.

Leandra Steinmetz
Mestre em Ciências pelo Departamento de Pediatria da Faculdade
de Medicina da Universidade de São Paulo (FMUSP). Especialista em
Pediatria pela Sociedade Brasileira de Pediatria (SBP). Médica Assistente
da Unidade de Endocrinologia Pediátrica do Instituto da Criança (HC-FMUSP).

Leiliane Ferreira Sampaio
Médica Pediatra e Infectologista Pediátrica. Especialista em Infectologia
Pediátrica pelo Instituto da Criança do Hospital das Clínicas da Faculdade
de Medicina da Universidade de São Paulo (HC-FMUSP). Especialista em
Pediatria pela Sociedade Brasileira de Pediatria (SBP).

Letícia de Cassia Curci Lopez
Mestre pela Universidad Complutense de Madrid. Psicóloga do
Instituto da Criança do Hospital das Clínicas.

Lígia Bruni Queiroz
Doutora em Ciências pelo Departamento de Pediatria da Faculdade
de Medicina da Universidade de São Paulo (FMUSP). Médica Assistente
da Unidade de Adolescentes do Instituto da Criança (HC-FMUSP).

Lígia Pereira Saccani
Psicóloga e Psicanalista com aprimoramento em Psicologia Hospitalar
em Instituição Pediátrica pelo Instituto da Criança do Hospital das Clínicas
da Faculdade de Medicina da Universidade de São Paulo (HC-FMUSP).
Psicóloga no Serviço de Onco-Hematologia do Instituto da Criança (HC-FMUSP).

Lílian dos Santos Rodrigues Sadeck
Mestre e Doutora em Ciências pelo Departamento de Pediatria da
Faculdade de Medicina da Universidade de São Paulo (FMUSP). Médica Pediatra
Neonatologista do Centro Neonatal do Instituto da Criança (HC-FMUSP).
Presidente do Departamento de Neonatologia da Sociedade de Pediatria de São Paulo (SPSP).

Lilian Maria Cristofani
Professora Livre-Docente pelo Departamento de Pediatria da Faculdade de Medicina da Universidade de São Paulo (FMUSP). Chefe e Médica Assistente do Serviço de Oncologia Pediátrica do Instituto do Tratamento do Câncer Infantil do Instituto da Criança (HC-FMUSP).

Louise Cominato
Mestre e Doutora em Ciências pelo Departamento de Pediatria da Faculdade de Medicina da Universidade de São Paulo (FMUSP). Especialista em Pediatria pela Sociedade Brasileira de Pediatria (SBP). Especialista em Endocrinologia Infantil pela Sociedade Brasileira de Endocrinologia e Metabologia (SBEM). Médica Assistente da Unidade de Endocrinologia Pediátrica do Instituto da Criança (HC-FMUSP). Coordenadora do Ambulatório de Obesidade do Instituto da Criança (HC-FMUSP).

Lúcia Maria de Arruda Campos
Mestre e Doutora em Ciências pelo Departamento de Pediatria da Faculdade de Medicina da Universidade de São Paulo (FMUSP). Médica Assistente e Responsável Administrativa da Unidade de Reumatologia Pediátrica do Instituto da Criança (HC-FMUSP).

Luciana de Paula Samorano
Especialista e Membro Efetivo pela Sociedade Brasileira de Dermatologia (SBD). Membro Efetivo da Sociedade Brasileira de Cirurgia Dermatológica (SBCD). Médica Assistente dos Ambulatórios de Dermatologia Pediátrica, Dermatite Atópica e Alergia do Departamento de Dermatologia do Hospital das Clínicas da Faculdade de Medicina da Universidade de São Paulo (HC-FMUSP).

Luciana dos Santos Henriques Sakita
Mestre em Ciências pelo Departamento de Pediatria da Faculdade de Medicina da Universidade de São Paulo (FMUSP). Especialista em Pediatria pela Sociedade Brasileira de Pediatria (SBP). Especialista em Nefrologia Pediátrica pela Sociedade Brasileira de Nefrologia (SBN).

Luciana Harumi Miranda Omori
Médica Pediatra. Médica Assistente do Centro de Saúde Escola Samuel Barnsley Pessoa (CSEB) da Faculdade de Medicina da Universidade de São Paulo (FMUSP).

Luís Carlos Ferreira de Sá
Doutor em Ciências pelo Departamento de Oftalmologia do Hospital das Clínicas da Faculdade de Medicina da Universidade de São Paulo (HC-FMUSP). Médico Oftalmologista do Instituto da Criança (HC-FMUSP).

Marcília Sierro Grassi
Doutora em Ciências pelo Departamento de Oftalmologia do Hospital das Clínicas da Faculdade de Medicina da Universidade de São Paulo (HC-FMUSP). Neonatologista e Médica Assistente do Centro de Tratamento Intensivo Neonatal (CTIN-2) do Instituto da Criança (HC-FMUSP). Médica Assistente do Ambulatório de Imunodeficiências Primárias da Unidade de Imunologia do Instituto da Criança (HC-FMUSP).

Marco Antonio Cianciarullo

Doutor em Ciências pelo Departamento de Pediatria da Faculdade de Medicina
da Universidade de São Paulo (FMUSP). Médico Assistente de Neonatologia
da Divisão de Clínica Pediátrica do Hospital das Clínicas (HC-FMUSP).
Médico Coordenador da Unidade Neonatal do Hospital Municipal de Barueri.

Marco Felipe Castro da Silva

Doutor em Ciências pelo Departamento de Pediatria do Hospital das Clínicas
da Faculdade de Medicina da Universidade de São Paulo (HC-FMUSP). Médico Assistente
do serviço de Reumatologia Pediátrica do Hospital Geral de Fortaleza-CE. Preceptor
do Internato em Pediatria do Centro Universitário Unichristus, Fortaleza-CE.

Maria Aparecida Figueiredo Aranha

Mestre em Ciências pelo Departamento de Pediatria da Faculdade
de Medicina da Universidade de São Paulo (FMUSP). Médica Assistente
do Centro de Saúde Escola Samuel Barnsley Pessoa (CSEB) da FMUSP.

Maria Augusta Bento Cicaroni Gibelli

Mestre e Doutora em Ciências pelo Departamento de Pediatria da Faculdade
de Medicina da Universidade de São Paulo (FMUSP). Chefe do Centro
de Terapia Intensiva Neonatal 1 e Centro de Terapia Intensiva Neonatal 2
do Instituto da Criança (HC-FMUSP).

Maria Esther Jurfest Rivero Ceccon

Professora Livre-Docente em Neonatologia pelo Departamento de Pediatria
da Faculdade de Medicina da Universidade de São Paulo (FMUSP).
Professora de Pediatria da Universidade Federal de Uberlândia (UFU), MG.

Maria Fernanda Bádue Pereira

Mestre e Doutora em Ciências da Saúde pela Faculdade de Ciências Médicas da Santa
Casa de São Paulo. Especialista em Pediatria pela Sociedade Brasileira de Pediatria (SBP).
Especialista em Infectologia Pediátrica pela Irmandade da Santa Casa
de Misericórdia de São Paulo. Médica Assistente na Unidade de
Infectologia Pediátrica do Instituto da Criança (HC-FMUSP).

Maria Fernanda de Azevedo Giacomin

Doutoranda em Ciências pelo Departamento de Pediatria da Faculdade
de Medicina da Universidade de São Paulo (FMUSP). Complementação
em Reumatologia Pediátrica no Instituto da Criança (HC-FMUSP).
Médica Reumatologista Pediátrica no Hospital Samaritano.

Maria Helena Valente

Mestre e Doutora em Ciências pelo Departamento de Pediatria
da Faculdade de Medicina da Universidade de São Paulo (FMUSP).
Especialista em Pediatria pela Sociedade Brasileira de Pediatria (SBP).
Médica Assistente do Departamento de Pediatria da FMUSP.

Maria Lucia de Moraes Bourroul

Mestre em Ciências pela Coordenadoria de Controle de Doenças (CCD) da Secretaria de Estado da Saúde de São Paulo. Médica Assistente do Ambulatório Geral de Crianças com Condições de Saúde Crônicas e Complexas do Instituto da Criança (HC-FMUSP).

Maria Teresa Bechere Fernandes

Professora Doutora do Departamento de Pediatria da Faculdade de Medicina da Universidade de São Paulo (FMUSP).

Maria Teresa Martins Ramos Lamberte

Médica Psiquiatra e Psicanalista. Chefia Técnica do Serviço de Psiquiatria e Psicologia do Instituto da Criança (HC-FMUSP).

Mariana Deboni Bibas

Especialista em Pediatria e em Gastroenterologia Pediátrica pela Sociedade Brasileira de Pediatria (SBP). Médica Assistente da Unidade de Gastroenterologia, Hepatologia e Nutrologia do Instituto da Criança do Hospital das Clínicas da Faculdade de Medicina da Universidade de São Paulo (HC-FMUSP). Médica Pediatra e Gastroenterologista Pediátrica.

Mariana Freire Rodamilans

Especialista em Infectologia Pediátrica pelo Instituto da Criança do Hospital das Clínicas da Faculdade de Medicina da Universidade de São Paulo (HC-FMUSP). Especialista em Pediatria pela Sociedade Brasileira de Pediatria (SBP). Médica Pediatra e Infectologista Pediátrica.

Mariana Machado Forti Nastri

Doutoranda pelo Departamento de Pediatria da Faculdade de Medicina da Universidade de São Paulo (FMUSP). Especialista em Pediatria pela Sociedade Brasileira de Pediatria (SBP). Especialista em Alergia e Imunologia pela Associação Brasileira de Alergia e Imunologia (ASBAI). Médica da Divisão de Saúde Suplementar do Instituto da Criança (HC-FMUSP).

Mariana Paes Leme Ferriani

Doutora em Ciências pelo Departamento de Pediatria do Hospital das Clínicas da Faculdade de Medicina da Universidade de São Paulo (HC-FMUSP). Médica Assistente do Serviço de Alergia e Imunologia do Hospital das Clínicas da Faculdade de Medicina de Ribeirão Preto da Universidade de São Paulo (HCFMRP-USP).

Marília Moreira Montenegro

Doutora em Genética Humana e Biologia Molecular pelo Departamento de Patologia e Mestre em Genética Humana e Citogenética pelo Departamento de Pediatria da Faculdade de Medicina da Universidade de São Paulo (FMUSP). Biomédica e Pesquisadora de Pós-Doutorado do Departamento de Patologia. Pesquisadora Colaboradora do Laboratório de Citogenômica e do Grupo de Patologia Clínica e Medicina Laboratorial do Laboratório de Investigação Médica (LIM03) do Departamento de Patologia do HC-FMUSP. Pesquisadora Colaboradora do Laboratório de Investigação Médica em Pediatria (LIM36) do Instituto da Criança do HC-FMUSP.

Marina Pereira Ybarra Martins de Oliveira

Mestre em Ciências pelo Departamento de Pediatria da Faculdade de Medicina da Universidade de São Paulo (FMUSP). Especialista em Pediatria pela Sociedade Brasileira de Pediatria (SBP). Especialista em Endocrinologia Pediátrica pela SBP e Sociedade Brasileira de Endocrinologia e Metabologia (SBEM). Médica Colaboradora da Unidade de Endocrinologia Pediátrica do Instituto da Criança (HC-FMUSP).

Marina Rachel Graminha Cury

Aprimoramento e Especialização em Psicologia Hospitalar pelo Hospital das Clínicas da Faculdade de Medicina da Universidade de São Paulo (HC-FMUSP). Psicóloga e Psicanalista. Psicanalista em consultório particular. Membro do Fórum do Campo Lacaniano-SP.

Mário Cícero Falcão

Doutor em Ciências pelo Departamento de Pediatria da Faculdade de Medicina da Universidade de São Paulo (FMUSP). Especialista em pediatria pela Sociedade Brasileira de Pediatria (SBP). Especialista em Nutrição Parenteral e Enteral pela Sociedade Brasileira de Nutrição Parenteral e Enteral (SBNPE). Médico do Centro de Terapia Intensiva Neonatal 2 do Instituto da Criança (HC-FMUSP). Professor Colaborador da Disciplina de Neonatologia do Departamento de Pediatria HC-FMUSP.

Mariza Aparecida Polati

Mestre e Doutora em Ciências pelo Departamento de Oftalmologia do Hospital das Clínicas da Faculdade de Medicina da Universidade de São Paulo (HC-FMUSP). Médica Chefe do Setor de Estrabismo da Clínica Oftalmológica do HC-FMUSP.

Marlene Pereira Garanito

Doutora em Bioética pelo Centro Universitário São Camilo. Médica Hematologista Pediátrica do Serviço de Oncologia e Hematologia do Instituto da Criança do Hospital das Clínicas da Faculdade de Medicina da Universidade de São Paulo (HC-FMUSP).

Mayra de Barros Dorna

Mestre em Ciências pelo Departamento de Pediatria da Faculdade de Medicina da Universidade de São Paulo (FMUSP). Especialista em Pediatria pela Sociedade Brasileira de Pediatria (SBP). Especialista em Alergia e Imunologia pela Associação Brasileira de Alergia e Imunologia (ASBAI). Médica Assistente da Unidade de Alergia e Imunologia do Instituto da Criança (HC-FMUSP).

Maysa Viana de Carvalho

Complementanda da Unidade de Gastroenterologia do Instituto da Criança do Hospital das Clínicas da Faculdade de Medicina da Universidade de São Paulo (HC-FMUSP). Médica Pediatra.

Meire Nagaiassu

Mestre em Ciências pelo Departamento de Pediatria da Faculdade de Medicina da Universidade de São Paulo (FMUSP).

Mina Halsman
Doutora em Ciências pelo Departamento de Pediatria
da Faculdade de Medicina da Universidade de São Paulo (FMUSP).
Ex-Chefe da Unidade de Hematologia Pediátrica do Instituto da Criança (HC-FMUSP).

Miriam Cardoso Neves Eller
Mestre em Ciências pelo Departamento de Pediatria da Faculdade
de Medicina da Universidade de São Paulo (FMUSP). Especialista em Pediatria
pela Sociedade Brasileira de Pediatria (SBP). Especialista em
Pneumologia Pediátrica pela Sociedade Brasileira de Pneumologia e Tisiologia (SBPT).
Especialista em Pneumologia Pediátrica pelo Instituto da Criança (HC-FMUSP).

Nádia Emi Aikawa
Doutora em Ciências pelo Departamento de Pediatria da Faculdade
de Medicina da Universidade de São Paulo (FMUSP). Médica Assistente
da Unidade de Reumatologia Pediátrica do Instituto da Criança (HC-FMUSP).

Nadia Litvinov
Médica Pediatra e Infectologista Pediátrica. Médica Assistente
da Infectologia Pediátrica do Instituto da Criança (HC-FMUSP).

Nádia Sandra Orozco Vargas
Mestre em Ciências pelo Departamento de Pediatria da Faculdade de Medicina
da Universidade de São Paulo (FMUSP). Médica Assistente do Centro de Tratamento
Intensivo Neonatal 2 do Instituto da Criança (HC-FMUSP). Médica Plantonista
da UTI Pediátrica e Neonatal do Hospital Municipal Infantil Menino Jesus (HMIMJ).
Médico Plantonista da UTI Pediátrica do Hospital Santa Catarina.
Neonatologista do Hospital Santa Helena UNIMED Paulistana.

Nadielle Queiroz da Silva
Pediatra e Infectologista Pediátrica. Especialista em Infectologia
Pediátrica pela Sociedade Brasileira de Infectologia (SBI).

Natali Weniger Spelling Gormezano
Doutora em Ciências pelo Departamento de Pediatria da Faculdade
de Medicina da Universidade de São Paulo (FMUSP). Especialista em Pediatria
pela Sociedade Brasileira de Pediatria (SBP). Especialista em Reumatologia Infantil
pela SBP e pela Sociedade Brasileira de Reumatologia (SBR).

Noely Hein
Mestre em Ciências pelo Departamento de Pediatria da Faculdade de Medicina
da Universidade de São Paulo (FMUSP). Médica Assistente da Enfermaria de
Pediatria do Hospital Universitário da Universidade de São Paulo (HU-USP).

Patrícia Albertini Orioli
Médica Pediatra e Neonatologista. Residência Médica em Neonatologia
no Instituto da Criança do Hospital das Clínicas da Faculdade de Medicina
da Universidade de São Paulo (HC-FMUSP).

Patricia Prado Durante
Médica Pediatra e Neonatologista. Médica Assistente de Neonatologia
do Centro de Tratamento Intensivo Neonatal 1 do Instituto da Criança do Hospital
das Clínicas da Faculdade de Medicina da Universidade de São Paulo (HC-FMUSP).

Paula Ferreira Victorino
Residência Médica de Pediatria no Instituto da Criança do Hospital das Clínicas da
Faculdade de Medicina da Universidade de São Paulo (HC-FMUSP). Médica Pediatra.

Paloma Estéfanne Barbosa dos Santos
Complementação Especializada na Unidade de Gastroenterologia
do Instituto da Criança do Hospital das Clínicas da Faculdade de Medicina da
Universidade de São Paulo (HC-FMUSP). Médica Pediatra.

Paulette Cherez Douek
Mestre em Ciências pelo Departamento de Pediatria da Faculdade
de Medicina da Universidade de São Paulo (FMUSP). Doutora em Ciências
pela Faculdade de Saúde Pública da Universidade de São Paulo (FSP-USP).
Médica Assistente do Centro de Saúde Escola Samuel Barnsley Pessoa (CSEB)
da Faculdade de Medicina da Universidade de São Paulo (FMUSP).

Pilar Lecussan Gutierrez
Título de Experto em Bioética Clínica pela Fundação Ciências de la Salud.
Psiquiatra Infantil. Assistente do Instituto da Criança do Hospital das Clínicas da
Faculdade de Medicina da Universidade de São Paulo (HC-FMUSP).
Membro da Comissão de Bioética do HC-FMUSP.

Rafael Yanes Rodrigues da Silva
Médico Assistente do Pronto Atendimento do Hospital Universitário
da Universidade de São Paulo (HU-USP). Médico Pediatra.

Raquel Santos Ferreira
Residência Médica em Pediatria pelo Instituto da Criança do Hospital das Clínicas da
Faculdade de Medicina da Universidade de São Paulo (HC-FMUSP). Médica Pediatra.

Rejane Rimazza Dalberto Casagrande
Mestre e Doutora em Ciências pelo Departamento de Pediatria do Hospital das Clínicas da
Faculdade de Medicina da Universidade de São Paulo (HC-FMUSP). Médica Pesquisadora
da Unidade de Alergia e Imunologia do Departamento de Pediatria do HC-FMUSP.

Renata Cantisani Di Francesco
Professora Livre-Docente da Disciplina de Otorrinolaringologia do Hospital das Clínicas
da Faculdade de Medicina da Universidade de São Paulo (HC-FMUSP). Responsável
pelo Estágio de Complementação Especializada em Otorrinolaringologia Pediátrica.

Renata Padilha Tubini Nakayama
Médica Pediatra.

Ricardo Ferreira Bento

Professor Titular da Disciplina de Otorrinolaringologia do Hospital das Clínicas da Faculdade de Medicina da Universidade de São Paulo (HC-FMUSP).

Ricardo Katsuya Toma

Mestre e Doutor em Ciências pela Universidade Federal de São Paulo (UNIFESP). Coordenador da Unidade de Gastroenterologia, Hepatologia e Nutrologia do Instituto da Criança (HC-FMUSP).

Ricardo Luiz Soares Costa

Especialista em Pediatria pela Sociedade Brasileira de Pediatria (SBP). Residência Médica em Pediatria pelo Instituto da Criança do Hospital das Clínicas da Universidade de São Paulo (HC-FMUSP). Médico Pediatra.

Roberto Augusto Plaza Teixeira

Mestre em Pediatria pela Faculdade de Ciências Médicas da Santa Casa de São Paulo. Doutor em Ciências pelo Departamento de Pediatria da Faculdade de Medicina da Universidade de São Paulo (FMUSP). Médico Assistente da Serviço de Onco-Hematologia Pediátrica do Instituto da Criança (HC-FMUSP).

Roberto Guarniero

Professor Livre-Docente e Professor-Associado do Departamento de Ortopedia e Traumatologia do Hospital das Clínicas da Faculdade de Medicina da Universidade de São Paulo (HC-FMUSP). Responsável pelo Laboratório LIM-41 do Instituto de Ortopediatria e Traumatologia. Membro da Comissão de Acreditação e Avaliação do Corpo Clínico do HC-FMUSP. Professor responsável pela Disciplina de Ortopedia Pediátrica do Departamento de Ortopedia e Traumatologia do HC-FMUSP. Chefe do Grupo de Ortopedia Pediátrica do Hospital Municipal Infantil Menino Jesus (HMIMJ) – SP/SP.

Roberto Tobaldini

Médico Pediatra. Assessor Técnico Especial da Diretoria do Hospital Infantil Joana de Gusmão, Florianópolis, SC. Ex-Médico Assistente da Unidade de Terapia Intensiva Pediátrica do Instituto da Criança (HC-FMUSP).

Rodrigo Locatelli Pedro Paulo

Mestre em Ciências pelo Departamento de Pediatria da Faculdade de Medicina da Universidade de São Paulo (FMUSP). Médico Assistente do Pronto Atendimento do Hospital Universitário da Universidade de São Paulo (HU-USP).

Romy Schmidt Brock Zacharias

Doutora em Ciências pelo Departamento de Pediatria da Faculdade de Medicina da Universidade de São Paulo (FMUSP). Médica Encarregada do Centro Neonatal 1 do Instituto da Criança (HC-FMUSP).

Rubens Feferbaum

Professor Livre-Docente pelo Departamento de Pediatria da Faculdade de Medicina da Universidade de São Paulo (FMUSP). Especialista em Pediatria com áreas de atuação em Nutrição Parenteral e Enteral pela Sociedade Brasileira de Nutrição Parenteral e Enteral (SBNPE). Especialista em Nutrologia e Neonatologia pela Sociedade Brasileira de Pediatria (SBP). Médico do Setor de Neonatologia e do Instituto do Câncer Infantil do Instituto da Criança (HC-FMUSP).

Ruth Rocha Franco

Mestre em Ciências pelo Departamento de Pediatria do Hospital das Clínicas da Faculdade de Medicina da Universidade de São Paulo (HC-FMUSP). Especialista em Pediatria e Endocrinologia Pediátrica pela Sociedade Brasileira de Pediatria (SBP). Médica Assistente da Unidade de Endocrinologia Pediátrica, Ambulatórios de Cirurgia Bariátrica, de Obesidade Infantil e de Prader-Willi, do Instituto da Criança (HC-FMUSP). Médica Endocrinologista da Divisão de Saúde Suplementar da Fundação Faculdade de Medicina do HC-FMUSP.

Silvia Goldstein

Residência Médica em Pediatria no Instituto da Criança do Hospital das Clínicas da Faculdade de Medicina da Universidade de São Paulo (HC-FMUSP). Médica Pediatra.

Sílvia Maria Ibidi

Mestre e Doutora em Ciências pelo Departamento de Pediatria da Faculdade de Medicina da Universidade de São Paulo (FMUSP). Coordenadora da Unidade Neonatal da Divisão de Clínica Pediátrica do Hospital Universitário da Universidade de São Paulo (HU-USP).

Silvia Onoda Tomikawa Tanaka

Mestre em Ciências pelo Departamento de Pediatria da Faculdade de Medicina da Universidade de São Paulo (FMUSP). Especialista em Pediatria pela Sociedade Brasileira de Pediatria (SBP). Especialista em Pneumologia Pediátrica pela SBP.

Simone Nascimento Fagundes Sammour

Mestre e Doutora em Ciências pelo Departamento de Pediatria da Faculdade de Medicina da Universidade de São Paulo (FMUSP). Especialista na área de Nefrologia Pediátrica. Médica Pesquisadora e Colaboradora da Unidade de Nefrologia Pediátrica do Instituto da Criança (HC-FMUSP).

Simone Vieira

Mestre em Ciências pelo Departamento de Pediatria da Faculdade de Medicina da Universidade de São Paulo (FMUSP). Médica Nefrologista Pediátrica do Instituto da Criança (HC-FMUSP).

Sylvia Costa Lima Farhat

Doutora em Ciências pelo Departamento de Pediatria da Faculdade de Medicina da Universidade de São Paulo (FMUSP). Professora da Pós-Graduação do Departamento de Pediatria do HC-FMUSP. Médica Assistente do Pronto-Socorro do Instituto da Criança (HC-FMUSP).

Tatiana Cristina Vidotti

Mestre em Psicologia Clínica pelo Instituto de Psicologia da Universidade de São Paulo (IP-USP). Psicanalista com Aprimoramento em Psicologia Hospitalar em Instituição Pediátrica. Psicóloga do Serviço de Psiquiatria e Psicologia do Instituto da Criança (HC-FMUSP).

Thiago Caldi de Carvalho

Médico Pediatra e Pneumologista Pediátrico. Especialista em Pediatria pela Sociedade Brasileira de Pediatria (SBP). Especialista na Área de Atuação de Pneumologia Pediátrica pela Sociedade Brasileira de Pneumologia e Tisiologia (SBPT). Médico na Clínica de Pediatria e Pneumologia no Hospital Israelista Albert Einstein (HIAE). Médico Pneumopediatra da UTI Pediátrica da Associação de Assistência à Criança Deficiente (AACD) em São Paulo.

Valdenise Martins Laurindo Tuma Calil

Doutora em Ciências pelo Departamento de Pediatria da Faculdade de Medicina da Universidade de São Paulo (FMUSP). Médica Neonatologista e Diretora Técnica de Serviço de Saúde do Berçário Anexo à Maternidade do HC-FMUSP.

Vera Ferrari do Rego Barros

Especialista em Psicologia Clínica e Psicologia Hospitalar. Diretora do Serviço de Psiquiatria e Psicologia do Instituto da Criança do Hospital das Clínicas da Faculdade de Medicina de São Paulo (HC-FMUSP). Presidente do Departamento Científico de Saúde Mental da Sociedade de Pediatria de São Paulo (SPSP). Psicóloga e Psicanalista.

Vera Hermina Kalika Koch

Professora Livre-Docente do Departamento de Pediatria da Faculdade de Medicina da Universidade de São Paulo (FMUSP). Coordenadora da Comissão de Residência Médica do HC-FMUSP.

Vera Lúcia Jornada Krebs

Professora Livre-Docente em Neonatologia do Departamento de Pediatria da Faculdade de Medicina da Universidade de São Paulo (FMUSP).

Vera Lucia Moysés Borrelli

Especialista em Pediatria e Neonatologia pela Sociedade Brasileira de Pediatria (SBP). Médica Assistente da Unidade de Infectologia Pediátrica do Instituto da Criança (HC-FMUSP). Médica Pediatra e Infectologista Pediátrica.

Verônica Tavares de Lima Morales

Especialista em Alergia e Imunologia pela Associação Brasileira de Alergia e Imunologia (ASBAI). Médica Alergista e Imunologista do Hospital Samaritano de São Paulo. Médica Pediatra.

Victor Leonardo Marques

Doutor em Ciências pelo Departamento de Pediatria da Faculdade de Medicina da Universidade de São Paulo (FMUSP). Especialista em Reumatologia Pediátrica pelo Instituto da Criança (HC-FMUSP).

Virginia Spinola Quintal
Doutora em Ciências pelo Departamento de Pediatria da Faculdade
de Medicina da Universidade de São Paulo (FMUSP). Coordenadora
do Banco de Leite Humano do Hospital Universitário da Universidade de São Paulo (HU-USP).

Viviane Cristina Martori Pandini
Especialista em Otorrinolaringologia e Cirurgia Cérvico-Facial pela Associação
Brasileira de Otorrinolaringologia e Cirurgia Cérvico-Facial (ABORL-CCF). *Fellowship* em
Otorrinolaringologia Pediátrica pela Faculdade de Medicina da Universidade
de São Paulo (FMUSP). Professora Voluntária da Disciplina de Otorrinolaringologia
e Cirurgia Cérvico-Facial da Faculdade de Medicina de Jundiaí (FMJ).
Médica Otorrinolaringologista.

Wanessa Rodrigues Fontenele de Oliveira
Especialista em Alergia e Imunologia pela Associação Brasileira de Alergia
e Imunologia (ASBAI). Especialista em Pediatria pela Sociedade Brasileira
de Pediatria (SBP). Médica Pediatra.

Yu Kar Ling Koda
Mestre e Doutora em Ciências pelo Departamento de Pediatria
da Faculdade de Medicina da Universidade de São Paulo (FMUSP).
Coordenadora Científica da Unidade de Gastroenterologia do Instituto da Criança (HC-FMUSP).

Zilda Najjar Prado de Oliveira
Professora Doutora do Departamento de Dermatologia do Hospital das Clínicas
da Faculdade de Medicina da Universidade de São Paulo (HC-FMUSP).
Diretora Técnica do Serviço de Saúde HC-FMUSP. Chefe do Ambulatório
de Dermatologia Infantil do HC-FMUSP.

Agradecimentos

Os editores do livro agradecem de forma especial aos profissionais Ana Carolina Aguiar Kuhne, Artur Figueiredo Delgado, Edna Maria de Albuquerque Diniz, Filumena Maria da Silva Gomes, Maria Helena Valente, Marília Moreira Montenegro, Ricardo Luiz Soares Costa e Roberto Augusto Plaza Teixeira pela primeira revisão do texto, estabelecendo uma unidade editorial entre os capítulos.

Apresentação da Série

A *Série Manual do Médico-Residente do Hospital das Clínicas da Faculdade de Medicina da Universidade de São Paulo – HCFMUSP –*, em parceria com a conceituada editora médica Atheneu, foi criada como uma das celebrações ao centenário da Faculdade de Medicina. Trata-se de uma justa homenagem à instituição e ao hospital onde a Residência Médica foi criada, em 1944. Desde então, a Residência Médica do HCFMUSP vem se ampliando e aprimorando, tornando-se um dos maiores e melhores programas de Residência Médica do país. Atualmente, os programas de Residência Médica dessa instituição abrangem quase todas as especialidades e áreas de atuação, totalizando cerca de 1.600 médicos-residentes em treinamento.

A despeito da grandeza dos programas de Residência Médica, há uma preocupação permanente da instituição com a qualidade do ensino, da pesquisa e da assistência prestada por nossos residentes. O HCFMUSP, o maior complexo hospitalar da América Latina, oferece um centro médico-hospitalar amplo, bem estruturado e moderno, com todos os recursos diagnósticos e terapêuticos para o treinamento adequado dos residentes. Além disso, os residentes contam permanentemente com médicos preceptores exclusivos, médicos-assistentes e docentes altamente capacitados para o ensino da prática médica.

Esta Série visa à difusão dos conhecimentos gerados na prática médica cotidiana e na assistência médica qualificada praticada pelos professores e assistentes nas diversas áreas do HCFMUSP.

Este *Manual do Médico-Residente de Pediatria* dá sequência ao primeiro manual do residente em Pediatria editado por essa clínica em 2004, reafirmando a perene disposição dos seus professores ao ensino médico em todos os níveis, neste caso, ao excelente programa de Residência Médica em Pediatria do HCFMUSP. Os Professores Titulares dividiram-se na edição deste Manual. As Professoras Sandra Josefina Ferraz Ellero Grisi e Magda Maria Sales Carneiro Sampaio cuidaram mais das doenças clínicas e de saúde mental, o Professor Werther Brunow de Carvalho assumiu as seções de Neonatologia e Urgência e Emergência, o Professor Vicente Odone Filho cuidou dos temas de Oncologia e Hematologia Pediátricas e o Professor Uenis Tannuri se responsabilizou pelos temas relacionados à Cirurgia Pediátrica. Esses professores titulares do Departamento de Pediatria da FMUSP, auxiliados pela Doutora Filumena Maria da Silva Gomes, editaram um manual amplo, mas conciso, cobrindo a maioria dos temas relevantes aos residentes de Pediatria, de maneira clara e atualizada. Certamente, será de grande auxílio aos residentes e aos médicos interessados em Pediatria.

Este *Manual do Médico-Residente em Pediatria*, indiscutivelmente, se constituirá em mais um êxito editorial, complementando os lançamentos desta bem-sucedida *Série Manual do Médico-Residente do HCFMUSP*.

José Otávio Costa Auler Junior
Luis Yu
Coordenadores da Série

Prefácio

Inicio com uma boa notícia: o pioneiro *Manual do Médico-Residente de Pediatria*, lançado em 2004, pela Editora Atheneu, por iniciativa dos editores do Departamento de Pediatria da FMUSP, será relançado, em 2021, agora incluído com nova roupagem na *Série Manual do Médico Residente da FMUSP – Volume Pediatria*, que, atualmente, publica manuais similares de todos os departamentos da FMUSP.

Agradeço aos atuais editores desta que, eventualmente, seria a 3ª edição do Manual, pelo amável convite para prefaciá-lo e o faço em nome dos demais editores da 1ª edição, Profa. Edna Maria de Albuquerque Diniz, Prof. Flávio Adolfo Costa Vaz (*in memoriam*) e Prof. Roberto Tobaldini.

Permitam-me mencionar o propósito inicial que, na época, nos estimulou a elaborar este significativo compêndio: 1) o Departamento de Pediatria dispunha, em 2004, de seu Tratado de Pediatria, em três grossos volumes já em 9ª edição, o nacionalmente reconhecido *Pediatria Básica*; 2) não havia, no Complexo HC, nenhuma publicação similar ao nosso Manual – concisa, precisa, objetiva e prática – para guiar o residente nas tarefas do seu cotidiano; 3) convencemos a Editora Atheneu para publicá-lo no formato de um *pocket book* para que o residente o levasse no bolso do avental, tornando-o seu companheiro inseparável para consultas rápidas e objetivas. Quando julgasse necessário, teria sempre à disposição o *Tratado de Pediatria – Pediatria Básica* para ampliar e aprofundar o seu conhecimento; 4) convidamos, na época, 75 coordenadores/colaboradores das seções e de capítulos de cada seção, dentre os médicos assistentes e/ou docentes do Instituto da Criança (HC-FMUSP), médicos da Divisão de Clínica Pediátrica do Hospital Universitário da USP, médicos pediatras com atuação na atenção primária, médicos assistentes e/ou docentes de outros departamentos da FMUSP, além de 53 residentes de Pediatria que se voluntariaram para compartilhar, sob supervisão dos médicos assistentes, a redação de diferentes capítulos. O Manual continha 32 seções e 206 capítulos.

Lançado em 2004, alcançou enorme sucesso nacional, o que mereceu, ainda em 2004, uma 2ª edição. Agora, 17 anos depois, ele estará incluído na *Série Manual do Médico-Residente da FMUSP – Volume Pediatria*, coordenado pelos professores José Otávio Costa Auler Junior e Luis Yu e pelos atuais editores, os professores Sandra Josefina Ferraz Ellero Grisi, Magda Maria Sales Carneiro Sampaio, Werther Brunow de Carvalho, Vicente Odone Filho e a coeditora, Dra. Filumena Maria da Silva Gomes.

Cumprimento e saúdo os atuais editores pela louvável iniciativa, que engrandece ainda mais o Departamento de Pediatria da FMUSP. Esta edição, amplamente revisada e atualizada pelos atuais editores, contém 22 partes e 178 capítulos. Percebe-se, no geral, que o propósito inicial foi respeitado. No entanto, imprimiram a sua marca, juntamente com os coordenadores, no que diz respeito a orientações e formato comum das diferentes publicações da Série.

Você, caro leitor, seja aluno de graduação em medicina, médico residente de Pediatria, pediatra, clínico geral ou médico de família, ao ler este Manual vai se surpreender favoravelmente e aprová-lo com entusiasmo.

Parabéns aos coordenadores da Série e aos editores atuais do Manual, assim como cada colaborador que se dedicou à escrita dos capítulos!

Yassuhiko Okay
Professor Titular do Departamento de Pediatria da FMUSP (Inativo).
Professor Emérito da FMUSP.
Chefe de Gabinete da Diretoria da FMUSP.

Apresentação

"Aquele que estuda medicina sem livros está navegando em um mar desconhecido, mas aquele que estuda medicina sem pacientes sequer está chegando ao mar."
William Osler, 1849 – 1919,
um dos pais da Medicina moderna.

Os primórdios da Residência Médica remontam ao século XIX, a partir de Halsted (1889) e Osler, nos Estados Unidos, que introduziram este conceito de ensino em serviço, inicialmente dedicado às atividades cirúrgicas, e posteriormente disseminado a todas as áreas médicas. Com Halsted, além do aprendizado direto em sala cirúrgica, os jovens médicos permaneciam quase que o dia inteiro à disposição para procedimentos, obrigando praticamente a que residissem no hospital. Daí o termo "Residência Médica".

Em nosso país, o primeiro programa de Residência Médica foi criado em 1945, com Godoy Moreira, no Serviço de Ortopedia do Hospital das Clínicas da Faculdade de Medicina da USP. Vários outros sucederam-no, envolvendo múltiplas áreas de atividade clínica e cirúrgica.

Desta forma, a Residência Médica, de início pouco procurada pelos profissionais recém-formados, tornou-se extremamente concorrida e, a partir da década de 1970, com seu reconhecimento como procedimento formal de pós-graduação em medicina, com a sua exigência para a obtenção dos títulos de especialista, e com a criação da Comissão Nacional de Residência Médica, organismo estruturador de todo este processo de treinamento, quase que um complemento lógico da formação médica.

Hoje em dia, embora a formação oferecida pelas faculdades de medicina continuamente busque permitir que seus egressos tenham condições de exercer a medicina geral com competência, o salto qualitativo propiciado pelos programas de Residência Médica ainda é insubstituível. E assim continuará sendo, pois se o conhecimento é a base de qualquer ação competente, o treinamento é o que materializa esta condição.

Em termos pediátricos, de modo pioneiro em nosso país, a Faculdade de Medicina da USP evoluiu à promoção dos três anos de treinamento, em substituição aos clássicos dois anos. A complexidade da atividade pediátrica, o enorme leque de ações específicas que a área contempla, tudo isto o justifica. A tal ponto que é uma medida que certamente terá aceitação universal em nosso país.

Este manual simboliza o apoio sempre presente que as instituições devem propiciar a quem nelas busca treinamento. Sempre sem confundir suporte com cerceamento ao exercício de responsabilidades. A Residência Médica tem de representar um contínuo exercício de responsabilidades. E permitir, desta maneira, a almejada melhor qualidade de formação, a almejada perenidade da melhor atividade médica.

Julho de 2021
Vicente Odone Filho
Professor Titular do Departamento de Pediatria
da Faculdade de Medicina da Universidade de São Paulo (FMUSP).
Responsável pelo Serviço de Onco-Hematologia Pediátrica
do Instituto da Criança do Hospital das Clínicas da FMUSP.
Chefe do Departamento de Pediatria da FMUSP.

Sumário

PARTE 1
PEDIATRIA GERAL
Coordenação: *Sandra Josefina Ferraz Ellero Grisi*

1. Consulta Ambulatorial da Criança, 3
Ana Cecília Silveira Lins Sucupira

2. Avaliação e Seguimento da Criança com Crescimento Normal e Baixa Estatura – Aspectos Importantes para o Pediatra na Atenção Primária, 13
Maria Aparecida Figueiredo Aranha
Maria Teresa Bechere Fernandes
Paulette Cherez Douek

3. Avaliação do Desenvolvimento Neuropsicomotor, 18
Ana Paula Scoleze Ferrer
Sandra Josefina Ferraz Ellero Grisi

4. Aleitamento Materno, 29
Paulette Cherez Douek

5. Dieta Complementar, 35
Jaqueline C. Lanaro Sgroi
Luciana Harumi Miranda Omori

6. Imunização e Imunoprofilaxia, 39
Daleth Rodrigues Scaramuzzi
Maria Lucia de Moraes Bourroul
Andreza Antão Rodrigues

7. Desnutrição Primária e Secundária, 46
Maria Teresa Bechere Fernandes

8. Anemias Carenciais, 49
Maria Lucia de Moraes Bourroul
Daleth Rodrigues Scaramuzzi

9. Obesidade, 56
Maria Teresa Bechere Fernandes

10. Dores Recorrentes, 61
Ana Cecília Silveira Lins Sucupira

11. Resfriado Comum e Influenza, 69
Filumena Maria da Silva Gomes
Maria Helena Valente
Ana Carolina de Albuquerque Cavalcanti Ferreira Novo

12. Tonsilites, 76
Filumena Maria da Silva Gomes
Maria Helena Valente
Ana Maria de Ulhôa Escobar

13. Rinite, 83
Maria Helena Valente
Filumena Maria da Silva Gomes
Ana Maria de Ulhôa Escobar

14. Otite Média Aguda, 97
Ana Paula Scoleze Ferrer
Maria Helena Valente

15. Sinusite, 106
Débora Morais Cardoso
Kelly Akemy Furuta
Ana Cecília Silveira Lins Sucupira

16. Laringite, 110
Noely Hein

17. Bronquiolite, 113
Denise Swei Lo

18. Pneumonias Agudas, 116
Cristina Ryoka Miyao Yoshioka

19. Parasitoses Intestinais, 122
Luciana Harumi Miranda Omori
Jaqueline C. Lanaro Sgroi

20. Diarreia Aguda, 131
Eloisa Corrêa de Souza

21. Infecção do Trato Urinário, 139
Denise Swei Lo

22. Dificuldade Escolar, 142
Ana Cecília Silveira Lins Sucupira

23. Prevenção de Álcool e Drogas na Consulta Pediátrica, 152
João Paulo Becker Lotufo
Rafael Yanes Rodrigues da Silva

PARTE 2
NEONATOLOGIA
Coordenação: *Werther Brunow de Carvalho*

24. Cuidados com o Recém-Nascido Normal, 161
Ana Maria Andréllo Gonçalves Pereira de Melo

25. Classificação do Recém-Nascido, 165
Ana Maria Andréllo Gonçalves Pereira de Melo

26. Nutrição Enteral do Recém-Nascido Pré-Termo, 180
Valdenise Martins Laurindo Tuma Calil
Virginia Spinola Quintal

27. Nutrição Parenteral do Recém-Nascido, 187
Rubens Feferbaum
Juliana Zoboli del Bigio
Mário Cícero Falcão
Cristiane Haga

28. Asfixia Perinatal, 197
Ana Maria Andréllo Gonçalves Pereira de Melo

29. Diagnóstico Diferencial de Desconforto Respiratório em Recém-Nascidos, 209
Romy Schmidt Brock Zacharias
Lílian dos Santos Rodrigues Sadeck

30. Taquipneia Transitória do Recém-Nascido, 214
Raquel Santos Ferreira
Marcília Sierro Grassi

31. Distúrbios Metabólicos no Período Neonatal, 217
Valdenise Martins Laurindo Tuma Calil
Sílvia Maria Ibidi

32. Apneia no Recém-Nascido Pré-Termo, 227
Giselle Garcia Origo Okada
Valdenise Martins Laurindo Tuma Calil
Karinne da Mata Missio

33. Icterícia Neonatal, 233
Virginia Spinola Quintal
Patricia Prado Durante

34. Doença Hemorrágica do Recém-Nascido, 243
Vera Lúcia Jornada Krebs
Renata Padilha Tubini Nakayama

35. Infecção Fúngica no Recém-Nascido, 246

Vera Lúcia Jornada Krebs
Maria Augusta Bento Cicaroni Gibelli

36. Reanimação Neonatal do Recém-Nascido a Termo e Pré-Termo, 250

Ana Maria Andréllo Gonçalves Pereira de Melo
Lílian dos Santos Rodrigues Sadeck

37. Sepse, 262

Maria Esther Jurfest Rivero Ceccon
Vera Lúcia Jornada Krebs

38. Meningite Neonatal, 269

Vera Lúcia Jornada Krebs
Maria Esther Jurfest Rivero Ceccon

39. Ventilação Mecânica Neonatal, 273

Romy Schmidt Brock Zacharias
Vera Lúcia Jornada Krebs

40. Síndrome do Desconforto Respiratório do Recém-Nascido, 281

Edna Maria de Albuquerque Diniz
Daniela Matos Fiorenzano

41. Hipertensão Pulmonar Persistente Neonatal, 287

Maria Esther Jurfest Rivero Ceccon
Edna Maria de Albuquerque Diniz

42. Displasia Broncopulmonar, 290

Marco Antonio Cianciarullo
Edna Maria de Albuquerque Diniz

43. Avaliação das Síndromes Hemorrágicas no Recém-Nascido, 305

Jorge David Aivazoglou Carneiro
Edna Maria de Albuquerque Diniz

44. Ecocardiografia Funcional em Neonatologia, 315

Gabriela Nunes Leal
Carolina da Rocha Brito Menezes

45. Toxoplasmose Congênita, 333

Edna Maria de Albuquerque Diniz
Nádia Sandra Orozco Vargas
Flávio Adolfo Costa Vaz (in memoriam)

46. Infecção Congênita pelo Citomegalovírus, 340

Edna Maria de Albuquerque Diniz
Meire Nagaiassu

47. Sífilis Congênita, 346

Cristina Erico Yoshimoto
Giselle Garcia Origo Okada
Edna Maria de Albuquerque Diniz

48. Infecção pelo Vírus Varicela-zóster, 353

Cristina Erico Yoshimoto

49. Infecção Gonocócica do Recém-Nascido, 357

Nádia Sandra Orozco Vargas
Edna Maria de Albuquerque Diniz

50. Exames Laboratoriais Frequentemente Utilizados em Neonatologia, 359

Bruna de Lima Binsfeld Avallone
Patrícia Albertini Orioli

PARTE 3
URGÊNCIA E EMERGÊNCIA
Coordenação: *Werther Brunow de Carvalho*

51. Violência Infantojuvenil, 367

Antonio Carlos Alves Cardoso

52. Ressuscitação Cardiopulmonar Pediátrica, 372

Amélia Gorete Afonso da Costa Reis

53. Crise Asmática e Estado de Mal Asmático, 378

Paula Ferreira Victorino
Albert Bousso

54. Crise Hipertensiva, 382

Cecília Harumi Tomizuka
Sylvia Costa Lima Farhat

55. Distúrbios Hidroeletrolíticos, 393

Luciana dos Santos Henriques Sakita
Flávio Roberto Nogueira de Sá

56. Hipertensão Intracraniana, 405

Cassiana Duarte Barcellos Feitoza
Albert Bousso

57. Coagulação Intravascular Disseminada, 409

Paula Ferreira Victorino
Gustavo Coelho Dantas
Silvia Goldstein
Flávio Roberto Nogueira de Sá
Albert Bousso

58. Hipertermia Maligna, 413

Cassiana Duarte Barcellos Feitoza
Roberto Tobaldini

59. Arritmias, 416

Paula Ferreira Victorino
Rodrigo Locatelli Pedro Paulo

60. Cetoacidose Diabética, 422

Sylvia Costa Lima Farhat

61. Coma, 429

Roberto Tobaldini

62. Distúrbios do Equilíbrio Acidobásico, 432

Rodrigo Locatelli Pedro Paulo

63. Anafilaxia, 436

Fernanda Viveiros Moreira de Sá
Antonio Carlos Pastorino
Cristina Miuki Abe Jacob (in memoriam)

64. Manejo da Insuficiência Respiratória Aguda, 441

Eliana Paes de Castro Giorno

65. Intoxicação Exógena – Outras Substâncias Comuns, 445

Denise Swei Lo

66. Obstrução de Vias Aéreas Superiores, 454

Rodrigo Locatelli Pedro Paulo

PARTE 4
ALERGIA E IMUNOLOGIA
Coordenação: *Magda Maria Sales Carneiro Sampaio*

67. Quando Pensar numa Imunodeficiência Primária?, 461

Magda Maria Sales Carneiro Sampaio

68. Imunodeficiências Primárias (IDP) – Desregulação com HLH –
Linfo-Histiocitose Hemofagocítica, 466

Ana Paula Beltran Moschione Castro
Bruna Pultrini Aquilante

69. Tratamento das Imunodeficiências – Abordagem Geral e Antibióticos Profiláticos, 469

Mayra de Barros Dorna
Antonio Carlos Pastorino
Cristina Miuki Abe Jacob (in memoriam)

70. Imunodeficiências Secundárias, 473

Mariana Machado Forti Nastri
Beni Morgenstern
Wanessa Rodrigues Fontenele de Oliveira
Daniel Brunno Airemoraes Sousa

71. Deficiências Humorais, Síndromes Poliglandulares e Ataxia Telangiectasia, 478

Antonio Carlos Pastorino
Cristina Miuki Abe Jacob (in memoriam)

72. Doença Granulomatosa Crônica e Outras Imunodeficiências Primárias de Fagócitos, 482

Antonio Carlos Pastorino
Cristina Miuki Abe Jacob (in memoriam)

73. Imunodeficiências Combinadas, 485

Mayra de Barros Dorna

74. Tratamento das Imunodeficiências – Imunoglobulina Humana (IGH), 489

Antonio Carlos Pastorino

75. Alergia Alimentar, 492

Cristina Miuki Abe Jacob (in memoriam)
Ana Paula Beltran Moschione Castro
Andrea Keiko Fujinami Gushken
Glauce Hiromi Yonamine

76. Dermatite Atópica, 500

Ana Paula Beltran Moschione Castro

77. Reações a Drogas, 506

Verônica Tavares de Lima Morales
Cristina de Jesus Nunes dos Santos
Heloisa Tabet Alvarez
Ana Paula Beltran Moschione Castro

78. Urticária e Angioedema, 511

Cleonir de Moraes Lui Beck
Rejane Rimazza Dalberto Casagrande
Antonio Carlos Pastorino

PARTE 5
ADOLESCÊNCIA
Coordenação: *Clovis Artur Almeida da Silva*

79. A Consulta do Adolescente, 521

Benito Lourenço

80. Avaliação Puberal, 526

Benito Lourenço
Lígia Bruni Queiroz

81. Aspectos sobre Saúde Sexual e Reprodutiva na Adolescência, 534

Benito Lourenço

PARTE 6
INFECTOLOGIA PEDIÁTRICA
Coordenação: *Magda Maria Sales Carneiro Sampaio*

82. Febre sem Sinais Localizatórios, 547

Nadia Litvinov
Constance Dell Santo Vieira Schuwartz
Maria Fernanda Bádue Pereira

83. Febre de Origem Indeterminada (FOI), 552

Camila Sanson Yoshino de Paula
Heloisa Helena de Sousa Marques

84. Doenças Exantemáticas, 555

Maria Fernanda Bádue Pereira
Heloisa Helena de Sousa Marques

85. Dengue, 564

Leiliane Ferreira Sampaio
Vera Lucia Moysés Borrelli
Nadia Litvinov

86. Tuberculose, 569

Camila Sanson Yoshino de Paula
Heloisa Helena de Sousa Marques

87. Manejo da Criança Exposta ao Vírus da Imunodeficiência Humana (HIV), 576

Heloisa Helena de Sousa Marques
Maria Fernanda Bádue Pereira

88. Manejo da Criança Infectada pelo Vírus da Imunodeficiência Humana (HIV), 579

Giuliana Stravinskas Durigon
Heloisa Helena de Sousa Marques
Maria Fernanda Bádue Pereira

89. Adenomegalias, 583

Nadia Litvinov
Heloisa Helena de Sousa Marques

90. Hepatoesplenomegalia Febril de Causa Infecciosa, 587

Giuliana Stravinskas Durigon

91. Vírus Sincicial Respiratório e Influenza, 592

Giuliana Stravinskas Durigon

92. Meningoencefalites, 595

Mariana Freire Rodamilans
Maria Fernanda Bádue Pereira

93. Infecções Fúngicas em Pediatria, 598

Anna Carlota Mott Barrientos Brandi
Nadia Litvinov

94. Doença de Kawasaki (Síndrome do Linfonodo Mucocutâneo), 603

Haydee Gabriela Trigo Alfaro
Maria Fernanda Bádue Pereira

95. Isolamento e Precauções Especiais, 606

Alfio Rossi Junior
Nadielle Queiroz da Silva
Juliana Valéria Souza Framil

96. Acidentes com Material Biológico, 612

Alfio Rossi Junior
Nadielle Queiroz da Silva
Juliana Valéria Souza Framil

PARTE 7
CARDIOLOGIA PEDIÁTRICA
Coordenação: *Magda Maria Sales Carneiro Sampaio*

97. Cardiopatias Congênitas, 619

Jaqueline Wagenfuhr
Camila Lúcia Dedivitis Tiossi Wild

98. Pericardites, 626

Camila Lúcia Dedivitis Tiossi Wild
Jaqueline Wagenfuhr

99. Miocardites, 629

Camila Lúcia Dedivitis Tiossi Wild
Jaqueline Wagenfuhr

100. Endocardite Infecciosa, 632

Camila Lúcia Dedivitis Tiossi Wild
Jaqueline Wagenfuhr

101. Insuficiência Cardíaca, 634

Camila Lúcia Dedivitis Tiossi Wild
Jaqueline Wagenfuhr

102. Eletrocardiograma, 636

Camila Lúcia Dedivitis Tiossi Wild
Jaqueline Wagenfuhr

PARTE 8
PNEUMOLOGIA PEDIÁTRICA
Coordenação: *Magda Maria Sales Carneiro Sampaio*

103. Infecção de Vias Aéreas Superiores, 645

Silvia Onoda Tomikawa Tanaka

104. Sibilância Recorrente, 649

Karina Pierantozzi Vergani
Miriam Cardoso Neves Eller

105. Asma, 653

Bruna Polese Rusig
Antonio Carlos Pastorino

106. Pneumonias Agudas, 661

Joaquim Carlos Rodrigues
Thiago Caldi de Carvalho

107. Derrames Pleurais, 666

Joaquim Carlos Rodrigues
Thiago Caldi de Carvalho

108. Fibrose Cística, 670

Fabíola Villac Adde

PARTE 9
GASTROENTEROLOGIA E HEPATOLOGIA PEDIÁTRICA
Coordenação: *Magda Maria Sales Carneiro Sampaio*

109. Doença Celíaca, 679
Mariana Deboni Bibas
Ricardo Katsuya Toma

110. Diarreia Crônica, 684
Ricardo Katsuya Toma
Mariana Deboni Bibas

111. Doenças Pépticas Gastroduodenais, 690
Yu Kar Ling Koda
Paloma Estéfanne Barbosa dos Santos
Maysa Viana de Carvalho

112. Doença do Refluxo Gastroesofágico, 693
Yu Kar Ling Koda

113. Hepatites Virais, 699
Gilda Porta

114. Síndromes Colestáticas, 701
Gilda Porta

115. Cirrose Hepática e Suas Complicações, 705
Gilda Porta

116. Doença Inflamatória Intestinal, 709
Yu Kar Ling Koda

PARTE 10
NUTRIÇÃO
Coordenação: *Magda Maria Sales Carneiro Sampaio*

117. Avaliação Nutricional, 721
Artur Figueiredo Delgado

118. Nutrição Enteral, 726
Artur Figueiredo Delgado

119. Nutrição Parenteral, 729
Artur Figueiredo Delgado

120. Fórmulas e Dietas Enterais em Pediatria, 733
Artur Figueiredo Delgado

PARTE 11
NEFROLOGIA PEDIÁTRICA
Coordenação: *Magda Maria Sales Carneiro Sampaio*

121. Hematúria, 741
Vera Hermina Kalika Koch

122. Litíase, 743
Vera Hermina Kalika Koch

123. Síndrome Nefrítica, 747
Vera Hermina Kalika Koch

124. Injúria Renal Aguda, 751
Vera Hermina Kalika Koch

125. Doença Renal Crônica, 759
Andreia Watanabe

126. Hipertensão Arterial Sistêmica, 764
Erika Arai Furusawa

127. Síndrome Nefrótica em Crianças, 769
Luciana dos Santos Henriques Sakita

128. Enurese Noturna Monossintomática, 774
Simone Nascimento Fagundes Sammour
Vera Hermina Kalika Koch

129. Disfunções do Trato Urinário Inferior, 779
Adrienne Surri Lebl Teixeira de Carvalho
Simone Nascimento Fagundes Sammour
Vera Hermina Kalika Koch

130. Fisiologia Renal e Fórmulas, 784
Ana Catarina Lunz Macedo

131. Distúrbio do Metabolismo do Cálcio, Fósforo e Magnésio, 790
Simone Vieira

PARTE 12
ONCOLOGIA PEDIÁTRICA
Coordenação: *Vicente Odone Filho*

132. Leucemias Agudas da Infância, 801
Lilian Maria Cristofani
Vicente Odone Filho
Roberto Augusto Plaza Teixeira

133. Linfomas, 807
Lilian Maria Cristofani
Vicente Odone Filho
Roberto Augusto Plaza Teixeira

134. Neuroblastoma, 811
Lilian Maria Cristofani
Vicente Odone Filho
Roberto Augusto Plaza Teixeira

135. Tumor de Wilms (Nefroblastoma), 814
Lilian Maria Cristofani
Vicente Odone Filho
Roberto Augusto Plaza Teixeira

136. Tumores Cerebrais, 817
Lilian Maria Cristofani
Vicente Odone Filho
Roberto Augusto Plaza Teixeira

137. Sarcomas, 820
Lilian Maria Cristofani
Vicente Odone Filho
Roberto Augusto Plaza Teixeira

138. Retinoblastoma, 824
Lilian Maria Cristofani
Vicente Odone Filho
Roberto Augusto Plaza Teixeira

139. Hepatoblastoma, 826
Lilian Maria Cristofani
Vicente Odone Filho
Roberto Augusto Plaza Teixeira

140. Tumores de Células Germinativas, 829
Lilian Maria Cristofani
Vicente Odone Filho
Roberto Augusto Plaza Teixeira

PARTE 13
HEMATOLOGIA PEDIÁTRICA
Coordenação: *Vicente Odone Filho*

141. Anemias, 835
Marlene Pereira Garanito
Mina Halsman

142. Anemias Hemolíticas, 838
Marlene Pereira Garanito
Mina Halsman

143. Trombocitopenias, 844
Marlene Pereira Garanito
Mina Halsman

144. Distúrbios da Coagulação, 847
Marlene Pereira Garanito
Mina Halsman

145. Hemocomponentes e Hemoderivados, 852
André Luís Albiero

PARTE 14
ENDOCRINOLOGIA PEDIÁTRICA
Coordenação: *Magda Maria Sales Carneiro Sampaio*

146. Baixa Estatura, 859
Leandra Steinmetz
Louise Cominato
Marina Pereira Ybarra Martins de Oliveira
Durval Damiani

147. Obesidade e Suas Repercussões, 865
Marina Pereira Ybarra Martins de Oliveira
Louise Cominato
Leandra Steinmetz
Durval Damiani

148. Doenças da Tireoide, 869
Marina Pereira Ybarra Martins de Oliveira
Ruth Rocha Franco
Louise Cominato
Leandra Steinmetz
Durval Damiani

149. Diabete Melito, 876
Louise Cominato
Leandra Steinmetz
Marina Pereira Ybarra Martins de Oliveira
Durval Damiani

150. Anomalias da Diferenciação Sexual, 881
Leandra Steinmetz
Louise Cominato
Marina Pereira Ybarra Martins de Oliveira
Durval Damiani

151. Corticoterapia e Suas Repercussões, 888

Marina Pereira Ybarra Martins de Oliveira
Hilton Kuperman
Louise Cominato
Leandra Steinmetz
Durval Damiani

PARTE 15
REUMATOLOGIA PEDIÁTRICA
Coordenação: *Clovis Artur Almeida da Silva*

152. Febre Reumática, 895

Andressa Guariento
Camila Maria Paiva França Telles
Maria Fernanda de Azevedo Giacomin
Nádia Emi Aikawa
Clovis Artur Almeida da Silva

153. Artrite, 899

Camila Pugliese
Daniela Mencaroni Rodrigues Lourenço
Gabriela Ribeiro Viola Ferreira
Katia Tomie Kozu
Clovis Artur Almeida da Silva

154. Lúpus Eritematoso Sistêmico Pediátrico, 903

Natali Weniger Spelling Gormezano
Mariana Paes Leme Ferriani
Marco Felipe Castro da Silva
Lúcia Maria de Arruda Campos
Clovis Artur Almeida da Silva

155. Vasculite: Púrpura de Henoch-Schonlein, 908

Izabel Mantovani Buscatti
Victor Leonardo Marques
Adriana Maluf Elias Sallum
Elisabeth Gonzaga Canova Fernandes
Clovis Artur Almeida da Silva

PARTE 16
GENÉTICA
Coordenação: *Magda Maria Sales Carneiro Sampaio*

156. Abordagem Prática do Paciente com Malformação Congênita, 913

Chong Ae Kim
Caio Robledo D'Angioli Costa Quaio
Diogo Cordeiro de Queiroz Soares

157. Principais Síndromes de Origem Genética, 919

Chong Ae Kim
Caio Robledo D'Angioli Costa Quaio
Diogo Cordeiro de Queiroz Soares

PARTE 17
SAÚDE MENTAL
Coordenação: *Sandra Josefina Ferraz Ellero Grisi*

158. Abordagem dos Aspectos Subjetivos do Binômio Mãe-Recém-Nascido no Período Neonatal, 925

André Antunes da Costa
Letícia de Cassia Curci Lopez
Vera Ferrari do Rego Barros

159. Distúrbios Psíquicos mais Frequentes na Pediatria, 930

Maria Teresa Martins Ramos Lamberte

160. Abordagem dos Transtornos Alimentares, 934

Deborah Francis Patah Roz
Maria Teresa Martins Ramos Lamberte

161. Espectro Autista, 939

Maria Teresa Martins Ramos Lamberte
Pilar Lecussan Gutierrez

162. Abordagem ao Primeiro Episódio Psicótico, 945

Maria Teresa Martins Ramos Lamberte
Pilar Lecussan Gutierrez

163. Repercussões Psíquicas Encontradas no Paciente com Doenças Crônicas e Graves, 949

Lígia Pereira Saccani
Maria Teresa Martins Ramos Lamberte
Marina Rachel Graminha Cury
Tatiana Cristina Vidotti

PARTE 18
DERMATOLOGIA
Coordenação: *Sandra Josefina Ferraz Ellero Grisi*

164. Principais Dermatoses na Infância, 955

Luciana de Paula Samorano
Zilda Najjar Prado de Oliveira

165. Infestações e Infecções de Pele, 963

Anita Rotter
Zilda Najjar Prado de Oliveira

PARTE 19
OTORRINOLARINGOLOGIA
Coordenação: *Sandra Josefina Ferraz Ellero Grisi*

166. Epistaxe na Infância, 973

Renata Cantisani Di Francesco
Viviane Cristina Martori Pandini

167. Respirador Bucal, 976

Renata Cantisani Di Francesco

168. Otite Média Crônica e Serosa, 980

Renata Cantisani Di Francesco
Ricardo Ferreira Bento

169. Avaliação Auditiva, 986

Alessandra Loli
Renata Cantisani Di Francesco

PARTE 20
OFTALMOLOGIA
Coordenação: *Sandra Josefina Ferraz Ellero Grisi*

170. Exame Ocular e Triagem Visual, 999

Luís Carlos Ferreira de Sá

171. Estrabismo, 1001

Mariza Aparecida Polati
Andrea Greco Müller

172. Lacrimejamento, 1007

Luís Carlos Ferreira de Sá

173. Retinopatia da Prematuridade, 1010

Luís Carlos Ferreira de Sá

PARTE 21
ORTOPEDIA PEDIÁTRICA
Coordenação: *Sandra Josefina Ferraz Ellero Grisi*

174. Exame Ortopédico Pediátrico, 1015

Adriana Melo de Faria
Roberto Guarniero

175. Principais Afecções Ortopédicas Pediátricas, 1020

Adriana Melo de Faria
Alessandro Perez de Oliveira
Roberto Guarniero

PARTE 22
CIRURGIA PEDIÁTRICA
Coordenação: *Uenis Tannuri*

176. Emergências Cirúrgicas Torácicas do Recém-Nascido, 1035

Ana Cristina A. Tannuri
Uenis Tannuri

177. Emergências Cirúrgicas Abdominais no Recém-Nascido, 1042

Ana Cristina A. Tannuri
Uenis Tannuri

178. Massas Abdominais, 1052

Ana Cristina A. Tannuri
Uenis Tannuri

Índice remissivo, 1055

Parte 1

Pediatria Geral

Coordenação

Sandra Josefina Ferraz Ellero Grisi

Capítulo 1

Consulta Ambulatorial da Criança

Ana Cecília Silveira Lins Sucupira

A consulta constitui um momento singular da prática médica que ocorre a partir de uma relação entre indivíduos e, portanto, é carregada de sentimentos, emoções, sofrimentos e desejos.

As consultas, de modo geral, têm como eixo comum um problema e a busca de meios para resolvê-lo, seja de maneira mais reducionista ou ampliada, e com a incorporação de maior ou menor tecnologia. A consulta ambulatorial pode ser realizada pela demanda de um sofrimento trazido pela criança ou para orientações que visem à promoção da sua saúde.

O fato de lidar com um ser em crescimento confere características peculiares à prática pediátrica. Há uma preocupação em ampliar a compreensão da criança para além do biológico, procurando entender suas relações com os fatores psicológicos, ambientais e sociais envolvidos.

Características da consulta pediátrica

A consulta pediátrica tem base nas características de cada criança e de suas relações familiares e sociais:

1. As peculiaridades da criança, principalmente do lactente, são expressas na dificuldade em localizar os processos mórbidos, sendo necessária a avaliação do indivíduo na sua totalidade.
2. A preocupação com o cuidado de crianças caracteriza um atendimento de puericultura dirigido às informações e orientações sobre alimentação, vacinação, desenvolvimento, crescimento e cuidados gerais.
3. As consultas têm dois eixos, o acompanhamento do crescimento e do desenvolvimento e o atendimento de uma queixa específica de doença. São chamadas consultas de rotina aquelas agendadas segundo um cronograma de retornos; e consultas eventuais as que ocorrem em função de um problema de saúde. Na criança que adoece, as orientações alimentares visam principalmente à anorexia presente, à vigilância das repercussões da doença no seu crescimento e desenvolvimento e

às orientações à família para lidar com os aspectos emocionais que acompanham as doenças.

4. A relação médico-paciente na Pediatria é uma relação a três: médico, criança e mãe (ou cuidadora ou pai), sendo que esta última deve ser vista a partir de sua especificidade própria nessa relação. O aspecto vulnerável da criança, principalmente o significado que o filho doente assume para os pais, gera ansiedade e expectativas, e ainda devem ser consideradas as diferenças culturais e linguísticas que podem determinar formas próprias de percepção de uma dada situação, tanto pelos pais como pelo médico.

Roteiro da consulta pediátrica

As bases da consulta visam a:
» Acompanhar o processo de crescimento e desenvolvimento da criança.
» Identificar situações de risco e hábitos de vida que tornam a criança vulnerável.
» Evidenciar processos mórbidos.
» Estabelecer condutas e um plano geral de seguimento da criança.

No modelo sugerido por Calgary-Cambridge, a consulta compreende três funções, contidas nos seis momentos da consulta: construir um relacionamento, coletar informações e gerar um plano de tratamento mutuamente acordado (Quadro 1.1).

Quadro 1.1. Roteiro da consulta pediátrica.

1. O acolhimento da criança e dos pais
2. Os pais ou a própria criança fornecem informações: a anamnese
3. A identificação de sinais pelo médico: o exame físico
4. A formulação do diagnóstico
5. A elaboração do plano terapêutico
6. A finalização da consulta

Fonte: Desenvolvido pela autoria do capítulo.

Acolhimento da criança e dos pais

O modo como o médico acolhe a criança e os pais marca a relação durante a consulta e é o primeiro passo para personalizar o atendimento. É importante que o médico receba o paciente de pé, como se acolhe qualquer visita, dizendo seu nome e sua intenção de cuidar dele, e deve perguntar o nome da criança e dos pais.

O ambiente onde se realiza a consulta deve favorecer o acolhimento. Oferecer uma cadeira, não só para o pai ou para a mãe como para a criança, quando for o caso, é um gesto importante para o conforto da família durante a consulta.

A dimensão afetiva da consulta tem sua expressão no acolhimento. O ato de acolher implica uma relação de respeito e solidariedade com os pais e a criança, entendendo seus medos diante do sofrimento do filho, suas expectativas e suas desconfianças.

As palavras iniciais, a postura do médico, suas atitudes, o tom de voz, as expressões faciais, que constituem as formas de comunicação verbal e não verbal, são decisivas. No primeiro momento deve-se buscar saber o motivo da procura por atendimento, sendo importante ouvir atentamente o paciente, sem interrompê-lo, para que exponha suas demandas. Será preciso negociar o plano da consulta, levando em consideração as agendas do paciente e do médico, ou seja, construir uma programação do que será priorizado naquele momento.

Anamnese: os pais ou a própria criança fornecem informações

O roteiro para a anamnese é um instrumento para organizar e direcionar as perguntas, abertas ou fechadas, que devem ser feitas ao paciente. A percepção do processo saúde/doença como socialmente determinado direcionará essa investigação, voltando o olhar, também, para as condições de vida do sujeito que contribuíram para aquela doença/sofrimento. É importante que o roteiro não iniba a iniciativa e a curiosidade do médico, que deve flexibilizá-lo e personalizá-lo a partir das respostas e perguntas formuladas pelo paciente.

História da doença atual (HDA) ou história da moléstia atual (HMA)

A família traz uma queixa que deve ser transformada em uma história. É fundamental que a criança participe desse momento e, dependendo da idade, as perguntas deverão ser formuladas diretamente a ela – que deve, ainda, identificar se sabe por que veio ao médico. É importante esclarecer para a criança o que se pretende com aquela entrevista, explicando-lhe todos os momentos da consulta.

O processo para construir essa história deve seguir a lógica de uma investigação, levantando suspeitas ou dúvidas que desencadeiam mais perguntas e afastam outras. É preciso esclarecer a cronologia dos fatos ligados à queixa, os fatores associados, as providências tomadas quanto ao tratamento, os resultados iniciais desses tratamentos e as repercussões de todo esse processo na vida da criança e da família. A habilidade de comunicação do médico pode garantir uma lógica nas perguntas que ajude a família a relatar todos os fatos que aconteceram, da maneira mais objetiva possível.

Perguntas abertas facilitam a narrativa do paciente, enquanto perguntas fechadas nos momentos adequados ajudam a esclarecer dúvidas que vão surgindo. Uma atitude receptiva, de escuta atenta, propicia a participação ativa do paciente e permite ao médico agregar novos dados para a compreensão do seu problema. Um recurso importante é, de vez em quando, resumir o que foi dito até então para verificar, junto com a família, se as informações foram corretamente entendidas pelo médico. Um outro recurso é parafrasear a história obtida enquanto se anotam os dados, evitando silêncios cansativos para a família e a criança.

É fundamental identificar quais as hipóteses diagnósticas que a família já formulou e que a motivaram a procurar ajuda, para que o médico possa desfazer medos incompatíveis e conseguir tranquilizar a criança e a família. A sistematização canadense da medicina centrada na pessoa tem a regra mnemônica chamada FIFE – *feelings, ideas, fears and expectations* (sentimentos, ideias, medos e expectativas) – que ajuda a entender o significado do que o paciente dá para os dados que traz. A anamnese compreende o esclarecimento da *disease* (doença e sofrimento) e da *illness* (sentimentos, ideias, medos e expectativas). A compreensão que o paciente tem da doença indica ao médico que tipo de explicações deverão ser dadas e o modo como devem ser repassadas. Importante ressaltar que compreender a experiência da doença do paciente complementa, mas não substitui, a compreensão de sua doença.

Interrogatório sobre os diversos aparelhos

O médico busca identificar outros problemas não referidos na HDA. Alguns deles podem estar diretamente relacionados à queixa principal e precisam ser detalhados. É importante esclarecer como estão as funções fisiológicas, perguntando sobre as evacuações, a diurese e o sono.

Conhecendo a criança: antecedentes pessoais de saúde

» **Pré-natal:** os antecedentes maternos e os dados sobre a gravidez são as primeiras informações sobre a criança. Indagar se a gravidez foi planejada e como foi aceita fornece informações a respeito das condições emocionais da mãe durante a gestação.

» **Parto:** conhecer as condições do parto. É importante saber a indicação da cesariana, quando for o caso, e quais os sentimentos da mãe com relação ao parto.

» **Período neonatal:** as informações sobre as condições de nascimento devem estar anotadas na Caderneta de Saúde da Criança. O Apgar no 1º e no 5º minuto e o registro do peso, do comprimento e do perímetro cefálico ao nascer são fundamentais para o acompanhamento do processo de crescimento nos primeiros anos de vida. Relatos sobre se o choro foi imediato ou se houve necessidade de manobras de reanimação indicam as condições de oxigenação do recém-nascido. O número de dias que a criança ficou na unidade neonatal, particularmente em Unidades de Tratamento Intensivo, é um dado que informa se houve complicações no período. Outras informações importantes referem-se à presença de icterícia e ao tipo de tratamento recebido, assim como a permanência em incubadoras, o tratamento com antibióticos e os exames realizados, como os testes que constituem a Triagem Neonatal.

» **Doenças, acidentes e internações hospitalares anteriores:** quando a queixa é de uma doença crônica ou recorrente, as informações sobre internações e tratamentos realizados já aparecem na história da moléstia atual. A ocorrência frequente de agravos, principalmente de acidentes, pode levar à suspeita de maus-tratos.

Situação nutricional: alimentação pregressa e atual

A avaliação nutricional é feita com a história alimentar pregressa, a identificação do padrão alimentar atual e com os dados do exame físico. Na história alimentar, perguntar como foi a amamentação, as dificuldades enfrentadas, a idade de início e fim e os motivos do desmame. A época de início de cada tipo de alimento é uma informação nem sempre muito precisa, entretanto, diante de uma queixa de anemia, é importante saber a idade de introdução da refeição de sal, para se avaliar a oferta alimentar de ferro. As reações à introdução dos alimentos informam sobre intolerâncias e possíveis reações alérgicas.

A descrição do padrão alimentar atual, na maioria das vezes, corresponde a um dia alimentar idealizado, com base no que seria uma alimentação adequada, o que, em geral, não corresponde à realidade da maioria da população. Um outro fato muito frequente no relato do dia alimentar é a não referência ao consumo de guloseimas, salgadinhos, refrigerantes, balas e biscoitos. É fundamental conhecer como acontecem as refeições da criança: o número e horário, o ambiente (p. ex., televisão ligada durante as refeições), o local onde são realizadas, a apresentação dos alimentos, preferências e recusas alimentares e o modo como a família lida com a recusa alimentar da criança. Finalmente, entender a questão alimentar no contexto da família, o papel das refeições na dinâmica familiar, os hábitos alimentares, os rituais, o valor da alimentação, o poder de compra e a disponibilidade de alimentos na comunidade. As inadequações alimentares decorrentes da falta de uma rotina, com ingestão de alimentos fora do horário ou pelo excesso de guloseimas, demonstram a ausência de uma disciplina alimentar que pode estar expressando a falta de limites presente em outras áreas do comportamento da criança. Esses dados ajudam a compreender e lidar com duas queixas muito frequentes em Pediatria: a obesidade e *meu filho não come nada!* As condições de habitação e de saneamento básico são decisivas para o conhecimento das possibilidades de armazenamento dos gêneros alimentares e da higiene alimentar.

Quando o conhecimento do conteúdo da alimentação é fundamental para o diagnóstico e definição da terapêutica, está indicado solicitar o preenchimento, por um dos responsáveis pela criança, do recordatório ou registro alimentar de 24 horas, no qual são anotados todos os tipos de alimentos ingeridos pela criança, especificando-se a hora, a qualidade, a quantidade e a aceitação.

Todas essas formas de coletar a história alimentar constituem tentativas de se aproximar do real. Deve-se entender os mecanismos de defesa que podem fazer o paciente *falsear* as informações. Estas pessoas precisam de apoio e necessitam ser entendidas nas suas dificuldades para seguir uma dieta.

Imunização

É obrigatório sempre verificar na Caderneta de Saúde da Criança o registro das vacinas, conhecer as suas reações às vacinas e esclarecer os motivos nos casos de um esquema incompleto.

Desenvolvimento neuropsicomotor (DNPM)

O pediatra pergunta aos pais o que a criança já sabe fazer e observa o que ela faz no consultório. Quando a família não sabe especificar o desenvolvimento anterior, pode-se perguntar "se foi tudo no tempo certo". Para os menores de 2 anos, uma maneira interessante de conhecer o desenvolvimento da criança é perguntar "que gracinhas ela já faz". As "gracinhas" expressam o que ela aprendeu com os adultos ou outras crianças. Quando se detectam pequenos atrasos, é preciso diferenciar se são devidos às condições vividas pela criança ou se decorrem de doenças. Vale lembrar que as circunstâncias culturais, os hábitos e os costumes próprios a uma dada comunidade determinam as habilidades que serão aprendidas por ela no seu processo de desenvolvimento.

Rotina de vida

É necessário conhecer como a criança passa o seu dia, a interação com os adultos e com outras crianças e que tipo de vivências lhe são oferecidas. Perguntar diretamente à criança o que faz durante o dia, desde que acorda, que atividades realiza, como vai para a escola, que brincadeiras prefere, quais programas de televisão assiste, são informações sobre o seu desenvolvimento. O tipo de atividades realizadas pela criança nos permite avaliar a coordenação motora fina e ampla, o equilíbrio estático e dinâmico, entre outros. O relato de atividades e a descrição de programas assistidos informa sobre a memória visual, temporal, grau de compreensão e outros. Assim, de maneira indireta, é possível avaliar o desenvolvimento da criança.

Informações sobre a escolarização, o histórico escolar e as relações da criança na escola complementam a avaliação do desenvolvimento.

O conjunto de dados obtidos até aqui permite ir construindo a imagem da criança, mas ainda não é possível individualizá-la, uma vez que faltam informações para contextualizá-la na família e no seu ambiente sociocultural.

Conhecendo a família: composição familiar

A inserção da criança em uma dada família é outro passo na definição de possibilidades diagnósticas e terapêuticas. Para isso é importante construir o familiograma, que deve ser atualizado periodicamente com seus componentes, idades, relações de parentesco e estado de saúde, o que ajuda a entender o meio familiar em que vive a criança. Núcleos familiares com evidente comprometimento da dinâmica de suas relações podem sugerir componentes emocionais na gênese da doença ou na agudização das enfermidades crônicas.

O levantamento das condições de saúde da família ajuda a compreender como lidam com o processo saúde/doença. A relação dos adultos com a criança durante a consulta pode dar uma ideia sobre o modo como a doença repercute no conjunto da família.

Antecedentes familiares

Os antecedentes familiares de saúde permitem associar a queixa apresentada pela criança com doenças hereditárias da família.

Conhecendo as condições sociais e o ambiente de moradia

A situação social é um dado importante no direcionamento do diagnóstico e do tratamento, além de informar sobre o tipo de serviços de saúde que a família tem acesso. A renda familiar é um dado difícil de obter, sendo avaliada indiretamente pelas informações sobre a ocupação e o grau de escolarização dos pais. É importante ressaltar que a escolarização expressa também o grau de acesso às informações sobre saúde. O local de moradia nas cidades onde há estratificação sociocultural geograficamente definida ajuda a formar uma ideia sobre as condições de vida da família. As condições de habitação e a presença de fatores alergênicos – fumantes, animais, excesso de pó – são fundamentais para identificar fatores de risco para manifestações alérgicas e para orientações de higiene ambiental. A investigação sobre as condições ambientais de risco para acidentes deve fazer parte do atendimento de puericultura.

Essas informações direcionam o exame físico, a decisão sobre o tipo de investigação laboratorial a ser feita, as hipóteses diagnósticas e os planos terapêuticos para aquela criança.

Exame físico: a identificação de sinais pelo médico

O exame físico é o momento no qual se dá a relação mais direta entre o paciente e o pediatra. Do ponto de vista semiológico, ele possibilita obter os sinais e manifestações objetivas da doença e o estado de saúde da criança. É um momento de muita tensão para a criança. O medo dos procedimentos que serão realizados, muitas vezes desconhecidos para ela, pode provocar diferentes reações, desde expressões de medo e choro até comportamentos de recusa explícita. É importante que o médico explique o que irá realizar para tranquilizá-la. Em todas as consultas é preciso pesar, medir a altura e, nas menores de 3 anos, medir o perímetro cefálico, registrando-se esses dados para que se possa fazer a avaliação sequencial do crescimento. A aferição da pressão arterial pode ser feita de rotina a partir dos 3 anos e sempre que necessário. Recomenda-se que os procedimentos mais desagradáveis, como a oroscopia e a otoscopia, sejam deixados para o final do exame físico. É preciso seguir uma sistemática que organize os procedimentos, para que não seja esquecido nenhum componente. O exame é feito por segmentos, no sentido craniocaudal ou vice-versa.

O exame físico começa no instante em que a criança entra no consultório, quando se pode observar desde o seu estado geral até as características da marcha. A simples observação enquanto o pediatra conversa com a mãe fornece informações valiosas sobre o estado geral, o desenvolvimento, a postura e as relações entre a criança e o adulto.

Formulação do diagnóstico

O diagnóstico vai sendo elaborado ao longo de toda a consulta. As hipóteses iniciais são confirmadas ou afastadas. É possível, também, terminar a consulta sem que um diagnóstico final possa ser firmado. Pode ser requerida a participação de profissionais de outras áreas médicas e não médicas para agregar mais informações que completem a avaliação clínica. As evidências resultantes desta avaliação orientam os exames subsidiários necessários e fornecem os elementos para a definição do plano terapêutico.

A solicitação de um exame subsidiário deve ser precedida de uma hipótese sobre o que se deseja esclarecer com ele, ou seja, confirmar ou refutar um prognóstico levantado pela clínica.

O encaminhamento para o especialista deve ocorrer a partir do momento em que há uma hipótese de tratar-se de uma enfermidade mais rara – portanto, que não é do domínio do generalista – ou que demande exames laboratoriais mais específicos, que requeiram práticas igualmente específicas para o seu manejo.

O diagnóstico é acompanhado do prognóstico, ou seja, o que é possível pensar em termos de evolução dos problemas. Uma vez formuladas as hipóteses diagnósticas, um grande desafio para o médico é o modo como essa informação será transmitida para a família, por isso, é importante verificar qual a compreensão sobre esse problema e que expectativas surgiram após o anúncio do diagnóstico. A comunicação nesse aspecto é fundamental, incluindo tanto as habilidades de comunicação quanto os sentimentos que são colocados na relação: os sentimentos por parte do médico que vão definir atitudes de continência, de indiferença ou de pouca importância com relação às repercussões do diagnóstico para a criança e para a família; e os sentimentos por parte da família que podem tornar a comunicação mais difícil. Muitas vezes, o conhecimento do diagnóstico, principalmente quando se trata de doença grave ou de prognóstico fechado, pode causar reações inesperadas, como de revolta, negação, contestação e até agressividade com o médico. O profissional precisa estar preparado para reagir adequadamente a essas manifestações e jamais entendê-las no plano pessoal, como uma reação a sua pessoa.

O médico deve empregar termos que possam ser compreendidos devidamente e certificar-se de que os pais realmente estão entendendo as implicações e as consequências do problema de saúde. Saber se a família já tinha informações sobre aquela doença e acerca do seu tratamento e evolução fornece elementos para conduzir o processo de discussão do plano terapêutico. É preciso identificar as explicações que os pais fazem sobre a doença/sofrimento da criança para que lhes seja possível assimilar as informações dadas pelo médico.

No registro dos diagnósticos na consulta ambulatorial, uma experiência interessante é o método de anotação por problemas. Um exemplo é a queixa de febre, que pode ser anotada como "febre a esclarecer". Uma queixa de sibilância pode ser anotada como "crise de sibilância a esclarecer", até o momento em que os exames e a evolução clínica permitam afirmar um diagnóstico mais preciso, como asma. A sistemática de anotar os diagnósticos com números facilita acompanhar o que sucedeu com ele nas consultas seguintes. Os números são fixos ao problema inicialmente referido. Assim, o diagnóstico de pneumonia terá o mesmo número em todas as consultas, até que, uma vez resolvido, ele desaparece e aquele número não será utilizado para outro diagnóstico. No Ambulatório de Pediatria do Departamento de Pediatria da Faculdade de Medicina da Universidade de São Paulo (FMUSP), as crianças recebem sempre os cinco diagnósticos básicos: 1. Crescimento; 2. Nutrição; 3. Alimentação; 4. Desenvolvimento; e 5. Imunização. O diagnóstico de número 6 convencionou-se que seria o principal. O conceito de principal não guarda relação com a gravidade, mas refere-se à preocupação maior do paciente, portanto, é o diagnóstico do problema que motivou a ida à consulta. Isso ajuda a lembrar qual a maior expectativa trazida pelo paciente, que deve ser atendida de alguma forma.

Elaboração do plano terapêutico

A definição de um plano terapêutico efetiva-se à medida que os diagnósticos vão se firmando. O plano terapêutico deve englobar todas as condutas, como medicamentos e exames necessários, vacinas, orientações dietéticas e aquelas referentes à adoção de hábitos de vida mais saudáveis. Quando existem vários problemas a serem tratados é preciso estabelecer uma hierarquia para a sua abordagem, definindo-se prioridades. Quanto maior for a participação da família na tomada de decisões, maior será a aderência ao plano terapêutico.

A decisão sobre o tratamento deve ser amplamente negociada com o paciente, escolhendo qual a melhor opção, que se adeque às rotinas e às suas condições de vida. É importante considerar os desejos, os medos, assim como as dificuldades objetivas do paciente com relação às propostas terapêuticas.

A autoridade do médico, fundamentada no saber, é um recurso que pode ser benéfico para adquirir a confiança da família. Na medida em que ela se apropria dos fundamentos das condutas tomadas, torna-se mais fácil administrar as questões relativas ao tratamento.

A maneira como o médico transmite as informações deve ter como um dos principais objetivos mobilizar expectativas de reação da família no sentido de enfrentar da melhor maneira possível as manifestações clínicas que venham a aparecer. A atuação do médico, ou melhor, a relação que é estabelecida com a família, adquire um efeito terapêutico (Balint, 1988).

Não se pode esquecer de que, na situação de atendimento ambulatorial, quem conduz o tratamento é a família. O médico precisa saber das possibilidades da família em aceitar suas propostas terapêuticas, o que coloca limites para suas decisões. Conseguir que a família, e às vezes a criança, possam compreender todos os aspectos envolvidos com a doença/sofrimento e as possibilidades de tratamento disponíveis e adequadas deve ser um dos principais objetivos da consulta. Esse compartilhamento no processo de tratamento envolvendo médico e paciente pode ser obtido mediante um processo educativo de transformação do paciente em sujeito do seu processo de saúde/doença.

Ainda nas orientações terapêuticas, é necessário instruir a família sobre como proceder nas intercorrências que aconteçam antes do retorno agendado. Um aspecto fundamental em todas as consultas é o enfoque educativo quanto à maneira como os indivíduos podem atuar no sentido de alcançar uma qualidade de vida melhor, do ponto de vista da saúde. Orientações de promoção da saúde e medidas específicas de prevenção de agravos, que constituem a puericultura, devem fazer parte de todas as consultas.

Finalizando a consulta

É fundamental que o médico, ao final da consulta, tenha conseguido identificar e atender às expectativas trazidas pelo paciente. Para que ele possa completar sua agenda de demandas é necessário perguntar se o paciente ou a família deseja colocar mais alguma coisa, fazer mais alguma pergunta ou ainda se está tudo bem compreendido. Ao final, deve ser reforçada com o paciente a importância do retorno, quando for o caso.

Fatores que intervêm na consulta

Tempo da consulta

A maioria dos serviços públicos trabalha com o agendamento de 16 consultas em um período de quatro horas, ou seja, de 15 minutos para cada consulta.

Com uma clientela fixa, em que o médico já conhece seus pacientes, é possível organizar o tempo para distribui-lo considerando a necessidade de tempo que cada indivíduo necessita, portanto, este fator não pode ser visto como limitante da qualidade da consulta.

Diante de crianças com problemas que demandam uma investigação clínica mais prolongada, o médico pode completar a anamnese em duas ou três consultas para ter uma ideia mais completa do problema. A estratégia de ouvir a família em várias ocasiões permite um conhecimento melhor da criança e das relações familiares e, consequentemente, oferece mais elementos para que o médico faça suas hipóteses diagnósticas e elabore planos de conduta.

Diálogo na consulta – As habilidades de comunicação

A capacidade de ouvir e manter o diálogo, garantindo a objetividade necessária para a obtenção dos dados relevantes da história do paciente, é essencial na clínica. A facilidade para esse diálogo pode ser aprendida, sendo que aqueles profissionais que se comunicam bem são mais atentos ao que o outro fala, como se movimenta e como se expressa por meio verbal ou não verbal, o que reforça a necessidade de interagir com todas as formas de expressão do paciente.

O diálogo entre o médico e a família e a criança vai depender, portanto, de como o profissional desenvolveu sua capacidade de comunicação e do modo como ele reconhece no outro tanto direitos como condições de participar desse *colóquio singular,* como o define Boltanski. Os valores culturais e as diferenças no equipamento linguístico, quando a relação ocorre entre o médico e pacientes de níveis socioculturais diferentes, não impedem que o diálogo se estabeleça e é preciso que o médico tenha consciência dessas diferenças, para que possa estabelecer uma conversação efetiva com a família e a criança.

O diálogo é o principal instrumento da anamnese. Muitas vezes ele é reduzido a um questionário sobre os diferentes aparelhos e sistemas, abstraindo-se o sujeito, que é visto apenas como o portador de uma doença. A necessidade de garantir a objetividade no diálogo não impede que se desenvolva uma escuta atenta e que se estabeleça a conversa entre o médico e o paciente.

Escuta do paciente

Uma escuta atenta propicia a participação ativa do paciente, que permite ao médico agregar novas informações à anamnese. A escuta do paciente é um dos aspectos mais comprometidos em grande parte das consultas.

Marvel, Epstein, Flowers e Beckman, em um estudo sobre o modo como os médicos identificam a "agenda" de queixas do paciente, observaram que o tempo médio disponível para o paciente inicialmente expressar-se antes de o médico fazer o primeiro redirecionamento da anamnese foi de 23,1 segundos. De acordo com esses autores, essa interrupção ocorre, na maioria das vezes (76%), após a primeira queixa.

Os autores comentam ainda a baixa frequência (28%) com que os médicos solicitam ao paciente que complete suas queixas e, uma vez que a discussão havia sido focalizada em um problema específico, o retorno para a exposição de outras queixas foi muito baixo (8%). A barreira mais frequentemente observada para que o paciente possa completar sua "agenda" é a utilização, pelo médico, de questões fechadas no interrogatório (28,4%) e a não solicitação para que o paciente volte a expor novas queixas (24,6%), sendo que o médico dirige a entrevista de modo que o paciente responda e pergunte apenas o que lhe interessa para fechar o diagnóstico, que já formulou imediatamente após ouvir a queixa, independentemente da história do problema. As diferenças de classe social vão se refletir nas orientações de puericultura. Ao assumir a ignorância da clientela como barreira ao entendimento, as orientações são dadas como ordens, não acompanhadas das razões e dos conhecimentos que as fundamentam e lhes dão sentido, sendo esta uma razão apontada por vários autores para explicar a ineficácia da puericultura.

As informações passadas sobre a doença têm dois níveis de efeitos:

1. Transmitem ao cliente a segurança que o próprio médico tem diante da doença, o que lhe assegura uma imagem de competência, a qual é necessária para que se confie no médico.
2. Proporcionam a aquisição, por parte do cliente, desta confiança como parte do processo terapêutico. A compreensão da doença propicia às mães os meios para o seu enfrentamento. Ao não ter acesso a uma explicação sobre o diagnóstico, as mães estabelecem relações causais que lhes permitem encontrar uma explicação própria, o que muitas vezes gera condutas conflitantes com as determinações médicas.

A identificação destes aspectos, assim como dos pressupostos que embasam estes comportamentos dos profissionais de saúde e do paciente, não deve causar imobilismo ou servir de justificativa para a maneira como o médico tem se relacionado com a clientela. A identificação das variáveis que atuam nesta relação deve ajudar o profissional a entender as dificuldades de compreensão e as resistências, por parte do paciente, às orientações e propostas terapêuticas.

Referências consultadas

1. Balint M. O médico, seu paciente, e a doença. 2. ed. Rio de Janeiro: Atheneu, 1988.
2. Choudhary A, Gupta V. Teaching communications skills to medical students: introducing the fine art of medical practice. Int J Appl Basic Med Res. 2015;5(Suppl 1):S41-S44.
3. Faustinella F, Jacobs RJ. The decline of clinical skills: a challenge for medical schools. Int J Med Educ. 2018;9:195-7.
4. Marvel MK, Epstein RM, Flowers K, Beckman HB. Soliciting the patient's agenda. Have we improved? JAMA. 1999;281(3):283-7.
5. Sucupira ACSL. Relações médico-paciente nas instituições de saúde brasileiras. [Dissertação]. São Paulo: Faculdade de Medicina da Universidade de São Paulo; 1982.

Capítulo 2

· · · · · · · · · · · · · · · · ·

Avaliação e Seguimento da Criança com Crescimento Normal e Baixa Estatura – Aspectos Importantes para o Pediatra na Atenção Primária

Maria Aparecida Figueiredo Aranha
Maria Teresa Bechere Fernandes
Paulette Cherez Douek

Introdução

O crescimento da criança é um processo biológico e contínuo que expressa modificações na sua estatura, peso e perímetro cefálico os quais devem ser compatíveis com padrões estabelecidos para uma dada população.

O conhecimento dos padrões de crescimento normal permite a detecção precoce de suas alterações, proporcionando intervenções mais adequadas. Por isso o crescimento é considerado um dos melhores indicadores de saúde da criança e sofre influências de fatores ambientais, nutrição, acesso a serviços de saúde, condições da habitação, saneamento básico, das doenças, da higiene e da relação mãe-criança.

Avaliar o crescimento é parte integrante da rotina de atendimento de todas as crianças. A verificação constante do processo de crescimento permite que sejam realizadas intervenções positivas na vida da criança a fim de que o seu potencial genético seja expresso em toda a sua potencialidade. Sabemos, hoje, que fatores ambientais podem interferir na estatura de um indivíduo em até 12 cm e os fatores genéticos, em cerca de 3,5 cm.

Existem fortes evidências na literatura que mostram associações do padrão de crescimento nos primeiros anos de vida com doenças crônicas não transmissíveis no adulto jovem. A aceleração no ganho de peso nos primeiros anos de vida pode determinar a presença de obesidade ainda na adolescência e a baixa estatura na vida adulta pode estar associada a doenças cardiovasculares. A nutrição nos primeiros anos de vida assume um papel fundamental no padrão de crescimento saudável da criança e nas repercussões que o crescimento terá na vida deste indivíduo.

Os fatores que influenciam o crescimento infantil estão delineados na publicação do Ministério da Saúde, *Saúde da criança: acompanhamento do crescimento e desenvolvimento infantil – Série Cadernos de Atenção Básica n. 11*; 2002, disponível em: http://bvsms.saude.gov.br/bvs/publicacoes/crescimento_desenvolvimento.pdf.

Padrões normais de crescimento

O crescimento é pulsátil, alternando períodos rápidos e lentos, e é sazonal, pois é mais acentuado na primavera e no verão. A velocidade de crescimento corresponde ao acréscimo em centímetros à medida prévia da criança em um determinado período do tempo e é um indicador mais sensível do que uma única medida.

O ganho de peso deve ser acompanhado desde o período gestacional e vale lembrar que:

» O recém-nascido a termo (RNT) pode perder 10% do peso ao nascer nos primeiros dias de vida e recuperá-lo entre 10 e 14 dias.

» O recém-nascido ganha por volta de 30 g/dia até os 3 meses de vida.

» Entre 3 e 6 meses de vida, ganha 20 g/dia e aproximadamente 10 g/dia entre 6 e 12 meses de vida.

» Os lactentes dobram o seu peso de nascimento por volta dos 4 meses de vida e o triplicam com 1 ano.

» Entre os 2 anos de vida e a puberdade, o ganho é de 2 kg/ano.

» A criança na fase pré-puberal cujo ganho de peso seja < 1 kg/ano deverá ser monitorada para déficit nutricional.

O crescimento linear pode ser avaliado da seguinte maneira:

» A média do comprimento ao nascer do recém-nascido a termo é 50 cm.

» A criança cresce em média 25 cm no primeiro ano de vida (2,5 cm/mês nos primeiros 6 meses e 1,25 cm/mês nos outros 6 meses).

» Entre 12 e 24 meses, cresce em média 10 cm/ano; entre 24 e 36 meses de vida, aproximadamente 8 cm; e entre 36 e 48 meses de vida, mais 7 cm.

» Entre 24 e 36 meses, alcança a metade da altura quando adulto.

» Dos 4 anos até os 10 anos, cresce por volta de 5 a 6 cm/ano.

» A velocidade de crescimento < 4 cm/ano deve ser investigada no pré-escolar e escolar.

» A estimativa da estatura-alvo quando adulto pode ser prevista por meio da seguinte fórmula:

 — **Meninas:** (estatura da mãe + estatura do pai –13 cm)/2 ± 8 cm
 — **Meninos:** (estatura da mãe + 13 cm + estatura do pai)/2 ± 8 cm

O perímetro cefálico (PC) pode ser acompanhado da seguinte maneira:

» A média do PC ao nascimento é em torno de 35 cm.

» No primeiro ano de vida, o PC aumenta por volta de 1 cm/mês. Um crescimento rápido do PC ocorre durante os primeiros 6 meses, com aumento de 2 cm no primeiro mês e 6 cm nos primeiros 6 meses.

» O peso do cérebro dobra nos primeiros 6 meses de vida e triplica com 1 ano de idade.

Os dados do Consórcio Internacional do Crescimento Fetal e do Recém-Nascido (*IN-TERGROWTH-21*), trabalho multicêntrico realizado em áreas urbanas de oito países (Brasil, Índia, China, Itália, Kenya, Oman, Reino Unido e Estados Unidos), de caráter multiétnico, mostram que as condições adequadas de seguimento pré-natal, parto e pós-natal proporcionam um padrão de crescimento semelhante entre as diversas etnias. Estas curvas, complementam, portanto, as de crescimento pós-natal da Organização Mundial da Saúde (OMS) e devem ser utilizadas como padrão de referência para avaliação do crescimento fetal, do recém-nascido e do crescimento pós-natal do recém-nascido pré-termo.

Para curvas de crescimento de referência e classificação do estado nutricional, acesse:

» http://189.28.128.100/dab/docs/publicacoes/cadernos_ab/caderno_33.pdf

» http://bvsms.saude.gov.br/bvs/publicacoes/crescimento_desenvolvimento.pdf

» https://www.who.int/childgrowth/en/ (The WHO Child Growth Standards)

» https://www.who.int/growthref/who2007_bmi_for_age/en/ (The WHO Child Growth reference 5-19 years)
» http://tabnet.datasus.gov.br/cgi-win/SISVAN/CNV/notas_sisvan.html (Ministério da Saúde-Datasus-Siisvan)
» http://nutricao.saude.gov.br/docs/boletimSisvan/novidades_sisvan_web.pdf

Baixa estatura

Definição

A baixa estatura é definida como a condição na qual o comprimento ou a altura dos indivíduos se encontra abaixo do escore z −2 ou abaixo do percentil 3, utilizando o padrão da OMS.

Manejo clínico da baixa estatura

A primeira abordagem consiste em anamnese, exame físico, avaliação das medidas corporais, acompanhamento da velocidade de crescimento, estimativa da altura-alvo e determinação da idade óssea. Outros exames poderão ser importantes e necessários em função dos sintomas apresentados.

A baixa estatura confirmada pode ser decorrente de baixa estatura familiar ou genética ou resultante de atraso constitucional do crescimento e da puberdade. Estas são variações do crescimento normal e as duas causas mais frequentes de baixa estatura.

A proporcionalidade entre o corpo e os membros da criança pode ser avaliada através de dois indicadores:

1. Relação segmento superior e segmento inferior do corpo, que varia em função da idade (Tabela 2.1).
2. Relação entre a envergadura e a altura, que poderá ser até 10 cm superior ao valor da estatura. A envergadura consiste na maior distância entre as pontas dos dedos quando o indivíduo se mantém com os braços abertos e esticados.

Tabela 2.1. Relação segmento superior (SS)* e segmento inferior (SI)** de acordo com a idade.

Idade	SS/SI
Nascimento	1,7
3 anos	1,33
5 anos	1,17
10 anos	1
Acima de 10 anos	< 1

*SS: altura da criança − SI; **SI: a medida da sínfise púbica à superfície plantar do pé.
Fonte: Adaptada de Longui CA. Crescimento normal. *In:* Monte O, Longui CA, Calliari LEP. (eds.). *Endocrinologia para o Pediatra.* 2. ed. São Paulo: Atheneu; 1998. p. 3-10.

Para a avaliação da velocidade de crescimento, nos maiores de dois anos de idade, as medidas de altura e de peso devem ser realizadas periodicamente, com um intervalo mínimo de 4 a 6 meses, e consideradas no período de um ano. A velocidade mínima de crescimento esperada em cada faixa etária está indicada na Tabela 2.2.

Tabela 2.2. Velocidade mínima de crescimento esperada em função da idade.

Idade	Velocidade mínima de crescimento esperada
2 a 4 anos	5,5 cm ao ano
4 a 6 anos	5 cm ao ano
De 6 anos até a puberdade	4 cm ao ano para os meninos 4,5 cm ao ano para as meninas

Fonte: Adaptada de Tanner JM, Whitehouse RH. Clinical longitudinal standards for height, weight, height velocity, weight velocity, and stages of puberty. *Arch Dis Child.* 1976;51(3):170-9.

A estimativa da altura-alvo pode ser realizada a partir da altura dos pais, como explicado anteriormente, ou das características do crescimento da criança e sua idade óssea. A partir dos 2 anos de idade, a altura final pode ser estimada pela projeção da altura aos 18 ou 20 anos no mesmo canal de crescimento em que a criança se encontra. Se a altura estimada estiver até 8,5 cm abaixo da altura-alvo, a criança provavelmente apresenta baixa estatura familiar, variação da normalidade. Se a altura estimada estiver mais de 8,5 cm abaixo da estatura-alvo, a criança provavelmente apresenta uma baixa estatura patológica.

A idade óssea é determinada através da comparação da radiografia da mão e do punho esquerdos e as lâminas do Atlas de Greulich & Pyle que avaliam o grau de maturação óssea. A variação esperada da idade óssea depende da idade do indivíduo (Tabela 2.3).

Tabela 2.3. Variação esperada da idade óssea em função da idade.

Idade	Variação esperada da idade óssea
2 a 4 anos	12 meses
4 a 12 anos	18 meses
Maiores de 12 anos	24 meses

Fonte: Adaptada de Gaskin CM, Kahn SL, Bertozzi JC, Bunch PM. *Skeletal development of the hand and wrist.* New York: Oxford University Press; 2011. p. 8.

Se a idade óssea estiver próxima aos parâmetros da Tabela 2.3, a estatura-alvo pode ser estimada pela idade óssea, ao invés de utilizar a idade cronológica. O resultado informa o potencial de crescimento da criança e indica possíveis causas da baixa estatura.

As crianças que apresentarem esses parâmetros da Tabela 2.3 alterados, e a proporcionalidade das dimensões do corpo, velocidade de crescimento e idade óssea muito alteradas devem ser encaminhadas a um endocrinologista para uma avaliação mais específica.

Referências consultadas

1. Cohen P, Rogol AD, Deal CL, Saenger P, Reiter EO, Ross JL, Chernausek SD, Savage MO, Wit JM. Consensus Statement on the Diagnosis and Treatment of Children with Idiopathic Short Stature: A Summary of the Growth Hormone Research Society, the Lawson Wilkins Pediatric

Endocrine Society, and the European Society for Pediatric Endocrinology Workshop. J Clin Endocrinol Metab. 2008;93(11):4210-7.
2. Fernandes MTB, Ferraro AA, Pires A, Santos E, Schvartsman C. Early-life weight and weight gain as predictors of obesity in brazilian adolescents. Clinics. 2013;68(11):1408-12.
3. Gaskin CM, Kahn SL, Bertozzi JC, Bunch PM. Skeletal development of the hand and wrist. New York: Oxford University Press; 2011. p. 8.
4. Longui CA. Crescimento normal. In: Monte O, Longui CA, Calliari LEP (eds.). Endocrinologia para o pediatra. 2. ed. São Paulo: Atheneu; 1998. p. 3-10.
5. Ministério da Saúde. Saúde da criança: acompanhamento do crescimento e desenvolvimento infantil. Brasília: Ministério da Saúde; 2002. Cadernos de Atenção Básica, n. 11, Série A: Normas e Manuais Técnicos, n. 173.
6. Ministério da Saúde. Secretaria de Atenção à Saúde. Departamento de Atenção Básica. Saúde da criança: crescimento e desenvolvimento. Brasília: Ministério da Saúde; Secretaria de Atenção à Saúde; Departamento de Atenção Básica; 2012. 272p. Cadernos de Atenção Básica, n. 33.
7. Tanner JM, Whitehouse RH. Clinical longitudinal standards for height, weight, height velocity, weight velocity, and stages of puberty. Arch Dis Child. 1976;51(3):170-9.
8. Villar J, Cheikh Ismail L, Victora CG, Ohuma EO, Bertino E, Altman DG et al. International standards for newborn weight, length and head circumference by gestational age and sex: newborn cross-sectional study of the INTERGROWTH-21 Project. Lancet. 2014;384(6):857-68.
9. WHO. Growth Reference 5-19 years. [Acesso em 14 ago. 2019]. Disponível em: https://www.who.int/growthref/who2007_bmi_for_age/en/.
10. WHO. The WHO Multicentre Growth Reference Study birth to 5 years. (MGRS). [Acesso em 14 ago. 2019]. Disponível em: https://www.who.int/childgrowth/standards/en/.

Capítulo 3

· · · · · · · · · · · · · · · · · · ·

Avaliação do Desenvolvimento Neuropsicomotor

Ana Paula Scoleze Ferrer
Sandra Josefina Ferraz Ellero Grisi

Avaliar – processo que visa verificar a aquisição de determinadas competências e habilidades e, portanto, pressupõe a comparação a um padrão de referência e emissão de um juízo de valor. Se levarmos em consideração a complexa interação entre os diversos fatores que determinam e influenciam o desenvolvimento da criança, fica evidente que a avaliação do desenvolvimento é um assunto que pode ser entendido e abordado sob diferentes ângulos. Seja qual for a perspectiva adotada, é inquestionável o papel que o pediatra tem nesse campo de atuação e conhecimento.

Considera-se atualmente que o desenvolvimento cerebral reflete a maturação neurológica e consiste em um complexo processo de crescimento celular, migração neuronal, formação de sinapses, poda neuronal e mielinização que se inicia na quarta semana de gestação e se completa apenas na segunda década de vida, embora seja mais intenso no que se entende pelos primeiros mil dias de vida – o período intraútero e os primeiros 2 anos de idade. Esse fenômeno, também conhecido por plasticidade cerebral, embora tenha uma base biológica – genética e maturacional –, é amplamente influenciado pelos fatores ambientais e socioculturais a que o indivíduo é exposto. Se por um lado o aspecto maturativo é universal, explicando o porquê da sequência de aquisições ser a mesma entre os diferentes indivíduos, a influência ambiental e sociocultural é a responsável pela variabilidade na velocidade das aquisições e nos diferentes modos com que cada um expressa as suas capacidades e habilidades. Portanto, embora seja esperado determinado padrão nas aquisições, conhecidos como os marcos do desenvolvimento, os limites da normalidade são amplos e variados e devem sempre ser considerados dentro de um contexto.

Como avaliar o desenvolvimento neuropsicomotor?

A avaliação do desenvolvimento compreende duas práticas: a vigilância ou monitoramento; e a triagem ou *screening*, diferenciadas com relação aos seus objetivos, periodicidade e métodos utilizados (Quadro 3.1).

Quadro 3.1. Comparação entre as práticas de avaliação do desenvolvimento – Vigilância e triagem.

	Vigilância	Triagem
Objetivo	Eleger crianças que devem ser submetidas a um processo de triagem específico	Identificar crianças que necessitam de um processo diagnóstico mais detalhado
Periodicidade	Processo contínuo e permanente – em todas as consultas pediátricas	Processo episódico, cujas idades variam de acordo com o protocolo adotado
Métodos	Anamnese, exame físico, observação e monitorização dos marcos	Escalas de triagem

Fonte: Desenvolvido pela autoria do capítulo.

Vigilância do desenvolvimento

A vigilância é um processo contínuo e permanente, que deve fazer parte de toda a consulta de puericultura e que permite identificar crianças que devem ser submetidas a uma triagem mais específica. Consiste na realização da anamnese, no exame físico completo, na observação da criança durante a consulta e na comparação dos achados com os marcos que compõem as fichas de vigilância do desenvolvimento.

A anamnese deve ser detalhada, no sentido de identificar não apenas as aquisições da criança, mas também quais fatores podem ter afetado e quais ainda podem estar influenciando o desenvolvimento, não se limitando aos fatores de risco, mas dentro de uma perspectiva que permita conhecer em qual contexto a criança vive e a quais valores e experiências ela é exposta. Como descrito anteriormente, esse conhecimento é importante para abalizar o padrão de normalidade a ser considerado. A história deve abranger todos os antecedentes gestacionais, incluindo a saúde materna, de parto e condições de nascimento, condições mórbidas da criança, antecedentes familiares de saúde, aspectos socioeconômicos e condições de vida da família. Com relação ao desenvolvimento, mais especificamente, é fundamental perguntar a respeito do que os cuidadores acham sobre o desenvolvimento da criança, se acham que tudo aconteceu no período esperado e se existe alguma dúvida ou preocupação com algum domínio ou aspecto. Diversos estudos demonstram que os cuidadores têm boa sensibilidade em identificar possíveis atrasos que merecem ser mais bem explorados. O exame físico deve ser completo, envolvendo a mensuração do perímetro cefálico, a pesquisa dos reflexos arcaicos durante o primeiro ano de vida e a identificação de sinais que sugiram alguma patologia ou doença subjacente. A observação da criança desde a sala de espera e durante a consulta, incluindo a relação entre ela e o cuidador, com as outras crianças, e com o médico, e a forma como explora o ambiente e se comporta durante a consulta fornece dados essenciais para a avaliação. O examinador sempre deve incluir a criança durante a conversa, podendo utilizar recursos como a realização de desenhos, proposição de jogos e solicitação de narrativas sobre as atividades e brincadeiras que ela costuma realizar.

A partir dessa avaliação clínica, os achados podem ser comparados às fichas de vigilância do desenvolvimento, que, embora não permitam fazer diagnóstico, podem apontar para situações que demandem alguma intervenção simples, orientação ou estímulo específico ou que necessitem de uma avaliação mais detalhada, com necessidade de encaminhamento. Em nosso meio, o instrumento proposto pelo Ministério da Saúde é o mais utilizado, por ser validado e de fácil acesso, e consta na Caderneta de Saúde da Criança. Esse instrumento permite acompanhar o desenvolvimento das crianças nos primeiros 3 anos de vida, verificando a aquisição dos marcos esperados para cada faixa de idade, além de contar com as orientações para a tomada de decisões a partir dos dados obtidos na avaliação. Para monitorar o desenvolvimento psíquico há, em nosso meio, um instrumento denominado Indicador de Risco para Desenvolvimento Infantil (IRDI), com base na observação direta ou no interrogatório sobre sinais de como está ocorrendo o desenvolvimento psíquico de crianças de 0 a 18 meses, com base nas interações estabelecidas entre os bebês e seus cuidadores.

O desenvolvimento cerebral não é linear, existindo o tempo certo para a aquisição de diferentes habilidades. Além disso, sabe-se que o desenvolvimento de funções mais complexas deve ser precedido por capacidades em outras áreas e que, embora os diversos domínios sejam separados didaticamente, um interfere diretamente no outro. Por exemplo, para o adequado desenvolvimento da linguagem é fundamental que as funções sensoriais da audição estejam bem conformadas. Apesar dos diferentes domínios se desenvolverem concomitantemente, em cada faixa etária há predominância de um setor sobre os demais. Assim, no primeiro ano de vida, as maiores aquisições acontecem do ponto de vista sensorial e motor; no segundo ano de vida ocorre o maior desenvolvimento da linguagem e, no pré-escolar, das funções executivas e cognitivas. Esse conhecimento permite delinear os principais aspectos aos quais o pediatra deve estar atento no acompanhamento de rotina da criança (Tabela 3.1).

Tabela 3.1. Principais aspectos do desenvolvimento e comportamento a serem avaliados de acordo com a faixa etária.

Faixa etária	Desenvolvimento	Comportamento
0 a 1 ano	• Audição: observar a reação aos sons e à voz materna • Visão: como fixa e segue com o olhar • Motor: controle cervical – sentar – primeiros passos	• Observar como é a interação cuidador-bebê • O bebê responde inicialmente com o sorriso social – passa a "provocar" e "chamar a atenção" do cuidador através de sons e reações motoras – ao final do primeiro ano, começa a imitar e a fazer "gracinhas"
1 a 2 anos	• Motor: andar e explorar o ambiente • Linguagem: fala com ampliação crescente do vocabulário, entendimento do que lhe é dito (responde às ordens simples) e apresenta diversas formas de se expressar	• Observar como é a interação com os familiares e com as outras crianças – passa a demonstrar interesse pelo que outra criança faz • Tem interesse em se olhar no espelho • Passa a fazer brincadeiras de imitação
Pré-escolar	• Desenvolvimento maior de autonomia e das funções executivas (desenvolvimento progressivo do foco, atenção, memória e flexibilidade) • Passa a ter a capacidade de relatar fatos e recontar histórias	• Ampliação do círculo social e passa a brincar com as outras crianças • Gosta de brincadeiras de faz-de-conta • Demonstra interesses variados e passa a fazer muitas perguntas

Fonte: Desenvolvida pela autoria do capítulo.

Triagem do desenvolvimento

Diferente da vigilância, a triagem é um processo de avaliação pautado na utilização de escalas que, embora também não permitam fechar diagnósticos, identificam as crianças que devem ser encaminhadas para uma avaliação mais especializada, de acordo com a suspeita levantada. É relatado na literatura que a utilização dos métodos de triagem aumenta a sensibilidade para a detecção de problemas, descrito como em torno de 30% quando realizado apenas a vigilância e de 80% quando aplicados instrumentos de triagem. Entretanto têm surgido diversas controvérsias a respeito da indicação de quando e quais crianças devem ser submetidas à triagem, uma vez que o aumento da sensibilidade é associado a um grande risco de falsos positivos e, consequentemente, a encaminhamentos e realização de exames desnecessários.

A Academia Americana de Pediatria (AAP) recomenda que todas as crianças sejam submetidas à vigilância do desenvolvimento em todas as consultas de puericultura e que métodos de triagem sejam aplicados aos 9, 18 e 30 meses, além de escalas para a detecção de autismo aos 18 e 24 meses, independentemente de riscos apresentados (Figura 3.1). Essa recomendação tem sido questionada por diversos autores e tanto a *U.S. Preventive Services Task Force* como a *Canadian Task Force on Prevent Health Care* recomendam que os métodos de triagem sejam reservados para as crianças que possuem algum fator de risco para problemas no desenvolvimento ou para aquelas em que é detectada alguma alteração durante a vigilância ou quando existe alguma preocupação específica por parte dos pais e cuidadores.

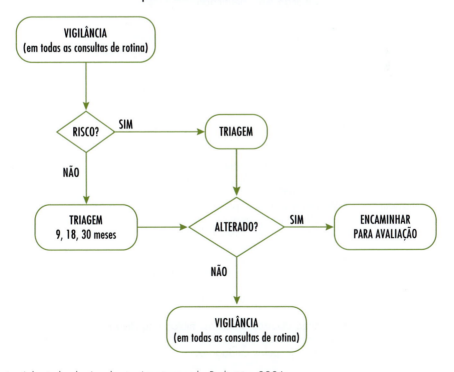

Figura 3.1. Fluxograma de acompanhamento do desenvolvimento proposto pela Academia Americana de Pediatria.

Fonte: Adaptada da Academia Americana de Pediatria, 2006.

Além da discordância a respeito de "para quem e quando" realizar métodos de triagem, há muita controvérsia sobre "qual" escala utilizar. Há na literatura uma infinidade de escalas para a avaliação do desenvolvimento, que podem variar em diversos quesitos: grau de abrangência, por quem é preenchida e modo de avaliação. Quanto ao alcance, algumas são abrangentes e abordam os diversos domínios do desenvolvimento (motor fino e grosso, linguagem, cognitivo e psicoemocional), enquanto outras podem abordar apenas um dos domínios ou servir para determinada suspeita diagnóstica (p. ex., escala para triagem de transtorno do espectro autista). A execução também varia para cada escala, enquanto algumas são dirigidas aos pais/

Tabela 3.2. Principais escalas de triagem do desenvolvimento.

Escala	Descrição	Idade

Ages and Stages Questionnaires (ASQ 3 BR)	• Abrange 5 domínios – comunicação, motor grosso, motor fino, raciocínio e pessoal – divididos em 30 itens, além de perguntas abertas. Há uma versão ASQ SE – que compreende apenas o desenvolvimento socioemocional
	 • Cada item é pontuado: 0 pontos – a criança ainda não adquiriu determinada habilidade; 5 pontos – a criança às vezes consegue realizar; 10 pontos – a criança já consegue realizar a habilidade
	 • Ao final do teste, de acordo com a pontuação, classifica-se a criança como:
	   • sem problemas
	   • com necessidade de estimulação e reavaliação
	   • com necessidade de ser submetida a avaliação mais detalhada
		1 a 60 meses

Bayley Scales of Infant and Toddler Development Screening test (Bayley III)	• Escala de avaliação neuropsicológica com 326 itens que abordam o desenvolvimento cognitivo, da linguagem (recepção e expressão), da motricidade (grossa e fina) e avalia qualitativamente o comportamento • Classificação da criança: em risco, emergente, competente	1 a 42 meses
Child Behaviour Checklist (CBCL)	• Para avaliar alterações de comportamento (internalizantes e externalizantes) • O questionário é preenchido pelo cuidador principal ou professores e há uma versão para ser preenchida pelo próprio adolescente (maiores de 11 anos) • Versões disponíveis: pré-escolares (CBCL/1½ a 5) – 100 perguntas de problemas de comportamento; escolares e adolescentes (CBCL/6 a 18) – 118 perguntas de problemas de comportamento • Apresenta uma lista de manifestações de comportamento e deve ser respondido com falso = 0; algumas vezes verdadeiro/pouco verdadeiro = 1; muito verdadeiro = 2 pontos	18 meses a 18 anos
Caregiver – Reported Early Development Index (CREDI)	• Abrange diversos domínios: motor, cognitivo e socioemocional • Preenchida pelos cuidadores	0 a 3 anos

cuidadores, outras são preenchidas pelo próprio paciente (no caso de crianças maiores e adolescentes), pelos professores ou pela própria equipe de saúde, podendo, neste último caso, ser feita a partir de questionamento, observação direta ou teste aplicado. Além disso, variam muito com relação ao grau de sensibilidade e especificidade, faixa etária a que são destinadas, tempo médio para aplicação e algumas escalas exigem a utilização de *kits* e treinamento específicos. Muitas delas, embora validadas e traduzidas para diversos idiomas, necessitam de licença para serem utilizadas, seja na prática clínica ou em situações de pesquisa. A Tabela 3.2 traz as principais escalas utilizadas na atualidade, sem, contudo, esgotar a grande variedade disponível.

Principais aspectos positivos e negativos	Sensibilidade/ Especificidade	Validação no Brasil
• Fácil aplicação, rápido • As perguntas abertas permitem identificar preocupações por parte dos responsáveis • Necessita de licença para a utilização	Moderada sensibilidade e especificidade	Traduzido e validado
• Necessita de *kit* e de treinamento específico • Demora cerca de 1 hora para aplicação • Depende da colaboração da criança e é influenciado pelas condições do exame	Baixa sensibilidade e alta especificidade	Traduzido e validado
• Fácil aplicação • Necessita de licença para a utilização	Moderada sensibilidade e especificidade	Traduzido e validado
• Fácil aplicação • Desenvolvida para ser aplicada em países em desenvolvimento	Ainda não estudado	Traduzido e validado.

(Continua)

Tabela 3.2. Principais escalas de triagem do desenvolvimento (continuação).

Escala	Descrição	Idade

Denver Developmental Screening Test II	• Abrange os diferentes domínios: linguagem, pessoal-social, motor grosso e fino, divididos em 125 itens, testados pelo profissional da saúde
	• Cada item é avaliado e classificado como: Normal – quando a criança realiza a atividade ou não realiza a atividade que até 75% das crianças da sua idade realizam (faixa mais clara); Suspeita de atraso – quando não realiza a atividade que 75% a 90% das crianças da sua idade realizam (faixa escura); e Atraso: não realiza a atividade que mais de 90% das crianças da sua idade realizam
	• A criança ao final é categorizada como:
	  • sem atraso – se todos os itens foram normais ou apenas 1 item foi classificado como suspeita de atraso
	  • com risco de atraso – quando um dos itens é classificado como atraso e/ou 2 ou mais itens são classificados como suspeitos
	  • não testável – se a criança se recusa a realizar a atividade
		0 a 72 meses

Modified checklist for autismo in toddler revised/follow-up (M – Chat F/R)	• Específica para triagem de autismo, com base na resposta dos responsáveis a 20 perguntas de sim ou não Classificação em escore: • 0 a 2 – baixo risco • 3 a 7 – risco moderado • 8 a 20 – alto risco	16 a 30 meses (idealmente aos 18 e 24 meses)
Parent's Evaluation of Developmental Status (PEDS)	• Aborda desenvolvimento e comportamento em 10 questões preenchidas pelos responsáveis pela criança	0 a 8 anos
Strengths and Difficulties Questionnaire (SDQ)	• Voltado para a triagem de problemas emocionais e de comportamento • Pode ser preenchido pelos responsáveis, professores ou pelo próprio adolescente após os 11 anos • Total de 25 itens – 5 escalas com 5 itens cada: de sintomas emocionais, de problemas de conduta, de hiperatividade, de problemas de relacionamento e comportamento social	3 a 16 anos
Swanson, Nolan and Pelham Scale (SNAP – IV)	• Específica para triagem de TDAH, com os critérios do DSM-V • Pode ser preenchida pelos responsáveis e/ou professores • Inclui 18 itens: 9 sintomas de desatenção, 6 de hiperatividade e 3 de impulsividade e as respostas devem ser dadas como: nem um pouco, só um pouco, bastante ou demais	6 a 18 anos

TDAH: Transtorno do Déficit de Atenção e Hiperatividade; DSM-V: Diagnostic and Statistical Manual of Mental Disorders ou Manual de Diagnóstico e Estatística dos Transtornos Mentais.

Fonte: Desenvolvida pela autoria do capítulo.

Principais aspectos positivos e negativos	Sensibilidade/ Especificidade	Validação no Brasil
• Necessita de treinamento e *kit* específico para o teste • Pode demorar de 30 a 40 minutos para a aplicação • Depende da colaboração da criança e é influenciado pelas condições do exame	Moderada sensibilidade e baixa especificidade	Disponível em português. Denver III em processo de validação
• Pode ter muitos falsos positivos • Rápido • Disponível para uso livre	Moderada sensibilidade e especificidade	Traduzido e validado
• Rápido e fácil aplicação • Necessita de licença para utilização	Moderada sensibilidade e especificidade	Traduzido
• Fácil aplicação • Disponível para uso livre	Moderada sensibilidade e especificidade	Traduzido e validado
• Rápido • Muitos falsos positivos • Verifica apenas o critério A, sobre a presença de sintomas de TDAH, portanto, não permite o diagnóstico por não verificar os demais critérios	Ainda não estudado	Traduzido e validado

Toda essa diversidade dificulta a escolha da escala e a própria AAP, apesar de sugerir a triagem aos 9, 18 e 30 meses de idade, não recomenda nenhum instrumento em particular. Afora a discussão a cerca do risco de falsos positivos detectados pelos métodos de triagem, a principal crítica acerca da sua utilização é sobre os parâmetros adotados como "normalidade". Como descrito anteriormente, o desenvolvimento é fortemente influenciado pelas condições socioculturais em que a criança vive e se questiona como uma escala pode avaliar habilidades diferentes, que refletem a heterogeneidade entre os indivíduos e seus hábitos de vida. Como pode avaliar igualmente crianças de diferentes condições e submetidas a diferentes estímulos e valores? Dessa forma, não basta que a escala esteja traduzida e validada em determinado país, mas o aplicador deve se questionar se ela é capaz de identificar a diversidade de manifestações que expressam o desenvolvimento de uma criança. É fundamental considerar a variação normal do desenvolvimento e comportamento típicos.

Dessa forma, as escalas de triagem podem ser métodos auxiliares no processo de avaliação e diagnóstico, complementando as informações obtidas por meio da anamnese, do exame físico e da observação, quando se identifica que o desenvolvimento e/ou comportamento da criança não estão de acordo com o esperado para a sua idade e contexto de vida, não podendo ser analisadas isoladamente, sem levar em consideração o contexto de vida da criança.

Quando encaminhar a criança para avaliação especializada?

Quando houver suspeita de algum problema de desenvolvimento e de comportamento da criança, é importante que o pediatra tenha feito uma avaliação criteriosa. Se por um lado não se deseja que se perca tempo e se atrasem encaminhamentos necessários, por outro, deve-se ter cuidado com os rótulos que podem acompanhar os diagnósticos e, por si, constituírem um problema. Muitas vezes esses rótulos atuam como "indutores" do distúrbio, pois alteram a forma como os familiares, os professores e os colegas interpretam e tratam a criança e podem afetar a sua autoimagem e, portanto, a sua maneira de se comportar.

O Quadro 3.2 traz os principais sinais de alerta a que o pediatra deve estar atento sobre a necessidade de encaminhamento para a avaliação especializada, que deverá ser de acordo com a suspeita realizada. Geralmente, o diagnóstico e a terapêutica são interdisciplinares e o pediatra deve atuar como o gerenciador do cuidado.

Quadro 3.2. Principais sinais de alerta para problemas de desenvolvimento e comportamento.

- Existe alguma preocupação por parte dos pais

- Não aquisição de marcos do desenvolvimento

- Perda de capacidade/habilidade já adquirida

- Manutenção de reflexos arcaicos

- Hipotonia persistente/hipertonia

- Movimentação assimétrica

- Alteração do perímetro cefálico: maior que escore $z + 2$ ou menor que escore $z - 2$ ou cruza 2 percentis

- Atraso de linguagem verbal e não verbal: não fala nada aos 18 meses, especialmente se não tenta se comunicar de outra forma

(Continua)

Quadro 3.2. Principais sinais de alerta para problemas de desenvolvimento e comportamento (continuação).

- Dificuldade de interação – crianças que não buscam compartilhar os interesses
- Falta de brincadeiras imitativas
- Interesses restritos
- Comportamentos que atrapalham a socialização e o cotidiano
- Alterações de sono
- Distúrbios alimentares significativos
- Presença de sinais de autoagressão
- Mudanças súbitas de comportamento e personalidade
- Delírios, alucinações, discurso desorganizado
- Sinais sugestivos de uso de álcool e drogas em crianças maiores e adolescentes

Fonte: Desenvolvido pela autoria do capítulo.

Referências consultadas

1. Altafim ERP, McCoy DC, Brentani A, Escobar AMU, Grisi SJFE, Fink G. Medindo o desenvolvimento da primeira infância no Brasil: validação de Caregiver Reported Early Development Instruments (CREDI). J Pediatr (Rio de Janeiro). 2020;96(1):66-75.
2. American Academy of Pediatrics. Committee on Practice and Ambulatory Medicine and Bright Futures Periodicity Schedule Workgroup. 2016 recommendations for preventive pediatric health care. Pediatrics. 2016;137:1-3.
3. American Academy of Pediatrics. Council on Children with Disabilities. Section on Developmental Behavioral Pediatrics. Bright Futures Steering Committee. Medical Home Initiatives for Children with Special Needs Project Advisory Committee. Identifying infants and young children with developmental disorders in the medical home: an algorithm for developmental surveillance and screening. Pediatrics. 2006;118(1):405-20.
4. Bellman M, Byrne O, Sege R. Developmental assessment of children BMJ. 2013;346:e8687.
5. Canadian Task Force on Preventive Health Care. Recommendations on screening for developmental delay. CMAJ. 2016 May 17;188(8):579-587.
6. Eickmann SH, Emond AM, Lima M. Evaluation of child development: beyond the neuromotor aspect. J Pediatr (Rio de Janeiro). 2016;92(3 Suppl 1):S71-83.
7. Kupfer MCM, Jerusalinsky AN, Bernardino LF, Wanderley DB, Rocha PSB, Molina S, Sales LM, Stellin R, Pesaro ME, Lerner R. Valor preditivo de indicadores clínicos de risco para o desenvolvimento infantil: um estudo a partir da teoria psicanalítica. Lat. Am. Journal of Fund. Psychopath. Online. 2009 May;6(1):48-68.
8. McCoy D, Sudfeld CR, Bellinger DC et al. Development and validation of an early childhood development scale for use in low – resoucerd settings. Population Health Metrics. 2017;15:3.
9. Moodie S, Daneri P, Goldehagen S et al. Early childhood developmental screening: a compedium of measures for children ages birth to five. OPRE Report 2014 – 11. Washington DC, 2014.
10. Robins D, Fein D, Barton M. Questionário modificado para a triagem do Transtorno do Espectro Autista em crianças de 16 a 30 meses, revisado, com entrevista de seguimento (M-Chat – R/F). Resegue RM (tradutor). 2009.

11. Sameroff A. A unified theory of development: a dialectic integration of nature and nurture. Child Dev. 2010;81:6-22.
12. Sheldrick RC, Merchant S, Perrin EC. Identification of developmental-behavioral problems in primary care: a systematic review. Pediatrics. 2011;128:356-63.
13. Weitzman C, Wegner L, Section on Developmental and Behavioral Pediatrics, Committee on Psychosocial Aspects of Child and Family Health, Council on Early Childhood, Society for Developmental and Behavioral Pediatrics et al. Promoting optimal development: screening for behavioral and emotional problems. Pediatrics 2015;135:384-95.
14. WHO Multicentre Growth Reference Study Group. WHO Motor Development Study: Windows of achievement for six gross motor development milestones. Acta Pædiatrica. 2006;(Suppl 450):86-95.

Capítulo 4

Aleitamento Materno

Paulette Cherez Douek

O aleitamento materno é, sob o ponto de vista nutricional, imunológico e afetivo, o alimento mais adequado para o lactente jovem. Ele preenche todas as necessidades nutritivas da criança durante os primeiros seis meses de vida e fortalece o vínculo mãe-filho, contém fatores de crescimento, agentes antimicrobianos, anti-inflamatórios e imunomoduladores que conferem aos lactentes proteção contra infecções e alergias, promove a maturação do sistema digestivo e neurológico e, ainda, contribui para o crescimento e o desenvolvimento da criança. O fator bífido, presente no leite materno, favorece a produção de uma microbiota rica em *Bifidobacterium* que dificulta a proliferação de bactérias patológicas como *Clostridium difficile* ou *Escherichia coli* enteropatogênica, por exemplo. Além disso, a amamentação fortalece a musculatura perioral, promove o desenvolvimento da face e da cavidade bucal, o que resulta na melhoria da respiração, mastigação, deglutição e da articulação da fala.

Os benefícios do aleitamento materno se mantêm também no médio e no longo prazo, como a redução da incidência de doenças autoimunes, como diabetes tipo I e artrite reumatoide juvenil, assim como da doença celíaca e da retocolite ulcerativa. Além disso, o risco de obesidade e de doenças metabólicas é menor tanto na criança quanto no adulto que foi amamentado.

O aleitamento materno traz, também, vantagens para a mulher, como menor sangramento uterino pós-parto, retorno mais precoce ao peso pré-gestacional e menor incidência de câncer de ovário e de mamas, além de diminuir o risco de fratura de quadril em idosas.

A fim de promover a amamentação nas maternidades, a Organização Mundial da Saúde e o Ministério da Saúde recomendam os 10 passos para o sucesso do aleitamento materno (Quadro 4.1).

Quadro 4.1. Os 10 passos para o sucesso do aleitamento materno.

1. Ter uma norma escrita sobre o aleitamento materno, rotineiramente transmitida a toda a equipe de cuidados da saúde

2. Treinar toda a equipe de cuidados da saúde, capacitando-a para implementar esta norma

3. Informar todas as gestantes sobre as vantagens e o manejo do aleitamento materno

4. Colocar os bebês em contato pele a pele com suas mães imediatamente após o parto, por pelo menos uma hora, e orientar a mãe a identificar se o bebê mostra sinais de que está querendo ser amamentado, oferecendo ajuda se necessário

5. Mostrar às mães como amamentar e como manter a lactação, mesmo se elas vierem a ser separadas de seus filhos

6. Não dar ao recém-nascido nenhum outro alimento ou bebida além do leite materno, a não ser que tal procedimento seja indicado pelo médico e/ou nutricionista

7. Praticar o alojamento conjunto

8. Encorajar o aleitamento materno sob livre demanda

9. Não dar bicos artificiais ou chupetas a crianças amamentadas ao peito

10. Promover a formação de grupos de suporte ao aleitamento e, após a alta, encaminhar as mães a estes ou a outros serviços de apoio à amamentação

Fonte: OMS/Unicef, 1989.

Em relação à técnica de amamentação, são clássicos os sinais de boa pega e de boa posição, que podem auxiliar a mãe e a criança até que o aleitamento esteja bem estabelecido (Quadro 4.2).

Quadro 4.2. Sinais de boa pega e de boa posição do recém-nascido durante o aleitamento materno.

Os 4 sinais de boa pega	Os 4 sinais de boa posição
A boca deve estar bem aberta	A cabeça da criança está alinhada com o corpo
O lábio inferior está voltado para fora	O corpo da criança está voltado para a mãe
O queixo está tocando o peito	O corpo da criança está encostado ao da mãe
A aréola está mais visível acima do que abaixo da boca da criança	Todo o corpo da criança está sustentado pela mãe

Fonte: Ministério da Saúde, 2015.

No entanto, além destas orientações, é importante manter o diálogo aberto, o respeito e o cuidado continuado à puérpera e à família. Deve-se permitir que mãe e criança se conheçam e aprendam mutuamente. O recém-nascido a termo, sem intercorrências ao nascimento e sem doenças, pode mamar sem horários rígidos, no momento que quiser e pelo tempo que precisar. A duração da mamada não deve ser pré-estabelecida e varia de criança para criança. De preferência, as mamas devem ser estimuladas igualmente, com a sucção tanto do leite do início como o do fim da mamada. O primeiro, leite do início, de aspecto mais transparente, é rico em proteínas, vitaminas, minerais, lactose e água, enquanto o último, leite do fim da mamada, que parece mais denso e mais leitoso, é rico em gordura, mais energético e, consequentemente, é responsável pela saciedade e pelo crescimento adequado do bebê.

Quando a mãe precisa se afastar da criança, para o trabalho fora do lar ou qualquer outra atividade, o leite materno pode ser ordenhado manualmente e oferecido posteriormente ao lactente. As orientações para ordenha manual estão resumidas no Quadro 4.3.

Quadro 4.3. Orientações para ordenha e armazenamento do leite materno.

Higiene	Lavar bem as mãos. Evitar falar ou tossir durante a ordenha
Recipiente	Dar preferência aos de vidro, de boca larga, esterilizado ou fervido por 15 minutos, com tampa de plástico
Massagem	Com a ponta dos dedos, massagear bem cada uma das mamas, de forma rítmica e sistematizada. Iniciar pela região da aréola e percorrer toda a extensão da mama, em direção às regiões mais distais. Massagear por mais tempo os pontos mais endurecidos
Ordenha	Manter uma ou as duas mãos em "C" com os dedos na transição da mama e da aréola. Comprimir a mama de encontro ao tórax e pressionar a aréola. Desprezar os primeiros jatos. Repetir a operação várias vezes. A manobra não deve ser dolorosa se a técnica estiver correta
Armazenamento	O leite pode ser guardado na geladeira por 24 horas ou no congelador ou freezer por 15 dias. Etiquetar o frasco, indicando a data da ordenha
Completar o recipiente	É possível completar o recipiente com leite ordenhado em outro momento ou até em outro dia. Utilizar outro frasco, esterilizado, para a nova coleta. Ao terminar a ordenha, acrescentar este leite no recipiente que já estiver no congelador ou freezer, sem descongelar, mantendo a data da primeira coleta
Descongelamento	O aquecimento deve ser realizado de maneira lenta e uniforme, em banho-maria, por exemplo
Como oferecer	Preferencialmente, oferecer no copo

Fonte: Ministério da Saúde, 2015.

A sucção do seio estimula a secreção de prolactina, que além de manter a produção de leite, inibe a ovulação. Deste modo, a lactação, na vigência de amenorreia, é considerada um dos métodos de anticoncepção recomendados para nutriz, assim como outros, descritos no Quadro 4.4.

Quadro 4.4. Métodos anticoncepcionais recomendados para a nutriz durante a amamentação.

Método	Quando	Observações	Lembretes
Lactação com amenorreia (LAM)	Do parto até 6 meses pós-parto	Manter aleitamento materno exclusivo com sucção frequente, dia e noite, 8 vezes ou mais em 24 horas	Efetivo enquanto estiver em amenorreia
Barreira	Sempre recomendado	Diafragma, preservativo masculino ou feminino	O preservativo protege também contra doenças sexualmente transmissíveis
Hormonal com progestágeno	A partir do final do primeiro mês após o parto	Oral, injetável ou implante subdérmico	Evitar anticoncepcionais que contenham estrogênio
Dispositivo intrauterino (DIU)	Colocado no momento do parto ou 45 dias depois	Não há consenso no uso de DIU com progestágeno no puerpério	Evitar nos casos de doença inflamatória pélvica
Cirúrgico	A decisão deve ser tomada em outro momento que não no parto	Laqueadura ou vasectomia	Para maiores de 25 anos de idade ou quem tenha pelo menos 2 filhos vivos

Fonte: Ministério da Saúde, 2015.

São poucas as contraindicações absolutas ao aleitamento materno. Podem ser relativas à criança, como a galactosemia, a fenilcetonúria e a doença da urina do xarope de bordo, ou à mãe, como as psicoses ou as doenças consumptivas. Quando a mãe apresentar alguma doença infecciosa ou estiver nas duas primeiras semanas de tratamento para tuberculose e, ainda, nos casos de hanseníase, em que a transmissão dos bacilos se faz pelo contato com a pele, é recomendável que a mãe não amamente, podendo fazê-lo logo após o período de contagiosidade. No caso da mulher ser portadora de hepatite B, é possível amamentar o bebê desde que este seja protegido através da aplicação da vacina e da imunoglobulina específica para hepatite B logo após o nascimento. Com relação à hepatite C, não há, por enquanto, uma contraindicação absoluta para a amamentação, tendo em vista que não foram detectados vírus da hepatite C no leite materno. Por outro lado, está contraindicada a amamentação para a mãe infectada pelo vírus da imunodeficiência humana (HIV), uma vez que o leite humano pode transmitir o vírus. A legislação brasileira garante o fornecimento de fórmulas lácteas pelo Sistema Único de Saúde (SUS) aos lactentes filhos de mães portadoras do HIV. Com relação ao herpes simples tipo 1, aconselha-se a não amamentação enquanto existirem lesões ativas nos seios ou doença mucocutânea.

Quadro 4.5. Direitos trabalhistas da gestante, da nutriz e do pai.

- A gestação não pode ser motivo de negativa de admissão a um emprego

- Estabilidade no emprego: a gestante não pode ser demitida sem justa causa até 5 meses após o parto

- É permitida a dispensa durante o horário de trabalho para realização de, no mínimo, seis consultas médicas e exames complementares no decorrer da gestação

- É permitida a mudança de função ou de setor durante a gestação, através de atestado médico, de acordo com o estado de saúde da mulher e/ou da insalubridade do trabalho, assegurada a retomada da antiga posição após a licença gestação

- Licença gestação de 120 dias, sem prejuízo do emprego ou do salário. Trabalhadoras de empresas públicas ou cadastradas no Programa Empresa Cidadã têm direito a 180 dias de licença gestação. Em casos excepcionais, a licença gestação pode ser ampliada por mais 2 semanas, antes e depois do parto, a critério médico

- Intervalos intrajornada: são previstos dois períodos de meia hora, cada um, por jornada de trabalho para amamentar o próprio filho até que este complete seis meses de idade. Esse período pode ser estendido, a critério de autoridade competente, se assim exigir a saúde da criança

- Creche: toda empresa na qual trabalhem pelo menos 30 mulheres acima dos 16 anos de idade deve ter um local apropriado para a guarda dos filhos das empregadas até que completem 6 anos de idade. Essa exigência pode ser substituída por um convênio entre a empresa e uma creche já existente ou pelo fornecimento do auxílio-creche, valor que a empresa repassa diretamente às funcionárias

- Licença paternidade de 5 dias corridos, a partir do nascimento do filho. As empresas públicas e as cadastradas no Programa Empresa Cidadã fornecem 20 dias de licença paternidade. Neste caso, o homem é obrigado a realizar um curso de paternidade responsável

Fonte: Ministério da Saúde, 2015.

Alguns fármacos usados pela mãe podem contraindicar a amamentação, principalmente fármacos radioativos usados em procedimentos diagnósticos, drogas ilícitas e medicamentos como ciclofosfamida, vincristina, isotretinoína, bromocriptina, ganciclovir, amiodarona, etinilestradiol e outras. Fármacos como o ácido acetilsalicílico, o ácido nalidíxico, o atenolol, o cetoconazol e o sulfametoxazol devem ser evitadas, mas, se não for possível, devem ser monitoradas quanto aos efeitos colaterais no lactente. Fenobarbital, etambutol e rifampicina são normalmente compatíveis com a amamentação, mas também exigem monitoração da criança – sempre consultar o manual técnico, *Amamentação e uso de medicamentos e outras substâncias*, do Ministério da Saúde.

Ainda que a Reforma Trabalhista de 2017 tenha flexibilizado alguns aspectos relativos à mãe trabalhadora, a legislação brasileira protege a gestante e a mulher para que possa manter o aleitamento materno (Quadro 4.5).

É fundamental que haja uma grande disponibilidade de atendimento às mulheres lactantes, com profissionais qualificados, para acolher as angústias, as dúvidas e as dificuldades surgidas durante a amamentação, além de apoiá-la e fortalecer a relação da família com a equipe do serviço de saúde.

Referências consultadas

1. American Academy of Pediatrics. Sample Hospital Breastfeeding Hospital Policy for Newborns. [Acesso em 14 ago. 2019]. Disponível em: https://www.aap.org/en-us/advocacy-and-policy/aap-health-initiatives/Breastfeeding/Documents/Hospital_Breastfeeding_Policy.pdf.
2. Centers for Disease Control and Prevention. Strategies to prevent obesity and other chronic diseases: The CDC Guide to strategies to support breastfeeding mothers and babies. Atlanta: U.S. Department of Health and Human Services; 2013.
3. Ministério da Saúde. Amamentação e uso de medicamentos e outras substâncias. Ministério da Saúde, Secretaria da Atenção à Saúde, Departamento de Ações Programáticas e Estratégicas. 2. ed. Brasília: Ministério da Saúde; 2014.
4. Ministério da Saúde. Secretaria de Atenção à Saúde. Departamento de Atenção Básica. Saúde da criança: aleitamento materno e alimentação complementar. Ministério da Saúde, Secretaria de Atenção à Saúde, Departamento de Atenção Básica. 2. ed. Brasília: Ministério da Saúde; 2015. 184p. Cadernos de Atenção Básica, n. 23.
5. OMS/Unicef. Proteção, promoção e apoio ao aleitamento materno: o papel especial dos serviços materno-infantis. Genebra: OMS; 1989. 40p.
6. Sociedade Brasileira de Pediatria. Departamento Científico de Aleitamento Materno. Documento Científico Amamentação: a base da vida. n. 6, agosto de 2018. [Acesso em 14 ago. 2019]. Disponível em: https://www.sbp.com.br/fileadmin/user_upload/_21162c-DC_-_Amamentacao_-_A_base_da_vida.pdf.
7. World Health Organization. Guideline: protecting, promoting and supporting breastfeeding in facilities providing maternity and newborn services. Geneva: World Health Organization; 2017.

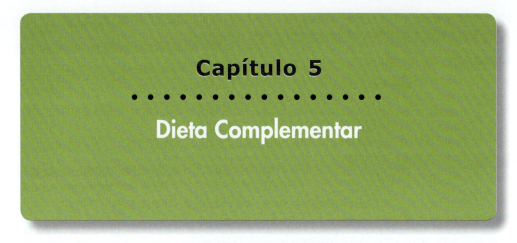

Capítulo 5
Dieta Complementar

Jaqueline C. Lanaro Sgroi
Luciana Harumi Miranda Omori

A partir dos 6 meses de idade, o leite materno já não é mais capaz de atender, sozinho, a todas as necessidades nutricionais do lactente, demandando a introdução de novos alimentos. Dieta complementar é definida como o conjunto de alimentos oferecidos à criança, líquidos ou sólidos, que não o leite. Seu início deve obedecer às necessidades nutricionais próprias à faixa etária e respeitar a maturidade dos sistemas neurológico, digestório e renal. A partir dos 6 meses, o reflexo de extrusão da língua se reduz progressivamente, possibilitando a ingestão de alimentos semissólidos; as enzimas digestivas passam a ser produzidas em quantidades suficientes para essa nova fase; e a criança desenvolve habilidade para sentar-se, facilitando a alimentação oferecida por colher.

O Ministério da Saúde do Brasil e a Organização Mundial da Saúde preconizam a manutenção do o aleitamento materno exclusivo nos primeiros 6 meses de vida e complementado até pelo menos os 2 anos de idade. Casos especiais poderão requerer a introdução de alimentos complementares antes do 6º mês, mas cada circunstância deverá ser avaliada individualmente pelo profissional de saúde. Não é recomendável a introdução da dieta complementar antes de 17 semanas e nem posterior a 26 semanas de vida. Ante a história familiar (pais ou irmãos) de alergia a algum alimento, pode se considerar o adiamento da introdução deste.

A dieta de transição é aquela especialmente preparada para a criança pequena até que ela esteja apta a receber os mesmos alimentos consumidos pela família. É, portanto, oportuno ao pediatra avaliá-los qualitativamente.

Considerando a tendência inicial da criança em preferir o sabor doce, rejeitar o azedo e ser indiferente ao salgado, as frutas *in natura* em consistência de papa podem ser uma boa opção como alimento de partida. Nenhuma fruta é contraindicada, devendo ser amassada ou espremida, respeitando as características regionais, custo e estação do ano.

A Sociedade Brasileira de Pediatria (SBP) há algum tempo desaconselha a introdução do suco natural na dieta durante o primeiro ano de vida; a ingesta de sucos nessa idade é ligada a alterações metabólicas, cáries dentárias e obesidade no futuro. Quando administrados, os sucos devem ser preferencialmente administrados no copo, nunca em substituição a refeições principais ou como lanches, em dose máxima de 50 mL/dia para o lactente. Sua principal finalidade é melhorar a absorção do ferro não heme presente nos alimentos.

A primeira papa principal deve ser oferecida no almoço ou jantar, adequando-se ao horário em que a família estiver reunida. Deve, inicialmente, ser amassada na consistência de purê, sem peneirar ou triturar no liquidificador, para que sejam aproveitadas as fibras dos alimentos.

Não há restrições à introdução concomitante de alimentos diferentes, e a refeição deve conter pelo menos um alimento de cada um dos seguintes grupos:

» Cereais ou tubérculos, como arroz, batata, mandioca, mandioquinha, batata-doce, cará, inhame, fubá, aveia e farinha de milho.
» Leguminosas, como feijão, lentilha, soja, grão-de-bico e ervilha seca.
» Carne de vaca, ave ou porco; vísceras; miúdos; peixe; ou ovo.
» Hortaliças: verduras (couve, espinafre, repolho, acelga, escarola, alface, agrião, rúcula, chicória, folha de brócolis, folha de beterraba etc.) e legumes (abóbora, abobrinha, cenoura, chuchu, beterraba, berinjela, rabanete, quiabo, maxixe, jiló, brócolis, couve-flor etc.).

Devem ser utilizados temperos naturais, como alho, cebola, tomate, pimentão, limão, laranja, salsa, cebolinha, hortelã, alecrim, orégano, manjericão, coentro, noz-moscada, manjerona, gergelim, páprica e louro. Não é permitido o uso de caldos ou tabletes industrializados de carne ou legumes ou qualquer condimento processado ou ultraprocessado nas preparações.

O óleo vegetal, preferencialmente de soja ou canola, deve ser adicionado na proporção de 3 a 3,5 mL por 100 mL ou 100 g da preparação pronta. Não pode ser utilizado para fritar a carne ou refogar a papa durante seu preparo.

O sal não deve ser adicionado às papas durante o primeiro ano de vida, sendo suficiente o conteúdo de sódio intrínseco aos alimentos utilizados no preparo.

A carne, na quantidade de 70 a 100 g/dia (para duas papas), não deve ser retirada após o cozimento, e sim desfiada, picada ou tamisada (cozida e amassada com as mãos).

O ovo deve ser oferecido com a gema e a clara cozidas, a fim de evitar a contaminação por bactérias enteropatogênicas próprias de sua casca.

Sempre que possível, diversificar o tipo de proteína animal consumido ao longo da semana, proporcionando maior variedade de nutrientes e micronutrientes essenciais para o crescimento e o desenvolvimento.

Quanto à oferta do glúten, sabe-se que o risco de desenvolvimento de doença celíaca em indivíduos geneticamente predispostos eleva-se com a introdução desta proteína antes dos 3 meses ou após os 7 meses de idade. Essa introdução (precoce e tardia) pode também estar associada com risco elevado de diabetes tipo 1.

A consistência dos alimentos deve ser progressivamente elevada, respeitando-se o desenvolvimento da criança e evitando-se, dessa forma, a administração de alimentos muito diluídos e, consequentemente, com baixa densidade energética. Inicialmente, devem ser oferecidos na forma de papa; entre 9 e 11 meses, é possível apresentá-los em pequenos pedaços; e, aproximadamente, aos 12 meses, na mesma consistência com que são consumidos pela família. As crianças que não recebem alimentos em pedaços até os 10 meses apresentam, posteriormente, maior dificuldade de aceitação de alimentos sólidos.

Nas primeiras papas, pode-se misturar os componentes para facilitar a aceitação. Posteriormente, quando a criança estiver aceitando bem, sugere-se separar os alimentos, amassá-los com o garfo e oferecê-los individualmente para favorecer o desenvolvimento de preferências e paladares diversos.

Não se deve acrescentar açúcar ou leite às papas (na tentativa de melhorar a aceitação) nos dois primeiros anos de vida, sob o risco de prejuízo à adaptação da criança às modificações de sabor e consistência das refeições, além da exposição desnecessária, no caso do açúcar, a um alimento com alto potencial cariogênico.

A papa pode ser armazenada na geladeira por até 24 horas; no congelador por até 15 dias e no *freezer* por até 3 meses.

Atentar sempre à higiene no preparo dos alimentos. Os utensílios do lactente, frutas e verduras devem ser lavados em água corrente e imersos em água com hipoclorito de sódio a 2,5% por 15 minutos (20 gotas de hipoclorito de sódio a 2,5% para cada litro de água).

Para administração da refeição, utilizar preferencialmente uma colher de silicone ou de metal siliconado para evitar o contato metálico direto com a língua. Além disso, é recomendável que tenha tamanho adequado ao diâmetro da boca do lactente.

É importante oferecer água potável, no copo, a partir da introdução da alimentação complementar, pois os alimentos ofertados apresentam maior quantidade de proteínas por grama e maior quantidade de sais, que eventualmente poderão representar sobrecarga renal. De 0 a 6 meses, a quantidade diária de água recomendada é de 700 mL e, de 7 a 12 meses, de 800 mL (incluindo leite e alimentação complementar).

A exposição frequente a um determinado alimento e a criatividade na preparação e apresentação do mesmo facilitam sua aceitação. Em média, são necessárias de 8 a 15 exposições a um novo alimento para que ele seja plenamente aceito pela criança. O respeito ao tempo de adaptação aos novos alimentos, assim como às preferências e às novas quantidades de comida, acrescentará a ação destes alimentos em mecanismos reguladores do apetite e da saciedade. Assim, deve-se respeitar a autorregulação do lactente, não interferindo na sua decisão de não querer mais o alimento.

As evidências sugerem que, embora a ingestão de porções em refeições individualizadas possa ser um tanto quanto irregular, o consumo energético em 24 horas costuma ser adequado. O volume reduzido do estômago da criança pequena (30 a 40 mL/kg de peso corporal) é um fator limitante na sua capacidade de aumentar a ingestão de alimentos de baixa densidade energética para suprir suas necessidades calóricas.

Cabe reforçar que alguns fatores são capazes de afetar a ingestão dos alimentos complementares, como apetite/anorexia em momentos infecciosos; variedade/monotonia; sabor/aroma; e viscosidade/textura.

Dos 6 aos 11 meses, os alimentos complementares serão oferecidos 3 vezes ao dia para a criança amamentada (duas papas principais e uma fruta). A criança que não estiver em aleitamento materno corre maior risco nutricional, sendo, portanto, recomendável aumentar a frequência da oferta desses alimentos para cinco refeições ao dia (duas papas principais e três de leite, além das frutas).

Por volta dos 9 meses, a criança pode começar a receber gradativamente a alimentação da família, desde que sem temperos picantes, sem alimentos industrializados, de preferência sem sal e oferecidos amassados, desfiados, triturados ou picados em pequenos pedaços macios. Nos primeiros dias, é normal que derrame ou cuspa o alimento, o que não deve ser interpretado como rejeição. Recomenda-se iniciar com pequenas quantidades de alimento, aumentando o volume conforme a aceitação. É importante orientar a família de que a criança é capaz de autorregular sua ingestão alimentar e os pais são "modelos" para ela. Portanto, o hábito alimentar e o estilo de vida saudáveis devem ser praticados por todos os membros da família.

A oferta de água de coco (como substituta da água) não é aconselhável pelo baixo valor calórico e por conter sódio e potássio. A criança pequena não deve "experimentar" os alimentos industrializados consumidos pela família, como iogurtes, queijinhos *petit suisse*, macarrão instantâneo, bebidas alcoólicas, salgadinhos, refrigerantes, doces, sorvetes, biscoitos recheados, gelatinas, refrescos em pó, achocolatados, enlatados e embutidos por conterem sal, açúcar e/ou gordura em excesso, aditivos e conservantes artificiais. No primeiro ano de vida não é recomendável a oferta de mel. Nessa faixa etária, os esporos do *Clostridium botulinum*, capazes de produzir toxinas na luz intestinal, podem causar botulismo na criança.

Quadro 5.1. Dez passos da alimentação saudável para crianças menores de dois anos de idade (MS/OPAS/OMS).

Passo 1: Dar somente leite materno até os 6 meses, sem oferecer água, chás ou qualquer outro alimento

Passo 2: A partir dos 6 meses, oferecer outros alimentos de forma lenta e gradual, mantendo o leite materno até os 2 anos de idade ou mais

Passo 3: A partir dos 6 meses, dar alimentos complementares 3 vezes ao dia, se a criança receber leite materno, e 5 vezes ao dia, se estiver desmamada

Passo 4: A alimentação complementar deve ser oferecida sem rigidez de horário, respeitando-se sempre a vontade da criança

Passo 5: A alimentação complementar deve ser espessa desde o início e oferecida de colher; começar com consistência pastosa (papas/purês) e aumentar a sua consistência gradativamente até chegar à alimentação da família

Passo 6: Oferecer à criança diferentes alimentos ao dia. Uma alimentação variada é uma alimentação colorida

Passo 7: Estimular o consumo diário de frutas, verduras e legumes nas refeições

Passo 8: Evitar açúcar, café, enlatados, frituras, refrigerantes, balas, salgadinhos e outras guloseimas nos primeiros anos de vida. Usar sal com moderação

Passo 9: Cuidar da higiene no preparo e manuseio dos alimentos; garantir o seu armazenamento e conservação adequados

Passo 10: Estimular a criança doente e convalescente a se alimentar, oferecendo sua alimentação habitual e seus alimentos preferidos, respeitando a sua aceitação

Fonte: Ministério da Saúde, 2013.

Referências consultadas

1. Complementary feeding: a position paper by the European Society for Pediatric Gastroenterology, Hepatology, and Nutrition (ESPGHAN). Committee on Nutrition. J Pediatr Gastroenterol Nutr. 2017;64(1):119-32.
2. Ministério da Saúde. Secretaria de Atenção à Saúde. Departamento de Atenção Básica. Dez passos para uma alimentação saudável: guia alimentar para crianças menores de dois anos: um guia para o profissional da saúde na atenção básica. Ministério da Saúde, Secretaria de Atenção à Saúde, Departamento de Atenção Básica. 2. ed. Brasília: Ministério da Saúde; 2013. [Acesso em 14 ago. 2019]. Disponível em: http://www.redeblh.fiocruz.br/media/10palimsa_guia13.pdf.
3. Sociedade Brasileira de Pediatria. Departamento de Nutrologia. Manual de alimentação: orientações para alimentação do lactente ao adolescente, na escola, na gestante, na prevenção de doenças e segurança alimentar. Sociedade Brasileira de Pediatria. Departamento Científico de Nutrologia. 4. ed. São Paulo: Sociedade Brasileira de Pediatria; 2018.

Capítulo 6

· · · · · · · · · · · · · · · ·

Imunização e Imunoprofilaxia

Daleth Rodrigues Scaramuzzi
Maria Lucia de Moraes Bourroul
Andreza Antão Rodrigues

Este capítulo tem como objetivos apresentar o calendário vacinal proposto pelo Programa Nacional de Imunizações (PNI), informar sobre vacinas básicas e especiais, assim como destacar tópicos principais sobre a imunoprofilaxia na criança e no adolescente (Tabelas 6.1, 6.2 e 6.3).

Observações sobre algumas vacinas do Programa Nacional de Imunizações (PNI)

Vacina BCG

Deve ser administrada o mais precocemente possível, de preferência ainda na maternidade. Embora não seja contraindicação absoluta, recomenda-se adiar a vacinação em crianças com peso inferior a 2 quilos. Caso não apresente cicatriz no local da aplicação em 6 meses, a dose NÃO deve ser repetida.

Vacina contra a hepatite B

Recomenda-se vacinar preferencialmente nas primeiras 12 horas de vida.

Vacina tríplice bacteriana DTP

Pode ser administrada em crianças até 6 anos, 11 meses e 29 dias. A partir dos 7 anos de idade, utilizar a vacina dT (dupla adulto).

Vacina oral rotavírus humano G1P1 monovalente (atenuada)

» Deve-se respeitar o limite de idade para administração. A primeira dose é aos 2 meses (mínimo de 1 mês e 15 dias e máximo de 3 meses e 15 dias). A segunda dose é aos 4 meses (mínimo de 3 meses e 15 dias e máximo de 7 meses e 29 dias). Em caso de vômito após a administração, não é indicado repetir a dose.

» Devem ser notificados casos de reação alérgica sistêmica grave (até 2 horas após aplicação), internação por abdome agudo obstrutivo ou presença de sangue nas fezes até 42 dias após aplicação da vacina.

Tabela 6.1. Calendário nacional de vacinação de crianças do Programa Nacional de Imunizações (PNI) (2019).

Idade	BCG	Hepatite B (HB)	Pentavalente (difteria, tétano, pertússis – DTP + *H. influenzae* tipo b-Hib + HB)	Pólio inativada (VIP)/ Pólio atenuada oral (VOP)	Pneumocócica 10-valente (Pnc10)	Rotavírus	Meningocócica C (MncC)	Influenza	Febre amarela (FA)	Hepatite A (HA)	Sarampo, caxumba e rubéola (SCR)	Tetraviral (SCR + varicela)	Varicela (VZ)	Papilomavírus humano (HPV)
Ao nascer	Dose única	1ª dose												
2 meses			1ª dose	1ª dose (VIP)	1ª dose	1ª dose								
3 meses							1ª dose							
4 meses			2ª dose	2ª dose (VIP)	2ª dose	2ª dose								
5 meses							2ª dose							
6 meses			3ª dose	3ª dose (VIP)				1ª dose						
7 meses								2ª dose						
9 meses									Crianças até 4 anos: duas doses, aos 9 meses e aos 4 anos					
12 meses					Reforço		Reforço				1ª dose			
15 meses			1º reforço (com DTP)	Reforço (VOP)						Dose única		Dose única		
4 anos			2º reforço (com DTP)	Reforço (VOP)									Dose única	
9 anos														2 doses (meninas: 9 aos 14 anos; meninos: 11 aos 14 anos)

Fonte: Ministério da Saúde. Calendário Nacional de Vacinação (acesso 30 jun. 2021).

Vacina pneumocócica 10 (conjugada)/meningocócica C

» A vacina 10-valente é constituída pelos seguintes sorotipos: 1, 4, 5, 6B, 7F, 9V, 14, 18C, 19F e 23F.
» Administrar uma dose da vacina pneumocócica 10V e da vacina meningocócica C em crianças entre 12 meses e 4 anos, 11 meses e 29 dias que não tenham recebido o reforço ou tenham perdido a oportunidade de serem vacinadas anteriormente.

Vacina febre amarela

Indicada para residentes ou viajantes para áreas com recomendação da vacina, inclusive residentes de municípios que antes não tinham recomendação para vacinação dos estados de SP, RJ, PR, SC, RS, BA e PI. Em 2018, tornou-se recomendada em todo o país. A partir de 2020, o Sistema Único de Saúde (SUS) passou a ofertar uma dose de reforço da vacina de febre amarela para crianças com 4 anos de idade. Crianças maiores de 5 anos e com somente uma dose única antes dos 5 anos, devem fazer mais uma dose. Pessoas entre 5 a 59 anos de idade não vacinadas – administrar uma dose e considerar vacinado.

Vacina de hepatite A

Administrar uma dose em crianças até 4 anos, 11 meses e 29 dias que tenham perdido a oportunidade de serem vacinadas anteriormente.

Tetraviral

Corresponde à segunda dose da tríplice viral e à primeira dose da varicela. Está disponível para crianças até 4 anos, 11 meses e 29 dias não vacinadas aos 15 meses.

Varicela

A segunda dose deve ser administrada entre 4 e 6 anos, 11 meses e 29 dias.

Influenza (INF)

Administrada em campanhas, anualmente, para crianças entre 6 meses e 4 anos, 11 meses e 29 dias e para grupos de risco. Na primovacinação, em crianças com idade inferior a 9 anos, devem ser administradas 2 doses com intervalo de 1 mês entre elas.

Tabela 6.2. Vacinação do adolescente (PNI).

Idade	Hepatite B	Meningo. ACWY	FA	SCR	HPV	dT
10 aos 19 anos	3 doses[1]	1 reforço ou dose única (verificar situação vacinal)	Dose única para não vacinado	2 doses[1]	2 doses (meninas: dos 9 aos 14 anos; meninos: dos 11 aos 14 anos)	Reforço a cada 10 anos

Meningo. ACWY: vacina anti-meningocócica ACWY; FA: vacina anti-febre amarela; SCR: vacina anti-sarampo, caxumba e rubéola; HPV: vacina anti-papilomavírus humano; dT: vacina anti-difteria e tétano do tipo adulto. [1]: Se não tiver recebido esquema completo na infância. *Fonte:* Ministério da Saúde. Calendário Nacional de Vacinação (acesso 21 ago. 2019).

Observações sobre algumas vacinas do adolescente no Programa Nacional de Imunizações (PNI)

Meningocócica ACWY

Dose única ou reforço entre 11 a 12 anos, 11 meses e 29 dias, independente de dose anterior de Meningocócica C.

Vacina febre amarela

Mães que estejam amamentando e recebam a vacina devem interromper a amamentação por 10 dias.

Vacina papilomavírus humano 6, 11, 16 e 18 (HPV) (recombinante)

O esquema oferecido pelo PNI é de 2 doses (dose 0 e outra após 6 meses).

Vacina adsorvida difteria e tétano – dT (dupla tipo adulto)

Caso não haja comprovação das doses, realizar as três.

Tabela 6.3. Intervalo mínimo necessário para aplicação de vacinas diferentes.

Vacinas	Intervalo mínimo entre vacinas
Entre 2 inativadas	Nenhum
Entre 1 inativada e 1 viva atenuada*	Nenhum
Entre 2 vivas atenuadas injetáveis	30 dias (alguns autores admitem 15 dias)
Entre 2 vivas atenuadas por via oral	Nenhum (exceção pólio oral e rotavírus – 15 dias)

*Vacinas vivas atenuadas: SCR, varicela, febre amarela, VOP.
Fonte: Ministério da Saúde. Calendário Nacional de Vacinação (acesso 21 ago. 2019).

Situações em que se recomenda o adiamento da vacinação

» Até 3 meses após o tratamento com imunodepressores ou com corticosteroides em doses altas. Esta recomendação é válida inclusive para vacinas de componentes e de organismos mortos ou inativados, pela possível inadequação da resposta.

» Administração de imunoglobulina ou de sangue e derivados, devido à possibilidade de que os anticorpos presentes nesses produtos neutralizem o vírus vacinal. Esta recomendação é válida para as vacinas de sarampo, caxumba, rubéola e varicela. As vacinas de caxumba, rubéola e varicela não devem ser administradas nas duas semanas que antecedem ou até 3 meses após o uso de imunoglobulina ou de sangue e derivados. Quanto à vacina de sarampo, a interferência com a resposta sorológica pode ser ainda mais prolongada e o intervalo deve ser individualizado, conforme a imunoglobulina, a dose ou o hemoderivado administrado.

» Durante a evolução de doenças agudas febris graves, sobretudo para que os sinais e sintomas não sejam atribuídos ou confundidos com possíveis efeitos adversos das vacinas.

Os Centros de Referência para Imunobiológicos Especiais (CRIEs) são destinados ao atendimento de portadores de condições crônicas, prematuros, imunodeprimidos e seus comunicantes, e imunocompetentes pertencentes a grupos profissionais específicos. A indicação destes imunobiológicos deve ser feita por médico e convalidada por um médico do CRIE (Tabelas 6.4 e 6.5).

Tabela 6.4. Vacinas destinadas a pessoas com condições clínicas que cursam com suscetibilidade aumentada a infecções de natureza variada.

Condição clínica	Vacinas especiais
Trissomias (Down e outras)	INF, Pnc10/Pn23, VZ, Hib, HA, MncC
Recém-nascido (RN) prematuro extremo (< 1.000 g ou 31 semanas) ou RN que esteja internado na unidade neonatal na época da vacinação	DTPa (tríplice bacteriana acelular)
Pneumopatias crônicas: • Doença pulmonar crônica (DPOC) • Pneumonite alveolar • Bronquiectasia • Bronquite crônica • Sarcoidose • Neurofibromatose de Wegener • Doença pulmonar crônica do lactente (antiga displasia broncopulmonar)	INF, Pnc10/Pn23**, Hib*
Asma não controlada ou controlada com medicação contínua	INF, Pnc10/Pn23**, Hib*
Fibrose cística	INF, Pnc10/Pn23**, Hib*, HA, HB
Cardiopatias crônicas	INF, Pnc10/Pn23**, Hib*
Cardiopatia ou pneumopatia crônica em crianças com risco de descompensação precipitada pela febre	DTPa
Uso crônico de ácido acetilsalicílico (AAS)	INF, VZ (suspender AAS por 6 semanas após administração da vacina)
Fístula liquórica e DVP	Pnc10/Pn23, Hib*, MncC
Hepatopatia crônica	INF, HA, HB, Pnc10/Pn23**, MncC
Doenças de depósito	INF, HA, HB, Pnc10/Pn23**, MncC, Hib*
Diabetes melito	INF, Pnc10/Pn23**, Hib*, HB
Nefropatia crônica/síndrome nefrótica	INF, Pnc10/Pn23**, VZ, HB, Hib*
Doença neurológica crônica incapacitante	DTPa <7anos, Pnc10/Pn23**, MncC, Hib*
Doença convulsiva crônica	DTPa <7 anos, INF
Implante coclear	INF, Pnc10/Pn23**, MncC, Hib*
Doenças dermatológicas crônicas graves, tais como epidermólise bolhosa, psoríase, dermatite atópica grave e ictiose	VZ
Imunodeficiência (congênita ou adquirida)	VIP (se não vacinada ou com esquema incompleto), HB, HA, VZ (conforme a imunodeficiência), INF, MncC, Pnc10/Pn23**, Hib*

(Continua)

PARTE 1 – PEDIATRIA GERAL

Tabela 6.4. Vacinas destinadas a pessoas com condições clínicas que cursam com suscetibilidade aumentada a infecções de natureza variada (continuação).

Condição clínica	Vacinas especiais
Transplantados de órgão sólido ou medula óssea	VIP, HB, HA, Hib*, INF
Asplenia anatômica e funcional	HB, VZ, Pnc10/Pn23** (aplicar 15 dias antes da cirurgia, se eletiva), MncC, Hib*
Coagulopatias	HA
Hemoglobinopatias	HA
Candidatos a transplantes de órgãos	HA, VZ

Pnc10: pneumocócica 10-valente; Pn23: pneumocócica 23-valente; VZ: varicela-zóster; Hib: *Haemophilus influenzae* tipo B conjugada; HA: hepatite A; HB: hepatite B; MncC: meningocócica C; VIP: pólio oral inativada.
* Hib: menores de 19 anos não vacinados.
** Pneumocócica 23-valente (Pn23) polissacarídica – indicações: a partir de 2 anos de idade: primeira dose pelo menos 6 a 8 semanas após a última dose de Pnc10; segunda dose cinco anos após a primeira dose de Pn23.
Fonte: Ministério da Saúde, 2014.

Indicações para receber vacina tríplice bacteriana acelular (DTPa) após adventos graves ocorridos com a DTP celular

1. Convulsão febril ou afebril nas primeiras 72 horas após a vacinação.
2. Episódio hipotônico hiporresponsivo nas primeiras 48 horas após vacinação.

Tabela 6.5. Imunização passiva, suas características e indicações.

Imunoglobulina humana anti-hepatite B			
Indicações: recém-nascido (RN) de mãe AgHBs positiva, exposição sanguínea acidental percutânea ou de mucosa, comunicantes sexuais de caso agudo de hepatite B, vítimas de abuso sexual; nos imunodeprimidos, mesmo previamente vacinados, nas indicações anteriores			
Composição	**Início da aplicação**	**Dose/esquema**	**Via de aplicação**
Ig humana específica com altos títulos de Acs contra o AgHBs	Qualquer idade	0,06 mL/kg (máximo 5 mL); em RN aplicar 0,5 mL (1 mL = 200 UI)	Intramuscular
Imunoglobulina humana antivaricela-zóster			
Indicações: pessoas suscetíveis que tiveram contato significativo: grávidas; RN de mães cuja varicela apareceu nos 5 últimos dias de gestação ou até 48 horas após o parto: RN prematuro (PT) com 28 semanas ou mais cuja mãe não tenha história de varicela; RN PT com menos de 28 semanas de gestação ou com menos de 1.000 g ao nascer, independentemente da história materna de varicela; crianças ou adultos imunodeprimidos, independentemente da história prévia de varicela ou vacinação, imunodeprimidos que tiveram contato com herpes-zóster disseminado			

(Continua)

Tabela 6.5. Imunização passiva, suas características e indicações (continuação).

Imunoglobulina humana antivaricela-zóster			
Composição	**Início da aplicação**	**Dose/esquema**	**Via de administração**
Ig humana específica com altos títulos de Acs contra a varicela	Qualquer idade Até 96 horas após o contato	125 U/10 kg (mínimo 125 U e máximo 625 U) 1,25 mL = 125 U	Intramuscular

Palivizumabe			
Indicações: menores de um ano que nasceram prematuros com idade gestacional ≤ 28 semanas e 6 dias; crianças com até 2 anos de idade com doença pulmonar crônica da prematuridade ou doença cardíaca congênita com repercussão hemodinâmica demonstrada			
Composição	**Início da aplicação**	**Dose/esquema**	**Via de administração**
Anticorpo monoclonal humanizado contra o vírus sincicial respiratório (VSR)	1 mês antes do período da sazonalidade	15 mg/kg de peso Uma vez por mês no período de maior prevalência do VSR; no máximo 5 aplicações mensais consecutivas	Intramuscular

Acs: anticorpos; AgHBs: antígeno S da hepatite B.
Fonte: Ministério da Saúde, 2014.

Referências consultadas

1. Brasil. Ministério da Saúde. Recomendações da vacinação contra febre amarela. Disponível em: https://antigo.saude.gov.br/images/pdf/2016/janeiro/14/Nota-Informativa-143-Febre-Amarela-Site-A-a-Z.pdf.
2. Ministério da Saúde. Calendário Nacional de Vacinação. [Acesso em 29 mai. 2021]. Disponível em: https://antigo.saude.gov.br/images/pdf/2020/marco/04/Calendario-Vacinao-2020-Crian–a.pdf.
3. Ministério da Saúde. Secretaria de Atenção à Saúde. Febre amarela: guia para profissionais de saúde. Ministério da Saúde, Secretaria de Atenção à Saúde. Brasília: Ministério da Saúde; 2018. 67p. [Acesso em 22 ago. 2019]. Disponível em: http://portalarquivos2.saude.gov.br/images/pdf/2018/janeiro/18/Guia-febre-amarela-2018.pdf.
4. Ministério da Saúde. Secretaria de Vigilância em Saúde. Departamento de Vigilância das Doenças Transmissíveis. Manual dos Centros de Referência para Imunobiológicos Especiais. Ministério da Saúde, Secretaria de Vigilância em Saúde, Departamento de Vigilância das Doenças Transmissíveis. 4. ed. Brasília: Ministério da Saúde; 2014. [Acesso em 21 ago. 2019]. Disponível em: http://portalarquivos2.saude.gov.br/images/pdf/2014/dezembro/09/manual-cries-9dez14-web.pdf.
5. Secretaria da Saúde de São Paulo. Comissão Permanente de Assessoramento em Imunizações. Coordenadoria de Controle de Doenças. Centro de Vigilância Epidemiológica. Norma Técnica do Programa de Imunização. Secretaria da Saúde, Comissão Permanente de Assessoramento em Imunizações, Centro de Vigilância Epidemiológica. São Paulo: Secretaria da Saúde de São Paulo; 2016. [Acesso em 21 ago. 2019]. Disponível em: http://www.saude.sp.gov.br/resources/cve-centro-de-vigilancia-epidemiologica/areas-de-vigilancia/imunizacao/doc/2016_norma_imunizacao.pdf.

Capítulo 7

Desnutrição Primária e Secundária

Maria Teresa Bechere Fernandes

O termo desnutrição energético-proteica (DEP) é utilizado para definir uma série de condições clínicas, desde o *kwashiorkor* ao marasmo severo. A DEP pode ser considerada a expressão clínica de um conjunto de fatores que envolvem o indivíduo e estão relacionados ao seu ambiente social, cultural, econômico e afetivo. Há um consenso em associar a DEP a uma condição de pobreza.

A forma marasmática da DEP está associada a uma ingestão diminuída tanto de macro como de micronutrientes.

A forma *kwashiorkor* (que em dialeto ganense significa "a doença do filho mais velho") da DEP está associada a uma ingestão proteica diminuída, o que acarreta algumas manifestações clínicas características: edema e desnutrição. No Brasil, não observamos essas manifestações da DEP descritas, a não ser como expressão secundária a alguma doença específica.

A sequela epidemiológica detectável da desnutrição na população infantil brasileira relaciona-se ao déficit de estatura. A estatura é considerada um importante parâmetro para avaliar a qualidade de vida de uma população, sendo capaz de monitorar mudanças que ocorrem nos padrões econômico, de saúde e nutrição.

A tendência secular do crescimento relaciona-se principalmente à nutrição e à ausência de doenças, já que o meio ambiente pode alterar a estatura de diversas populações em cerca de 12 cm, em média, e os fatores genéticos, ao redor de 3,5 cm.

No Brasil, a estatura dos adolescentes tem se aproximado do padrão de referência da Organização Mundial da Saúde (OMS). Na Pesquisa de Orçamentos Familiares 2008-2009 observamos que os meninos a partir de 15 anos de idade ainda apresentam algum déficit com relação ao padrão esperado.

Para crianças menores de 5 anos de idade a melhor referência ainda é a da Pesquisa Nacional de Demografia e Saúde 2006, na qual observamos uma prevalência de déficit de estatura de 6,8%.

Para avaliar o estado nutricional de uma criança desnutrida, atualmente utilizamos o Índice de Massa Corporal (IMC), sendo considerado como *cut-off* o valor de –2 a –3 z-escore para indicar magreza e menor de –3 z-escore para magreza acentuada.

Em 2013, a OMS recomendou os seguintes critérios para identificar crianças entre 6 e 59 meses de idade com desnutrição grave: circunferência do braço < 115 mm, ou índice peso/estatura-comprimento menor de –3 z-escore, ou presença de edema bilateral. A presença de um desses critérios em regiões com alta prevalência de desnutrição indica que esta criança deve ser incluída em um programa de tratamento intensivo para a desnutrição aguda.

Classicamente a DEP é associada a infecções do trato gastrointestinal, como diarreias e parasitoses; suscetibilidade a infecções pulmonares, como tuberculose; sarampo; e HIV, em boa parte devido a um prejuízo da resposta imune celular.

As deficiências dos micronutrientes ferro, vitamina A e zinco, presentes em casos graves de desnutrição, prolongam o curso das infecções.

Há cerca de 2 décadas a DEP vem sendo estudada como um fator de risco para doenças crônicas não comunicáveis do adulto, dentre elas a obesidade, diabetes e hipertensão, principalmente quando a desnutrição ocorre no ambiente intraútero e nos 2 primeiros anos de vida (Quadro 7.1).

Quadro 7.1. Ações de combate e prevenção da desnutrição.

- **Em nível populacional**, a primeira ação consiste em promover o aleitamento materno exclusivo até os 6 meses de idade. O incentivo à alimentação saudável deve ser trabalhado de forma intersetorial (saúde, escola, família). A suplementação de ferro, ácido fólico e vitaminas A e D, tem proporcionado uma diminuição eficaz da deficiência desses micronutrientes na população infantil e de gestantes

- **Em nível individual**, deve-se considerar a complexidade de fatores que levou a criança à desnutrição. Portanto uma ação interdisciplinar contempla melhor o problema a ser enfrentado

- A **desnutrição grave** deve ser tratada segundo as orientações da OMS seguindo protocolo específico

- As demais formas de desnutrição devem ser conduzidas conforme a **doença de base**. As fórmulas parcialmente e extensamente hidrolisadas têm sido utilizadas para o suporte nutricional de crianças hospitalizadas devido à facilidade na absorção, gerando um menor gasto energético para metabolização, desta forma aumentando a disponibilidade energética

Fonte: Adaptado de WHO, 2013.

Referências consultadas

1. Black RE, Victora CG, Walker SP, Bhutta ZA, Christian P, Onis M et al. Maternal and child undernutrition and overweight in low-income and middle-income countries. Lancet. 2013;382(9890):427-51.
2. Fernandes MTB, Sesso R, Martins PA, Sawaya AL. Increased blood pressure in low socioeconomic level adolescents with short stature. Pediatr Nephrol. 2003;18(5):435-9.
3. Horta BL, Santos RV, Welch JR, Cardoso AM, Santos JV, Assis AM et al. Nutritional status of indigenous children: findings from the First National Survey of Indigenous People's Health and Nutrition in Brazil. Int J Equity Health. 2013;12:23.
4. Ministério da Saúde. Secretaria de Atenção à Saúde. Coordenação Geral da Política de Alimentação e Nutrição. Manual de atendimento da criança com desnutrição grave em nível hospitalar. Ministério da Saúde, Secretaria de Atenção à Saúde, Coordenação Geral da Política de Alimentação e Nutrição. Brasília: Ministério da Saúde; 2005. 144p. Série A: Normas e Manuais Técnicos.

5. Programa das Nações Unidas para o Desenvolvimento (PNUD). Atlas do desenvolvimento humano do Brasil. 2013. [Acesso em 21 ago. 2019]. Disponível em: http://atlasbrasil.org.br/2013/pt/o_atlas/o_atlas_/.
6. UNICEF. United Nations Children's Fund. Improving child nutrition the achievable imperative for global progress. New York: United Nations Children's Fund; 2013. 132p. [Acesso em 22 ago. 2019]. Disponível em: https://www.unicef.org/gambia/Improving_Child_Nutrition_-_the_achievable_imperative_for_global_progress.pdf.
7. Vollmer S, Harttgen K, Subramanyam MA, Finlay J, Klasen S, Subramanian SV. Association between economic growth and early childhood undernutrition: evidence from 121 demographic and health vurveys from 36 low-income and middle-income countries. Lancet Glob Health. 2014;2(4):e225-34.
8. WHO. Guideline: updates on the management of severe acute malnutrition in infants and children. Geneva: World Health Organization; 2013. [Acesso em 22 ago. 2019]. Disponível em: https://apps.who.int/iris/bitstream/handle/10665/95584/9789241506328_eng.pdf?ua=1.

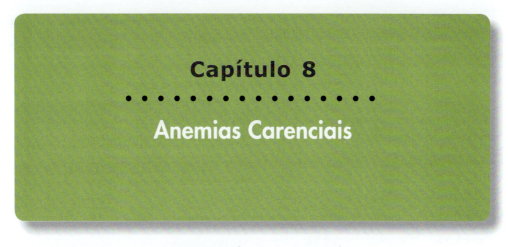

Capítulo 8
Anemias Carenciais

Maria Lucia de Moraes Bourroul
Daleth Rodrigues Scaramuzzi

Definição de anemia

A anemia é a condição clínica na qual há déficit de oxigenação tecidual secundário à redução de hemoglobina, principal transportador de oxigênio no sangue. Apesar de ser bastante comum, devido ao fato de poder ser oligossintomática ou com expressões clínicas pouco específicas, preconiza-se a confirmação laboratorial em todos os casos em que houver suspeita de anemia. Por esse motivo, a definição de anemia inclui valores hematimétricos menores que dois desvios padrões abaixo da média da população subdividida por faixa etária e sexo (Tabela 8.1).

Tabela 8.1. Definição de anemia (OMS).

Idade	Definição de anemia
7 meses a 5 anos	Hemoglobina < 11 g/dL
6 anos a 9 anos	Hemoglobina < 11,5 g/dL
Adolescentes femininas	Hemoglobina < 12 g/dL
Adolescentes masculinos	Hemoglobina < 12,5 g/dL

Fonte: WHO, 2015.

Definição de anemia carencial e alterações sugestivas no hemograma

A anemia carencial, também denominada nutricional, é a condição clínica na qual a redução de hemoglobina é secundária ao desequilíbrio entre a necessidade dos elementos que a compõem e a oferta/absorção dos mesmos. Os principais elementos nutricionais cujas carências determinam anemia são o ferro, a cobalamina (vitamina B12) e o ácido fólico.

Assim como a suspeita diagnóstica de anemia deve ser confirmada por hemograma, há alterações do eritrograma (da série vermelha) que sugerem a etiologia carencial da anemia e devem ser valorizadas na abordagem diagnóstica (Tabela 8.2).

Tabela 8.2. Alterações no hemograma sugestivas de anemia.

Índice hematimétrico alterado	Suspeita clínica
VCM < 75 micra^3	Anemia microcítica: carência de ferro
VCM > 100 micra^3	Anemia macrocítica: carência de ácido fólico e/ou cobalamina
RDW (red cell distribution width – índice de variação do tamanho da hemácia ou medida quantitativa de anisocitose) > 14,5% ou < 11,5%	Anemia microcítica ou macrocítica
Neutrófilos hipersegmentados (≥ 5% polimorfonucleares com 5 lobos ou pelo menos 1 com 6 lobos)	Anemia macrocítica: carência de ácido fólico e/ou cobalamina
Plaquetas > 450 mil/mm^3	Na ausência de sinais de infecção/inflamação, considerar como resposta medular à anemia
Reticulócitos < 0,5%	Nas anemias carenciais, a eritropoiese está diminuída

VCM: volume corpuscular médio. Cobalamina: vitamina B12.
Fonte: Adaptada de Park MVF, 2013.

A anemia pode cursar com outras doenças, entre elas as leucemias, cuja faixa etária se sobrepõe à de maior prevalência da anemia ferropriva. Nesses casos, o hemograma deve ser repetido imediatamente e recomenda-se que um esfregaço de sangue periférico seja analisado; se mantidas as alterações, a criança deve ser prontamente referida para um serviço especializado (Quadro 8.1).

Quadro 8.1. Sinais de alerta nas anemias carenciais.

Alterações no hemograma
Plaquetas < 100 mil
Leucócitos < mil
Linfocitose > 70%
Atipia linfocitária
Neutrófilos jovens ou blastos

Fonte: Adaptado de Park MVF, 2013.

Importância da anemia na saúde pública

Segundo a OMS, a anemia (definida como baixas concentrações de hemoglobina) tem se mostrado um problema de saúde pública que acomete países desenvolvidos e, principalmente, aqueles em desenvolvimento, determina agravos à saúde e gera impactos sociais e econômicos. Ela pode ter inúmeras causas; a carência de ferro é responsável por aproximadamente metade dos casos, seguida por outras deficiências nutricionais, infecções agudas e crônicas e doenças hereditárias e adquiridas que afetam a síntese de hemoglobina, produção e sobrevida dos glóbulos vermelhos.

Em 2015 a OMS, em uma revisão sistemática, estimou a prevalência da anemia entre crianças de 5 a 59 meses como sendo de 42,6%; entre mulheres em idade reprodutiva (15 a 49 anos) não grávidas, 29,4%; e em grávidas, 38,2%. Especificamente para o Brasil, estimou-se 24% para as crianças; 19% mulheres em idade fértil não grávidas; e 32% para as grávidas.

Anemia ferropriva

A anemia carencial e a deficiência de ferro são indicadores de má nutrição e saúde precária, reduzem o bem-estar, causam fadiga e letargia, prejudicam o desenvolvimento motor e cognitivo, o rendimento escolar e o desempenho no trabalho; na gravidez, podem estar associadas a baixo peso ao nascer e aumentam o risco de infecção e mortalidade materna e perinatal.

Os grupos mais acometidos pela anemia ferropriva são os de faixa etária com maior velocidade de crescimento: lactentes (principalmente entre 6 e 24 meses), pré-escolares, adolescentes e mulheres em idade fértil e gestantes. Entre os recém-nascidos, são considerados grupo de risco os gemelares, os prematuros, os pequenos para a idade gestacional e os com história de sangramento perinatal, pelo fato de terem nascido sob condição de menor estoque de ferro.

A abordagem detalhada da alimentação pregressa e atual permite a detecção de fatores de risco como desmame precoce, aleitamento artificial com leite de vaca integral ou com fórmulas sem fortificação com ferro ou sem suplementação de ferro profilático nos 2 primeiros anos de vida, excesso de oferta láctea em detrimento das refeições de sal, restrições da oferta de ferro heme (de origem animal), como nas dietas vegetarianas, assim como consumo excessivo de inibidores da absorção de ferro não heme: fitatos (cereais), taninos (chá preto ou mate, café, maçã) e folatos.

Antecedentes mórbidos e doenças associadas, infecções de repetição e processos inflamatórios crônicos predispõem ao aparecimento de ferropenia, minimamente por comprometerem a aceitação alimentar. Acometimentos do trato digestório, como diarreia recorrente, esofagite por refluxo gastroesofágico, gastrite e úlcera péptica, divertículos e pólipos, podem evoluir com perda sanguínea. Doenças crônicas e descamativas de pele cursam com anemia por conta de sangramentos e da própria descamação.

O consumo de anti-inflamatórios (corticoides, ácido acetilsalicílico e outros não hormonais) pode causar sangramento digestivo (oculto ou não). O uso crônico de antiácidos ou de fármacos que induzem à diminuição da secreção gástrica pode atuar como fator de inibição da absorção de ferro.

No exame físico da criança com anemia as mucosas podem estar descoradas, mas vários fatores podem alterar a coloração das mesmas (calor, atrito, choro, febre e exercício aumentam a congestão cutaneomucosa pela vasodilatação). Admite-se que a coloração das palmas das mãos possa ajudar na avaliação. A queilite angular, a glossite e a presença de estrias longitudinais nas unhas sugerem ferropenia. Sinais de desnutrição energético-calórica, como peso e estatura aquém do esperado para a faixa etária, cabelos descorados e edema de extremidades (por hipoalbuminemia nos desnutridos graves) apontam a possibilidade de concomitância com ferropenia/anemia. Na anemia ferropriva grave e principalmente aguda (por hemorragia) pode haver sinais e sintomas de insuficiência cardiocirculatória. O tempo de instalação da anemia crônica permite ajustes cardiovasculares, de forma que, às vezes, mesmo que intensa, detectam-se apenas aumento da frequência cardíaca e sopro cardíaco.

A hipótese diagnóstica de anemia ferropriva deve ser confirmada com a investigação inicial através do hemograma completo e, sempre que possível, com a contagem de reticulócitos. A constatação de anemia microcítica, com RDW elevado e diminuição de reticulócitos, é considerada suficiente para destacar a ferropenia como a principal etiologia e iniciar o tratamento.

O tratamento da anemia ferropriva consiste na reposição de sais de ferro via oral, na readequação da oferta alimentar e no controle das comorbidades. Apesar de parecer simples, exige ajustes e compartilhamentos com a família, pois, além da anemia ferropriva ser oligossintomática, motivando pouca preocupação, os componentes de ferro devem ser dados durante 3 a 6 meses (visando à normalização dos índices hematimétricos e a reposição dos estoques de ferro), e os possíveis efeitos colaterais (náuseas, vômitos, escurecimento transitório dos dentes e das fezes, mudanças do hábito intestinal: diarreia ou constipação) dificultam a aderência. O Ministério da Saúde preconiza o uso de sulfato ferroso, na dose de 3 a 5 mg de ferro elementar por quilo (até no máximo 200 mg/dia), divididos em 2 doses, distantes das refeições e da oferta de leite ou chá, podendo ser associada à ingestão de sucos cítricos para favorecer a absorção do ferro inorgânico (não heme). Há vários outros sais de ferro disponíveis para o tratamento; o seu uso pode ser tentado como substituto do sulfato ferroso, visando melhor aderência, desde que ajustada a dose terapêutica de ferro elementar. Entre as comorbidades, pode ocorrer parasitose intestinal, especificamente a tricocefalíase e a ancilostomíase, que podem cursar com sangramento, justificando o uso de mebendazol (100 mg, via oral, 2 vezes ao dia, por 3 dias, repetindo o mesmo esquema após 14 dias) ou albendazol, para os maiores de 2 anos (400 mg, via oral, dose única). Os ajustes na dieta implicam em mudanças nos hábitos alimentares e, muitas vezes, estão limitados pela condição socioeconômica da família, mas são fundamentais para que o risco da ferropenia não se perpetue; às vezes implicam na busca de recursos na comunidade, como inserção em creche/escola e auxílios sociais que amenizem a condição de exclusão social.

Há necessidade de controle laboratorial evolutivo. É descrito o aparecimento de um pico de reticulocitose entre o 7º e o 10º dia; a hemoglobina aumenta significativamente a partir da 3ª semana; essas aferições podem ser pensadas nas anemias graves, sem repercussão cardiovascular. Em geral, sugere-se um novo hemograma em até 3 meses para aferir a resposta/adesão ao tratamento; se normalizados os índices hematimétricos, a dose terapêutica deve ser mantida, visando a reposição dos estoques de ferro. Se não for constatada melhora, as orientações devem ser retomadas de forma que seja possível entender os motivos/dificuldades, retomando ajustes que vão desde a responsabilização de um adulto/cuidador pelo tratamento até a troca do sal de ferro. A persistência da anemia, depois de esgotadas essas medidas, implica na necessidade de aferir a existência de ferropenia e/ou outras etiologias associadas. Nesses casos, investiga-se o "perfil de ferro"; a hipótese de ferropenia é mantida se o ferro sérico (acessível em unidades básicas de saúde, mas menos preciso) estiver baixo (< 50 mg/dL) e confirmada se a ferritina sérica for menor que 12 mcg/dL. Baixos índices de saturação da transferrina e altos níveis da capacidade de ligação do ferro também caracterizam a ferropenia, mas em geral não são exames de fácil acesso. O tratamento deve ser retomado; alguns casos sem resposta devem ser encaminhados para o especialista, visando a um melhor entendimento do metabolismo/absorção do ferro e afastar associação com outras patologias, desde que esgotadas as possibilidades de ajustes terapêuticos.

Há a possibilidade de raros casos necessitarem do uso de ferro parenteral; essa medida terapêutica não está associada a uma resposta melhor e nem mais rápida, apenas exclui as dificuldades não resolvidas da oferta/absorção, mas pode gerar outros efeitos colaterais (entre eles o risco de reações anafiláticas), exige técnica de aplicação específica e deve ser feita em ambiente hospitalar, garantindo-se a observação ativa da criança.

As transfusões de concentrado de hemácias devem ser reservadas para os casos com repercussões clínicas relevantes.

Diante da importância epidemiológica da anemia ferropriva, é fundamental o pediatra se ater e se implicar com as medidas de profilaxia, que passam por condições adequadas de vida para todos (moradia com água tratada e saneamento básico completo, esquema de imunização completo, acesso aos serviços de saúde e educação, renda familiar que garanta oferta alimentar adequada e vínculos familiares e institucionais saudáveis). O aleitamento materno exclusivo deve ser estimulado até o 6º mês de vida, a partir do qual a alimentação complementar deve ser introduzida, obedecendo as necessidades específicas de cada faixa etária, garantindo as refeições principais a partir do 7º mês de vida, estimulando o consumo de alimentos que facilitem a absorção do ferro não heme e evitando o consumo dos que dificultem essa absorção; nos casos de desmame, recomenda-se o uso de fórmula infantil enriquecida com ferro e evitar o excesso de oferta láctea.

A OMS e a Sociedade Brasileira de Pediatria (SBP) recomendam o uso profilático de sais de ferro durante os 2 primeiros anos de vida (Tabela 8.3).

Tabela 8.3. Profilaxia da anemia ferropriva em lactentes com sais de ferro.

Situação	Recomendação
RNT-AIG em aleitamento materno exclusivo ou não	1 mg de Fe elementar/kg/dia, do 3º mês até o 24º mês
RNT ou RNPT-AIG (> 2.500 g)	1 mg de Fe elementar/kg/dia, do 3º mês até o 24º mês
RNT ou RNPT (2.500 g a 1.500 g)	2 mg de Fe elementar/kg/dia, do 30º dia de vida até 1 ano e, depois, 1 mg/kg/dia até o 24º mês
RNPT (1.500 g a 1.000 g)	3 mg de Fe elementar/kg/dia, do 30º dia de vida até 1 ano e, depois, 1 mg/kg/dia até o 24º mês
RNPT (< 1.000 g)	4 mg de Fe elementar/kg/dia, do 30º dia de vida até 1 ano e, depois, 1 mg/kg/dia até o 24º mês

RNT: recém-nascido a termo; RNPT: recém-nascido pré-termo; AIG: adequado para a idade gestacional.
Fonte: Adaptada de Fisberg M, Lyra I, Weffort V, 2018.

Anemia por deficiência de cobalamina (vitamina B12) e/ou ácido fólico

Tanto a cobalamina (vitamina B12) quanto o ácido fólico são essenciais para a síntese de DNA; a deficiência de qualquer um deles resulta numa eritropoiese ineficaz, alterando a maturação núcleo-citoplasmática, gerando diminuição do número de células e macrocitose em todas as séries.

O ácido fólico e a vitamina B12 têm vias metabólicas comuns; dessa forma, a deficiência de um pode comprometer os níveis séricos do outro. Por esse motivo, apesar das fontes serem diferentes, a abordagem diagnóstica e terapêutica de qualquer um inclui necessariamente a do outro.

As principais fontes de cobalamina são os alimentos de origem animal. Dietas com exclusão de carnes, ovo e leite (vegetarianismo e dieta macrobiótica) de longo prazo comprometem os estoques dessa vitamina e se somam às outras causas (congênitas e adquiridas) que acometem a absorção, o transporte e a metabolização, compondo a fisiopatologia da anemia por deficiência de cobalamina.

Os sintomas podem ser inespecíficos, mas há maior suscetibilidade para infecções e risco de sangramento. Os quadros de deficiência mais intensa ou prolongada podem apresentar sintomas neurológicos: paresias, parestesias, anestesia, fraqueza, espasticidade, atraso do desenvolvimento, depressão, demência e atrofia de nervo óptico. Mães com deficiência crônica de cobalamina expõem os filhos à oferta inadequada desta vitamina se mantiverem o aleitamento materno exclusivo prolongado e sem reposição. Além da oferta inadequada, devem ser incluídas nesse grupo as crianças com acometimentos digestivos crônicos (gastrite atrófica, insuficiência pancreática) e com outras enfermidades do íleo (doença de Crohn, doença celíaca, ressecção ileal) e as que recebem fármacos que alteram a absorção (omeprazol, bloqueadores H_2, colchicina, entre outros).

A suspeita diagnóstica deve ser levantada nas situações clínicas anteriormente descritas e quando, na investigação laboratorial, o hemograma apresentar macrocitose, neutropenia, neutrófilos hipersegmentados ($\geq$ 5% polimorfonucleares com 5 lobos ou pelo menos 1 com 6 lobos) e plaquetopenia. Em geral, a contagem de reticulócitos está diminuída.

Pelo risco da anemia macrocítica/megaloblástica poder ser uma manifestação precoce das leucemias ou estar associada a outras doenças graves (como displasia medular e insuficiência renal crônica), recomenda-se que a criança seja precocemente encaminhada ao hematologista. Se essas condições forem afastadas, a investigação da deficiência deve ser abrangente, incluindo tanto a dosagem sérica de cobalamina e ácido fólico como exames que avaliem o ciclo de absorção/transporte e metabolismo da vitamina B12 e afastem as outras comorbidades. A ausência de erro alimentar sugere a presença de má absorção e indica a necessidade de diversos exames, como dosagem do fator intrínseco, endoscopia digestiva alta para afastar gastrite atrófica, exames de função pancreática e absorção ileal. O tratamento da deficiência de cobalamina consiste na reposição da vitamina B12 por via intramuscular, na dose de 1 mg, da seguinte forma contínua: 1 vez ao dia, por 7 dias consecutivos; a seguir: 2 vezes por semana, por 4 semanas; e 1 vez ao mês, até que a causa da deficiência seja esclarecida e definitivamente afastada. Se a absorção e o metabolismo forem avaliados como normais, é possível suspender o tratamento intramuscular quando os controles séricos estiverem normais, resgatando-se a adequação da oferta de alimentos de origem animal.

As principais fontes de ácido fólico são os vegetais crus. Dietas pobres em verduras apresentadas de forma natural ou com alimentos excessivamente cozidos e processados podem determinar deficiência de folatos. Além disso, são considerados de risco: crianças, gestantes, nutrizes (pelo aumento das necessidades básicas nesses períodos da vida), portadores de doenças hemolíticas, pacientes em diálise e os que fazem uso de medicamentos e substâncias antagonistas do ácido fólico (anticonvulsivantes, pirimetamina, trimetoprima, metotrexato e álcool). O quadro clínico e o hemograma se sobrepõem ao da deficiência de cobalamina e a suspeita deve ser devidamente investigada por especialista, incluindo a dosagem sérica de ácido fólico. O tratamento da deficiência de ácido fólico é feito pela correção da dieta e reposição diária (em comprimidos de 5 mg, solução oral de 1 mg/mL ou comprimidos de ácido folínico de 15 mg), até que os níveis séricos se normalizem, sempre associado à reposição de cobalamina, pois, caso contrário, corre-se o risco da deficiência da mesma se precipitar, agravando seriamente os sintomas e sinais neurológicos.

Referências consultadas

1. Bourroul MLM, Scaramuzzi DR, Ferrer APS. Anemia na infância. In: Sucupira ACSL, Kobinger MEBA, Saito MI, Bourroul MLM, Zuccolotto SMC. Pediatria em consultório. 5. ed. São Paulo: Sarvier; 2010. 380p.

2. Fisberg M, Lyra I, Weffort V. Consenso sobre anemia ferropriva: mais que uma doença, uma urgência médica. Diretrizes Departamentos de Nutrologia e Hematologia-Hemoterapia. n. 2. Rio de Janeiro: Sociedade Brasileira de Pediatria; 2018.

3. Park MVF. Anemias carenciais. In: Carneiro JDA. Hematologia pediátrica. 2. ed. Barueri, SP: Manole; 2013. (Coleção Pediatria. Instituto da criança HC-FMUSP/Schvartsman BGS, Maluf Jr PT (eds.), n. 1).

4. Sociedade Brasileira de Pediatria. Diretrizes Departamentos de Nutrologia e Hematologia-Hemoterapia. Consenso sobre anemia ferropriva: mais que uma doença, uma urgência médica. 2 jun. 2018. Atualizado em 24 jul. 2018. [Acesso em 22 ago. 2019]. Disponível em https://www.sbp.com.br/fileadmin/user_upload/21019f-Diretrizes_Consenso_sobre_anemia_ferropriva-ok.pdf.

5. WHO. World Health Organization. Comprehensive implementation plan on maternal, infant and young child nutrition. (WHO/NMH/NHD/14.1). Geneva: World Health Organization; 2014. [Acesso em 22 ago. 2019]. Disponível em: https://apps.who.int/iris/bitstream/handle/10665/113048/WHO_NMH_NHD_14.1_eng.pdf?ua=1.

6. WHO. World Health Organization. Global nutrition targets 2025 – Anemia policy brief. Geneva: World Health Organization; 2015. [Acesso em 22 ago. 2019]. Disponível em: https://apps.who.int/iris/bitstream/handle/10665/148556/WHO_NMH_NHD_14.4_eng.pdf?ua=1.

7. WHO. World Health Organization. The global prevalence of anemia in 2011. Geneva: World Health Organization; 2015. [Acesso em 22 ago. 2019]. Disponível em: https://apps.who.int/iris/bitstream/handle/10665/177094/9789241564960_eng.pdf?sequence=1.

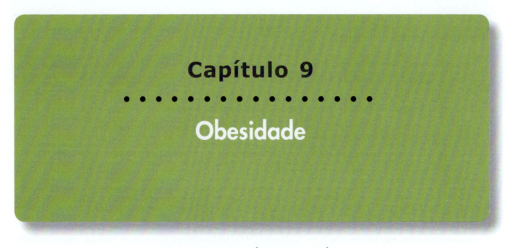

Capítulo 9
Obesidade

Maria Teresa Bechere Fernandes

As taxas de sobrepeso e obesidade nos mostram que mais da metade da população mundial está acima do peso. No Brasil, 60% das mulheres adultas e 57% dos homens adultos estão com sobrepeso; cerca de 19% de nossos pré-escolares encontram-se com risco para sobrepeso e 1 em cada 3 escolares apresentam peso acima do recomendado.

Sobrepeso e obesidade podem ser considerados indicadores críticos do ambiente no qual as crianças nascem e crescem. A obesidade infantil é condicionada a fatores biológicos, comportamentais e contextuais. Estes fatores de risco devem ser minuciosamente avaliados e intervenções de educação nutricional e de estímulo à atividade física podem minimizá-los ao longo da vida do indivíduo.

Fator protetor
Aleitamento materno
Associação da prática do aleitamento materno e diminuição do risco de obesidade futura.

Fatores de risco
Biológico
Diabetes melito gestacional; índice de massa corporal (IMC) pré-gestacional elevado; ganho de peso excessivo durante a gestação; parto cesáreo; crescimento fetal (peso de nascimento maior que 4 kg ou menor que 2,5 kg); aceleração do ganho de peso durante o primeiro ano de vida e no período pré-escolar; precocidade da adiposidade fisiológica (*adiposity rebound* aos 3 anos, ao invés de aos 6 anos de idade); uso de fórmula láctea com alto teor proteico; genética e epigenética (genes associados à obesidade: CEBPA; PPARA; LEP; MC4R; NPY; POMC; FTO; ADIPOQ; GLUT4; INS; HIF1A; IFNG; TNF; FASN; NR3C1; UCP1).

Comportamento infantil

Introdução precoce da alimentação complementar (antes dos 4 meses de idade), qualidade da alimentação complementar; consumo de bebidas adocicadas (sucos naturais, sucos néctares, refrescos, bebidas gaseificadas); consumo de biscoitos (salgado, doce, recheado); tempo de tela maior que 2 horas por dia; baixa qualidade do sono; pouca atividade física; vínculos afetivos da criança com os cuidadores.

Ambiente infantil

Exposição a poluentes; exposição ao tabaco; educação nutricional das famílias; exposição à propaganda de alimentos; redução de locais para atividade física e jogos de recreação em áreas intensamente urbanizadas e digitalizadas.

Avaliação do estado nutricional

O IMC é um excelente instrumento para triagem populacional. Para uma avaliação mais adequada da gordura corporal podemos utilizar a circunferência da cintura, tendo como referência os valores do estudo de Fernandez et al., e o índice cintura/estatura (valores acima de 0,5 indicam acúmulo de gordura abdominal) para crianças acima de 100 centímetros. (IMC: *cut-offs* da Organização Mundial da Saúde) (Tabela 9.1).

Tabela 9.1. Avaliação do estado nutricional da criança e do adolescente conforme o índice de massa corpóreo.

IMC score Z	Idade 0 a 5 anos	Idade Acima de 5 anos
score Z < −3	Magreza +	Magreza +
score Z ≥ −3 e < −2	Magreza	Magreza
score Z ≥ −2 e < +1	Eutrofia	Eutrofia
score Z > +1 e ≤ +2	Risco*	Sobrepeso
score Z > +2 e ≤ +3	Sobrepeso	Obesidade
score Z > +3	Obesidade	Obesidade grave

Magreza +: magreza acentuada; *Risco: risco para sobrepeso.
Fonte: Adaptada de Sociedade Brasileira de Pediatria, 2012.

Comorbidades associadas

1. **resistência periférica aumentada à insulina** (IR-HOMA > 3,16) (Figura 9.1);

Figura 9.1. Diabetes: cálculo do índice de HOMA.

$$IR\text{-}HOMA = \frac{\text{glicemia de jejum (mmol/L)} \times \text{insulinemia de jejum (μU/mL)}}{22,5}$$

(Glicemia em mg/dL para mmol/L: multiplicar por 0,05)
Fonte: Adaptada de Sociedade Brasileira de Pediatria, 2012.

2. **diabetes tipo 2** (Figura 9.2);

Figura 9.2. Diagnóstico de diabetes e da intolerância à glicose.

Glicemia de jejum
8 a 12 horas
→
100 mg/dL ≤ glicemia < 126 mg/dL
Glicemia alterada de jejum

GTTO 2 horas
(75 g ou 1,75 de maltodextrina por kg de peso corporal da criança)
→
140 mg/dL < glicemia < 200 mg/dL
Intolerância à glicose

GTTO 2h – teste de tolerância oral à glicose com coleta após 2 horas de sobrecarga. Deve ser realizado quando a glicemia de jejum estiver alterada

Glicemia ao acaso ≥ 200 mg/dL
Glicemia de jejum (8 horas) ≥ 126 mg/dL
Glicemia 2 horas ≥ 200 mg/dL
Diabetes melito

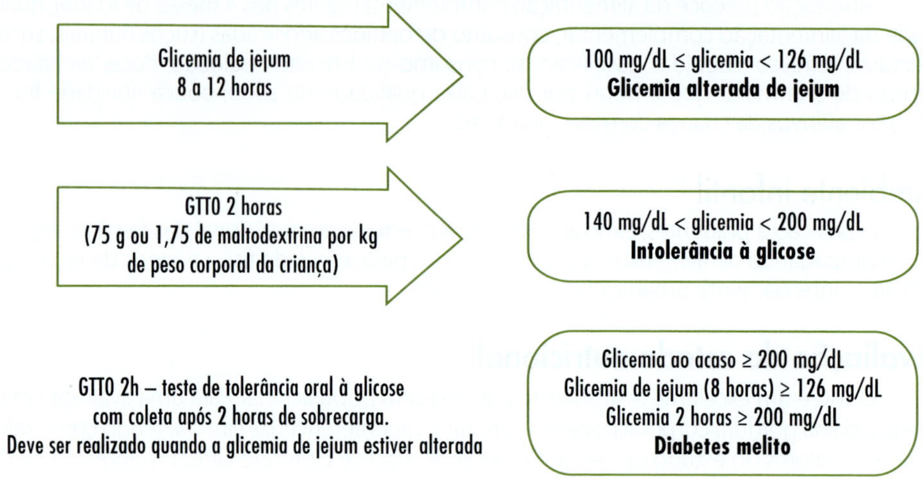

Fonte: Adaptada de Sociedade Brasileira de Pediatria, 2012.

3. **dislipidemia** (Tabela 9.2);

Tabela 9.2. Classificação das dislipidemias.

Lípides	Desejáveis	Limítrofes	Aumentados
Colesterol total	< 150/< 170*	150-169/170*-199*	≥ 170/≥ 200*
LDL-c	< 100/< 110*	100-129/110*-129*	≥130/≥ 130*
HDL-c	≥ 45/≥ 45*		
Triglicérides	< 100	100-129	≥ 130
Triglicérides Idade: 0 a 9 anos	< 75*	75*-99*	≥ 100*
Triglicérides Idade: 10 a 19 anos	< 90*	90*-129*	≥ 130*

Fontes: IV Diretriz Brasileira sobre Dislipidemias e Prevenção de Aterosclerose, 2007. *Srinivasen SR, Myers L, Berenson GS, 2002.

4. **hipertensão arterial**;
5. **doença gordurosa do fígado de causa não alcóolica** (detectável ao ultrassom quando mais de 30% dos hepatócitos possuem gordura);
6. **associação de obesidade e asma, alteração da resposta imunológica frente a infecções e doenças oncológicas**.

Exames de avaliação inicial

1. Insulina e glicemia;
2. perfil lipídico;
3. medição da pressão arterial.

Manejo

Segundo orientações da OMS, a atenção primária à saúde é capaz de conduzir 80% dos casos de sobrepeso/obesidade infantil. O estímulo à alimentação saudável e à prática de atividade física deve ser iniciado precocemente. A intervenção deve visar, sobretudo, a aspectos qualitativos e ter caráter motivador. Aspectos quantitativos (como pesar e medir constantemente o indivíduo) têm se revelado desmotivadores tanto para a equipe de saúde como para a criança e a família. Oferecer opções de receitas saudáveis pode ser um instrumento auxiliador em uma intervenção, assim como tentar recuperar aspectos culturais da alimentação da família. É importante lembrar que a alimentação tem de ser um momento prazeroso e realizado em companhia. Existe uma tendência na literatura em se considerar que precisamos recuperar certos hábitos saudáveis que parecem ser incompatíveis com a vida moderna para combater a obesidade infantil (Quadro 9.1).

Quadro 9.1. Sugestões para uma prática alimentar saudável com as crianças.

Hábitos familiares saudáveis
1. Comer em família
2. Dar o exemplo
3. Comer sem distrações
4. Auxiliar os filhos na percepção de suas motivações para comer (diferenciar fome de medo, ansiedade, tristeza)
5. Estimular comportamentos alimentares adequados (comer com calma, prestar atenção nos aspectos sensoriais do alimento)
6. Cardápio colorido
7. Experimentar novos alimentos
8. Tornar os alimentos saudáveis acessíveis (frutas visíveis e de fácil consumo, levar a criança à feira e sacolão)
9. Não forçar a criança a comer (as crianças possuem capacidade de regular a ingestão alimentar)
10. Envolver a criança no preparo dos alimentos

Fonte: Adaptado de Sociedade Brasileira de Pediatria, 2012.

Lembrar que a fase do pré-escolar é um período de formação do hábito alimentar e tem sido apontada pela literatura como uma janela de oportunidade para a prevenção da obesidade infantil. Dietas prescritivas e outros tipos de intervenções medicamentosas devem ser realizadas na atenção secundária ou terciária. Com relação à atividade física, a sugestão é de ao menos 60 minutos diários e que podem estar relacionados a exercícios aeróbicos, de fortalecimento ósseo e muscular.

Referências consultadas

1. Alvarenga M, Antonaccio C, Figueiredo M, Timerman F. Nutrição comportamental. 2. ed. Barueri, SP: Manole; 2019. 596p.

2. Bueno MB, Fisberg RM, Maximino P, Rodrigues GP, Fisberg M. Nutritional risk among brazilian children 2 to 6 years old: a multicenter study. Nutrition. 2013;29(2):405-10.
3. Fernandes MTB, Danti GV, Garcia DM, Ferraro AA. Excess body weight in children may increase the length of hospital stay. Clinics. 2015;70(2):87-90.
4. Fernandez J, Redden D, Pietrobelli A, Allison D. Waist circumference percentiles in nationally representative simples of african-american, european-american and mexican-american children and adolescents. J Pediatr. 2004;145:439-44.
5. Martínez JA, Milagro FI, Claycombe KJ, Schalinske KL. Epigenetics in adipose tissue, obesity, weight loss, and diabetes. Adv Nutr. 2014;5:71-81.
6. Sociedade Brasileira de Pediatria. Obesidade na infância e adolescência – Manual de Orientação. Sociedade Brasileira de Pediatria. Departamento Científico de Nutrologia. 2. ed. São Paulo: Sociedade Brasileira de Pediatria; 2012. 142p. Disponível em: https://www.sbp.com.br/fileadmin/user_upload/publicacoes/14297c1-man_nutrologia_completo.pdf.
7. Srinivasen SR, Myers L, Berenson GS. Distribution and correlates of non-high-density lipoprotein cholesterol in children: the Bogalusa Heart Study. Pediatrics. 2002;110(3):e29.
8. WHO. Consideration of the evidence on childhood obesity for the Commission on Ending Childhood Obesity. Report of the ad hoc Working Group on Science and Evidence for Ending Childhood Obesity. Geneva: WHO; 2016.
9. WHO. World Health Organization. Overweight and obesity. [Acesso em 21 out. 2019]. Disponível em: http://www.who.int/gho/ncd/risk_factors/overweight/en/.
10. Woo Baidal JA, Locks LM, Cheng ER, Blake-Lamb TL, Perkins ME, Taveras EM. Risk factors for childhood obesity in the first 1,000 days: a systematic review. Am J Prev Med. 2016;50(6):761-79.

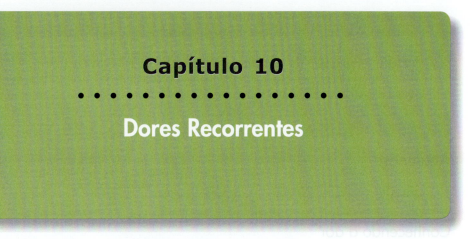

Capítulo 10
Dores Recorrentes

Ana Cecília Silveira Lins Sucupira

A queixa de dor recorrente é bastante frequente em crianças. Não há estudos populacionais no Brasil, mas no estudo de Oster a prevalência das dores em crianças foi de 20,6% para a cefaleia, 15,4% para a dor abdominal e 14,4% para a dor em membros.

Define-se como dor recorrente a que apresenta as seguintes características: mais de três episódios por um período de tempo superior a 3 meses, com intensidade suficiente para atrapalhar as atividades da criança.

As dores persistentes são raras em crianças, acontecendo geralmente naquelas com patologias de base. Assim, na maioria das publicações sobre esse assunto, o termo dor recorrente também é utilizado para denominar a dor crônica.

Na abordagem diagnóstica e terapêutica das crianças com esse tipo de queixa, alguns dados aparecem como denominador comum:

» **Baixa prevalência de causas orgânicas:** no estudo de Oster, a prevalência de alterações orgânicas encontradas na população estudada foi de 5% a 10% para as crianças com queixa de dor abdominal recorrente, 5% a 13% para aquelas com cefaleia e 3% a 4% para as crianças com dores em membros.

Conclui-se, portanto, que, já na primeira consulta, deve-se levantar a hipótese de a dor ser expressão do modo como a criança vivencia as situações do dia a dia ou os problemas emocionais. Nessa consulta, é importante afirmar que a dor é real e representa um duplo sofrimento da criança: a dor física e o sofrimento emocional.

» **Associação de vários tipos de dores:** é frequente em uma mesma criança a associação dos diferentes tipos de dor recorrente, o que pode ser identificado tanto na história atual como nos antecedentes pessoais dessas crianças.

» **Presença de dores e doenças crônicas em familiares próximos:** é comum observar-se que as famílias (mães, pais e irmãos) das crianças com queixa de dores recorrentes apresentam igualmente uma frequência elevada dessas dores.

» **Sinais de alerta para aprofundar a investigação diagnóstica:** nas dores recorrentes podem existir sinais de alerta que apontem para a necessidade de aprofundamento na investigação diagnóstica.

» **Necessidade de seguimento ambulatorial:** o acompanhamento evolutivo desses pacientes é fundamental não apenas para o esclarecimento diagnóstico, mas também do ponto de vista do tratamento.

» **O efeito terapêutico da consulta:** grande parte das crianças com queixa de dores recorrentes melhora durante o acompanhamento, sem que haja necessidade de outras medidas terapêuticas. Esse fato decorre das implicações da anamnese ampliada, que possibilita o conhecimento não apenas da queixa, mas da criança nas suas diversas vivências familiares e sociais.

Anamnese

A anamnese tradicional deve incluir os dados relacionados à dor e aqueles relacionados à criança nas suas dimensões psicoafetivas e sociais.

Conhecendo a dor

Idade de início, características do primeiro episódio, localização, irradiação, duração, tipo, frequência, intensidade, interferência nas atividades habituais, fatores desencadeantes, fatores de melhora, fatores de piora, manifestações concomitantes, horário preferencial, presença de outras dores, tratamentos já realizados. Logo na primeira consulta, é fundamental a explicitação das fantasias da família sobre a causa da dor da criança, procurando-se saber qual a explicação da família/criança para a dor. Muitas vezes, o medo de uma doença mais grave atua como fator importante no desencadeamento e manutenção da dor.

Três perguntas são fundamentais de serem feitas, tanto para a criança/adolescente como para a família, nesta ordem:

1. **O que você acha que é essa dor?:** Em geral, respondem que "não acham nada".
2. **O que você pensa que pode ser a causa da dor?:** Em geral, respondem que "nunca pensaram nada".
3. **O que você tem medo que seja essa dor?:** Às vezes, ainda não se obtém uma resposta, sendo preciso explicitar: "Você já viu alguém com essa dor e que tinha alguma doença, e você tem medo que seja a mesma do seu filho?". Nesse momento, a família costuma revelar seus temores. É importante esclarecer qual a hipótese diagnóstica da família e mesmo a que a criança ou o adolescente elaboraram para a queixa de dor. Só assim será possível desfazer medos, angústias e todo o sofrimento que essa queixa provoca.

Conhecendo a criança

Rotina de vida, atividades preferidas, temperamento, mudança de comportamento, relacionamento com pais e irmãos, com colegas e professores, história do desenvolvimento afetivo/emocional.

Conhecendo a família

Presença de familiares com dores ou doenças crônicas, reação dos pais à dor da criança, relacionamento pais/criança, nível de tolerância a conflitos da família e eventos críticos e atitude da família diante da queixa de dor recorrente.

Dores recorrentes em membros

A maior parte das crianças com queixa de dores recorrentes em membros apresenta dores sem etiologia orgânica que costumam ser denominadas "dores de crescimento". Até o momento, são desconhecidas as causas dessas dores, não havendo correlação entre esse quadro e o processo de crescimento, mantendo-se o nome por tradição. O prognóstico costuma ser benigno, com curso autolimitado (Quadro 10.1).

Quadro 10.1. Características das dores recorrentes em membros.

- Mais frequente entre 6 e 13 anos de idade
- Dores musculares, de caráter difuso, intermitentes, sempre não articulares, de intensidade e frequência variáveis
- Ocorre mais habitualmente em membros inferiores (coxa, face anterior da tíbia, cavo poplíteo e panturrilhas), mas pode ocorrer também em membros superiores
- Geralmente é bilateral, podendo localizar-se ora em um membro, ora no outro, ora em ambos
- Apresenta correlação variável com exercícios físicos
- Boa resposta ao calor, massagem e analgésicos
- Sem história de traumatismos e de alterações sistêmicas
- Exame físico normal

Fonte: Adaptado de Sucupira ACSL, 2011.

Exames laboratoriais

São necessários apenas o hemograma e o VHS.

A continuidade da investigação laboratorial só deve ser feita se a criança apresentar algum sinal de alerta. A postura tranquilizadora da equipe de saúde quanto à evolução benigna dessa patologia é fundamental no seguimento desses pacientes.

Outras formas clínicas das dores recorrentes em membros inferiores

As crianças com manifestações sistêmicas geralmente enquadram-se em três grupos principais: as endocrinopatias e disvitaminoses; as doenças do tecido conectivo; e as hemoglobinopatias.

As dores em membros sem manifestações sistêmicas que apresentam localização específica costumam estar relacionadas às patologias ortopédicas (Quadro 10.2).

Quadro 10.2. Sinais de alerta nos quadros de dores recorrentes em membros.

Dor localizada em pontos fixos
- dor com características diferentes (como câimbras, parestesia ou fraqueza)
- dor à palpação muscular
- dor à movimentação passiva
- diminuição da força muscular
- dificuldade ou alterações na marcha
- manifestações sistêmicas associadas
- evolução com dor persistente e/ou que não responde a analgésicos

Fonte: Adaptado de Sucupira ACSL, 2011.

Conclui-se, portanto, que no paciente com quadro de dores recorrentes em membros é imperiosa a realização de avaliação física completa, incluindo o exame do aparelho locomotor.

Assim, o exame físico deve incluir:

» Pesquisa de sinais sistêmicos que possam sugerir a etiologia da dor.
» Avaliação da postura e da marcha.
» Semiologia articular: inspeção, palpação, movimentação ativa e passiva de todas as articulações, incluindo a do quadril.
» Palpação de pulsos periféricos.
» Medida do comprimento dos membros inferiores: distância entre a espinha ilíaca anterossuperior e o maléolo tibial medial. Não se valorizam diferenças de até 0,5 cm.
» Avaliação da força muscular.

Quando os sinais de alerta estão presentes, prosseguir a investigação de acordo com os sinais encontrados. Entre os quadros mais referidos estão a fibromialgia e a síndrome da hipermotilidade dolorosa. Algumas crianças já apresentam lesões por esforço repetitivo em função do uso abusivo dos computadores e jogos eletrônicos.

Cefaleias

Quadro 10.3. Critérios diagnósticos para cefaleia tipo tensão, episódica e pouco frequente.

A. Pelo menos 10 crises ocorrendo em < 1 dia por mês em média (< 12 dias por ano) e preenchendo os critérios de B a D

B. Cefaleia durando de 30 minutos a 7 dias

C. A cefaleia tem pelo menos duas das seguintes características:
• Localização bilateral
• Caráter em pressão/aperto (não pulsátil)
• Intensidade fraca ou moderada
• Não é agravada por atividade física rotineira, como caminhar ou subir escadas

D. Ambos os seguintes:
1. Ausência de náuseas e/ou vômitos (pode ocorrer anorexia)
2. Apenas um dos seguintes sintomas está presente: fotofobia ou fonofobia

E. Não atribuída a outras doenças
• Sem aumento da sensibilidade dolorosa dos músculos pericranianos

Fonte: International Headache Society.

A cefaleia recorrente é uma queixa comum, mas apenas 5% dessas crianças apresentam uma enfermidade de etiologia orgânica.

A maior parte delas está inserida em duas categorias de cefaleia primária: a cefaleia tipo tensional e a enxaqueca. O diagnóstico dessas duas entidades apresenta muitas dificuldades: é feito por meio de critérios clínicos, subjetivos, que apresentam características comuns a ambos os tipos de cefaleia.

A cefaleia tipo tensional pode ser classificada de acordo com a frequência dos episódios dolorosos em um período de observação maior do que 3 meses: episódicas pouco frequentes, quando ocorrem menos de 1 vez por mês; episódicas frequentes, quando ocorrem entre 1 e 14 dias por mês; e crônicas, quando ocorrem em 15 ou mais dias por mês. Na criança, é mais comum a cefaleia pouco frequente (Quadro 10.3).

A enxaqueca é frequente entre crianças e adolescentes, tendo sido observada uma prevalência média de cerca de 8% das crianças e adolescentes estudados nas diversas regiões do mundo. Na criança, a *enxaqueca mais frequente é a sem aura* (Quadro 10.4).

Quadro 10.4. Critérios diagnósticos para enxaqueca sem aura.

A. Pelo menos 5 ataques preenchendo os critérios de B a D

B. Cefaleia com duração entre 2 e 72 horas, quando não tratadas ou tratadas sem sucesso (nos casos em que a criança adormeceu com a dor e acordou sem ela, o tempo de sono deve ser incluído na duração da dor)

C. Cefaleia com pelo menos duas das seguintes características:
- Localização unilateral (em crianças a localização é geralmente bilateral e frontotemporal; a localização em região occipital não é comum, devendo ser considerado um sinal de alerta para cefaleias secundárias; o padrão hemicraniano da cefaleia ocorre principalmente na adolescência ou no início da vida adulta)
- Caráter pulsátil
- Intensidade moderada ou muito intensa
- Agravada por atividade física rotineira ou provocando o afastamento dessas atividades

D. Pelo menos um dos seguintes sintomas durante a cefaleia:
- Náusea e/ou vômitos
- Fotofobia e fonofobia

E. As crises não são atribuídas a outras doenças

Fonte: International Headache Society.

Chama atenção o fato da grande prevalência de familiares próximos (pais e irmãos) com esse diagnóstico. Com relação à fotofobia e fonofobia, mesmo quando a criança não relata esses sintomas, é possível observar que durante a crise ela tende a procurar repouso em um lugar calmo e escuro, o que sugere a presença de fotofobia e fonofobia.

Esses critérios, embora sejam os mais utilizados, apresentam uma série de inconvenientes. Assim, na prática, é importante ressaltar que, em muitas crianças, a diferenciação entre o diagnóstico de enxaqueca e o de cefaleia tipo tensional apenas será feito de forma evolutiva, através do acompanhamento desses pacientes.

A *enxaqueca com aura* é bem menos frequente nos adolescentes. A aura típica é constituída por sintomas visuais e/ou sensoriais e/ou da fala. Os distúrbios visuais são os mais comuns, precedendo ou acompanhando o quadro doloroso e durando de 5 minutos a 1 hora. Os episódios dolorosos da enxaqueca com aura são semelhantes aos da enxaqueca sem aura, com a ressalva da maior frequência de dores unilaterais.

Quando além da enxaqueca há queixa de fraqueza muscular, perda abrupta de visão, vertigem, disartria diplopia, perdas da acuidade auditiva ou de consciência, é obrigatório o encaminhamento para acompanhamento especializado.

Cefaleias secundárias

Diante de uma criança com quadro de cefaleia recorrente, é comum aventar-se a hipótese de vício de refração ou sinusopatia. É importante ressaltar, entretanto, que, embora a sinusopatia e o vício de refração possam cursar com cefaleia, a maioria das crianças com queixa de cefaleia não tem esses diagnósticos. Sinusopatia deve ser aventada apenas na criança maior que apresenta sintomas respiratórios associados. Da mesma forma, as crianças que apresentam cefaleia relacionada a um vício de refração costumam apresentar dor bilateral, frontal, relacionada ao esforço visual e com rápida melhora com o repouso.

Sinais de alerta nos quadros de cefaleia recorrente

A preocupação na criança com cefaleia recorrente é a possibilidade de tratar-se de um processo expansivo intracraniano. A cefaleia, nesses casos, apresenta evolução progressiva e exacerbações relacionadas à mudança na posição da cabeça, tosse ou manobra de Valsalva (Quadro 10.5).

Quadro 10.5. Sinais de alerta nos quadros de cefaleia recorrente.

- Início recente da cefaleia (mais particularmente num período de tempo menor do que 4 meses)
- Mudança no padrão da cefaleia, seja na intensidade, seja na frequência
- Vômitos persistentes ou com aumento de frequência ou de início recente
- Cefaleia recorrente matinal ou que repetidamente desperta a criança do sono
- Crianças com desaceleração do crescimento
- Presença de qualquer alteração neurológica ou ocular (como edema de papila, anisocoria, nistagmo, instalação de estrabismo, dificuldades visuais como diplopia e diminuição da acuidade visual)
- Diabetes *insipidus*
- Crianças menores de 5 anos
- Crianças com neurofibromatose

Fonte: Adaptado de Resegue R, 2019.

Conclui-se, portanto, que diante de uma criança com cefaleia recorrente, é fundamental a realização de exame físico completo, incluindo a medição de pressão arterial e a realização de exame neurológico sistematizado.

Dor abdominal recorrente

A presença de uma etiologia orgânica que justifique a queixa de dor abdominal recorrente é pouco frequente, em torno de 5% a 10%. A maioria das crianças apresenta o que se pode chamar de síndrome da dor abdominal recorrente (SDAR), uma forma de resposta da criança a situações vivenciadas na sua realidade de vida.

Um dos problemas no acompanhamento da criança com queixa de dor abdominal recorrente são os atendimentos realizados quando se procura o pronto-socorro. Como a dor é real e o profissional não conhece o histórico de dor da criança, muitas vezes investigações desnecessárias são recomendadas. Algumas vezes o quadro pode simular um abdome cirúrgico.

Na SDAR, a criança costuma apresentar história prolongada, com vários episódios anteriores de dor, algumas passagens em prontos-socorros e vários exames laboratoriais realizados, todos normais.

Após a realização da anamnese ampliada e do exame físico para a dor abdominal, recomenda-se apenas a solicitação de:

» hemograma completo, velocidade de hemossedimentação ou Proteína C reativa;
» urina tipo I, urocultura;
» parasitológico de fezes.

A utilização da ultrassonografia de abdome como método de triagem nas crianças com dor abdominal recorrente não se justifica na rotina. Uma investigação mais detalhada só está indicada quando algum sinal de alerta estiver presente (Quadro 10.6).

Quadro 10.6. Sinais de alerta nos quadros de dor abdominal recorrente.

- Perda de peso

- Dor de localização periférica constante no local

- Dor que se irradia para as costas, as escápulas ou os membros inferiores

- Dor que repetidamente desperta a criança do sono

- Evidência de doença orgânica na anamnese e/ou no exame físico, como parada do crescimento, febre recorrente, artrite, melena, entre outros

- História familiar de doença orgânica relevante (p. ex., anemia falciforme, úlcera péptica, doença inflamatória intestinal)

- VHS (velocidade de hemossedimentação); elevada ou alterações no hemograma, como anemia, leucocitose, morfologia celular alterada

- Urocultura positiva e/ou alterações na urina tipo I

Fonte: Adaptado de Zuccolotto SMC, 2011.

De acordo com os sinais de alerta presentes, deve-se prosseguir na investigação.

Tratamento da dor abdominal recorrente

É importante lembrar o efeito terapêutico da consulta. Estabelecer um bom vínculo com a criança e a família, esclarecendo todos os medos com relação à dor, tem mostrado um bom efeito na evolução dos casos. O principal aspecto do tratamento é reassegurar a natureza benigna da dor. Esclarecer que as avaliações feitas permitem excluir a presença de doença orgânica. É importante que, já na primeira consulta, seja levantada a hipótese de a dor ser a expressão de como a criança enfrenta as situações de conflito e angústia do dia a dia. Uma forma de esclarecer a relação entre as tensões emocionais e a dor é utilizar o exemplo da cefaleia tensional em adultos, nos quais esses episódios não têm relação alguma com doenças orgânicas e desaparecem sem que seja necessária uma investigação. Assegurar para a família que não foi encontrado nenhum sinal de alerta e nenhuma alteração ao exame físico que pudesse indicar alguma doença. Não se deve dizer quais são os sinais de alerta, pois o conhecimento desses sinais pode influenciar tanto as crianças e adolescentes como os pais na evolução dos episódios de dor.

Na maioria dos casos, o uso de medicamentos é desnecessário. O uso contínuo de medicação (anticolinérgicos, antiespasmódicos), além de não ter sido comprovado como benéfico, pode, muitas vezes, ajudar a manter o comportamento doloroso. Nos episódios de dor muito intensa é possível fazer uso de algum analgésico.

Na dor abdominal recorrente, com relação ao benefício de dietas específicas, são inconclusivas as evidências de que a suplementação de fibras e as dietas sem lactose diminuam a frequência das dores abdominais.

Conclusões

Massagens e calor no local são, na maioria das vezes, suficientes para aliviar o sintoma da dor em membros. É importante conversar com a família no sentido de evitar o uso de analgésicos nas crises.

Nos episódios de cefaleia, orientar repouso em ambientes sem muito barulho e com pouca luz. Os analgésicos habitualmente utilizados, como paracetamol ou dipirona, são suficientes para o tratamento da crise de enxaqueca para a maioria das crianças e adolescentes. Os analgésicos anti-inflamatórios não esteroides (AINEs) também apresentam eficácia clínica comprovada. Não há evidências de diferenças entre as eficácias desses dois tipos de medicações.

Deve-se informar sobre o caráter recorrente da dor, que evolui em crises, podendo ficar ausente por longo tempo. O acompanhamento da criança ou do adolescente, inicialmente com retornos próximos, possibilita um maior vínculo, favorecendo a identificação de fatores que possam estar envolvidos na gênese da dor. Uma proposta de acompanhamento é um retorno após uma semana, para continuar esclarecendo dúvidas da família e da criança/adolescente. O seguimento depois seria com 1 mês, 2 meses e 6 meses, para avaliar a evolução e o modo como a família está lidando com os episódios de dor que venham a ocorrer.

Em geral, quando não existem sinais de alerta, as crianças com queixa de dores recorrentes, seja cefaleia, dor em membros ou dor abdominal, evoluem bem e, com o acompanhamento do pediatra, os episódios dolorosos tendem a diminuir bastante.

Referências consultadas

1. Resegue R. Cefaleia recorrente na criança. In: Gusso G, Lopes JMC, Dias LC (orgs.). Tratado de medicina de família e comunidade: princípios, formação e prática. 2. ed. Porto Alegre: Artmed; 2019. p. 1016-22.
2. Sucupira ACSL. Dor recorrente em membros. In: Gilio AE, Escobar AMU, Grisi S. Pediatria geral: neonatologia, pediatria clínica, terapia intensiva. Hospital Universitário da Universidade de São Paulo. São Paulo: Atheneu; 2011. p. 341-8.
3. Sucupira ACSL, Bresolin AMB, Zuccolotto SMC. Dores recorrentes. In: Sucupira ACSL, Bricks LF, Kobinger MEBA, Saito MI, Zucolotto SMC (eds.). Pediatria em consultório. 5. ed. São Paulo: Sarvier; 2010. p. 696-8.
4. Zuccolotto SMC. Dor abdominal recorrente. In: Gilio AE, Escobar AMU, Grisi S. Pediatria geral: neonatologia, pediatria clínica, terapia intensiva. Hospital Universitário da Universidade de São Paulo. São Paulo: Atheneu; 2011. p. 333-40.

Capítulo 11

Resfriado Comum e Influenza

Filumena Maria da Silva Gomes
Maria Helena Valente
Ana Carolina de Albuquerque Cavalcanti Ferreira Novo

Definição

O resfriado comum, também conhecido como infecção das vias aéreas superiores (IVAS), é uma infecção viral aguda e geralmente autolimitada.

As crianças são especialmente suscetíveis devido à imaturidade imunológica, a práticas de higiene pessoal precárias e, ainda, ao contato frequente com outras crianças que estão excretando vírus.

Etiologia

Os resfriados são comuns porque alguns dos vírus causais não produzem imunidade duradoura após a infecção e outros, ainda, possuem numerosos sorotipos (Tabela 11.1).

Tabela 11.1. Imunidade das viroses responsáveis pelo resfriado comum.

Vírus	Número de sorotipos
Agentes infecciosos que NÃO determinam imunidade de longa duração	
Vírus sincicial respiratório (VSR)	1
Vírus parainfluenza	4
Coronavírus humano	2
Agentes infecciosos que determinam imunidade	
Rinovírus	> 100
Adenovírus	≥ 33
Influenza	3[a]

(Continua)

Tabela 11.1. Imunidade das viroses responsáveis pelo resfriado comum (continuação).

Vírus	Número de sorotipos
Agentes infecciosos que determinam imunidade	
ECHOvírus	31
Coxsackievírus tipo A	3
Coxsackievírus tipo B	6

ᵃ: Os subtipos do tipo A mudam.
Fonte: Adaptada de Long SS, 2018.

Os rinovírus são a causa mais comum das infecções de vias aéreas superiores em crianças e adultos.

Com relação ao vírus da influenza, são reconhecidos três tipos antigênicos: A, B, e C. As proteínas de superfície hemaglutinina (HA) e neuraminidase (NA) são os principais alvos da resposta imune protetora. Pequenas mudanças nessas glicoproteínas superficiais são responsáveis pela capacidade do vírus da influenza de se evadir da imunidade adquirida a partir das infecções das estações anteriores e causar epidemias anuais de doença respiratória.

Epidemiologia

A frequência de resfriados comuns varia com a idade, sendo a incidência em crianças de 6 a 9 episódios por ano, enquanto nos adolescentes e adultos é de 2 a 4 episódios anuais.

As taxas de hospitalização associadas à influenza são maiores entre crianças pequenas, especialmente as menores de 6 meses de idade.

Fatores de risco

Pessoas com risco aumentado de influenza sazonal grave incluem: crianças menores de 5 anos (principalmente os menores de 2 anos de idade), adultos com 60 anos ou mais, portadores de doenças crônicas não transmissíveis, gestantes e puérperas (até 45 dias após o parto), residentes em instalações de cuidados prolongados e pessoas com obesidade mórbida (IMC $\geq$ 40 kg/m²).

Outras condições que aumentam o risco de influenza sazonal: frequência a creches, exposição a aglomeração ambiental, exposição a tabagismo passivo, poluição ambiental e presença de outras comorbidades (doença do refluxo gastroesofágico, discinesia primária ciliar, desmame precoce, hipertrofia de adenoides, disfunção de tuba de Eustáquio, imunodeficiências).

Fisiopatologia

A transmissão ocorre por via aérea, por meio de aerossol e gotículas contaminadas, e por contato interpessoal, por objetos e mãos contaminados com secreções. Os sintomas do resfriado comum não parecem resultar da destruição da mucosa nasal, uma vez que resfriados naturais e induzidos experimentalmente mostram o epitélio nasal intacto durante a doença sintomática; mas parecem resultar da liberação de citocinas e outros mediadores de células epiteliais nasais infectadas e de um influxo de células polimorfonucleares, que coincidem com o aparecimento de sintomas. A orelha média e os seios paranasais geralmente estão envolvidos durante o resfriado comum.

Manifestações clínicas

A maioria desses vírus pode ser também associada a faringites, otite média e infecções do trato respiratório inferior, como bronquiolite ou pneumonia. Alguns vírus causam síndromes características: o vírus sincicial respiratório causa bronquiolite em crianças menores de 2 anos de idade, o vírus da influenza pode determinar doença respiratória febril com comprometimento grave do trato respiratório inferior, o adenovírus causa febre faringoconjuntival, o vírus parainfluenza pode causar crupe nas crianças pequenas, o bocavírus é associado à sibilância e os enterovírus são responsáveis por grande variedade de doenças, incluindo meningite asséptica e herpangina.

Resfriado comum

Nos primeiros dias de resfriado comum, bebês e pré-escolares podem apresentar episódios de febre e aumento moderado de gânglios linfáticos cervicais anteriores. Nos lactentes e pré-escolares, os sintomas consistem em dor ou irritação da garganta, congestão nasal e rinorreia, que inicialmente é aquosa e clara, podendo se tornar viscosa e mucopurulenta e persistir por 10 a 14 dias. A rinorreia pode não ser notada até a descarga nasal passar de hialina para amarela-esverdeada. A congestão nasal pode interromper o sono e levar à fadiga e irritabilidade. Rinovírus são detectados em aproximadamente metade de todas as exacerbações agudas nas crianças com asma no outono e na primavera.

Influenza

As manifestações clínicas variam de acordo com a idade da criança, podendo se estabelecer como uma infecção do trato respiratório superior ou doença febril com poucos sintomas do trato respiratório. Crianças com influenza podem apresentar irritabilidade, inapetência, ou apenas febre, ou apresentações clínicas difíceis de distinguir dos quadros de sepse.

Inicialmente, ocorre febre de início súbito, muitas vezes acompanhada por calafrios, cefaleia, mal-estar, mialgia difusa e tosse não produtiva. Posteriormente, podem ocorrer sinais de comprometimento do trato respiratório, incluindo dor de garganta, congestão nasal, rinite e tosse cada vez mais proeminente. Hiperemia conjuntival, sintomas gastrointestinais, incluindo náuseas, vômitos e diarreia, também podem ocorrer, sendo mais comuns em pré-escolares.

Crianças mais velhas e adultos têm maior probabilidade de ter febre de início abrupto e arrepios acompanhados de cefaleia, dor de garganta, mialgia, mal-estar, anorexia e tosse seca.

Em recém-nascidos, a infecção pelo vírus influenza pode se apresentar como apneia. Quanto mais jovem a criança, maior a sobreposição entre infecção por influenza e síndromes causadas por outros vírus, particularmente por VSR, adenovírus e vírus parainfluenza.

Pode-se observar miosite aguda caracterizada pelo aumento da sensibilidade na panturrilha e recusa para deambular. A influenza é causa importante de otite média. Em lactentes, pode-se assemelhar à sepse ou, ainda, causar crupe, bronquiolite ou pneumonia. Embora a maioria das crianças se recupere após 3 a 7 dias, algumas previamente saudáveis podem ter sintomas e complicações graves (Tabela 11.2).

Tabela 11.2. Manifestações clínicas da influenza na criança.

Idade	Manifestações clínicas	Frequência
Menores de 5 anos de idade	IVAS afebril	+
	IVAS febril	+++
	Otite média aguda	++
	Pneumonia	+
	Laringotraqueobronquite	+
	Bronquiolite	+
	Síndrome sepse	+
≥ 5 anos de idade	IVAS afebril	+
	Síndrome Influenza-*like*[a]	+++
	Otite média aguda	++
	Pneumonia	+
	Miosite	+
	Miocardite	Rara
	Encefalite	Rara

[a]: febre, tosse, cefaleia, mialgia e mal-estar. IVAS: infecção das vias aéreas superiores; +++: manifestação muito comum; ++: manifestação comum; +: manifestação pouco frequente.
Fonte: Adaptada de Long SS, 2018.

Diagnóstico

Baseado na anamnese e no exame físico.

» **História clínica:** início gradual, duração de 9 a 10 dias, obstrução nasal, congestão nasal, coriza, dor de garganta, tosse leve, febre, mialgia, mal-estar e cefaleia (síndrome Influenza-*like*).

» **Exame físico:** rinorreia, edema de cornetos nasais, hiperemia de amígdalas e faringe posterior (geralmente sem exsudato), eupneico e oximetria de pulso normal. Geralmente os sinais clínicos e sintomas não distinguem entre os vírus.

» **Diagnóstico laboratorial:** geralmente não é necessário. Mas testes laboratoriais são a única maneira confiável de diferenciar a influenza de outras infecções respiratórias. Teste rápido para influenza A e B, biologia molecular (RT-PCR ou reação em cadeia da polimerase da transcrição reversa em tempo real) e, ainda, pesquisas de outros vírus como parainfluenza, VSR e adenovírus podem ser realizadas, dependendo da gravidade do quadro.

Testes diagnósticos de influenza com base no exame de aspirado nasofaríngeo, esfregaço nasofaríngeo ou cotonete nasal incluem a cultura de tecidos ou células, o RT-PCR, e testes rápidos de detecção de antígenos e ensaios de imunofluorescência. Sensibilidade dos testes diagnósticos são afetados pela qualidade da amostra respiratória e tempo de coleta. Os espécimes nasofaríngeos ou nasais são preferidos aos espécimes de esfregaço da garganta. O diagnóstico é melhor quando os espécimes são coletados nos primeiros dias da doença, devido à quantidade do vírus da influenza estar no pico. O RT-PCR é considerado o padrão-ouro para a detecção de vírus da influenza, fornece resultados em 1 a 8 horas, pode ser combinado com a detecção de outros vírus respiratórios em um formato multiplex e permite identificação, subtipagem e análise de sequência de vírus da influenza. A cultura do vírus isola o vírus da influenza, mas os resultados só estão disponíveis em 3 a 10 dias. Os testes rápidos de diagnóstico de antígenos têm sensibilidades altamente variáveis (10% a 70%), mas altas especificidades para a detecção da influenza em crianças. Em uma metanálise de estudos que compararam testes rápidos para RT-PCR ou cultura de vírus para crianças, a sensibilidade geral foi de 67% e a especificidade foi de 98%. Os testes rápidos, utilizados na prática clínica, podem fornecer resultados dentro de 30 a 60 minutos, e alguns podem diferenciar entre vírus da influenza A e B. Não há testes rápidos licenciados que diferenciem subtipos de vírus influenza A. Devido à baixa sensibilidade dos testes rápidos da influenza, os resultados devem ser interpretados no contexto dos dados locais de vigilância do vírus. Se o teste rápido é negativo mas o paciente tem sintomas consistentes com a influenza, ele ainda pode ter influenza e os profissionais devem usar o julgamento clínico ao decidir se devem ser obtidos testes adicionais (p. ex., RT-PCR em tempo real, cultura) ou iniciar a terapia antiviral. A interpretação de um resultado positivo do teste rápido de influenza também é problemática quando a prevalência de influenza entre pessoas com doenças respiratórias é baixa.

Diagnóstico diferencial

Os diagnósticos diferenciais do resfriado comum incluem rinite alérgica, rinite vasomotora e sinusite. Descartar bronquiolites, pneumonias e pneumonites virais e infecções bacterianas secundárias.

É importante fazer a diferenciação entre resfriado comum e influenza (Tabela 11.3).

Tabela 11.3. Sinais e sintomas do resfriado comum e da influenza.

Sinais e sintomas	Resfriado comum	Influenza
Início	Gradual	Súbito
Febre	Rara	> 38,3 °C por > 3 dias
Tosse	Pouco comum	Pode ser intensa
Cefaleia	Rara	Intensa
Mialgia	Leve	Grave
Fadiga	Leve	Fadiga a mais de 1 semana
Exaustão extrema	Rara	Precoce e intensa
Dor torácica	Leve	Comum
Obstrução nasal	Comum	Algumas vezes
Coriza	Comum	Algumas vezes
Dor de garganta	Comum	Algumas vezes

Fonte: Adaptada de Polin RA, Ditmar MF, 2016.

Tratamento

Os antitérmicos são a única medicação de rotina recomendada para o resfriado comum. Os salicilatos não devem ser usados nos casos suspeitos ou confirmados de influenza, pelo risco de síndrome de Reye.

Não usar antibióticos, pois não interferem na evolução da doença.

Outros cuidados: manter a oferta hídrica adequada e limpeza nasal com soro fisiológico, conforme a necessidade.

Medicação antiviral pode ser recomendada nos casos de influenza A e B, conforme protocolos clínicos. O tratamento empírico imediato é recomendado para aqueles com suspeita de influenza que requerem hospitalização ou com doença progressiva ou complicada.

O tratamento antiviral para a influenza deve ser recomendado para pessoas portadoras de doenças crônicas, gestantes e crianças menores de 5 anos de idade. Duas classes de medicamentos antivirais estão disponíveis: os adamantanos (rimantadina e amantadina) e os inibidores da neuraminidase (oseltamivir, zanamivir e peramivir). Nos últimos anos, os inibidores da neuraminidase são o principal tratamento. A vigilância local e a prevalência da resistência antiviral devem ser utilizadas para orientar as estratégias de tratamento (Tabela 11.4).

Tabela 11.4. Tratamento de influenza, posologia e administração.

Droga	Faixa etária		Posologia
Fosfato de oseltamivir (Tamiflu®)	Adulto		75 mg, 12 em 12 horas, por 5 dias
	Criança maior de 1 ano de idade	≤ 15 kg	30 mg, 12 em 12 horas, por 5 dias
		> 15 kg a 23 kg	45 mg, 12 em 12 horas, por 5 dias
		> 23 kg a 40 kg	60 mg, 12 em 12 horas, por 5 dias
		> 40 kg	75 mg, 12 em 12 horas, por 5 dias
	Criança menor de 1 ano de idade	0 a 8 meses	3 mg/kg, 12 em 12 horas, por 5 dias
		9 a 11 meses	3,5 mg/kg, 12 em 12 horas, por 5 dias
	Recém-nascidos	Prematuros	1 mg/kg/dose, 12 em 12 horas, por 5 dias
		37 a < 38 semanas de idade gestacional	1 mg/kg/dose, 12 em 12 horas, por 5 dias
		38 a < 40 semanas de idade gestacional	1,5 mg/kg/dose, 12 em 12 horas, por 5 dias
		≥ 40 semanas de idade gestacional	3 mg/kg/dose, 12 em 12 horas, por 5 dias
Zanamivir (Relenza®)	Adulto		10 mg: duas inalações de 5 mg, 12 em 12 horas, por 5 dias
	Criança	≥ 7 anos	10 mg: duas inalações de 5 mg, 12 em 12 horas, por 5 dias

Fonte: Adaptada de Informações técnicas e recomendações sobre a sazonalidade de influenza 2019. Disponível em: <http://portalarquivos2.saude.gov.br/images/pdf/2019/marco/19/INFORMA---ES-T-CNICAS-E-RECOMENDA---ES-SOBRE-A-SAZONALIDADE-DA-INFLUENZA-2019-20-03-2019.pdf> (acesso em 15 ago. 2019).

Quimioprofilaxia

Se administrado antes ou logo após a exposição ao vírus influenza, a quimioprofilaxia com um agente antiviral pode efetivamente prevenir a infecção sintomática.

A quimioprofilaxia deve ser considerada para aqueles com alto risco de influenza grave, quando não foram vacinados ou se receberam vacina menos de 14 dias antes da exposição, conforme as normas locais.

Complicações

Otite média aguda, sinusite aguda, bronquiolite, pneumonia, crise asmática e hiper-reatividade brônquica.

Na influenza podem ocorrer infecções secundárias invasivas ou coinfecções pelo estreptococo do grupo A, *Staphylococcus aureus* (incluindo *S. aureus* resistente à meticilina [MRSA]), *Streptococcus pneumoniae* ou outros agentes patogênicos bacterianos que podem determinar quadros graves e morte.

Prognóstico

O resfriado comum é um processo autolimitado com duração menor de 10 dias.

Prevenção

» Evitar contato com portadores de resfriado comum.
» Boas condições de higiene e lavagem frequente das mãos.
» Limpeza de superfícies contaminadas (p. ex., brinquedos na creche) com desinfetantes.
» Vacinação anual contra influenza deve ser recomendada para todos aqueles com idade a partir dos 6 meses até 5 anos, 11 meses e 29 dias. Bebês menores de 6 meses podem ser protegidos pela vacinação da mãe durante a gestação e puerpério, e dos outros membros da família, no período sazonal.

Referências consultadas

1. American Academy of Pediatrics, Kimberlin DW, Brady MT, Jackson MA, Long SS (eds.). Influenza. Red Book: 2018 Report of the Committee on Infectious Diseases. 31st ed. Itasca, IL: American Academy of Pediatrics; 2018. p. 476-90.
2. American Academy of Pediatrics. Recommendations for prevention and control of influenza in children 2018-2019. Committee on Infectious Diseases. Pediatrics. 2018;142(4)e20182367.
3. Dawood FS, Bresee J. Influenza viruses. In: Long SS (ed.). Principles and practice of pediatrics infectious diseases. 5th ed. Philadelphia: Elsevier; 2018. p. 1181-90.
4. Informações técnicas e recomendações sobre a sazonalidade de influenza 2019. [Acesso em 15 ago. 2019]. Disponível em: http://portalarquivos2.saude.gov.br/images/pdf/2019/marco/19/informa----es-t--cnicas-e-recomenda----es-sobre-a-sazonalidade-da-influenza-2019-20-03-2019.pdf.
5. Long SS (ed.). Principles and practice of pediatrics infectious diseases. 5th ed. Philadelphia, PA: Elsevier; 2018.
6. Pappas DE. The common cold. In: Long SS (ed.). Principles and practice of pediatrics infectious diseases. 5th ed. Philadelphia: Elselvier; 2018. p. 199-201.
7. Polin RA, Ditmar MF. Pediatric secrets. 6th ed. Philadelphia: Elsevier; 2016.

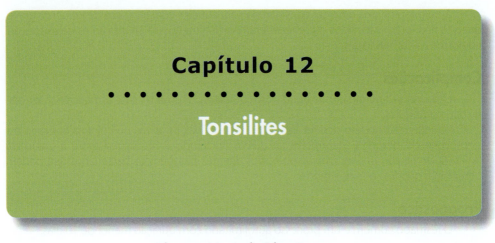

Capítulo 12
Tonsilites

Filumena Maria da Silva Gomes
Maria Helena Valente
Ana Maria de Ulhôa Escobar

A dor de garganta em crianças é uma queixa comum e refere-se à dor subjetiva que se localiza na faringe ou nas áreas circunvizinhas, mas pode originar-se nas estruturas da boca, faringe, laringe, esôfago ou ouvido interno. A queixa de dor de garganta é relacionada com o uso excessivo de antibióticos e o aumento da resistência bacteriana a estes.

Definição

Processo inflamatório das tonsilas, faringe posterior, palato mole e tecido linfoide (estruturas do anel linfático de Waldeyer).

Epidemiologia

» **Incidência:** representa cerca de 6% das consultas pediátricas nos ambulatórios de atenção primária.
» **Fatores de risco:** frequência a creches, crianças portadoras de imunodeficiência congênita ou adquirida.
» **Prevenção:** lavagens frequentes das mãos.

Etiologia

A etiologia pode ser infecciosa, alérgica, irritativa, por corpo estranho, trauma, hiperplásica e tumoral, sendo as causas infecciosas as mais frequentes nas crianças e adolescentes. Diversos agentes infecciosos podem causar faringoamigdalites agudas. A prevalência de cada um deles pode variar de acordo com a idade dos pacientes, clima e região geográfica (Quadros 12.1 e 12.2).

Quadro 12.1. Etiologia infecciosa das faringites.

Causas comuns

- *Streptococcus pyogenes* (*Streptococcus* β-*hemolítico* do grupo A, ou SBGA)
- *Corynebacterium diphtheriae*
- *Arcanobacterium haemolyticum*
- *Neisseria gonorrhoeae*
- Vírus Epstein-Barr (EBV)
- Parainfluenza vírus (tipos 1-4)
- Influenzavírus
- *Rhinovirus*
- Coronavírus
- Adenovírus (tipos 3, 4, 7, 14, 21, outros)
- Vírus sincicial respiratório
- *Herpes simplex virus* (tipos 1, 2)

Causas ocasionais

- *Streptococcus* do grupo C
- *Streptococcus* do grupo G
- *Chlamydophila pneumoniae*
- *Chlamydia trachomatis*
- *Mycoplasma pneumoniae*

Fonte: Adaptado de Arnold JC, Nizet V, 2018.

Quadro 12.2. Patógenos que podem ser associados a faringites.

Bactérias

- *Fusobacterium necrophorum* (síndrome de Lemierre)
- *Neisseria meningitidis*
- *Yersinia enterocolitica*
- Tularemia (orofaríngea)
- *Yersinia pestis*
- *Bacillus anthracis*
- *Chlamydia psittaci*
- *Treponema pallidum* (sífilis secundária)
- *Mycobacterium tuberculosis*
- Doença de Lyme
- *Corynebacterium ulcerans*
- *Leptospira species*
- *Mycoplasma hominis*

Vírus

- Coxsackievírus A, B
- Citomegalovírus
- Febre hemorrágica viral
- Vírus da imunodeficiência humana (HIV) (infecção primária)
- Herpesvírus humano 6
- Sarampo
- Varicela
- Rubéola
- Fungos
- *Candida* sp.
- Histoplasmose
- Cryptococcose

Fonte: Adaptado de Arnold JC, Nizet V, 2018.

Os quadros de etiologia viral correspondem a 75% das faringoamigdalites agudas. Ocorrem principalmente nos menores de 2 anos e diminuem após a puberdade, tanto em casos isolados como nas recorrências. Dentre as causas virais, o adenovírus é o patógeno mais frequente (20%).

A faringoamigdalite aguda bacteriana geralmente é causada pelo *Streptococcus pyogenes* ou *Streptococcus* β-*hemolítico do grupo A*, sendo a causa mais comum de faringite bacteriana nas crianças e adolescentes com idade entre 3 e 14 anos, responsável por 20% das faringotonsilites agudas. O *Staphylococcus aureus*, *Haemophilus* sp. e o *Moraxella catarrhalis* são, por vezes, responsáveis por recaídas de infecções estreptocócicas.

Diagnóstico clínico

Nos menores de 2 anos, as faringoamigdalites agudas são geralmente quadros virais de rinofaringites com febre, tosse, rouquidão, coriza, obstrução nasal, odinofagia, conjuntivite, mialgia, sintomas gastrointestinais, lesões ulcerativas na faringe e exsudato na faringe e tonsilas. Tais quadros têm curso limitado com melhora espontânea, sendo indicados cuidados gerais, hidratação e sintomáticos.

Nos maiores de 3 anos de idade pode-se observar na etiologia bacteriana um quadro de início súbito dos sintomas, febre alta (acima de 38,5 °C), cefaleia e odinofagia, eventualmente com otalgia referida, pela proximidade do nervo tireoglosso. Nas crianças, podem ocorrer náuseas, vômitos e dor abdominal, sugerindo quadro de linfadenite mesentérica associada.

História de infecções passadas ou recorrentes e em membros da família ou em contatos próximos podem ser úteis em certas causas infecciosas de faringite aguda (p. ex., *Streptococcus* β-*hemolítico* do grupo A ou herpesviroses).

O exame físico na faringite aguda bacteriana pode se apresentar com hiperemia e hipertrofia das tonsilas com ou sem exsudato, petéquias em palato e "língua em framboesa". Pode-se observar ainda o aumento dos gânglios linfáticos submandibulares, e em especial os retrofaríngeos, dolorosos à palpação, e a ausência de sintomas virais (coriza, conjuntivite, rouquidão, tosse e diarreia).

A boca deve ser examinada para identificar lesões nos lábios, língua, gengivas e na mucosa bucal que sugiram estomatite viral ou candidíase. A faringe posterior deve ser examinada para observar úlceras no palato sugestivas de infecção viral, verificar a posição da úvula (edema ou hiperemia sugere trauma ou uvulite, enquanto desvios são causados pelo aumento da tonsila ou por abscesso peritonsilar), a aparência das tonsilas (simetria, tamanho, presença ou ausência de exsudato) e a aparência do palato mole posterior (o abaulamento sugere abscesso de retrofaringe).

Testar a movimentação da mandíbula: a limitação sugere trismo, que pode estar associado a infecções nos tecidos mais profundos; observar se há salivação excessiva; o pescoço deve ser examinado quanto à amplitude de movimento (flexão/extensão limitada pode ser observada no abscesso retrofaríngeo e torcicolo pode sugerir abscesso parafaríngeo); um exame respiratório completo identificará o estridor, que pode estar associado à epiglotite, traqueíte ou crupe. A esplenomegalia pode ser vista na faringite associada ao vírus Epstein-Barr. Exantemas podem ser vistos na pele, de diversas origens: virais, escarlatiniformes associados ao SBGA ou lesões da síndrome de Kawasaki ou Stevens-Johnson.

O EBV, que pode ser indistinguível clinicamente dos quadros bacterianos, geralmente cursa com adenomegalia generalizada e esplenomegalia.

Salivação excessiva, torcicolo, mudança de voz e estridor podem ser sinais de potenciais etiologias que podem oferecer risco de vida (Quadro 12.3).

Quadro 12.3. Sinais de alerta na dor de garganta.

- Toxemia
- Choque
- Febre há mais de 2 semanas
- Duração da dor de garganta maior que 2 semanas
- Trismo
- Salivação excessiva
- Cianose
- Hemorragia
- Edema de tonsilas assimétricas ou adenopatia cervical assimétrica
- Insuficiência respiratória (obstrução respiratória ou pneumonia)
- Suspeita de infecção nos espaços parafaríngeos
- Suspeita de difteria (alargamento cervical, paralisia de úvula, membrana espessa)
- Apneia
- Dor intensa ou dor incessante e contínua
- Voz de "batata quente"
- Dor torácica ou cervical
- Perda de peso

Fonte: Adaptado de Arnold JC, Nizet V, 2018.

Diagnóstico laboratorial

Crianças com faringotonsilites virais com sintomas como rinorreia, tosse e rouquidão não devem ser testadas ou tratadas para *Streptococcus pyogenes*.

Não há *score* ou critérios clínicos sensíveis suficientes e adequados para afirmar ou excluir o diagnóstico de faringite por *Streptococcus β-hemolítico* do grupo A (SBGA) em crianças. O teste laboratorial é necessário para o diagnóstico. O uso de sinais clínicos isolados, até mesmo para clínicos experientes, pode superestimar o diagnóstico de SBGA em até 80%. Cerca de 20% das crianças com faringite pelo SBGA e com sinais leves podem não ser diagnosticadas se a cultura não for realizada (Figura 12.1).

A confirmação etiológica da faringoamigdalite por SBGA deve ser realizada através do teste rápido para pesquisa de antígeno estreptocócico, colhido com vigoroso *swab* de ambas as tonsilas e da faringe posterior (> 95% de especificidade e 70% a 80% de sensibilidade). No caso do teste rápido ser negativo, deve-se realizar a cultura do material do *swab* (sensibilidade > 90% para SBGA).

Importante lembrar que o teste rápido não identifica outras causas bacterianas de amigdalites, que podem se relacionar com complicações supurativas (abscesso amigdaliano).

Além disso, é importante lembrar que a cultura positiva para SBGA, ou o teste rápido positivo para SBGA, pode ocorrer nas amigdalites virais e representar o estado de portador (de 9% a 14% das crianças saudáveis). Por outro lado, os familiares portadores de SBGA de pacientes com febre reumática devem receber tratamento.

O teste rápido e a cultura para SBGA devem ser realizados em pacientes suspeitos clinicamente de ter a doença e não devem ser usados em todos aqueles com dor de garganta.

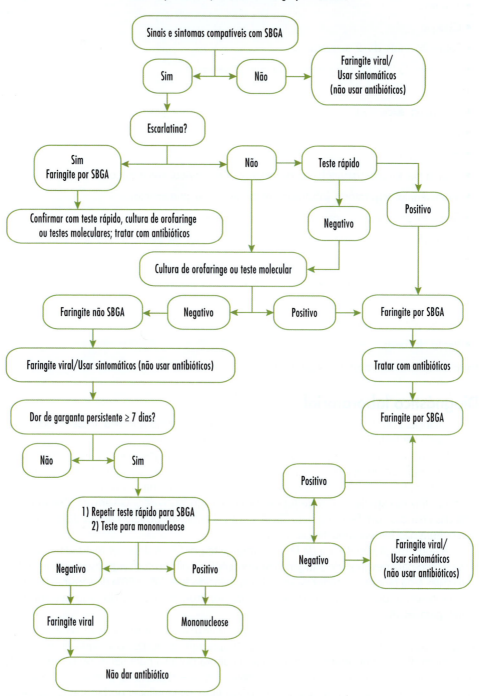

Figura 12.1. Condutas na faringite com sinais e sintomas compatíveis com *Streptococcus* β-*hemolítico* do grupo A (SBGA).

Fonte: Adaptada de Tanz RR. Sore Throat. In: Kliegman RM, Lye PS, Bordini BJ, Toth H, Basel D. (eds.). Nelson Pediatric Symptom-Based Diagnosis. Philadelphia, PA: Elsevier, 2018.

Terapêutica

Nos casos de faringoamigdalite bacteriana por *Streptococcus* β-*hemolítico do grupo A*, é importante o tratamento com antibióticos, principalmente com o objetivo de evitar complicações supurativas e não supurativas, como a febre reumática (Tabela 12.1).

Crianças com faringite bacteriana em tratamento podem retornar para escola ou creche 24 horas após início de tratamento antibiótico. O aparecimento de exantema papular após o uso de ampicilina ou amoxicilina deve levantar a suspeita de infecção pelo EBV.

Tabela 12.1. Tratamento da faringite estreptocócica aguda.

	Dose/via	Duração	Frequência
Tratamento padrão			
Amoxicilina	50 mg/kg/dia (máximo de 500 mg por dose ou 1.000 mg em dose única)/via oral	10 dias	Dose única ou 2 a 3 doses ao dia
Penicilina V, oral	25 a 50 mg/kg/dia (dose máxima de 250 a 500 mg)/via oral	10 dias	2 a 4 vezes ao dia
Penicilina G benzatina	600.000 UI para peso ≤ 27 kg 1.200.000 UI para peso ≥ 27 kg/ intramuscular	Dose única	Dose única
Tratamento para pacientes alérgicos à penicilina			
Cefalexina	40 mg/kg/dia (máximo de 500 mg por dose)/via oral	10 dias	2 vezes ao dia
Cefadroxila	30 mg/kg/dia (dose máxima de 1.000 mg)/via oral	10 dias	1 vez ao dia
Claritromicina	15 mg/kg/dia (máximo de 300 mg por dose)/via oral	10 dias	2 vezes ao dia
Azitromicina	10 mg/kg/dia (máximo de 500 mg por dose)/via oral	5 dias	1 vez ao dia
Clindamicina	20 mg/kg/dia (máximo de 300 mg por dose)/via oral	10 dias	3 vezes ao dia
Eritromicina	40 a 50 mg/kg/dia (máximo de 250 mg por dose)/via oral	10 dias	3 a 4 vezes ao dia

Fonte: Adaptada de American Academy of Pediatrics, 2018.

Referências consultadas

1. American Academy of Pediatrics. Group A streptococcal infections. In: Kimberlin DW, Brady MT, Jackson MA, Long SS (eds.). Red Book: 2018 Report of the Committee on Infectious Diseases. 31th ed. Elk Grove Village, IL: American Academy of Pediatrics; 2018. p. 748-62.
2. Arnold JC, Nizet V. Pharyngitis. In: Long SS. Principles and practice of pediatric infectious diseases. 5th ed. Philadelphia, PA: Elsevier; 2018. p. 202-8.
3. Choby BA. Diagnosis and treatment of streptococcal pharyngitis. Am Fam Physician. 2009;79(5):383-90.

4. Shulman ST, Bisno AL, Clegg HW, Gerber MA, Kaplan EL, Lee G et al. Clinical practice guideline for the diagnosis and management of group A streptococcal pharyngitis: 2012 Update by the Infectious Diseases Society of America. Clin Infect Dis. 2012;55(10):e86-e102.
5. Tanz RR. Sore throat. In: Kliegman RM, Lye PS, Bordini BJ, Toth H, Basel D (eds.). Nelson pediatric symptom-based diagnosis. Philadelphia: Elsevier; 2018. p. 1-14.
6. Wessels MR. Clinical practice. Streptococcal pharyngitis. N Engl J Med. 2011;364:648-55.

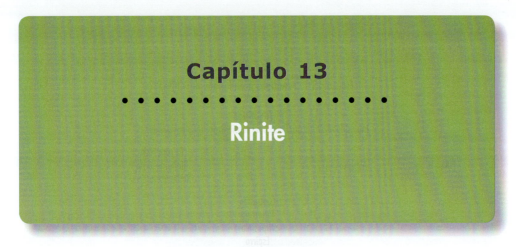

Capítulo 13
Rinite

Maria Helena Valente
Filumena Maria da Silva Gomes
Ana Maria de Ulhôa Escobar

Rinite é a inflamação e ou disfunção da mucosa de revestimento nasal caracterizada por qualquer um dos sintomas nasais: espirros, rinorreia anterior e posterior, congestão ou obstrução nasal, prurido nasal e hiposmia, que geralmente ocorrem durante 2 ou mais dias consecutivos por mais de 1 hora na maioria dos dias.

Classificação

Varia conforme os critérios empregados: dados clínicos, frequência e intensidade dos sintomas, citologia nasal, fatores etiológicos e fenótipos (clínica, padrão temporal, gravidade, duração, controle, resposta aos tratamentos e presença de comorbidades).

A Academia Europeia de Alergia e Imunologia propôs a classificação em quatro subgrupos baseando-se na etiologia principal:
» **Rinite alérgica** (mais comum, induzida por inalação de alérgeno em indivíduos sensibilizados).
» **Rinites infecciosas** (agudas, autolimitadas, causadas por vírus e, menos frequentemente, por bactérias).
» **Rinite não alérgica e não infecciosa** (grupo heterogêneo, sem sinais de infecção e sem sinais sistêmicos de inflamação alérgica, como rinite induzida por drogas, rinite do idoso, rinite hormonal, rinite da gestação, rinite ocupacional não alérgica, rinite gustatória e rinite idiopática).
» **Rinite mista** (rinite crônica, com mais de um agente etiológico, conhecido ou não).

Outra forma de classificação é através do endótipo, que permite reconhecer o fenótipo (identificação pelos mecanismos subjacentes envolvidos na gênese da doença), que consideram os processos celulares (eosinófilos, neutrófilos e mediadores inflamatórios deles decorrentes), moleculares (IgE sérica total e específica, citocinas e quimiocinas inflamatórias) e danos estruturais da mucosa que resultam em tratamentos direcionados e precisos.

Identificam-se quatro endótipos de rinite, como mostrado na Figura 13.1:
» com resposta imunológica tipo 2;

» com resposta imunológica tipo 1;
» rinite neurogênica;
» disfunção epitelial.

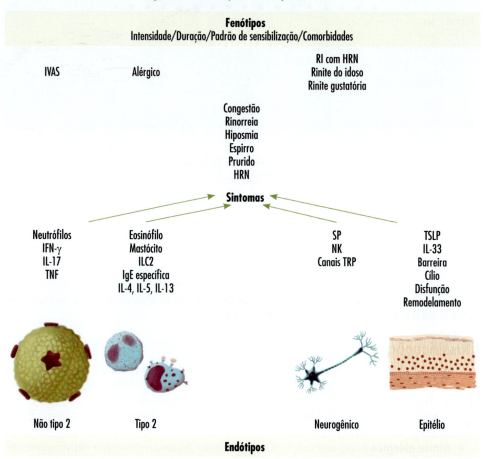

Figura 13.1. Fenótipos e endótipos da rinite.

IFN-γ: interferon-gama; IL: interleucina; TNF: fator de necrose tumoral; ILC2: células linfoides inatas do grupo 2; SP: substância P; NK: neurocinina; Canais TRP: receptor de potencial transitório; TSLP: citocina linfopoietina do estroma tímico; HRN: hiper-reatividade nasal; IVAS: infecção de vias aéreas superiores.
Fonte: Adaptada de Muraro et al. (2016).

Na prática clínica, a caracterização do endótipo de rinite implica na dosagem da IgE específica e total, eosinófilos nasais e sanguíneos e a contagem de neutrófilos, além de várias citocinas e mediadores. Na criança, os tipos de rinite de acordo com a faixa etária se encontram representados no Quadro 13.1.

Quadro 13.1. Classificação das causas de rinite na criança.

Classificação	Prevalência por faixa etária		
	Pré-escolar	Escolar	Adolescente
Rinite infecciosa	Secundária principalmente às infecções virais		
Rinite alérgica		Associada à exposição aos alérgenos em pacientes sensibilizados	
Rinite não infecciosa e não alérgica	Exposição aos irritantes (p. ex., fumaça de cigarro) Doença do refluxo gastroesofágico *Escolares e adolescentes:* hipotireoidismo, gravidez, medicamentos, neurogênico, vasomotor, idiopático		

Fonte: Adaptado de Araújo et al. (2016).

Rinite alérgica

Rinite alérgica (RA) é uma doença nasal de caráter inflamatório iniciada por hipersensibilidade mediada por IgE, quando da exposição aos alérgenos.

O diagnóstico de RA inclui história clínica, antecedentes pessoais e familiares de atopia, exame físico e exames complementares. Sintomas de RA podem ocorrer em qualquer idade, mas geralmente se iniciam antes dos 2 anos, após o contato com alérgenos: espirros em salva, prurido nasal intenso, coriza clara e abundante e obstrução nasal. O prurido nasal pode ser detectado através da "saudação alérgica". Epistaxe pode ocorrer em crianças pela friabilidade da mucosa, episódios de espirros ou ao ato de assoar o nariz vigorosamente. Pode-se observar prurido ocular, lacrimejamento e prurido no conduto auditivo externo, palato e faringe. A obstrução nasal, intermitente ou persistente, bilateral ou unilateral, alternando com o ciclo nasal e mais acentuada à noite, é frequente. A congestão nasal grave pode interferir com a aeração e drenagem dos seios paranasais e tuba auditiva, resultando em cefaleia ou otalgia, com queixas de diminuição da acuidade auditiva. Respiração oral, roncos, voz anasalada e alterações no olfato também podem ocorrer. A RA pode se manifestar com predomínio de sintomas oculares, como prurido, hiperemia conjuntival, lacrimejamento, fotofobia e dor local. Sintomas gerais, como astenia, irritabilidade, diminuição da concentração, anorexia, náuseas e desconforto abdominal podem ser detectados. Pode haver referência à tosse.

Ao exame físico podem existir maneirismos e características faciais típicas da RA: "olheiras", dupla linha de Dennie-Morgan e prega nasal horizontal causada pelo hábito de coçar o nariz. O exame das cavidades nasais mostra mucosa nasal geralmente pálida, edemaciada e abundante secreção clara ou mucoide. Nos casos crônicos, observa-se hipertrofia importante de conchas inferiores.

Fatores desencadeantes

O rastreamento de fatores desencadeantes e/ou agravantes (tabagismo ativo/passivo, natação), medicamentos, presença de comorbidades (sinusites e otites de repetição) e outras doenças alérgicas (asma, conjuntivite alérgica e eczema atópico) são obrigatórios. A RA pode ser sazonal ou perene. Além desta classificação, a RA pode ser identificada como intermitente ou persistente, de acordo com o número de dias na semana em que o indivíduo apresenta sintomas (Quadro 13.2).

Quadro 13.2. Fatores desencadeantes de alergias respiratórias.

Aeroalérgenos	
Ácaros de pó domiciliar	*Dermatophagoides pteronyssinus, Dermatophagoides farinae, Blomia tropicalis*
Baratas	*Blatella germanica, Periplaneta americana*
Fungos	*Aspergillus* sp., *Cladosporium* sp., *Alternaria* sp., *Penicillium notatum*
Animais de pelo	Gato, cão, coelho, cavalo e roedores (hamster, guinea pig, furão doméstico, camundongos)
Pólens	Gramíneas – *Lolium multiflorum* (azevém), *Phleum pratense*
Ocupacionais	Trigo, poeira de madeira, detergentes, látex
Poluentes	
Intradomiciliares	Fumaça de cigarro, material particulado (PM 10) e dióxido de nitrogênio (NO_2), derivados de combustão do gás de cozinha ou fogão a lenha
Extradomiciliares	Ozônio, NOx e dióxido de enxofre
Irritantes	
	Odores fortes, perfumes, ar-condicionado, produtos de limpeza

Fonte: Adaptado de Rubini et al. (2017).

Fisiopatologia

A RA é a doença crônica mais prevalente, resultado de reação inflamatória de hipersensibilidade com participação de anticorpos IgE a alérgenos específicos decorrentes de sensibilização alérgica prévia. O desequilíbrio entre imunidade inata e adaptativa, junto com fatores ambientais, são críticos para o desenvolvimento da reação alérgica.

Diagnóstico

O diagnóstico pode ser: etiológico, avaliação da cavidade nasal, avaliação por imagem e métodos complementares (Figura 13.2).

Figura 13.2. Pontos importantes e abordagem da rinite alérgica.

Diagnóstico da RA é clínico:

- Sintomas
- História pessoal e familiar de atopia
- Exame físico

Recursos diagnósticos da RA:

- Etiológico
  - Teste cutâneo de puntura
  - IgE específica
  - Provocação nasal
- Citologia nasal
- Exames complementares
  - IgE total, exames radiológicos, avaliação do sono

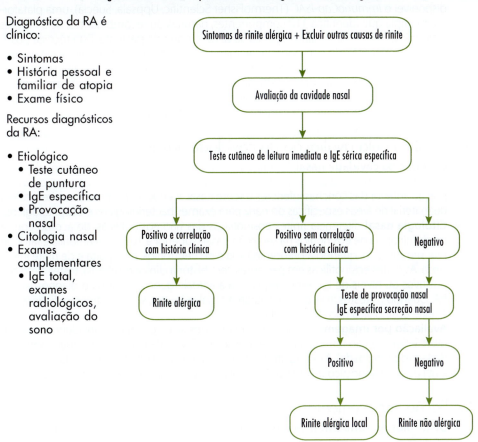

Fonte: Adaptada de Rondon et al. (2010).

Diagnóstico etiológico

» **Testes cutâneos de hipersensibilidade imediata (TCHI)** por puntura com aeroalérgenos (alta sensibilidade e especificidade) são os recursos mais utilizados no diagnóstico da alergia respiratória e evidenciam reações alérgicas mediadas por IgE. São comparáveis aos testes *in vitro* para determinação de IgE específica.

» **Determinação de IgE sérica total e específica** apresenta valor diagnóstico para alergia limitado, uma vez que concentrações séricas elevadas de IgE total podem ser detectadas em diferentes doenças. São indicadores indiretos de atopia: dosagem de IgE total elevada e eosinofilia no sangue periférico e na secreção nasal. A positividade dos TCHI e a presença de IgE séricas específicas podem representar apenas sensibilização atópica e não devem ser valorizados na ausência de sintomas alérgicos. Do mesmo modo que os testes cutâneos de hipersensibilidade imediata, a dosagem de IgE específica para aeroalérgenos em pacientes abaixo de 4 anos tem limitações em sua acurácia diagnóstica. A pesquisa de IgE específica, *in vitro*, para aeroalérgenos individualizados, quando realizada com antígenos padronizados e técnica adequada, apresenta características operacionais (sensibilidade e especificidade) semelhantes às dos TCHI: sensibilidade de 89% e especificidade de 91%.

» **Diagnóstico por componentes moleculares alergênicos (*microarray*):** no Brasil, está disponível o *ImmunoCap-ISAC* (ThermoFisher Scientific, Uppsala, Suécia), uma plataforma múltipla que identifica 112 componentes, naturais ou recombinantes, de 51 fontes alergênicas, sendo necessários apenas 30 µl de sangue do paciente. Esta técnica possibilita a identificação do componente alergênico e a qual família de proteína ele pertence, com a vantagem de averiguar reatividade cruzada entre diferentes alérgenos, bem como determinar e monitorar o perfil da reatividade molecular do paciente ao alérgeno, o que possibilitará em futuro próximo personalizar os extratos para imunoterapia específica com alérgeno, incluindo somente alérgenos relevantes.

Diagnóstico pela avaliação da cavidade nasal

» **O exame da cavidade nasal** é composto pela rinoscopia anterior com espéculo nasal e luz frontal com visão adequada das narinas, vestíbulo nasal, região da válvula nasal e porção anterior das conchas inferiores e septo nasal. A endoscopia nasal permite a coleta de material de áreas específicas do nariz para exames bacteriológicos e citopatológicos.

» **Citologia nasal** diferencia rinites eosinofílicas das não eosinofílicas, de acordo com a predominância de eosinófilos na secreção nasal (superior a 10%), a eosinofilia é fator de pior prognóstico; quando a predominância é de neutrófilos, a suspeita é de rinite infecciosa. As rinites eosinofílicas em pacientes com história clínica de alergia, testes alérgicos positivos ou níveis de IgE sérica específica a aeroalérgenos confirma o diagnóstico de RA. Quando os testes *in vivo*, e o citograma nasal, e *in vitro*, são negativos, o diagnóstico é rinite eosinofílica não alérgica (RENA).

» **Avaliação por imagem:** a radiografia simples dos seios paranasais (incidências de Caldwell e Waters) não tem papel no diagnóstico da RA ou de rinossinusites (baixa sensibilidade e especificidade). A radiografia lateral de crânio, ou radiografia simples da rinofaringe, é útil para o diagnóstico de obstrução nasal por hipertrofia da tonsila faríngea (adenoide).

Avaliação complementar

» **Distúrbios do sono (DRS)** são frequentes, com prevalência entre 25% e 40% em crianças. O padrão-ouro para diagnóstico de DRS é a polissonografia. Questionários para avaliação de DRS com sete domínios (resistência para dormir, duração do sono, ansiedade para dormir, despertar noturno, parassonia, alteração da respiração no sono e sonolência diurna) existem para verificar os hábitos de sono em crianças (*Children's Sleep Habits Questionnaire*, CSHQ, validado para o português).

Comorbidades

As comorbidades associadas à RA na criança são: asma, conjuntivite alérgica, rinossinusite aguda e crônica, otite média com efusão, tosse crônica e alterações do desenvolvimento craniofacial dos respiradores bucais, apneia e hipopneia obstrutiva do sono.

Asma

Fatores desencadeantes comuns, semelhança do processo inflamatório das mucosas nasal e brônquica, existência de inflamação nasal em asmáticos sem sintomas de rinite e de inflamação brônquica na rinite sem sintomas de asma, bem como a indução de inflamação brônquica por provocação nasal com alérgenos e inflamação nasal por provocação brônquica evidenciam a teoria da doença única da via aérea, em que a rinite e a asma são consideradas manifestações de uma mesma doença. A presença de rinite incorretamente tratada ou não tratada em asmáticos pode elevar em até 3 vezes o risco de ocorrência de exacerbações. Por outro lado, é frequente encontrar hiper-responsividade brônquica entre pacientes com rinite, seja ela de natureza alérgica ou não, associada a forte risco para desenvolvimento de asma.

Assim, é indispensável buscar manifestações de asma em pacientes com rinite, bem como manifestações de rinite entre os asmáticos. Na asma e na rinite há possibilidade de achados de alterações sinusais na avaliação por imagem indistinguíveis de sinusopatias infecciosas. Asma e rinite requerem tratamento tópico simultâneo para o controle da doença única da via aérea. Alternativas de tratamento sistêmico, tais como a imunoterapia específica com alérgenos, antagonistas de receptores de leucotrienos, anti-histamínicos e a anti-IgE, isoladamente ou em combinação, representam opções terapêuticas complementares que merecem consideração como alternativa ao padrão de tratamento com corticosteroide (CE) tópico inalatório associado ao CE de uso tópico nasal.

Na prática, a recomendação é proceder com anamnese e exame físico cuidadosos para identificar manifestações de rinite em asmáticos e de asma entre pacientes com rinite, estratégia que levará ao tratamento integral adequado de cada paciente. Esta avaliação eminentemente clínica pode ser complementada com provas de função pulmonar, avaliação do pico do fluxo inspiratório nasal, nasofibroscopia ou consulta otorrinolaringológica.

Rinoconjuntivite

A rinoconjuntivite alérgica é condição subdiagnosticada, sendo a forma mais comum e mais branda dentre as alergias oculares. Acredita-se que 90% das doenças alérgicas apresentem rinoconjuntivite como comorbidade, com sintomas oculares melhorando quando o quadro de RA é tratado.

Rinossinusite

A associação entre rinite alérgica e rinossinusite infecciosa é frequentemente observada. A RA é considerada um dos fatores responsáveis pela persistência da inflamação da mucosa nasossinusal em pacientes com rinossinusite crônica. Recomenda-se que pacientes com rinossinusite crônica ou recorrente, principalmente com indicação cirúrgica, devam ser avaliados do ponto de vista alérgico (interrogatório, testes cutâneos e outros).

Respirador oral e síndrome da apneia, hipopneia obstrutiva do sono (SAHOS)

Roncos e/ou respiração bucal afetam 3% e 26% da população pediátrica, com consequências no crescimento inadequado do complexo dentofacial, podendo desenvolver síndrome da face alongada, palato em ogiva, assoalho nasal curto, erupção excessiva dos molares e mordida aberta e cruzada.

Dentre as causas mais frequentes de respiração bucal encontram-se a RA e/ou hipertrofia adenoamigdaliana, com a RA devendo ser investigada nas crianças sintomáticas e com adenoides hipertróficas.

Otite média com efusão

Na RA, a inflamação alérgica pode comprometer as extremidades da tuba auditiva, tanto na rinofaringe como na orelha média. Pacientes com RA têm risco maior para disfunção tubária, principalmente na infância.

Tratamento da rinite alérgica

Compreende as medidas não farmacológicas e as medidas farmacológicas.

Medidas não farmacológicas

As medidas não farmacológicas se referem ao controle ambiental, conforme descrito no Quadro 13.3, e à imunoterapia.

Quadro 13.3. Medidas de controle do ambiente na rinite alérgica.

- O quarto de dormir deve ser preferencialmente bem ventilado e ensolarado. Evitar travesseiro e colchão de paina ou pena. Usar os de espuma, fibra ou látex, sempre que possível envoltos em material plástico (vinil) ou em capas impermeáveis aos ácaros. O estrado da cama deve ser limpo 2 vezes por mês. As roupas de cama e cobertores devem ser trocados e lavados regularmente com detergentes e a altas temperaturas (55 °C) e secadas ao sol ou ar quente. Se possível, a superfície dos colchões deve ser aspirada, empregando-se um modelo potente de aspirador doméstico

- Evitar tapetes, carpetes, cortinas e almofadões. Preferir pisos laváveis (cerâmica, vinil e madeira) e cortinas do tipo persianas ou de material que possa ser limpo com pano úmido. No caso de carpetes ou tapetes muito pesados, de difícil remoção, aspirar pelo menos duas vezes na semana, após terem sido deixados ventilar

- Camas e berços não devem ser justapostos à parede. Caso não seja possível, coloque-a junto à parede sem marcas de umidade ou a mais ensolarada

- Evitar bichos de pelúcia, estantes de livros, revistas, caixas de papelão ou qualquer outro local onde possam ser formadas colônias de ácaros no quarto de dormir. Substitua-os por brinquedos de tecido para que possam ser lavados com frequência

- Identificar e eliminar mofo e umidade, principalmente no quarto de dormir, reduzindo a umidade a menos de 50%. Verifique periodicamente as áreas úmidas de sua casa, como banheiro (cortinas plásticas do chuveiro, embaixo das pias etc.). Solução diluída de água sanitária pode ser aplicada nos locais mofados, até remoção definitiva, pela possibilidade de irritação da mucosa respiratória. Investigar outras fontes de exposição aos fungos fora do domicílio (creche, escola e locais de trabalho)

- Evitar vassouras, espanadores e aspiradores de pó comuns. Passar pano úmido diariamente na casa ou usar aspiradores de pó com filtros especiais 2 vezes semana. Afastar o paciente alérgico do ambiente enquanto ocorrer a limpeza

- Ambientes fechados por tempo prolongado (casa de praia ou de campo) devem ser arejados e limpos pelo menos 24 horas antes da entrada dos indivíduos com alergia respiratória

- Evitar animais de pelo e pena, especialmente no quarto e na cama do paciente (ambiente seguro). Manter a porta do dormitório sempre fechada. No caso da impossibilidade de restringir o animal a uma única área da moradia, e de utilizar purificadores HEPA (Hight Efficiency Particulate Air) no quarto do paciente, preferir peixes e tartarugas como animais de estimação de crianças alérgicas

- Evitar a exposição dos indivíduos alérgicos aos camundongos e ratos. Além dos cuidados de limpeza, incluir a colocação de armadilhas, vedação de furos e rachaduras que atuam como portas de entrada das pragas. Aplicar raticida nos casos de grandes infestações

- Buscar a presença de baratas, visando seu extermínio. Colocar iscas. Evitar inseticidas e produtos de limpeza com forte odor

- Remover o lixo e manter os alimentos fechados e acondicionados para evitar baratas e roedores. Não armazenar lixo dentro de casa

- Dar preferência às pastas e sabões em pó para limpeza de banheiro e cozinha. Evitar talcos, perfumes desodorantes, principalmente na forma de *sprays*

(Continua)

Quadro 13.3. Medidas de controle do ambiente na rinite alérgica (continuação).

- Não fumar e nem deixar que fumem dentro de casa e do automóvel. O tabagismo pré-natal, perinatal e pós-natal está associado a problemas respiratórios futuros na prole

- Evitar banhos extremamente quentes e oscilação brusca de temperatura. A temperatura ideal da água é a temperatura corporal

- Dar preferência à vida ao ar livre. Esportes podem e devem ser praticados, evitando-se dias com alta exposição a pólens ou poluentes em determinadas áreas geográficas

- Recomenda-se aos pacientes alérgicos ao pólen manter as janelas da casa e do carro fechadas durante o dia, abrindo-as à noite (menor contagem de pólens). Os sistemas de ventilação de casa e do carro devem ser equipados com filtros especiais. Máscaras protetoras e óculos são úteis. Os pólens podem ser transportados para dentro de casa nas roupas e em animais domésticos. Evite deixar as roupas para secarem ao ar livre, se possível use secadora automática

- Evitar atividades externas nos períodos de alta contagem de polens, entre 5 e 10 horas da manhã e em dias secos, quentes e com ventos. Manter os filtros dos aparelhos de ar-condicionado sempre limpos. Se possível, limpe-os mensalmente. Evitar a exposição a temperatura ambiente muito baixa e a oscilações bruscas de temperatura. Lembrar que o ar-condicionado é seco e muito irritante

Fonte: Sakano et al. (2017).

Medidas farmacológicas

Anti-histamínicos

Os anti-histamínicos H_1 (anti-H_1) são considerados medicamentos de primeira linha no tratamento da RA. Atuam sobre os receptores H_1, interferem na ação da histamina sobre as terminações nervosas sensoriais, na estimulação reflexa parassimpática das secreções glandulares e na vasodilatação e aumento da permeabilidade pós-capilar. Além disso, sub-regulam a inflamação alérgica nasal reduzindo a expressão de citocinas inflamatórias, moléculas de adesão e também a ativação de células epiteliais, eosinófilos, basófilos e mastócitos (Tabelas 13.1 e 13.2).

Tabela 13.1. Anti-histamínicos H_1 clássicos ou de primeira geração.

Nome	Apresentação	Posologia	
		Crianças	> 12 anos e adultos
Cetotifeno	Xarope: 0,2 mg/mL Solução oral: 1 mg/mL Comprimido: 1 mg	**6 meses a 3 anos**: 0,05 mg/kg de 12 em 12 horas **> 3 anos**: 5 mL (1 mg) de 12 em 12 horas	1 comprimido de 12 em 12 horas

(Continua)

PARTE 1 – PEDIATRIA GERAL

Tabela 13.1. Anti-histamínicos H$_1$ clássicos ou de primeira geração (continuação).

Nome	Apresentação	Posologia	
		Crianças	> 12 anos e adultos
Clemastina	Xarope: 0,05 mg/mL Comprimido: 1 mg	< **1 ano**: 2,5 mL de 12 em 12 horas **1 a 3 anos**: 2,5 a 5 mL de 12 em 12 horas **3 a 6 anos**: 5 mL de 12 em 12 horas **6 a 12 anos**: 7,5 mL de 12 em 12 horas	20 mL de 12 em 12 horas ou 1 comprimido de 12 em 12 horas
Cipro-heptadina	Xarope: 2 mg/mL Comprimido: 4 mg	**2 a 6 anos**: 2 mg de 8 em 8 horas (máximo 8 mg/dia) **6 a 12 anos**: 4 mg de 8 em 8 horas (máximo 16 mg/dia)	4 mg de 8 em 8 horas (máximo 16 mg/dia)
Dexclorfeniramina	Gotas: 2,8 mg/mL Xarope: 2 mg/5 mL Comprimido: 4 mg Drágeas: 6 mg	**2 a 6 anos**: 1,25 mL de 8 em 8 horas 1 gota/2 kg de 8 em 8 horas (máximo: 3 mg = 30 gotas/dia) **6 a 12 anos**: 2,5 mL de 8 em 8 horas 1 gota/2 kg de 8 em 8 horas (máximo: 6 mg = 60 gotas/dia)	5 mL, 20 gotas ou 1 comprimido de 8 em 8 horas (máximo de 12 mg/dia)
Hidroxizina	Xarope: 2 mg/mL Comprimidos: 10 e 25 mg	Até **6 anos**: 50 mg/dia > **6 anos**: até 100 mg/dia	Até 150 mg/dia
Prometazina	Xarope: 5 mg/5 mL Comprimido: 25 mg	1 mg/kg/dia 2 a 3 vezes/dia	20 a 60 mg/dia

Fonte: Sakano et al. (2017).

Tabela 13.2. Anti-histamínicos H_1 não clássicos ou de segunda geração.

Nome	Apresentação	Posologia	
		Crianças	> 12 anos e adultos
Cetirizina	Gotas: 10 mg/mL Solução oral: 1 mg/mL Comprimido: 10 mg	**6 meses a 2 anos**: 2,5 mg 1 vez ao dia **2 a 6 anos**: 2,5 mg de 12 em 12 horas **6 a 12 anos**: 5 mg de 12 em 12 horas	10 mg/dia
Levocetirizina	Gotas: 2,5 mg/10 gotas Comprimido: 5 mg	**2 a 6 anos**: 1,25 mg (5 gotas) de 12 em 12 horas **> 6 anos**: 5 mg/ dia (20 gotas ou 1 comprimido)	5 mg/dia
Loratadina	Xarope: 1 mg/mL Comprimido: 10 mg	**> 2 anos**: < 30 kg: 5 mg/dia ≥ 30 kg: 10 mg/dia	10 mg/dia
Desloratadina	Gotas: 1,25 mg/mL Xarope: 0,5 mg/mL Comprimido: 5 mg	**6 meses a 2 anos**: 1 mg 1 vez ao dia (ou 2 mL ou 16 gotas) **2 a 6 anos**: 1,25 mg 1 vez ao dia (ou 2,5 ml ou 20 gotas) **6 a 12 anos**: 2,5 mg 1 vez ao dia (ou 5 mL ou 40 gotas)	5 mg/dia
Ebastina	Xarope: 1 mg/mL Comprimido: 10 mg	**2 a 6 anos**: 2,5 mg 1 vez ao dia **6 a 12 anos**: 5 mg 1 vez ao dia	10 mg/dia
Epinastina	Xarope: 2 mg/mL Comprimido: 10 mg ou 20 mg	**6 a 12 anos**: 5 a 10 mg 1 vez ao dia	10 a 20 mg/dia
Fexofenadina	Solução: 6 mg/mL Comprimido: 30, 60, 120 e 180 mg	**6 meses a 2 anos**: 15 mg (2,5 mL) de 12 em 12 horas **2 a 6 anos**: 30 mg (5 mL) de 12 em 12 horas **6 a 12 anos**: 60 mg/ dia	60 mg de 12 em 12 horas, ou 120 mg 1 vez ao dia
Rupatadina	Comprimido: 10 mg	Não recomendado	10 mg/dia
Bilastina	Comprimido: 20 mg	Não recomendado	20 mg/dia Obs.: 1 hora antes ou 2 horas após as refeições

Fonte: Sakano et al. (2017).

Glicocorticosteroides

Glicocorticosteroide sistêmico

Estão indicados para o controle dos sintomas de RA, por via oral, por períodos de, no máximo, 5 a 7 dias, nos casos graves.

Glicocorticosteroide tópico nasal (CT)

Os CT têm sido usados nos casos de rinites não alérgicas, como as idiopáticas, ocupacionais e a gestacional (Tabela 13.3).

Tabela 13.3. Corticosteroides de uso tópico nasal.

Corticoide	Dosagem e administração	Dose	Idade
Beclometasona	50 e 100 mcg/jato 1 a 2 jatos/narina 1 a 2 vezes ao dia	100 a 400 mcg/dia	> 6 anos
Budesonida	32, 64, 50 e 100 mcg/jato 1 a 2 jatos/narina 1 vez ao dia	64 a 400 mcg/dia	> 4 anos
Propionato de fluticasona	50 mcg/jato 1 a 2 jatos/narina 1 vez ao dia	100 a 200 mcg/dia	> 4 anos
Mometasona	50 mcg/jato 1 a 2 jatos/narina 1 vez ao dia	100 a 200 mcg/dia	> 2 anos
Ciclesonida	50 mcg/jato 2 jatos/narina 1 vez ao dia	200 mcg/dia	> 6 anos
Furoato de fluticasona	27,5 mcg/jato 1 a 2 jatos/narina 1 vez ao dia	55 a 110 mcg/dia	> 2 anos

Fonte: Sakano et al. (2017).

Cromoglicato dissódico

Tem ação estabilizadora sobre a membrana de mastócitos e, consequentemente, impede a liberação dos mediadores químicos estocados nestas células durante a reação alérgica, sendo que sua eficácia se relaciona com o uso contínuo, antes da exposição ao alérgeno. Encontra-se disponível em formulações de soluções para uso tópico nasal a 2% e 4%, devendo ser administrado de 4 a 6 vezes ao dia.

Antagonistas de receptores de leucotrienos

Os leucotrienos (LT) são mediadores lipídicos formados a partir do metabolismo enzimático do ácido araquidônico, sendo mediadores importantes da resposta inflamatória na asma e na RA – provocando vasodilatação, exsudação plasmática, secreção de muco – além de inflamação eosinofílica, com consequente obstrução nasal, e brônquica. O antagonista dos receptores de leucotrienos ou montelucaste de sódio (MS) é o único composto desta classe disponível no Brasil. Embora não seja a primeira escolha para o tratamento de pacientes com RA, o MS tem sido apontado como uma alternativa terapêutica para os pacientes com asma e rinite alérgica concomitante, e naqueles com dificuldade de adesão à medicação tópica nasal.

O MS se encontra disponível nas seguintes apresentações: 4 mg (sachê de pó granulado ou comprimido mastigável), para crianças entre 6 meses e 5 anos; 5 mg (comprimido mastigável), para crianças entre 6 e 14 anos; e 10 mg (comprimido), para ≥ 15 anos. Ele é bem tolerado e as reações adversas associadas em geral são leves e não requerem a descontinuação do tratamento. Entre os efeitos adversos destacam-se: dor abdominal, cefaleia, sonolência, agitação, entre outros.

Imunoterapia alérgeno-específica

A imunoterapia alérgeno-específica (ITE) permanece como o único tratamento modificador da evolução natural da doença alérgica com benefícios duradouros após a sua descontinuação. Atualmente, a ITE utilizada no tratamento da RA é administrada por via subcutânea (SCIT) ou sublingual (SLIT). As principais limitações da SCIT são os inconvenientes de aplicações injetáveis semanais, a longa duração do tratamento e o risco de eventos adversos. A ITE é recomendada no tratamento de adultos e crianças (> 5 anos) com RA intermitente moderada/grave e em todas as formas persistentes (Figura 13.3).

Figura 13.3. Fluxograma do tratamento da rinite alérgica.

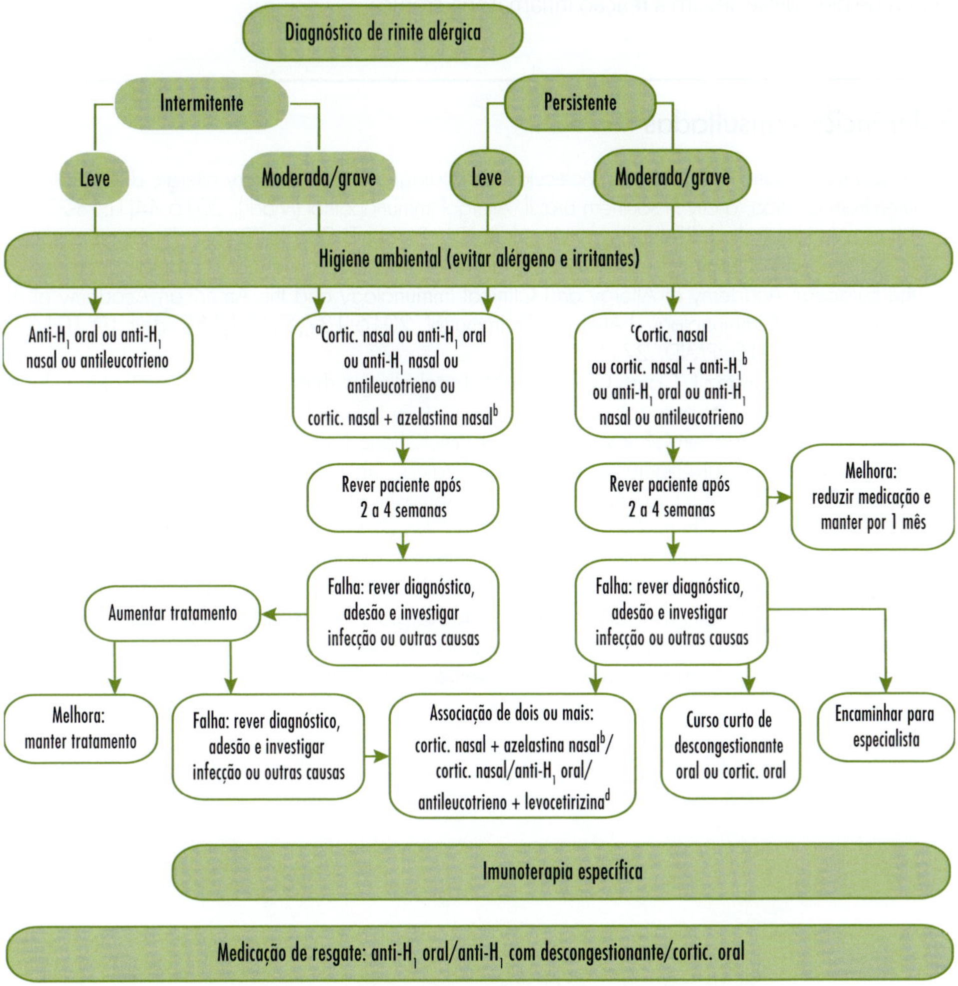

Anti-H$_1$: anti-histamínico H$_1$; cortic.: corticosteroide; [a]: sem ordem de preferência; [b]: > 6 anos; [c]: em ordem de preferência; [d]: > 18 anos.
Fonte: Adaptada de Sakano et al. (2017).

Rinites infecciosas

Podem ser classificadas em agudas e crônicas, com os quadros agudos sendo mais frequentes e, na maioria dos casos, com etiologia viral (vide capítulos 11 *Resfriado Comum e Influenza* e 15 *Sinusite*).

O tratamento visa o alívio de sintomas; aumentar a ingestão de líquidos; lavagem nasal com soro fisiológico e vaporização com água. Antibióticos são indicados somente se houver complicação bacteriana (geralmente suspeita-se quando os sintomas persistem por mais de 2 semanas).

Rinite por irritantes

Os sintomas podem ser desencadeados pela inalação de diversos produtos poluentes extradomiciliares: monóxido e dióxido de carbono, compostos de enxofre, compostos de nitrogênio, compostos orgânicos, compostos halogenados, material particulado e ozônio. Partículas de óleo diesel levam à reação inflamatória crônica.

Referências consultadas

1. Araújo LM, Rosario NA, Mari A. Molecular-based diagnosis of respiratory allergic diseases in children from Curitiba, a city in southern Brazil. Allergol Immunopathol (Madr). 2016;44(1):18-22.
2. Muraro A, Lemanske Jr RF, Hellings PW, Akdis CA, Bieber T, Casale TB et al. Precision medicine in patients with allergic diseases: airway diseases and atopic dermatitis-practall document of the European Academy of Allergy and Clinical Immunology and the American Academy of Allergy, Asthma & Immunology. J Allergy Clin Immunol. 2016;137(5):1347-58. doi: 10.1016/j.jaci.2016.03.010. PMID: 27155030.
3. Rondon C, Fernandez J, Canto G, Blanca M. Local allergic rhinitis: concept, clinical manifestations, and diagnostic approach. J Investig Allergol Clin Immunol. 2010;20:364-71.
4. Rubini NPM, Wandalsen GF, Rizzo MCV, Aun MV, Chong Neto HJ, Sole D. Guia prático sobre controle ambiental para pacientes com rinite alérgica. Arq Alergia Imunol. 2017;1(1):7-22.
5. Sakano E, Sarinho ESC, Cruz AA, Patorino AC, Tamashiro E, Kuschnir FC, Castro FFM, Romano FRR, Wandalsen GF, Chong Neto HJ, Mello Jr JF, Silva LR, Rizzo MC, Miyake MM, Rosário Filho NA, Rubini NPM, Mion O, Camargos PA, Roithmann R, Godinho RN, Pignatari SN, Sih T, Anselmo-Lima WT, Solé D. IV Consenso Brasileiro sobre Rinites – 2017. [Acesso em 17 jan. 2018]. Documento conjunto da Associação Brasileira de Alergia e Imunologia, Associação Brasileira de Otorrinolaringologia e Cirurgia Cérvico-Facial e Sociedade Brasileira de Pediatria. Disponível em: http://www.aborlccf.org.br/consensos/Consenso_sobre_Rinite-SP-2014-08.pdf.

Capítulo 14

Otite Média Aguda

Ana Paula Scoleze Ferrer
Maria Helena Valente

Otite é um dos principais motivos de consultas pediátricas, sendo a doença infecciosa de maior prevalência na infância e a principal causa de prescrição de antibioticoterapia.

O Quadro 14.1 apresenta as principais terminologias e definições adotadas com relação às otites.

Quadro 14.1. Definições e terminologia na otite média.

- Otite média (OM) é a inflamação da orelha média e seus anexos, podendo ser aguda ou crônica

- Efusão da orelha média (EOM) designa a presença de líquido na cavidade da orelha média, mas não define a etiologia, patogenia, patologia e duração. A efusão pode ser serosa, mucosa, espessa (*glue ear*) ou purulenta, ser resultado de otite média aguda, rinofaringite viral ou otite média secretora e de aparecimento recente, agudo, mais prolongado ou crônico

- Otorreia é a secreção que sai da orelha oriunda de um ou mais pontos, como meato acústico externo, orelha média, mastoide

- Otite média aguda (OMA) é a presença de efusão infectada na orelha média, com sinais e sintomas de início abrupto

- Otite média secretora (OMS) é a presença de efusão que persiste 3 ou mais meses na orelha média, geralmente sem sinais e sintomas de infecção aguda

- Otite média recorrente (OMR) é definida como três ou mais episódios bem documentados e distintos de OMA nos últimos 6 meses, ou quatro ou mais episódios nos últimos 12 meses

- Otite média crônica (OMC) é a inflamação da mucosa da orelha média por um período maior do que 3 meses, manifestada clinicamente pela presença de membrana timpânica perfurada, otorreia intermitente ou persistente e perda auditiva

(Continua)

Quadro 14.1. Definições e terminologia na otite média (continuação).

- "Complexo otite média" denomina a correlação evidente entre os quadros de OMA, efusão na orelha média e otite média secretora (OMS), que considera a evolução das diversas formas clínicas da doença da orelha média entre si, segundo um processo contínuo e comum no qual os quadros clínicos de otite média se sucedem, se alternam e se superpõem

Fonte: Adaptado de American Academy of Pediatrics, 2013.

Classificação das otites médias

A otite média (OM) só pode ser diagnosticada após a detecção de efusão na orelha média. Quando não existe efusão na caixa do tímpano, a OM está excluída.

A OM pode ser classificada como aguda (OMA) ou secretora (OMS). A distinção entre esses quadros é fundamental para evitar tanto o sub como o superdiagnóstico com consequências indesejáveis, como resistência bacteriana associada ao excesso de prescrição de antibióticos (ATB) e/ou alterações de linguagem decorrentes de hipoacusia.

Epidemiologia e fatores de risco

A otite média acomete 90% das crianças, com a ocorrência de pelo menos um episódio antes de completar 5 anos de idade. A maior incidência de OMA ocorre entre 6 e 12 meses. Quando acontece antes dos 6 meses é um importante fator preditivo para episódios recorrentes. Após a resolução do quadro de OMA, a efusão na orelha pode persistir por algum tempo, onde o risco de efusão persistente na orelha média é inversamente relacionado com a idade da criança, sendo quatro vezes maior nos menores de 2 anos com relação aos mais velhos. Essa efusão persistente predispõe à OMS e à recorrência de OMA (Figura 14.1).

Figura 14.1. Complexo otite média.

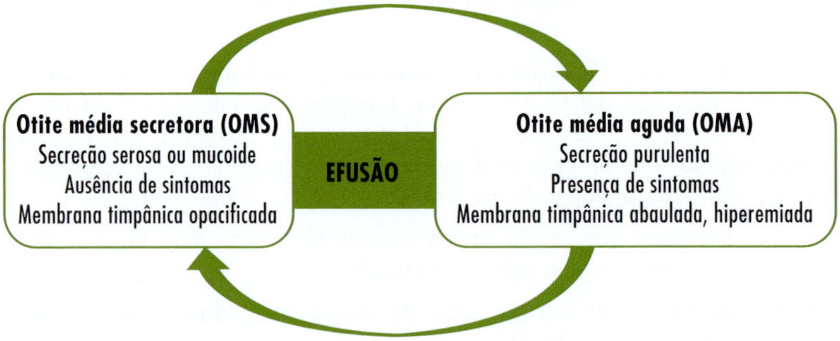

Otite média secretora (OMS)	EFUSÃO	Otite média aguda (OMA)
Secreção serosa ou mucoide		Secreção purulenta
Ausência de sintomas		Presença de sintomas
Membrana timpânica opacificada		Membrana timpânica abaulada, hiperemiada

Fonte: Desenvolvida pela autoria.

Os fatores de risco para a OM são:

» **Relacionados ao hospedeiro:** sexo, idade, prematuridade, raça, presença de alergia, imunocompetência, alterações craniofaciais, predisposição genética.

» **Relacionadas com o ambiente:** infecções do trato respiratório superior, estação do ano, frequência a creches e escolinhas, poluição ambiental, exposição ao tabagismo passivo, tempo de amamentação, uso de chupetas e mamadeiras, posição para mamar, hábitos orais e nível socioeconômico.

Etiopatogenia

A patogênese da OM é multifatorial e inclui disfunção da tuba auditiva (TA) e fatores genéticos, infecciosos, imunológicos, alérgicos, ambientais e sociais. Dentre os fatores mais importantes, deve-se considerar a imaturidade estrutural e funcional da TA e o sistema imunológico em desenvolvimento. Nos menores de 2 anos de idade, a TA é mais curta, de maior calibre e mais horizontalizada, com ângulo de 10°, diferente dos 45° das crianças mais velhas, o que favorece a sequência de eventos representados na Figura 14.2. Além disso, crianças pequenas apresentam imaturidade na capacidade de produzir imunoglobulinas da classe IgG, sobretudo a subclasse IgG2, relacionadas com a resposta aos antígenos polissacarídeos do *Haemophilus influenzae* e *Streptococcus pneumoniae*, os principais patógenos envolvidos na etiologia das OMAs.

Figura 14.2. Etiopatogenia da otite média.

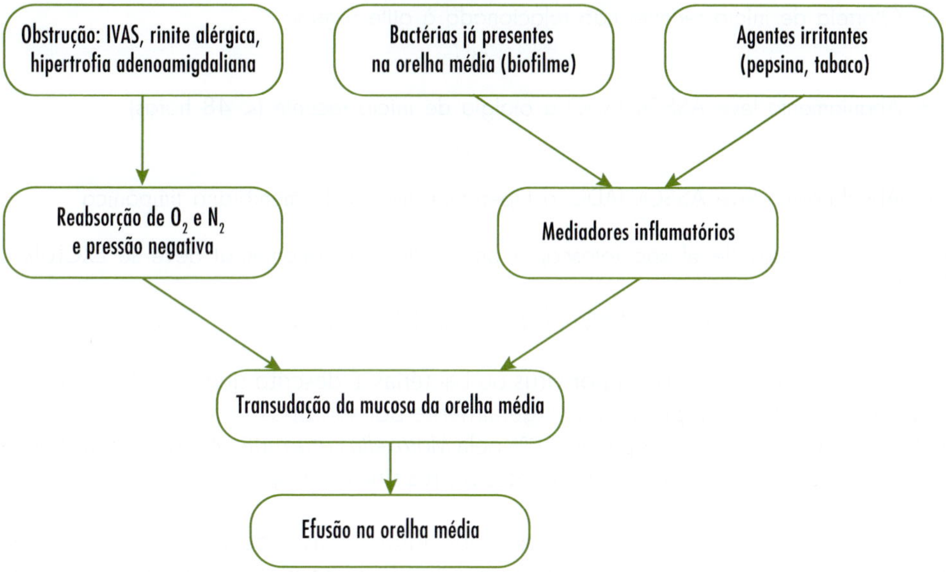

Fonte: Adaptada de American Academy of Pediatrics, 2013.

Diagnóstico

Frente a uma otoscopia alterada, é fundamental a distinção entre OMA e OMS porque as opções de tratamento e de abordagem variam entre essas duas apresentações clínicas. O método diagnóstico mais importante, além da história clínica caracterizando a presença de sintomas, é a aparência e a mobilidade da membrana timpânica (MT), o que deveria incluir a realização de otoscopia pneumática.

Apresentações clínicas
Otite média aguda

O diagnóstico de OMA é clínico, entretanto, nem sempre é de certeza, uma vez que os sintomas costumam ser inespecíficos: febre e otalgia, que pode se manifestar nas crianças menores apenas com irritabilidade, dificuldade para sugar, alterações do sono, anorexia e vômitos. O sintoma mais específico, a otorreia, está presente apenas nos casos que evoluírem para a perfuração da membrana timpânica. Na otoscopia observa-se abaulamento da MT (é o sinal mais específico), opacidade, hiperemia e, quando utilizado otoscópio pneumático, perda da mobilidade timpânica. A utilização de escores não se mostrou adequada para o diagnóstico na prática clínica. No sentido de tornar o diagnóstico de OMA mais preciso, a Academia Americana de Pediatria preconiza que sejam adotados os seguintes critérios (Quadro 14.2):

Quadro 14.2. Critérios diagnósticos para a otite média aguda.

1. Abaulamento moderado a severo da membrana timpânica

OU

2. Otorreia de início recente não relacionado à otite externa

OU

3. Abaulamento leve ASSOCIADO a otalgia de início recente (< 48 horas)

OU

4. Abaulamento leve ASSOCIADO a hiperemia intensa da membrana timpânica

Obs.: na ausência de efusão (otoscopia pneumática/timpanometria) deve se EXCLUIR a hipótese de OMA.
Fonte: Adaptado de American Academy of Pediatrics, 2013.

A OMA pode ser causada por vírus ou bactérias. É descrito que 40% dos casos são devido ao *Streptococcus pneumoniae* (geralmente por sorotipos não cobertos pela vacina), 25% por hemófilos não tipáveis, 10% pela *Moraxella catarrhalis*, 4% por outras bactérias e 21% por vírus, sendo mais frequentes o vírus sincicial respiratório, o adenovírus e o influenza.

O tratamento da OMA inclui medicações sintomáticas e, quando necessário, a utilização de antibióticos. A analgesia deve ser indicada para todas as crianças que estejam apresentando dor, devendo ser prescritos analgésicos comuns como dipirona, paracetamol e calor local. Gotas otológicas não demonstram benefícios, principalmente entre crianças pequenas.

A principal discussão no tratamento da OMA relaciona-se à necessidade de prescrever ou não antibioticoterapia, uma vez que muitos casos são virais e, mesmo entre aqueles de etiologia bacteriana, ser verificado cura espontânea em até 80% deles. Com base nisso, os principais consensos internacionais passaram a ser mais criteriosos na indicação de antibióticos, reservando-a para os pacientes considerados de maior risco para evoluir com complicações (Quadro 14.3). Para crianças maiores, em bom estado geral, com outros sinais e sintomas sugestivos de infecção viral, pode se optar por tratar apenas com analgésicos e reavaliar o quadro clínico e a otoscopia em 24 a 48 horas. A Tabela 14.1 apresenta a recomendação da Academia Americana de Pediatria de quando o antibiótico deve ser prescrito e o Quadro 14.3, as opções a serem consideradas. Quando prescrito, o antibiótico deve ser mantido por 10 dias em crianças menores de 2 anos de idade e, nas maiores e sem antecedente de otites de repetição, pode ser prescrito por 5 a 10 dias, de acordo com a evolução clínica.

Quadro 14.3. Fatores a serem considerados para a prescrição de antibióticos na otite média aguda.

- Crianças menores de 6 meses de idade
- Temperatura ≥ 39 °C nas últimas 48 horas
- Sintomas sugestivos de OMA por mais de 48 horas
- Paciente em estado toxêmico e/ou com sintomas sistêmicos
- Membrana timpânica perfurada ou com sinais iminentes de perfuração
- Coexistência de infecção bacteriana em outro local
- Família aparentemente sem condições de avaliar a piora clínica da criança e retornar ao serviço de saúde

Fonte: Adaptado de American Academy of Pediatrics, 2013.

Tabela 14.1. Tratamento da otite média aguda conforme idade, sinais e sintomas e presença de otorreia recomendado pela Academia Americana de Pediatria.

Idade	Com otorreia	Sintomas intensos (uni ou bilateral)	Sintomas leves (otalgia leve, há menos de 48 horas, temperatura < 39 °C)	
			Bilateral	Unilateral
< 6 meses	ATB	ATB	ATB	ATB
6 meses a 2 anos	ATB	ATB	ATB	Observação clínica e reavaliação em 24 a 48 horas
> 2 anos	ATB	ATB	Observação clínica e reavaliação em 24 a 48 horas	Observação clínica e reavaliação em 24 a 48 horas

ATB: antibiótico.
Fonte: Adaptada de American Academy of Pediatrics, 2013.

Tabela 14.2. Antibioticoterapia para otite média aguda.

	Fármaco	Dose diária	Observações
1ª escolha	Amoxicilina	50 a 90 mg/kg	Considerar dose maior (90 mg/kg/dia) nas crianças com maior risco de pneumococo parcialmente resistente: uso de ATB nos últimos 3 meses, criança menor de 2 anos que frequenta creche ou escolinha, criança com vacina antipneumocócica incompleta ou de acordo com o perfil de resistência verificado na comunidade

(Continua)

Tabela 14.2. Antibioticoterapia para otite média aguda (continuação).

	Fármaco	Dose diária	Observações
2ª escolha (se falha de resposta em 48 horas)	Amoxicilina-clavulanato Cefuroxima	50 mg/kg 30 mg/kg	Amoxicilina-clavulanato: considerar dose maior de 90 mg de amoxicilina + 6,4 mg de clavulanato/kg/dia nas crianças com maior risco de pneumococo parcialmente resistente
3ª escolha (se falha terapêutica ou intolerância via oral)	Ceftriaxona	50 mg/kg intramuscular por 3 dias	
Se alergia à penicilina	Azitromicina Claritromicina Cefuroxima	10 mg/kg no 1º dia + 5 mg/kg por mais 4 dias 15 mg/kg 30 mg/kg	

Fonte: Adaptada de American Academy of Pediatrics, 2013.

É importante frisar que os descongestionantes orais ou tópicos, anti-histamínicos, anti-inflamatórios não hormonais e corticoides não são indicados no tratamento da OMA viral ou bacteriana porque não alteram a evolução da doença e podem ter efeitos colaterais não desejados.

Geralmente a resposta clínica ao tratamento da infecção é satisfatória. No entanto, apesar disso, a efusão e, consequentemente, as alterações da otoscopia relacionadas à presença de efusão podem persistir na orelha média por até 3 meses do episódio agudo e a criança deve ser reavaliada durante esse período. Duas semanas após a OMA, cerca de 75% das crianças terão derrame na orelha média persistente. A percentagem cai para 50% ao final de 1 mês e 10% a 25% após 3 meses da OMA (Figura 14.3).

Figura 14.3. Evolução da efusão na orelha média após um episódio de OMA.

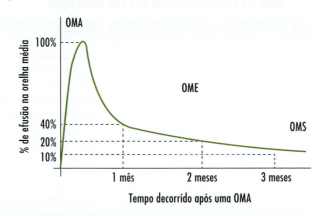

Fonte: Adaptada de American Academy of Pediatrics, 2013.

Otite média secretora

A otite média secretora (OMS), também denominada otite média com efusão, é um quadro que se caracteriza pela presença de efusão na orelha média (do tipo seroso ou mucoso), sem perfuração da MT e sem processo infeccioso agudo por um período igual ou maior do que 3 meses. A OMS pode ocorrer após um episódio de OMA ou pela obstrução da TA resultante de outra causa (mais comumente rinofaringite viral). A OMS é diferente da OMA na medida em que existe um derrame da orelha média sem sinais ou sintomas de infecção aguda. Na OMS a MT tem aspecto crônico, opacificada, retraída, com ar líquido ou bolhas, ou ambos, observados através de membrana translúcida. Eventualmente pode haver abaulamento e mesmo hiperemia. A otoscopia pneumática frequentemente revela MT retraída ou côncava, com mobilidade reduzida ou ausente.

Crianças com OMS podem ser assintomáticas, com a efusão sendo detectada pelo exame de otoscopia nas consultas de supervisão de saúde. No entanto, a efusão persistente e crônica na orelha média é responsável por perda auditiva, com consequências para o desenvolvimento da linguagem e da atenção. Raramente as crianças sabem referir perda auditiva, sendo importante a busca ativa da presença de sinais indicativos de hipoacusia se existe preocupação dos pais sobre a audição da criança e outras queixas relacionadas à obstrução de vias aéreas superiores: respiração bucal e roncos noturnos.

A maioria das crianças com OMS apresenta cura espontânea em 3 meses (cerca de 60%) a 1 ano (90%). Como a maioria dos casos de OMS se resolve sem tratamento, um período de observação é a estratégia inicial mais apropriada. Entretanto, se o derrame persistir por 3 meses ou mais ou houver sinais sugestivos de perda auditiva, devem ser solicitados os testes auditivos. A imitanciometria (timpanometria e reflexo estapediano) geralmente mostra curva tipo B de Jerger, compatível com a presença de efusão, ou curva tipo C relacionada à disfunção tubária, associada ao reflexo do estapédio abolido ou diminuído, e a audiometria pode evidenciar perda auditiva quando presente.

A terapêutica da OMS não é bem estabelecida. Anti-histamínicos, descongestionantes e agentes anti-inflamatórios não esteroides não promovem a resolução do derrame da orelha média e não devem ser utilizados. Com os corticosteroides sistêmicos (prednisona), o derrame pode se resolver inicialmente, mas se refaz dentro de algumas semanas após a descontinuação do uso. Embora as bactérias estejam presentes em alguns casos, a terapia antibacteriana tem efeito limitado e não demonstra benefícios a longo prazo. Recomenda-se um período de observação de 4 a 6 meses antes da intervenção cirúrgica ser considerada. Quando a criança não evoluiu com melhora no período de 3 meses e/ou apresenta perda auditiva associada, ela deve ser encaminhada para o serviço de otorrinolaringologia (Quadro 14.4).

Quadro 14.4. Indicações de encaminhamento de casos de otite média secretora para avaliação com otorrinolaringologista.

- Otite média secretora que não melhora após 3 meses e/ou é acompanhada de perda auditiva

- Membrana timpânica retraída e/ou com perfuração mantida por mais de 6 semanas

- Otite média recorrente (OMR)

- Presença de complicações: mastoidite, paralisia facial, déficit auditivo etc.

Fonte: Adaptado de American Academy of Pediatrics, 2013.

Otite média crônica

A otite média crônica (OMC) é definida pela inflamação da mucosa da orelha média por um período maior do que 3 meses, manifestada clinicamente pela presença de membrana timpânica perfurada, otorreia intermitente ou persistente e perda auditiva. Deve-se orientar cuidados locais, como a oclusão do conduto auditivo durante o banho, e encaminhar para avaliação e acompanhamento com o otorrinolaringologista.

Otite média recorrente

Otite média recorrente (OMR) é definida como três ou mais episódios de OMA, bem documentados e distintos, nos últimos 6 meses, ou quatro ou mais episódios nos últimos 12 meses. Os fatores de risco para OMR são: primeiro episódio de OMA antes dos 6 meses de idade, história familiar de OMR, desmame precoce, uso de chupeta/mamadeira, permanência em creche/escolinhas, presença de atopia, malformações orofaciais, obstrução de vias aéreas superiores e ambiente físico desfavorável (como tabagismo passivo).

A conduta para os casos de OMR é o diagnóstico correto e o tratamento adequado dos episódios agudos, a identificação dos fatores de risco e orientações sobre aqueles que sejam modificáveis e encaminhamento para avaliação com o otorrinolaringologista quando a atuação sobre os fatores de risco não controlar o quadro.

Várias intervenções têm sido relatadas para a prevenção da recorrência das OMA: imunização com vacina pneumocócica e contra a influenza, amamentação exclusiva nos primeiros 6 meses de vida, cessação do tabagismo parental, desencorajar hábitos orais como chupetas, sucção do polegar e uso de mamadeiras, especialmente o mamar em posição deitada. A frequência a creches e escolinhas deve ser discutida e abordada individualmente.

Otite externa

A otite externa (OE) é uma doença comum nos meses de verão, relacionada aos esportes aquáticos ("otite do nadador"), ao hábito de usar cotonetes ou às agressões ao conduto auditivo externo (corpo estranho, traumatismo). Em 50% dos casos ocorre infecção bacteriana por *Staphylococcus aureus* e *Pseudomonas aeruginosa* e, em 30%, são isolados fungos. Observam-se edema e eritema da pele do conduto auditivo externo (CAE), com saída de secreção clara; o processo inflamatório pode evoluir e atingir a camada externa da membrana timpânica e o pavilhão auricular, o que torna a secreção mais espessa, ocorrendo dor à movimentação do tragus, prurido e perda auditiva por oclusão do conduto. É preciso avaliar com cuidado se a otorreia se origina na orelha média por perfuração da MT ou do conduto auditivo externo. O diagnóstico diferencial deve ser feito com furunculose, corpo estranho, OMA, miringite bolhosa e mastoidite aguda. A presença de cerúmen no CAE, de cor e consistência variáveis, pode dificultar o diagnóstico.

O tratamento da OE é tópico, devendo-se orientar a limpeza do conduto auditivo com algodão seco e gotas otológicas compostas por associação de medicamentos anti-inflamatório (corticoide), antibiótico e antifúngico, duas a três gotas, 3 a 4 vezes por dia, por período de 1 semana a 15 dias (micose). O uso de analgésicos e antibiótico oral deve ser considerado em alguns casos, além de orientações para evitar o uso de cotonetes e a entrada de água no conduto auditivo.

Referências consultadas

1. Agency for Healthcare Research and Quality. Otitis media with effusion: comparative effectiveness of treatments, executive summary. Rockville (MD): Agency for Healthcare Research and Quality; 2013. (AHRQ n. 101).
2. American Academy of Pediatrics and American Academy of Family Physicians. Subcommittee on Management of Acute Otitis Media. Clinical guidelines. Diagnosis and management of acute otitis media. Pediatrics. 2004;113(5):1451-65.

3. American Academy of Pediatrics. Subcommittee on Management of Acute Otitis Media. Clinical guidelines. Diagnosis and management of acute otitis media. Pediatrics. 2013;131(3):e964-99.
4. Forrest CB, Fiks AG, Bailey LC et al. Improving adherence to otitis media guidelines with clinical decision support and physician feedback. Pediatrics. 2013;131(4):e1071-81.
5. Tähtinen PA, Laine MK, Ruohola A. Prognostic factors for treatment failure in acute otitis media. Pediatrics. 2017;140(3):e20170072.
6. Venekamp RP, Sanders SL, Glasziou PP et al. Antibiotics for acute otitis media in children. Cochrane Database Syst Rev. 2015:CD000219.
7. Wasserman RC. Gerber JS. Acute otitis media in the 21st century: what now? Pediatrics. 2017;140(3):e20171966.
8. Zhang Y, Xu M, Zhang J, Zeng L, Wang Y, Zheng QY. Risk factors for chronic and recurrent otitis media: a meta-analysis. PLOS ONE. 2014;9:e86397.

Capítulo 15

Sinusite

Débora Morais Cardoso
Kelly Akemy Furuta
Ana Cecília Silveira Lins Sucupira

Definição

Sinusite é a inflamação da mucosa que reveste os seios paranasais. A prevalência em crianças é de dois a sete episódios por ano e, em adultos, de dois a três episódios no mesmo período.

Pode ser causada por processos inflamatórios secundários a alérgenos, a irritantes ambientais e a infecções virais ou bacterianas. A prevalência dos episódios de sinusite varia de acordo com a idade e pneumatização dos seios paranasais (Figura 15.1 e Tabela 15.1), sendo mais frequente entre crianças em idade escolar e adolescentes.

Figura 15.1. Cronologia da pneumatização dos seios paranasais na infância.

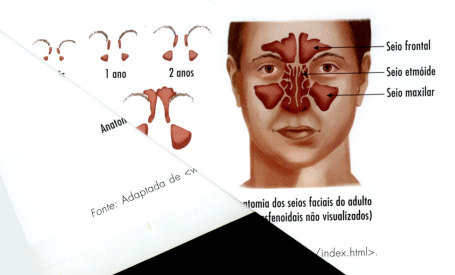

Fonte: Adaptada de <...../index.html>.

Tabela 15.1. Localização e cronologia do desenvolvimento dos seios paranasais na criança.

Seios paranasais	Maxilares	Etmoidais	Frontais	Esfenoidais
Início da pneumatização	2° trimestre da gestação, presentes ao nascimento	2° trimestre da gestação, presentes ao nascimento	2 a 3 anos de idade	1 a 2 anos de idade
Visível à radiografia	3 anos de idade	3 anos de idade	6 a 8 anos	3 a 6 anos
Término da formação	Puberdade	Puberdade	Adultícia	Adultícia

Fonte: Adaptada de Sih T, Ramos BD, Sakano E, Endo LH, 1998.

Classificação

As sinusites são classificadas de acordo com a duração e recorrência de sinais e sintomas da seguinte forma:

» **Agudas:** sintomas resolvem-se completamente em até 30 dias.
» **Subagudas:** sintomas resolvem-se completamente em ≥ 30 e < 90 dias.
» **Crônicas:** sintomas persistem por mais de 90 dias.
» **Recorrentes:** pelo menos três episódios de duração < 30 dias, separados por intervalos de ≥ 10 dias sem sintomas, em um período de 6 meses, e/ou quatro ou mais episódios/ano.

Fatores de risco para sinusites recorrentes e/ou crônicas:

» Infecções de vias aéreas superiores (IVAS) de repetição: resfriado comum, otite média aguda, síndrome gripal.
» Crianças que frequentam creches/berçários.
» Rinite alérgica, asma.
» Obstruções anatômicas (deformidades de septo nasal, hipertrofia de adenoides, anomalias craniofaciais, pólipos ou massas).
» Exposição a irritantes da mucosa (ar seco, fumaça de cigarro, água clorada).
» Corpo estranho nasal.
» Alterações bruscas na pressão atmosférica (p. ex., barotrauma por aterrisagem de avião).
» Uso de vasoconstritores nasais.
» Outras comorbidades (fibrose cística, imunodeficiências, discinesia ciliar, doença do refluxo gastroesofágico).

Etiologia

Sinusite aguda

» **Vírus respiratórios** (rinovírus, coronavírus, vírus respiratório sincicial, parainfluenza): até 90% das vezes são responsáveis pela sinusite aguda na infância.
» **Bactérias:** *Streptococcus pneumoniae, Haemophilus influenzae, Moraxella catarrhalis, Streptococcus β-hemolítico dos grupos A/C* (raros).

Sinusite crônica

» *Staphylococcus aureus;*
» *Streptococcus pneumoniae;*
» *Haemophilus influenzae;*
» *Moraxella catarrhalis;*

» Bactérias anaeróbias (*Peptostreptococcus* e *Fusobacterium*);
» Bacilos gram-negativo; } RAROS
» Fungos.

Diagnóstico
Critérios clínicos

» rinorreia purulenta (71% a 80%);
» febre (50% a 60%);
» tosse (50% a 80%);
» dor facial (20% a 30%);
» obstrução nasal;
» drenagem nasal posterior purulenta;
» alterações olfativas;
» cefaleia;
» halitose;
» fadiga;
» otalgia;
» dor dentária.

Diferenciar os quadros causados por vírus e bactérias pode ser difícil. Deve-se considerar etiologia bacteriana nas seguintes situações:

» Sinais e sintomas de IVAS persistentes (tosse e/ou coriza purulenta) por 10 dias ou mais.
» Recorrência de sintomas (febre, piora da tosse, rinorreia purulenta) após melhora inicial.
» Febre e rinorreia purulenta por 3 a 5 dias consecutivos, associados ou não à cefaleia ou dor facial.

Exames laboratoriais

» Punção aspirativa dos seios da face com cultura de secreção do material aspirado (padrão-ouro para diagnóstico)
  − único método capaz de distinguir a etiologia viral da bacteriana;
  − muito invasivo;
  − indicações podem ser necessárias quando:
    – criança gravemente doente;
    – cefaleia ou dor facial muito intensa;
    – suspeita de complicação supurativa (abscesso cerebral, celulite orbitária);
    – imunodeprimidos.
» Tomografia de crânio com cortes coronais das fossas nasais e seios da face
  − alta sensibilidade e baixa especificidade;
  − indicada na suspeita de complicações (orbitárias, sistema nervoso central).
» Radiografia simples de Waters (seio maxilar e etmoidal posterior) e Caldwell (frontal e etmoidal)
  − alta sensibilidade e baixa especificidade;
  − alterações mais comuns:
    – opacificação dos seios;
    – presença de nível hidroaéreo;
    – espessamento da mucosa (4 mm ou mais ou maior que 50% do antro).

Tratamento

1. **Antibioticoterapia na suspeita de sinusite bacteriana**
   1ª escolha: Amoxicilina 45 a 90 mg/kg/dia de 12 em 12 horas* ⎤ 7 dias após a resolução dos sintomas e/ou 10 a 14 dias

   Amoxicilina + clavulanato 40 a 90 mg de amoxicilina/kg/dia de 12 em 12 horas**

   * em regiões em que haja > 10% de cepas de *S. pneumoniae* com resistência intermediária à penicilina, deve-se aumentar a dose de amoxicilina (90 mg/kg/dia).
   ** crianças que apresentem sintomas mais intensos ou menores de 2 anos de idade ou que tenham recebido antibiótico no último mês. Estudos mostram que aquelas imunizadas com vacina antipneumocócica (10 ou 13 valente) têm maior possibilidade de infecção por *H. influezae* e *M. catarrhalis*.
   Outras opções de antibióticos:
   - Azitromicina: 10 mg/kg/dia (5 dias), oral, uma vez ao dia.
   - Claritromicina: 15 mg/kg/dia, oral, dividido em 12/12 horas.
   - Cefpodoxima: 8 mg/kg/dia via oral, dividido em 12/12 horas.
   - Cefuroxima: 15 a 30 mg/kg/dia, oral, dividido em 12/12 horas, 7 dias após a resolução dos sintomas e/ou 10 a 14 dias.
   - Cefeprozil: 15 a 20 mg/kg/dia, via oral, dividido em 12/12 horas.
   - Ceftriaxona: 50 mg/kg/dia, intramuscular (dose única).
2. **Corticoide nasal.**
3. **Limpeza nasal.**
4. **Tratamento de doenças associadas**, como processos alérgicos ou obstrutivos.
5. **Tratamento cirúrgico:** adenoidectomia, cirurgias corretivas de deformidades anatômicas, antrostomia com lavagem, etmoidectomia e cirurgia do seio frontal.

Complicações

1. celulite periorbitária e/ou orbitária;
2. abscesso cerebral;
3. trombose de seio cavernoso;
4. meningite;
5. osteomielite de ossos da face.

Referências consultadas

1. Anselmo-Lima WT, Sakano E. Rinossinusites: evidências e experiências. Braz J Otorhinolaryngol. 2015;81(suppl 1):1-49.
2. Arora HS. Sinusites in children. Pediatr Ann. 2018;47(10):e396-e401.
3. Pádua FGM, Thomé DC. Rinossinusites agudas e suas complicações. In: Di Francesco RC, Bento RF. Otorrinolaringologia na infância. 2. ed. Barueri, SP: Manole; 2012. p. 146-59.
4. Sih T, Ramos BD, Sakano E, Endo LH. Otorrinolaringologia pediátrica. Rio de Janeiro: Revinter; 1998.
5. Wald ER, Applegate KE, Bordley C et al. Clinical practice guideline for the diagnosis and management of acute bacterial sinusitis in children aged 1 to 18 years. Pediatrics. 2013;132:e262.

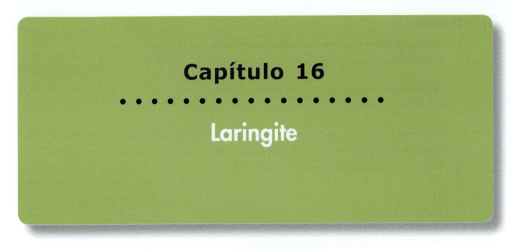

Capítulo 16
Laringite

Noely Hein

Definição

A laringite, ou laringotraqueobronquite aguda, é um processo inflamatório da laringe, traqueia e brônquios, frequentemente também referido como crupe.

Etiologia

» **Viral:** causada principalmente pelos vírus *parainfluenzae* tipo 1 e 3, influenza A e B, vírus sincicial respiratório, vírus do sarampo, coronavírus e adenovírus.

Quadro clínico

Acomete crianças de 3 meses a 6 anos, sendo mais frequente entre 3 meses e 3 anos, e incomum acima de 6 anos. Ocorre principalmente no período de circulação dos vírus respiratórios (meses de outono e inverno).

Sintomas iniciais de coriza hialina, obstrução nasal, espirros e febre baixa, seguido por quadro clínico característico de tosse ladrante e seca (em crianças pequenas), rouquidão (em crianças maiores) e estridor inspiratório. Na maioria dos casos o quadro é leve, mas pode apresentar desconforto respiratório em graus variados, sendo o estado geral preservado. O quadro é considerado leve se sem estridor ou retrações torácicas em repouso; moderado se com estridor e tiragem em repouso sem agitação; e grave se estridor e retrações esternais associadas com agitação ou letargia.

Exames complementares

Não são necessários, pois o diagnóstico é clínico.
Serão realizados por dúvida diagnóstica, evolução atípica ou falha de tratamento:
» **Radiografia cervical (anteroposterior e perfil):** os achados radiológicos típicos são estreitamento subglótico (sinal da torre de igreja) e epiglote normal na imagem lateral.

» **Laringoscopia:** recomendada em algumas situações quando os pacientes não melhoram após instituição do tratamento (vide diagnóstico diferencial).

Tratamento

» **Casos leves:** tratamento ambulatorial com ar umidificado. Dose única de dexametasona oral de 0,15 a 0,6 mg/kg (máximo 10 mg) pode ser utilizada para diminuir a necessidade de reavaliação e encurtar a evolução da doença.

» **Casos moderados e graves:** ar ou oxigênio umidificado conforme saturimetria. Dexametasona 0,6 mg/kg e manter a criança o mais calma possível. Nos casos graves, adrenalina inalatória 0,5 mL/kg por dose (dose máxima 5 mL) (5 ampolas de adrenalina via nebulizador, sem diluição). A adrenalina pode ser repetida a cada 15 a 20 minutos. A utilização de 3 ou mais doses de adrenalina determina a monitorização cardíaca do paciente.

Os critérios para liberação do serviço de emergência, quando após melhora clínica com corticosteroide e/ou adrenalina, decorridas 3 a 4 horas de observação clínica no local, são:

1. Não apresentar estridor em repouso.
2. Oximetria de pulso com saturação de oxigênio ≥ 93% em ar ambiente.
3. Boa respiração/ventilação.
4. Sem alteração de coloração de mucosas.
5. Nível de consciência normal.
6. Boa aceitação de líquidos orais.
7. Capacidade dos cuidadores de entender os sinais de necessidade de retorno.

Diagnóstico diferencial

Inclui outras causas de estridor e desconforto respiratório alto:

» epiglotite;
» abscesso periamigdaliano e retrofaríngeo;
» aspiração ou ingestão de corpo estranho;
» reação alérgica;
» edema angioneurótico;
» trauma de via aérea;
» anomalias congênitas;
» difteria laríngea.

A criança com epiglotite pode apresentar ansiedade desproporcional ao desconforto respiratório, febre alta, toxemia, sialorreia e ausência de tosse ladrante. Tornou-se rara após a introdução da vacina contra *Haemophilus influenzae*, assim como a difteria. Indagar sobre *status* vacinal da criança pela possibilidade de atraso de vacinas.

No abscesso retrofaríngeo, pode apresentar dor no pescoço, sialorreia e dificuldade na abertura da boca (trismo).

A aspiração de corpo estranho apresenta história súbita, sem pródromos.

A reação alérgica pode demonstrar edema de lábios e língua, *rash* urticariforme e disfagia sem rouquidão. Quadros recorrentes de laringite podem ter fundo alérgico, sendo chamada de laringite estridulosa.

O trauma da via aérea pode ser causado por queimadura com a inalação de fumaça, trauma térmico ou químico, e a história geralmente é clara.

Crianças portadoras de anomalias congênitas apresentam um curso mais crônico, com ausência de febre e sintomas de resfriado, a não ser na piora da obstrução basal, quando pode ocorrer uma concomitância da doença de base com uma infecção viral.

Referências consultadas

1. Bjornson CL, Johnson DW. Croup in children. CMAJ. 2013;185(15):1317-23.
2. Padua LJT, Cherry JD. Croup laryngitis, laryngotracheitis, spasmodic croup, laryngotracheobronchitis, bacterial tracheitis, and laryngotracheobronchopneumonitis and epiglottitis (supraglottitis). In: Cherry JD, Harrison GJ, Kaplan SK, Steinbach WJ, Hotez PJ. Feigin and Cherry's textbook of pediatric infectious diseases. 8th ed. Philadelphia: Elsevier; 2019. p. 175-90.
3. Sociedade Brasileira de Pediatria. Departamento de Emergências. Guia prático de conduta: grupe viral e bacteriano. n. 1. Rio de Janeiro: Sociedade Brasileira de Pediatria; 2017.
4. Tyler A, McLeod L, Beaty B et al. Variation in inpatient croup management and outcomes. Pediatrics. 2017;139(4):e20163582.

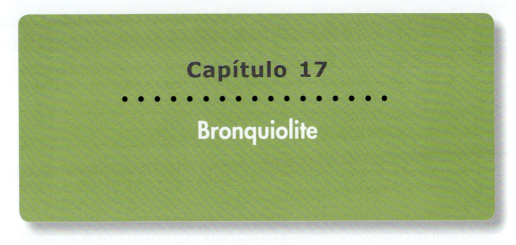

Capítulo 17

Bronquiolite

Denise Swei Lo

Definição

Infecção aguda de vias aéreas inferiores caracterizada por obstrução inflamatória dos bronquíolos.

Epidemiologia

Aproximadamente 80% dos casos ocorrem no primeiro ano de vida. O pico de incidência situa-se entre 2 e 6 meses. É mais frequente no sexo masculino, na proporção de 1,5:1. A sazonalidade varia nas diversas regiões, sendo mais comum no outono e inverno no sudeste brasileiro.

Etiologia

O vírus sincicial respiratório (VSR) é o agente mais comum. É responsável por mais de 60% do total anual de casos e mais de 80% durante o pico sazonal. Outros agentes importantes são: metapneumovírus humano, parainfluenza, adenovírus, influenza, rinovírus, coronavírus, bocavírus e *Mycoplasma pneumoniae*.

Quadro clínico

Geralmente há história de exposição a uma criança mais velha ou adulto com doença leve do trato respiratório superior. Os sintomas iniciais se assemelham aos de um resfriado comum: coriza hialina e obstrução nasal acompanhada ou não de febre. Após 48 a 72 horas surgem tosse, chiado no peito e dificuldade respiratória variável. A maioria dos casos são quadros leves. Nos casos mais graves, aparecem sinais de insuficiência respiratória, com taquidispneia, uso de musculatura acessória (tiragens subcostal, intercostal, fúrcula e batimento de asa de nariz), dificuldade de alimentação e hipoxemia. É geralmente a primeira crise de sibilância do lactente. Os grupos de risco para doença grave são: idade abaixo de 12 semanas, cardiopatia com repercussão hemodinâmica, displasia broncopulmonar, prematuridade, imunodeficiências e doenças neuromusculares. Ao exame físico, a criança apresenta taquipneia, sendo risco de maior gravidade se acima de 70 movimentos/minuto, expiração prolongada, sibilos, estertores e uso variável de musculatura acessória. Nos casos graves, ocorre cianose e hipoxemia (saturação de oxigênio inferior a 90%). É raro haver pneumonia bacteriana associada; a complicação bacteriana mais frequente é a otite média aguda, seguida por infecção urinária. A duração média dos sintomas é em torno de 2 semanas, mas 10% a 20% de casos podem apresentar tosse arrastada por mais de 3 semanas.

Diagnóstico

Baseia-se no quadro clínico. Em crianças internadas, a identificação do agente viral por imunofluorescência, teste rápido ou reação da cadeia da polimerase em secreção de nasofaringe podem auxiliar na suspensão de antimicrobianos eventualmente introduzidos na suspeita de pneumonia bacteriana; podem também ajudar na introdução de isolamento respiratório, além das precauções universais de contato. Não é recomendada a realização rotineira de radiografia de tórax; este exame pode revelar sinais de hiperinsuflação pulmonar, atelectasias em até 30% dos casos, além de infiltrados que podem ser confundidos com pneumonia bacteriana.

Diagnóstico diferencial

O diagnóstico diferencial mais importante da bronquiolite é com uma crise asmática. Frequentemente essa diferenciação num primeiro episódio é impossível. História familiar de asma ou atopia e episódios repetidos favorecem a asma. Outros diagnósticos diferenciais são insuficiência cardíaca congestiva, broncopneumonia, síndromes aspirativas e coqueluche.

Tratamento

Nos casos leves, que correspondem à maioria das ocorrências, o tratamento deve ser feito em casa, com hidratação oral adequada e fluidificação das secreções. Nos casos moderados e graves, a internação está indicada e a principal medida é o fornecimento de oxigênio úmido e, de preferência, aquecido, se saturação persistentemente mantida inferior à 92%. Medidas suaves de sucção podem promover alívio na obstrução nasal e melhorar a aceitação oral. A hidratação é fundamental, assim como a monitoração de apneia e hipoxemia. Se a hidratação oral não for possível, é recomendada nutrição por sonda nasogástrica ou soro endovenoso isotônico. Não são recomendados, por falta de comprovação de eficácia, o uso de broncodilatadores inalatórios, epinefrina e corticosteroides. O uso rotineiro de antibióticos está contraindicado. A inalação com solução hipertônica pode ser considerada para reduzir o tempo de internação em crianças hospitalizadas.

Imunoprofilaxia

O Ministério da Saúde, na Portaria n. 522, publicada em 13 de maio de 2013, recomenda e fornece o palivizumabe para:

» Crianças menores de 1 ano que nasceram prematuras, com idade gestacional menor que 29 semanas.
» Crianças menores de 2 anos portadoras de cardiopatia congênita com repercussão hemodinâmica (uso de medicamentos).
» Crianças menores de 2 anos portadoras de doença pulmonar crônica da prematuridade que necessitaram de tratamento (oxigênio, corticosteroide, broncodilatador ou diurético) nos 6 meses que antecederam a sazonalidade do VSR.

A dose recomendada de palivizumabe é 15 mg/kg, 1 vez por mês, por no máximo 5 meses. A primeira dose deve ser administrada um mês antes do início do período da sazonalidade do VSR, que é variável nos diferentes estados do Brasil.

Referências consultadas

1. Florin TA, Plint AC, Zorc JJ. Viral bronchiolitis. Lancet. 2017;389(10065):211-24.
2. García RJ, Martínez DA, Guerra BP, Pellitero SE, De La Torre ME. Impact of a new acute bronchiolitis protocol on clinical practice. An Pediatr (Barc). 2019;90(2):79-85.
3. Ralston SL, Lieberthal AS, Meissner HC, Alverson BK, Baley JE, Gadomski AM et al. Clinical practice guideline: the diagnosis, management, and prevention of bronchiolitis. Pediatrics. 2014;134(5):e1474-502.
4. Zhang L, Mendoza-Sassi RA, Wainwright C, Klassen TP. Nebulised hypertonic saline solution for acute bronchiolitis in infants. Cochrane Database Syst Rev. 2017;12(12):CD006458.

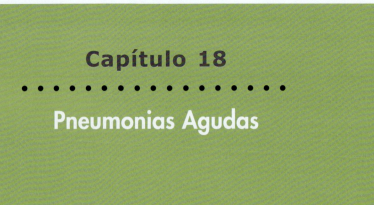

Capítulo 18
Pneumonias Agudas

Cristina Ryoka Miyao Yoshioka

Introdução

A Organização Mundial da Saúde (OMS) estima que ocorram anualmente 156 milhões de casos de pneumonias em menores de 5 anos, 20 milhões desses com necessidade de internação hospitalar e 2 milhões de óbitos.

Conceito

As pneumonias representam qualquer processo inflamatório do pulmão (pleura visceral, tecido conectivo, vias aéreas, alvéolos e estruturas vasculares).

Etiologia

Em se tratando de etiologia infecciosa, ela varia de acordo com a faixa etária, o local de aquisição e as características do hospedeiro (Tabela 18.1). Neste capítulo serão abordadas as etiologias infecciosas de aquisição comunitária mais frequentes.

Tabela 18.1. Etiologia das pneumonias agudas de acordo com a faixa etária.

Faixa etária	Etiologia	Considerações
Menor que 3 dias	*Streptococcus agalactiae* *Escherichia coli* *Klebsiella pneumoniae* Vírus: *Herpes simplex*, adenovírus, CMV, rubéola Fungos: *Candida* sp.	Geralmente é de aquisição materna (aspiração de líquido amniótico infectado ou transplacentária ou aspiração durante o parto)
RN > 3 dias	*Staphylococcus aureus* *Streptococcus pyogenes* *Streptococcus pneumoniae* Gram-negativos: *E. coli*, *K. pneumoniae*, *Serratia*	Ocorre durante a hospitalização ou após a alta, mas com agentes colonizados durante a internação
Lactentes	*Streptococcus pneumoniae* *Haemophilus influenzae* *Staphylococcus aureus*	Com a vacinação para *Haemophilus influenzae do tipo B* (Hib) reduziu-se drasticamente a sua incidência Com a vacina conjugada para *Streptococcus pneumoniae*, os sorotipos associados à resistência diminuíram e os sorotipos prevalentes têm sofrido alterações no decorrer dos anos O *Staphylococcus aureus* é mais prevalente nos menores de 1 ano de idade O *Staphylococcus aureus* resistente da comunidade tem ganhado importância; assim, considerar conforme o local e a evolução
Lactentes	*Chlamydia trachomatis* *Ureaplasma urealyticum* *Pneumocystis jirovecii* Citomegalovírus Vírus (VSR, parainfluenza, metapneumovírus, influenza A e B, adenovírus, bocavírus, rinovírus, coronavírus, enterovírus D68) *Bordetella pertussis*	São causas de pneumonia intersticial do lactente/pneumonia afebril do lactente Em lactentes jovens, os vírus podem ser responsáveis por mais de 50% dos casos de pneumonia Quando da hipótese diagnóstica de síndrome coqueluchoide, descartar *Bordetella pertussis* como agente etiológico pela importância epidemiológica, com notificação e coleta de material (cultura e PCR-RT) e início de tratamento
Pré-escolares	*Streptococcus pneumoniae* *Haemophilus influenzae* *Staphylococcus aureus*	
Escolares e adolescentes	*Streptococcus pneumoniae* *Mycoplasma pneumoniae* *Chlamydia trachomatis*	*Mycoplasma* e *Chlamydia* geralmente causam pneumonia de quadro mais prolongado e padrão intersticial; efusão pleural em até 20% (+ por *Mycoplasma*)
Todas as faixas etárias	*Mycobacterium tuberculosis*	Apresentação frequente, como síndrome do lobo médio, pneumonia de repetição, sibilância recorrente ou quadro semelhante a adulto (principalmente em adolescentes)

RN: recém-nascido; VSR: vírus sincicial respiratório; PCR-RT: transcrição reversa seguida de reação em cadeia da polimerase.

Fonte: Adaptada de Rodrigues JC, 2019.

Quadro clínico

Na história clínica, podem-se observar: febre, tosse seca ou produtiva, sinais de desconforto respiratório, dor torácica, vômitos, anorexia, alterações do hábito intestinal, dor abdominal, queda do estado geral, gemência e inapetência.

No exame físico podem ocorrer: diminuição da expansibilidade torácica, submacicez ou macicez à percussão torácica, taquipneia, presença de tiragens intercostal, subdiafragmática ou de fúrcula, batimento de asas de nariz, cianose, posição antálgica, presença de estertores crepitantes, diminuição de murmúrio vesicular, aumento do frêmito toracovocal e da broncofonia ou distensão abdominal.

Exames complementares

Radiografia de tórax

Altera-se após 24 a 48 horas do início do quadro clínico e pode persistir com alterações por várias semanas após a melhora clínica. Os padrões mais frequentemente encontrados são: consolidação lobar ou segmentar, broncopneumonia ou infiltrado intersticial. Podem também ser observados linfonodos peri-hilares e complicações (derrame pleural, pneumatoceles, abscessos, atelectasias e pneumotórax).

Ultrassonografia de tórax

Auxilia no diagnóstico de derrames pleurais, presença de septações e é útil na demarcação do local de punção (loja maior) quando indicado.

Hemograma

Geralmente inespecífico, podendo apresentar leucocitose sugerindo doença bacteriana mas lembrar que micoplasma, influenza e adenovírus também podem cursar com leucocitose, assim como com neutrofilia com ou sem desvio à esquerda. Eosinofilia pode estar presente em pneumonia afebril do lactente causada por *Chlamydia trachomatis*.

Hemocultura

São positivas em menos de 3% das pneumonias ambulatoriais. Nos pacientes hospitalizados, a positividade varia de 13% a 26,5%, principalmente quando associado a complicações como a efusão pleural.

Líquido pleural

Cultura de líquido pleural pode ser positiva em 50% a 60%. Na presença de derrame pleural: colher pH, DHL, glicose, bacterioscopia, cultura e, se possível, pesquisa de antígenos bacterianos (PCR ou contraimunoeletroforese).

Pesquisa de vírus respiratórios

A pesquisa de secreção de nasofaringe por PCR ou imunofluorescência é de importância fundamental para o diagnóstico etiológico, principalmente nos lactentes.

Diagnóstico

Não existe nenhum padrão-ouro de referência para o diagnóstico de pneumonia. Os sintomas clínicos associados aos achados de ausculta pulmonar e às alterações radiológicas do tórax são geralmente considerados para o diagnóstico de pneumonia. A opacidade nas radiografias torácicas é geralmente considerada como padrão de referência; entretanto alguns processos virais e atelectasias podem causar os mesmos achados radiográficos focais. Além disso, as alterações nas radiografias podem permanecer depois da resolução dos sintomas clínicos.

Costuma-se usar uma combinação de achados clínicos, radiográficos e físicos para decidir tratar um paciente com pneumonia por doença bacteriana.

Tratamento

Indicações de internação hospitalar:

» Presença de toxemia ou desidratação.
» Sinais de insuficiência respiratória moderada ou grave.
» Necessidade de oxigenoterapia (saturação menor que 92%).
» Pneumonia extensa.
» Suspeita diagnóstica de pneumonia de aquisição intra-hospitalar ou história recente de sarampo ou varicela.
» Portadores de doenças cardiopulmonares, síndromes genéticas, anemia falciforme, síndrome nefrótica, desnutridos graves e imunodepressão de variadas etiologias.
» Pneumonia complicada (efusão pleural, empiema, pneumatocele, pneumotórax, abscesso, pneumonia necrosante).
» Suspeita de patógeno mais virulento (*Staphylococcus aureus*, *Streptococcus do grupo A*).
» Falha com terapia ambulatorial (via oral ou parenteral) por piora clínica ou não resposta em 48 a 72 horas.
» Risco social, como inexistência de adulto que se responsabilize pelo tratamento.
» Faixa etária menor que 2 meses.

Antibioticoterapia (Tabelas 18.2 e 18.3)

Tabela 18.2. Esquemas terapêuticos nas pneumonias agudas de acordo com a faixa etária.

Faixa etária	Etiologia	Esquema terapêutico inicial	Esquema alternativo
RN ≤ 3 dias	Gram-negativos: *Escherichia coli*, *Klebsiella pneumoniae* *Streptococcus agalactiae*	Penicilina + amicacina ou Ampicilina + amicacina	Cefalosporina de terceira geração
RN > 3 dias	Gram-negativos *Staphylococcus aureus* *Streptococcus agalactiae* *Streptococcus pneumoniae*	Oxacilina + amicacina	Vancomicina e/ou cefalosporina de terceira geração *se com isolamento de ESBL: meropenem

(Continua)

Tabela 18.2. Esquemas terapêuticos nas pneumonias agudas de acordo com a faixa etária (continuação).

Faixa etária	Etiologia	Esquema terapêutico inicial	Esquema alternativo
Lactentes	*Chlamydia trachomatis* *Ureaplasma urealyticum* *Pneumocystis jirovecii* Citomegalovírus Vírus respiratórios (VSR, *parainfluenzae*, metapneumovírus, influenza, adenovírus, bocavírus, rinovírus etc.) *Bordetella pertussis* *Streptococcus pneumoniae* *Haemophilus influenzae* *Staphylococcus aureus*	Azitromicina ou claritromicina ou eritromicina Penicilina ou ampicilina ou amoxicilina ou penicilina procaína	Se Influenza A ou B: considerar oseltamivir Amoxicilina + clavulanato ou Cefalosporina de segunda ou terceira geração
Pré-escolares	*Streptococcus pneumoniae* *Haemophilus influenzae* *Staphylococcus aureus*	Idem	Idem
Escolares e adolescentes	*Streptococcus pneumoniae* *Mycoplasma pneumoniae* *Chlamydophila pneumoniae*	Azitromicina Claritromicina Eritromicina	Se resistência a macrolídeos: doxiciclina ou levofloxacina

ESBL: β-lactamases de espectro estendido; RN: recém-nascido; VSR: vírus sincicial respiratório.
Fonte: Adaptada de Rodrigues JC, 2019.

Tabela 18.3. Doses dos principais antibióticos utilizados no tratamento de pneumonias comunitárias.

Antibiótico	Dose	Via	Intervalo	Dose máxima	Observações
Amicacina	15 mg/kg/dia	EV/IM	12 horas	1,5 g/dia	
Amoxicilina	50 a 90 mg/kg/dia	VO	8 a 12 horas	4 g/dia	
Amoxicilina + clavulanato	45 a 90 mg/kg/dia	VO/EV	8 a 12 horas	1,5 g/dia	
Ampicilina	200 a 400 mg/kg/dia	EV	6 horas	6 a 8 g/dia	
Axetilcefuroxima	30 mg/kg/dia	VO	12 horas	1 g/dia	
Cefuroxima	100 a 150 mg/kg/dia	EV	8 a 12 horas	1,5 g/dia	

(Continua)

Tabela 18.3. Doses dos principais antibióticos utilizados no tratamento de pneumonias comunitárias (continuação).

Antibiótico	Dose	Via	Intervalo	Dose máxima	Observações
Cefotaxima	150 mg/kg/dia	EV	6 a 8 horas	6 g/dia	
Ceftriaxona	50 a 100 mg/kg/dia	EV/IM	12 ou 24 horas	2 g/dia	
Clindamicina	40 mg/kg/dia	EV/VO	8 horas	1,8 g/dia	
Azitromicina	1° dia 10 mg/kg/dia	VO	24 horas	500 mg	
	Outros 4 dias 5 mg/kg/dia	VO	24 horas	250 mg	
Claritromicina	15 mg/kg/dia	VO/EV	12 horas	1 g/dia	
Doxiciclina	3 a 4 mg/kg/dia	VO	12 ou 24 horas	200 mg/dia	
Eritromicina	40 mg/kg/dia	VO	6 horas	2 g/dia	
Levofloxacina	20 mg/kg/dia	VO	12 horas	750 mg/dia	≥ 6 meses a < 5 anos
	10 mg/kg/dia	VO	24 horas	500 mg/dia	≥ 5 anos
Oxacilina	200 mg/kg/dia	EV	6 horas	4 g/dia	
Penicilina procaína	25.000 a 50.000 UI/kg/dia	IM	12 ou 24 horas	4.800.000 UI/dia	
Penicilina cristalina	200.000 UI/kg/dia	EV	6 horas	24.000.000 UI/dia	

Fonte: Adaptada de Rodrigues JC, 2019.

Referências consultadas

1. Cashen K, Petersen TL. Pleural effusions and pneumothoraces. Pediatr Rev. 2017;38(4):170-9.
2. Katz SE, Williams DJ. Pediatric community-acquired pneumonia in the United States: changing epidemiology, diagnostic and therapeutic challenges, and areas for future research. Infect Dis Clin North Am. 2018;32(1):47-63.
3. Messinger AI, Kupfer O, Hurst A, Parker S. Management of pediatric community-acquired bacterial pneumonia. Pediatr Rev. 2017;38(9):394-407.
4. Rodrigues JC, Silva Filho LVRF. Pneumonias agudas adquiridas na comunidade. In: Rodrigues JC, Adde FV, Silva Filho LVRF, Nakae CMA. Doenças respiratórias. 3. ed. Barueri, SP: Manole; 2019. p. 282-301.

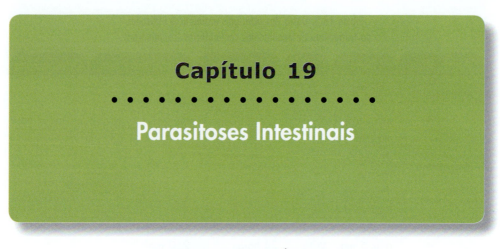

Capítulo 19
Parasitoses Intestinais

Luciana Harumi Miranda Omori
Jaqueline C. Lanaro Sgroi

Definição

O parasitismo é a relação íntima entre dois organismos no qual um deles (parasita) sobrevive inteiramente à custa do segundo (hospedeiro), envolvendo ações mecânica, espoliadora, irritativa e inflamatória. Assim, a parasitose intestinal, ou enteroparasitose, decorre da presença de helmintos (macroparasitas) e/ou protozoários (microparasitas) no trato digestivo.

Etiologia

As principais parasitoses intestinais e respectivos agentes etiológicos e modo de transmissão encontram-se especificados no Quadro 19.1.

Quadro 19.1. Vias de transmissão das parasitoses intestinais.

Helmintíases intestinais		
Tipo de parasitose	Agente etiológico	Transmissão
Nematoides		
Ancilostomíase	*Ancylostoma duodenale* / *Necator americanus*	Fecal-oral e contato da pele com solo contaminado
Ascaridíase	*Ascaris lumbricoides*	Fecal-oral
Enterobíase ou oxiuríase	*Enterobius vermicularis* ou *Oxiurus vermicularis*	Fecal-oral (também na autoinoculação) e contato com roupas ou roupa de cama contaminadas
Estrongiloidíase	*Strongyloides stercoralis*	Contato da pele com solo contaminado
Tricocefalíase	*Trichocephalus trichiurus*	Fecal-oral

(Continua)

Quadro 19.1. Vias de transmissão das parasitoses intestinais (continuação).

Helmintíases intestinais		
Tipo de parasitose	**Agente etiológico**	**Transmissão**
Cestoides		
Teníase	*Taenia solium* *Taenia saginata*	Fecal-oral, associado a carnes cruas ou malpassadas
Himenolepíase	*Hymenolepis nana*	Fecal-oral
Trematódeos		
Esquistossomose	*Schistosoma mansoni*	Contato da pele com água infestada por cercárias
Protozooses intestinais		
Amebíase	*Entamoeba histolytica*	Fecal-oral e transmissão sexual
Balantidíase	*Balantidium coli*	Fecal-oral e pela ingestão de cistos por meio de água e alimentos contaminados com fezes suínas
Blastocistose	*Blastocystis hominis*	Pouco compreendida. Possível via: fecal-oral. O agente já foi encontrado em animais como porcos, macacos, roedores e aves (galinha, peru, pato e ganso), podendo, assim, ser humano para humano e entre seres humanos e animais
Ciclosporíase	*Cyclospora cayetanensis*	Fecal-oral
Criptosporidiose	*Cryptosporidium*	Fecal-oral, contato pessoa para pessoa ou pessoa-animal
Dientamebíase	*Dientamoeba fragilis*	Fecal-oral e possivelmente contato de pessoa para pessoa
Giardíase	*Giardia lamblia*	Fecal-oral e transmissão sexual
Isosporíase	*Isospora belli*	Fecal-oral
Microsporidiose	*Enterocytozoon bieneusi* *Encephalitozoon intestinalis* *Encephalitozoon hellem*	Possíveis vias: fecal-oral, pessoa a pessoa, transmissão animal a pessoa, transmissão vetorial e aéreo Não é totalmente compreendida

Fonte: Adaptado de American Academy of Pediatrics, 2018.

Quadro clínico

O grau de acometimento do organismo vai depender do agente envolvido, da suscetibilidade do hospedeiro, do meio ambiente, de hábitos, de costumes e de patologias associadas.

As enteroparasitoses habitualmente não determinam manifestações clínicas específicas, mas podem se evidenciar por quadros desde discretos a excepcionalmente letais. Entretanto alguns sinais e sintomas podem sugerir diagnóstico de determinadas enteroparasitoses, conforme Quadro 19.2.

Quadro 19.2. Apresentação clínica das parasitoses intestinais.

Quadro clínico	Doença
Anemia	Ancilostomíase, tricocefalíase
Anorexia	Amebíase, blastocistose, ciclosporíase, criptosporidiose, esquistossomose, estrongiloidíase, himenolepíase, isosporíase
Diarreia aguda	Amebíase, balantidíase, blastocistose, ciclosporíase, criptosporidiose, dientamebíase, microsporidiose, esquistossomose, estrongiloidíase, giardíase, himenolepíase
Diarreia recorrente	Criptosporidiose
Diarreia crônica	Criptosporidiose, microsporidiose
Dor abdominal	Amebíase, ancilostomíase, balantidíase, blastocistose, ciclosporíase, dientamebíase, esquistossomose, estrongiloidíase, giardíase, himenolepíase, isosporíase, microsporidiose, teníase
Fadiga/mal-estar	Blastocistose, ciclosporíase, himenolepíase
Febre	Ciclosporíase, criptosporidiose, esquistossomose, isosporíase, microsporidiose
Flatulência	Ancilostomíase, blastocistose, ciclosporíase, dientamebíase, giardíase
Hepato e/ou esplenomegalia	Amebíase, ascaridíase, esquistossomose
Manifestação cutânea	Ancilostomíase, ascaridíase, blastocistose, esquistossomose, estrongiloidíase, teníase
Náusea e/ou vômito	Amebíase, balantidíase, blastocistose, ciclosporíase, criptosporidiose, estrongiloidíase, giardíase, isosporíase, microsporidiose, teníase
Obstrução intestinal	Ascaridíase
Perda de peso	Ancilostomíase, ascaridíase, balantidíase, criptosporidiose, giardíase, isosporíase
Prolapso retal	Tricocefalíase
Prurido anal	Enterobíase, himenolepíase
Sangramento nas fezes	Amebíase, balantidíase, tricocefalíase
Síndrome de Löeffler*	Ancilostomíase, ascaridíase, estrongiloidíase, esquistossomose
Sintomas neurológicos	Esquistossomose, teníase (*T. solium*)

* Síndrome de Löeffler: pneumonia eosinofílica decorrente da passagem das larvas pelos pulmões, que corresponde a quadro transitório de tosse seca, broncoespasmo e febre associado à eosinofilia e à alteração radiográfica dos pulmões (infiltrado pulmonar).

Fonte: Adaptado de American Academy of Pediatrics, 2018.

Algumas enteroparasitoses podem, ainda, apresentar sinais e sintomas mais específicos. A enterobíase, p. ex., pode ocasionar vulvovaginite, aumentando a suscetibilidade à infecção urinária, salpingite, ooforite e peritonite; na esquistossomose, mialgia e artralgia podem aparecer, além de granulomas pulmonares podendo cursar com hipertensão pulmonar e cor pulmonale, além de infecção do trato geniturinário; a amebíase é capaz de produzir abscesso hepático; e, em gestantes, a ancilostomíase pode ocasionar baixo peso ao nascimento.

Diagnóstico laboratorial

Em algumas situações, o tratamento empírico e/ou a suspeita clínica podem não ser suficientes para o diagnóstico, sendo, nestes casos, necessária a investigação laboratorial. Para isso, o exame parasitológico de fezes é um método específico e de baixo custo. Como a eliminação de ovos e larvas é cíclica, a repetição do exame deve ser considerada.

Nem todas as enteroparasitoses são detectadas pelo protoparasitológico de fezes. Assim, a depender da suspeita, métodos diagnósticos complementares podem ser realizados (Quadro 19.3).

Quadro 19.3. Métodos complementares de diagnóstico das parasitoses intestinais.

Doença	Método
Teníase (proglote da tênia)	Tamisação
Enterobíase	Fita de celofane adesiva ou *swab* anal
Ovos de esquistossoma	Biópsia de válvula retal
Giardíase	Biópsia duodenal com coloração das fezes e do muco duodenal pela hematoxilina férrica e/ou pelo lugol
Amebíase	Raspado retal e coloração das fezes pela hematoxilina férrica e/ou pelo lugol
Esquistossomose, amebíase e giardíase	Intradermorreação e determinação de anticorpos séricos
Criptosporidiose e isosporíase	Pesquisa nas fezes de oocistos através da coloração pela safranina e azul de metileno

Fonte: Adaptado de Fritsche TR, Selvarangan R, 2012.

Outros exames complementares que podem ser úteis: hemograma, em face da anemia e possível eosinofilia associada; radiografia de tórax nos pacientes com manifestações pulmonares; e radiografia de abdome nos casos de semioclusão ou obstrução intestinal.

Tratamento

A terapêutica das parasitoses intestinais dispõe de medicamentos de amplo espectro, alta eficiência e com poucos efeitos colaterais.

A recomendação da Organização Mundial da Saúde (OMS) é a realização da desparasitose empírica de rotina em locais onde a taxa de prevalência da doença seja superior a 20%. A escolha do fármaco deve basear-se no parasita de maior prevalência na região, priorizando o de maior espectro. Associado a isto, são fundamentais as medidas de educação para a saúde visando à melhoria das condições de higiene e saneamento, individuais e comunitárias. A repetição do tratamento deve basear-se no ciclo do agente de maior prevalência. No tocante à saúde pública, o tratamento empírico é mais vantajoso financeiramente que a coleta de exame. Em locais com baixa prevalência, o tratamento deve ser guiado pelo quadro clínico/agente.

Quando não se obtém sucesso com uma série do tratamento, pode-se instituir fármacos de segunda escolha, certificando-se de que foram administrados segundo a orientação prescrita.

A terapêutica medicamentosa das principais enteroparasitoses encontra-se especificada na Tabela 19.1.

Tabela 19.1. Esquema de tratamento das principais parasitoses intestinais.

Parasitoses	Substância ativa	Esquema terapêutico
Helmintíases		
Ancilostomíase	Mebendazol	> 10 kg: 100 mg, oral, de 12 em 12 horas, por 3 dias < 10 kg: 10 mg/kg/dose, oral, de 12 em 12 horas, por 3 dias
	Albendazol	400 mg, oral, dose única
	Pamoato de pirantel	11 mg/kg, oral, uma dose ao dia, por 3 dias (máximo: 1 g/dia)
Ascaridíase	Mebendazol	> 10 kg: 100 mg, oral, de 12 em 12 horas, por 3 dias ou 500 mg, oral, dose única < 10 kg: 10 mg/kg/dose, oral, de 12 em 12 horas, por 3 dias
	Albendazol	400 mg, oral, dose única
	Pamoato de pirantel	11 mg/kg, oral, uma dose ao dia, por 3 dias (máximo: 1 g/dia)
	Ivermectina	150 a 200 µg/kg, oral, dose única
	Piperazina (em casos de obstrução intestinal)	100 mg/kg/dia (associado a óleo mineral, 40 a 60 mL/dia + hidratação)
	Nitazoxanida	0,375 mL (7,5 mg)/kg, oral, de 12 em 12 horas, por 3 dias ou 1 a 3 anos: 100 mg, oral, de 12 em 12 horas, por 3 dias 4 a 11 anos: 200 mg, oral, de 12 em 12 horas, por 3 dias ≥ 12 anos: 500 mg, oral, de 12 em 12 horas, por 3 dias

(Continua)

Tabela 19.1. Esquema de tratamento das principais parasitoses intestinais (continuação).

Parasitoses	Substância ativa	Esquema terapêutico
Helmintíases		
Enterobíase	Mebendazol	> 10 kg: 100 mg, oral, de 12 em 12 horas, por 3 dias < 10 kg: 10 mg/kg/dose, oral, de 12 em 12 horas, por 3 dias Repetir o tratamento em 2 semanas
	Albendazol	≥ 2 anos: 400 mg, oral, dose única Repetir o tratamento em 2 semanas
	Pamoato de pirantel	11 mg/kg, oral, uma dose ao dia, por 3 dias (máximo: 1 g/dia) Repetir o tratamento em 2 semanas
	Ivermectina	150 a 200 µg/kg, oral, dose única, por 3 dias Repetir o tratamento em 2 semanas
Esquistossomose	Praziquantel	60 mg/kg/dia, oral, dose única, por 1 dia
Teníase	Praziquantel	5 a 10 mg/kg/dia, oral, dose única, por 1 dia
	Albendazol	≥ 2 anos: 400 mg, oral, uma vez ao dia, durante 3 dias
Cisticercose	Albendazol	15 mg/kg/dia (usualmente 800 mg/dia), oral, de 12 em 12 horas • Se lesão única, por 3 a 7 dias • Crianças com 3 ou mais lesões: por 7 dias • Se múltiplas lesões: por 10 a 14 dias • Com comprometimento subaracnóideo: o tempo de tratamento deve ser guiado conforme evolução radiológica
	Praziquantel	50 mg/kg/dia, oral, por 21 dias, associado à dexametasona para reduzir a resposta inflamatória consequente à morte dos cisticercos
	Praziquantel	25 mg/kg, oral, dose única Repetir a dose em 10 dias
Himenolepíase	Nitazoxanida (menor eficácia)	0,375 mL (7,5 mg)/kg, oral, de 12 em 12 horas, por 3 dias ou 1 a 3 anos: 100 mg, oral, de 12 em 12 horas, por 3 dias 4 a 11 anos: 200 mg, oral, de 12 em 12 horas, por 3 dias ≥ 12 anos: 500 mg, oral, de 12 em 12 horas, por 3 dias

(Continua)

Tabela 19.1. Esquema de tratamento das principais parasitoses intestinais (continuação).

Parasitoses	Substância ativa	Esquema terapêutico
Helmintíases		
Tricocefalíase	Mebendazol	> 10 kg: 100 mg, oral, de 12 em 12 horas, por 3 dias < 10 kg: 10 mg/kg/dose, oral, de 12 em 12 horas, por 3 dias
	Albendazol	≥ 2 anos: 400 mg, oral, uma vez ao dia, por 3 dias
Estrongiloidíase	Ivermectina	200 μ/kg, oral, 1 vez ao dia, por 1 a 2 dias
	Albendazol	400 mg, oral, de 12 em 12 horas, por 7 dias
Protozooses		
Amebíase	Metronidazol	35 a 50 mg/kg/dia, oral, de 8 em 8 horas, por 10 dias (máximo: 500 a 750 mg/dose)
	Tinidazol	≥ 3 anos: 50 mg/kg, oral, 1 vez ao dia, por 5 dias (máximo: 2 g/dose)
	Nitazoxanida	0,375 mL (7,5 mg)/kg, oral, de 12 em 12 horas, por 3 dias ou 1 a 3 anos: 100 mg, oral, de 12 em 12 horas, por 3 dias 4 a 11 anos: 200 mg, oral, de 12 em 12 horas, por 3 dias ≥ 12 anos: 500 mg, oral, de 12 em 12 horas, por 3 dias
Balantidíase	Metronidazol	35 a 50 mg/kg/dia, oral, de 8 em 8 horas, por 5 dias (máximo: 500 a 750 mg/dose)
	Tinidazol	≥ 3 anos: 50 mg/kg, oral, dose única (máximo 2 g/dia), se houver apenas quadro de diarreia; ou 1 vez ao dia, por 3 dias, se houver ulceração colônica
Blastocistose	Metronidazol	35 a 50 mg/kg/dia, oral, de 8 em 8 horas, por 10 dias (máximo: 500 a 750 mg/dose)
	Tinidazol	≥ 3 anos: 50 mg/kg, oral, dose única (máximo 2 g/dose)
	Nitazoxanida	0,375 mL (7,5 mg)/kg, oral, de 12 em 12 horas, por 3 dias ou 1 a 3 anos: 100 mg, oral, de 12 em 12 horas, por 3 dias 4 a 11 anos: 200 mg, oral, de 12 em 12 horas, por 3 dias ≥ 12 anos: 500 mg, oral, de 12 em 12 horas, por 3 dias
	Trimetoprima--sulfametoxazol	≥ 2 meses: 8 mg/kg/dia TMP e 40 mg/kg/dia de sulfametoxazol, oral, de 12 em 12 horas, por 10 dias (máximo: 800 mg/dose sulfa e 160 mg/dose de trimetoprima)

(Continua)

Tabela 19.1. Esquema de tratamento das principais parasitoses intestinais (continuação).

Parasitoses	Substância ativa	Esquema terapêutico
Protozooses		
Ciclosporíase	Trimetoprima--sulfametoxazol	≥ 2 meses: 8 a 10 mg/kg/dia TMP e 40 a 50 mg/kg/dia de sulfametoxazol, oral, de 12 em 12 horas, por 7 dias (máximo: 800 mg/dose de sulfametoxazol e 160 mg/dose de trimetoprima)
Criptosporidiose	Nitazoxanida	0,375 mL (7,5 mg)/kg, oral, de 12 em 12 horas, por 3 dias ou 1 a 3 anos: 100 mg, oral, de 12 em 12 horas, por 3 dias 4 a 11 anos: 200 mg, oral, de 12 em 12 horas, por 3 dias ≥ 12 anos: 500 mg, oral, de 12 em 12 horas, por 3 dias
Dientamebíase	Metronidazol	35 a 50 mg/kg/dia, oral, de 8 em 8 horas, por 10 dias (máximo: 500 a 750 mg/dose)
Giardíase	Tinidazol	≥ 3 anos: 50 mg/kg, oral, dose única (máximo: 2 g/dose)
	Metronidazol	15 mg/kg/dia, oral, de 8 em 8 horas (máximo: 250 mg/dose), por 5 a 7 dias
	Nitazoxanida	0,375 mL (7,5 mg)/kg, oral, de 12 em 12 horas, por 3 dias ou 1 a 3 anos: 100 mg, oral, de 12 em 12 horas, por 3 dias 4 a 11 anos: 200 mg, oral, de 12 em 12 horas, por 3 dias ≥ 12 anos: 500 mg, oral, de 12 em 12 horas, por 3 dias
Isosporíase	Trimetoprima--sulfametoxazol	≥ 2 meses: 8 a 10 mg/kg/dia TMP e 40 a 50 mg/kg/dia de sulfametoxazol, oral, de 12 em 12 horas, por 7 a 10 dias (máximo: 800 mg/dose de sulfametoxazol e 160 mg/dose de trimetoprima)
Microsporidiose	Albendazol	15 mg/kg/dia, oral, de 12 em 12 horas, por 21 dias (máximo: 400 mg/dose)

Fonte: Adaptada de American Academy of Pediatrics, 2018.

É importante realizar o tratamento de anemia com reposição do ferro quando necessário.

Outro aspecto é a utilização de terapia medicamentosa concomitante nos contactantes, objetivando reduzir as fontes humanas de infecção em escolas, creches e nas famílias.

Medidas preventivas

A terapêutica preventiva das enteroparasitoses deve envolver:

» Filtragem, fervura ou uso do hipoclorito de sódio a 2,5% na água utilizada.

- » Destino adequado dos dejetos.
- » Atenção na área, areia e chão de terra onde brincam crianças.
- » Higiene dietética adequada, com lavagem e cozimento dos alimentos.
- » Lavagem adequada de verduras em água corrente, que posteriormente devem ser cozidas ou mantidas em solução clorada se forem consumidas cruas.
- » Proteção de alimentos e utensílios de cozinha contra insetos.
- » Uso de calçados.
- » Orientação dos manipuladores de alimentos e dos profissionais de creches/escolas quanto aos cuidados necessários para a prevenção das enteroparasitoses, principalmente a lavagem das mãos após a troca de fraldas e uso do banheiro.
- » Cuidados com criações caseiras de porcos.
- » Higiene pessoal correta, com aparo frequente das unhas e lavagem das mãos antes das refeições e após o uso de sanitários.
- » Melhoria das condições gerais de vida da população, com o acesso à saúde, ao saneamento básico e à água potável.

Referências consultadas

1. AAP. American Academy of Pediatrics. Drugs for parasitic infections. In: Kimberlin DW, Brady MT, Jackson MA, Long SS (eds.). Red Book: 2018 Report of the Committee on Infectious Diseases. 31st ed. Itasca, IL: American Academy of Pediatrics; 2018. p. 985-1027.
2. Fritsche TR, Selvarangan R. Parasitologia médica. In: McPherson RA, Pincus MR. Diagnósticos clínicos e tratamento por métodos laboratoriais de Henry. 21. ed. Barueri, SP: Manole; 2012. p. 1272-328.
3. WHO. Soil-transmitted helminthiases: eliminating soil-transmitted helminthiases as a public health problem in children: progress report 2001-2010 and strategic plan 2011-2020.

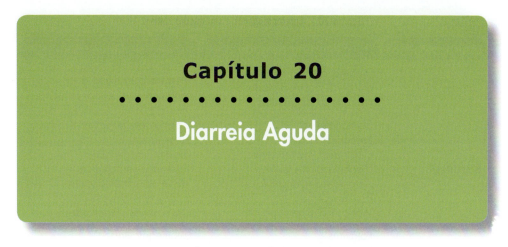

Eloisa Corrêa de Souza

Introdução

A diarreia aguda (DA) é causa frequente de consultas de emergência em todo o mundo. A Organização Mundial da Saúde (OMS) estima que 1,5 milhão de crianças menores de 5 anos morrem a cada ano devido a esta doença – é a segunda causa de mortalidade infantil nesta faixa etária. A etiologia infecciosa é a mais frequente; no entanto, podem ocorrer outras, como as inflamatórias, alérgicas, osmóticas e intoxicações exógenas.

A DA é definida como aumento da frequência de evacuações com diminuição da consistência das fezes causado pelo aumento da secreção ou diminuição de absorção de água e eletrólitos no trato gastrointestinal. A OMS define DA como três ou mais episódios de eliminação de fezes líquidas ou semilíquidas em um período de 24 horas, e cuja duração não ultrapasse 14 dias. No lactente em aleitamento e que não apresenta fezes formadas, o relato materno quanto ao aumento do número de evacuações e a mudança de aspecto devem ser considerados para a caracterização de diarreia. Denomina-se *disenteria* a presença de sangue e muco nas fezes diarreicas.

Etiologia e quadro clínico

As características das fezes, presença de sangue ou muco, sinais e sintomas como queda de estado geral, febre, náuseas, vômitos, cólicas e dor abdominal podem sugerir a etiologia. Agentes que acometem o intestino delgado costumam produzir diarreias volumosas, potencialmente desidratantes e com sintomas digestivos altos, enquanto os que acometem o cólon costumam evoluir com fezes em menor quantidade com presença de sangue e muco e sintomas como puxo e tenesmo. Algumas bactérias, como *Salmonella* e *Campylobacter*, podem se fixar em qualquer porção intestinal. No Quadro 20.1 estão listados os enteropatógenos mais comuns e seu sítios habituais. A pesquisa do agente etiológico é importante em casos de surtos ou de processos infecciosos graves. Em geral, a identificação do agente é tardia e não implica na mudança da terapêutica.

Quadro 20.1. Enteropatógenos e seu quadro clínico.

Enteropatógenos	Intestino delgado	Cólon
Quadro clínico	Diarreia aquosa, volumosa, em geral acompanhada de náuseas e/ou vômitos	Diarreia com muco e sanguinolenta, puxo, tenesmo
Bactérias	Salmonella sp. Escherichia coli* Clostridium perfringens Staphylococcus aureus Aeromonas hydrophila Bacillus cereus Vibrio cholerae	Campylobacter jejuni Shigella sp. Clostridium difficile Yersinia enterocolitica Vibrio parahaemolyticus E. coli enteroinvasiva Plesiomonas shigelloides
Vírus	Rotavírus Norovírus, astrovírus Calicivírus	Citomegalovírus Adenovírus 40 e 41 Herpes simplex vírus
Protozoários	Cryptosporidium, Microsporidium Cystoisospora Cyclospora Giardia lamblia	Entamoeba histolytica

* EPEC: *Escherichia coli* enteropatogênica; ETEC: *Escherichia coli* enterotoxigênica; EIEC: *Escherichia coli* enteroinvasiva; EAggC: *Escherichia coli* enteroagregativa.
Fonte: Adaptado de Elliott EJ, 2007.

Tratamento

A diarreia aguda é uma doença autolimitada em 90% dos casos e se resolve, em média, de 5 a 7 dias. O tratamento consiste em tratar e prevenir a desidratação, a desnutrição, bem como controlar quadro infeccioso grave, se presente.

Antes de iniciar a terapêutica, avaliar o estado geral (febre, toxemia etc.) e de hidratação do paciente. Pacientes hidratados e desidratados em algum grau têm indicação de terapia de reidratação oral. Aqueles pacientes com sinais de desidratação grave devem receber hidratação endovenosa e avaliação laboratorial quanto à presença de hipoglicemia, distúrbios do sódio, de potássio e acidobásicos. A Tabela 20.1 foi proposta pela OMS para avaliação clínica do estado de hidratação do paciente.

Tabela 20.1. Sinais clínicos e classificação do grau de desidratação (OMS modificado).

Quadro clínico	Hidratado	Desidratado em algum grau		Desidratado grave
		Leve	Moderado	
Pulso	Cheio, normal FC = nL	Cheio, normal FC = nL	Rápido	Rápido, fraco, impalpável
Pressão arterial	Normal	Normal	Normal/baixa	Choque
Diurese	Normal	Normal	Diminuída	Anúrico

(Continua)

Tabela 20.1. Sinais clínicos e classificação do grau de desidratação (OMS modificado) (continuação).

| Quadro clínico | Hidratado | Desidratado em algum grau | | Desidratado grave |
		Leve	Moderado	
Mucosa	Normal	Pouco seca	Seca	Ressequida
Fontanela anterior	Normal	Normal	Pouco deprimida	Muito deprimida
Olhos	Normal	Normal	Fundos	Muito fundos
Turgor cutâneo	Normal	Normal	Diminuído	Pastoso
Pele	Normal	Normal	Fria	Fria com livedo, acrocianose
Perda de peso	0	< 5%	5% a 10%	> 10%
Volume estimado		< 50 mL/kg	50 a 100 mL/kg	> 100 mL/kg
Terapia indicada	SRO profilático	TRO	TRO	Hidratação EV

FC: frequência cardíaca; SRO: solução de reidratação oral; TRO: terapia de reidratação oral; EV: endovenosa.
Fonte: Adaptada de WHO, 2007.

Existem várias composições de soluções para reidratação oral. Atualmente preconiza-se as hidropolieletrolíticas com osmolaridade reduzida, diminuindo o risco de hipernatremia e com melhor aceitação (Tabela 20.2).

Tabela 20.2. Composição das soluções de reidratação oral (SRO).

| SRO padrão | SRO com osmolaridade reduzida | | | |
| | SRO comerciais | | | Nova OMS |
	(mEq/L ou mmol/L)	(mEq/L ou mmol/L)	(mEq/L ou mmol/L)	(mEq/L ou mmol/L)
Glicose	111	111	75 a 90	75
Sódio	90	50	60 a 70	75
Cloreto	80	40	60 a 70	65
Potássio	20	20	20	20
Citrato	10	30	10	20
Osmolaridade	311	251	210 a 260	245

SRO: solução de reidratação oral.
Fonte: Adaptada de WHO/UNICEF/USAID, 2005.

Tratamento da desidratação
Criança hidratada

Paciente sem desidratação: oferecer soro de reidratação oral (SRO) a cada episódio diarreico, como também água e outros líquidos nos intervalos. Manter dieta própria para a idade. Desta forma se faz a profilaxia contra a desidratação e evita-se risco de agravo nutricional.

Desidratação em algum grau

Paciente com algum grau de desidratação: iniciar fase de reparação. A hidratação poderá ser restabelecida com a oferta de 50 a 100 mL/kg de SRO num período de 4 a 6 horas. Na fase de reparação, manter aleitamento materno, suspender outros alimentos, oferecer o soro em alíquotas pequenas, preferencialmente em colher ou seringa, para minimizar a chance de vômitos. O paciente deverá ser pesado a cada hora e ter quantificado o volume de soro ingerido e reavaliado a cada hora quanto à reversão dos sinais de desidratação e presença de diurese. Após o término da reparação, iniciar dieta própria para a idade e recomendar o uso de SRO a cada episódio de diarreia. O paciente deverá ser reavaliado entre 24 e 48 horas após a reparação no ambulatório de origem. Dá-se o nome de índice de retenção (IR) à relação matemática entre a variação de peso dividido pelo volume ingerido num determinado período (IR = [Δ peso/volume ingerido] × 100).

Situações especiais, tais como vômitos persistentes, recusa na aceitação do soro, distensão abdominal ou perdas fecais excessivas, perdas de peso e/ou índice de retenção inferior a 20%: considerar o uso de sonda nasogástrica para infusão do SRO. Neste caso, infundir o volume de até 100 mL/kg numa velocidade de gotejamento de 30 a 60 mL/kg/hora, conforme a tolerância do paciente. Uma vez que o paciente esteja hidratado, suspender infusão do soro, retirar a sonda e iniciar oferta de alimentos para a idade.

Desidratação grave

O paciente com desidratação grave deve ter avaliados glicemia capilar, sódio, potássio e gasometria. Iniciar expansão endovenosa com solução fisiológica ou outro cristaloide em bólus ou 20 mL/kg aberto, repetindo o procedimento até o restabelecimento da volemia e reversão dos sinais de desidratação. Considerar paciente hidratado quando da normalização da frequência cardíaca, pulsos cheios, boa perfusão periférica e dos demais sinais clínicos de desidratação. Iniciar o soro de manutenção e realimentação assim que possível.

No caso da desidratação grave, outros distúrbios poderão estar associados, como de sódio, potássio e acidose metabólica, e serão discutidos nos capítulos 55 *Distúrbios Hidroeletrolíticos* e 62 *Distúrbios do Equilíbrio Acidobásico*.

Tratamento infeccioso

O uso de antibióticos é restrito a poucos casos, uma vez que a etiologia viral é a mais frequente e seu uso pode levar a prolongamento do quadro diarreico, aumentar o risco de portador assintomático, aumentar o tempo de excreção da bactéria, alterar a flora intestinal e propiciar resistência bacteriana.

A medicação de escolha visa à cobertura de bactérias gram-negativas nos casos de suspeita de processo infeccioso grave, septicemia, imunossuprimidos, recém-nascidos, disenteria em paciente institucionalizado e cólera. A medicação de escolha são as cefalosporinas de 2ª e 3ª geração, aminoglicosídeos e quinolonas nas suspeitas de processo infeccioso grave com disseminação bacteriana extraintestinal e macrolídeos, sulfametoxazol + trimetoprima (oral) (Tabela 20.3).

Tabela 20.3. Tratamento antimicrobiano nas diarreias agudas.

Antibióticos			
Classificação	**Antibiótico**	**Dose pediátrica**	**Observação**
Macrolídeos	Azitromicina	15 mg/kg no 1º dia e 10 mg/kg/dia do 2º ao 5º dia	Preferência a multidoses *Shigella*
Sulfonamidas	Sulfametoxazol + trimetoprima	10 mg/kg/dia de TMP dividido em 2 doses diárias, por 3 dias	Cólera, *Shigella*
Quinolonas	Ciprofloxacino	30 mg/kg/dia dividido em 2 doses, por 3 dias	Não utilizar em crianças menores de 8 anos e gestantes: *Salmonella*, *Shigella*
Cefalosporinas	Ceftriaxona	50 mg/kg/dia dose única, diária, por 2 a 5 dias	Ceftriaxona é a terapia empírica de escolha para infecções graves ou refratária a outras terapias
	Metronidazol	20 mg/kg/dia divididos em 4 doses, por 5 a 7 dias	Indicado para tratamento de giardíase e amebíase
Antiprotozoários	Nitazoxanida	10 mg/kg dia dividida em 2 doses diárias, por 3 dias	Tratamento contra giardíase, criptosporídeo

Fonte: Adaptada de WHO/UNICEF/USAID, 2005.

Nutrição

Recomenda-se que a alimentação seja reiniciada assim que reestabelecida a hidratação para prevenir o desenvolvimento da desnutrição e da enteropatia crônica. O jejum é aceito exclusivamente durante o período de reparação da desidratação; mesmo assim, ainda é aceita a manutenção do aleitamento materno neste período, em razão de sua alta absorvibilidade e características nutricionais.

A presença de dieta adequada para a idade da criança na luz intestinal estimula o amadurecimento dos enterócitos e evita a desnutrição.

Zinco

O zinco vem sendo indicado no tratamento da DA logo após o restabelecimento da hidratação, seja por TRO, solução oral ou endovenosa. Vários estudos mostram que a suplementação vem diminuindo o tempo de duração da doença diarreica e prevenindo novos episódios de diarreia e outras infecções. A dose preconizada é de 10 mg/dia para lactentes menores de 6 meses e 20 mg/dia para os demais por um período de 10 dias.

Tratamentos inespecíficos

Os antieméticos, como o dimenidrinato, são contraindicados em crianças com desidratação devido a efeitos sedativos que levam ao insucesso da TRO. A ondansetrona em dose única tem demonstrado melhora dos vômitos, facilitação do uso da TRO e diminuição do risco de hidratação endovenosa; no entanto, houve aumento dos episódios diarreicos. A metoclopramida é contraindicada em menores de 12 anos devido ao risco de liberação extrapiramidal. O vômito é mais frequente nas primeiras 24 horas da doença, portanto não há necessidade de manutenção de antieméticos de horário.

Substâncias adsorventes (p. ex., caolim + pectina), antimotilidade (p. ex., loperamida) e antiespasmódicos devem ser evitados por dificultarem a excreção do patógeno e não alterarem as perdas de eletrólitos.

Drogas antissecretoras podem diminuir os sintomas diarreicos, dor abdominal e vômito, como é o caso do salicilato de bismuto e do racecadotril, mas sem alterar significativamente o curso da doença, salvo nos casos de cólera em crianças.

O uso de probióticos tem sido avaliado como coadjuvante ao tratamento da DA. É o caso do *Lactobacillus GG* e do *S. boulardii*, que surgem como perspectiva na prevenção das complicações da diarreia aguda (Tabela 20.4).

Tabela 20.4. Tratamentos inespecíficos nas diarreias agudas.

	Maiores de 6 meses	
Antieméticos	Dimenidrinato 1 a 1,5 mg/kg/dose	Até de 6 em 6 horas
	Ondansetrona 0,15 mg/kg/dose	Até de 8 em 8 horas
Drogas antissecretoras	Racecadotril 1,5 mg/kg/dose	De 8 em 8 horas*

*Liberado na Europa para maiores de 3 meses, mas não pelo FDA.
Fonte: Adaptada de WHO/UNICEF/USAID, 2005.

Medicamentos como antiespasmódicos e antiflatulentos não têm efeito nos quadros de DA em crianças.

A seguir, fluxograma do manuseio dos quadros de diarreias agudas (Figura 20.1).

Figura 20.1. Fluxograma dos cuidados em diarreias agudas.

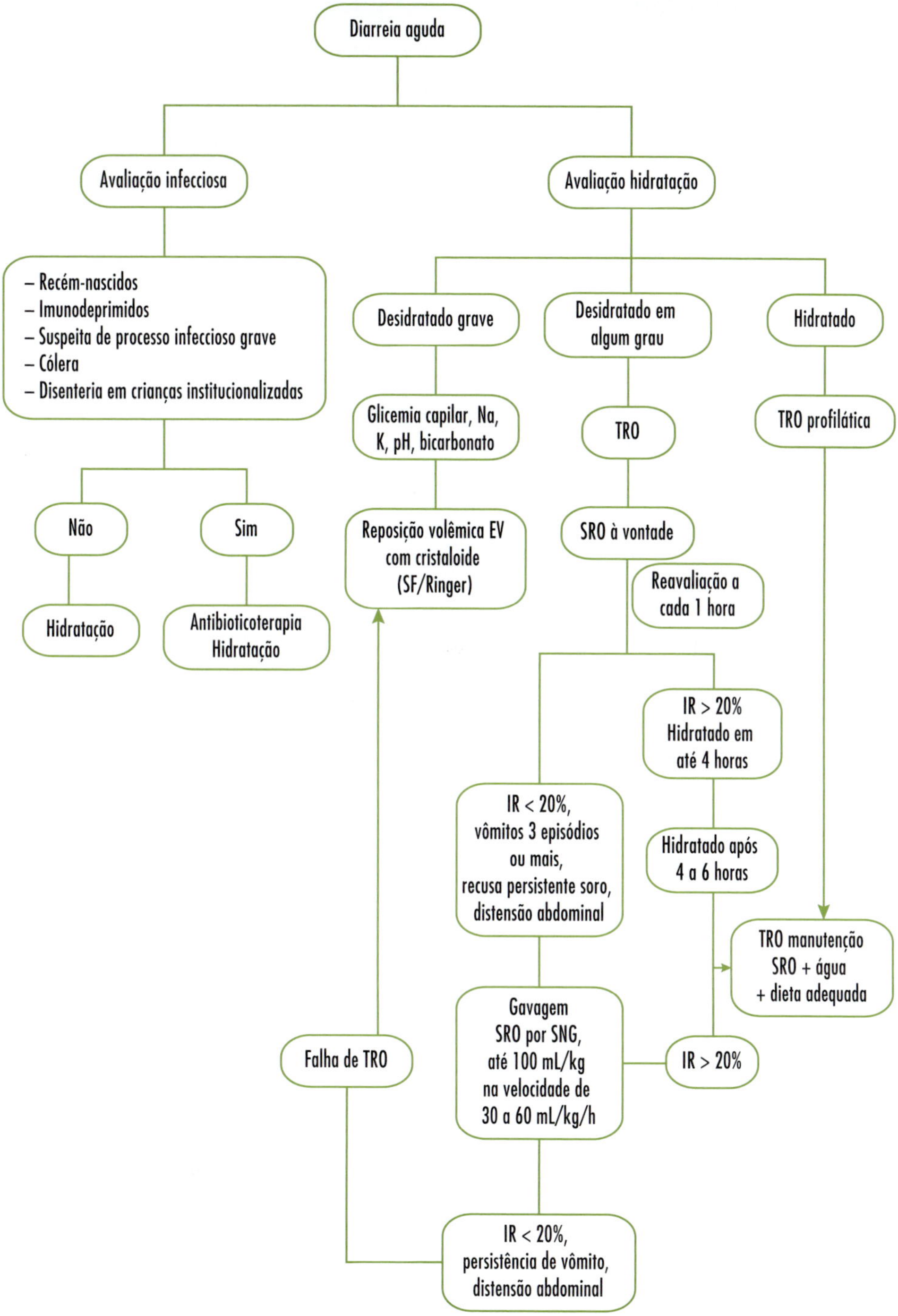

Diarreia aguda

Avaliação infecciosa

- Recém-nascidos
- Imunodeprimidos
- Suspeita de processo infeccioso grave
- Cólera
- Disenteria em crianças institucionalizadas

Não → Hidratação

Sim → Antibioticoterapia / Hidratação

Avaliação hidratação

Desidratado grave → Glicemia capilar, Na, K, pH, bicarbonato → Reposição volêmica EV com cristaloide (SF/Ringer)

Desidratado em algum grau → TRO → SRO à vontade → Reavaliação a cada 1 hora

IR > 20% Hidratado em até 4 horas → Hidratado após 4 a 6 horas → TRO manutenção SRO + água + dieta adequada

IR < 20%, vômitos 3 episódios ou mais, recusa persistente soro, distensão abdominal → Gavagem SRO por SNG, até 100 mL/kg na velocidade de 30 a 60 mL/kg/h → IR > 20%

IR < 20%, persistência de vômito, distensão abdominal

Falha de TRO

Hidratado → TRO profilática

SRO: soro ou solução de hidratação oral; TRO: terapia de hidratação oral; SF: soro fisiológico; IR: índice de retenção; SNG: sonda nasogástrica.

Fonte: Adaptada de Gilio AE, Escobar AMU, Grisi S, 2011.

Referências consultadas

1. Elliott EJ. Acute gastroenteritis in children. BMJ. 2007;334(7583):35-40.
2. Gilio AE, Escobar AMU, Grisi S. Pediatria geral: neonatologia, pediatria clínica, terapia intensiva. Hospital Universitário da Universidade de São Paulo. São Paulo: Atheneu; 2011. 742p.
3. King CK, Glass R, Bresee JS et al. Managing acute gastroenteritis among children: oral rehydration, maintenance, and nutritional therapy. MMWR Recomm Rep. 2003;52:1.
4. WHO. World Health Organization. The treatment of diarrhea. A manual for physicians and other senior health workers. 2007.
5. WHO/UNICEF/USAID. Diarrhoea treatment guidelines including new recommendations for the use of ORS and zinc supplementation for clinic-based healthcare workers. USAID; UNICEF; World Health Organization; 2005.

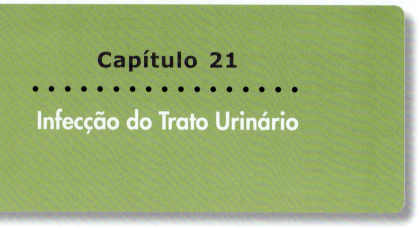

Capítulo 21
Infecção do Trato Urinário

Denise Swei Lo

Incidência

Nos lactentes com idade inferior a 3 meses, a incidência é maior em meninos; depois cresce rapidamente a ocorrência em meninas. Mais frequente na raça branca e em meninos com idade inferior a 3 meses não postectomizados. É a principal causa de infecção bacteriana grave em lactentes com febre sem sinais localizatórios. O diagnóstico e introdução precoce de terapia antimicrobiana auxiliam na redução de risco de cicatrizes renais e sequelas como hipertensão arterial sistêmica e insuficiência renal.

Etiologia

O principal agente em qualquer sexo e idade é a *Escherichia coli*.

- **Lactentes jovens com idade inferior a 3 meses:** considerar outras bactérias gram-negativas, como a *Klebsiella pneumoniae* (18,5%), e a bactéria gram-positiva *Enterococcus faecalis* (7,7%).
- **Em meninos, principalmente em maiores de 3 meses:** *Proteus* sp.
- **Em crianças com má-formação do trato urinário:** *Klebsiella* sp., *Pseudomonas* sp., *Enterobacter* e outros.
- **Meninas maiores que 12 anos:** *Staphylococcus saprophyticus* (25%), investigar atividade sexual e necessidade de pesquisa de doenças sexualmente transmissíveis, que costumam ter sintomas semelhantes.

Nas recorrências, 15% são ocasionadas pelo mesmo agente, podendo, nestes casos, haver aumento na incidência de *Proteus*, *Morganella morganii*, *Enterococcus faecalis* e *Pseudomonas*.

Outros agentes: fungos (*Candida*), vírus, *Chlamydia trachomatis* e gonococo (adolescentes).

Quadro clínico

Variável de acordo com a faixa etária. Febre pode ser um indicativo de pielonefrite.

- » **Recém-nascidos e lactentes jovens:** sintomas inespecíficos. Febre, irritabilidade, letargia, vômitos, baixa ingesta alimentar, perda de peso ou parada de ganho ponderoestatural, desidratação, constipação, diarreia e icterícia.
- » **Lactentes maiores que 3 meses:** febre, anorexia, irritabilidade, vômitos, perda ou não ganho ponderal, disúria, polaciúria.
- » **Pré-escolar e escolar:** sintomas mais específicos. Disúria, polaciúria, urgência miccional, febre, dor lombar, hematúria, sinal de Giordano positivo.

Diagnóstico

- » Anamnese.
- » Exame físico.
- » Diagnóstico laboratorial: urina tipo I, urocultura e bacterioscopia.
    - – **Urina tipo I:** sugere, mas não afasta o diagnóstico de infecção do trato urinário (ITU). Pode haver leucocitúria e/ou esterase leucocitária positiva, teste do nitrito positivo (alta especificidade, porém baixa sensibilidade).
    - – **Bacterioscopia de urina:** presença de bactérias.
      A presença de cristais de fosfato-amoníaco-magnesiano (estruvita) alerta para cálculos infecciosos nas vias urinárias. Geralmente nestes casos as bactérias encontradas são *Proteus* sp. e, mais raramente, as do gênero *Klebsiella*, *Citrobacter* e *Pseudomonas*.

Urocultura (diagnóstico definitivo)

- » **Saco coletor:** ≥ 100 mil UFC/mL de uma mesma bactéria, método não recomendado pela Academia Americana de Pediatria pois apresenta falso positivo de até 88%.
- » **Jato médio:** ≥ 100 mil UFC/mL.
- » **Sondagem vesical:** ≥ 50 mil UFC/mL.
- » **Punção suprapúbica:** ≥ 10 mil UFC/mL.

Tratamento

O tratamento pode ser feito por via oral na maioria dos casos, mesmo em quadros de suspeita de pielonefrite. As indicações de hospitalização são:

- » Idade menor que 3 meses.
- » Pacientes imunodeprimidos.
- » Desidratação, vômitos ou inabilidade de tolerância de medicação oral.
- » Falha na terapêutica oral.
- » Suspeita de sepse ou estado geral gravemente comprometido.
- » Pacientes portadores de doenças obstrutivas ou malformações complexas de trato urinário ou insuficiência renal.
- » Grave motivo social (ausência ou impossibilidade de cuidador que administre corretamente a terapêutica oral).

Se o resultado da urocultura e antibiograma estiverem disponíveis, o tratamento deve ser orientado pelo antibiograma e escolhida a medicação de menor espectro. Na maioria dos casos, a terapia inicial costuma ser empírica, baseada no quadro clínico e em alterações no exame de urina tipo I e/ou bacterioscopia. De acordo com trabalhos nacionais de sensibilidade antimicrobiana, a sugestão de tratamento empírico inicial é:

- » **0 a 3 meses:** terapia parenteral com aminoglicosídeo ou cefalosporina de terceira geração para cobertura ampla de enterobactérias. Considerar associação com ampicilina para cobertura de *Enterococcus faecalis*, especialmente em recém-nascido ou lactente gravemente doente ou se a evolução não for satisfatória ou se a bacterioscopia de urina for realizada e resultado der coco gram-positivo.

» **3 meses a 15 anos:** amoxicilina/ácido clavulânico ou cefuroxima ou ceftriaxona ou aminoglicosídeos. A decisão entre tratamento parenteral e oral obedece a critérios clínicos.

O tempo de tratamento pode ser de 5 dias para cistites e 10 dias para infecções febris. No caso de tratamento parenteral inicial, após 24 horas da resolução da febre, o tratamento pode ser modificado para via oral.

Investigação por imagem

A investigação do trato urinário com ultrassonografia de vias urinárias está indicada em:
» Crianças menores de 2 anos na primeira ITU.
» Criança de qualquer idade com ITU febril recorrente.
» Criança de qualquer idade com ITU e antecedente familiar de doença renal ou urológica, baixo ganho ponderal ou hipertensão.
» Criança de qualquer idade com falha terapêutica.
» A investigação da principal malformação urológica, o refluxo vesicoureteral, por meio de uretrocistografia miccional está indicada para:
  − Criança de qualquer idade com ITU febril recorrente.
  − Primeiro episódio de ITU com antecedente familiar de doença renal ou urológica, baixo ganho ponderal ou hipertensão ou outro agente diferente de *E. coli*.
  − Ultrassonografia abdominal total (USG) das vias urinárias alteradas: hidronefrose, cicatriz, refluxo vesicoureteral ou uropatia obstrutiva.

A cintilografia renal estática (DMSA) não é necessária na maioria dos casos e está indicada depois de 4 a 6 meses após o episódio de ITU para avaliar cicatriz renal nas situações:
» Em < 3 anos com ITU atípica ou recorrente.
» Em > 3 anos com ITU recorrente.
ITU atípica: doença grave, oligúria, massa abdominal ou renal, aumento de creatinina, falha de resposta terapêutica ou outro agente diferente de *E. coli*.
ITU recorrente: ≥ 2 pielonefrites, 1 pielonefrite + ≥ 1cistite ou ≥ 3 cistites.

Referências consultadas

1. European Association of Urology. European Society for Pediatric Urology. Radmayr C, Bogaert G, Dogan HS, Kocvara R, Nijman JM et al. EAU Guidelines on Pediatric Urology 2018. EAU Guidelines Office, Arnhem, The Netherlands; 2018.
2. Guideline CP. Reaffirmation of AAP Clinical Practice Guideline: the diagnosis and management of the initial urinary tract infection in febrile infants and young children 2-24 months of age. Pediatrics. 2016;138(6):e20163026.
3. Lo DS, Shieh HH, Barreira ER, Ragazzi SLB, Gilio AE. High frequency of staphylococcus saprophyticus urinary tract infections among female adolescents. Pediatr Infect Dis J. 2015;34(9):1023-5.
4. Lo DS, Shieh HH, Ragazzi SLB, Koch VHK, Martinez MB, Gilio AE. Community-acquired urinary tract infection: age and gender-dependent etiology. J Bras Nefrol. 2013;35(2):93-8.
5. National Institute for Health and Clinical Excellence (NICE). Urinary tract infection in children diagnosis, treatment and long-term management. National Collaborating Centre for Women's and Children's Health. Natl Inst Heal Clin Excell. 2007;1-178. [Acesso em 06 nov. 2019]. Disponível em: https://www.nice.org.uk/guidance/cg54/evidence/full-guideline-pdf-196566877.
6. Subcommittee on Urinary Tract Infection SC on QI and M. Roberts KB. Urinary tract infection: clinical practice guideline for the diagnosis and management of the initial UTI in febrile infants and children 2 to 24 months. Pediatrics. 2011;128(3):595-610.

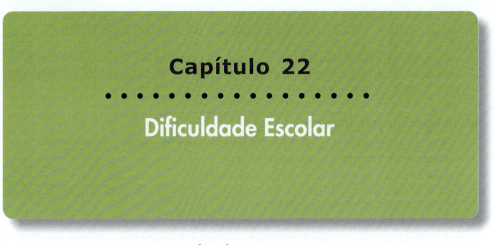

Capítulo 22
Dificuldade Escolar

Ana Cecília Silveira Lins Sucupira

É muito comum o pediatra receber crianças com queixa de não conseguirem aprender ou apresentarem comportamento inadequado na escola.
» Serão essas questões médicas?
» Qual o papel do pediatra diante dessas queixas?
» Como avaliar essas crianças? Que condutas tomar?

A medicalização do fracasso escolar e o transtorno do déficit de atenção com hiperatividade

Os encaminhamentos mais frequentes são os problemas de comportamento na escola. Muitas já vêm com o diagnóstico de transtorno do déficit de atenção com hiperatividade (TDAH) motivado pelo comportamento agitado ou pela falta de atenção na sala de aula. Sabe-se que muitas vezes essas condutas são produzidas nas relações da criança com a família e a escola.

O achado de alterações anatômicas cerebrais em crianças com TDAH nos exames de neuroimagem não permite fazer uma correlação direta com as alterações funcionais.

O TDAH pode estar associado a alterações de neurotransmissores como a dopamina e a noradrenalina e à transmissão genética/hereditária, entretanto os dados existentes ainda não são consenso. O fato de se encontrar maior frequência de crianças hiperativas em famílias nas quais os pais apresentam comportamento hiperativo pode indicar a influência de um modo específico de interação familiar.

De acordo com o Manual Estatístico e Diagnóstico (DSM 5), o diagnóstico é clínico e deve ser feito a partir da observação e do relato de características de comportamentos (Quadro 22.1).

Quadro 22.1. Critérios para o diagnóstico de transtorno do déficit de atenção com hiperatividade, de acordo com o DSM 5.

A. Um padrão persistente de desatenção e/ou hiperatividade/impulsividade que interfere no funcionamento e no desenvolvimento, conforme caracterizado por (1) e/ou (2):

1. Desatenção: seis (ou mais) dos seguintes sintomas persistem por pelo menos 6 meses em um grau inconsistente com o nível do desenvolvimento e têm impacto negativo diretamente nas atividades sociais e acadêmicas/profissionais:

a. Frequentemente não presta atenção em detalhes ou comete erros por descuido em tarefas escolares, no trabalho ou durante outras atividades (p. ex., por negligência ou por deixar passar detalhes, o trabalho é impreciso)

b. Frequentemente tem dificuldade de manter a atenção em tarefas ou atividades lúdicas (p. ex., dificuldade de manter o foco durante aulas, conversas ou leituras prolongadas)

c. Frequentemente parece não escutar quando alguém lhe dirige a palavra diretamente (p. ex., parece estar com a cabeça longe, mesmo na ausência de qualquer distração óbvia)

d. Frequentemente não segue instruções até o fim e não consegue terminar trabalhos escolares, tarefas ou deveres no local de trabalho (p. ex., começa as tarefas, mas rapidamente perde o foco e facilmente perde o rumo)

e. Frequentemente tem dificuldade para organizar tarefas e atividades (p. ex., dificuldade em gerenciar tarefas sequenciais; dificuldade em manter materiais e objetos pessoais em ordem; trabalho desorganizado e desleixado; mau gerenciamento do tempo; dificuldade em cumprir prazos)

f. Frequentemente evita, não gosta ou reluta em se envolver em tarefas que exijam esforço mental prolongado (p. ex., trabalhos escolares ou lições de casa; para adolescentes mais velhos e adultos, preparo de relatórios, revisão de trabalhos longos)

g. Frequentemente perde coisas necessárias para tarefas ou atividades (p. ex., materiais escolares, lápis, livros, instrumentos, carteira, chaves, documentos, óculos, celular)

h. Com frequência é facilmente distraído por estímulos externos (para adolescentes mais velhos e adultos, pode incluir pensamentos não relacionados)

i. Com frequência é esquecido com relação a atividades cotidianas (p. ex., realizar tarefas, obrigações; para adolescentes mais velhos e adultos, retornar ligações, pagar contas, manter horários agendados)

2. Hiperatividade e impulsividade: seis (ou mais) dos seguintes sintomas persistem por pelo menos 6 meses em um grau inconsistente com o nível do desenvolvimento e têm impacto negativo diretamente nas atividades sociais e acadêmicas/profissionais:

a. Frequentemente remexe ou batuca com as mãos ou os pés ou se contorce na cadeira

b. Frequentemente levanta da cadeira em situações em que se espera que permaneça sentado (p. ex., sai do lugar em sala de aula, no escritório ou em outro local de trabalho ou em outras situações que exijam que se permaneça em um mesmo lugar)

c. Frequentemente corre ou sobe nas coisas em situações em que isso é inapropriado

(Nota: em adolescentes ou adultos, pode se limitar a sensações de inquietude.)

d. Com frequência é incapaz de brincar ou se envolver em atividades de lazer calmamentex

(Continua)

Quadro 22.1. Critérios para o diagnóstico de TDAH, de acordo com o DSM 5 (continuação).

   e. Com frequência "não para", agindo como se estivesse "com o motor ligado" (p. ex., não consegue ou se sente desconfortável em ficar parado por muito tempo, como em restaurantes, reuniões; outros podem ver o indivíduo como inquieto ou difícil de acompanhar)

   f. Frequentemente fala demais

   g. Frequentemente deixa escapar uma resposta antes que a pergunta tenha sido concluída (p. ex., termina frases dos outros, não consegue aguardar a vez de falar)

   h. Frequentemente tem dificuldade para esperar a sua vez (p. ex., aguardar em uma fila)

   i. Frequentemente interrompe ou se intromete (p. ex., mete-se nas conversas, jogos ou atividades; pode começar a usar as coisas de outras pessoas sem pedir ou receber permissão; em adolescentes e adultos, pode intrometer-se em ou assumir o controle sobre o que outros estão fazendo)

B. Vários sintomas de desatenção ou hiperatividade/impulsividade estavam presentes antes dos 12 anos de idade

C. Vários sintomas de desatenção ou hiperatividade/impulsividade estão presentes em dois ou mais ambientes (p. ex., em casa, na escola, no trabalho; com amigos ou parentes; em outras atividades)

D. Há evidências claras de que os sintomas interferem no funcionamento social, acadêmico ou profissional ou reduzem sua qualidade

E. Os sintomas não ocorrem exclusivamente durante o curso de esquizofrenia ou outro transtorno psicótico e não são mais bem explicados por outro transtorno mental (p. ex., transtorno do humor, transtorno de ansiedade, transtorno dissociativo, transtorno da personalidade, intoxicação ou abstinência de substâncias)

Fonte: Adaptado de American Psychiatric Association, 2014.

O metilfenidato é a droga mais utilizada no tratamento do TDAH; seu uso pode ser preconizado após os seis anos de idade. Podem ocorrer efeitos colaterais comuns: diminuição do apetite, alterações do sono, perda de peso, dor abdominal e cefaleia. Apresenta efeitos adversos mais raros, como tiques, retraimento social e mudanças na afetividade, além de efeito inibitório sobre o crescimento, e foi associado a alterações cardíacas, com relatos de morte súbita.

Temos preocupação com o grande aumento no número de crianças que vêm recebendo tratamento medicamentoso nas últimas décadas; por outro lado, não se pode negar a existência de crianças muito inquietas, agitadas, com um modo de comportamento realmente hiperativo.

Algumas questões precisam ser colocadas: comportamentos inadequados são doença? Quais são os comportamentos adequados? Quem define o que é adequado?

O TDAH e as relações sociais da criança

A habilidade de concentração é desenvolvida para atividades socialmente significativas. As experiências vivenciadas na escola devem motivar a criança para o comportamento esperado diante das tarefas escolares. Nesse ponto, é importante deslocar o eixo da avaliação diagnóstica para as relações interpessoais, quando é possível identificar o papel que o outro (colega, pais, professores) desempenha na emergência ou não das manifestações comportamentais que compõem o quadro clínico em questão.

É preciso entender a hiperatividade como uma forma de expressão das dificuldades vivenciadas pela criança. Existem crianças cujo comportamento as torna inadequadas ao convívio social pelo grau de agitação que apresentam. É necessário entender o que se passa com essas crianças e ajudá-las a encontrar formas de conseguir que se adequem às normas e regras que a escola, a família e a sociedade exigem. Algumas dessas crianças deverão ser encaminhadas para apoio psicológico.

Dislexia

Muitas crianças que estão em fase de alfabetização apresentam trocas sistemáticas de letras e recebem o diagnóstico de dislexia. O modo como a criança aprende a linguagem escrita é específico, podendo ser com facilidade ou com dificuldade, em função das oportunidades de interação prévia com a escrita.

A alfabetização deve ser avaliada como um processo dinâmico e evolutivo, evitando-se o diagnóstico de "dislexia por supressão de letras" na criança que está avançando na colocação das letras nas sílabas. Muitas crianças referidas como disléxicas apresentam problemas decorrentes de alfabetização inadequada ligados à escola, aos professores e ao sistema educacional.

Alterações neurológicas

Diante de crianças com histórico de anoxia neonatal, crises convulsivas ou outros quadros neurológicos, é importante avaliar o quanto essas condições afetam o desenvolvimento. A dificuldade dessas crianças, muitas vezes, pode estar ligada ao controle sérico da medicação, que, sendo excessivo, pode dificultar o aprendizado.

Retardo mental

Muitas crianças são encaminhadas para avaliação médica de retardo mental leve que as impede de aprender na escola. Esse diagnóstico deve ser realizado a partir de avaliações do desenvolvimento pelo médico e por equipe multiprofissional.

Muitas vezes é necessário rever os métodos pedagógicos de ensino destas crianças.

Outras causas apontadas para as dificuldades escolares

Crianças que por motivo de alguma doença, como uma condição crônica, têm a frequência à escola comprometida podem ter o aprendizado dificultado, posto que para aprender é importante a presença em sala de aula. Entretanto crianças acamadas ou em internação hospitalar podem aprender, desde que a escola envie para a família todo o conteúdo das aulas.

A pergunta que se coloca é: dificuldade de aprendizado na escola é uma doença?

O que fazer? A consulta da criança com queixa de dificuldade escolar

É importante a participação da criança em todos os momentos da consulta e ter um momento de entrevista só com a criança. Deve-se identificar se a queixa é da escola ou da família.

Algumas perguntas iniciais devem ser feitas para entender como a família e a criança se sentem com relação à queixa da escola:

» Como o problema apresentado pela escola está sendo visto pela família?
» Qual a opinião dos pais sobre o fato da criança não conseguir aprender na escola?
» Quais as preocupações com relação ao aprendizado na escola?
» Como a família vê a criança? Como é o aprendizado em casa?

Conhecendo a criança

Recuperar a história de vida da criança revendo:

A) Condições de gestação e nascimento: anoxia neonatal; vínculos e afeto.

B) História pregressa de doenças e acidentes: como doença e tratamento são percebidos.

C) História atual de doenças crônicas: repercussões sobre frequência e rotina escolar.

D) Uso de medicamentos.

E) Alimentação da criança: informações sobre as relações familiares e limites para a criança.

Conhecer o histórico escolar da criança

Identificar as experiências vivenciadas pela criança no processo de escolarização (Quadro 22.2).

Quadro 22.2. Caracterização da escolarização da criança.

- Idade em que a criança entrou na escola
- Como foi a adaptação
- Características das escolas frequentadas
- Mudanças de professores
- Problemas anteriores na escola
- Problemas disciplinares
- Assiduidade escolar
- Dificuldades no aprendizado
- Queixas dos professores
- Opinião da criança sobre a professora e a escola
- Opinião da criança sobre o próprio desempenho na escola
- Opiniões dos pais sobre o desempenho escolar da criança
- Histórico de repetências escolares:
  - Expectativas sobre a escolarização da criança
  - Repercussões do fracasso escolar
  - Condutas tomadas com relação às repetências
  - Caminhos percorridos: exames realizados, especialistas consultados, diagnósticos, tratamentos, resultados

Fonte: Adaptado de Sucupira ACSL, 2019.

Desde o momento que é encaminhada aos serviços de saúde, a criança passa a assumir que tem problemas que lhe servem de explicação para o fato de não conseguir aprender na escola. Os indivíduos classificados com problemas de escolarização interagem com essa classificação e, a partir do momento que têm consciência de si como incapaz de aprender, ele se modifica, exacerba ou ameniza as características que são associadas às pessoas que não aprendem.

Avaliação do desenvolvimento da criança

A avaliação do desenvolvimento pode ser feita por meio da observação da criança e das informações dos pais e da criança sobre as suas aprendizagens.

O desenvolvimento de cada criança processa-se pela aprendizagem propiciada pelas experiências vivenciadas, determinadas pelos valores sociais, culturais e históricos do grupo ao qual pertence. As crianças podem apresentar habilidades que demonstram desenvolvimento adequado, porém expressas por desempenhos que refletem as diferenças no ambiente social em que estão inseridas.

É possível que em algumas situações a forma de expressão do desenvolvimento da criança não seja adequada ao processo de escolarização. Para que ela adquira essas habilidades é preciso respeitar seu desenvolvimento anterior.

Rotina de vida da criança

Uma das maneiras de avaliar as habilidades e conhecimentos já adquiridos pela criança é perguntar sobre sua rotina de vida. Pedindo que ela descreva tudo que costuma fazer, desde o momento em que acorda até ir dormir, é possível verificar sua memória temporal, visual e auditiva.

» A criança vai para a escola de manhã, quando acorda, ou depois do almoço?
» A escola é longe ou perto de casa?
» Como vai para a escola, com quem?
» A escola é grande?
» Tem muitas crianças?
» Qual o nome da professora, dos amigos?
» Quais programas de TV assiste? Quais jogos eletrônicos sabe jogar?
» Quais atividades lhe dão prazer?

É importante perguntar diretamente para a criança: "do que você gosta de brincar?". O brincar exige habilidades que são aprendidas. Jogos têm regras que precisam ser compreendidas e aceitas. É importante saber quanto tempo é gasto nessas atividades. Muitas crianças deixam de estudar ou mesmo ir a escola por conta dos jogos eletrônicos. Qual o limite dado pelos pais para essas atividades?

Estas informações da rotina de vida (Quadro 22.3) permitem deduzir as capacidades, habilidades e estruturas neurológicas correspondentes, de acordo com o ambiente de vida da criança.

Quadro 22.3. Funções neurológicas e o cotidiano das crianças.

Função neurológica	Cotidiano
1. Memória global	• Pedir para contar tudo que fez no dia anterior • Se a criança gosta de futebol, pedir para dizer o nome dos jogadores • Se a criança gosta de novela, pedir para contar o último episódio ao qual assistiu • Perguntar se sabe fazer compras corretamente (sem necessidade de listas escritas) • Pedir para descrever um passeio, contar uma história • Relatar como vai para a escola ou para casa

(Continua)

Quadro 22.3. Funções neurológicas e o cotidiano das crianças (continuação).

Função neurológica	Cotidiano
2. Memória visual	• Criar situações em que a descrição visual seja importante dentro de uma atividade habitual para a criança • Pedir para descrever a sala de aula • Descrever os lugares onde foi na véspera • Descrever a bandeira do seu time, se gostar de futebol • Pedir detalhes visuais de algum programa de televisão • Lembrar de alguma propaganda da TV • Perguntar se reconhece símbolos visuais presentes em sua vida, como cor ou outra característica do carro da família ou ônibus que usa com frequência • Pedir para desenhar alguma coisa que ele queira
3. Memória auditiva	• Perguntar se reconhece os sons das músicas das quais gosta • Pedir para cantar uma música • Perguntar se toca algum instrumento • Verificar se obedece a ordens simples
4. Memória temporal	• Criar situações em que a descrição da sequência temporal seja importante dentro de uma atividade habitual da criança • Pedir para descrever um episódio de sua vida ou do lugar onde mora, procurando evidenciar a cronologia dos acontecimentos • Descrever a rotina do dia anterior com sequência temporal • Perguntar há quanto tempo vem desenvolvendo uma determinada atividade • Descrever a sequência da programação assistida por ele na TV durante o dia e durante a semana • Relacionar meses de férias e de aulas
5. Raciocínio matemático	• Perguntar se identifica números, quantidades • Verificar se sabe contar, fazer contas • Verificar se sabe lidar com dinheiro, compras, troco
6. Relação espacial	• Se na conversa emprega conceitos de em cima, embaixo, ao lado, dentro, fora, sair, entrar, longe, perto (criar situações na conversa que propiciem o aparecimento desses conceitos, como se a escola é longe ou perto de casa)
7. Esquema corporal	• Se anda de bicicleta, skate, patins • Se pula corda, amarelinha • Se anda em cima de muro, sobe em árvores • Se tem noção de lateralidade direita/esquerda (não se trata de denominar, mas perceber a diferença)

(Continua)

Quadro 22.3. Funções neurológicas e o cotidiano das crianças (continuação).

Função neurológica	Cotidiano
8. Relação temporal	• Se na conversa aparecem conceitos de antes, durante, depois, dia, semana, mês. Por exemplo, datas importantes para ele, horário da escola (de manhã, à tarde), refeições, irmãos mais velhos e mais novos etc. • Ritmo: se tem o conceito de velocidade – mais rápido *versus* mais lento (p.ex., correr *versus* andar). Se sabe assobiar, batucar, cantar, tocar qualquer instrumento
9. Tamanho, forma, cores	• Por meio de objetos de casa ou do consultório observar se tem conceitos de igual *versus* diferente, maior, menor, igual, mais leve, mais pesado • Se sabe diferenciar formas geométricas: círculo, quadrado... (não se trata de denominar, o que requer conhecimento prévio, mas perceber igualdades e diferenças) • Se sabe identificar cores. Se a criança não conhece o nome das cores, verificar se discrimina cores iguais e diferentes entre si

10. Coordenação motora e equilíbrios dinâmico e estático	• Identificar atividades no dia a dia da criança que permitam fazer essa avaliação
	• Usar preferencialmente situações de brincadeiras
	  • Perguntar se anda de bicicleta
	  • Sobe em árvores
	  • Joga bola, corre, nada
	  • Usa computador
	  • Faz/empina pipa ou quadrado, desenha, joga brinquedos de armar, quebra-cabeças
	  • Observar se sobe sozinha ou com ajuda na mesa de exame clínico

Fonte: Adaptado de: Sucupira ACSL, 2019.

A avaliação da escrita e da leitura

A aula-entrevista é uma forma de avaliação da capacidade escolar da criança realizada com uma aula individual do professor e aluno com o objetivo de compreender como a criança reage à leitura, escrita de letras, palavras e textos, permitindo compreender o seu ambiente cultural e social e a formação de vínculo entre professor e aluno.

Conversando com a criança, identificam-se as palavras que fazem parte do seu cotidiano e que, portanto, são significativas para ela. Inicialmente, solicita-se que escreva seu nome. Em seguida, que escreva quatro palavras e uma frase, retiradas da conversa que vem sendo feita com a criança. As quatro palavras devem ter diferentes tamanhos, isto é, uma dissílaba, uma trissílaba, uma polissílaba e uma monossílaba. Por exemplo, jogo, futebol, campeonato, gol. E a frase deve conter o nome da criança: Pedro gosta de futebol.

Muitas vezes, quando a avaliação é finalizada, pode-se verificar que a criança não tem nenhum atraso cognitivo, ela está apenas formulando hipóteses iniciais no processo de aquisição da escrita. O fato de a criança estar em níveis anteriores ao dos demais colegas pode significar que viveu poucas oportunidades de contato com materiais escritos e com pessoas que leem e escrevem. Essa forma de avaliação nos indica que pode estar havendo problemas no modo como a escola vê a criança.

Conhecer a família

É importante saber:
» o familiograma, para entender a composição familiar;
» a escolaridade dos pais e irmãos;
» ocupação dos pais: círculos sociais com os quais essa família tem maior convivência;
» a rotina familiar, os conflitos e a relação de cada um com a criança.

Conhecer o contexto sociocultural

É importante levantar:
» Condições de moradia, pessoas que moram no domicílio.
» Opções de lazer: hábito de leitura da família.
» Inserção religiosa da família: fator de proteção para o fracasso escolar.
» Acesso aos equipamentos sociais da comunidade: serviços de educação e saúde.
» Participação nas redes sociais próprias do meio em que vivem.

Conduta e tratamento

O médico necessita conhecer melhor o desempenho escolar e os motivos que levaram ao encaminhamento da criança para o serviço de saúde. O diálogo com a professora, com a coordenadora pedagógica e às vezes com a diretora da escola, evitando culpabilizar o educador, é um processo importante para a construção de um plano de cuidado conjunto.

Solicitar por escrito ou por telefone que o professor ou coordenador pedagógico explicite o tipo de problemas que a criança apresenta. Isso leva a escola a se posicionar sobre a criança e fornece elementos para uma posterior discussão. Além disso, a escola fica ciente de que a família procurou o serviço de saúde. Solicitar, ainda, que a criança traga seus cadernos para ver o que ela faz na escola.

Envolver a família para ajudar a criança, incentivando para que ofereça mais contato com livros, utilizar jogos com palavras e letras, enfim, investir no aprendizado da criança. Será necessário acompanhamento dos problemas. Quando, já na primeira consulta, o médico percebe que a criança não apresenta problemas, é possível reafirmar para a família e a criança a normalidade do seu desenvolvimento, reforçando suas capacidades e possibilidades de aprendizado.

Para a escola, entretanto, nesse primeiro contato, é importante enviar um comunicado apenas informando que a criança está sendo avaliada e que ao final do processo de avaliação será enviado um relatório. Temos visto que informar de imediato que a criança é normal, muitas vezes, leva a escola a encaminhá-la para outro profissional até conseguir um laudo que ateste a deficiência da criança.

Em todas as consultas, perguntar sempre pelo contato com livros e incentivar a família a dar lápis e papel para a criança brincar de desenhar e escrever. Para as famílias que não têm acesso a jogos com letras e palavras, é possível recortá-las das embalagens de alimentos ou de revistas.

A abordagem aqui descrita pretende dar condições ao pediatra para analisar a queixa de dificuldades escolares à luz da história de vida de cada criança e das relações que se produzem na escola. A dificuldade escolar só pode ser entendida, mesmo em uma criança com doença orgânica, assumindo-se que ela se produz no contato da criança, membro de uma família, com uma instituição social, a escola. Estabelece-se, assim, o complexo criança-família--escola que tem, ainda, inserções mais amplas e específicas na sociedade, determinadas pelo grupo social ao qual pertence a família.

Referências consultadas

1. American Psychiatric Association. DSM-5 Manual Diagnóstico e Estatístico de Transtornos Mentais. 5. ed. American Psychiatric Association. Associação Brasileira de Psiquiatria. Porto Alegre: Artmed; 2014.
2. GEEMPA. Aula-entrevista: caracterização do processo rumo à leitura e escrita. Porto Alegre: GEEMPA, 2013.
3. Granato MF, Casella EB. Transtorno do déficit de atenção e hiperatividade. In: Grisi SJFE, Escobar AMU, Gomes FMS. Desenvolvimento da criança. 1. ed. Rio de Janeiro: Atheneu; 2018. p. 95-101.
4. Sucupira ACSL. Criança com dificuldade escolar. In: Gusso G, Lopes JMC, Dias LC (orgs.). Tratado de medicina de família e comunidade: princípios, formação e prática. 2. ed. Porto Alegre: Artmed; 2019. p. 961-9.
5. Sucupira ACSL. Hiperatividade e déficit de atenção. In: Gusso G, Lopes JMC, Dias LC (orgs.). Tratado de medicina de família e comunidade: princípios, formação e prática. 2. ed. Porto Alegre: Artmed; 2019. p. 2062-74.
6. Valente MH, Gomes FMS. Distúrbios de aprendizado. In: Grisi SJFE, Escobar AMU, Gomes FMS. Desenvolvimento da criança. 1. ed. Rio de Janeiro: Atheneu; 2018. p. 71-82.

Capítulo 23

Prevenção de Álcool e Drogas na Consulta Pediátrica

João Paulo Becker Lotufo
Rafael Yanes Rodrigues da Silva

As orientações realizadas na consulta médica sobre a questão das drogas e os aspectos de prevenção para não usuários são chamadas de aconselhamento breve.

Como fazer o aconselhamento breve

O diagnóstico das possíveis drogas lícitas ou ilícitas presentes nas casas das famílias é fundamental para o preparo do plano de atendimento em todas as consultas. É realizado um levantamento se há pais fumantes, alcoólatras, usuários de maconha ou *crack* nas famílias. A partir daí, conversamos alguns minutos para informar e aprimorar a discussão sobre drogas em casa, com a mensagem do aconselhamento (Quadros 23.1 e 23.2).

Esse procedimento, em nossos trabalhos, foi o único fator positivo na diminuição da experimentação de drogas pelos jovens, superando a presença de espiritualidade, esportes, atividades culturais ou sociais.

Quadro 23.1. Ficha de atendimento pediátrico: a inclusão do diagnóstico do risco relativo de drogas ajuda o aluno, médico residente ou médico a lembrar de incluir a questão das drogas na história clínica.

Diagnósticos principais	Planos terapêuticos
1. Crescimento	Normal/Baixa estatura/Alta estatura
2. Estado nutricional	Eutrofia/Distrofia
3. Desenvolvimento	Adequado/Inadequado
4. Alimentação	Adequada/Inadequada
5. Vacinação	Completa/Incompleta
6. Risco relativo de drogas	

Fonte: Adaptado de Lotufo (2016).

Quadro 23.2. Ficha de atendimento pediátrico: a investigação do risco relativo de drogas leva a ações de prevenção de uso e à distribuição do material educativo.

Risco relativo de drogas na família	
Investigação de riscos	**Condutas**
1. Pais ou parentes são fumantes?	Prevenção
2. Pais ou parentes são alcoólatras?	Prevenção
3. Uso de maconha?	Prevenção
4. Uso de crack?	Prevenção
5. Doenças pulmonares na família?	
6. Doenças psiquiátricas na família?	

Fonte: Adaptado de Lotufo (2016).

Material de apoio distribuído

A distribuição de material adequado para a faixa etária pediátrica, como os livretos do Dr. Bartô, projeto implantado no Hospital Universitário da Universidade de São Paulo (HU-USP), aumenta muito a compreensão dos pacientes e de suas famílias sobre a prevenção de álcool e drogas. Quanto mais intenso e repetitivo o aconselhamento, maior o alcance de nosso objetivo: tolerância zero para o tabaco, tolerância zero para a maconha e tolerância zero para a bebida alcoólica até os 18 anos. É importante sempre frisar que a cerveja é uma bebida alcoólica (Figuras 23.1 e 23.2).

Figura 23.1. Material utilizado no aconselhamento breve durante consulta pediátrica no HU-USP.

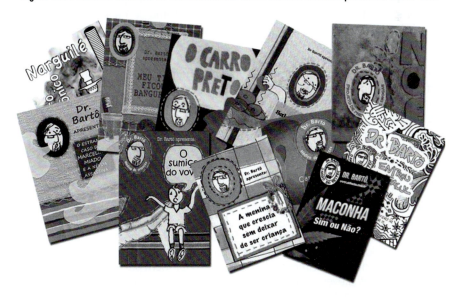

Fonte: http://www.drbarto.com.br/aconselhamento-ou-intervencao.html e http://www.drbarto.com.br/livretos.html, http://www.tabagismo.hu.usp.br.

Figura 23.2. Material utilizado no aconselhamento breve para escolares e adolescentes na consulta pediátrica: livretos (Ensino Fundamental 1 e 2, e Ensino Médio).

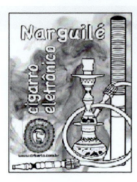 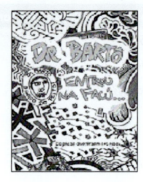 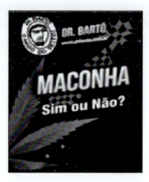

Fonte: Lotufo (2016).

Experiência do Hospital Universitário da USP

Estudo piloto realizado no Hospital Universitário da Universidade de São Paulo (HU-USP) demonstrou que o consumo familiar de álcool é bastante elevado (43,5%), seguido pelo tabaco (34,5%), maconha (27,5%) e *crack* (11,5%). A presença elevada de drogas nas famílias é extremamente preocupante, pois o uso de drogas pode começar dentro de casa.

A presença de problemas respiratórios nas famílias estudadas foi de 64,1%, sendo que 44,5% relataram incidência de asma, 21,7% bronquite e 2,2% enfisema. Isso mostra a importância da prevenção do tabagismo ativo e passivo, a fim de evitar exacerbações e piora dos quadros respiratórios. Importante lembrar que a maconha produz os mesmos malefícios que o cigarro a nível respiratório, além de ter 55% mais substâncias cancerígenas do que o tabaco.

O álcool foi a droga mais consumida nas famílias. Os temas mais discutidos em consulta foram o tabaco (34,5%), seguido de álcool (31%), maconha (15,5%), *crack* (8,6%) e outros (8,6%). O tempo gasto no aconselhamento breve foi em torno de 1 a 4 minutos (96,5%), com mediana de 2 minutos (34%). Estas orientações ocupam pouco tempo da consulta e as famílias gostariam de ter novos aconselhamentos em consultas futuras.

Na opinião dos pais as orientações foram bastante interessantes (100%) e a maioria se mostrou disposta a conversar novamente sobre estes temas (98,8%). Há uma grande adesão por parte dos pais ao aconselhamento breve sobre drogas na consulta pediátrica.

O aconselhamento breve sobre prevenção de álcool e drogas deve ser feito em toda consulta. Se perguntado sobre qual a idade do paciente ideal para conversar sobre drogas, a orientação é que deve ser desde o intraútero, pois se a gestante ingere bebidas alcoólicas, deve-se fazer a prevenção da síndrome alcoólica fetal, que independe da dose de álcool ingerida.

Se a mãe é tabagista, devemos evitar a morte súbita, pois bebês com tabagismo passivo podem ter de duas a cinco vezes mais chances da síndrome da morte súbita.

Se é adolescente, deve-se fazer o aconselhamento breve na presença dos pais: nunca perguntar na frente dos pais se o jovem usa ou não drogas, mas sim se ele conhece o malefício das drogas. Não perguntar a uma jovem na presença dos pais se ela tem relações sexuais, mas sim se ela sabe como evitar gravidez ou infecções transmitidas sexualmente.

A presença dos pais neste aconselhamento breve fará a reverberação em casa do que foi discutido, pois o desconhecimento destes assuntos também por eles é impressionante. No caso de intervenções breves, conversas dirigidas diretamente ao usuário, pode-se conversar sozinho com o adolescente.

Outro fator que se relaciona à introdução precoce de álcool e drogas é a gravidez indesejada. No HU-USP temos 1.535 partos ao ano de meninas de 12 a 17 anos, e muitas dessas gestantes fizeram abuso de substâncias. A adolescente descobre a gravidez em torno dos 3 ou 4 meses de gestação; com a descoberta tardia aumenta o risco de problemas, pois ela fez uso de álcool nesse período, e, muitas vezes, maconha. A síndrome de abstinência álcool/drogas na maternidade também é outro fator preocupante presente.

Há serviços especializados para o atendimento de problemas de álcool na família, o CAPS Álcool e Drogas (CAPS AD), cuja porta de entrada é o serviço básico de saúde. Há vários postos de saúde e hospitais com serviços gratuitos para se parar de fumar, mas o pediatra já pode tratar a família com a terapia de reposição de nicotina através do adesivo de nicotina ou goma de mascar. Cada cigarro tem 1 mg de nicotina, e é indicado o adesivo que mais se adequa a quantidade de cigarros consumidos (Tabela 23.1).

Tabela 23.1. Número de adesivos de nicotina utilizados conforme o número de cigarros consumidos.

Cigarros consumidos por dia	Quantidade de adesivos
20	Um adesivo de 21 mg
40	Dois adesivos de 21 mg
60	Três adesivos de 21 mg (máximo utilizado)

Fonte: Adaptada de Lotufo (2016).

Se o paciente ou pais de pacientes fumarem menos de 10 cigarros ao dia, podem substituí-los por goma ou pastilha de nicotina, com 2 ou 4 mg, que são mascadas e colocadas entre a bochecha e a gengiva por 30 minutos – máximo de 10 a 12 gomas por dia, geralmente utilizadas na hora da fissura. Já o adesivo é colocado de manhã no braço, retirado no dia seguinte e colocado um novo nas costas, e assim sucessivamente, para não irritar a pele. Deve-se manter o maço de cigarros longe do indivíduo na hora da fissura, para evitar ato de fumar automático.

Casos clínicos

Caso 1: criança sibilante de 2 anos de idade acompanhada do meio-irmão, que levou broncas da mãe por dez vezes durante a consulta. O padrasto deste menino de 8 anos disse que ele será um "maconheiro", segundo as palavras da mãe. Ao nascer o segundo filho, do novo relacionamento, a mãe entregou o filho de 8 anos para a avó cuidar. Quando o menino de 8 anos vai na casa da mãe, bate no meio-irmão de 2 anos, e o padrasto bate no enteado. O fator principal desta consulta era a desestrutura familiar, com a vigilância a uso de drogas em segundo plano. Conversou-se com a mãe sobre trazer o filho mais velho para mais perto, não o criticar tanto e sim achar os seus pontos positivos, indicando-se orientação psicológica para a família e o filho de 8 anos.

Caso 2: adolescente de 14 anos veio para uma consulta de rotina. No final, na presença dos pais, foi-lhe mostrada a incidência de álcool e drogas nas escolas em torno do HU-USP. Perguntado qual destas drogas ele achava que fazia menos mal, a resposta foi maconha e álcool. Foi feita uma discussão com ele e toda a família explicando do risco do uso precoce das drogas. A discussão na presença dos pais vai repercutir em casa. Note que não foi perguntado se o paciente já havia tomado bebida alcoólica ou utilizado maconha, simplesmente lhe foi perguntado qual droga fazia menos mal.

Caso 3: adolescente de 15 anos incompletos veio à consulta de rotina. Sua mãe está preocupada, pois a paciente está começando a namorar. No final da consulta de rotina foi perguntado à adolescente se, hipoteticamente, ela menstruasse no dia 1 do mês e voltasse a menstruar no dia 30 do mesmo mês, quando seria o período de risco para gravidez depois de uma relação sexual; ela prontamente respondeu que seria na menstruação do dia 30. Foi realizada uma discussão sobre sexualidade e ciclo menstrual e repetido o assunto sobre drogas, como no Caso 2. Veja que em nenhum momento foi perguntado se a paciente já havia tido relação sexual com seu namorado, isto não é pertinente no aconselhamento breve e pode ser feito, se necessário, em outro momento, separado dos pais. O aconselhamento breve com os pais presentes pode fazer a discussão no consultório reverberar em casa.

Caso 4: consulta de puericultura para recém-nascido, primeiro retorno. No final da consulta foi perguntado se alguém fumava em casa; mãe fumou no início da gravidez, pai ainda fuma 20 cigarros por dia e avô, 40 cigarros por dia. Discutido com a mãe da criança para não retornar o hábito, pois uma tragada estimularia todos os receptores cerebrais de nicotina e no dia seguinte, pela fissura, ela voltaria a fumar. Que não experimentasse um só cigarro, pois estava fora da síndrome da abstinência, já que tinha ultrapassado os 30 dias sem consumo de cigarro. Orientado ao pai a usar adesivo e orientações de como diminuir o número de cigarros diários. Orientado serviço especializado para o avô, que é forte dependente, e orientações de como se afastar do cigarro e utilizar 2 adesivos de nicotina de 21 mg ao dia. Discutida a síndrome da morte súbita do bebê, que ocorre duas a cinco vezes mais nas famílias com pais fumantes do que em não fumantes, e discutido o tabagismo passivo.

O projeto de aconselhamento breve sobre drogas foi adaptado para escolas, desde o Ensino Fundamental 1 até o Ensino Médio, sendo a idade mais importante a do Fundamental 2. Foram realizadas atividades uma vez por mês nas escolas (trabalho contínuo), levando ao aumento em 60% da discussão do assunto drogas nas famílias, e o item que apresentou significativa diminuição da experimentação de todas as drogas foi a discussão do assunto em casa (Tabela 23.2).

Tabela 23.2. Fatores que influenciam a experimentação de álcool e drogas em 10 escolas da rede pública no entorno do HU-USP (n = 3.500 alunos do Fundamental 2 e Ensino Médio).

	Sexo		Pais vivem juntos		Diálogo no relacionamento familiar	
	Menino	Menina	Sim	Não	Sim	Não
Álcool	23,3%	26%	22%	27,4%	22%	33,8%
Cigarro	7%	6,9%	5,3%	9%	5,3%	12,5%
Maconha	5,3%	3,9%	3,9%	9%	3,5%	8,1%
Crack	2,2%	1,7%	1,5%	2,2%	1,3%	4,2%

(Continua)

Tabela 23.2. Fatores que influenciam a experimentação de álcool e drogas em 10 escolas da rede pública no entorno do HU-USP (n = 3.500 alunos do Fundamental 2 e Ensino Médio) (continuação).

	Reprovação escolar anterior		Atividade extraescolar		Atividade esportiva		Atividade religiosa	
	Sim	Não	Sim	Não	Sim	Não	Sim	Não
Álcool	37%	23%	27%	20%	25%	24%	22%	25%
Cigarro	14,2%	5,7%	7,6%	5,8%	5,9%	7,6%	5,8%	7%
Maconha	11,3%	3,4%	5%	3,4%	4,9%	4,4%	4,1%	4,6%
Crack	2,9%	1,7%	2%	1,7%	1,6%	2,1%	2,1%	1,9%

Fonte: Adaptada de Lotufo (2016).

Orientações para um bom aconselhamento breve sobre drogas

Lembre-se de que álcool é droga e cerveja é álcool.

1. Cumprimente a família, pois dar a mão ao paciente aumenta a adesão ao tratamento e ao seu aconselhamento breve.
2. Tenha empatia positiva, brinque com a criança e com o adolescente. Perguntar sobre o time de futebol que torce ou artista preferido é um bom começo.
3. Discuta os assuntos com a família presente sem aprofundar temas como "você já usou drogas?" ou "já teve relação sexual?". Isto não interessa no aconselhamento. Deixe estes assuntos para depois.
4. Anote o que discutiu no prontuário para que você possa retomar o aconselhamento breve na próxima consulta e aprofundar os conhecimentos da família e do seu paciente.
5. Não importa a idade do seu paciente, o aconselhamento breve se inicia intraútero. Se a mãe fuma ou se o pai bebe em excesso, o médico não deve perder tempo.
6. Lembre-se de que as doenças têm aspecto genético. Investigue os antecedentes familiares. Se há alcoólatras na família, não perca tempo em discutir este assunto. Se há doentes psiquiátricos, lembre-se de que a maconha antecipa e exacerba essas doenças.
7. Aprofunde seu conhecimento sobre os problemas das drogas e aprenda não só a discutir estas questões, pois o pediatra tem condições de orientar e iniciar o tratamento do tabagismo.
8. Seja amoroso e insistente nas questões sobre drogas. Nunca sabemos qual o ponto que vai *pegar e fazer cair a ficha* da família. A experiência mostra que a criança é um excelente veículo para tratar a dependência. Perguntado a um avô porque ele tinha parado de fumar aos 70 anos, ele respondeu que havia sido dado um livrinho para seu neto sobre o malefício dos cigarros e toda vez que ele acendia um, a criança o fazia ler o livreto do Dr. Bartô (www.drbarto.com.br – livretos). Ele já havia lido *Meu tio ficou banguela* umas 58 vezes e resolveu parar de fumar.

Referências consultadas

1. Araújo AJ (org.). Manual de condutas e práticas em tabagismo. Rio de Janeiro: Guanabara Koogan, Grupo GEN; 2012.

2. Gobbi G, Atkin T, Zytynski T et al. Association of cannabis use in adolescence and risk of depression, anxiety, and suicidality in young adulthood: a systematic review and meta-analysis. JAMA Psychiatry. 2019;76(4):426-34.
3. Jha P, Ramasundarahettige C, Landsman V, Rostron B, Thun M, Anderson RN et al. 21st century hazards of smoking and benefits of cessation in the United States. N Engl J Med. 2013; 368(4):341-50.
4. Lotufo JPB. Álcool, tabaco e maconha: drogas pediátricas. São Paulo: Dr. Barthô; 2016.
5. Sanchez ZVM, Oliveira LG, Nappo SA. Fatores protetores de adolescentes contra o uso de drogas com ênfase na religiosidade. Ciências Saúde Coletiva. 2004;9(1):42-55.
6. Yuchuan H, Jie Z, Dongliang L, Ya D, Changguo W, Kouyan M et al. Circulating biomarkers of hazard effects from cigarette smoking. Toxicol Ind Health. 2011;27(6):531-5.
7. Zehra A, Burns J, Liu CK et al. Cannabis addiction and the brain: a review. J Neuroimmune Pharmacol. 2018;13(4):438-52.

Parte 2

Neonatologia

Coordenação

Werther Brunow de Carvalho

Parte 2

· · · · · · · · · · ·

Neonatologia

Coordenação

Werther Brunow de Carvalho

Capítulo 24

Cuidados com o Recém-Nascido Normal

Ana Maria Andréllo Gonçalves Pereira de Melo

Após o nascimento, a maioria dos recém-nascidos (RN) a termo (idade gestacional > 37 semanas) e os RN a termo precoces (37 a 38 6/7 semanas) requerem uma rotina de cuidados neonatais que promova uma transição adequada à vida extrauterina.

O cuidado adequado ao RN normal abrange o conhecimento da história clínica materna, do pré-natal e da história familiar, bem como a adequada reanimação do RN ao nascer e o seu acompanhamento até a alta médica, que geralmente ocorre entre 48 e 72 horas após o nascimento.

Os aspectos mais relevantes dos cuidados com o RN normal (a termo e a termo precoce) são listados a seguir:

» Lavagem adequada das mãos antes e após o manuseio do recém-nascido.
» Anamnese materna, reconhecendo situações de risco para intercorrências neonatais. Verificar resultados de exames realizados durante o pré-natal (tipagem sanguínea e sorologias para HIV, sífilis, toxoplasmose, hepatite B, hepatite C, rubéola e citomegalovírus) e do teste rápido para HIV realizado no momento que antecede o parto.
» Uso de luvas protetoras para examinar o RN até que receba o primeiro banho.
» Proporcionar o contato precoce entre mãe e filho.
» Atendimento ao RN na sala de parto no momento do nascimento, conforme protocolo específico (vide Capítulo 36 *Reanimação Neonatal*).
» Proporcionar manutenção da temperatura corporal adequada, entre 36,5 e 37,5 °C (contato com a pele, utilização de berço com fonte de calor radiante e incubadora).
» Ligadura definitiva do cordão umbilical, a 3 cm da base, com grampo de duplo aperto.
» Coleta de sangue placentário para realização da tipagem sanguínea do recém-nascido.
» Profilaxia da oftalmia neonatal com aplicação de nitrato de prata a 1% ou pomada de eritromicina ou iodopovidona 2,5% em ambos os olhos na primeira hora de vida.
» Realizar a identificação do RN por meio de pulseira constando o nome da mãe e o registro hospitalar.
» Determinação do comprimento, perímetro cefálico, perímetro torácico e perímetro abdominal.
» Realização de exame físico e classificação do RN segundo idade gestacional e peso de nascimento: adequado para a idade gestacional (AIG); pequeno para a idade gestacio-

nal (PIG); grande para a idade gestacional (GIG). A classificação para RN a termo tem como referência a curva ou tabela Intergrowth-21st (Tabela 24.1).

Tabela 24.1. Particularidades do exame físico do recém-nascido.

Exame físico do RN	Exame inicial	Exame alta
Data		
Idade		
Peso		
Comprimento		
Perímetros (PC, PT, PA)		
FC, FR, pressão arterial		
Aspecto geral, fácies		
Pele (vernix, marcas, petéquias, edema, nevus, hemangiomas, cianose, icterícia, palidez)		
Cabeça (suturas, fontanelas, bossa, cefaloematoma, fraturas)		
Olhos (pálpebras, pupilas, conjuntivas etc.)		
Boca (língua, palato, salivação, lábios)		
Nariz, orelhas		
Pescoço (massas, fístulas)		
Tórax (forma, mamas, clavículas)		
Pulmões (padrão respiratório, retrações, ausculta)		
Coração e vasos (ritmo, sopro, pulsos)		
Abdome (forma, distensão, anéis herniários, baço, fígado, massas, lojas renais)		
Umbigo		
Genitais (masc., fem., testículos etc.)		
Ânus		
Coluna vertebral (meningocele, seio pilonidal etc.)		
Membros		
Ossos, articulações (manobra de Ortolani)		
Sistema nervoso a. Comportamento b. Atitude (flexão, extensão) c. Tônus, atividade d. Automatismos (moro, preensão, sucção, marcha, apoio plantar, reflexo de Magnus-Klein) e. Paralisias f. Choro		

PC: perímetro cefálico; PT: perímetro torácico; PA: perímetro abdominal; FC: frequência cardíaca; FR: frequência respiratória; PA: pressão arterial.

Fonte: Desenvolvida pela autoria do capítulo.

» Atenção à adequada medida do perímetro cefálico, a fim de descartar a presença de microcefalia. A medida deverá ser feita ao nascer e no momento da alta médica, geralmente no segundo dia de vida. O RN portador de microcefalia possui a medida do perímetro cefálico menor que 2 desvios padrão para a idade gestacional e sexo. Será grave quando esta medida estiver abaixo de 3 desvios padrão. A referência utilizada será a curva ou tabela Intergrowth-21st.

» Identificar situações de risco para problemas neonatais (hipoglicemia, hipocalcemia, icterícia precoce, depressão neurológica por uso de fármacos antenatais).

» Administração de 1 mg de vitamina K intramuscular em dose única, ou 2 mg por via oral, para prevenção de doença hemorrágica precoce. Repetir com 7 e entre 15 e 30 dias após o nascimento.

» Cuidados com o coto umbilical: aplicação de solução antisséptica (álcool 70 a cada 4 horas) e remoção do grampo de duplo aperto entre 24 e 48 horas.

» Iniciar amamentação na primeira hora de vida, desde que não haja contraindicação (doenças maternas, uso de medicamentos).

» Incentivar a prática do alojamento conjunto com os seguintes objetivos:
   1. Permitir o aprendizado materno sobre como cuidar do RN.
   2. Estabelecer bom relacionamento psicoemocional mãe-filho (ou pai-mãe-filho).
   3. Incentivar o aleitamento materno.
   4. Reduzir a incidência de infecções hospitalares cruzadas.
   5. Permitir à equipe de saúde melhor integração e observação sobre o comportamento do binômio mãe-filho.

» Lembrar que a posição preferencial para o recém-nascido dormir é o decúbito dorsal.

» Verificar diariamente o peso da criança.

» Incentivar o aleitamento materno em livre demanda.

» Realizar a imunização para profilaxia da hepatite B (vacina contra hepatite B) nas primeiras 24 horas após o nascimento. No caso de mães HbsAg positivas, deverá ser aplicada imunoglobulina contra hepatite B o mais precocemente possível, juntamente à vacina, em diferentes sítios de aplicação.

» Verificar resultados das tipagens sanguíneas materna e do recém-nascido.

» Verificar resultado de sorologia para sífilis realizada em sangue materno.

» Acompanhamento médico diário do recém-nascido e seguimento dos sinais vitais normais:
   1. Temperatura normal varia de 36,5 a 37,5 °C.
   2. Frequência cardíaca normal varia de 120 a 160 bpm.
   3. Frequência respiratória normal varia de 40 a 60 rpm.

» Exame físico diário com objetivo de detectar injúrias ocorridas no parto, presença de anomalias congênitas, presença e classificação de icterícia neonatal, desordens cardiopulmonares, risco para sepse precoce e displasia do desenvolvimento do quadril.

» Atenção à perda de peso do RN nos primeiros dias após o nascimento, que geralmente pode atingir até 10% no máximo.

» Antes da alta médica, deverão ser realizadas as triagens neonatais:
   1. Triagem para cardiopatias congênitas: teste do coraçãozinho.
   2. Triagem auditiva por meio do teste de emissões otoacústicas: teste da orelhinha.
   3. Avaliação do reflexo vermelho: teste do olhinho.
   4. Avaliação do frênulo lingual.
   5. Triagem para doenças metabólicas por meio do teste do pezinho. Há três tipos: o teste básico (pesquisa de 6 doenças), o teste MAIS (pesquisa de 10 doenças) e o teste SUPER (pesquisa de 48 doenças). Há ainda o teste SCID AGAMA, que detecta precocemente algumas imunodeficiências. No Sistema Único de Saúde é garantido a todo recém-nascido a realização do teste básico, que pesquisa hipotireoidismo congênito, fenilcetonúria, deficiência de biotinidase, hiperplasia de suprarrenal, hemoglobinopatias e fibrose cística.

» No dia 26 de maio de 2021 foi sancionada a Lei n. 14.154, do Programa Nacional de Triagem Neonatal, elevando a 14 grupos de doenças rastreadas no Sistema Único de Saúde, que entrará em vigor em um ano, e de forma escalonada.

» Programar alta médica após 48 horas do nascimento.
O RN deve apresentar, nas 12 horas que antecedem a alta, FR < 60 ipm, FC entre 120 e 160 bpm, temperatura entre 36,5 e 37,5 °C, diurese e evacuações, icterícia neonatal sem indicação de fototerapia, risco para sepse precoce descartado e devem ser avaliados os resultados dos testes maternos para HIV e sífilis coletados no momento do parto.

» Instrução e orientação dos pais com relação aos cuidados que deverão ser dispensados ao recém-nascido:

1. Aleitamento materno exclusivo.
2. Cuidados com o coto umbilical com álcool 70%.
3. Banho diário.
4. Higiene às trocas de fraldas, que devem ocorrer de 6 a 8 vezes ao dia.
5. Atenção ao aspecto das fezes.
6. Atenção ao aspecto e ao número de micções.
7. A posição adequada para o RN dormir é o decúbito dorsal horizontal, sem travesseiros ou cobertores soltos pelo berço.
8. O transporte do RN em veículo deve ser sempre realizado em cadeira adequada ao seu tamanho e fixada com segurança no assento traseiro do automóvel. O RN deve ainda fazer uso do cinto de segurança de sua cadeira de transporte.
9. Orientar a realização de vacinas de acordo com o calendário nacional de imunização. Explicar as demais vacinas disponíveis não contempladas no calendário.

» Recomendar o acompanhamento pediátrico após a alta, sendo que a primeira consulta deverá ser agendada entre 3 e 10 dias após a saída do hospital.

Referências consultadas

1. AAP Committee on Fetus and Newborn, Acog Committee on Obstetric Practice. Riley LE, Stark AR, Kilpatrick SJ, Papile LA (eds.). Guidelines for perinatal care. 7th ed. American Academy of Pediatrics; 2012. p. 284.
2. Britton JR, Baker A, Spino C, Bernstein HH. Postpartum discharge preferences of pediatricians: results from a national survey. Pediatrics 2002;110:53.
3. Committee on Fetus and Newborn, Adamkin DH. Postnatal glucose homeostasis in late-preterm and term infants. Pediatrics 2011;127:575.
4. Committee on Infectious Diseases, Committee on Fetus and Newborn. Elimination of perinatal hepatitis B: providing the first vaccine dose within 24 hours of birth. Pediatrics 2017;140.
5. http://www.who.int/childgrowth/standards/hc_for_age/en/.
6. https://intergrowth21.tghn.org/site_media/media/articles/INTERGROWTH-21st_Newborn_Size_at_Birth_Chart_Girls_1.pdf.
7. https://intergrowth21.tghn.org/site_media/media/articles/INTERGROWTH-21st_Newborn_Size_at_Birth_Chart_Boys.pdf.
8. Glidewell J, Grosse SD, Riehle-Colarusso T et al. Actions in support of newborn screening for critical congenital heart disease – United States, 2011-2018. MMWR Morb Mortal Wkly Rep. 2019;68:107.
9. Löwensteyn YN, Jansen NJG, Van Heerde M et al. Increasing the dose of oral vitamin K prophylaxis and its effect on bleeding risk. Eur J Pediatr 2019;178:1033.
10. Ng E, Loewy AD. Guidelines for vitamin K prophylaxis in newborns. Paediatr Child Health 2018;23:394.
11. US Preventive Services Task Force, Curry SJ, Krist AH et al. Ocular prophylaxis for gonococcal ophthalmia neonatorum: US preventive services task force reaffirmation recommendation statement. JAMA 2019;321:394.

Capítulo 25

Classificação do Recém-Nascido

Ana Maria Andréllo Gonçalves Pereira de Melo

Para uma boa avaliação das condições de vitalidade de um recém-nascido (RN) e de seu prognóstico imediato ou tardio, é necessário o conhecimento de duas variáveis: peso de nascimento e idade gestacional (IG).

A partir da data do último período menstrual (DUM) é possível calcular a data provável do parto, assim como a duração da gestação, e determinar a IG do concepto. Somam-se 7 a 10 dias ao dia e subtrai-se 3 ao mês correspondente à DUM. A data obtida corresponde a uma gestação de 40 semanas, ou 280 dias.

Por meio de dados antropométricos fetais obtidos por ultrassonografia realizada no primeiro trimestre de gestação (até a 12ª semana), também é possível estimar a IG do concepto em semanas.

Porém nem sempre é possível obter informações precisas para classificar um RN baseando-se na história materna ou em dados ultrassonográficos. Avaliando características somáticas e neurológicas do recém-nascido, podemos estimar sua IG por meio de métodos bem estabelecidos, com aproximação de uma a duas semanas. Se uma diferença superior a essa é encontrada em relação à história materna, é provavelmente correto seguir os dados fornecidos pelo exame pediátrico (Tabelas 25.1 a 25.4, Figuras 25.1 a 25.9).

A classificação do RN com base na idade gestacional, segundo a Organização Mundial da Saúde, é a seguinte:

» **RN pré-termo:** IG < 37 semanas de gestação.
  - **RN pré-termo tardio:** IG 34 a 36 6/7 semanas de gestação.
  - **RN muito prematuro:** IG 30 a 33 6/7 semanas de gestação.
  - **RN prematuro extremo:** IG < 30 semanas de gestação.
» **RN a termo:** IG entre 37 e 41 6/7 semanas de gestação.
  - **RN a termo precoce:** entre 37 e 38 6/7 semanas de gestação.
» **Recém-nascido pós-termo:** > 42 semanas de gestação.

O peso do recém-nascido, quando relacionado à duração da gestação, pode expressar o padrão de crescimento do feto pela utilização de curvas de crescimento fetal expressas em percentis 10 a 90. Atualmente, as curvas utilizadas para recém-nascidos a termo são o padrão Intergrowth-21th. Para recém-nascidos prematuros, há também a curva de Fenton.

Desta maneira, podemos classificar os recém-nascidos em:

» **Adequado para a idade gestacional (AIG):** entre percentis 10 e 90.
» **Pequeno para a idade gestacional (PIG):** abaixo do percentil 10.
» **Grande para a idade gestacional (GIG):** acima do percentil 90.

A importância do uso da curva de crescimento fetal deve-se ao fato de que, a partir da determinação da adequação ou não do peso à idade gestacional, identificamos os neonatos de maior ou menor risco de morbimortalidades perinatais.

Outra nomenclatura utilizada na literatura mundial é a que se refere exclusivamente ao peso de nascimento:

» **Baixo peso (*low birth weight* – LBW):** peso < 2.500 g.
» **Muito baixo peso (*very low birth weight* – VLBW):** peso < 1.500 g.
» **Extremo baixo peso (*extremely low birth weight* – ELBW):** peso < 1.000 g.
» **Microprematuro:** peso < 750 g.

Seguem-se os principais métodos de avaliação da IG, de acordo com características somáticas e de maturidade neurológica em recém-nascidos, bem como as curvas de crescimento atualmente utilizadas.

Método de Capurro

Tabela 25.1. Método de Capurro de avaliação da idade gestacional.

1. Textura de pele
0 – Muito fina, gelatinosa
5 – Fina e lisa
10 – Algo mais grossa, discreta descamação superficial
15 – Grossa, marcas superficiais, descamação em mãos e pés
20 – Grossa, enrugada, marcas profundas

2. Forma da orelha
0 – Chata, disforme, pavilhão não encurvado
8 – Pavilhão parcialmente encurvado na parte superior
16 – Pavilhão totalmente encurvado na parte superior
24 – Pavilhão totalmente encurvado

3. Glândula mamária
0 – Não palpável
5 – Palpável, menor que 5 mm
10 – Palpável, entre 5 e 10 mm
15 – Palpável, maior que 10 mm

4. Pregas plantares
0 – Sem prega
5 – Marcas mal definidas sobre a parte anterior da planta
10 – Marcas bem definidas na metade anterior e sulcos no terço posterior
15 – Sulcos na metade anterior da planta
20 – Sulcos em mais da metade anterior da planta

(Continua)

Tabela 25.1. Método de Capurro de avaliação da idade gestacional (continuação).

5. Manobra do cachecol
0 – O cotovelo alcança a linha axilar anterior do lado oposto
6 – Cotovelo situado entre a linha axilar anterior do lado oposto e a linha média
12 – Cotovelo situado ao nível da linha média
18 – Cotovelo situado entre a linha média e a axilar anterior do mesmo lado

6. Posição da cabeça ao levantar o RN
0 – Cabeça totalmente defletida, ângulo de 270°
4 – Ângulo cervicotorácico entre 180° e 270°
8 – Ângulo cervicotorácico igual a 180°
12 – Ângulo cervicotorácico menor que 180°

7. Formação do mamilo
0 – Apenas visível
5 – Aréola visível. Discreta pigmentação, diâmetro menor que 0,75 cm
10 – Aréola visível, pigmentada, borda não pontuada, diâmetro menor que 0,75 cm
15 – Aréola visível, pigmentada, borda pontuada, diâmetro maior que 0,75 cm

Fonte: Adaptada de Ibidi SM, Cardoso LEMB, Pimenta MS, 2020.

Tabela 25.2. Pontuação da avaliação da idade gestacional pelo Método de Capurro.

Pontuação da avaliação da idade gestacional pelo Método de Capurro					
Características	**Pontuação correspondente**				
Textura da pele (1)	0	5	10	15	20
Forma da orelha (2)	0	8	16	24	
Glândula mamária (3)	0	5	10	15	
Pregas plantares (4)	0	5	10	15	20
Formação do mamilo (5)	0	5	10	15	
K = 204					
IG (em dias) = K + itens 1 + 2 + 3 + 4 + 5 (K + soma dos pontos)/7					

Avaliação da IG pelos critérios somático e neurológico (Capurro)					
Características	**Pontuação correspondente**				
Textura da pele (1)	0	5	10	15	20
Forma da orelha (2)	0	8	16	24	
Glândula mamária (3)	0	5	10	15	
Pregas plantares (4)	0	5	10	15	20
Manobra do cachecol (5)	0	6	12	18	
Posição da cabeça levantando o RN (6)	0	4	8	12	
K = 200					
IG (em dias) = K + itens 1 + 2 + 3 + 4 + 5 + 6 (K + soma dos pontos)/7					

Fonte: Adaptada de Ibidi SM, Cardoso LEMB, Pimenta MS, 2020.

Método de New Ballard

Tabela 25.3. Método de New Ballard: avaliação das maturidades somática e neurológica.

Sinais externos				Contagem				
	-1	0	1	2	3	4	5
Pele	Pegajosa, friável, transparente	Gelatinosa, vermelha, transparente	Lisa, rosada, veias visíveis	*Rash* ou descamação superficial, poucas veias	Áreas pálidas com rachaduras, raras veias	Apergaminhada, rachaduras profundas, sem veias	Pele coriácea rachada e enrugada
Lanugo	Não existe	Esparso	Abundante	Rarefeito	Áreas sem lanugo	Maior parte sem lanugo	
Sulcos plantares	Calcanhar – hálux -1 40 a 50 mm -2 < 40 mm	Sem sulcos > 50 mm	Marcas vermelhas tênues	Apenas sulco transverso anterior	Sulcos nos 2/3 anteriores	Sulcos cobrindo toda a planta do pé	
Mamas	Não perceptível	Pouco perceptível	Aréola chata, broto mamário ausente	Aréola pontilhada, broto = 1 a 2 mm	Aréola elevada, broto = 3 a 4 mm	Aréola completa, broto = 5 a 10 mm	
Olhos/ orelhas	Pálpebras fundidas -1 levemente -2 firmemente	Pálpebras abertas, pavilhão permanece dobrado	Pavilhão pouco curvado, macio, rechaço lento	Pavilhão bem curvado, macio, rechaço rápido	Pavilhão firme formado, rechaço instantâneo	Cartilagem espessa, orelha rígida	
Genitais masculinos	Bolsa escrotal achatada e lisa	Bolsa escrotal vazia, rugas tênues	Testículos no canal superior, raras rugas	Testículos descendo, poucas rugas	Testículos na bolsa, bolsa escrotal com rugas	Testículos pendentes, bolsa com rugas profundas	
Genitais femininos	Clitóris proeminente, lábios achatados	Clitóris proeminente, pequenos lábios pequenos	Clitóris proeminente, pequenos lábios evidentes	Pequenos e grandes lábios igualmente proeminentes	Grandes lábios maiores que os pequenos lábios	Clitóris e pequenos lábios totalmente encobertos	

Fonte: Adaptada de Hughes HK, Kahl LK, 2018.

Tabela 25.4. Método de New Ballard: pontuação obtida e idade gestacional correspondente.

Pontos	Semanas	Pontos	Semanas	Pontos	Semanas
–10	20	11	28 3/7	32	36 5/7
–9	20 3/7	12	28 5/7	33	37 1/7
–8	20 5/7	13	29 1/7	34	37 4/7
–7	21 1/7	14	29 4/7	35	38
–6	21 4/7	15	30	36	38 3/7
–5	22	16	30 3/7	37	38 5/7
–4	22 3/7	17	30 5/7	38	39 1/7
–3	22 5/7	18	31 1/7	39	39 4/7
–2	23 1/7	19	31 4/7	40	40
–1	23 4/7	20	32	41	40 3/7
0	24	21	32 3/7	42	40 5/7
1	24 3/7	22	32 5/7	43	41 1/7
2	24 5/7	23	33 1/7	44	41 4/7
3	25 1/7	24	33 4/7	45	42
4	25 4/7	25	34	46	42 3/7
5	26	26	34 3/7	47	42 5/7
6	26 3/7	27	34 5/7	48	43 1/7
7	26 5/7	28	35 1/7	49	43 4/7
8	27 1/7	29	35 4/7	50	44
9	27 4/7	30	36		
10	28	31	36 3/7		

Fonte: Adaptada de Hughes HK, Kahl LK, 2018.

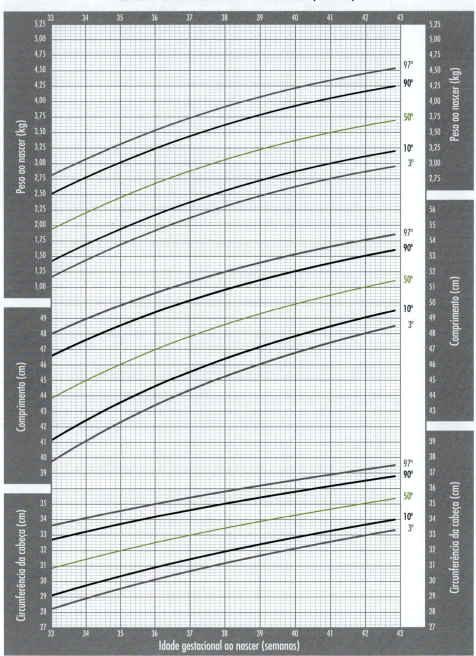

Figura 25.1. Curvas de crescimento Intergrowth 21st – Curvas internacionais de tamanho ao nascer (meninos).

Fonte: Adaptada de Villar et al., 2015.

Figura 25.2. Curvas de crescimento Intergrowth 21st – Padrões internacionais de tamanho no nascimento (meninas).

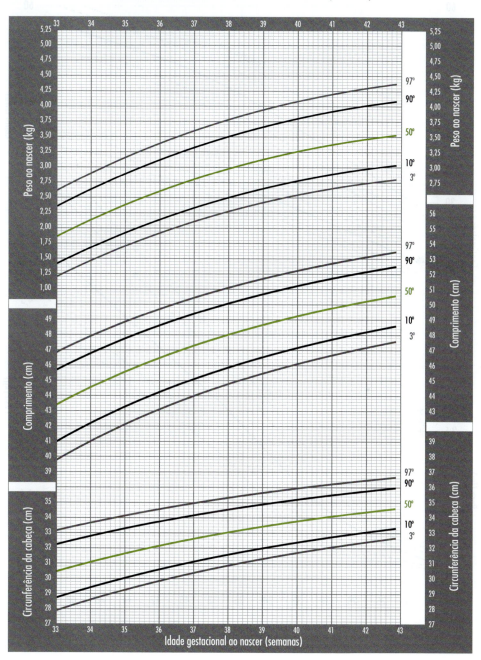

Fonte: Adaptada de Villar et al., 2015.

Figura 25.3. Curvas Fenton de crescimento de prematuros (22 a 50 semanas de idade gestacional/meninas).

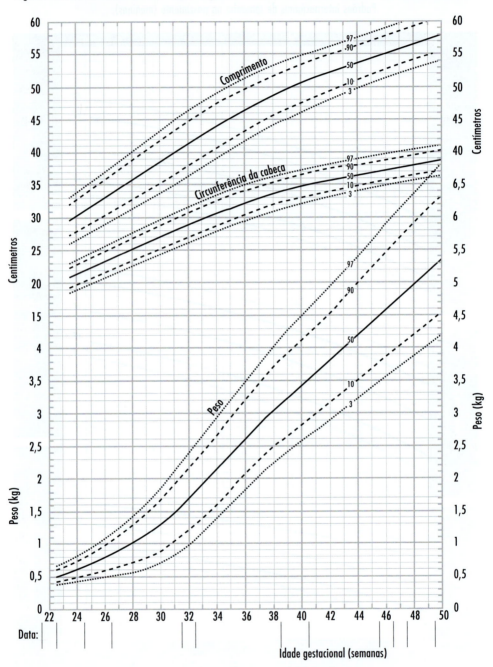

Fonte: Adaptada de Fenton TR, Kim JH. A systematic review and meta-analysis to revise the Fenton growth chart for preterm infants. BMC Pediatr 2013;13:59. https://doi.org/10.1186/1471-2431-13-59.

Figura 25.4. Curvas Fenton de crescimento de prematuros (22 a 50 semanas de idade gestacional/meninos).

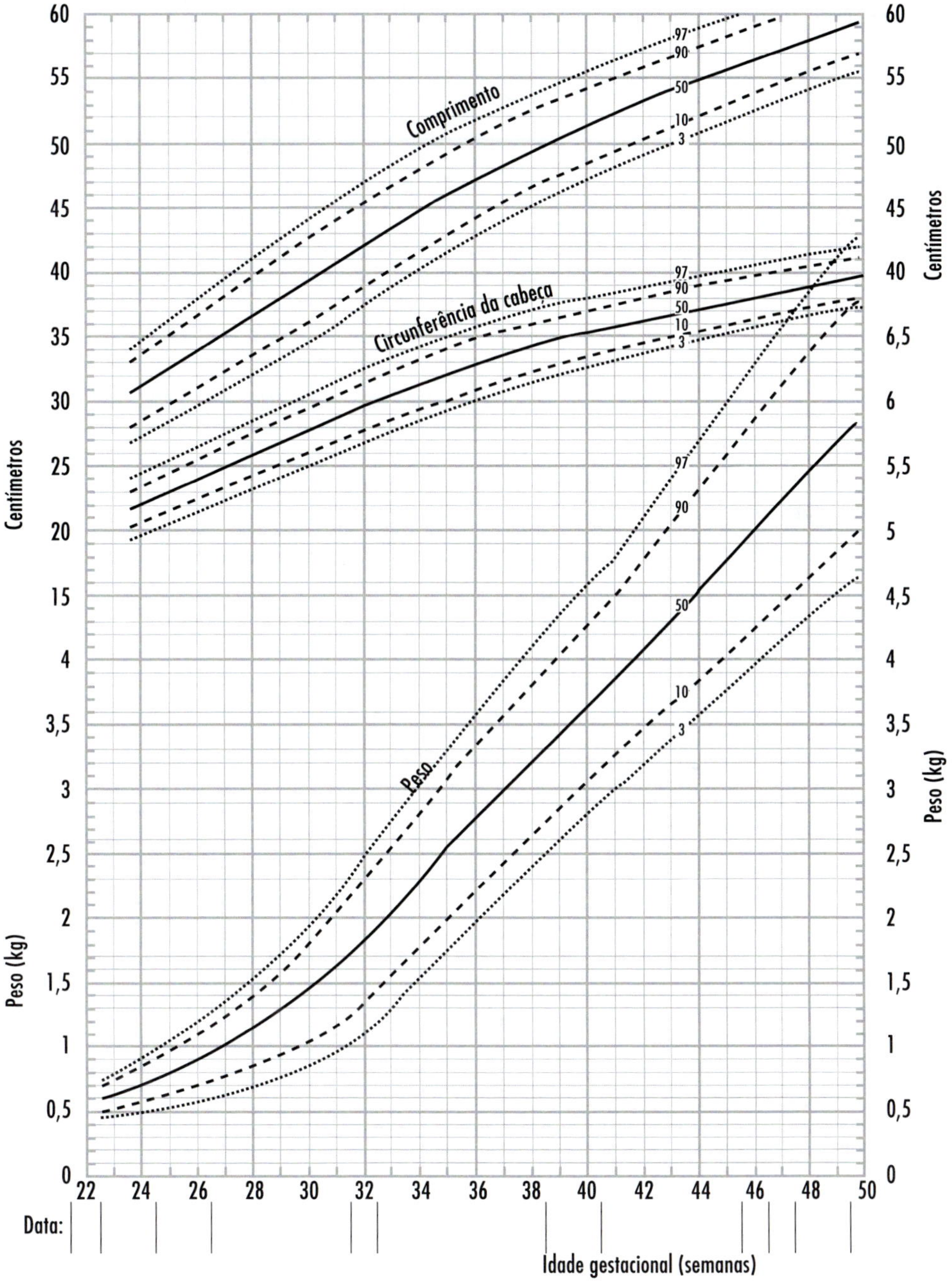

Fonte: Adaptada de Fenton TR, Kim JH. A systematic review and meta-analysis to revise the Fenton growth chart for preterm infants. BMC Pediatr 2013;13:59. https://doi.org/10.1186/1471-2431-13-59.

Figura 25.5. Avaliação da idade gestacional pelo método New Ballard: maturidade neuromuscular.

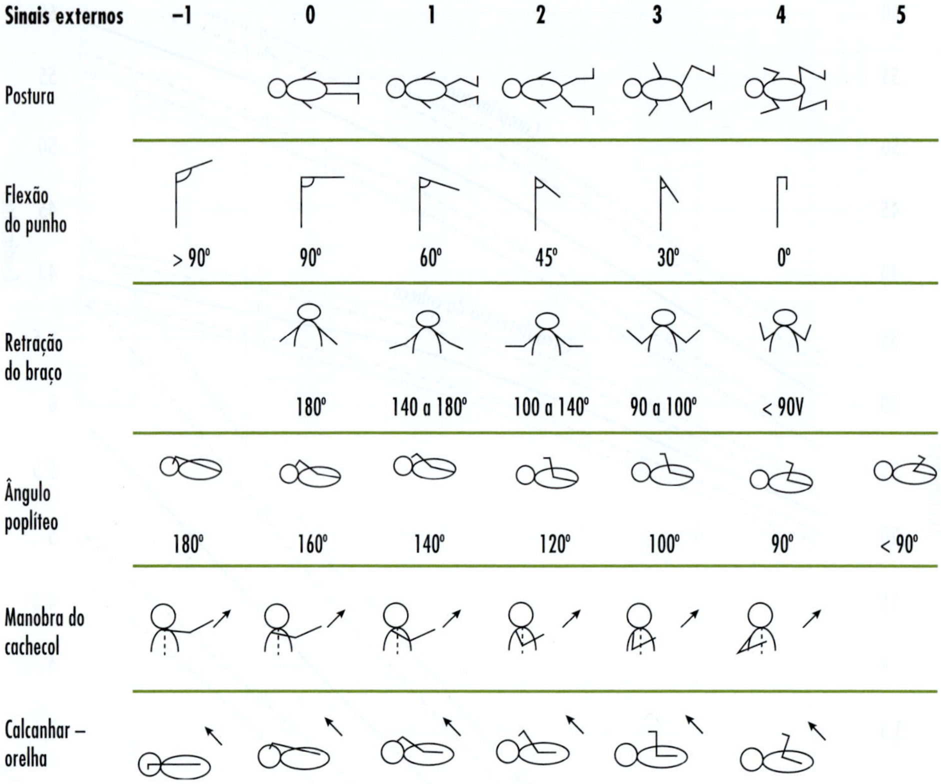

Sinais externos	−1	0	1	2	3	4	5
Postura							
Flexão do punho	> 90°	90°	60°	45°	30°	0°	
Retração do braço		180°	140 a 180°	100 a 140°	90 a 100°	< 90V	
Ângulo poplíteo	180°	160°	140°	120°	100°	90°	< 90°
Manobra do cachecol							
Calcanhar – orelha							

Fonte: Adaptada de Hughes HK, Kahl LK, 2018.

Figura 25.6. Curvas de crescimento Intergrowth 21st – Curvas internacionais de crescimento para crianças nascidas pré-termo (meninos).

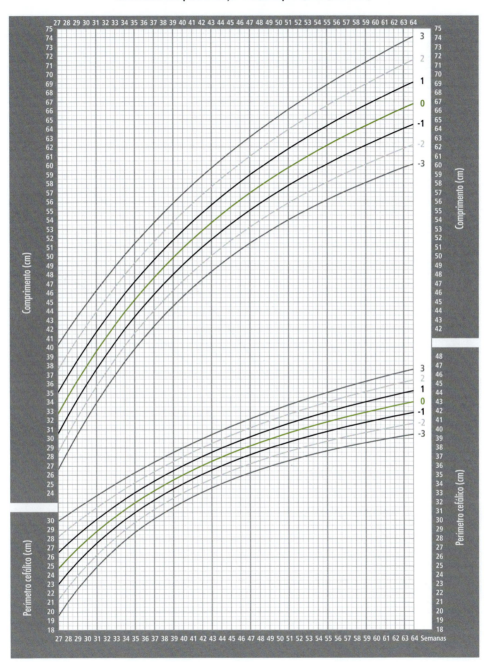

Fonte: Adaptada de Villar et al., 2015.

Figura 25.7. Curvas de crescimento Intergrowth 21st – Curvas internacionais de crescimento para crianças nascidas pré-termo (meninos).

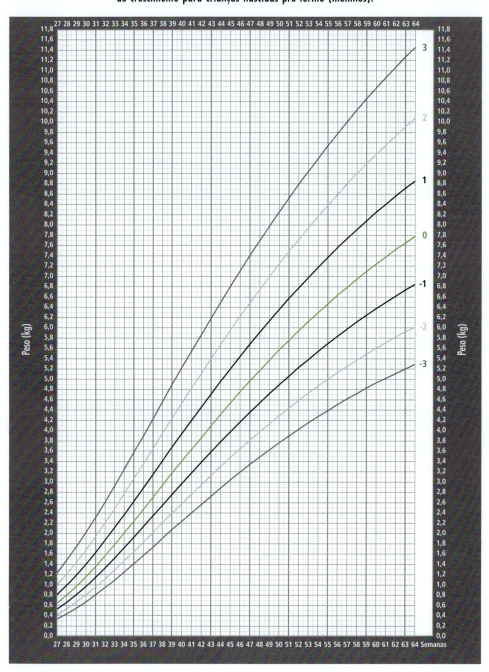

Fonte: Adaptada de Villar et al., 2015.

Figura 25.8. Curvas de crescimento Intergrowth 21st – Curvas internacionais de crescimento para crianças nascidas pré-termo (meninas).

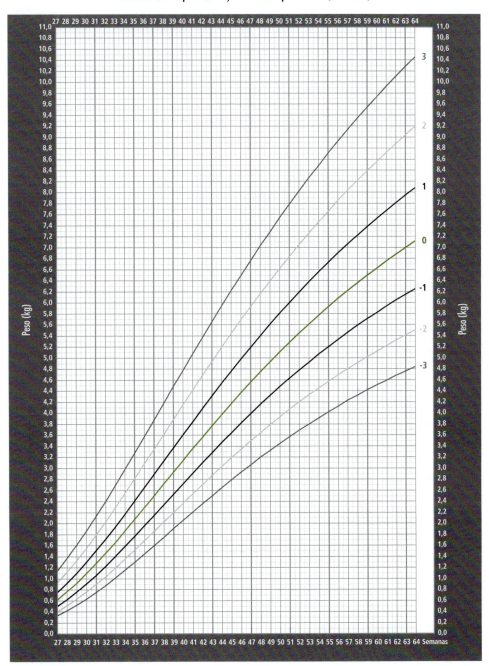

Fonte: Adaptada de Villar et al., 2015.

Figura 25.9. Curvas de crescimento Intergrowth 21st – Curvas internacionais de crescimento para crianças nascidas pré-termo (meninas).

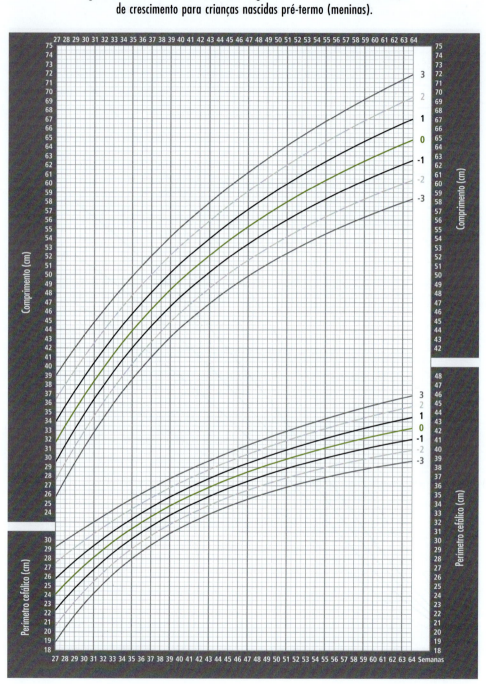

Fonte: Adaptada de Villar et al., 2015.

Referências consultadas

1. Ballard JL, Khoury JC, Wedig K et al. New Ballard Score, expanded to include extremely premature infants. J Pediatrics 1991;119:417-23.
2. https://intergrowth21.tghn.org/site_media/media/articles/INTERGROWTH-21st_Newborn_Size_at_Birth_Chart_Boys.pdf.
3. https://intergrowth21.tghn.org/site_media/media/articles/INTERGROWTH-21st_Newborn_Size_at_Birth_Chart_Girls_1.pdf.
4. https://intergrowth21.tghn.org/site_media/media/medialibrary/2017/04/GROW_Preterm-zs-boys_hc_Table.pdf.
5. https://intergrowth21.tghn.org/site_media/media/medialibrary/2017/04/GROW_Preterm-zs-girls_hc_Table.pdf.
6. https://ucalgary.ca/fenton/files/fenton/fenton2013growthchartboys.pdf.
7. https://ucalgary.ca/fenton/files/fenton/fenton2013growthchartgirls.pdf.
8. http://www.who.int/childgrowth/standards/hc_for_age/en/.
9. Hughes HK, Kahl LK. Neonatology. In: The Harriet Lane Handbook, 21st ed. 2018.
10. Ibidi SM, Cardoso LEMB, Pimenta MS. Cuidados com o recém-nascido normal e de baixo peso. In: Carvalho WB, Diniz EMA, Ceccon MEJR, Krebs VLJ, Vaz FAC. Neonatologia. 2. ed. Barueri, SP: Manole; 2020. p. 2-14. (Coleção Pediatria. Instituto da Criança HCFMUSP, Schvartsman BGS, Maluf Jr PT, Carneiro-Sampaio M (eds.), n. 16).
11. Villar J, Giuliani F, Bhutta ZA, Bertino E, Ohuma EO et al. International Fetal and Newborn Growth Consortium for the 21st Century (INTERGROWTH-21st). Postnatal growth standards for preterm infants: the Preterm Postnatal Follow-up Study of the INTERGROWTH-21st Project. Lancet Glob Health. 2015 Nov;3(11):e681-91.

Capítulo 26
· · · · · · · · · · · · · · · · ·
Nutrição Enteral do Recém-Nascido Pré-Termo

Valdenise Martins Laurindo Tuma Calil
Virginia Spinola Quintal

Introdução

Os objetivos da nutrição do recém-nascido pré-termo (RNPT) são: suprir suas necessidades, promover crescimento e desenvolvimento adequados, não produzir efeitos metabólicos indesejáveis e otimizar sua evolução a longo prazo.

A nutrição enteral do RNPT apresenta algumas dificuldades, já que sua adaptação envolve peculiaridades como a ausência ou a incoordenação do reflexo de sucção-deglutição--respiração, observadas em RNPT com idade gestacional corrigida inferior a 34 semanas, e a imaturidade motora, enzimática e imunológica do trato gastrintestinal. Por outro lado, a maior necessidade de nutrientes desses recém-nascidos, consequente à sua maior taxa metabólica, implica em maiores ofertas de volume ou soluções mais concentradas, predispondo a distúrbios como enterocolite necrosante, persistência do canal arterial, hipercolesterolemia, acidose metabólica e outros. Por isso, deve-se adequar a oferta nutricional às necessidades e capacidades do RNPT, enfatizando-se o papel do leite humano como mais fisiológico e protetor e indicando-se, de forma criteriosa, o uso de aditivos do leite humano e de fórmulas para prematuros.

Modos de administração da nutrição enteral

A alimentação enteral precoce previne a atrofia e auxilia a maturação da mucosa intestinal; desta forma, aumenta a tolerância à glicose e melhores ofertas calórica e proteica, permitindo também maiores aumentos de volume.

Assim que houver estabilidade clínica, deve-se iniciar a oferta láctea com pequenos volumes, o que constitui a chamada "alimentação enteral mínima". Este esquema, cuja finalidade é eminentemente trófica, tem sido associado a menor duração da icterícia, menor duração da nutrição parenteral, elevação mais precoce dos peptídeos intestinais, maturação mais precoce da motilidade intestinal, menor tempo de internação e maior ganho ponderal com um mês de idade.

Os acréscimos subsequentes deverão ser de 20 mL/kg/dia, a depender da aceitação, recomendando-se monitorar o resíduo gástrico e reduzir o volume da mamada caso esse resíduo ultrapasse 30% a 50% do volume administrado (Tabela 26.1).

Tabela 26.1. Esquema alimentar recomendado para o RNPT conforme a idade gestacional corrigida e o peso de nascimento.

	< 34 semanas < 1.000 g	34 a 36 semanas 1.000 a 1.250 g	> 36 semanas > 1.250 g
Início (horas de vida)	48	12 a 24	3 a 6
Volume da mamada (mL)	1	2	5
Periodicidade (horas)	2/2 ou 3/3	3/3	3/3
Forma de administração	Gavagem contínua ou intermitente	Gavagem ou VO*	VO

* Nesses casos, deve-se avaliar a coordenação da sucção e deglutição.
VO: via oral.
Fonte: ESPGHAN, 2010; AAP, 2017.

Nos RN com peso inferior a 1.000 g, considerar a colostroterapia, que consiste na administração de colostro gotejado na cavidade oral nas primeiras horas de vida com finalidade de proteção imunológica.

Necessidades nutricionais do recém-nascido pré-termo

Os valores de referência mais utilizados para estabelecer as necessidades nutricionais do RNPT baseiam-se nas taxas de incorporação de nutrientes durante o terceiro trimestre de gestação.

A Tabela 26.2 contém as recomendações referentes aos principais nutrientes; as colunas em branco correspondem a valores não disponíveis para RNPT dentre os preconizados pela Academia Americana de Pediatria.

Tabela 26.2. Recomendações referentes aos principais nutrientes para o recém-nascido pré-termo.

Nutriente (kg/dia)	AAP*	ESPGHAN**
Energia (kcal)	120 a 130	110 a 135
Proteína (g)	3,5 a 4	3,5 a 4,5
Carboidrato (g)	10,8 a 15,6	11,6 a 13,2
Lipídios (g)	5,4 a 7,2	4,8 a 6,6
Vitamina A (UI)		400 a 1.000
Vitamina E (UI)	0,84	6

(Continua)

Tabela 26.2. Recomendações referentes aos principais nutrientes para o recém-nascido pré-termo (continuação).

Nutriente (kg/dia)	AAP*	ESPGHAN**
Vitamina D (UI/dia)	500	800 a 1.000
Vitamina K (mg)		4,4 a 28
Vitamina C (mg)	23 a 45	11 a 46
Tiamina (mg)		140 a 300
Riboflavina (mg)		200 a 400
Piridoxina (mg)		45 a 300
Niacina (mg)		1 a 6
Pantotenato (mg)		0,33 a 2,1
Biotina (mg)		> 1,8
Folato (mg)	50	> 72
Vitamina B12 (mg)		> 0,18
Sódio (mEq)	2,5 a 3,5	1,2 a 2,8
Potássio (mEq)	2 a 3	2,2 a 4,6
Cloreto (mEq)		1,6 a 3
Cálcio (mg)	210	120 a 140
Fósforo (mg)	140	60 a 90
Magnésio (mg)	7 a 10	8 a 15
Ferro (mg)	2 a 3	2 a 3
Zinco (mg)	1,1 a 2	1,1 a 2
Cobre (mg)	108	100 a 132

* American Academy of Pediatrics. ** European Society of Pediatric Gastroenterology and Nutrition.
Fonte: ESPGHAN, 2010; AAP, 2017.

As necessidades hídricas são variáveis, recomendando-se volumes iniciais de 80 mL/kg/dia, que podem ser elevados, habitualmente, até 130 mL/kg/dia para RNPT em incubadora. Vários fatores podem, no entanto, modificar a oferta recomendada de líquidos para o RNPT:

A) **Aumentam as necessidades hídricas:** temperatura ambiente elevada; baixa umidade ambiental; berço de calor radiante; utilização de fototerapia; taquipneia; prematuridade extrema; muito ou extremo baixo peso ao nascer.

B) **Indicam restrição hídrica:** síndrome do desconforto respiratório, especialmente em uso de ventilação mecânica; doença pulmonar crônica; insuficiência cardíaca congestiva; persistência de canal arterial; insuficiência renal; síndrome da secreção inapropriada de hormônio antidiurético.

Substratos da alimentação do recém-nascido pré-termo

Leite humano

O leite humano é o mais adequado para suprir as necessidades nutricionais do RNPT, além de ser mais facilmente digerido e absorvido e, portanto, melhor tolerado. Proporciona ainda defesa contra infecções, por atuar na maturação da barreira intestinal e conter fatores de proteção. Outras vantagens incluem o menor risco de enterocolite necrosante, doenças atópicas, hipertensão arterial, hipercolesterolemia, doença coronariana e doenças autoimunes na idade adulta.

O perfil da composição do leite da mãe de prematuros é constituído por:

A) **Proteínas:** relação caseína/lactoalbumina mais adequada (30% de caseína e 70% de lactoalbumina), com menor desbalanço dos aminoácidos. Contém outros componentes como a transferrina, a lisozima e imunoglobulinas, com função de defesa.

B) **Lipídios:** 50% do teor calórico. Sua absorção é facilitada pelo padrão de ácidos graxos com maior proporção de ácidos palmítico, oleico, linoleico e linolênico (os dois últimos considerados essenciais por funcionarem como precursores de ácidos graxos poli-insaturados de cadeia muito longa – LCPUFA), pela distribuição dos ácidos graxos nas moléculas de triglicérides e pela presença de lipase. O leite materno também possui ácidos araquidônico e docosaexaenoico (LCPUFA pré-formados), constituintes de fosfolipídios de tecido cerebral, membrana eritrocitária e retina. Os LCPUFA são importantes, ainda, como precursores dos mediadores lipídicos e eicosanoides.

C) **Carboidratos:** lactose e oligossacarídeos (polímeros de hidratos de carbono que imitam receptores de antígenos bacterianos e protegem a mucosa, além de promoverem o crescimento de lactobacilos).

D) **Imunobiológicos:** imunoglobulinas (IgA e IgA secretória, IgM, IgE e IgG), complemento (C3 e C4), células (polimorfonucleares e mononucleares), lactoferrina, lisozima, lactoperoxidase, oligossacarídeos e muitos outros.

O leite materno é importante para o trofismo e a defesa da mucosa intestinal pela presença dos agentes imunológicos citados e de vários fatores de crescimento, bem como pela ação antioxidante do betacaroteno, da taurina e da vitamina E.

Apesar de todos esses benefícios, o leite humano possui quantidade insuficiente de alguns nutrientes para o RNPT, particularmente proteínas, sódio, cálcio, fósforo e energia. Por isso, pode ser indicada suplementação, especialmente nos RN nascidos antes de 34 semanas, quando as necessidades de proteína, cálcio e fósforo são maiores para a mineralização óssea.

Aditivos do leite humano

Visam suprir as limitações do leite humano com relação a alguns nutrientes (proteína, carboidrato, cálcio, fósforo, magnésio, zinco, cobre e vitaminas) sem aumento do volume das mamadas.

Podem ser indicados para o RNPT com peso de nascimento inferior a 1.500 g e/ou idade gestacional inferior a 32 semanas, em especial na presença de doença pulmonar crônica, uso de corticosteroides ou de qualquer condição de agravo que aumente as demandas metabólicas.

Pode ser iniciado a partir da segunda semana de vida, quando os RNPT estiverem recebendo volumes iguais ou superiores a 100 mL/kg/dia de leite materno.

Deve-se iniciar sua administração com 1/4 da concentração recomendada, aumentando-se 1/4 a cada 2 ou 3 dias, até que se atinja a concentração máxima preconizada (Tabela 26.3).

Sua utilização deve ser interrompida quando o RNPT atingir a oferta calórico-proteica recomendada com o volume de leite humano ofertado ou quando começar a sugar o seio materno.

O uso de aditivos pode estar relacionado a efeitos colaterais, dentre os quais a intolerância gástrica e alergia à proteína heteróloga. Por esse motivo, vários estudos têm sido desenvolvidos no sentido de avaliar a real necessidade da aditivação. Quando há falta de leite materno, o proveniente de banco de leite humano é considerado uma ótima alternativa para a nutrição do RNPT. Entretanto, precisam se analisados os seus conteúdos de proteína, gordura e lactose. Atualmente tem sido adotada a metodologia com espectroscopia infravermelha, que permite a análise do leite humano com determinação dos seus macronutrientes de forma prática e à beira do leito. Desta forma, podemos avaliar a composição do leite oferecido aos recém-nascidos das unidades neonatais, tanto de sua mãe como de doadora, a fim de oferecermos uma *nutrição individualizada* com aditivação apenas quando não se atinge a oferta recomendada.

Fórmulas lácteas para recém-nascidos pré-termo

Apesar de se aproximarem das necessidades de RN pré-termo, as fórmulas lácteas não devem ser consideradas substitutas do leite humano e são indicadas para RNPT de muito baixo peso na ausência ou insuficiência do mesmo. Sua composição nutricional aproxima-se daquela do leite humano da mãe de RNPT, sendo acrescidas de LCPUFA, vitaminas e microelementos.

Os carboidratos são representados pela lactose (50%), enquanto os lipídios correspondem a uma mistura de triglicérides de cadeia média e óleos vegetais (Tabela 26.3).

Tabela 26.3. Composição do leite humano de prematuro e a termo, de fórmulas para prematuros e de aditivos do leite humano/100 mL

Tipo de leite	Kcal	Proteína (g)	CH (g)	Lipídeo (mEq)	Na (mEq)	Ca (mg)	P (mg)
Leite humano maduro	67-71	1,2	7	3	0,7	31	12
Leite humano pré--termo (LHPT)	3 dias – 51 28 dias – 70	3,2 1,8	5,9 6,9	1,6 4	2,6 1,6	20 21	9,5 14
LHPT + Enfamil HMF®[1]	80	2,3	10	3,5	1,3	115	60
LHPT + FM 85®[2]	85	3,06	8,6	4,2	2,8	101	58,5
Pré Nan® (16%)[3]	80	2,3	8,6	4,2	1,2	122	72
Enfamil® Prematuro (15,3%)[4]	67	2	7,4	3,4	1,7	112	56
Enfamil® Prematuro (18,4%)	51	2,4	8,9	4,1	2	134	67
Aptamil Pré®[5]	80	2,4	7,8	4,4	1,5	127	71

[1] Enfamil HMF® – Enfamil Human Milk Fortifier (Mead-Johnson): deve ser acrescentado ao leite humano na proporção de quatro pacotes (4 g) para cada 100 mL; [2] FM 85® (Nestlé): devem ser diluídos 4 g para cada 100 mL de leite humano; [3] Pré Nan® com LCPUFA: Nestlé; [4] Enfamil® Prematuro Lipil®: Mead-Johnson; [5] Support.

Fonte: Desenvolvida pela autoria do capítulo.

Cabe ressaltar que a fórmula láctea representa a terceira opção na nutrição do RNPT, sendo a primeira o leite da própria mãe, seguido pelo leite humano de doadora e pasteurizado, cujas propriedades imunológicas são muito importantes para um desenvolvimento saudável.

Outras suplementações nutricionais

» **Polivitamínico:** deve ser iniciado no 7º dia de vida para o RNPT, incluindo as vitaminas necessárias ao seu desenvolvimento, em especial as vitaminas A e D.

» **Ferro:** deve ser introduzido a partir de 36 semanas de idade gestacional corrigida para o RN de muito baixo peso, na dose de 4 mg/kg/dia de ferro elementar. Caso o recém-nascido tenha recebido duas ou mais transfusões de concentrado de hemácias, recomenda-se avaliar os níveis séricos de ferritina antes da introdução do sulfato ferroso, que só deve ser utilizado se os níveis forem normais ou baixos. A European Society of Paediatric Gastroenterology, Hepatology and Nutrition (ESPGHAN) recomenda um aporte de ferro de 2 a 3 mg/kg/dia, que correspondem a 1,8 a 2,7 mg/100 kcal.

» **Zinco:** micronutriente envolvido em mais de 300 reações biológicas, sendo considerado uma metaloenzima. Ele também atua no sistema imunológico, na diferenciação celular e no crescimento. Prematuros têm necessidades elevadas deste nutriente, e as fórmulas para RNPT contêm quantidades maiores do que as encontradas no leite materno, devido a uma menor biodisponibilidade. As recomendações da ESPGHAN variam de 1,3 a 2,3 mg/100 kcal.

Referências consultadas

1. Aprile MM. Crescimento de recém-nascidos de muito baixo peso alimentados com leite de banco de leite humano selecionado segundo o valor calórico e proteico. [Dissertação]. São Paulo: Universidade de São Paulo, Faculdade de Medicina; 2006.
2. Agostoni C, Buonocore G, Carnielli VP, De Curtis M, Darmaun D, Decsi T et al. Enteral nutrient supply for preterm infants: commentary from the European Society of Paediatric Gastroenterology, Hepatology and Nutrition Committee on Nutrition. J Pediatr Gastroenterol Nutr. 2010;50(1):85-91.
3. Atkinson SA. Human milk feeding of the micropremie. Clin Perinatol. 2000;27(1):235-47.
4. Casadio YS, Williams TM, Lai CT, Olsson S, Hepworth AR, Hartmann PE. Evaluation of a mid-infrared analyser for the determination of the macronutrient composition of human milk. J Hum Lact. 2010;26(4):376-83.
5. Delgado AF, Falcão MC, Carrazza FR. Basis of nutritional support in pediatrics. J Pediatr (Rio de Janeiro). 2000;76(Suppl 3):S330-8.
6. DiMaggio DM, Cox A, Porto AF. Updates in infant nutrition. Pediatrics in Review. 2017 Oct;38(10)449-462; DOI: https://doi.org/10.1542/pir.2016-0239.
7. Guidelines for acute care of the neonate. 23rd ed. 2015-2016 [Updated July 2015]. Section of Neonatology, Department of Pediatrics, Baylor College of Medicine, Houston, Texas.
8. Kuschel CA, Harding JE. Multicomponent fortified human milk for promoting growth in preterm infants. Cochrane Database Systematic Rev. 2004,Issue 1.
9. Menjo A, Mizuno K, Murase M, Nishida Y, Taki M, Shimon T, Namba K. Bedside analysis of human milk for adjustable nutrition strategy. Acta Paediatr. 2009;98:30-84.
10. Morales Y, Schanler RJ. Human milk and clinical outcomes in VLBW infants: how compelling is the evidence of benefit? Semin Perinatol. 2007;31(2):83-8.
11. Ogechi A, William O, Fidelia B. Hindmilk and weight gain in preterm very low-birthweight infants. Pediatr Int. 2007;49(2):156-60.

12. Quintal VS, Falcão MC, Calil VMLT. Nutrição enteral do recém-nascido pré-termo. In: Carvalho WB, Diniz EMA, Ceccon MEJR, Krebs VLJ, Vaz FAC (eds.). Neonatologia. 2. ed. Barueri, SP: Manole; 2020. p. 35-57.
13. Schanler RJ, Hurst NM, Lau C. The use of human milk and breastfeeding in premature infants. Clin Perinatol. 1999;26(2):379-98.
14. Schanler RJ, Lau C, Hurst NM, Smith EO. Randomized trial of donor human milk versus preterm formula as substitutes for mothers'own milk in the feeding of extremely premature infants. Pediatrics. 2005;116(2):400-6.
15. Tully DB, Jones FJ, Tully MR. Donor milk: what's it and what's not. J Hum Lact. 2001;17(2):152-5.
16. Updegrove K. Necrotizing enterocolitis: the evidence for use of human milk in prevention and treatment. J Hum Lact. 2004;20(3):335-9.
17. Vohr BR, Poindexter BB, Dusick AM, McKinley LT, Wright LL, Langer JC et al. Beneficial effects of breast milk in the neonatal intensive care unit on the developmental outcome of extremely low birth weight infants at 18 months of age. Pediatrics. 2006;118(1):e115-23.

Capítulo 27

Nutrição Parenteral do Recém-Nascido

Rubens Feferbaum
Juliana Zoboli del Bigio
Mário Cícero Falcão
Cristiane Haga

As metas do suporte nutricional parenteral no recém-nascido prematuro são:
» Oferta de nutrientes, especialmente proteínas, precocemente.
» Promover o crescimento.
» Evitar desnutrição durante a internação.

Indicação e vias de administração

A nutrição parenteral (NP) está indicada como suporte nutricional para recém-nascidos (RN) que não atingem de forma adequada suas necessidades nutricionais através do trato gastrintestinal. Assim, condições diversas, como prematuridade, insuficiência respiratória e enterocolite necrosante e exclusão do trato gastrintestinal decorrentes de anomalias congênitas, fazem com que a NP seja um dos procedimentos mais utilizados na Unidade de Terapia Intensiva Neonatal. Ela também é utilizada como suporte metabólico na sepse, em alguns erros inatos de metabolismo (p. ex., na exclusão de aminoácidos ramificados na doença do xarope de bordo) e nas disfunções de órgãos e sistemas.

A NP pode ser administrada para o RN através de veias periféricas ou cateter central. A NP periférica está indicada para os RN que vão utilizá-la por período relativamente curto (10 a 14 dias).

A concentração de glicose nas soluções de NP periférica deve limitar-se a 12,5%, pelo risco de esclerose venosa e lesões cutâneas. A NP periférica, em combinação com as soluções de lipídios, pode ofertar de 60 a 80 kcal/kg/dia, permitindo retenção e balanço nitrogenado positivos.

Recomenda-se osmolaridade máxima de 900 mOsm/L para que a NP possa ser administrada com segurança por via periférica. O cálculo da osmolaridade estimada baseia-se na fórmula a seguir:

$$\text{Osmolaridade (mOsm/l)} = \frac{[\text{AA (g)} \times 10] + [\text{glicose (g)} \times 5] + [\text{lipídios (g)} \times 1,5] + [\text{cátions (mEq)} \times 1]}{(\text{volume total}/1.000)}$$

A NP através de cateter central está mais indicada para RN com falta de acesso venoso periférico, com aumento das necessidades calóricas ou que necessite de restrição hídrica, e, especialmente, quando utilizada por período superior a 2 semanas. Na NP central, a concentração de glicose deve ser de, no máximo,25%. Dá-se preferência aos cateteres de silicone introduzidos por via percutânea; na falta destes, as dissecções venosas com técnica de tunelização estão indicadas. A ponta do cateter deve localizar-se na junção da veia cava com o átrio direito. Os cateteres umbilicais apresentam maior risco de infecção e devem ser utilizados por curtos períodos.

Necessidades nutricionais para recém-nascidos pré-termo e recém-nascidos de muito baixo peso

As recomendações nutricionais para recém-nascidos pré-termo (RNPT) e recém-nascidos de muito baixo peso (RNMBP) submetidos à nutrição enteral, segundo a European Society of Paediatric Gastroenterology Hepatology and Nutrition (2010) e a American Academy of Pediatrics (2009) estão descritas na Tabela 27.1. Para os recém-nascidos pré-termo estáveis a partir da 2ª semana de vida se recomenda 110 a 150 kcal/kg/dia e um máximo de 4,4 g/kg/dia de oferta proteica.

Tabela 27.1. Recomendações nutricionais enterais para recém-nascidos pré-termo e recém-nascidos de muito baixo peso.

Nutriente	ESPGHAN (kg/dia)		AAP (kg/dia)	
	Mínimo	Máximo	Mínimo	Máximo
Água (mL)	135	200	135	220
Energia (kcal)	110	135	110	150
Proteínas (g)	3,5	4,5	3,4	4,4
Lipídios (g)	4,8	6,6	6,2	8,4
Ácido linoleico (mg)	385	1.540	600	1.680
DHA (mg)	12	30	> 21	
ARA (mg)	18	42	> 28	
Carboidrato (g)	11,6	13,2	9	20
Sódio (mg)	69	115	69	115
Potássio (mg)	66	132	78	117
Cloro (mg)	105	177	107	249
Cálcio (mg)	120	140	100	220
Fósforo (mg)	60	90	60	140
Magnésio (mg)	8	15	7,9	15
Ferro (mg)	2	3	2	4
Zinco (mg)	1,1	2	1	3
Cobre (mcg)	100	132	120	150

(Continua)

Tabela 27.1. Recomendações nutricionais enterais para RNPT e RNMBP (continuação).

Nutriente	ESPGHAN (kg/dia)		AAP (kg/dia)	
	Mínimo	Máximo	Mínimo	Máximo
Selênio (mcg)	5	10	1,3	4,5
Manganês (mcg)	≤ 27,5		0,7	7,75
Iodo (mcg)	11	55	10	60
Cromo (mg)	30	1.230	100	2.250
Molibdênio (mcg)	0,3	5	0,3	
Tiamina (mcg)	140	300	180	240
Riboflavina (mcg)	200	400	250	360
Niacina (mcg)	380	5.500	3.600	4.800
Ácido pantotênico (mg)	0,33	2,1	1,2	1,7
Piridoxina (mcg)	45	300	150	210
Cobalamina (mcg)	0,1	0,77	Sem recomendação	
Ácido fólico (mcg)	35	100	25	50
Ácido ascórbico (mg)	11	46	18	24
Biotina (mcg)	1,7	16,5	3,6	6,0
Vitamina A (UI)	400	1.000	700	1.500
Vitamina D (UI)	800	1.000	150	400
Vitamina E (mg de α-tocoferol)	2,2	11	6	12
Vitamina K (mcg)	4,4	28	8	10
Colina (mg)	8	55	14,4	28
Inositol (mg)	4,4	53	32	81

Fonte: ESPGHAN, 2010 e AAP, 2009.

Energia

A necessidade energética depende do balanço estimado entre oferta e gasto energético.

Recém-nascidos recebendo NP têm necessidades energéticas menores do que aqueles em nutrição enteral devido a menores perdas intestinais, exclusão dos processos de digestão e absorção e da ação dinâmico-específica dos alimentos.

Com ofertas calóricas de 80 a 90 kcal/kg e proteica de 3 g/kg/dia já se observa incremento de peso e crescimento.

Aminoácidos

As soluções de aminoácidos cristalinos desenvolvidas para recém-nascidos têm como objetivo assemelhar-se ao aminograma plasmático de neonatos alimentados com leite humano ou ao perfil de aminoácidos do sangue do cordão umbilical.

Essas soluções devem conter todos os aminoácidos essenciais e não essenciais. Além disso, para o recém-nascido pré-termo existe a necessidade da inclusão de aminoácidos condicionalmente essenciais, como cisteína, taurina e tirosina. A taurina, o segundo aminoácido mais comum no leite materno (o primeiro é a leucina), conjuga os ácidos biliares, tem papel importante na formação da retina e do sistema nervoso central (SNC), além de participar da síntese da glutationa peroxidase. A arginina (aminoácido do ciclo da ureia) tem o objetivo de reciclar a amônia sérica, evitando acúmulo e lesão do SNC. As soluções com estas características permitem melhor retenção nitrogenada e menor incidência de complicações metabólicas.

O nascimento de um RNMBP traduz-se em uma urgência nutricional, portanto os aminoácidos devem ser ofertados desde o primeiro dia de vida, em quantidades em torno de 3 g/kg/dia, determinando um balanço positivo precoce e minimizando a desnutrição extrauterina. Posteriormente, aumenta-se para 4 g/kg/dia, para que ocorram anabolismo e crescimento. Além disso, deve-se manter uma relação nitrogênio/calorias não proteicas em torno de 1/150 a 1/200.

Carboidratos

A glicose constitui o primeiro nutriente parenteral para o RNPT e sua administração é iniciada minutos após o nascimento, para manter a homeostase e preservar os estoques de carboidratos endógenos.

A velocidade de infusão de glicose (VIG) recomendada é de 8 a 12 mg/kg/minuto,3,4 kcal/g.

Na presença de hiperglicemia devido à produção inadequada de insulina preconiza-se uma diminuição da VIG em 2 mg/kg/minuto, com posterior controle glicêmico. Já ante a hipoglicemia deve-se elevar a VIG em 2 mg/kg/minuto, também com posterior controle glicêmico.

O ajuste da VIG é a melhor forma de controle da glicemia, especialmente em RNMBP.

Lipídios

As emulsões lipídicas são uma importante fonte calórica (9 kcal/g), isosmolares e podem ser administradas por veias periféricas. Utilizam-se preferencialmente emulsões a 20%, sendo 50% de triglicérides de cadeia média e 50% de cadeia longa. Esta concentração tem como vantagem prover um maior aporte calórico em um volume menor e manter níveis de triglicerídeos, fosfolípides e colesterol dentro da normalidade, ou seja, próximo a níveis de recém-nascidos alimentados com leite humano. Este efeito está relacionado a uma melhor relação entre fosfolípides e triglicerídeos presentes nas emulsões a 20%.

A oferta inicial de lipídeo deve ser de 2 g/kg/dia, elevando-se posteriormente até atingir um máximo de 3 a 3,5 g/kg/dia. Recém-nascidos pré-termo, principalmente os pequenos para a idade gestacional, têm maior dificuldade na hidrólise de lipídios pela deficiência de enzimas lipolíticas (lipase lipoproteica e colesterol ACR transferase), portanto, é recomendável, nestes casos, que a velocidade de infusão de lipídios não ultrapasse 0,17 g/kg/hora, para se evitar a hipertrigliceridemia (> 250 mg/dL).

As emulsões lipídicas tradicionais são elaboradas a partir de óleos vegetais. Esta mescla contém alguma quantidade de ácidos graxos poli-insaturados de cadeia longa da série ômega 6, porém sem ácidos graxos da cadeia ômega 3. Para sanar esta deficiência existem no mercado emulsões lipídicas com óleo de peixe, contendo as cadeias ômega 3,6 e 9, além de triglicerídeos de cadeia média. O objetivo desta mistura é modular a resposta inflamatória e, consequentemente, diminuir a doença hepática associada à nutrição parenteral.

Para garantir a estabilidade físico-química da NP e integridade da emulsão lipídica, recomenda-se, de maneira prática, que a concentração total de Ca^{2+} ou Mg^{2+}, ou a soma destes cátions, seja inferior a 16 mEq/L.

Água, eletrólitos e minerais

As necessidades hídricas dos recém-nascidos são variáveis, na dependência da idade gestacional e pós-natal e de condições clínicas associadas. Por exemplo, neonatos em fototerapia ou em berços de calor radiante necessitam, em média, de 20 mL/kg/dia a mais de oferta hídrica; já em ventilação mecânica ou com persistência de canal arterial, necessitam de restrição. O estado de hidratação deve ser avaliado por parâmetros clínicos, variação de peso, volume e densidade urinários, natremia e osmolalidade plasmática. A Tabela 27.2 mostra as necessidades hídricas durante o período neonatal, ressaltando-se que os volumes devem ser titulados conforme as necessidades do recém-nascido.

Tabela 27.2. Necessidades hídricas do recém-nascido.

RN (peso em gramas)	1 a 2 dias (mL/kg/dia)	3 dias (mL/kg/dia)	15 a 28 dias (mL/kg/dia)
750 a 1.000	105	140	150
1.001 a 1.250	100	130	140
1.251 a 1.500	90	120	130
1.501 a 1.700	80	110	130
1.701 a 2 mil	80	110	130
> 2 mil	70	80	100

Fonte: ESPGHAN, 2010; AAP, 2017.

O sódio deve ser administrado a partir do 2º dia de vida, na quantidade de 3 mEq/kg/dia. Recém-nascidos de muito baixo peso geralmente necessitam de aportes maiores deste íon, em função de perda urinária aumentada devido à imaturidade renal, levando a uma maior fração de excreção de sódio.

O potássio é um importante íon no metabolismo da glicose e na síntese de glicogênio. Ele deve ser adicionado à nutrição parenteral a partir do 2º ou 3º dia de vida, sempre com monitorização sérica prévia, na quantidade de 2 a 3 mEq/kg/dia.

As necessidades dos eletrólitos estão listadas na Tabela 27.3.

Tabela 27.3. Recomendações diárias de sódio, potássio e cloro.

Micronutrientes	Tipo de RN	1 dia	1 a 3 dias	3 a 5 dias	> 7 dias
Sódio (mEq/kg/dia)	RNPT	0	3	3	3 a 6
	RNT	0	3	3	3
Potássio (mEq/kg/dia)	RNPT	0	0	2,5	2,5
	RNT	0	0	2,5	2,5
Cloro (mEq/kg/dia)	RNPT	0	3	3	3
	RNT	0	3	3	3

Fonte: ESPGHAN, 2010; AAP, 2017.

O magnésio é utilizado na dose de 0,5 mEq/kg/dia na forma de sulfato de magnésio. É obrigatório a monitorização sérica devido à sua toxicidade.

Os RNPT têm maiores necessidades de cálcio e fósforo para mineralização óssea adequada. A solubilidade do fosfato e do cálcio na NP é um fator crítico e limitante porque pode ocorrer precipitação de cristais de fosfato de cálcio e causar óbito por embolização, principalmente na região dos capilares pulmonares.

Se o produto da concentração do cálcio e do fosfato for menor do que o produto de solubilidade de ambos, o risco de precipitação é mínimo, embora outros fatores, como o pH, tenham papel importante na solubilidade.

Cálcio mEq/L × fosfato mEq/L < 300

ou

Cálcio mEq/L × fosfato mM/L < 150

Estima-se que se utilizando a relação Ca/P de 1,7/1 com a dose máxima de 76 mg/kg/dia de cálcio, consiga-se alcançar apenas 57% da taxa de incorporação óssea intrauterina.

O sal de cálcio a ser utilizado é o gluconato, por ter menor reatividade, e deve ser adicionado por último na mistura de nutrientes para encontrar o fosfato já totalmente diluído (1 mL de gluconato de cálcio a 10% = 0,47 mEq de cálcio = 9,4 mg de cálcio elementar).

O fosfato orgânico, ou glicerofosfato (G-1-P), tem maior solubilidade e permite maiores adições de cálcio, compondo misturas estáveis por até 7 dias sem precipitações. Atualmente é considerado o melhor fosfato para ser utilizado na NP. Na sua ausência, utiliza-se o fosfato ácido de potássio na dose habitual de 1 mEq/kg/dia (0,5 mL de fosfato ácido de potássio = 1 mEq de fósforo = 21 mg de fósforo elementar). A Tabela 27.4 mostra as recomendações diárias de cálcio, fósforo e magnésio.

Tabela 27.4. Recomendações diárias de cálcio, fósforo e magnésio.

Nutriente (mmol/kg/dia)	RNPT	RNT
Cálcio	1,5	1,5
Fósforo	1,8	1,8
Magnésio	0,5	0,25

Fonte: ESPGHAN, 2010; AAP, 2017.

A deficiência de zinco pode provocar acrodermatite enteropática, por isso todos os RNPT em NP devem receber suplementação de 400 mcg/kg/dia.

Após 1 semana de NP total, outros micronutrientes devem ser adicionados: cobre (20 mcg/kg/dia), manganês (1 mcg/kg/dia), selênio (2 mcg/kg/dia), cromo (0,2 mcg/kg/dia), molibdênio (0,25 mcg/kg/dia) e iodo (1 mcg/kg/dia). Cobre, manganês e selênio devem ser diminuídos ou suspensos na vigência de colestase e/ou disfunção hepática. Selênio, cromo e molibdênio devem ser diminuídos ou suspensos ante uma insuficiência renal.

Não existe uma formulação ideal de polivitamínicos para RN no Brasil. Atualmente, utiliza-se preparados comerciais de vitaminas. As necessidades diárias de micronutrientes estão demonstradas na Tabela 27.5.

Tabela 27.5. Necessidades de vitaminas e micronutrientes em recém-nascidos a termo e pré-termo.

Vitaminas	RN a termo (dose/dia)	RN pré-termo** (dose/kg/dia)
Hidrossolúveis		
Ácido ascórbico (mg)	80	25
Tiamina (mg)	1,2	0,35
Riboflavina (mg)	1,4	0,15
Niacina (mg)	17	6,8
Piridoxina (mg)	1	0,18
Folato (μg)	140	56
Vitamina B12 (μg)	1	0,3
Pantotenato (mg)	5	2
Biotina (μg)	20	6
Lipossolúveis		
Vitamina A (μg)*	700	500
Vitamina D (μg)*	10	4
Vitamina D (IU)	400	160
Vitamina K (μg)	200	80
Vitamina E (mg)*	7	2,8

* 700 μg retinol = 2.300 UI; 10 μg vitamina D = 400 UI; 7 mg α-tocoferol = 7 UI
** Não exceder as doses para RN a termo.

Micronutrientes	RN a termo (μg/kg/dia)	RN pré-termo (μg/kg/dia)
Zinco	250	400
Cobre	20	20
Selênio	2	2
Cromo	0,2	0,2
Manganês	1	1
Molibdênio	0,25	0,25
Iodo	1	1
Ferro	100	200

Fonte: ESPGHAN, 2010; AAP, 2017.

Controles clínicos e laboratoriais durante a nutrição parenteral

A monitoração laboratorial deve ser realizada mais frequentemente durante a instalação da NP. A glicemia deve ser controlada conforme os incrementos da VIG; após estabilização desta, a glicosúria poderá servir como controle.

A tolerância aos aminoácidos pode ser avaliada por meio dos níveis de ureia e creatinina plasmáticas. Os eletrólitos no soro e na urina devem ser determinados e corrigidos, se necessário. Os níveis de triacilgliceróis durante a NP em RN devem ser inferiores a 250 mg/dL. A administração das emulsões lipídicas deve ser ajustada de acordo com esses valores.

As demais determinações laboratoriais incluem bilirrubinas (colestase hepática), cálcio, fósforo e fosfatase alcalina (doença metabólica óssea), hemoglobina e hematócrito (anemia).

A eficácia da NP é melhor determinada por meio de parâmetros fisiológicos, quais sejam: ganho ponderal, comprimento, perímetro cefálico e dobras cutâneas. As determinações laboratoriais de albumina, pré-albumina, proteína ligada ao retinol e transferrina, quando disponíveis, podem ser úteis na monitoração proteica. A Tabela 27.6 mostra estes parâmetros.

Tabela 27.6. Controles clínicos e laboratoriais durante a nutrição parenteral.

	Período inicial	Período estável
Controle clínico		
Peso	Diário	Diário
Comprimento	Semanal	Semanal
Perímetro cefálico	Semanal	Semanal
Controle laboratorial de sangue		
Hemograma	Semanal	A critério
Glicemia (fita reagente)	1 a 2 vezes por dia	1 vez por dia
Ureia e creatinina	1 vez por semana	A cada 2 semanas
pH	1 vez por semana	A cada 2 semanas
Ionograma	1 vez por semana	A cada 2 semanas
Ca/P/Mg	1 vez por semana	A cada 2 semanas
Bilirrubina total e frações	1 vez por semana	A cada 2 semanas
TGO, TGP e Gama GT	1 vez por semana	A cada 2 semanas
Colesterol e frações	1 vez por semana	A cada 2 semanas
Triglicerídeos	1 vez por semana	A cada 2 semanas
Controle laboratorial de urina		
pH	Diário	Diário
Glicosúria	Diário	Diário
Densidade	Diário	Diário

Fonte: ESPGHAN, 2010; AAP, 2017.

Complicações metabólicas da nutrição parenteral

As complicações metabólicas estão relacionadas à imaturidade funcional e enzimática do recém-nascido e com a composição da NP. A colestase (doença hepática associada à NP) é a complicação mais frequente nos RNPT, principalmente em quadros infecciosos e jejum prolongado. Caracteriza-se por icterícia, discreta hepatomegalia, colúria e raramente acolia fecal e por aumento das enzimas canaliculares (fosfatase alcalina, Gama GT, DHL). Quando ocorre elevação das enzimas TGO e TGP já indica uma lesão hepatocelular. As emulsões lipídicas com óleo de peixe impedem ou retardam esta agressão celular. A introdução ou reintrodução da dieta enteral favorece a reversão da colestase.

A Tabela 27.7 mostra uma sugestão de oferta de nutrientes nos primeiros dias de vida para recém-nascidos de muito baixo peso.

Tabela 27.7. Sugestão de aporte de nutrientes na NP em RN com peso de nascimento inferior a 1.500 g.

Nutriente	Dia 0*	Dias 1 e 2	Dia 3
Aminoácidos** (g/kg/dia)	≥ 2	≥ 3,5	3,5 a 4
Lipídios (g/kg/dia)	≥ 2	3 a 4	3 a 4
Calorias (kcal/kg/dia)	60 a 80	80 a 100	≥ 100

* Ideal nas primeiras horas de vida. ** Em gramas de equivalente proteico.
Fonte: ESPGHAN, 2010; AAP, 2017.

A Figura 27.1 mostra o fluxograma da prescrição da NP no Centro de Terapia Intensiva Neonatal do Hospital das Clínicas – FMUSP.

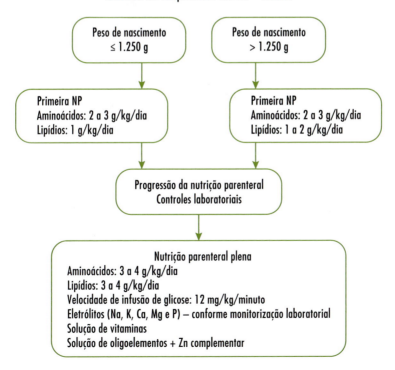

Figura 27.1. Fluxograma da prescrição da NP no Centro de Terapia Intensiva Neonatal do Hospital das Clínicas – FMUSP.

Fonte: Centro de Terapia Intensiva Neonatal do Hospital das Clínicas – FMUSP.

Referências consultadas

1. Boullata JI, Gilbert K, Sacks G, Labossiere RJ, Crill C, Goday P et al. A.S.P.E.N. Clinical Guidelines, Parenteral Nutrition Ordering, Order Review, Compounding, Labeling, and Dispensing. JPEN. 2014;38:334-77.
2. Carney LN. Parenteral and enteral nutrition: determining the best way to feed. In: The ASPEN pediatric nutrition support core curriculum, Aspen, 2010. p. 433-47.
3. Denne SC. Parenteral nutrition for the high-risk neonate. In: Gleason CA, Juul SE. Avery's diseases of the newborn. 10th ed. Philadelphia: Elsevier; 2018. p. 1023-31.
4. Embleton ND, Simmer K. Practice of parenteral nutrition in VLBW and ELBW infants. In: Koletzko B, Poindexter B, Uauy R (eds.). Nutritional care of preterm infants: scientific basis and practical guidelines. World Rev Nutr Diet. Basel, Karger. 2014;11:177-89.
5. Falcão MC, Feferbaum R. Terapia nutricional em neonatologia. In: Waitzberg DL (ed.). Nutrição oral, enteral e parenteral na prática clínica. Rio de Janeiro: Atheneu; 2017. p. 1621-31.
6. Falcão MC, Haga C. Suporte nutricional no pós-operatório. In: Carvalho WB, Coletti Jr J, Koha W, Imamura JH (eds.). Rio de Janeiro: Atheneu; 2017. p. 193-8.
7. Feferbaum R, Leone C, Siqueira AA, Valenti VE, Gallo PR, Reis AO et al. Rest energy expenditure is decreased during the acute as compared to the recovery phase of sepsis in newborns. Nutr Metabolism 2010;23;7:63.
8. Hay WW, Thureen P. Protein for preterm infants: how much is needed? How much is enough? How much is too much? Pediatr Neonatol 2010;51(4):198-207.
9. Koletzko B, Goulet O, Hunt J, Krohn K, Shamir R. Parenteral Nutrition: Guidelines Working Group; European Society for Clinical Nutrition and Metabolism; European Society of Paediatric Gastroenterology, Hepatology and Nutrition (ESPGHAN); European Society of Paediatric Research (ESPR). 1. Guidelines on Paediatric Parenteral Nutrition of the European Society of Paediatric Gastroenterology, Hepatology and Nutrition (ESPGHAN) and the European Society for Clinical Nutrition and Metabolism (ESPEN), Supported by the European Society of Paediatric Research (ESPR). J Pediatr Gastroenterol Nutr. 2005;41(Suppl 2):S1-87.
10. Mirtallo J, Canada T, Johnson D, Kumpf V, Petersen C, Sacks G et al. ASPEN Board of Directors and Task Force for the Revision of Safe Practices for Parenteral.
11. Nagaiassu M, Feferbaum R, Asanome DZ, Falcão MC. Nutrição parenteral no recém-nascido. In: Delgado AF, Cardoso AL, Zamberlan P (eds.). Barueri: Manole; 2010. p. 228-42.
12. Rev Nutr Diet. Basel, Karger. 2014;11:177-89.

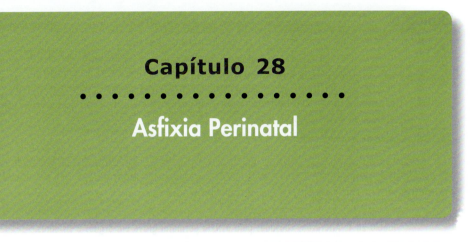

Capítulo 28
Asfixia Perinatal

Ana Maria Andréllo Gonçalves Pereira de Melo

Introdução

Apesar do declínio de quase 5% na mortalidade infantil no mundo (de 49% para 46%), a diminuição na mortalidade neonatal foi muito menor, e ela ainda contribui em 45% na mortalidade infantil no mundo.

Para o ano de 2030, a OMS planeja que a mortalidade neonatal no mundo seja reduzida a 12 óbitos para cada 1.000 nascidos vivos e a mortalidade infantil abaixo de 5 anos, para 25 óbitos por 1.000 nascidos vivos.

As principais causas do óbito neonatal são parto prematuro, baixo peso ao nascer, infecções e asfixia perinatal, causas estas passíveis de prevenção.

A incidência de asfixia perinatal é de cerca de 1 caso para cada 1.000 nascidos vivos e estima-se que acomete 4 milhões de recém-nascidos (RN), acarretando 1 milhão de mortes, e cerca de 42 milhões de crianças evoluam com dano neurológico significativo, sendo os mais comuns paralisia cerebral, epilepsia e déficit sensorial.

Com os avanços tecnológicos de monitoração antenatal e intraparto tem sido possível detectar e reconhecer o feto de risco para asfixia e prevenir ou minimizar seus efeitos sobre o recém-nascido. Mas, apesar destes avanços, a asfixia perinatal ainda é responsável por grande parte da morbimortalidade neonatal precoce, especialmente em recém-nascidos a termo (RNT).

Definição

Asfixia neonatal é o estado no qual as trocas gasosas placentárias ou pulmonares estão comprometidas, produzindo uma combinação de hipoxemia (níveis de oxigênio reduzidos no sangue), hipóxia (níveis de oxigênio nos tecidos) e hipercapnia (aumento de gás carbônico no sangue) progressivas. Se a hipoxemia é grave e prolongada, nos músculos, coração e, por último, no cérebro predominará a glicólise anaeróbica com produção baixa de trifosfato de adenosina (ATP) e ocorrência de acidose lática. O ácido lático produzido se difunde para a corrente sanguínea causando acidose metabólica, que pode ser confirmada por meio de gasometria sanguínea. Uma das complicações mais temíveis da asfixia perinatal é a encefalopatia hipóxico-isquêmica (EHI) que faz parte da síndrome hipóxico-isquêmica (SHI).

Etiologia

As causas mais frequentes da SHI no período neonatal são:

1. Troca insuficiente dos gases através da placenta (descolamento de placenta).
2. Perfusão placentária inadequada do lado materno (hipotensão materna).
3. Interrupção do fluxo sanguíneo umbilical (compressão de cordão umbilical).
4. Comprometimento fetal (retardo do crescimento intrauterino), que leva a baixa tolerância ao estresse do parto.
5. Falha ao insuflar os pulmões logo após o nascimento.

Todas as situações patológicas que levem à hipóxia e à hipoperfusão tecidual, sejam elas pré-natais, perinatais ou pós-natais, são fatores desencadeantes da SHI, resultando no acometimento de diversos órgãos e sistemas (Tabela 28.1).

Tabela 28.1. Alterações causadas pela asfixia perinatal grave em órgãos e sistemas.

Sistemas/órgãos	Efeitos
SNC	EHI, infarto, hemorragia intracraniana, convulsões, edema cerebral, hipo ou hipertonia
Cardiovascular	Isquemia miocárdica, má contratilidade, insuficiência tricúspide, insuficiência cardíaca, hipotensão, choque cardiogênico
Pulmonar	Hipertensão pulmonar, hemorragia pulmonar, síndrome do desconforto respiratório agudo (por consumo e alteração do surfactante), aspiração meconial, taquipneia transitória
Renal	Necrose tubular aguda, necrose cortical, hematúria, insuficiência renal, hipertensão arterial
Adrenal	Hemorragia
Gastrointestinal	Íleo paralítico, ulcerações, perfurações, hemorragia, enterocolite necrosante (ECN)
Metabólico	Secreção inapropriada de hormônio antidiurético, hiponatremia, hipoglicemia, hipocalcemia, mioglobinúria, hiperbilirrubinemia
Pele	Necrose gordurosa subcutânea, icterícia
Hematológico	Coagulação intravascular disseminada (CIVD)

Fonte: Volpe JJ, 2008.

A asfixia perinatal pode ser causada por fatores maternos, fetais e neonatais, tais como listados na Tabela 28.2.

Tabela 28.2. Fatores de risco associados à necessidade de reanimação neonatal e síndrome hipóxico-isquêmica.

Fatores antenatais	Fatores relacionados ao parto
Diabetes materna	Parto cesáreo de emergência
Hipertensão arterial	Uso de fórcipe ou extração a vácuo
Óbito fetal ou neonatal anterior	Apresentação não cefálica

(Continua)

Tabela 28.2. Fatores de risco associados à necessidade de reanimação neonatal e síndrome hipóxico-isquêmica (continuação).

Fatores antenatais	Fatores relacionados ao parto
Sangramento no 2° ou 3° trimestres	Trabalho de parto prematuro
Infecção materna	Parto taquitócico
Doença materna cardíaca, renal ou neurológica	Corioamnionite
Polidrâmnio	Rotura de membranas > 18 horas
Oligoâmnio	Trabalho de parto prolongado (> 24 horas)
Rotura prematura de membranas	Segundo estágio do trabalho de parto > 2 horas
Pós-maturidade	Macrossomia fetal
Gestação múltipla	Bradicardia fetal
Discrepância entre idade gestacional e peso ao nascer	Padrão anormal de frequência cardíaca fetal
Uso de medicamentos: magnésio, bloqueadores adrenérgicos	Uso de anestesia geral
Uso nocivo de drogas	Tetania uterina
Malformação ou anomalia fetal	Uso materno de opioides nas 4 horas que antecederam o parto
Diminuição da atividade fetal	Líquido amniótico meconial
Ausência de cuidado pré-natal	Prolapso de cordão
Idade materna < 16 anos ou > 35 anos	Descolamento prematuro de placenta, placenta prévia
Hidropsia fetal	Sangramento intraparto significante

Fonte: Reanimação do recém-nascido ≥ 34 semanas em sala de parto: Diretrizes 2016 da Sociedade Brasileira de Pediatria.

Fisiopatologia

A capacidade do feto de sobreviver a episódios de asfixia depende da manutenção do fluxo sanguíneo para órgãos nobres como o cérebro, o coração e as suprarrenais durante o período de hipoxemia. Felizmente o metabolismo cerebral nesta faixa etária é menor, tornando o RN mais resistente que o adulto a este tipo de insulto. Se houver insuficiência placentária crônica, o feto desenvolve também mecanismos adaptativos, como a parada de crescimento, a policitemia e o aumento da produção de hemoglobina fetal (hemoglobina F).

O fluxo sanguíneo para os órgãos anteriormente citados aumenta à custa de vasoconstrições pulmonar e periférica e vasodilatação cerebral desencadeadas por hipercapnia e liberação simpática, com aumento do *shunt* através do ducto arterioso e do forame oval. Ou seja, o fluxo para a pele, músculos, rins, pulmões e trato gastrointestinal é reduzido na tentativa de manter a oxigenação cerebral. Além disso, há uma redistribuição do fluxo sanguíneo interno ao encéfalo, privilegiando o tronco em detrimento de cerebelo, plexo coroide e substância branca. A liberação de neurotransmissores inibitórios diminui ainda mais o consumo de O_2 e glicose pelos neurônios.

Nesta fase inicial, o feto/RN eleva sua pressão arterial (PA) e responde à hipoxemia com bradicardia e apneia primária, que pode ocorrer tanto intraútero quanto após o nascimento e é superada com a espontânea retomada de esforços inspiratórios irregulares, caracterizando o *gasping* (Figura 28.1).

Figura 28.1. Fisiopatologia da asfixia perinatal. Mecanismos observados na fase inicial da asfixia.

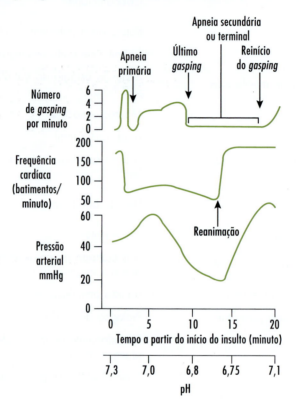

Fonte: Melo AMAGP, 2020.

Na asfixia grave, os mecanismos adaptativos não se sustentam, resultando na queda da PA. Os tecidos e órgãos mal perfundidos tornam-se gradualmente acidóticos, graças ao metabolismo anaeróbio e produção de ácido láctico. O baixo pH provoca uma progressiva disfunção do miocárdio e o RN entra na apneia secundária, até sobrevir o choque cardiogênico descompensado (com hipotensão).

Uma interrupção aguda no fluxo placentário, suficiente para provocar dano ao sistema nervoso central (SNC), está diretamente relacionada ao tempo, gravidade e duração da agressão hipóxico-isquêmica no SNC. Quando sinais de encefalopatia estão presentes, invariavelmente encontraremos acometimento de múltiplos órgãos e sistemas, tais como rins, coração e intestino, decorrente da hipoperfusão tecidual.

No SNC ocorre a perda do mecanismo de autorregulação vascular, passando a pressão de perfusão cerebral a depender exclusivamente da pressão arterial. Com a consequente má perfusão, as bombas Na^+-K^+-ATPase vão deixando de funcionar, permitindo a saída de K^+ e a entrada de Na+, água e Ca++ na célula, produzindo o edema citotóxico. Com a progressão da hipóxia, o evento final será a morte celular por lesão da membrana plasmática, que decorre não só da redução na produção de fosfolípides de membrana pela falta de ATP, como também pela degradação destes mesmos fosfolípides e do citoesqueleto devido ao excesso de Ca++ intracelular.

Havendo reperfusão, o grau de lesão dependerá do tempo e da extensão da asfixia. Em algumas situações, o edema pode impedir o enchimento capilar mantendo a situação de hipóxia celular. A cascata inflamatória é desencadeada, acarretando a sobreposição de edema cerebral vasogênico. A lesão e morte das células endoteliais faz romper a barreira hematoencefálica e promove a migração de neutrófilos e macrófagos, além da ativação da micróglia. Concomitantemente, acumulam-se radicais livres de oxigênio e óxido nítrico, com lesão da membrana plasmática e estímulo à apoptose de neurônios. Ocorre também a produção e liberação de substâncias excitatórias, como glutamato e fator ativador de plaquetas, tornando o meio propício para convulsões. As reações vão ocorrendo em cadeia, causando lesão cerebral progressiva, que se segue por horas após a agressão asfíxica primária.

Após a recuperação da circulação nos órgãos e tecidos, ocorre outra maneira de agressão tecidual, influenciada pela gravidade e duração da agressão hipóxico-isquêmica, pela resistência específica de cada órgão ao insulto e por intervenções terapêuticas realizadas.

Quando a interrupção do fluxo placentário é grave e prolongada, os mecanismos compensatórios podem falhar, resultando na diminuição do débito cardíaco e da pressão arterial. Existe uma estreita relação entre PA e fluxo sanguíneo cerebral. Em uma situação de hipoxemia fetal que provoca redução em até 50% dos valores de PA o fluxo cerebral é mantido e ocorrerá discreta diminuição da oferta de oxigênio. O impacto na variação do fluxo sistêmico é determinado também pela duração e gravidade do insulto (Figura 28.2).

Figura 28.2. Fisiopatologia da encefalopatia hipóxico-isquêmica.

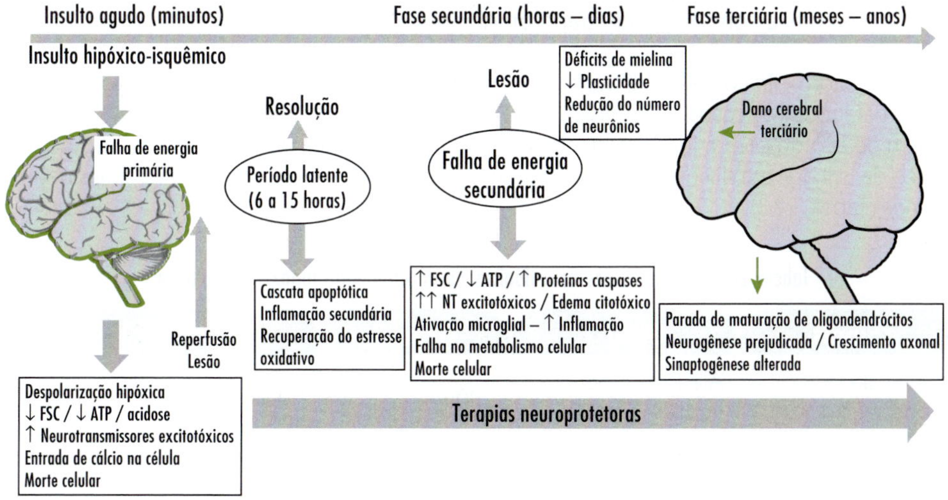

FSC: fluxo sanguíneo cerebral; ATP: adenosina trifosfato; NT: neurotransmissores.
Fonte: Nair J, Kumar HS, 2018.

Patologia

A patologia depende do órgão afetado e do tempo de asfixia. A lesão celular final encontrada é a necrose de coagulação e, eventualmente, o desencadeamento de apoptose.

Os achados neuropatológicos variam de acordo com a idade gestacional. RN a termo apresentam mais frequentemente necrose cortical e da substância branca por infarto ou isquemia (acarretando a posterior atrofia cortical) e lesões isquêmicas parassagitais. Já os RN pré-termo apresentam principalmente leucomalácia periventricular, originando lesões císticas e hemorragia intraventricular. Em ambos, *status marmoratus* dos gânglios basais (originando posteriormente quadros coreoatetósicos), sangramentos, edema cerebral e, raramente, hipertensão intracraniana.

Quadro clínico/diagnóstico

» **Pré-parto:** restrição de crescimento intrauterino e aumento da resistência vascular podem indicar insuficiência placentária (e, portanto, hipóxia) crônica. Presença de mecônio, queda da frequência cardíaca (FC), diminuição da variabilidade dos batimentos, desaceleração tardia (DIP tipo II) e acidose mista (sangue colhido do escalpo fetal) são sinais de sofrimento fetal agudo grave, indicando resolução imediata.

» **Intraparto/Pós-parto imediato:** as alterações clínicas são aquelas avaliadas pelo boletim de Apgar, ou seja, de atividade do SNC, cor, padrão respiratório e FC. O RN geralmente nasce deprimido, hipotônico, pálido ou cianótico, bradicárdico, podendo estar em apneia ou com *gasping* (risco para aspiração meconial) e não responsivo a estímulos. Mais raramente, nasce em parada cardiorrespiratória.

Durante as horas seguintes, o tônus pode variar de diminuído a extremamente aumentado. O edema cerebral se desenvolve nas primeiras 24 horas. Neste período, 70% dos pacientes evoluem com convulsões, sendo necessário descartar hipocalcemia e hipoglicemia.

Disfunções de outros órgãos e sistemas também são esperadas, exigindo a monitoração intensiva clínica e laboratorial destes pacientes.

As manifestações clínicas da EHI variam de acordo com a magnitude do comprometimento cerebral e com o período transcorrido entre o fenômeno asfíxico e o momento de avaliação.

O quadro clínico da EHI é variado, e não parece haver um padrão definido que seja válido para todos os casos. Além disso, o exame neurológico do RN tem particularidades que variam de acordo com a idade gestacional. A descrição clássica de Sarnat do quadro neurológico da EHI grave é dividida de acordo com o tempo decorrido da asfixia e os sinais neurológicos (Tabela 28.3).

Tabela 28.3. Repercussões neurológicas da encefalopatia hipóxico-isquêmica.

Sinais	Grau 1	Grau 2	Grau 3
Nível de consciência	Alerta e hiper--reativo	Letárgico	Estupor/Coma
Tônus muscular	Normal	Hipotônico	Flácido
Mioclonias	Presentes	Presentes	Ausentes
Moro	Forte	Fraco	Ausente
Reflexos (tendões)	Vivos	Vivos	Ausentes
Pupilas	Midríase Isocoria RFM presente	Miose Isocoria RFM presente	Anisocoria RFM diminuído ou ausente

(Continua)

Tabela 28.3. Repercussões neurológicas da encefalopatia hipóxico-isquêmica (continuação).

Sinais	Grau 1	Grau 2	Grau 3
Convulsões	Ausentes	Presentes	Descerebração
EEG	Normal	Baixa voltagem alternando com convulsões	Atividade eletroencefalográfica muito diminuída ou ausente
Duração	< 24 horas	1 a 14 dias	Semanas/meses (se houver sobrevida)
Prognóstico	Bom	Variável	Sequelas graves ou morte

EEG: eletroencefalografia; RFM: reflexo fotomotor.
Fonte: Volpe JJ, 2008.

São sinais sugestivos para um evento hipóxico, isquêmico (redução ou interrupção do fluxo sanguíneo em um órgão) e usados como critérios diagnósticos (evidências) os seguintes:

1. Apgar (≤ 5) após 5 e 10 minutos do nascimento, necessidade de ressuscitação em sala de parto.
2. pH arterial de cordão ou na primeira hora após o nascimento < 7; BE < –16 mmol.
3. Lesão cerebral observada em ressonância magnética ou na ressonância magnética por espectroscopia.
4. Presença de falência de vários órgãos e sistemas associada a EHI.

Como apoio ao diagnóstico, assim como para o seguimento do paciente portador da SHI, é recomendada a coleta dos seguintes exames laboratoriais na primeira hora de nascimento: gasometria, lactato, CKMB, troponina, ureia, creatinina, TGO, TGP, gama GT, CK, DHL, magnésio, Na, K Ca iônico, hemograma, coagulograma, ultrassonografia transfontanelar, eletroencefalograma, glicemia capilar e ecocardiograma. Se possível realizar o eletroencefalograma contínuo de amplitude integrada por pelo menos 48 a 72 horas.

Tratamento
Medidas gerais

» Evitar hipertermia; a reanimação neonatal poderá ser realizada com fonte de calor desligada.
» Admissão do RN em UTI neonatal.
» Monitorização contínua de FC, FR, ECG, Sat O_2, PA invasiva (se possível) ou não invasiva, débito urinário e glicemia capilar.
» Cateterismo de vasos umbilicais (artéria e veia).
» Iniciar hipotermia terapêutica nas primeiras 6 horas após o nascimento, mantendo temperatura retal entre 33 e 34 °C por 72 horas, com monitorização contínua, se o paciente preencher os seguintes critérios:
1. Se houver evidência de asfixia: Apgar ≤ 5 aos 10 minutos de vida; e/ou necessidade de reanimação ou ventilação além de 10 minutos de vida; e/ou gasometria de artéria umbilical ou na primeira hora com pH < 7 e BE < –16.
2. Idade gestacional ≥ 35 semanas.
3. Peso ≥ 1.800 g.
4. Ausência de anomalias congênitas.
5. Sinais sugestivos de encefalopatia grave nas primeiras 6 horas pós nascimento, avaliada por escore de Sarnat (Tabela 28.3) ou Thompson > 7 (Tabela 28.4).

Tabela 28.4. Escala de Thompson.

Escore / Clínica	0	1	2	3
Tônus	Normal	Aumentado	Diminuído	Flácido
Consciência	Normal	Hiperalerta	Letárgico	Coma
Convulsões	Ausentes	< 3/dia	≥ 3/dia	
Postura	Normal	Boxear/Pedalar	Decorticação	Descerebração
Moro	Normal	Parcial	Ausente	
Preensão	Normal	Fraco	Ausente	
Sucção	Normal	Fraco	Ausente/Mordedura	
Respiração	Normal	Hiperventilação	Episódios de apneia	Apneia/ventilado
Fontanela	Normal	Abaulada	Tensa	

Fonte: Thompson CM, Puterman AS, Lilley LL et al., 1997.

» Variar o decúbito do paciente sob hipotermia, com a finalidade de evitar lesões cutâneas isquêmicas.
» Contraindicam a realização de hipotermia terapêutica: 1) distúrbios de coagulação de difícil controle; 2) arritmia cardíaca não controlada, exceto bradicardia sinusal; 3) bradicardia persistente, com FC < 60 bpm ou sinais de baixo débito; 4) choque refratário a volume e catecolaminas; 5) hipertensão pulmonar persistente refratária ao tratamento convencional, ou seja, hipoxemia persistente em FiO_2 máxima; 6) não aceitação dos pais.
» Suporte respiratório para manter pO_2 entre 60 mmHg e 80 mmHg, pCO_2 entre 35 mmHg e 60 mmHg e Sat O_2 entre 92% e 98%. Paciente em hipotermia tem diminuição do metabolismo celular e tendência à hipocapnia, provocando vasoconstrição cerebral e agravo da EHI.
» Não é obrigatório o uso de ventilação mecânica no paciente sob hipotermia terapêutica.
» Se hipertensão pulmonar, óxido nítrico pode ser utilizado, conforme protocolo específico.
» Suporte hemodinâmico procurando manter PA média acima de 40 mmHg.
» Nutrição enteral poderá ser iniciada a partir de 48 horas do nascimento. A nutrição parenteral, a partir do primeiro dia de vida.
» Atenção para diagnóstico e tratamento de infecções.
» Aporte hídrico e de glicose adequados.
» Controle rigoroso do balanço hídrico e da diurese.
» Atenção para ocorrência de síndrome de secreção inapropriada de hormônio antidiurético.
» Monitorização laboratorial e tratamento de distúrbios hidroeletrolíticos e equilíbrio acidobásico.
» Acompanhamento criterioso da função renal.
» Monitorização neurológica contínua: avaliação clínica com escala de Thompson, medidas diárias do perímetro cefálico, eletroencefalograma contínuo e ultrassonografia transfontanelar.
» Ressonância magnética por volta do 7º dia de nascimento.
» Avaliação auditiva por meio de potencial evocado auditivo é oportuna.
» Sedação, quando necessário.
» Tratamento de crises convulsivas (Figura 28.3).
» Coletas de exames a cada 6 horas nas primeiras 24 horas e posteriormente a cada 12 horas, até o 3º dia de vida.

» A hipotermia diminui o metabolismo hepático de alguns fármacos (fenobarbital, morfina, vecurônio). Monitorar, quando possível, com nível sérico.
» Atenção para os distúrbios de coagulação e uso de hemocomponentes. Se plaquetopenia < 50 mil/mm³, administrar plaquetas.
» Eritropoetina 100 U/kg/dose intravenosa a cada 48 horas por 2 semanas. Os astrócitos são produtores de eritropoietina, que tem efeito antiapoptótico, anti-inflamatório, além de promover a eritropoese, a angiogênese e neurogênese. Pode reduzir a ocorrência de convulsões e déficit neurológico.

Figura 28.3. Crises convulsivas.

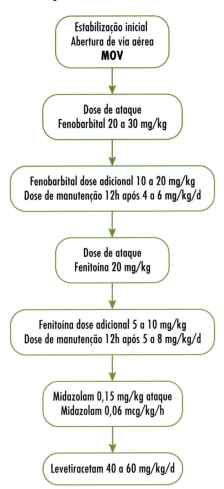

Fonte: Centro de Terapia Intensiva Neonatal do Hospital das Clínicas – FMUSP.

Prognóstico

O prognóstico varia de acordo com:
» Idade gestacional: é pior quanto mais prematuro for o RN.
» A gravidade e o tratamento das complicações e intercorrências metabólicas (principalmente hipoglicemia), cardiopulmonares e infecciosas, entre outras.

» A gravidade da encefalopatia hipóxico-isquêmica. Estão associados à morte ou à péssimo prognóstico neurológico (cognitivo e motor):
1. EHI grau 3.
2. Baixo escore de Apgar aos 20 minutos.
3. Ausência de respiração espontânea aos 20 minutos.
4. Persistência de anormalidades ao exame neurológico aos 14 dias de vida.

» Em longo prazo, podem ser observados diversos tipos de sequelas neurológicas. Entretanto, a ausência de medidas objetivas da grande maioria das lesões asfíxicas contribui para a dificuldade no estabelecimento de relações diretas entre seus efeitos e seu prognóstico específico, sendo a presença de alterações precoces no exame neurológico o indicador clínico isolado mais útil.
» Os efeitos da asfixia perinatal são marcadamente maiores nos RN a termo que nos pré-termo, mesmo nos eventos mais graves, evidenciando a melhor resistência do cérebro prematuro a este tipo de lesão (Tabela 28.5).

Tabela 28.5. Sequelas neurológicas no RN asfixiado grave.

Sequela	Local	RN a termo (lesões mais difusas, com comprometimento múltiplo e generalizado)	RN pré-termo
Motoras	LPV	• Quadriparesia espástica + alt. oculares, faciais, de fala e deglutição	• Diplegia espástica (lesão medial) • Quadriparesia/plegia espástica (QE) • QE + alterações oculares, faciais e de deglutição e fala (lesão medial + lateral)
	GG da base	• Hipo ou hipertonia • Coreoatetose, balismos • Tremores estáticos	• Hipertonia >> hipotonia • Coreias/atetose/balismos • Tremores estáticos
	Pares cranianos	• Sucção (V) • Deglutição (IX, X) • Língua (XII)	• Idem
	Cerebelo	• Incoordenação motora • Ataxia • Dismetria, tremores	• Idem • Mais raro que nos RNT
	Córtex	• Focos epileptiformes • Disfunções variadas	• Idem • Mais raro que nos RNT
	Generalizado	• Disfunções variadas • Hipotonia generalizada	• Idem • Mais raro que nos RNT

(Continua)

Tabela 28.5. Sequelas neurológicas no RN asfixiado grave (continuação).

Sequela	Local	RN a termo (lesões mais difusas, com comprometimento múltiplo e generalizado)	RN pré-termo

Visuais	• Lesões do córtex visual parietoccipital, causando atrofia nesta região em 60% dos casos
	• Cegueira cortical
		• Associam-se à LPV (fibras ópticas localizadas nesta região):
		  • Perda da acuidade
		  • Redução do campo visual
		  • Movimentos oculares anormais, estrabismo
		  • Retardo no desenvolvimento visual
		  • Alterações sutis de sensibilidade visual
		  • Cegueira cortical
		• Lesões de NC III, IV e VI: alt. motoras extrínsecas	

Auditivas	• Lesões corticais, no ouvido interno e nas vias auditivas do tronco, acarretando disacusia sensorioneural	• Idem • Incide em 20% dos casos	
Cognitivas	• Retardo mental em graus variados • Inabilidades específicas integrando sistemas sensoriomotores • Alteração de memória e de atenção • Outras	• Idem	
Geral	• Microcefalia • Hidrocefalia	• Idem	

LPV: leucomalácia periventricular; GG: gânglios da base; alt.: alterações.
Fonte: Volpe JJ, 2008.

Não existe consenso universal sobre morte encefálica em RN. Entretanto alguns critérios clínicos são sugestivos, devendo estar presentes por 2 dias nos RN a termo e por 3 dias nos pré-termo, desde que o paciente não esteja hipotérmico, hipotenso ou em uso de fármacos depressores do SNC (p. ex., fenobarbital):

1. Coma não responsivo a dor, estímulos visuais ou auditivos.
2. Ausência de reflexos do tronco encefálico (pupilares, oculocefálico, oculovestibular, corneal, sucção).
3. Prova da apneia: ascensão da $PaCO_2$ de 40 para 60 mmHg.

Podem restar ainda cicatrizes renais, originando posterior HAS, pielonefrites de repetição e insuficiência renal crônica; pulmonares, acarretando pneumonias de repetição; cardíacas, causando alterações valvares e insuficiência da bomba, entre as mais comuns.

Referências consultadas

1. Azzopardi DV, Strohm B, Edwards AD et al. Moderate hypotherm to treat perinatal asphyxia encephalopathy. N Engl J Med 2009;361:1349.
2. Kluckow M. Functional echocardiography in assessment of the cardiovascular system in asphyxiated neonates. J Pediatr 2011;158:e13.
3. Melo AMAGP et al. In: Schvartsman BG, Maluf Jr. PT, Carneiro-Sampaio M (eds.), Carvalho WB (coord.). Neonatologia. 2. ed. Manole; 2020.
4. Montaldo P, Rosso R, Chello G, Giliberti P. Cardiac troponin I concentrations as a marker of neuro developmentl outcome at 18 months in newborn with perinatal asphyxia. J Perinatol 2014;34:292.
5. Nair J, Kumar HS. Current and emerging therapies in the manegement of hypoxic ischemic encephalopathy in neonates. Children 2018:5,99:1-17. doi:10.3390/children5070099.
6. Rinaldi MA, Perlman JM. Pathophysiology of birth asphyxia. Clin Perinatol 2016;43:409.
7. Sarnat HB, Sarnat MS. Neonatal encephalopathy following fetal distress. A clinical and electroencephalographic study. Arch Neurol 1976;33:696.
8. Thompson CM, Puterman AS, Lilley LL et al. The value of a scoring system for HIE in predicting neurodevelopmental outcome. Acta Paediatr 1997;86:757-61.
9. Volpe JJ. Hypoxic-ischemic encephalopathy: clinical aspects. In: Neurology of the newborn. 5th ed. Philadelphia: Saunders Elsevier; 2008. p. 400.

Capítulo 29

• • • • • • • • • • • • • • • • •

Diagnóstico Diferencial de Desconforto Respiratório em Recém-Nascidos

Romy Schmidt Brock Zacharias
Lílian dos Santos Rodrigues Sadeck

A insuficiência respiratória aguda no recém-nascido (RN) é responsável pelo maior número de internações em unidades de terapia intensiva neonatal, sendo inclusive a principal causa de óbito, especialmente aqueles que ocorrem nos primeiros dias de vida. Além disso, estes RN podem evoluir com sequelas, como displasia broncopulmonar, que poderão comprometer a qualidade de vida futura.

O quadro clínico observado nas situações de desconforto respiratório é variável e caracterizado por taquipneia, bradipneia, tiragem intercostal, subcostal, retração esternal, gemência, batimento de asa de nariz e palidez ou cianose.

Os fatores geralmente responsáveis pelo desconforto respiratório no recém-nascido são diversos e nem todos são representados por patologias pulmonares. As causas mais frequentes de insuficiência respiratória estão apresentadas no Quadro 29.1.

Quadro 29.1. Principais causas de desconforto respiratório agudo no período neonatal.

1. Problemas pulmonares
   a. Síndrome do desconforto respiratório do RN (SDR)
   b. Taquipneia transitória do recém-nascido (TTRN)
   c. Síndrome do pulmão úmido (SPU)
   d. Síndrome de aspiração meconial (SAM)
   e. Outras síndromes aspirativas
   f. Pneumonias
   g. Síndrome de escape de ar, como pneumotórax, enfisema intersticial, pneumomediastino
   h. Hipertensão pulmonar persistente
   i. Atelectasia
   j. Sequestro pulmonar
   k. Hérnia diafragmática
   l. Síndromes malformativas (enfisema lobar congênito, doença adenomatosa cística)
   m. Derrames, quilotórax
   n. Hemorragia pulmonar

(Continua)

Quadro 29.1. Principais causas de desconforto respiratório agudo no período neonatal (continuação).

2. Problemas cardíacos
   a. Cardiopatia congênita
   b. Isquemia miocárdica pós-asfíxica
   c. Malformações arteriovenosas

3. Problemas não cardiorrespiratórios
   a. Metabólicos (hipoglicemia, hipocalcemia, acidose metabólica)
   b. Hipotermia, hipertermia
   c. Sepse
   d. Leucinoses
   e. Hiponatremia, hipernatremia
   f. Condrodistrofias

4. Problemas neurológicos
   a. Asfixia perinatal
   b. Apneia do pré-termo
   c. Depressão por drogas
   d. Hemorragia intracraniana
   e. Meningite
   f. Doença de Werdnig-Hoffman
   g. Encefalocele

5. Problemas do trato respiratório alto
   a. Atresia de coanas, edema nasal
   b. Macroglossia, micrognatia; sequência de Pierre Robin
   c. Bócio congênito, higroma cístico
   d. Membrana laríngea, estenose subglótica, hemangioma, laringomalácia
   e. Paralisia de cordas vocais
   f. Traqueomalácia, fístula traqueoesofágica
   g. Estenose traqueal, estenose brônquica

Fonte: Desenvolvido pela autoria do capítulo.

Nos casos de insuficiência respiratória causada por problemas primários cardíacos, o quadro de desconforto respiratório é geralmente associado a sinais de comprometimento cardíaco como sopro, hepatomegalia, taquicardia, ritmo de galope, má perfusão periférica, alteração de pulsos, pressão arterial e cianose central. O diagnóstico é confirmado através da realização de radiografia de tórax, ECG e ecocardiograma.

Nos casos de problemas neurológicos, sintomas como hipoatividade, apneia, hipotonia, hiporreflexia, convulsões, irritabilidade e abaulamento de fontanela estão geralmente associados ao quadro de desconforto respiratório. O diagnóstico deve ser realizado por exame de liquor, ultrassonografia (USG) do crânio ou tomografia computadorizada ou ressonância magnética do crânio.

Os distúrbios metabólicos e quadros infecciosos devem sempre ser pesquisados na vigência de quadro respiratório, pois podem ser tanto causa como fator agravante do mesmo.

No recém-nascido, a causa mais comum de insuficiência respiratória é um problema pulmonar primário. Considerando que o quadro clínico não se diferencia muito entre as diversas patologias, uma anamnese detalhada sobre antecedentes maternos, condições e tipo de parto, características do RN, época do aparecimento dos sintomas respiratórios, evolução, exame clínico e laboratorial auxilia no estabelecimento do diagnóstico.

A seguir, mostraremos as principais patologias responsáveis pelo desconforto respiratório em recém-nascidos, enfatizando as causas por problemas pulmonares primários (Tabela 29.1).

Tabela 29.1. Diagnóstico diferencial de desconforto respiratório neonatal.

	Etiologia	Fatores predisponentes	Quadro clínico
Taquipneia transitória do RN	Demora na reabsorção do líquido pulmonar	RNT precoce (37 e 38 semanas) RNPT tardio (34 a 36 semanas) Asfixia Parto cesárea	Taquipneia (FR > 60/ipm) com melhora em 24 a 48 horas
Síndrome do pulmão úmido	Demora na reabsorção do líquido pulmonar	RNPT < 34 semanas Asfixia Parto cesárea	Insuficiência respiratória precoce com melhora em 24 a 48 horas (taquipneia, tiragem intercostal, batimento de asa de nariz, gemência)
SDR	Deficiência de surfactante	RNPT < 34 sem asfixia Sexo masculino 2° gemelar	Insuficiência respiratória precoce e progressiva
Pneumonia	Infecção pulmonar	RPMO (> 18 horas) Infecção materna RNPT masculino	Insuficiência respiratória + quadro de infecção
SAM	Aspiração de líquido meconial	RNT ou pós-termo Insuficiência placentária Asfixia	Insuficiência respiratória com início precoce e progressivo
Hipertensão pulmonar persistente	Alta resistência vascular pulmonar	RNT Asfixia Malformação pulmonar SAM Policitemia Sepse	Insuficiência respiratória precoce e progressiva, cianose e hipoxemia desproporcional ao grau de insuficiência respiratória
Hemorragia pulmonar	Sangue no interstício e alvéolos pulmonares	Ventilação mecânica SDR (surfactante) Alteração Coagulação Asfixia	Primeira semana Súbita deterioração do quadro respiratório Fluido sanguinolento na aspiração de COT
Pneumotórax	Ar entre pleura parietal e visceral	Ventilação mecânica Manobras de reanimação SDR	Primeira semana Insuficiência respiratória súbita + colapso cardiovascular (quando hipertensivo)

RNT: recém-nascido a termo; RNPT: recém-nascido pré-termo; SDR: doença das membranas hialinas; RPMO: rotura prematura das membranas; SAM: síndrome de aspiração meconial; COT: cânula orotraqueal

Fonte: Desenvolvida pela autoria do capítulo.

A Tabela 29.2 descreve os principais achados radiográficos de acordo com a patologia.

Tabela 29.2. Diagnóstico diferencial do desconforto respiratório baseado nos achados radiológicos.

Achados	Diagnósticos mais prováveis
Aspecto de vidro moído	SDR, síndrome do pulmão úmido, pneumonia por estreptococo B e edema pulmonar
Imagens císticas	Enfisema intersticial, DBP, pneumonia por estafilococo e cistos pulmonares
Opacificação bilateral	SDR, hipoplasia pulmonar, hemorragia pulmonar e derrame pleural
Congestão vascular + acúmulo de líquido na cisura	TTRN, síndrome do pulmão úmido e hiperfluxo pulmonar
Infiltrado grosseiro + atelectasia + hiperinsuflação	Aspiração meconial ou outros líquidos (sangue e leite)
Área de hiperinsuflação localizada	Enfisema lobar
Ar fora do pulmão	Pneumotórax, pneumomediastino e pneumopericárdio
Hiperinsuflação pulmonar	Obstrução traqueal parcial e massa mediastinal

SDR: síndrome do desconforto respiratório; DBP: displasia broncopulmonar; TTRN: taquipneia transitória do recém-nascido.

Fonte: Desenvolvida pela autoria do capítulo.

Conclusão

Aprender a reconhecer prontamente a insuficiência respiratória no RN e compreender as alterações fisiológicas associadas a cada uma das várias causas possibilitará uma abordagem mais adequada. Embora a redução da incidência por meio de medidas preventivas seja ideal, o reconhecimento precoce e o tratamento das doenças respiratórias neonatais comuns diminuirão as complicações em curto e longo prazo e a mortalidade relacionada em lactentes de risco.

O diagnóstico diferencial do desconforto respiratório entre as diversas patologias pulmonares no período neonatal é difícil e muitas vezes apresenta caráter multifatorial. Os RN podem apresentar fatores de risco para duas ou mais patologias concomitantemente, dificultando o diagnóstico etiológico.

No entanto, toda esta dificuldade não deve limitar a condução adequada do caso, que depende do grau de desconforto respiratório presente e dos sinais e sintomas clínicos associados.

Devemos sempre estabilizar o paciente, oferecendo suporte ventilatório, suporte hemodinâmico e correção de distúrbios térmicos e hidroeletrolíticos de acordo com as suas necessidades, sendo o diagnóstico final uma preocupação importante, mas não limitadora da atuação do médico.

Referências consultadas

1. Bancalari E, Polin RA. The newborn lung: neonatology questions and controversies. Philadelphia, PA: Saunders Elsevier; 2008.

2. Edwards MO, Kotecha SJ, Kotecha S. Respiratory distress of the term newborn infant. Paediatr Respir Rev. 2013;14(1):29-36.
3. Flidel-Rimon O, Shinwell ES. Respiratory distress in the term and near-term infant. Neoreviews. 2005;6:2289-e297.
4. Gülmezoglu AM, Crowther CA, Middleton P, Heatley E. Induction of labour for improving birth outcomes for women at or beyond term. Cochrane Database Syst Rev. 2012;6:CD004945.
5. Hibbard JU, Wilkins I, Sun L et al. Consortium on Safe Labor. Respiratory morbidity in late preterm births. JAMA. 2010;304(4):419-25.
6. Reuter S, Moser C, Baack M. Respiratory distress in the newborn. Pediatr Ver. 2014;35(10): 417-429.
7. Warren JB, Anderson JM. Newborn respiratory disorders. Pediatr Rev. 2010;31(12):487-95.

Capítulo 30

Taquipneia Transitória do Recém-Nascido

Raquel Santos Ferreira
Marcília Sierro Grassi

Introdução

A taquipneia transitória do recém-nascido (TTRN) é uma das causas mais frequentes de insuficiência respiratória no período neonatal, afetando de 0,5% a 4% de todos os nascidos a termo ou pré-termo tardio.

Os sintomas da insuficiência respiratória iniciam-se frequentemente dentro das primeiras horas após o nascimento, resultante da absorção inadequada do líquido fetal pulmonar.

Fisiopatologia

Na vida fetal, as células epiteliais das vias aéreas produzem e secretam líquido para o lúmen dessas estruturas. Essa secreção é dependente de um sistema de transporte ativo de íons através das células alveolares tipo II do epitélio pulmonar. No decorrer da gestação, observa-se um aumento na produção desse líquido, o qual atinge um pico máximo de produção próximo ao termo. Na fase final próxima ao parto é descrito um declínio nessa secreção, com consequente redução do líquido nas vias aéreas pulmonares, sobretudo no início do trabalho de parto.

Tal processo é estimulado pela liberação de catecolaminas, que agem nos canais de sódio e favorecem o movimento do líquido alveolar para o interstício e vasos sanguíneos. Ao nascimento, esse líquido deve ser removido com rapidez para permitir as trocas gasosas. Durante o nascimento, a melhora da oxigenação também estimula a reabsorção do líquido pulmonar.

A TTRN ocorre em função da alteração na remoção do líquido das vias aéreas, que pode ocasionar colapso bronquiolar, com consequente aprisionamento de ar e hiperinsuflação, além de redução da complacência pulmonar.

Fatores de risco

Diversos fatores podem contribuir para uma reabsorção de líquido alveolar ineficaz (Quadro 30.1). Entre os principais estão a cesárea eletiva e a prematuridade tardia.

Quadro 30.1. Fatores de risco para taquipneia transitória.

Maternos
• Sedação
• Diabetes
• Asma
• Exposição a agentes betamiméticos

Perinatais
• Cesariana sem trabalho de parto
• Asfixia

Recém-nascido
• Idade gestacional 34 a 37 semanas
• Sexo masculino
• Macrossomia

Fonte: Desenvolvido pela autoria do capítulo.

Quadro clínico

Em RNT ou RNPT tardio é possível observar, logo após o nascimento, sinais de insuficiência respiratória leve ou moderada: taquipneia, batimento de asa de nariz, retração esternal e diafragmática, gemência e cianose. Pode intensificar-se nas primeiras horas de vida e é descrita uma duração variável de 12 horas até 3 a 5 dias de vida. Costuma ser um processo de evolução benigno, autolimitado, em que geralmente o uso de oxigenoterapia suplementar ocorre com FiO_2 máxima < 40%, de modo não invasivo.

A ausculta pulmonar é na maioria das vezes normal, mas pode apresentar alguns estertores difusos. A radiografia de tórax mostra hiperinsuflação de campos pulmonares, com presença de linhas opacificadas nos campos pulmonares e cisuras (líquido).

Outros exames laboratoriais complementares não são necessários para o diagnóstico de TTRN, mas podem ser úteis para avaliação de diagnósticos diferenciais, principalmente quando a insuficiência respiratória se prolonga.

É importante fazer o diagnóstico diferencial entre as seguintes patologias: síndrome de aspiração de mecônio, pneumotórax, pneumomediastino, síndrome do desconforto respiratório, pneumonias, sepse neonatal precoce, cardiopatias congênitas, asfixia perinatal, hipertensão pulmonar e malformações pulmonares congênitas.

Tratamento

O tratamento da TTRN é de suporte clínico com administração de oxigênio suplementar, se necessário.

Cuidados gerais

» Manutenção da temperatura.
» Monitorização da saturação de oxigênio (oxímetro de pulso).
» Introdução de dieta após estabilização através de sonda orogástrica para evitar aspiração. No RN com insuficiência respiratória, a via orogástrica é recomendada em virtude da obstrução das narinas através da via nasogástrica. Se frequência respiratória > 80 incursões por minuto, considerar jejum e hidratação endovenosa.
» Manutenção da glicemia.

» Manter RN em incubadora aquecida ou berço aquecido para adequada monitorização clínica.

Cuidados específicos

» Fornecer oxigênio se necessário (halo ou em própria incubadora) para manter a saturação de O_2 (SaO_2) – 90% a 92%.
» Pressão positiva contínua final (CPAP) – quando já estiver em oxigênio e necessitar de fração inspirada de O_2 (FiO_2) > 40% para manter SaO_2 > 90% ou pressão arterial de O_2 (PaO_2) > 50 mmHg. Considerar diagnósticos diferenciais.

Vários estudos que avaliam a influência do furosemida sobre a evolução da taquipneia demonstraram que seu uso não melhora a evolução desse distúrbio.

Considerações finais

Deve-se sempre pensar no diagnóstico de TTRN quando se observam sinais de insuficiência respiratória leve a moderada nas primeiras horas de vida. É importante destacar que prematuridade tardia, macrossomia e nascimento por cesariana sem trabalho de parto são os principais fatores de risco associados a esse distúrbio. É necessário atentar para a evolução e as complicações que podem ocorrer, fazendo-se necessário descartar patologias com os mesmos sintomas.

Referências consultadas

1. Buchiboyina A, Jasani B, Deshmukh M, Patole S. Strategies for managing transient tachypnea of the newborn – a systematic review. J Matern Fetal Neonatal Med. 2017;30(13):1524-32.
2. Barker PM, Southern KW. Regulation of liquid secretion and absorption by the fetal and neonatal lung. In: Polin RA, Fox WW, Abman SH. Fetal and neonatal physiology. 3rd ed. Philadelphia: WB Saunders; 2004. p. 822-33.
3. Gerten KA, Coorod DV, Bay R, Chambliss LR. Cesarean delivery and respiratory distress syndrome: does labor make a difference? Am J Obstet Gynecol. 20085;193(3):1061-4.
4. Grassi MS, Ferreira RS. Taquipneia transitória do recém-nascido. In: Carvalho WB, Diniz EMA, Ceccon MEJR, Krebs VLJ, Vaz FAC. Neonatologia. 2. ed. Barueri, Brasil: Manole; 2020. p. 147-151. (Coleção Pediatria. Instituto da Criança HCFMUSP, Schvartsman BGS, Maluf Jr PT, Carneiro-Sampaio M (eds.), n. 16).
5. Halzistamatiou Z, Karampatsou A, Chrisikou C, Staumili KI, Costalos CR. Association between cesarean section, getational age and transiente tachypnea of the newborn. J Perinatol Med. 2007;35(Suppl II):172.
6. Jain L, Dudell GG. Respiratory transition in infants delivered by cesarean section. Semin Perinatol. 2006;30(5):296-304.
7. Jain L, Eaton DC. Physiology of fetal lung fluid clearance and the effect of labor. Semin Perinatol. 2006;30(1):34-43.
8. Liem JJ, Shamima I, Ekuma OMSC, Becker AB, Kozyrskyj AL. Transient tachypnea of the newborn may be an early clinical manifestation of wheezing symptons. J Pediatr. 2007;151(1):29-33.
9. Parker TA, Kinsella JP. Respiratory disorders in the term infant. In: Gleason CA, Juul SE. Avery's diseases of the newborn. 10th ed. Philadelphia: Elsevier; 2018. p. 668-677.
10. Whitsett JA, Rice WR, Werner BB, Wert SE, Pryhuber GS. Acute respiratory disorders. In: Mac Donald MG, Seshia MK, Mullet MD. Avery's neonatology: phatophysiology and management of the newborn. 6th ed. Philadelphia: Lippincott Williams & Wilkins; 2005. p. 553-77.

Capítulo 31

Distúrbios Metabólicos no Período Neonatal

Valdenise Martins Laurindo Tuma Calil
Sílvia Maria Ibidi

Hipoglicemia
Definição

A definição de hipoglicemia nos primeiros 2 dias de vida não é consenso. Várias academias discordam e isso se deve à dificuldade em estabelecer um nível seguro e ao mesmo tempo evitar níveis elevados e aumentar as intervenções terapêuticas desnecessárias. Os valores a seguir apresentados de glicemia plasmática dão importante parâmetro daquilo que deve nos alertar, quais sejam:
- » Nas primeiras 72 horas de vida: < 40 mg/dL.
- » Após 72 horas de vida: < 45 mg/dL.

O valor da glicemia sanguínea (capilar, por fita reagente) corresponde de 85% a 90% do obtido para a glicemia plasmática.

Fatores de risco
Hiperinsulinismo
- » filho de mãe (FM) diabética;
- » isoimunização Rh;
- » exsanguíneotransfusão (EXST);
- » síndrome de Beckwith-Wiedemann (onfalocele, macroglossia, visceromegalias);
- » medicamentos maternos: β-simpatomiméticos, diuréticos tiazídicos, infusão de glicose durante o trabalho de parto;
- » nesidioblastose/adenomas secretores de insulina.

Baixos estoques de glicogênio hepático e de gordura corpórea
- » recém-nascido pequeno para a idade gestacional (RN PIG);
- » prematuridade.

Aumento das necessidades metabólicas basais

» asfixia;
» hipotermia;
» sepse;
» cardiopatias congênitas com insuficiência cardíaca;
» insuficiência respiratória grave.

Outros

» policitemia (baixo aporte de glicose aos tecidos/estoques de glicogênio reduzidos/ maior consumo pelas hemácias);
» filho de mãe com hipertensão arterial crônica (PIG/uso de medicamentos anti-hipertensivos/policitemia);
» medicamentos: betabloqueadores, bloqueadores dos canais de Ca^{++};
» doenças genéticas e metabólicas primárias: doença de depósito de glicogênio tipo I, galactosemia, intolerância à frutose, tirosinemia, leucocinose e outras;
» idiopatia.

Clínica

» choro fraco;
» má aceitação alimentar, dificuldade de sucção, vômitos, resíduos gástricos;
» irritabilidade, letargia;
» exacerbação do reflexo de moro;
» tremores;
» convulsões;
» cianose;
» hipotonia;
» apneia;
» parada cardiorrespiratória.

Prevenção

» Identificar RN de risco.
» Protocolo para a triagem do RN (Tabela 31.1).

Tabela 31.1. Recomendações para a triagem da glicemia em RN de grupo de risco.

RN de risco	Glicemia por fita reagente (Gli)
Doença hemolítica Rh FM diabética Medicamentos maternos	1h30, 3h, 6h, 12h, 24h, 48h de vida
RN < 2.500 g RN > 4 mil g RN grande para a idade gestacional RN pequeno para a idade gestacional Asfixia perinatal RN pré-termo	3h, 6h, 12h, 24h, 48h de vida
EXST	3 horas após

Fonte: Adamkin, 2011; Adamkin, 2016; Thornton; Adamkin, 2016.

Tratamento

1. Se glicemia capilar (glicemia por fita reagente) for inferior a 45 mg/dL, confirmar o valor com glicemia plasmática (punção venosa).
2. Controlar glicemia 1 hora após o início do soro e 3 vezes ao dia, nas pré-mamadas. Adequar a infusão de glicose segundo os controles glicêmicos.
3. Caso o controle de glicemia seja menor do que 40 mg/d, elevar a velocidade de infusão de glicose (VIG) em 2 mg/kg/minuto; caso menor do que 50 mg/dL, elevar a VIG em 1 mg/kg/minuto.
4. Iniciar diminuição da VIG desde que a glicemia esteja acima de 60 mg/dL por 12 a 24 horas, em 1 mg/kg/minuto.
5. Suspender o soro de manutenção apenas quando a VIG for 2 mg/kg/minuto.
6. Ver esquema de tratamento na Tabela 31.2.

Tabela 31.2. Recomendações para a terapêutica da hipoglicemia no RN.

Característica do RN	Idade em horas	Triagem	Limite (mg/dL)	Conduta
Sintomático	< 48	A qualquer momento	< 40	Glicose IV*
Assintomático	0 a 4 (já alimentado com 1 hora de vida)	Inicial	< 30	Glicose IV*
			30 a 40	Realimentar e checar em 1 hora
		Após a conduta acima	< 30	Glicose IV*
			30 a 40	Realimentar ou Glicose IV
	4 a 24 (mantendo alimentação a cada 2 a 3 horas; realizar triagem antes de cada alimentação)	Inicial	< 30	Glicose IV*
			< 40	Alimentar e checar em 1 hora
			< 40	Glicose IV**
		Após a conduta acima	40 a 45	Realimentar
			< 45	Glicose IV**
	24 a 48	A qualquer momento	≥ 45	Liberar se RN mantiver estes valores nas pré-mamadas
Qualquer RN que tenha recebido tratamento IV	48 a 96	A qualquer momento	≥ 60	Liberar se RN mantiver estes valores nas pré-mamadas

* Glicose em minibolo de 200 mg/kg (soro glicosado 10% – 2 mL/kg) em 2 a 5 minutos, seguida de soro glicosado em VIG de 5 a 8 mg/kg/minuto. ** Soro glicosado em VIG de 5 a 8 mg/kg/minuto. IV: via intravenosa

Fonte: Adamkin, 2011; Adamkin, 2016; Thornton; Adamkin, 2016.

Hipoglicemia persistente

Se VIG ≥ 10 a 12 mg/kg/minuto e/ou concentração do soro > 12,5% em veia periférica, está indicada terapêutica além da infusão de glicose.

1) Corticoide

Indicado quando VIG 10 a 12 mg/kg/minuto.
Opções:
A) Hidrocortisona 5 a 10 mg/kg/dia, de 12 em 12 horas, IV.
B) Prednisolona 2 mg/kg/dia VO.

Suspender quando VIG 10 mg/kg/minuto e glicemia > 60 mg/dL por período de 12 a 24 horas.

2) Glucagon

Ação é dependente de estoque adequado de glicogênio.
Dose: 0,1 a 0,3 mg/kg/dose, via intramuscular (IM). Dose máxima de 1 mg.

3) Diazóxido

Em casos de hiperinsulinismo.
Dose: 5 mg/kg/dose, de 6 em 6 horas, VO.

4) Octreotida

Análogo da somatostatina, inibe a liberação de insulina.
Dose: 3 a 10 µg/kg/dia, em 3 vezes ao dia, via subcutânea (SC) ou IV.

5) Epinefrina e hormônio de crescimento podem ser utilizados em situações muito especiais

Hiperglicemia

Definição

Glicemia plasmática ≥ 145 mg/dL ou glicemia sanguínea ≥ 125 mg/dL.

Causas

» prematuridade;
» sepse;
» cirurgias;
» medicamentos: teofilina, glicocorticoide, anfotericina B;
» infusão parenteral de glicose ou lípides;
» diabetes melito transitório (RN pequeno para a idade gestacional; 1 a 6 semanas de vida).

Manifestações clínicas

Os sinais e sintomas clínicos da hiperglicemia são em geral resultantes dos efeitos da diurese osmótica, com risco de hiperosmolaridade. Esta leva à desidratação intracelular, caracterizada por irritabilidade, letargia e coma, podendo ainda resultar em sangramento de sistema nervoso central (glicemia superior a 300 mg/dL).

Prevenção

» Identificar RN de risco.

- » Controles de glicemia.
- » Atenção com VIG alta.

Tratamento

- » Suspender medicações hiperglicemiantes.
- » Evitar concentrações < 2,5% (risco de hemólise).
- » Se Gli > 125 mg/dL ou se 2 Gli consecutivas entre 100 e 120 mg/dL, reduzir VIG em 1 a 2 mg/kg/minuto, com controle após 1 hora de cada redução.
- » Insulina: 0,1 a 0,2 U/kg SC até de 6 a 6 horas, se Gli > 250 mg/dL após redução da VIG.
- » Reposição volêmica.

Controles

- » Controle de diurese.
- » Controle de hidratação e eletrolítico (osmolaridade sérica).
- » Ultrassonografia de crânio.

Hipocalcemia

Definição

A Tabela 31.3 mostra os valores que definem a hipocalcemia no RNT e no RNPT.
- » Hipocalcemia precoce: nas primeiras 72 horas de vida.
- » Hipocalcemia tardia: após 72 horas de vida.

Tabela 31.3. Valores que definem hipocalcemia nos RN.

	Ca Total	Ca++ Iônico
RNT	< 8 mg/dL (ou 2 mmol/L)	< 4,4 mg/dL (ou 1,10 mmol/L)
RNPT	< 7 mg/dL (ou 1,75 mmol/L)	< 4,28 mg/d (ou 1,07 mmol/L)

Fonte: Sakano, 2012; Wright et al., 2018.

Fatores de risco

Maternos

- » diabetes gestacional;
- » alterações do metabolismo de vitamina D: carências nutricionais;
- » uso de anticonvulsivantes (fenobarbital, fenitoína);
- » hiperparatireoidismo.

Relacionados ao parto

- » asfixia perinatal;
- » prematuridade.

Pós-parto

- » choque;
- » bicarbonato de sódio via intravenosa (IV) (para correção de acidose);
- » exsanguíneotransfusão;
- » fototerapia;
- » uso de anticonvulsivantes (fenobarbital, fenitoína).

Clínica

- » tremores;
- » irritabilidade;
- » apneia;
- » cianose;
- » convulsões;
- » bradicardia;
- » distensão abdominal;
- » ausência de sinais clínicos, principalmente na hipocalcemia precoce.

Laboratório

- » Dosar Ca iônico, Ca total, fosfatemia e magnesemia. O Ca iônico deve ser o utilizado para definir os valores de cálcio e as tomadas de decisões.
- » ECG: aumento em mais de 0,4 segundos do intervalo QT corrigido.

Tratamento

- » **Convulsões:** gluconato de cálcio 10%, na dose de 2 mL/kg em infusão lenta, IV em 10 minutos, com monitorização cardíaca. O gluconato de Ca10% tem 9,4 mg de Ca elementar por mL de solução.
- » **Tratamento da hipocalcemia sem sinais graves e manutenção após o bolo utilizado inicialmente nos quadros graves:** gluconato de Ca10%; 6 mL/kg/dia, IV. Reduzir a dose em 50% a cada 24 horas, após coleta de controles normais, repetindo-se este procedimento até se atingir controle normal com a dose de 1,5 mL/kg/dia, quando então se suspende a infusão. Recomenda-se colher novos controles 24 horas após a suspensão.
- » **RN que não responde ao tratamento:** pesquisar hipomagnesemia.
- » **RNT assintomático, sem fator de risco e com boa tolerância alimentar:** pode-se utilizar a administração OV, fracionada durante as ofertas alimentares, 4 vezes ao dia, na mesma dose de manutenção de 6 mL/kg/dia.

Riscos da infusão IV de cálcio

- » **Infusão rápida:** bradicardia e parada cardiocirculatória.
- » **Infusão em veia umbilical:** necrose hepática.
- » **Infusão rápida em artéria umbilical:** espasmo arterial.
- » Precipitação com o uso concomitante de bicarbonato ou fosfato.
- » **Extravasamento:** necrose de subcutâneo e calcificação.

Hipomagnesemia

Definição

Magnesemia sérica (mg sérico) < 1,5 mg/dL (embora os sinais clínicos sejam mais evidentes quando menores de 1,2 mg/dL).

Fatores de risco

- » FM diabética;
- » crescimento intrauterino restrito;
- » exsanguíneotransfusão;
- » furosemida;

- » hiperparatireoidismo materno;
- » asfixia perinatal grave;
- » dieta rica em fosfatos;
- » má-absorção primária;
- » ressecção de intestino delgado (jejuno ou íleo).

Clínica

- » tremores;
- » irritabilidade;
- » apneia;
- » cianose;
- » hipocalcemia;
- » parada cardiorrespiratória;
- » convulsões;
- » bradicardia;
- » distensão abdominal;
- » ausência de sinais clínicos.

Tratamento

- » Sulfato de magnésio ($MgSO_4$) a 50%: 0,05 a 0,1 mL/kg via IM, muito doloroso, ou a mesma dose diluída a 5% ou 10%, em soro, e administrada em IV, lentamente, em 20 minutos, com monitoração cardíaca.
- » Repetir controles a cada 6 a 8 horas, refazendo esta dose da medicação até normalização dos níveis séricos.
- » Efeitos colaterais: bloqueio AV, hipotensão.
- » Observar que VO não é uma opção, pois os sais de magnésio são laxativos.
- » Oferta alimentar assim que permitida, pois leva ao mais rápido equilíbrio.

Filho de mãe diabética

Fisiopatologia

A glicose atravessa livremente a barreira placentária, ao contrário da insulina materna. A hiperglicemia materna leva à hiperglicemia fetal e ao consequente hiperinsulinismo fetal. Este provoca aumento da síntese hepática de glicogênio, proteínas e lipídios, resultando em hipertrofia e hiperplasia da placenta e dos órgãos fetais (exceto o encéfalo). Estas alterações metabólicas levam ainda à acidose metabólica e à maior demanda tecidual por oxigênio.

Gestação e parto

Algumas condições mórbidas se associam fortemente à presença de diabetes materno, sendo mais frequentes nesta população.

Maternas

- » polidrâmnio;
- » doença hipertensiva específica da gestação (DHEG);
- » pielonefrite.

Fetais

- » Abortos e óbitos fetais, inclusive tardios.

» Prematuridade.

» **Maturidade pulmonar mais tardia:** a produção efetiva de surfactante se dá mais tardiamente nestes casos. Assim, é importante verificar-se a maturidade pulmonar, que ocorre quando a relação L/S > ou = 3 ou se há quantidades significativas de fosfatidilglicerol.

» **Malformações (MF) fetais:** são 3 vezes mais frequentes nesta população. O Quadro 31.1 lista as principais anomalias.

Clínica

Exame físico

» **Macrossomia:** decorre do exagerado crescimento do tecido adiposo e das vísceras. Podem, porém, ser adequados ou até pequenos para a idade gestacional, especialmente se forem pré-termo ou com doença vascular materna associada.

» Fácies em lua cheia.

» Pletora.

Quadro 31.1. Malformações nos FM diabética.

Síndrome de regressão caudal: específica de FM diabética
MF cardíacas: • Defeitos de septo atrial e/ou ventricular • Transposição de grandes vasos • *Truncus arteriosus* • Dupla via de saída de ventrículo direito • Coarctação da aorta
SNC: • Defeitos do tubo neural • Holoprosencefalia
Trato geniturinário: • Hidronefrose • Displasia e agenesia renais • Duplicidade ureteral
Trato gastrintestinal: • Atresia duodenal ou anomalia anorretal • Síndrome do cólon esquerdo hipoplásico
Situs inversus
Síndrome de Down

Fonte: Thornton et al., 2015.

Exame neurológico

Podem ocorrer:

» hiperexcitabilidade (nos 3 primeiros dias);

» tremores;

» hipotonia;

» letargia;

» sucção débil.

Distúrbios metabólicos

» **Hipoglicemia:** é o distúrbio mais frequente. Decorre do abrupto corte no aporte de glicose por ocasião do nascimento, associado à hiperinsulinemia fetal.
» Hipocalcemia.
» Hipomagnesemia.
» Hiperbilirrubinemia.

Alterações hematológicas

» **Policitemia:** é consequente a algum grau de hipoxemia crônica; predispõe a tromboses, principalmente de veia renal.

Distúrbios cardiorrespiratórios

» **Cardiomegalia:** ocorre em 30% dos casos (cardiopatia congênita ou miocardiopatia hipertrófica).
» **Insuficiência cardíaca:** presente em 5% a 10% dos casos.
» Taquipneia transitória do RN.
» Doença das membranas hialinas.
» Síndrome do desconforto respiratório agudo.
» Asfixia perinatal.

Alterações esqueléticas

» Imaturidade dos centros de ossificação.

Prognóstico

Quanto melhor for o controle glicêmico materno, melhor o prognóstico da criança. Em relação à população em geral, estas crianças têm mais:

» Diabetes melito.
» **Obesidade:** pode persistir por meses ou anos, chegando à vida adulta.

Hipoglicemia sintomática neonatal e cetonúria materna estão associadas a pior desempenho intelectual.

Conduta

Pré-natal

» Identificar as gestantes de risco.
» Manter a euglicemia materna.
» Encaminhar a gestante a serviço especializado onde haja UTI neonatal.

Centro neonatal

» Triagem glicêmica por fita reagente: com 1h30min, 3h, 6h, 12h, 24h e 48 horas de vida. Eventualmente, nas primeiras 6 horas, pode ser realizado de hora em hora.
» Alimentar o RN FM diabética o quanto antes.
» **Hipoglicemia:** deve ser tratada, mesmo naqueles RN assintomáticos, com infusão contínua de soro glicosado. A glicose em bólus deve ser evitada, pois piora a hiperinsulinemia e leva à hipoglicemia de rebote.

Referências consultadas

1. Adamkin DH, Committee on Fetus and Newborn. Postnatal glucose homeostasis in late-preterm and term infants. Pediatrics. 2011;127(3):575-9.
2. Adamkin DH, Neonatal hypoglycemia. Curr Opin Pediatr. 2016;28(2):150-5.
3. Sakano KMK. Distúrbios metabólicos no período neonatal. In: Gilio AE, Escobar AMU, Grisi S (eds.). Pediatria geral: neonatologia, pediatria clínica, terapia intensiva. São Paulo: Atheneu; 2012. p. 585-94.
4. Thornton PS et al. Pediatric Endocrine Society. Recommendations from the Pediatric Endocrine Society for Evaluation and Management of Persistent Hypoglycemia in Neonates, Infants, and Children. J Pediatr. 2015;167(2):238-45.
5. Thornton PS, Adamkin DH. Hypoglycemia guidelines: AAP vs PES. Contemporary Pediatrics. 2016 June 1.
6. Wright CJ, Posencheg MA, Seri I, Evans JR. Fluid, electrolyte, and acid-base balance. In: Gleason CA, Juul SE. Avery's diseases of the newborn. 10th ed. Philadelphia: Elsevier; 2018. p. 368-89.

Capítulo 32

Apneia no Recém-Nascido Pré-Termo

Giselle Garcia Origo Okada
Valdenise Martins Laurindo Tuma Calil
Karinne da Mata Missio

Definição

» Pausa respiratória com duração superior a 20 segundos *ou*
» Pausa respiratória de menor duração acompanhada de bradicardia, cianose, palidez ou hipotonia (sinais isolados ou em conjunto).

» **Respiração periódica:** padrão respiratório caracterizado por movimentos respiratórios durante um período de 10 a 15 segundos intercalados por pausa com duração de 5 a 10 segundos.

Incidência

» É inversamente proporcional à idade gestacional ao nascimento e corrigida (IGc), bem como ao peso de nascimento (Tabela 32.1).
» Início: geralmente nos 7 primeiros dias de vida.
» Resolução: com 37 semanas de IGc em 92% dos casos e com 40 semanas de IGc em 98%, principalmente em nascidos com menos de 28 semanas.

Tabela 32.1. Incidência de apneia de acordo com a idade gestacional e o peso de nascimento.

Idade gestacional (semanas)	Incidência de apneia (%)
34 a 35	7 a 20
30 a 31	54 a 85
26 a 27	78 a 100
Peso de nascimento (gramas)	**Incidência de apneia (%)**
< 2.500	25
< 1.000	84

Fonte: Desenvolvida pela autoria do capítulo.

Etiologia

Primária (apneia da prematuridade – apneia é a manifestação principal)

Não associada a outros distúrbios. Deve-se afastar causas secundárias e o diagnóstico é realizado por exclusão.

» Apneia do recém-nascido pré-termo (RNPT) idiopática ou primária.
» Atribuída à imaturidade do sistema nervoso central (SNC) e do sistema controlador respiratório.

Secundária (apneia secundária – causada por várias afecções de base)

Distúrbios do SNC

» medicamentos depressores do SNC;
» hemorragia intracraniana;
» asfixia perinatal;
» sedação materna – depressão central do recém-nascido (RN);
» convulsão;
» malformação do SNC.

Distúrbios respiratórios

» obstrução respiratória;
» pneumopatia;
» ventilação inadequada;
» extubação traqueal precoce;
» hipoxemia.

Distúrbios cardiovasculares

» insuficiência cardíaca congestiva (ICC);
» persistência do canal arterial (PCA);
» intervalo QT prolongado.

Distúrbios gastrintestinais

» enterocolite necrosante;
» doença do refluxo gastroesofágico (DRGE): o refluxo gastroesofágico (RGE) nos prematuros, por provocar resposta quimiorreflexa laríngea hiper-reativa, pode desencadear a apneia. Apesar da frequente coexistência de apneia e RGE nestes RN, os estudos que examinaram o momento dos episódios de RGE em relação aos eventos apneicos indicaram que eles raramente estão relacionados e não prolongam ou pioram a apneia.

Distúrbios hematológicos

» anemia (RN mantém padrão respiratório irregular, com pausas respiratórias e bradicardia);
» policitemia.

Distúrbios metabólicos

» hipoglicemia;
» hipocalcemia;
» hipomagnesemia;

- » hiponatremia;
- » hipernatremia.

Infecções

- » sepse;
- » meningite.

Instabilidade térmica

- » hipotermia;
- » hipertermia.

Inadequação postural (apneia postural)

- » flexão do pescoço.

Medicamentos

- » **uso materno:** opioides, sulfato de magnésio;
- » **uso neonatal:** medicamentos que promovem depressão respiratória.

Fisiopatologia da apneia da prematuridade

Existem vários mecanismos propostos, que podem agir isoladamente ou em conjunto.

Imaturidade de desenvolvimento do SNC e do aparelho respiratório

- » Função controlada pelo tronco cerebral; reflexos respiratórios com controle vagal.
- » Padrão de sono: predomínio de sono REM (*rapid eye movement*) em RNPT, que se caracteriza por maior irregularidade de volume corrente e frequência respiratória com consequente assincronia dos movimentos da caixa torácica.
- » Estrutura da caixa torácica (maior conteúdo cartilaginoso e menor tônus da musculatura intercostal): resulta em maior trabalho respiratório e suscetibilidade de colapso da caixa torácica na inspiração.
- » Fibras musculares diafragmáticas: o RNPT possui menor proporção de fibras musculares tipo I resistentes à fadiga.

Resposta dos quimiorreceptores à hipóxia e à hipercapnia

- » **Variações do oxigênio sanguíneo:** estimulam quimiorreceptores periféricos. No RNPT ocorre resposta bifásica à hipóxia (ao contrário dos adultos): hiperventilação transitória seguida de hipoventilação e às vezes de apneia (acúmulo de adenosina durante a hipóxia).
- » **Variações do dióxido de carbono sanguíneo:** estimulam quimiorreceptores centrais. O RNPT tem menor sensibilidade à hipercapnia por imaturidade desses quimiorreceptores (o RNT responde com hiperventilação).

Desbalanço entre neuromoduladores/neurotransmissores

- » Ocorre desbalanço entre mediadores respiratórios excitatórios e inibitórios no RNPT, com predomínio destes últimos.

Reflexos respiratórios (controle vagal)

- » Originários das vias aéreas superiores, podem deflagrar apneia. A presença de secreções em vias aéreas superiores (como na DRGE) e a aspiração vigorosa de narinas ou orofaringe desencadeiam apneia por esse mecanismo.

Patência das vias aéreas

» Os RNPT podem apresentar incoordenação dos músculos inspiratórios (diafragma e intercostais) e daqueles das vias aéreas superiores (adutores e abdutores de laringe e faringe), podendo resultar em colabamento das vias aéreas superiores e ventilação ineficaz.

Classificação

De acordo com a presença de incursões respiratórias e de fluxo gasoso nas vias aéreas, a apneia pode ser:

Central

» Movimentos respiratórios cessam.
» Fluxo gasoso cessa simultaneamente.

Obstrutiva (rara)

» Fluxo gasoso interrompido.
» Presença de incursões respiratórias.

Mista: mais frequente: 53% a 71% dos casos

» Interrupção do fluxo gasoso por perda do tônus muscular ou
» Apneia central desencadeando apneia obstrutiva.

Monitorização e avaliação

Todo RN com IGc inferior a 35 semanas deve ser monitorizado nas primeiras semanas de vida, durante o período de maior risco.

Obs.: Toda apneia em RNT deve ser investigada. Nos RNPT, as apneias devem ser investigadas quando ocorrem dois ou mais episódios num período de 24 horas.

Exames laboratoriais

» glicemia, cálcio, magnésio e sódio;
» gasometria arterial;
» radiografia de tórax;
» hemograma;
» hemocultura;
» liquor (LCR);
» ultrassonografia de crânio;
» ecocardiograma;
» eletrocardiograma;
» eletroencefalograma;
» polissonografia – em algumas situações.

Prevenção e medidas gerais

» **Corrigir o posicionamento do pescoço:** evitar hiperextensão e flexão. A posição prona proporciona:
  – maior estabilização da caixa torácica;
  – maior sincronia dos movimentos respiratórios;
  – melhora da oxigenação;

- aumento do tempo do sono não REM, que, por sua vez:
  - melhora o controle respiratório;
  - melhora a mecânica respiratória;
  - dificulta a flexão do pescoço.
» Manter normotermia.
» Corrigir anemia, distúrbios metabólicos e tratar quadros infecciosos.
» Evitar reflexos que desencadeiam apneia (aspiração cuidadosa de vias aéreas, passagem de sonda oro ou nasogástrica com cautela, evitar alimentação oral).
» Nutrição adequada.
» Manter saturação de O_2 entre 88% e 92% por meio de oxigênio inalatório, pressão positiva contínuas em vias aéreas (CPAP) ou ventilação mecânica invasiva.

Tratamento medicamentoso

Metilxantinas

» Inibem a fosfodiesterase, resultando em elevação do AMPc: este age junto aos neurotransmissores, estimulando o centro da respiração.
» Bloqueiam os receptores de adenosina, que é neuromodulador inibitório.
» Estimulam a aferência vagal dos reflexos de Hering-Breuer.
» Aumentam a sensibilidade dos quimiorreceptores de CO_2.
» Aumentam a contratilidade do diafragma.
» Melhoram a coordenação entre a abdução da laringe e o esforço respiratório.

Indicação: após a primeira crise de apneia, iniciar a prescrição.

Aminofilina

» Dose de ataque: 4 a 6 mg/kg por via endovenosa em 30 minutos.
» Dose de manutenção: 1,5 a 3 mg/kg/dose, IV, intervalo a cada 8 a 12 horas, sendo que a dose de ataque deve anteceder a dose de manutenção em 12 horas.
» Desmame: imediato, sem retirada gradativa.
» Nível sérico terapêutico desejado entre 7 e 12 mcg/mL, determinado 48 a 72 horas após o início do tratamento.
» Efeitos adversos: taquicardia, intolerância alimentar, vômitos, distensão abdominal, irritabilidade, tremores, convulsões, hiperglicemia, hematêmese.

Contraindicação: RN em tratamento de infecção fúngica (não deve receber metilxantina concomitantemente).

Cafeína

» Citrato de cafeína: dose de ataque: 20 mg/kg VO (10 mg/kg de cafeína).
» Dose de manutenção: 5 a 10 mg/kg de 24 em 24 horas (2,5 a 5 mg/kg de cafeína).
» Vantagens do uso da cafeína: maior efeito estimulante do centro respiratório, efeitos colaterais menos intensos, maior limiar entre o nível terapêutico e tóxico, além da facilidade de administração via oral.

Duração do tratamento: até 7 a 10 dias após o último episódio de apneia ou até atingir 35 a 37 semanas de idade gestacional corrigida.

Pressão positiva contínua em vias aéreas (CPAP nasal)

» Exerce efeito nas apneias obstrutivas e mistas.

- » Mantém a patência de vias aéreas.
- » Regulariza o ritmo respiratório por estímulos vagais.
- » Estabiliza a caixa torácica.
- » Eleva a capacidade residual funcional.
- » Melhora a oxigenação.

Indicação: quando a apneia se mantêm apesar do tratamento descrito.

Ventilação mecânica

- » Utilizar em qualquer tipo de apneia em casos de falha terapêutica com todos os métodos anteriores.

Considerações finais

O RNPT apresenta uma associação de características físicas que interferem no mecanismo de controle respiratório, estando sujeito a episódios de apneia. Estes são mais frequentes quanto menor for a idade gestacional, em especial nos RN com idade gestacional inferior a 28 semanas.

O diagnóstico de apneia da prematuridade deve ser firmado após a exclusão das condições clínicas que possam desencadear este sintoma.

O tratamento deve ser instituído o mais rápido possível, a fim de evitar lesões neurológicas. Considerando a apneia o único impedimento para a alta do RNPT, recomenda-se um período mínimo de 7 dias sem apneia para a alta hospitalar.

Referências consultadas

1. Barros MCM. Apneia da prematuridade. In: Kopelman B, Santos AMN, Goulart AL, Almeida MFB, Miyoshi MH, Guinsburg R (eds.). Diagnóstico e tratamento em neonatologia. Rio de Janeiro: Atheneu; 2004. p. 127-33.
2. Bhatia J. Current options in the management of apnea of prematurity. Clin Pediatr (Phila). 2000;39 (6):327-36.
3. Bianchini FRM, Diniz EMA. Apneia do recém-nascido pré-termo. In: Carvalho WB, Diniz EMA, Ceccon MEJR, Krebs VLJ, Vaz FAC. Neonatologia. 2. ed. Barueri, Brasil: Manole; 2020. p. 138-146. (Coleção Pediatria. Instituto da Criança HCFMUSP, Schvartsman BGS, Maluf Jr PT, Carneiro-Sampaio M (eds.), n. 16).
4. Comer AM, Perry CM, Figgitt DP. Caffeine citrate: a review of its use in apnea of prematurity. Paediatr Drugs. 2001;3(1):61-79.
5. Darnall RA, Ariagno RL, Kinney HC. The late preterm infant and the control of breathing, sleep and brainstem development. Clin Perinatol. 2006;33(4):883-914.
6. Davis PG, Doule LW, Richards AL, Kelly EA, Ford GW, Davis NM, Callanan C. Methylxanthines and sensorineural outcome at 14 years in children < 1501 g birthweight. J Paediatr Child Health. 2000;36(1):47-50.
7. Eichenwald EC, Committee on Fetus and Newborn, American Academy of Pediatrics. Apnea of Prematurity. Pediatrics. 2016;137.
8. Gewolb IH, Vice FL. Maturational changes in the rhythms, patterning, and coordination of respiration and swallow during feeding in preterm and term infants. Dev Med Child Neurol. 2006;48(7):589-94.
9. Krimsky WR, Leiter JC. Physiology of breathing and respiratory control during sleep. Semin Respir Crit Care Med. 2005;26(1):5-12.
10. Pantalitschka T, Sievers J, Urschitz MS, Herberts T, Reher C, Poets CF. Randomised crossover trial of four nasal respiratory support systems for apnoea of prematurity in very low birthweight infants. Arch Dis Child Fetal Neonatal Ed. 2009;94(4):F245-F248.

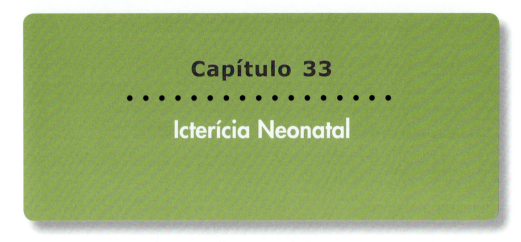

Capítulo 33
Icterícia Neonatal

Virginia Spinola Quintal
Patricia Prado Durante

Introdução

A hiperbilirrubinemia é a condição mais comum no recém-nascido que requer avaliação e tratamento (RN). A coloração amarelada da pele e conjuntivas, quadro denominado icterícia, se torna visível quando a bilirrubina total (BT) > 5 mg/dL.

A icterícia neonatal é caracterizada pelo aumento da fração indireta da bilirrubina, sendo o seu aparecimento craniocaudal e a sua progressão de acordo com a elevação plasmática de bilirrubina. Em uma pequena proporção de recém-nascidos, o aumento da bilirrubina pode acarretar encefalopatia bilirrubínica e causar morte ou sequelas graves. Devemos conhecer os fatores de risco relacionados à elevação patológica da bilirrubina para uma adequada abordagem clínica e prevenção das complicações.

Incidência

Sessenta a 70% dos RN a termo (RNT) e 80% dos RN prematuros (RNPT) desenvolvem icterícia na primeira semana de vida.

Icterícia fisiológica

A icterícia fisiológica é a manifestação da hiperbilirrubinemia indireta, condição clínica benigna e comum (Quadro 33.1) decorrente dos seguintes mecanismos:
» Maior massa eritrocitária em relação ao adulto.
» Renovação mais rápida das hemácias circulantes, cuja vida média é de 70 a 90 dias no RNT.
» Maior eritropoiese inefetiva e maior *turnover* das proteínas heme teciduais.
» Menor captação de bilirrubinas pelas ligandinas no fígado (Y e Z).
» Menor conjugação da bilirrubina indireta (BI) pela menor atividade da uridina 5'-difosfo-glucuronosiltransferase.
» Aumento da circulação êntero hepática causada pela pobre flora intestinal e pelos altos níveis da enzima β-glucuronidase intestinal.

Quadro 33.1. Características da icterícia fisiológica.

- Início a partir de 24 horas de vida
- Aumento em distribuição corpórea e intensidade
- Pico: RNT, 3 a 5 dias; RNPT, 5 a 7 dias
- Desaparece, em geral, a partir do 7° dia no RNT e 14° dia no RNPT
- Em geral, os níveis de BT não ultrapassam 12 a 13 mg/dL

RNT: RN a termo; RNPT: RN pré-termo; BT: bilirrubina total.
Fonte: Watchko JF, 2009.

Icterícia patológica

A icterícia patológica deve ser diagnosticada e tratada precocemente e suas características estão listadas no Quadro 33.2.

Quadro 33.2. Características da icterícia patológica.

- Início da icterícia com menos de 24 horas de vida
- Nível de BT > P 95 para a idade em horas, com base no nomograma de Bhutani
- Aumento > 0,2 mg/dL/hora ou > 5 mg/dL/dia
- Bilirrubina direta > 1,5 a 2 mg/dL ou > 20% da BT
- Icterícia com persistência por mais de 2 semanas em RNT e 3 semanas em RNPT
- BT > 4 mg/dL no cordão umbilical
- Presença de sinais clínicos gerais como instabilidade térmica ou letargia

Fonte: Watchko JF, 2009. Maisels MJ, Bhutani VK, Bogen D, Newman TB, Stark AR, Watchko JF, 2009.

A etiopatogenia da hiperbilirrubinemia é multifatorial e os principais fatores de risco associados à hiperbilirrubinemia significativa em RN ≥ 35 sem IG são listados no Quadro 33.3.

Quadro 33.3. Fatores de risco para hiperbilirrubinemia.

- BT P > 95 nomograma Bhutani antes da alta hospitalar
- Icterícia com início < 24 horas de vida
- Doença hemolítica por incompatibilidade ABO ou Rh
- Deficiência de G6PD
- IG entre 35 e 36 semanas
- Dificuldade no aleitamento materno
- Perda de peso durante a internação > 10%
- Elevação da concentração de monóxido de carbono expirado
- Irmão com icterícia neonatal tratado com fototerapia
- Céfalo-hematoma, equimose
- Ascendência asiática

Fonte: Watchko JF, 2009. Maisels MJ, Bhutani VK, Bogen D, Newman TB, Stark AR, Watchko JF, 2009.

A icterícia que surge nas primeiras 24 horas de vida, definida como precoce, é considerada um achado clínico anormal e merece investigação.

A doença hemolítica por incompatibilidade ABO é fator de risco para a hiperbilirrubinemia. Ocorre predominantemente em RN do tipo sanguíneo A ou B, filho de mãe do grupo O, situação em que há maior produção de anticorpo (ac) IgG que atravessa a barreira hematoplacentária. Esta associação ocorre em 15% de todas as gestações e, destas, um terço apresenta teste positivo para a pesquisa do anticorpo no sangue de cordão (teste da antiglobulina direto e/ou teste de eluato). Apenas 15% destes RN desenvolverão doença hemolítica. O diagnóstico se baseia na presença de incompatibilidade, teste positivo para o ac anti-A ou anti-B (teste da antiglobulina direto e/ou teste de eluato), elevação da contagem e da porcentagem de reticulócitos, microesferocitose no esfregaço sanguíneo e presença de hemácias com formas sugestivas de destruição periférica como "fragmentadas" ou "crenadas". O Coombs direto (CD) pode ser falso negativo em cerca de 40% dos casos devido ao pequeno número de sítios antigênicos A e B nas hemácias fetais. A apresentação clínica da doença é de icterícia, que pode ter início precoce, com rápida elevação das bilirrubinas, chegando a um platô no segundo dia de vida.

A doença hemolítica por incompatibilidade Rh vem diminuindo em incidência devido ao acompanhamento cuidadoso da gestante Rh negativo e o uso da imunoglobulina anti-D. A sensibilização materna pode ocorrer após gestação prévia Rh+, aborto anterior Rh+, transfusão sanguínea e qualquer situação em que haja contaminação materna por sangue Rh+, com consequente produção de anticorpos anti-D, com passagem pela barreira hematoplacentária, podendo ocasionar a hemólise dos eritrócitos Rh+ do feto. O CD costuma ser positivo. Quando a anemia é significativa, o feto pode evoluir com hidropsia e a transfusão intraútero é indicada (Hb < 10). O RN pode evoluir com doença precoce e exames de cordão sugerem hemólise significativa quando BT > 4 mg/dL e Hb < 13 ou, nas primeiras 24 horas, aumento de BT > 0,5 mg/dL/hora.

A deficiência de glicose-6-fosfato-desidrogenase (G6PD) é uma eritroenzimopatia ligada ao cromossomo X que acomete principalmente meninos, podendo ocorrer em meninas homozigotas e em um subgrupo de meninas heterozigotas (pela inativação de um dos cromossomos X) e é importante causa de hiperbilirrubinemia e encefalopatia bilirrubínica, pois estímulos oxidativos por medicamentos ou estresse podem desencadear a destruição das hemácias. É uma doença universal, embora mais prevalente na África, no leste asiático e no Mediterrâneo. Nos Estados Unidos, os estudos mostram uma prevalência em meninos e meninas afrodescendentes de 12,2% e 4,1%, respectivamente.

O RNPT apresenta uma menor capacidade de conjugação hepática das bilirrubinas por lentidão na atividade enzimática (UDPG-T) na primeira semana de vida e, portanto, icterícia mais prevalente, de maior intensidade e duração em relação aos RNT. Além disso, o RNPT tardio apresenta sucção ao seio menos efetiva e maior dificuldade em obter uma boa ingesta alimentar, o que acarreta uma necessidade maior de monitorização e de tempo de hospitalização. Após a alta é recomendado que se faça um seguimento com suporte à lactação com avaliação de peso e orientação nas dificuldades.

O céfalo-hematoma, a hemorragia subdural, a hemorragia adrenal ou outros sangramentos são causas de acentuação da icterícia em RN com idade entre 48 e 72 horas.

Quadro 33.4. Diagnóstico diferencial – classificação etiopatogênica.

Maior produção de bilirrubina
• Doença hemolítica do RN por incompatibilidade materno fetal (Rh/ABO)
• Defeitos metabólicos genéticos dos eritrócitos
• Esferocitose hereditária, eliptocitose, estomatocitose
• Defeitos metabólicos de enzimas da glicose e glutationa (deficiência de G6PD, deficiência piruvato quinase, deficiência de hexoquinase, deficiência de triose-fosfato-isomerase, galactosemia, hipermetioninemia, tirosinemia etc.)

(Continua)

Quadro 33.4. Diagnóstico diferencial – classificação etiopatogênica (continuação).

Maior produção de bilirrubina

- Hemoglobinopatias (α-talassemia e β-talassemia)
- Hemólise tóxica (hiperdosagem vitamina K sintética)
- Hemólise dependente de alterações eritrocitárias desconhecidas (picnocitose eritrocitária neonatal)
- Coleções sanguíneas confinadas (hemorragias intracranianas e gastrintestinais, céfalo-hematoma, equimoses, sangue materno deglutido etc.)
- Policitemia
  - Clampeamento tardio do cordão/ordenha do cordão umbilical
  - Transfusão materno-fetal ou feto-fetal
  - PIG

Deficiência de captação da bilirrubina pelo fígado

- Síndrome de Gilbert (geralmente não há icterícia no período neonatal)

Deficiência na conjugação da bilirrubina

- Icterícia familiar não hemolítica (síndrome de Crigler-Najjar tipo I e II)
- Hipotireoidismo congênito
- Síndrome de Down e trissomia 13
- Hipopituitarismo congênito
- Hiperbilirrubinemia neonatal familiar transitória (síndrome de Lucey-Driscoll)

Aumento da circulação êntero-hepática

- Retardo no início da alimentação enteral ou jejum prolongado
- Estenose hipertrófica do piloro
- Obstrução intestinal

Mecanismos mistos

- Aleitamento materno
- Icterícia própria do RN
- Filho de mãe diabética
- Sepse
- Infecção congênita ou adquirida

Fonte: Watchko JF, 2009. Martin CR, Cloherty JP, 2008.

Avaliação diagnóstica

A avaliação clínica da icterícia, baseando-se na sua progressão craniocaudal, tem sido considerada eficaz como indicativa de icterícia, porém com um erro significativo na sua quantificação. Recentes estudos também mostram que se houver presença de fator de risco para icterícia, deve-se realizar a medida da bilirrubina sérica ou transcutânea (BTc), pois são bons preditores do risco de hiperbilirrubinemia.

A determinação da bilirrubina total sérica em laboratório é o melhor método para avaliação dos RN ictéricos. A BTc mostra correlação com os valores séricos dentro de uma pequena variação de 10% a 15%. Os locais para a realização da BTc são a fronte e a região superior do esterno, sendo este último mais fidedigno, acreditando-se por estar protegido da exposição à luz ambiente. Se a BTc for ≥ 15 mg/dL ou em franca ascensão, recomenda-se a determinação sérica das bilirrubinas. O mesmo se recomenda para os RNPT, RN sob fototerapia, procedimento que interfere nos resultados de BTc como também na avaliação visual.

A mensuração das bilirrubinas deve ser feita por micrométodo para minimizar as perdas sanguíneas. O momento ideal para a primeira coleta das bilirrubinas deve ser sempre que as manifestações clínicas sugerirem uma apresentação não fisiológica, como em todas aquelas que se iniciam antes de 24 horas de vida e nas que apresentem progressão rápida ou atingirem níveis acima dos observados na icterícia fisiológica. Nesta situação, a coleta deve ser seriada a intervalos (6 a 24 horas), na dependência de cada caso, até a estabilização da bilirrubina.

Exames diagnósticos são citados no Quadro 33.5.

Quadro 33.5. Exames diagnósticos.

- Bilirrubina total e frações

- Tipagens sanguíneas da mãe e do RN

- PAI ou Coombs indireto no sangue materno: anticorpos contra o antígeno D, outros antígenos eritrocitários do sistema Rh (anti-c, C, e, E) e anticorpos anti-Kell

- Testes da TAD ou CD no sangue do RN

- Teste de eluato para detecção dos ac anti-A ou anti-B no sangue do cordão do RN

- Hemograma e esfregaço sanguíneo

- Contagem e porcentagem de reticulócitos

- Dosagem da atividade da G6PD

- Concentração de ETCOc

- Dosagem de albumina em pacientes graves (sepse, asfixiado e instável hemodinamicamente) e/ou quando BT < 2 do nível de EXT

- Relação bilirrubina/albumina (ajuda a determinar necessidade de intervenção)

PAI: pesquisa de anticorpos irregulares; TAD: antiglobulina direta; ETCOc: monóxido de carbono expirado; EXT: exsanguineotransfusão.
Fonte: Maisels MJ, 2014. Barrington KJ, Sankaran K, 2007.

O Comitê de Hiperbilirrubinemia da Academia Americana de Pediatria recomenda, para RN ≥ 35 semanas de idade gestacional, os seguintes cuidados para a prevenção de hiperbilirrubinemia grave:

1. Promover e dar suporte ao aleitamento materno em RNT saudáveis e RNPT tardios.
2. Estabelecer protocolos de identificação e avaliação da hiperbilirrubinemia.
3. Dosar BT ou BTc em RN com icterícia nas primeiras 24 horas de vida.
4. Reconhecer que a estimativa visual da icterícia pode levar a erros, particularmente em RN negros.
5. Interpretar os níveis de bilirrubina em horas de vida.
6. Reconhecer RN < 38 semanas de idade gestacional, particularmente os que estão em aleitamento materno, como de alto risco para desenvolver hiperbilirrubinemia e fazer monitorização cuidadosa.

7. Avaliar todos os RN antes da alta para risco de hiperbilirrubinemia.
8. Oferecer informações escritas e orais aos pais sobre icterícia.
9. Retorno precoce para pacientes com risco de desenvolver hiperbilirrubinemia.
10. Quando indicado, tratar o RN com fototerapia de alta intensidade ou outra terapêutica reconhecida, incluindo exsanguineotransfusão (EXT). A dosagem da albumina e cálculo da relação BT/alb auxiliam na indicação de EXT.

Tratamento

Fototerapia

A fototerapia é a modalidade terapêutica mais utilizada para o tratamento da hiperbilirrubinemia. O seu mecanismo de ação compreende a fotoisomerização configuracional e a estrutural da molécula de bilirrubina com formação dos fotoisômeros fotobilirrubina e lumirrubina excretados por via biliar e pela urina sem a necessidade da conjugação hepática.

A eficácia da fototerapia depende do comprimento de onda da luz (faixa de onda do espectro azul 425 a 475 nm), da dose de irradiância, da superfície corporal exposta e da distância entre o RN e o aparelho de fototerapia. Os aparelhos Bilitron® e Bilitron Bed® são os que emitem as irradiâncias de alta intensidade (média de 35 $\mu W/cm^2/nm$), pois utilizam lâmpadas de LED (*lighting-emitting diodes*) e são os aparelhos de escolha em recém-nascidos, sendo efetivos em diminuir altos níveis de bilirrubina e necessidade de exsanguineotransfusão.

Quando indicamos a fototerapia, devemos considerar a presença ou não de fatores de risco para a neurotoxicidade bilirrubínica, listados a seguir, e nestas situações considerar valores inferiores aos indicados para RN sem fatores de risco (Quadro 33.6).

Quadro 33.6. Fatores de risco para neurotoxicidade bilirrubínica.

- Doença hemolítica
- Deficiência de G6PD
- Asfixia
- Sepse
- Hipoalbuminemia (< 3 mg/dL)
- Acidose

Fonte: Burgos AE, Flaherman VJ, Newman TB, 2011.

O melhor método disponível atualmente para prever hiperbilirrubinemia é a determinação da BT ou BTc ajustada para horas de vida, representada no nomograma de risco de Bhutani:

» valores de BT < P40 (baixo risco), nenhum caso evolui com hiperbilirrubinemia;
» entre P40 e P75 (risco intermediário baixo), 2,26% evolui com hiperbilirrubinemia;
» entre P75 e P95 (risco intermediário alto), 12,9% evolui com hiperbilirrubinemia;
» e > P95 (alto risco), 39,5% evolui com hiperbilirrubinemia (Figura 33.1).

Frente aos resultados da triagem para bilirrubina com base no nomograma, seguimos a recomendação descrita na Tabela 33.1.

Nas primeiras 24 horas de vida, a fototerapia será indicada na presença de icterícia, independentemente do valor da BT, ou em vigência de história materna de isoimunização.

Não há consenso na literatura sobre a indicação da fototerapia em prematuros; de maneira geral, ela se baseia na avaliação da bilirrubina sérica, do peso ao nascer, da idade gestacional e dos fatores de risco para a neurotoxicidade bilirrubínica.

Figura 33.1. Nomograma preditor de hiperbilirrubinemia.

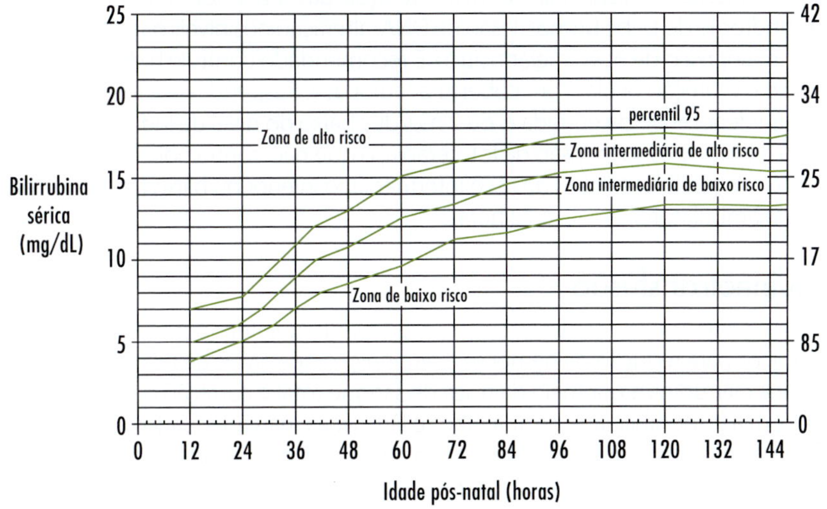

Eixo Y esquerdo: Bilirrubina sérica (mg/dL), valores 0, 5, 10, 15, 20, 25.
Eixo Y direito: 0, 85, 17, 25, 34, 42.
Eixo X: Idade pós-natal (horas), valores 0, 12, 24, 36, 48, 60, 72, 84, 96, 108, 120, 132, 144.

Zonas: Zona de alto risco, percentil 95, Zona intermediária de alto risco, Zona intermediária de baixo risco, Zona de baixo risco.

Fonte: Maisels MJ, Bhutani VK, Bogen D, Newman TB, Stark AR, Watchko JF, 2009. Bhutani VK, 2011.

Em RN pré-termo menor que 35 semanas e/ou com peso de nascimento menor que 2.500 g, consideramos indicativo de fototerapia os valores de BT descritos a seguir:

» < 1.000 g: iniciar fototerapia se BT ≥ 6 mg/dL.
» 1.000 g a 1.500 g: iniciar fototerapia em níveis de BT entre 7 e 9 mg/dL.
» 1.500 g a 2 mil g: iniciar fototerapia se BT entre 10 e 12 mg/dL.
» 2 mil g a 2.500 g: iniciar fototerapia se BT entre 12 e 14 mg/dL.

Tabela 33.1. Indicações de fototerapia para RNPT tardios e termo com base no nomograma de Bhutani.

Zona	> 38 semanas, sem fator de risco	35 a 37 6/7 semanas, com fator de risco	35 a 37 6/7 semanas, sem fator de risco, ou ≥ 38 semanas, com fator de risco
Alta	Fototerapia	Fototerapia	Fototerapia
Intermediária alta	Recoleta de BT em 24 horas ou fototerapia Se alta < 72 horas retorno em 2 dias	Fototerapia	Fototerapia
Intermediária baixa	Rotina Se alta < 72 horas, retorno em 2 a 3 dias	Rotina Se alta < 72 horas, retorno em 2 dias	Recoleta de BT em 24 horas ou fototerapia Se alta > 72 horas, retorno em 2 dias
Baixa	Rotina	Rotina Se alta < 72 horas, retorno em 2 dias	Rotina Se alta < 72 horas, retorno em 2 a 3 dias

Fonte: Maisels MJ, Bhutani VK, Bogen D, Newman TB, Stark AR, Watchko JF, 2009. Bhutani VK, 2011.

Os possíveis efeitos adversos associados à fototerapia são: exantema, aumento das perdas insensíveis, lesão retiniana, hipertermia, alteração das fezes devido a aumento do fluxo intestinal, síndrome do bebê bronze, lesão de DNA, alteração nos níveis das citocinas, estresse oxidativo e maior risco de nevo melanocítico. É recomendado controle hídrico rigoroso, controle térmico e proteção ocular com cobertura radiopaca. Suspende-se a fototerapia quando BT em níveis inferiores ao da entrada e/ou 2 mg/dL abaixo do nível de indicação atual. Considerar efeito rebote após suspensão da fototerapia, o que não contraindica a sua suspensão e alta do RN. Alta hospitalar se nível de risco intermediário inferior ou baixo (abaixo do percentil 75) e retorno ambulatorial em 48 a 72 horas.

Exsanguineotransfusão

A exsanguineotransfusão (EXT) é um procedimento que tem por objetivo clarear os anticorpos séricos para redução da hemólise e diminuição dos níveis de bilirrubinas, evitando a encefalopatia bilirrubínica por meio da troca de sangue total e correção da anemia, se estiver presente. Com a disponibilidade de aparelhos e lâmpadas mais adequados à fototerapia, esse procedimento tem sido extremamente raro nas unidades de cuidados intensivos neonatais. Atualmente, a grande maioria dos casos que necessitam de EXT são RN com incompatibilidade ABO ou Rh quando houver falha no uso de fototerapia intensiva e RN pré-termo com níveis elevados de BT.

A imunização RH está indicada em:
» Feto hidrópico.
» Bilirrubina de cordão > 4 mg/dL ou Hb < 13 mg/dL com Coomb direto positivo.
» Aumento de BT > 0,5 mg/dL/hora apesar da fototerapia nas primeiras 24 horas.
» Níveis elevados de BT apesar do uso de imunoglobulina.

Nas outras situações, recomenda-se EXT de acordo com o nível da bilirrubina total sérica (Tabela 33.2). Considerar o valor inferior na presença de fatores de risco para neurotoxicidade bilirrubínica.

Tabela 33.2. Recomendação de EXT de acordo com o nível da BT sérica.

Peso	Bilirrubina sérica total (mg/dL)
> 2.500 g	20 a 25
2.000 g a 2.499 g	18 a 20
1.500 g a 1.999 g	15 a 18
1.000 g a 1.499 g	10 a 15
< 1.000 g	10

Fonte: Martin CR, Cloherty JP, 2008.

O volume a ser trocado deve ser de duas volemias (volemia em RNT, 80 mL/kg, e em RNPT, 100 mL/kg), o que assegura uma troca efetiva da ordem de 85% a 90% dos eritrócitos, 80% dos anticorpos e 50% das bilirrubinas circulantes. O sangue selecionado deve ser o mais recente possível e preservado com anticoagulante citrato-fosfato-dextrose (CPD). A veia umbilical ou as veias profundas devem ser preferencialmente usadas para o procedimento.

A EXT está associada a muitas complicações metabólicas, hemodinâmicas, infecciosas, vasculares, hematológicas, entre outras, e deve ser indicada com precisão e efetuada por pessoal habilitado, pois está associada a uma alta morbimortalidade.

Imunoglobulina intravenosa

Nos últimos 15 anos, alguns estudos têm sido publicados sobre o uso da imunoglobulina intravenosa (IGIV) como uma nova modalidade terapêutica da doença hemolítica neonatal isoimune.

O mecanismo de ação da imunoglobulina mais aceito é o de bloquear a fração Fc nos receptores do SRE com inibição da ligação dos anticorpos e menor destruição das hemácias, sendo o seu uso válido por modificar a evolução da hiperbilirrubinemia e reduzir a necessidade da EXT e morbimortalidade.

A dose habitual da IGIV é de 0,5 g/kg a 1 g/kg e pode ser repetida após 12 horas. O período de infusão é de 2 a 4 horas. Seu uso tem se mostrado seguro após os cuidados no preparo dos imunobiológicos. Até que outros estudos possam definir melhor as indicações, preconiza-se seu uso nas situações em que a EXT é altamente provável, o que significa elevação de BI em velocidade acima de 0,5 mg/dL/hora e/ou níveis de BI 2 mg/dL abaixo dos níveis de indicação de EXT como recurso para evitar EXT na doença hemolítica por incompatibilidade ABO e Rh.

Outros tratamentos farmacológicos

» **Fenobarbital:** indutor de enzimas microssomais, aumenta conjugação, excreção da bilirrubina com aumento do fluxo biliar e diminui a BT pós-natal quando administrado para a gestante no final da gestação, porém, apresenta efeitos adversos cognitivos de desenvolvimento e reprodutivos. Utilizado no tratamento da icterícia colestática.
» **Ácido ursodesoxicólico:** aumenta excreção biliar e diminui BT. Utilizado no tratamento da icterícia colestática.

Encefalopatia bilirrubínica

O termo *encefalopatia bilirrubínica aguda* (ABE) é utilizado para descrever as manifestações agudas da toxicidade pela BI e se caracteriza por letargia, hipotonia e sucção fraca. O termo *kernicterus* deve ser reservado para as formas crônicas com sequelas clínicas permanentes decorrentes da toxicidade pela bilirrubina, ocasionando a disfunção neurológica, cujas características principais são: deficiência neurossensorial com perda auditiva central, movimentos extrapiramidais (atetose), hipoplasia do esmalte dentário e deficiências do desenvolvimento intelectual.

As pesquisas consideram atualmente o potencial evocado auditivo de tronco cerebral (PEA ou "BERA") como um exame sensível para detecção da neurotoxicidade induzida pela bilirrubina. As alterações compreendem a disfunção auditiva reversível e a disfunção irreversível com a perda auditiva neurossensorial. Trata-se de um exame muito importante a ser realizado em todos os RN portadores de hiperbilirrubinemia grave.

Seguimento

Como os níveis de bilirrubinas frequentemente apresentam pico entre 3 e 5 dias de vida no RNT e entre 5 a 7 dias de vida no RNPT tardio, recomenda-se que os RN ictéricos sejam examinados dentro de 48 a 72 horas após a alta hospitalar. Devem ser avaliadas neste retorno: a frequência das mamadas e das evacuações, a porcentagem de variação de peso e a extensão clínica da icterícia.

Referências consultadas

1. Almeida MFB, Nader PJH, Draque CM. Icterícia neonatal. In: Lopez FA, Campos Jr D (eds.). Tratado de Pediatria. 2. ed. São Paulo: Manole; 2010. p. 1515-26.

2. Barrington KJ, Sankaran K. Guidelines for detection, management and prevention of hyperbilirubinemia in term and late preterm newborn infants. Paediatr Child Health. 2007;12(suppl B):1B-12B.
3. Bhutani VK, Committee on Fetus and Newborn, American Academy of Pediatrics. Phototherapy to prevent severe neonatal hyperbilirubinemia in the newborn infant 35 or more weeks of gestation. Pediatrics. 2011;128:e1046-52.
4. Burgos AE, Flaherman VJ, Newman TB. Screening and follow-up for neonatal hyperbilirubinemia: a review. Clin Ped. 2011;XX(X):1-10.
5. Carvalho M, Mochdece CC, Sá CAM, Moreira MEL. High-intensity phototherapy for the treatment of severe nonhaemolytic neonatal hyperbilirubinemia. Acta Paediatr. 2011;100:620-23.
6. Dani C, Poggi C, Barp J, Romagnoli C, Buonacore G. Current Italian practices regarding the management of hyperbilirubinaemia in preterm infants. Acta Paediatrica. 2011;ISSN 0803-5253:1-4.
7. Maisels MJ, Bhutani VK, Bogen D, Newman TB, Stark AR, Watchko JF. Hyperbilirubinemia in the newborn infant > 35 weeks gestation: an update with clarifications. Pediatrics. 2009;124(4):1193-8.
8. Maisels MJ. Managing the jaundiced newborn: a persistent challenge. CMAJ. 2014. DOI:10.1503.
9. Maisels MJ. Noninvasive measurements of bilirubin. Pediatrics. 2012;129:779-81.
10. Martin CR, Cloherty JP. Neonatal hyperbilirubinemia. In: Cloherty JP, Eichenwald EC, Stark AR. Manual of neonatal care. 6th ed. Philadelphia: Lippincott Williams & Wilkins; 2008. p. 181-212.
11. Watchko JF. Identification of neonates at risk for hazardous hyperbilirubinemia: emerging clinical insights. Pediatr Clin North Am. 2009;56:671-87.
12. Zacharias RSB, Quintal VS, Durante PP. Icterícia do recém-nascido. In: Carvalho WB, Diniz EMA (eds.). Neonatologia. 2. ed. São Paulo: Manole; 2020. p. 392-400.

Capítulo 34

Doença Hemorrágica do Recém-Nascido

Vera Lúcia Jornada Krebs
Renata Padilha Tubini Nakayama

Definição

Distúrbio hemorrágico resultante da deficiência de vitamina K e, consequentemente, da diminuição da atividade dos fatores da coagulação que dela dependem (II, VII, IX e X).

Fisiopatologia

A vitamina K é necessária para a formação das formas ativas dos fatores proteicos da coagulação (II, VII, IX, X) a partir das formas inativas produzidas no fígado. Sob a ação da vitamina K ocorre ativação dos fatores II, VII, IX e X através da carboxilação do ácido glutâmico destas proteínas, possibilitando a sua ligação com o cálcio. Na sua ausência, formam-se as chamadas PIVKA (*protein induced in vitamin K absence*, ou proteínas induzidas na ausência da vitamina K), que não se ligam ao cálcio, sendo, portanto, inativas. Existem dois tipos de vitamina K: a) K1 ou fitomenadiona, encontrada nos vegetais e no leite; b) K2, produzida pela flora bacteriana intestinal.

Ao nascimento, a concentração sérica dos fatores K-dependentes é 20% a 50% inferior aos valores normais dos adultos. Fisiologicamente, há uma queda entre o 2º e o 3º dias de vida. Além disso, a flora bacteriana intestinal responsável pela síntese de vitamina K ainda não está desenvolvida e o leite humano contém quantidades menores da vitamina quando comparado ao leite de vaca (1,5 mcg/100 mL e 5 a 6 mcg/100 mL, respectivamente). Portanto, há necessidade de suplementação ao nascimento.

Incidência

A doença hemorrágica do RN acomete de 4 a 10 a cada 100 mil nascidos vivos quando não é realizada a profilaxia com vitamina K e 0,24 – 3,2 a cada 100 mil nascidos vivos quando a suplementação intramuscular é realizada. É mais frequente entre os recém-nascidos pré-termo em relação aos recém-nascidos a termo.

Conforme a idade do neonato, apresenta-se sob três formas clínicas:

» **Precoce:** quando ocorre nas primeiras 24 horas de vida. Está relacionada ao uso de medicamentos pela mãe, como anticonvulsivantes (barbitúricos, hidantoína, primidona), anticoagulantes orais (warfarina) e antibióticos de largo espectro (p. ex., antituberculínicos). Estas medicações interferem na metabolização da vitamina K e reduzem sua biodisponibilidade.

» **Clássica:** manifesta-se do 2º ao 7º dia de vida e está relacionada a não realização da profilaxia com vitamina K intramuscular ou ao uso de dose oral em quantidade inadequada.

» **Tardia:** pode ocorrer da 2ª semana de vida até os primeiros 6 meses e está relacionada a quadros prolongados de jejum, uso de antibiótico de largo espectro e principalmente a doenças hepáticas que atrapalhem a produção dos sais biliares, pois, como a vitamina K é lipossolúvel, necessita desses sais para sua absorção (p. ex., atresia de vias biliares). Outra condição de risco para doença hemorrágica tardia é a ausência de profilaxia ao nascimento em recém-nascidos alimentados exclusivamente com leite materno.

Quadro clínico

» sangramento gastrintestinal;
» sangramento em coto umbilical;
» céfalo-hematoma;
» sangramento em locais de punção e procedimentos cirúrgicos (circuncisão);
» hemorragia intracraniana.

Diagnóstico laboratorial

No coagulograma do RN observa-se aumento na atividade de protrombina (AP) com INR aumentado (acima de 1), tempo de tromboplastina parcial ativada (TTPA) e tempo de coagulação (TC) aumentados. Fibrinogênio e contagem de plaquetas geralmente estão normais. Haverá normalização do TP e do TTPA em até 24h após a administração da vitamina K.

Outros exames menos utilizados são a dosagem dos fatores II, VII, IX e X e do nível sérico de vitamina K. O marcador precoce e mais específico da doença hemorrágica do RN é a dosagem do fator inativo da protrombina (FIPT), que aumenta antes das demais alterações laboratoriais, podendo ser uma importante ferramenta na prevenção de hemorragia intracraniana.

Profilaxia

Preconiza-se administrar a todos os RN 1 mg intramuscular de vitamina K1 logo após o nascimento. O uso oral da vitamina K apresenta menor biodisponibilidade, sendo necessária a aplicação de 3 doses de 2 mg nas primeiras 6 semanas de vida, especialmente os recém-nascidos em aleitamento materno exclusivo.

Nos recém-nascidos em nutrição parenteral total prolongada ou naqueles em uso de antibioticoterapia por mais de 2 semanas, deve-se administrar vitamina K1 0,5 mg IV ou intramuscular 1 vez por semana.

Tratamento

A) Na presença de sangramentos: vitamina K1 1 a 2 mg em RNT e 2 a 3 mg em RNPT IV.

B) Se houver sangramento do sistema nervoso central ou comprometimento da volemia: vitamina K1 e plasma fresco congelado (10 a 15 mL/kg) ou sangue total (20 mL/kg).

C) Em recém-nascidos com peso < 1.500 g e TP ou TTPA 2 vezes maior que o valor normal, recomenda-se a administração de vitamina K1 e de plasma fresco (10 mL/kg).

D) Em gestantes em uso de medicações que aumentam o risco de doença hemorrágica está preconizada a administração de 10 mg de vitamina K1 intramuscular no 3º trimestre da gestação.

Diagnóstico diferencial

» Coagulopatias herdadas, como as hemofilias A e B, doença de von Willebrand e deficiências de outros fatores de coagulação: apenas 5% a 35% das hemofilias se manifestam clinicamente no período neonatal.
» Coagulação intravascular disseminada: geralmente está associada à sepse, asfixia grave, choque ou hemangiomas. Mais frequente em prematuros.
» Síndrome do sangue deglutido: manifesta-se como sangramento gastrintestinal e resulta da ingestão de sangue durante o parto ou de fissuras mamárias. O diagnóstico é feito centrifugando-se uma parte do material sanguinolento misturada a cinco partes de água, adicionando-se a seguir 1 mL de NaOH a 1%. Se a coloração obtida for marrom--amarelada, pode-se concluir que o sangue é de origem materna; se for róseo-avermelhada, é de origem fetal.
» Fragilidade dos capilares da pele: principalmente prematuros com hematomas ou equimoses disseminadas.

Referências consultadas

1. Eichenwald EC, Hansen AR, Martin CR, Stark AR (eds.). Cloherty & Starks. Manual of Neonatal Care. 8th ed. 2016.
2. Saxonhouse MA. Neonatal bleeding and thrombotic disorders. In: Gleason CA & Juul S (eds.). Avery diseases of the newborn. 10th ed. Elsevier; 2018. p. 1121-38.

Capítulo 35

Infecção Fúngica no Recém-Nascido

Vera Lúcia Jornada Krebs
Maria Augusta Bento Cicaroni Gibelli

Epidemiologia

A candidíase sistêmica representa atualmente a 3ª causa de sepse tardia em recém-nascido de muito baixo peso (RNMBP) e a 2ª causa de óbito por infecção em RN com peso de nascimento inferior a 1.000 g, com mortalidade entre 20% e 45%. A colonização é a condição primária para que ocorra infecção no recém-nascido, sendo os principais sítios a pele, o sistema digestório e a mucosa respiratória. A *Candida albicans* é a principal responsável pelas infecções fúngicas em neonatos, seguida de *C. parapsilosis*. Outras espécies são *C. tropicalis, C. lusitaniae* e *C. glabrata*.

Fatores de risco: baixo peso ao nascimento, prematuridade, cateter venoso central, ventilação pulmonar mecânica, internação em UTI com alta prevalência de infecção fúngica, uso de antibióticos de amplo espectro, especialmente cefalosporina de 3ª geração ou carbapenêmicos, nutrição parenteral, doença abdominal e/ou cirurgia abdominal, jejum prolongado, uso de aminofilina, corticosteroides ou bloqueadores H_2 e candidíase genital materna.[1-3]

Quadro clínico

» Início em geral insidioso, com sinais e sintomas inespecíficos, que podem ser confundidos com aqueles observados na sepse bacteriana ou na enterocolite necrosante.

» **Sintomas:** febre, hipotermia, hipoatividade, icterícia, distensão abdominal, sangramento digestivo, fezes guaiaco-positivas, hematúria, hiperglicemia, hepatomegalia, esplenomegalia, ascite.

» A fungemia poderá ocorrer sem achados clínicos evidentes em neonatos com cateter venoso central, porém a doença apresenta comprometimento multissistêmico na maioria dos casos.

» A ausência de bactéria nas culturas e a persistência dos sintomas em neonatos com fatores de risco sugerem fortemente o diagnóstico de infecção fúngica.

Complicações

» Meningite ocorre em cerca de 30% dos casos, com sequelas frequentes, como hidrocefalia e atraso do desenvolvimento neuropsicomotor.
» Endoftalmite ocorre em cerca de 13% dos casos em estudo realizado em nosso meio.[4] A lesão inicialmente é coriorretiniana, aumentando gradualmente até soltar-se e atingir o vítreo, onde se apresenta caracteristicamente como flocos brancos que flutuam livremente.
» Endocardite deve ser pesquisada em todos os casos, especialmente nos neonatos com cateter venoso central. O ecocardiograma mostra lesões vegetativas, localizadas mais frequentemente no lado direito do coração, ou presença de trombo.
» **Pele:** lesões eritematosas generalizadas ou formação de abscessos no tecido subcutâneo.[4,5]

Diagnóstico

O aspecto mais importante no diagnóstico da candidíase sistêmica é manter um alto índice de suspeita da doença, principalmente nos RNMBP com fatores de risco.

O diagnóstico é feito pelo isolamento do fungo em hemocultura, ou na cultura de qualquer líquido corporal ou tecido presumidamente estéril. Os exames laboratoriais incluem:

» **Hemocultura:** apresenta especificidade de 100% e sensibilidade de 65%.[6] O sangue deve ser colhido em veia periférica.
» **Culturas de materiais normalmente estéreis (urina, líquido articular, líquido peritoneal):** a urocultura deve ser obtida através de punção suprapúbica ou sondagem vesical.
» **Exame do líquido cefalorraquiano (LCR):** o isolamento de *Candida* spp. no LCR é difícil e as alterações no número de células, concentração de proteína ou glicose podem ser pouco evidentes ou estar ausentes. O achado mais consistente é a diminuição da glicorraquia. Considera-se que na presença de hemocultura positiva para *Candida* spp., qualquer anormalidade no exame do LCR é indicativa de meningite fúngica, mesmo com cultura de LCR negativa.
» **Reação em cadeia de polimerase (PCR) para *Candida* spp.:** método rápido que identifica fragmentos do fungo através de biologia molecular.

Tratamento

» **Tratamento de escolha para sepse fúngica neonatal:** anfotericina B, disponível na apresentação convencional ou em preparados lipídicos que apresentam menor toxicidade, permitindo o uso de doses diárias maiores e duração menor do tratamento. A presença de complicações como meningite, endocardite e endoftalmite devem ser consideradas na definição do tempo de tratamento.[4,7]
   – **Anfotericina B convencional:** dose de 1 mg/kg/dia diluída em soro glicosado a 5% (não utilizar soro fisiológico) e infundida em 6 horas. A diluição deve ter concentração máxima de 0,1 mg/mL. O frasco e o equipo de soro devem ser protegidos da luz. O tratamento deve ser mantido até se atingir dose total cumulativa de 25 a 30 mg/kg. Efeitos colaterais: febre, nefrotoxicidade, hipopotassemia, necrose hepática e supressão da medula óssea.
   – **Formulações lipídicas de anfotericina B:** apresentam menos efeitos tóxicos, possibilitando tratamentos mais curtos e doses mais altas. Dose de 3 a 5 mg/kg/dia, iniciando-se com 1 mg/kg/dia e aumentando-se 1 mg/kg/dia até atingir a dose preconizada. Utilizar em infusão intravenosa com soro glicosado, em 2 horas, em concentração inferior a 2 mg de anfotericina/mL. Duração do tratamento: deve ser mantido até 2 semanas após a hemocultura negativa. Na presença de complicações graves, o tratamento deverá ser mantido até a cura das mesmas.

» **Flucitosina:** apresenta sinergismo com a Anfotericina B, sendo bem absorvida por via oral e excretada pelos rins. A difusão liquórica é boa, atingindo 60% a 75% das concentrações verificadas no plasma, sendo indicada em associação com anfotericina B nos casos de infecção do sistema nervoso central. Dose de 100 a 150 mg/kg/dia, VO, divididas em 4 doses diárias. Efeitos colaterais: distúrbios gastrintestinais, nefrotoxicidade, hepatotoxicidade e depressão medular.

» **Fluconazol:** não deve ser a primeira escolha na candidíase sistêmica em recém-nascido pré-termo. Para recém-nascidos a termo sem comprometimento sistêmico (candidíase cutânea disseminada) pode ser empregada em serviços que não utilizem a profilaxia com fluconazol. Dose de ataque: 12 mg/kg/dia; dose de manutenção: 6 mg/kg/dia, 1 vez ao dia em RN termo, IV, em 30 minutos ou via oral, com intervalo ajustado conforme a idade gestacional e a idade pós-natal. Efeitos colaterais: nefrotoxicidade, hepatotoxicidade, eosinofilia.

» **Equinocandinas (caspofungina, micafungina):** eficazes no tratamento de *Candida albicans* com alta concentração inibitória mínima para fluconazol e de cepas resistentes de *Candida glabrata* e *Candida krusei*, porém apresenta maior custo. Alguns autores não observaram diferença nas taxas de sucesso do tratamento com micafungina ou anfotericina B lipossomal.

» **Controles durante o tratamento:**
  - **Hemocultura:** deve ser obtida semanalmente até que o resultado seja negativo.
  - **Exame de LCR:** deve ser realizado no momento do diagnóstico, no 21º dia e semanalmente até a normalização do mesmo.
  - **Exame de fundo de olho:** deve ser realizado em todas as crianças com candidíase sistêmica. Deve ser repetido semanalmente até a cura.
  - **Ecocardiograma, USG de abdômen e USG de crânio:** devem ser realizados em todos os casos para detectar complicações ou acompanhar lesões já diagnosticadas.
  - **Recém-nascidos com cateter central:** o mesmo deve ser retirado o mais rapidamente possível, sendo a extremidade distal enviada para cultura.
  - **Avaliação de toxicidade do tratamento:** semanalmente, realizar hemograma, função renal (Na+, K+, ureia, creatinina) e função hepática (transaminases).

Profilaxia

Dentre as estratégias preventivas destacam-se medidas de precauções universais recomendadas para o controle de infecção hospitalar e uso de protocolo de implantação e manutenção de cateter venoso central. Evitar jejum prolongado, prescrevendo dieta enteral mínima em casos onde a progressão alimentar rotineira não é possível; utilizar preferencialmente o leite da própria mãe; implementar a racionalização do uso de antibióticos e de medicamentos como aminofilina e bloqueadores H_2.

Kaufman[8] recomenda o uso profilático de fluconazol para RN com peso < 1.000 g ou IG ≤ 27 semanas, na dose de 3 mg/kg IV, 2 vezes por semana, em 30 a 60 minutos, com início até o 2º dia de vida, mantendo-se a medicação enquanto houver necessidade de acesso venoso. Como medidas para prevenir a resistência ao fluconazol, o autor recomenda tratar os casos de sepse fúngica com anfotericina convencional ou lipídica, com controle rotineiro de fungigrama.

Outros autores constataram que a profilaxia com fluconazol diminuiu a frequência de candidíase invasiva nos RN com colonização precoce, porém não naqueles com colonização tardia. A resposta do RN à profilaxia com fluconazol depende de fatores maternos e gestacionais, da capacidade genética de aderência do fungo, de diferenças individuais desde o nascimento (contra a aderência fúngica) e da carga infectante transmitida pela mãe. Uma metanálise incluindo sete estudos e 880 RN mostrou que, embora a profilaxia com fluconazol tenha diminuído a prevalência de candidíase sistêmica em RNMBP, não houve diferença significativa na mortalidade. Os dados sobre desenvolvimento neurológico a longo prazo são limitados e há necessidade de mais estudos sobre o efeito da intervenção (profilaxia com fluconazol) e emergência de resistência a antifúngicos.[9]

Referências consultadas

1. Gibelli M, Krebs V. Risk factors for fungemia in very low birth weight infants. Clin Microbiol. 2013;2:6.
2. Autmizguine J, Tan S, Cohen-Wolkowiez M, Cotten CMl, Wiederhold N, Goldberg RN, Adams-Chapman I, Stoll BJ, Smith B, Benjamin Jr DK. NICHD Neonatal Research Network. Antifungal susceptibility and clinical outcome in neonatal. Candidiasis Pediatr Infect Dis J. 2018;37(9):923-929.
3. Fortmann I, Hartz A, Pia P, Pulzer F, Müller A, Böttger R, Proquitté H, Dawczynski K, Simon A, Rupp J, Herting E, Göpel W, Härtel C. German Neonatal Network. Antifungal treatment and outcome in very low birth weight infants. A Population-Based Observational Study of the German Neonatal Network. Pediatr Infect Dis J. 2018;37:1165-1171.
4. Pappas PG, Rolnitsk, Kauffman CA, Andes DR et al. Clinical practice guideline for the management of candidiasis: 2016 Update by the Infectious Diseases Society of America. Clin Infect Dis. 2016 Feb 15;62(4):e1-e50.
5. Manzoni P, Mostert M, Latino MA, Pugni L et al. Italian Task Force for the Study and Prevention of Neonatal Fungal Infections: Italian Society of Neonatology. Clinical characteristics and response to prophylactic fluconazole of preterm VLBW neonates with baseline and acquired fungal colonisation in NICU: data from a multicentre RCT. Early Hum Dev. 2012;88(2):S60-4.
6. Cleminson J, Austin N, McGuire W. Prophylactic systemic antifungal agents to prevent mortality and morbidity in very low birth weight infants. Cochrane Database Syst Rev. 2015 Oct 24;(10):CD003850.
7. Liu Y, M Kang, H Ye, Z Zong, X Lv. Analysis on clinical characteristics and drug resistance of candida parapsilosis bloodstream infections in West China Hospital, China, from 2012 to 2015. Journal de Mycologie Médicale. 2018;28:222-6.
8. Kaufman DA, Morris A, Gurka MJ, Kapik B, Hetherington S. Fluconazole prophylaxis in preterm infants: a multicenter case-controlled analysis of efficacy and safety. Early Hum Dev. 2014;90(Suppl.1):S87-90.
9. Austin N, Mc Guire W. Prophylactic systemic antifungal agents to prevent mortality and morbidity in very low birth weight infants. Cochrane Database Syst Rev. 2013 Apr 30;4:CD0003850.

Capítulo 36

Reanimação Neonatal do Recém-Nascido a Termo e Pré-Termo

Ana Maria Andréllo Gonçalves Pereira de Melo
Lílian dos Santos Rodrigues Sadeck

Introdução

Este capítulo engloba as condutas de recepção do recém-nascido (RN) na sala de parto e atendimento ao RN em risco de parada cardiorrespiratória. Estas condutas são revistas periodicamente, a cada 5 anos. O último consenso publicado foi em 2015, pela Academia Americana de Pediatria e pela Organização Mundial da Saúde, tendo sido adaptado ao nosso meio e endossado pela Sociedade Brasileira de Pediatria. Sua função é minimizar as chances de asfixia perinatal, responsável por cerca de 20% dos óbitos neonatais, e suas complicações.

No Brasil nascem cerca de 3 milhões de crianças por ano, a maioria delas em hospitais e com boa vitalidade, porém manobras de reanimação podem ser necessárias e o conhecimento e a habilidade do profissional são fundamentais para o atendimento do RN em sala de parto.

A necessidade de procedimentos em sala de parto é maior quanto menor for a idade gestacional e/ou peso ao nascer. Estima-se que a cada ano, no Brasil, 300 mil crianças necessitem de ajuda para iniciar e manter a respiração ao nascer e cerca de 25 mil prematuros precisem de assistência ventilatória na sala de parto.

A mortalidade por asfixia ainda é expressiva em nosso meio, sendo a causa de óbito de 12 RN por dia no Brasil. Outro aspecto a ser salientado é que parte dos pacientes vítimas de deficiência de oxigenação durante a gestação e parto, e ainda no período imediatamente após o nascimento, que sobrevivem podem evoluir com sequelas neurológicas graves, comprometendo o desenvolvimento neuropsicomotor.

Mais da metade dos RN que necessitarão de procedimentos de reanimação podem ser identificados antes do nascimento (Tabela 36.1).

Tabela 36.1. Fatores de risco associados à necessidade de reanimação neonatal.

Fatores antenatais	Fatores relacionados ao parto
Diabetes materna	Parto cesáreo de emergência
Hipertensão arterial	Uso de fórcipe ou extração a vácuo
Óbito fetal ou neonatal anterior	Apresentação não cefálica
Sangramento no 2° ou 3° trimestres	Trabalho de parto prematuro
Infecção materna	Parto taquitócico
Doença materna cardíaca, renal ou neurológica	Corioamnionite
Polidrâmnio	Rotura de membranas > 18 horas
Oligoâmnio	Trabalho de parto prolongado (> 24 horas)
Rotura prematura de membranas	Segundo estágio do trabalho de parto > 2 horas
Pós-maturidade	Macrossomia fetal
Gestação múltipla	Bradicardia fetal
Discrepância entre idade gestacional e peso ao nascer	Padrão anormal de frequência cardíaca fetal
Uso de medicamentos: magnésio, bloqueadores adrenérgicos	Uso de anestesia geral
Uso nocivo de drogas	Tetania uterina
Malformação ou anomalia fetal	Uso materno de opioides nas 4 horas que antecederam o parto
Diminuição da atividade fetal	Líquido amniótico meconial
Ausência de cuidado pré-natal	Prolapso de cordão
Idade materna < 16 anos ou > 35 anos	Descolamento prematuro de placenta, placenta prévia
Hidropsia fetal	Sangramento intraparto significante

Fonte: Reanimação do recém-nascido ≥ 34 semanas em sala de parto: Diretrizes 2016 da Sociedade Brasileira de Pediatria.

Organização do atendimento ao recém-nascido em sala de parto

Em todo nascimento deverá sempre haver um profissional treinado, de preferência um pediatra, para iniciar a reanimação neonatal e capacitado para realizar todos os procedimentos que poderão ser necessários neste atendimento. Os profissionais deverão utilizar precauções universais devido o contato com sangue e secreções durante o parto.

Todo material necessário para reanimação neonatal completa deverá estar disponível e funcionando, sendo testado previamente, em toda sala de parto (Quadro 36.1).

Quadro 36.1. Materiais e equipamentos necessários na reanimação neonatal.

- Mesa de reanimação com acesso por 3 lados
- Relógio de parede com ponteiros de segundos
- Fonte de calor radiante
- Fonte de oxigênio umidificado
- Aspirador a vácuo com manômetro
- Sondas de aspiração números 6, 8, 10
- Sondas gástricas 6 e 8
- Dispositivo para aspiração de mecônio
- Seringa 20 mL
- Balão autoinflável com volume máximo de 500 mL, reservatório
- Máscara para RN a termo e prematuro
- Laringoscópio infantil com lâminas retas números 00,0 e 1 com lâmpadas sobressalentes
- *Blender* ou misturador de gases (oxigênio e ar comprimido)
- Oxímetro de pulso com sensor neonatal
- Monitor cardíaco
- Cânulas traqueais de diâmetros 2,5; 3; 3,5; 4 sem balonete
- Material para fixação da cânula (tesoura, fita adesiva)
- Detector de CO_2
- Pilhas
- Fio guia
- Adrenalina 1:1.000 – 1 ampola
- Expansor de volume: soro fisiológico ou ringer-lactato – 250 mL
- Soro fisiológico (ampola de 10 mL) – 1
- Seringas 1 mL (2); 5 mL (1); 10 mL (1); 20 mL (3)
- Campo fenestrado
- Gaze estéril
- Cadarço estéril
- Bisturi, pinça Kelly reta, porta agulha
- Cateter umbilical 3,5 Fr; 5 Fr ou sonda traqueal número 4 ou 6 sem válvula
- Fio agulhado mononylon 4.0
- Luvas
- Óculos de proteção

(Continua)

Quadro 36.1. Materiais e equipamentos necessários na reanimação neonatal (continuação).

- Estetoscópio
- Saco de polietileno 30 × 50 cm e touca para proteção térmica do RN
- Respirador manual em T (Baby Puff® ou similar)
- Tesoura de ponta romba
- Clampeador de cordão umbilical

Fonte: Reanimação do recém-nascido ≥ 34 semanas em sala de parto: Diretrizes 2016 da Sociedade Brasileira de Pediatria.

Avaliação da vitalidade do recém-nascido

A necessidade de reanimação dependerá da resposta à avaliação de:
» Idade gestacional (termo, pré-termo ou pós-termo).
» Respiração (choro, respiração espontânea, apneia ou *gasping*).
» Tônus muscular (quatro membros fletidos, membros hipotônicos e em extensão).

A avaliação da coloração de pele e mucosas não é mais utilizada para decisão de procedimentos por ser subjetiva e não ter relação com a saturação de oxigênio ao nascimento. O processo de transição normal para atingir uma saturação de oxigênio acima de 90% requer 5 minutos ou mais em recém-nascidos saudáveis que respiram ar ambiente.

É importante lembrar que o Boletim de Apgar não deve ser utilizado para determinar o início da reanimação nem para determinar condutas em relação aos procedimentos a serem realizados, mas, sim, para avaliar a resposta do RN em relação às intervenções.

Passos iniciais da reanimação neonatal em RN a termo ou pré-termo tardio (IG > 34 semanas)

Atendimento ao RNT ou RNPTT

Os passos iniciais da reanimação neonatal compreendem a realização de procedimentos que têm por objetivo a manutenção da temperatura corporal do RN, evitando a hipotermia e a hipertermia (secagem e retirada de campos úmidos), manter a permeabilidade da via aérea por meio do posicionamento adequado da cabeça em leve extensão, assim como a aspiração de secreções, se necessário.

Quando nasce com boa vitalidade, isto é, se o RNT ou RNPTT está respirando ou chorando e com tônus muscular em flexão, independentemente do aspecto do líquido meconial, o neonato deverá ser posicionado sobre o abdome materno ou ao nível da placenta por 1 a 3 minutos antes de se clampear o cordão umbilical. O clampeamento tardio do cordão é benéfico com relação aos índices hematológicos aos 3 e 6 meses de idade, porém pode elevar a necessidade de fototerapia na 1ª semana de vida.

Após o clampeamento, o RNT deve ser mantido em contato pele a pele com a mãe, pois esse procedimento reduz o risco de hipotermia, desde que cobertos com campo pré-aquecido, podendo se iniciar a amamentação. A amamentação na primeira hora de vida deve ser estimulada. A temperatura da sala deverá ser mantida em 23 a 26 °C. O RNPTT, após o clampeamento do cordão, deverá ser colocado em berço de calor radiante e reavaliado.

Quando nasce deprimido, deve-se clampear imediatamente o cordão e iniciar os primeiros passos:
» Recepcionar o RN com campos estéreis e aquecidos e colocá-lo sob fonte de calor radiante para prover calor.

- » Posicionar a cabeça em leve extensão.
- » Se houver excesso de secreções nas vias aéreas, deverão ser aspiradas utilizando-se sondas números 8 ou 10 e com pressão negativa máxima de 100 mmHg. A aspiração de vias aéreas está reservada aos pacientes que apresentam obstrução à respiração espontânea por secreções. Iniciar aspirando primeiro a boca e depois as narinas.
- » Secar e remover os campos úmidos.
- » Reposicionar a cabeça, se necessário.

Os passos iniciais devem ser realizados em 30 segundos. Após os primeiros passos, deve-se avaliar o RN e as outras manobras de reanimação dependerão da avaliação simultânea da respiração e da frequência cardíaca (FC). A FC é o determinante na indicação das diversas manobras de reanimação. Ela deverá ser avaliada por meio da ausculta do precórdio com estetoscópio. Após o nascimento, o RN deverá respirar de maneira regular e manter FC acima de 100 bpm.

Atendimento ao recém-nascido em presença de líquido meconial

O atendimento ao RN frente à presença de líquido amniótico meconial dependerá da sua vitalidade ao nascer. Se nascer com boa vitalidade, os procedimentos serão iguais aos realizados no atendimento do RN com líquido amniótico claro.

Se o RN nasce com vitalidade comprometida, ou seja, com respiração irregular ou apneia e/ou FC abaixo de 100 bpm, associados ou não à hipotonia, o cordão deverá ser clampeado imediatamente e realizados os primeiros passos de reanimação da mesma forma que os indicados para os outros casos que nascem deprimidos. Não se indica mais a aspiração das vias aéreas inferiores sob visualização direta. Se, após os primeiros passos, a avaliação da FC estiver abaixo de 100 bpm e/ou respiração irregular ou apneia, deve-se iniciar a ventilação com pressão positiva (VPP), mesmo sem se aspirar as vias aéreas inferiores. Não existem evidências para indicar de modo rotineiro a aspiração traqueal sob visualização direta no RN não vigoroso com líquido amniótico meconial. A demora de instituir uma ventilação efetiva pode ser mais prejudicial do que o risco de aspirar o mecônio.

Indicações da ventilação com pressão positiva

Ventilação com pressão positiva com balão e máscara

A ventilação com pressão positiva (VPP) é o procedimento mais importante, simples e efetivo na reanimação do neonato em sala de parto. Para que ocorra a reversão da hipoxemia, da acidose e da bradicardia é essencial a insuflação adequada dos pulmões após o nascimento.

A VPP está indicada quando, após a realização dos passos iniciais (30 segundos), o RN apresenta pelo menos uma das seguintes situações: apneia, respiração irregular ou frequência cardíaca menor que 100 bpm. Esta precisa ser iniciada nos primeiros 60 segundos de vida (*golden minute*).

O balão autoinflável é o equipamento de escolha em nosso meio para a VPP do neonato em sala de parto e deve estar sempre disponível para a reanimação neonatal.

A capacidade do balão autoinflável varia de 240 a 750 mL. Na reanimação dos RNT utiliza-se balões de 500 mL, enquanto que nos prematuros geralmente utiliza-se de 250 mL. Este equipamento deve possuir uma entrada de gases que torna automático o enchimento da bolsa após a sua compressão, além de possuir mecanismos de segurança, ou seja, válvula de escape (válvula *pop-off*) regulada a 30 a 40 cmH_2O e, preferencialmente, acoplada a manômetros que permitem observar qual a pressão está sendo oferecida. O balão autoinflável fornece concentrações de oxigênio que variam de 21% a 100%. Quando o balão não está conectado em fonte de oxigênio irá fornecer unicamente uma fração inspirada de oxigênio (FiO_2) de 21%. O fornecimento de FiO_2 de 90% a 100% durante a ventilação é possível conectando-se o dispositivo a uma fonte de oxigênio com fluxo de 5 L/minuto e acoplado a um reservatório de 20 cm no formato de bolsa ou traqueia. A oferta de concentrações intermediárias, quando acoplado à fonte de oxigênio, mas sem o reservatório, é muito variável e dependente do fluxo de oxigênio, a pressão exercida no balão, o tempo de compressão e a frequência aplicada.

Atualmente existem ventiladores mecânicos manuais com peça T que permitem ajuste de pressão inspiratória (Pinsp) e pressão positiva ao final da expiração (PEEP) de acordo com a necessidade do paciente, sendo indicados principalmente na reanimação de RN prematuros.

A aplicação da pressão positiva poderá ser feita por meio de máscara ou cânula intratraqueal. Inicialmente deverá ser feita com auxílio de máscara, cujo tamanho deve ser adequado ao recém-nascido, ocluindo a base do nariz, a boca e a ponta do queixo com perfeita vedação entre a face e a máscara para que ocorra a adequada expansão pulmonar.

Em RNT ou RNPTT a VPP poderá ser iniciada com ar ambiente e, caso o paciente não apresente melhora (falha na elevação da FC) após 30 segundos de VPP, deverá ser oferecido oxigênio suplementar. Preferencialmente, a administração de oxigênio suplementar deverá ser feita por meio de um misturador de gases (*blender*) que permitirá fornecer concentrações variáveis e confiáveis de oxigênio. Inicia-se utilizando FiO_2 a 21%, aumentando de 20% em 20% a cada 30 segundos ou reduzindo de 10% em 10%, de modo a manter a FC acima de 100 bpm e a saturação de oxigênio ($SatO_2$) nos limites desejáveis.

Sempre que for indicado a VPP, simultaneamente recomenda-se a colocação do sensor para detecção da oximetria de pulso na mão ou punho direito para adequar a oferta de oxigênio suplementar, de acordo com os minutos de vida (Tabela 36.2). Para uma avaliação mais confiável da FC é indicada a fixação de três eletrodos do monitor cardíaco. O modo mais prático de conseguir rapidamente o sinal elétrico do coração é colocar um eletrodo em cada braço próximo ao ombro e o terceiro eletrodo na face anterior da coxa. Para fixação, envolver a região do braço/perna que está com o eletrodo em bandagem elástica.

Tabela 36.2. Valores de SatO$_2$ desejáveis (membro superior direito) de acordo com os minutos de vida.

Minutos de vida	PRN/SBP	ILCOR
1	70% a 80%	60% a 65%
2	70% a 80%	65% a 70%
3	70% a 80%	70% a 75%
4	70% a 80%	75% a 80%
5	75% a 85%	80% a 85%
10	85% a 95%	85% a 95%

PRN/SBP: Programa de reanimação neonatal da Sociedade Brasileira de Pediatria; ILCOR: International Liaison Committee on Resuscitation.

Fonte: Reanimação do recém-nascido ≥ 34 semanas em sala de parto: Diretrizes 2016 da Sociedade Brasileira de Pediatria.

Após a utilização de VPP com O_2 suplementar, quando o ritmo respiratório regulariza e a FC é superior a 100 bpm, deve-se reduzir a FiO_2 até 21% e suspender a VPP, de acordo com a saturação de oxigênio.

Evidências indicam que o excesso de oxigênio tecidual pode levar à lesão oxidativa e deve ser evitado. Desta forma, deve-se desestimular o uso indiscriminado do oxigênio inalatório em RN que estão bem, mas demoram um pouco para reverter a cianose. A presença de $SatO_2$ entre 80% e 90% na primeira hora de vida é fisiológica. Recomenda-se maior tolerância à cianose central em RNT que estabeleceram de maneira adequada a respiração, a FC e o tônus muscular na sala de parto.

A VPP é feita na frequência de 40 a 60 movimentos/minuto, usando a regra aperta/solta/solta/aperta...

Quando se realiza uma VPP efetiva observa-se inicialmente a elevação da FC e, a seguir, a melhora da coloração e do tônus muscular, para depois ocorrer o estabelecimento da respiração espontânea.

Quando, após 30 segundos do procedimento, o RN mantém FC inferior a 100 bpm, deve-se conferir se a técnica do procedimento está adequada, se a máscara está bem acoplada na face, se há secreção na via aérea do RN ou se o posicionamento do pescoço está fletido ou muito estendido e, finalmente, se a pressão que está sendo aplicada é insuficiente. Caso tenha detectado algum problema, deve-se corrigi-lo e repetir a VPP com os parâmetros anteriores antes de passar para outra etapa.

Ventilação com pressão positiva com cânula traqueal

A VPP também pode ser realizada por meio de cânula traqueal. As indicações de intubação traqueal em sala de parto são as seguintes:

» Ventilação com máscara ineficaz com oxigênio suplementar por 30 segundos.
» VPP prolongada.
» Necessidade de associar à massagem cardíaca.
» Na suspeita ou diagnóstico de hérnia diafragmática.

A intubação traqueal é realizada utilizando-se laringoscópio infantil acoplado à lâmina reta número 0 ou 00 para o RNPT e à lâmina reta número1 para o RNT. O posicionamento adequado da lâmina do laringoscópio é com a ponta na valécula, deixando a epiglote visível e evitando o pinçamento da epiglote.

Os diâmetros de cânulas recomendados para RN variam de acordo com a IG ou com o peso estimado e são descritos na Tabela 36.3.

Tabela 36.3. Diâmetros de cânulas traqueais recomendados para recém-nascidos.

Peso (g)	Idade gestacional (semanas)	Diâmetro interno da cânula (mm)
< 1.000	< 24	2,5
1.000 a 2 000	24 a 34	3
2.000 a 3.000	34 a 38	3,5
> 3.000	> 38	3,5 a 4

Fonte: Reanimação do recém-nascido ≥ 34 semanas em sala de parto: Diretrizes 2016 da Sociedade Brasileira de Pediatria.

No procedimento de intubação, que não deverá ultrapassar 30 segundos, poderá ser fornecido O_2 suplementar (cateter 5 L/minuto) próximo da face do RN. Após a colocação da cânula, uma regra utilizada com o objetivo de posicionar adequadamente a extremidade distal da cânula na traqueia é acrescentar 6 ao peso estimado do RN, sendo assim, o número obtido deverá ficar localizado na altura do lábio superior.

Para verificar se o RN está intubado de forma adequada, deve-se observar atentamente a expansibilidade torácica durante a VPP e realizar ausculta nas regiões axilares e gástrica. O primeiro sinal de melhora do RN é a elevação da FC. A confirmação da posição da cânula é um procedimento obrigatório para RN bradicárdicos que não respondem às manobras de reanimação. A maneira mais rápida de confirmação é por meio da detecção do CO_2 exalado por método colorimétrico.

Se o RN recuperar a FC, isto é, a frequência eleva-se acima de 100 bpm e apresentar respiração espontânea, poderá ser extubado e deverá ser fornecido O_2 inalatório. Dependendo do caso, deve-se transportar o RN intubado e em VPP até a Unidade de Terapia Intensiva Neonatal (UTIN).

Indicações de massagem cardíaca

Quando, apesar de VPP e cânula traqueal por 30 segundos, o RN mantiver FC < 60 bpm, o procedimento que deverá ser realizado é a massagem cardíaca (MC). A MC deve ser sempre acompanhada de VPP com cânula e FiO_2 de 100%. A compressão torácica é realizada no terço inferior do esterno.

A ventilação e a MC são realizadas de forma sincronizada, mantendo-se a relação de 3:1 (90 compressões e 30 VPP/minuto), com o ritmo "1 e 2 e 3 e ventila e 1…". É importante otimizar a qualidade das compressões (localização, profundidade e ritmo). É considerada melhora quando, após VPP com cânula traqueal e FiO_2 de 100% associado a MC, o paciente apresenta FC > 60 bpm.

Em geral, quando o paciente necessitou de MC em sala de parto, é recomendado que seja encaminhado à UTIN intubado, para que a decisão quanto a extubação seja realizada de acordo com a avaliação global do RN.

Uso de medicamentos em reanimação neonatal

A utilização de medicamentos em sala de parto é muito rara. Estima-se que 1 em cada mil RN fará uso de medicamentos na reanimação neonatal após o nascimento.

» **Adrenalina:** está indicada quando a VPP com cânula e a MC adequadas não obtiveram êxito no sentido de elevar a FC do RN acima de 60 bpm (Tabela 36.4).

» **Expansor de volume:** o uso de expansores de volume é um recurso disponível para reanimar o RN com hipovolemia. A suspeita é feita se há perda sanguínea prévia ou se existir sinais de choque hipovolêmico, tais como palidez, pulsos débeis e má perfusão periférica (Tabela 36.4).

Tabela 36.4. Medicações utilizadas na reanimação do RN em sala de parto.

Medicamento	Preparo	Dose/via	Velocidade e precauções
Adrenalina 1:1.000 – diluir 1 mL em 9 mL de soro fisiológico	5 mL	Endotraqueal 0,3 a 1mL/kg	Infundir diretamente na cânula traqueal e fazer VPP a seguir Dose única
Adrenalina 1:1.000 – diluir 1 mL em 9 mL de soro fisiológico	1 mL	Intravenosa 0,1 a 0,3 mL/kg	Infundir rapidamente e, em seguida, infundir 0,5 a 1 mL de SF Repetir a cada 5 minutos
Expansores de volume Soro fisiológico Ringer-lactato	40 mL (2 seringas de 20 mL)	Intravenosa 10 mL/kg	Infundir em 5 a 10 minutos Repetir se necessário

Fonte: Reanimação do recém-nascido ≥ 34 semanas em sala de parto: Diretrizes 2016 da Sociedade Brasileira de Pediatria.

Particularidades na reanimação neonatal em RNPT abaixo de 34 semanas de IG

É importante salientar as particularidades da reanimação neonatal em RN prematuros com IG abaixo de 34 semanas, por se tratar de um grupo de maior risco e que pode apresentar maior dificuldade de realizar a transição da vida intrauterina para a extrauterina, demandando maior assistência no momento do nascimento. A oferta, individualizada e sistemática, das necessidades técnicas e a rapidez em administrar esses cuidados para os RNMBP nos primeiros minutos de vida pode prevenir ou minimizar as complicações potenciais, melhorando os resultados em curto e longo prazo.

A qualidade do cuidado prestado durante a primeira hora, conhecida como "hora de ouro", pode melhorar os resultados de curto prazo, incluindo a redução de hipotermia, hipoglicemia, hipoxemia e hiperóxia, e os resultados em longo prazo, prevenindo hemorragia intraventricular, displasia broncopulmonar e retinopatia de prematuridade.

De acordo com dados estatísticos, 10% dos RN necessitam de alguma assistência para iniciar a respiração, mas no grupo de RN com peso de nascimento abaixo de 1.500 gramas, pode ser de até 60%. Portanto, quando é esperado o nascimento de um RNPT, especialmente abaixo de 34 semanas de IG ou com peso menor do que 1.500 gramas, deve-se preparar a equipe e todo o material para realização de todas as manobras de reanimação, com ênfase nos cuidados específicos decorrentes das condições de vulnerabilidade desse grupo de RN. Eles têm pulmões imaturos que podem dificultar a ventilação e são mais vulneráveis a lesões por VPP. Apresentam vasos sanguíneos imaturos na matriz germinativa, tornando-os mais propensos a hemorragia intraventricular; têm pele fina e uma grande área de superfície que contribuem para a perda rápida de calor; aumento da susceptibilidade à infecção; e aumento do risco de choque hipovolêmico, relacionado ao baixo volume de sangue.

Para recepcionar esse RN é necessário ter pelo menos dois pediatras habilitados para realizar todas as manobras para uma reanimação completa, incluindo intubação endotraqueal, ventilação, massagem cardíaca e cateterização umbilical para infusão de medicamentos. Como em todos os partos, é importante que o ambiente e os equipamentos estejam preparados e checados. No caso dos RNPT, o ideal é aumentar a temperatura na sala de parto até 26 °C e que o berço de calor radiante esteja ligado previamente, para garantir um ambiente aquecido para o bebê. Preparar touca de plástico e de malha, saco de polietileno e colchão térmico. Deve-se disponibilizar um misturador de gases ligado à fonte de oxigênio e ar comprimido, oxímetro e monitor cardíaco. A incubadora de transporte é indispensável para manter a temperatura do bebê durante a transferência para a UTIN após a reanimação e a estabilização.

Primeiros passos da reanimação de RNPT

Clampeamento do cordão umbilical

» Retardar o clampeamento do cordão umbilical por 30 a 60 segundos após o nascimento, mantendo a criança a um nível inferior a placenta, nos casos em que o RNPT nasce com boa vitalidade. Essa demora está associada a benefícios para o RNPT, incluindo a redução de quase 50% em hemorragia intraventricular, melhora da circulação transicional e diminuição da necessidade de transfusão de sangue. Apesar de aumentar os casos de icterícia e necessidade de fototerapia, não se verificou aumento da necessidade de exsanguíneotransfusão.
» Para os RNPT que nascem deprimidos não existem evidências que justifiquem essa demora, sendo mantida a orientação de clampeamento imediato para iniciar as manobras de reanimação.

Evitar hipo ou hipertermia

» Recepcionar o RN com campos estéreis e aquecidos.
» Colocá-lo diretamente em saco plástico, sem enxugar.
» Colocá-lo em berço de calor radiante.

- » RN com menos de 28 semanas, colocá-lo sobre colchão térmico ou exotérmico.
- » Enxugar a cabeça e colocar duas toucas (plástico e algodão).
- » Realizar as manobras de reanimação mantendo todos os procedimentos acima.
- » Controlar a temperatura corpórea com 5 minutos de vida.

Posição da cabeça e presença de secreções em vias aéreas superiores (VAS)

- » Colocar o RNPT no berço de calor radiante e adequar a posição da cabeça em leve extensão do pescoço, muitas vezes necessitando colocar coxim sob as espáduas para permitir melhor abertura das vias aéreas.
- » Colocar o sensor de oxigênio na mão ou punho do membro direito e, posteriormente, conectar o cabo do sensor no oxímetro.
- » Verificar presença de secreções em VAS e, se necessário, aspirar suavemente a boca e depois as narinas.
- » Reposicionar a cabeça em leve extensão.

Avaliação do RN

Avaliar a FC e a respiração e, se o oxímetro de pulso estiver detectando, observar a saturação. Dependendo desses parâmetros, indicar as próximas manobras de reanimação.

Iniciar respiração

Deve-se iniciar a VPP frente às mesmas indicações citadas anteriormente, isto é, quando o RN apresentar FC abaixo de 100 batimentos por minuto, estar em apneia, *gasping* ou com respiração irregular. Ao iniciar a VPP é necessário que outro profissional instale o monitor cardíaco de três eletrodos para uma avaliação mais confiável da FC, conforme descrito anteriormente.

Dispositivo para oferecer a VPP

Os respiradores mecânicos manuais em T (Baby Puff®), mais utilizados em RN prematuros, mas podem ser indicados para todos os RN que necessitam de VPP, são mais seguros e permitem a VPP com pressão inspiratória controlada e pressão expiratória final positiva (PEEP) mais confiáveis. Eles necessitam estar acoplados a uma fonte de gases e, quando conectado a um *blender*, pode-se oferecer FiO_2 tituladas de 21% a 100%. Há forte evidência da literatura de que esse respirador apresenta vantagens importantes em relação ao balão autoinflável, especialmente no RNPT. O uso de uma PEEP leva ao estabelecimento de uma capacidade residual funcional já no início da ventilação manual, reduz a resistência inspiratória através do aumento de diâmetro das vias aéreas, aumenta a pressão média das vias aéreas, permitindo uma melhor relação ventilação/perfusão, preserva o surfactante na interface ar-líquido alveolar e melhora a oxigenação em decorrência de um maior recrutamento alveolar.

- » **FiO_2 inicial:** metanálise recente mostrou uma forte tendência de menor mortalidade nos RN com IG abaixo de 33 semanas, quando a VPP é iniciada com FiO_2 entre 21% e 30% quando comparado com FiO_2 elevadas (60% a 100%) e, posteriormente, se adequar a FiO_2 de acordo com a oximetria de pulso e/ou a frequência cardíaca. Nos casos de RN com IG menor do que 29 semanas, ainda não está muito claro qual a FiO_2 mais adequada. Segundo Saugstang sugere, iniciar a VPP com FiO_2 a 30%, semelhante ao preconizado pelo PRN/SBP e, posteriormente, adequar a FiO_2 de acordo com as metas de saturação preconizadas pelo PRN/SBP e pelo ILCOR, apresentadas na Tabela 36.1.
- » **Ajustes do ventilador manual:** deve-se regular o ventilador manual antes do nascimento do RN – conectar em um *blender* com fluxo de gás que varia de 5 a 15 L/minuto, regular a *válvula pop off* limitando a pressão inspiratória máxima em 40 cm H_2O, a pres-

são inspiratória (Pinsp) em 20 cm H_2O e pressão expiratória (PEEP) em 4 a 6 cm H_2O. A frequência respiratória é determinada pelo operador, iniciando com 40 a 60 bpm.

» Após 30 segundos de VPP com FiO_2 ajustada de acordo com a saturação, se o RN apresentar FC > 100 bpm e respiração espontânea deve-se diminuir progressivamente a FiO_2, de 10% em 10% e suspender a VPP.

» Após a suspensão da VPP se o RNPT apresentar respiração espontânea e FC acima de 100 bpm, mas com desconforto respiratório ou saturação abaixo da meta, pode-se mantê-lo em CPAP através de máscara ou duplo tubo nasal e pressão contínua de 4 a 6 cm H_2O. O uso de CPAP desde a sala de parto tem se mostrado como estratégia importante para diminuir a morbidade e a mortalidade de prematuros abaixo de 32 semanas.

» As indicações para intubação são as mesmas citadas no item "Ventilação com pressão positiva com cânula traqueal". A peculiaridade é que se o RNPT necessitou de intubação e VPP, é recomendado que seja transferido para a UTIN intubado, acoplado no ventilador manual e com a FiO_2 ajustada de acordo com a saturação de oxigênio mesmo que apresente melhora clínica.

Massagem cardíaca

A indicação é a mesma utilizada para os outros RN. A vantagem é que nos RNPT < 34 semanas geralmente é possível realizar a massagem cardíaca com a técnica dos polegares, que é mais eficiente e cansa menos o profissional.

Drogas

As indicações, doses e vias de infusão são as mesmas já citadas anteriormente (Tabela 36.3).

Questões éticas

As questões relativas às orientações para não iniciar a reanimação neonatal e/ou interromper as manobras são bastante controversas e dependem do contexto nacional, social, cultural e religioso. De modo geral, os princípios éticos que regem a reanimação neonatal não devem ser diferentes daqueles aplicados a pacientes de outras faixas etárias.

Em condições nas quais o prognóstico é incerto e a chance de sobrevida com sequelas muito graves é grande, o desejo dos pais deve ser levado em conta.

No que se refere a malformações congênitas, deve-se ter a confirmação diagnóstica antenatal e considerar a vontade dos pais e os avanços terapêuticos disponíveis.

Apesar de não existir consenso em relação quão pequeno é pequeno, as recomendações atuais concordam que RN abaixo de 22 a 23 semanas de idade gestacional não apresentam viabilidade para vida extrauterina. O peso do neonato também deve ser considerado com cautela, uma vez que não há associação direta entre maturidade e peso e a estimativa de peso fetal é obtida em somente 15% a 20% dos casos.

Considerar a interrupção das manobras de reanimação após a realização de todos os procedimentos com a técnica adequada quando o RN permanece em assistolia por mais de 10 minutos é complexa. A decisão pode ser influenciada pela etiologia presumível da parada, pela reversibilidade potencial, pela idade gestacional, além dos sentimentos dos pais expressos previamente a respeito dos riscos de sequelas neurológicas. É possível que a utilização de hipotermia terapêutica altere essa conduta.

Os estudos mais recentes têm mostrado que é possível utilizar estratégias de neuroproteção para melhorar o prognóstico de RN com IG acima de 35 semanas que necessitaram de reanimação vigorosa em sala de parto e evoluíram com encefalopatia hipóxico-isquêmica. Esta estratégia terapêutica deve ser utilizada de forma criteriosa, pesando-se riscos e benefícios.

Referências consultadas

1. Brasil. Ministério da Saúde. Secretaria de Atenção à Saúde. Departamento de Ações Programáticas e Estratégicas. Atenção à saúde do recém-nascido: guia para os profissionais de saúde. Ministério da Saúde, Secretaria de Atenção à Saúde, Departamento de Ações Programáticas e Estratégicas. 2. ed. Brasília: Ministério da Saúde; 2014. 4v.: il.
2. De Almeida MFB, Guisburg R. Programa de reanimação neonatal da Sociedade Brasileira de Pediatria: condutas 2016. Reanimação do recém-nascido ≥ 34 semanas em sala de parto: Diretrizes 2016 da SBP. Disponível em: http://www.sbp.com.br/pdfs/PRN-SBP-Reanimaca-Neonatal-2016-26jan16.pdf.
3. De Almeida MFB, Guisburg R. Programa de reanimação neonatal da Sociedade Brasileira de Pediatria: condutas 2016.
4. McDonald SJ, Middleton P. Effect of timing of umbilical cord clamping of term infants on maternal and neonatal outcomes. Cochrane Database Syst Rev. 2008(2):CD004074.
5. Melo AMAGP, Yoshida RAM. Reanimação neonatal. In: Carvalho WB, Diniz EMA, Ceccon MEJR, Krebs VLJ, Vaz FAC. Neonatologia. 2. ed. Barueri, Brasil: Manole; 2020. p. 15-34 (Coleção Pediatria. Instituto da Criança HCFMUSP, Schvartsman BGS, Maluf Jr PT, Carnei Sampaio M(eds.), n. 16).
6. Perlman JM, Wyllie J, Kattwinkel J, Wyckoff MH, Aziz K, Guinsburg R et al. Part 7: Neonatal resuscitation: 2015 international consensus on cardiopulmonary resuscitation and emergency cardiovascular care science with treatment recommendations. Circulation. 2015;132(16 Suppl 1):S204-41.
7. Reanimação do Prematuro < 34 semanas em sala de parto: diretrizes 2016 da SBP. Disponível em: http://www.sbp.com.br/pdfs/PRN-SBP-ReanimacaNeonatal-2016-26jan16.pdf.
8. Sadeck LSR, Rebelo CM. Golden hour em recém-nascido pré-termo. In: Procianoy RS, Leone CR (eds.). Programa de atualização em neonatologia. Sociedade Brasileira de Pediatria. Porto Alegre: Artemed/PanAmericana. Ciclo 12, módulo 3, p. 97-132.
9. Sadeck LSR. Aspectos éticos no atendimento ao recém-nascido: na sala de parto e na UTI neonatal. In: Procianoy RS, Leone CR (eds.). Programa de atualização em neonatologia. Sociedade Brasileira de Pediatria. Porto Alegre: Artemed/PanAmericana. Ciclo 9, módulo 1, p. 123-48.
10. Saugstad OD. Delivery room management of term and preterm newly born infants. Neonatology. 2015;107:365-71.

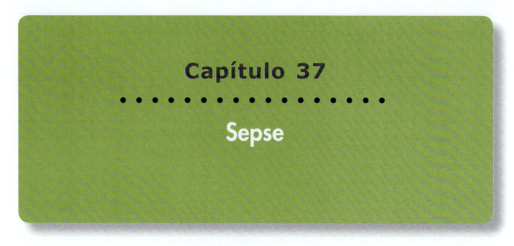

Maria Esther Jurfest Rivero Ceccon
Vera Lúcia Jornada Krebs

Introdução

A sepse é uma doença grave, responsável por grande parte dos óbitos no período neonatal, atingindo 26% da mortalidade neonatal no mundo – a primeira ainda é a prematuridade. A sepse no período neonatal é classificada em precoce e tardia, dependendo do dia do aparecimento dos sintomas e associada ao tipo de micro-organismos encontrados em culturas.

A sepse precoce ocorre nos primeiros 3 dias de vida e se caracteriza por sinais que podem ser sutis ou bem sintomáticos; os micro-organismos estão associados aos encontrados no canal do parto, como os *Streptococcus* do grupo B, *Escherichia coli* e *Lysteria monocytogenes*. A profilaxia intraparto diminuiu a incidência da sepse por *Streptococcus* do grupo B de 1,7% para 0,3%, porém não houve seu desaparecimento e a sepse por este micro-organismo ainda é observada em recém-nascidos. Alguns trabalhos notaram que, com a diminuição da sepse neonatal, houve um aumento das infecções por *E. coli*.

A sepse tardia ocorre quando os sintomas aparecem após o 3º dia de vida e os micro-organismos implicados são os que colonizam os recém-nascidos (RNs) que se encontram ainda hospitalizados. Com o aumento da sobrevida dos RNs de muito baixo peso, houve aumento da permanência destes nas UTIs neonatais e, com isso, o uso de dispositivos e procedimentos invasivos, com encontro de micro-organismos Gram-negativos tipo *Klebsiella* sp., *Pseudomonas aeruginosa*, e os Gram-positivos, como os *Staphylococcus aureus* e coagulase-negativo e os fungos. Neste capítulo, além das novas definições de sepse, vamos apresentar o choque séptico e a sua abordagem, fundamentais para o conhecimento do pediatra.

Definições

A síndrome da resposta inflamatória sistêmica (SRIS) é a reação do organismo frente a agravos de etiologia infecciosa ou não e que se manifesta pela presença de duas ou mais das seguintes condições clínicas: hipertermia ou hipotermia, taquipneia, taquicardia e anormalidades de leucócitos no hemograma.

A sepse é definida pela presença da SRIS frente a um processo infeccioso e que se manifesta por duas ou mais das seguintes condições clínicas: hipertermia ou hipotermia, taquipneia, taquicardia e anormalidade de leucócitos no hemograma. Pelo menos um dos critérios – alterações da temperatura e/ou anormalidade de leucócitos – deve estar presente, a hipertermia definida como temperatura superior a 38 °C e a hipotermia, inferior a 36 °C.

A infecção pode ser provável ou confirmada, causada por qualquer patógeno. A evidência de infecção inclui achados positivos no exame clínico, de imagem ou laboratoriais.

Na Tabela 37.1 observamos que os RN foram divididos de acordo com a idade cronológica, de 0 a 7 dias e de 7 a 28 dias, e os valores de frequência cardíaca, respiratória e número de leucócitos também sofreram mudanças em relação a definições anteriores.

Tabela 37.1. Condições para definição de sepse no período neonatal.

Tempo de vida	FC (bpm)	FR (mov./minuto)	N° de leucócitos	Pressão sistólica
0 a 7 dias	< 100 ou > 180	> 50	> 34 mil ou < 5 mil mm^3	< 65 mmHg
7 a 28 dias	< 100 ou > 180	> 40	> 19 mil ou < 5 mil/mm^3	< 75 mmHg

Fonte: Desenvolvida pela autoria do capítulo.

Conceito de choque

O choque é definido como uma síndrome clínica que resulta de falência circulatória aguda, caracterizada por inadequada perfusão e oxigenação tecidual.

Etiologia do choque séptico no período neonatal

Esta doença é causada principalmente por bactérias, tanto Gram-negativas como Gram-positivas. Os agentes etiológicos dependem da idade cronológica do RN, sendo nos primeiros 3 dias de vida os *Streptococcus*, principalmente do grupo B, a *Escherichia coli* e a *Listeria monocytogenes*. Após o 3º dia de vida predominam os micro-organismos de origem hospitalar, principalmente em RN de muito baixo peso (< 1.500 g). Entre esses citamos os *Staphylococcus aureus* e os coagulase-negativos e bactérias Gram-negativas, como *Klebsiella pneumoniae, Pseudomonas aeruginosa e Serratia marcescens*. A infecção por fungos também é observada, principalmente nesse grupo de RN.

Fisiopatologia

A endotoxina existente na parede das bactérias Gram-negativas (LPS) induz a produção de citocinas pró-inflamatórias tais como o fator de necrose tumoral (TNFα e IL1β). O TNFα causa apoptose celular e é um potente estimulador da enzima óxido nítrico sintase, que causa aumento da produção de óxido nítrico e, consequentemente, vasodilatação e hipotensão. No choque por Gram-negativos, disfunção miocárdica está quase sempre presente, a qual em parte deve-se ao efeito aumentado do TNFα, como evidenciado pela melhora da função cardíaca após administração de anticorpo anti-TNFα em modelos animais. A elevada produção deste fator ativa também a via extrínseca da coagulação, o que contribui para a geração de trombos na microcirculação e desenvolvimento de coagulação intravascular disseminada (CIVD), sendo esta disfunção a que geralmente ocasiona o óbito.

A resposta ao estímulo inflamatório na infecção por bactérias Gram-positivas não está ainda bem definida, porém é conhecido que componentes da parede celular, como peptidoglicano e ácido lipoteicoico, assim como as exotoxinas, podem desencadear a cascata inflamatória com produção de citocinas. Embora exista evidência clínica de comprometimento circulatório nos processos infecciosos, os distúrbios hemodinâmicos não têm sido totalmente esclarecidos. Na criança maior e no adulto, o choque séptico apresenta-se sob duas formas distintas: o choque quente, caracterizado pela perda de tônus vascular, aumento do fluxo sanguíneo sistêmico e baixa pressão arterial sistêmica; e o choque frio, mais descrito no RN, no qual se observa aumento do tônus vascular, baixo débito cardíaco, falha em aumentar o fluxo sanguíneo e diminuição da pressão arterial sistêmica. A apresentação hemodinâmica em recém-nascidos é muito mais variável e vários fatores contribuem para as diferenças de desenvolvimento: estrutura alterada e função dos cardiomiócitos, capacidade limitada para aumentar o volume de ejeção e contratilidade e contribuições da transição da circulação fetal para a neonatal.

Até 40% dos recém-nascidos de muito baixo peso na UTI neonatal são tratados para hipotensão arterial. A medida da pressão arterial sistêmica pela técnica não invasiva oscilométrica é difícil no recém-nascido, principalmente nos RN prematuros extremos. O manguito deve cobrir 60% a 70% do membro onde está sendo aferida e ser medida nos quatro membros. Existem gráficos e tabelas com medidas de pressão sistólica e diastólica, no entanto, a medida da pressão arterial média (PAM) é a mais relacionada com a situação circulatória e o valor é aquele igual ou maior à idade gestacional em semanas nas primeiras 72 horas de vida.

Munro et al. (2004), usando o NIRS (*near infrared spectroscopy*) em RNPT, observaram que com uma PAM inferior a 30 mmHg, o fluxo sanguíneo cerebral perdia sua autorregulação, e acima deste valor, ele era mantido em níveis normais.

Para obter a medida da pressão arterial pelo método invasivo, deve ser inserido cateter central pela artéria umbilical até a extremidade distal deste ficar situada na aorta descendente e conectá-lo a um transdutor de PA. O sistema que conecta o cateter ao transdutor de pressão deve ter diâmetro semelhante e o transdutor deve ser colocado ao nível da linha axilar média.

No entanto, a pressão arterial sistêmica não é um indicador eficaz de como está o fluxo sanguíneo sistêmico e não existe relação entre o débito cardíaco (DC) e a pressão arterial, devido à variação da resistência vascular periférica no RN. Assim, é possível observar um DC baixo com pressão normal e uma pressão baixa com DC normal.

Está claro que a idade gestacional e o pós-natal são os fatores reguladores da pressão sanguínea. Contudo, quão acuradamente a pressão sanguínea define o estado da circulação sistêmica, especialmente em RN muito prematuros, ainda é difícil de saber. Assim, se somente a pressão é utilizada para guiar o tratamento, alguns destes RN podem não ser tratados apropriadamente. Nos RNT a hipotensão pode ser definida como abaixo de 2 desvios-padrão, em geral inferior a 40 mmHg. Nos RN prematuros, a pressão arterial média deve ser maior ou igual à idade gestacional em semanas, e como há um aumento significativo da PA nas primeiras 72 horas de vida, se considera uma PAM ≥ 30 mmHg adequada após estes 3 primeiros dias.

Ainda não está claro qual o melhor parâmetro para o diagnóstico do choque séptico em recém-nascidos. Convencionalmente a pressão arterial sistêmica é um método clássico, mas não muito apropriado e pode causar diagnósticos demorados. Deste modo, não se pode considerar apenas este parâmetro e a PAM é sempre mais adequada que a pressão arterial sistólica. Na realidade, o fluxo sanguíneo é mais importante que a pressão arterial, uma vez que previne as lesões orgânicas e é este que deve ser melhorado, e não a pressão com que o sangue é entregue aos órgãos.

Aspectos clínicos e laboratoriais sempre devem ser levados em consideração e avaliados além da PAM.

Aspectos clínicos

» **Alterações do sistema nervoso central:** febre, hipotermia, diferença da temperatura central e periférica e alteração da neutralidade térmica.

» **Alterações respiratórias:** presença de taquipneia, apneia, variabilidade da frequência respiratória e desacoplamento cardiorrespiratório.

» **Alterações cardiocirculatórias:** diminuição da variabilidade da frequência cardíaca, desaceleração transitória, diminuição da pressão arterial, variabilidade da pressão arterial, hipotensão, perfusão e falta de oxigenação tecidual.

» **Débito urinário e tempo de enchimento capilar:** em relação a estes dois parâmetros, salientamos que o débito urinário é baixo no RN no 1º dia de vida e o tempo de enchimento capilar no RNPT é considerado diminuído quando este for superior a 5 segundos.

Outros agravantes no choque são a presença de insuficiência adrenal absoluta (18%) e relativa (26%) e insuficiência tireoidiana, nem sempre diagnosticados.

Aspectos laboratoriais

Quando há suspeita de sepse ou de choque séptico devem inicialmente ser coletadas culturas de sangue, urina e líquido cefalorraquidiano (este último após RN manter-se estável) para iniciar antibioticoterapia na 1ª hora da admissão do paciente. Outros exames laboratoriais importantes que auxiliam para verificar o comprometimento dos órgãos que podem causar a clínica citada são: gasometria arterial, dosagem de lactato, verificação da oxigenação e saturação venosa mista de oxigênio e cálculo do débito cardíaco. Deve-se utilizar a oximetria de pulso arterial e a fotopletismografia, que nos fornecem, além da saturação de oxigênio, a onda de pulso. A ecografia, que em alguns serviços já é realizada pelo próprio neonatologista, é de suma importância, pois é o que orienta a terapêutica.

Ecocardiografia funcional

A ecocardiografia funcional é realizada do lado do leito do paciente para verificar a função miocárdica de forma longitudinal, assim como o fluxo pulmonar e sistêmico e os desvios de sangue intra e extracardíaco. A medida do fluxo na veia cava superior (VCS) utilizando a ecocardiografia funcional é uma nova maneira de quantificar o DC sem a influência da presença do canal arterial (PCA) e do forame oval (FO), pois a PAM não necessariamente se correlaciona com o DC ventricular esquerdo e com o fluxo sanguíneo cerebral em prematuros, mesmo naqueles no qual o canal arterial já se fechou.

Kluchow e Evans, no ano 2000, na Austrália, pesquisaram a função da contratilidade miocárdica em recém-nascidos e valorizaram o fluxo medido na VCS. Este dado representa o fluxo (sendo que 80% vem do cérebro) que retorna ao coração e não é previsto pela PAS (Pressão Arterial Sistêmica). Validaram essa técnica em RNT e RNPT e definiram a faixa da normalidade. Em RN com idade gestacional inferior a 30 semanas e menos de 1.000 g de peso, o fluxo variou de 30 a 46 mL/kg/minuto nas primeiras 48 horas, concluindo-se que não havia uma boa correlação entre o fluxo na VCS e a PA e resistência vascular. Eles observaram que a presença de hemorragia intraventricular muitas vezes não se correlacionava com alterações da pressão arterial. Dessa forma, podemos verificar que é difícil fazer diagnóstico de hipotensão no RN prematuro e saber qual a exata correlação entre PA, fluxo sanguíneo e perfusão tecidual.

Assim nos perguntamos quando devemos tratar a hipotensão arterial, principalmente no RN pré-termo. Na prática diária, continuamos utilizando a PAM e consideramos como diminuída se esta for inferior à idade gestacional do RN nas primeiras 72 horas e após 40 mmHg para o RNT e ≥ 30 mmHg nos RNPT, associada sempre a dados clínicos e laboratoriais, como presença de palidez, perfusão lentificada, débito cardíaco diminuído, acidose metabólica e ecocardiograma evidenciando baixo fluxo da VCS.

Tratamento

A seguir, o tratamento do RN em choque, segundo a diretriz da American College of Critical Care Medicine e da Sepsis Campaign Surviving:

0 hora

» Reconhecer o estado de choque.
» Iniciar oxigenação para atingir uma saturação no RN entre 90% e 94%.
» Estabelecer acesso IV/IO.

5 minutos: iniciar ressuscitação

» Infusão rápida de 10 cc/kg em bolo de cristaloide (solução salina 0,9%) ou coloide até 60 mL/kg até melhora da perfusão ou aparecimento de hepatomegalia no RNT.
» Nos RNPT, recomenda-se usar 10 a 20 mL/kg em 30 a 60 minutos e, se for necessário mais volume, drogas vasoativas.
» Corrigir hipoglicemia e hipocalcemia.
» A intubação traqueal depende do diagnóstico clínico e do aumento do trabalho respiratório ou de hipoxemia acentuada.
» Expansão de volume antes da intubação traqueal e ventilação (a VPP pode diminuir a pré-carga).
» Iniciar antibioticoterapia após coleta de culturas e reavaliar em 48 a 72 horas.

15 minutos

Considerar choque refratário à fluidoterapia.

Iniciar titulação de dopamina de primeira linha. Considerar seus efeitos sobre a circulação pulmonar.

» **Dose dopamina:** 5 mcg/kg/minuto a 10 mcg/kg/minuto. Sugestão da diretriz: 9 mcg/kg/minuto. O seu efeito sobre a resistência vascular pulmonar deve ser considerado quando se deseje usar doses maiores.
» **Adicionar dobutamina:** 5 mcg/kg/minuto a 20 mcg/kg/minuto. Sugestão da diretriz: > 10 mcg/kg/minuto.

Choque resistente à dopamina e refratário à fluidoterapia:
» Titular epinefrina na dose de 0,03 a 0,5 mcg/kg/minuto, ou noradrenalina para restaurar a perfusão e a pressão sanguínea.

60 minutos

Considerar choque resistente às catecolaminas.

Iniciar terapêuticas diretas dirigidas por ecocardiograma e monitorização arterial e da pressão venosa central.

O resgate com vasopressina ou angiotensina pode ser considerado na presença de débito cardíaco, fluxo de VCS e ou $SvcO_2$ adequados.

» **Corticoterapia:** cortisol endógeno (não esperar resultado).
» **Utilizar hidrocortisona:** 1 mg/kg/dose 12 em 12 horas de 1 a 3 dias.
» **Pentoxifilina:** curso de 6 horas por 5 dias em RNMBP. (Trental®) 1 mL = 20 mg.
» **Derivado:** metilxantina, inibidor da fosfodiesterase.
  - Diminui a síntese de TNF, IL-1, IL-6 e IL-8.
  - Inibe a formação de trombos na microcirculação.

Após considerar que o choque não é responsivo a catecolaminas, o tratamento deve ser guiado por terapêuticas diretas e seguir as seguintes normas:

» **Choque frio com pressão sanguínea normal e evidência de função diminuída do ventrículo esquerdo:** no caso de $ScvO_2$ < 70%, fluxo VCS < 40 mL/kg/minuto ou IC

< 4,4 L/m²/minuto: adicionar vasodilatador, por exemplo, um inibidor da fosfodiesterase III, a milrinona.

» **Choque frio com pressão sanguínea normal e evidência de função diminuída do ventrículo direito:** se hipertensão pulmonar persistente neonatal com $ScvO_2$ < 70%, fluxo em VCS < 40 mL/kg/minuto ou IC < 3,3 L/m²/minuto: adicionar óxido nítrico inalatório, considerar milrinona, iloprost inalatório ou adenosina IV.

» **Choque quente com pressão sanguínea diminuída:** iniciar administração de volume e adicionar noradrenalina, considerar vasopressina, terlipressina ou angiotensina. Usar inotrópicos para manter IC 3,3 L/m²/minuto, fluxo na VCS > 40 mL/kg/minuto, $ScvO_2$ > 70%.

» **Se paciente não responder:** choque refratário → investigar presença de derrame pericárdico, pneumotórax, usar corticoide para insuficiência adrenal e hormônio tireoidiano para hipotireoidismo, iniciar pentoxifilina em RN de muito baixo peso e considerar fechar PCA se este for importante.

» **Se paciente não responder:** choque irreversível → indicação de ventilação mecânica.
Objetivos do tratamento do choque: fazer com que o paciente retorne a uma homeostase: clínica, hidroeletrolítica e metabólica.

- Enchimento capilar ≤ 2 segundos, pulsos normais sem diferença na amplitude entre os periféricos e os centrais, pressão sanguínea normal para a idade, débito urinário > 1 mL/kg/h. Concentrações normais de glicose e cálcio.
- Diferença na saturação de O_2 pré e pós-ductal < 5%, saturação de oxigênio arterial 94%, enchimento capilar ≤ 2 segundos, pulsos normais sem diferença na amplitude entre os periféricos e as centrais.
- Restaurar e manter o limite da FC entre 120 e 160 bpm., manter perfusão normal e PAM 40 mmHg RNT e 30 mmHg no RNPT.
- $SvCO_2$ > 70%, DC 3,3 L/minuto/m².
- Fluxo em VCS > 40 mL/kg/minuto.
- INR normal.
- Sobrecarga de volume < 10%.
- Níveis de hemoglina e hematócrito: Hb 12 g/dLHt > 35% (II).

Se ocorrer sobrecarga hídrica (> 10%) e o RN não conseguir um balanço adequado: diurético e terapêutica de substituição renal.

Suporte respiratório

Em qualquer tipo de choque, e mais ainda no choque séptico, o suporte ventilatório é de suma importância para manter a oxigenação e ventilação do paciente. Este suporte costuma ser iniciado nas primeiras fases do choque.

Ventilação pulmonar mecânica convencional

» Iniciar ventilação pulmonar mecânica convencional (VMC) no modo assistido/controlado ou ventilação mandatória intermitente sincronizada associada à pressão de suporte.

» Ajustar os parâmetros do aparelho de ventilação pulmonar mecânica para atingir PaO_2 entre 50 e 70 mmHg e $PaCO_2$ entre 45 e 60 mmHg (hipercapnia permissiva), desde que pH > 7,20.

Parâmetros iniciais da ventilação convencional

» FiO_2 = 60% a 80%, podendo chegar a 90% a 100% em casos absolutamente necessários, Pinsp = 20 cmH_2O (evitar Pinsp > 25, pois está associada à lesão pulmonar). PEEP = 5 cm H_2O, volume corrente: 4 a 6 mL/kg.FR entre 40 e 60/rpm, Tinsp = 0,5 seg.

Ventilação oscilatória de alta frequência (VOAF)

Indicada na falta de resposta adequada à ventilação mecânica convencional ou $PaCO_2$ superior a 60 mmHg.

Oxigenação na ventilação oscilatória de alta frequência

» FiO_2 semelhante à da VMC, PMVA 1 a 2 cm acima da VM aumentando em 1 a 2 cm de cada vez se necessário até no máximo de 17 cm, para manter a PaO_2 > 50 mmHg. No desmame, diminuir inicialmente a FiO_2 antes da PMVA.
» Amplitude: 100%, FR = 10 a 15 Hz (iniciar com 10 Hz – 1 hertz = 60 rpm).
» Volume corrente: 1,5 a 2 mL/kg.

Ventilação na VOAF

» $PaCO_2$: ajustada inicialmente pela amplitude ($\uparrow$ amplitude: $\downarrow$ $PaCO_2$) e, se a amplitude estiver no máximo (100), diminuir então a FR.

Controles do paciente durante a ventilação oscilatória de alta frequência

» Radiografia de tórax: manter insuflação pulmonar no 8 ou 9 espaço intercostal.
» Vibração até a cicatriz umbilical.
» Débito urinário.
» PAM: consideramos apropriada 40 mmHg no RNT e 30 mmHg no RNPT; se hipotensão mantida apesar de volume e medicamentos, retirar o paciente da VOAF.
» Oximetria de pulso: 90% a 94%.
» PaO_2 50 a 70 mmHg.
» PCO_2 entre 45 e 60 mmHg, com pH > 7,20.

Desmame da ventilação oscilatória de alta frequência

» De início, diminuir a FiO_2 lentamente de 0,3 a 0,5%.
» Diminuir a PMVA de 1 a 2 cm até chegar a 9. Após o desmame o RN é colocado em ventilação convencional sincronizada com pressão de suporte e novamente submetido ao desmame até sua extubação traqueal.

Referências consultadas

1. ACCP/SCCM Consensus Conference: definitions for sepsis and organ failure and guidelines for the use of innovative therapies in sepsis. Crit Care Med. 1992;20:864-874.
2. Bone RC. Sepsis, the sepsis syndrome multiorgan failure: a plea for comparable definitions. Ann Intern Med. 1991;114:332-333.
3. Dellinger RP, Levy MM, Rhodes A. Surviving Sepsis Campaign Guidelines Committee including the Pediatric Subgroup. Surviving sepsis campaign: international guidelines for management of severe sepsis and septic shock: 2012. Crit Care Med 2013;41:580-637.
4. Fairchild KD. Predictive monitoring for early detection of sepsis in neonatal ICU patients. Curr Opin Pediatr. 2013;25(2):172-9.
5. Ferrieri P, Wallen L. Newborn sepsis and meningitis in avery's disease of the newborn. 10th ed. Philadelphia Saunders; 2018.
6. Goldstein B, Giroir B, Randolph A, International Consensus Conference on Pediatric Sepsis. International Pediatric Sepsis Consensus Conference: definitions for sepsis and organ dysfunction in pediatrics. Pediatr Crit Care Med. 2005;6:2-8.
7. Stoll BJ, Hansen NI, Sanches PJ, Faix RG, Poindexter BB, Van Meurs. Early onset neonatal sepsis: the burden of group B streptococcal and E. coli disease continues. Pediatrics. 2011;127:817-26.

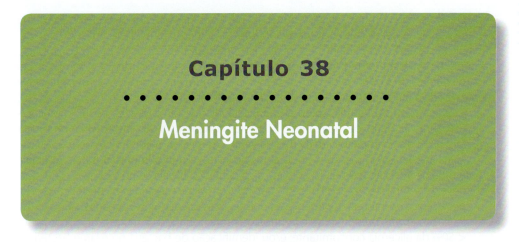

Capítulo 38
Meningite Neonatal

Vera Lúcia Jornada Krebs
Maria Esther Jurfest Rivero Ceccon

As bactérias causadoras de meningite neonatal são as mesmas isoladas na sepse. Nos países desenvolvidos, o principal agente etiológico é o *Streptococcus* β-hemolítico do grupo B, enquanto nos países em desenvolvimento predominam as enterobactérias. Os micro-organismos mais frequentemente identificados são: *Klebsiella* sp., *Enterobacter* sp., *Escherichia coli*, *Proteus mirabilis*, *Pseudomonas aeruginosa*, *Acinetobacter* sp., *Serratia marcescens*, *Streptococcus* do grupo B, *Enterococcus* sp. e *Staphylococcus aureus*. O *Staphylococcus* coagulase-negativa é um agente importante de sepse e meningite em recém-nascidos pré-termo de muito baixo peso. A *Listeria monocytogenes*, embora considerada um agente importante de meningite neonatal, tem sido pouco observada em nosso meio.[1,2,3]

Patogênese

Dentre os fatores de risco, o baixo peso ao nascimento é o mais significativamente associado à sepse e meningite em neonatos. Recém-nascidos com peso inferior a 2.500 g ao nascimento apresentam risco maior de adquirir meningite. Em neonatos com peso do nascimento inferior a 1.500 g a meningite pode ocorrer associada à sepse como complicação durante a internação na Unidade de Tratamento Intensivo. O uso prévio de antibióticos constitui fator de risco para meningite.

O comprometimento do sistema nervoso central geralmente ocorre por via hematogênica. A endotoxina representada pelo lipopolissacáride das bactérias Gram-negativas ou por componentes da parede celular das bactérias Gram-positivas (peptidoglicano, ácido teicoico) desencadeia a cascata inflamatória e liberação de citocinas no sistema nervoso central.[3,4]

Quadro clínico e diagnóstico

Em recém-nascidos, os primeiros sintomas de meningite são frequentemente inespecíficos, podendo haver grande dificuldade de diagnóstico precoce. O exame de LCR deve ser realizado o mais cedo possível em todos os neonatos com sepse.

Os sinais mais comuns são febre, irritabilidade e letargia ou estupor. Pode ocorrer também recusa alimentar, vômitos, distensão abdominal, icterícia, taquipneia, crises de apneia, diminuição da perfusão periférica e taquicardia. Sintomas neurológicos, como convulsões, tremores, hipertonia e nistagmo, são observados somente em cerca de 30% dos casos no início da doença. A ocorrência de convulsões é mais comum em neonatos a termo, provavelmente devido à maior maturidade do sistema nervoso central.[3]

» O *Streptococcus* β-hemolítico do grupo B está relacionado à doença de início precoce (primeiras 72 horas de vida), tardio (72 horas completas a 28 dias de vida) ou muito tardio (28 dias completos até 89 dias de vida). A profilaxia materna com penicilina cristalina, iniciada pelo menos 4 horas antes do parto, é muito importante para diminuir o risco de infecção neonatal. O diagnóstico definitivo baseia-se no exame do LCR, que deve ser sempre realizado no recém-nascido. Considerar meningite na presença de suspeita clínica de infecção e presença de dois ou mais dos seguintes achados: células > 20 leucócitos/mm³; predomínio de neutrófilos; proteinorraquia > 100 mg/dL; glicorraquia < 50% da glicemia concomitante; e/ou identificação de bactéria no exame bacterioscópico ou na cultura de LCR.[2] No recém-nascido pré-termo, a interpretação do exame de LCR é difícil devido à variação no número de células, concentração de proteína e de glicose conforme a idade gestacional.

» O exame quimiocitológico de LCR pode ser normal ou quase normal no início da doença.

» Cultura de LCR: o isolamento da bactéria na cultura de LCR é considerado o método mais preciso para o diagnóstico de meningite bacteriana, embora em mais de 50% dos casos a cultura de LCR seja negativa.[3] Como nenhum valor único no exame do LCR permite excluir confiavelmente a doença em neonatos, é necessário aguardar o resultado da cultura mesmo quando o exame quimiocitológico é normal.

» Reação em cadeia da polimerase (PCR): baseada na sequência ribossomal do RNA 16S dos principais patógenos, é uma ferramenta promissora no diagnóstico de sepse e meningite. Este exame deve ser feito sempre que possível.

» Ultrassonografia de crânio (USG): deve ser realizada em todos os casos, no início da doença e semanalmente até o término do tratamento.

» Dopplerfluxometria: realizar nas primeiras 24 a 48 horas da doença nos casos com complicações para monitorizar o fluxo sanguíneo cerebral e avaliar o grau de hipertensão intracraniana.

» Tomografia de crânio: indicada em neonatos com evolução desfavorável (p. ex., mal convulsivo, febre persistente, coma), na suspeita de complicações e naqueles que mostrarem lesões na USG.

» Ressonância magnética: indicada na suspeita de complicações (p. ex., isquemia, trombose) e definição de medidas terapêuticas.

» EEG: deve ser realizado em todos os casos desde o início da doença para diagnóstico e tratamento das convulsões.

» Potencial evocado auditivo: indicado em todos os casos, nas primeiras 48 horas da doença e durante a sua evolução. A presença de anormalidade no exame nas primeiras 48 horas após o diagnóstico não significa que o neonato apresentará lesão permanente, sendo recomendado repetir o exame durante a evolução da meningite.

As complicações da meningite bacteriana neonatal são frequentes e dependem da rapidez do diagnóstico e início do tratamento. O objetivo principal é a erradicação da bactéria do LCR o mais rapidamente possível. A presença de cultura de LCR positiva está associada à evolução desfavorável da doença. Nas primeiras semanas ocorrem complicações agudas, como edema cerebral, hipertensão intracraniana, convulsões, ventriculite, abscesso cerebral, empiema subdural, secreção inapropriada de hormônio antidiurético, infarto e *diabetes insipidus* central.[1-4]

» Ventriculite: uma das principais complicações da meningite bacteriana neonatal, ocorre em cerca de 11% dos casos.[3] Seu diagnóstico deve ser considerado quando não há melhora clínica nos primeiros dias após o início do tratamento, com aparecimento de convulsões, coma, persistência de febre e exame de LCR sem melhora e/ou com cultura positiva. No USG de crânio observa-se dilatação ventricular, que pode ser assimétrica. O LCR ventricular apresenta mais de 100 células/mm^3, glicose inferior a 50% da glicemia concomitante e proteína superior a 300 mg/dL. A hidrocefalia é uma sequela frequentemente observada nessas crianças.[1-4]

» Abscesso cerebral: relatado em 15% a 20% dos neonatos com meningite por enterobactérias, podendo ocorrer intensa necrose cerebral. O agente etiológico mais frequente é o *Citrobacter* spp., que pode contaminar o recém-nascido durante o parto ou nos primeiros dias de vida.[2-4] Diagnosticado geralmente após a 3ª semana de doença, pode se manifestar muito tardiamente, até 6 semanas de vida.

Tratamento

» **Manutenção da temperatura e da oxigenação adequadas:** conforme norma de sepse. Os recém-nascidos em estado de mal convulsivo com necessidade de infusão contínua de anticonvulsivantes IV devem ser mantidos em ventilação mecânica.

» **Suporte nutricional e manutenção do equilíbrio hidroeletrolítico:** devido ao risco de síndrome de secreção inapropriada de hormônio antidiurético, especialmente no início do tratamento, o volume de infusão hídrica não deverá exceder a necessidade normal de hidratação da criança, devendo ser monitorizados: peso corpóreo, volume urinário e sódio plasmático. O exame de dopplerfluxometria cerebral é importante na avaliação do fluxo sanguíneo cerebral, principalmente no início da doença.

» **Tratamento das convulsões:**
  - Fenobarbital: primeira escolha. Dose de ataque: 20 a 40 mg/kg IV; dose de manutenção: 3 a 5 mg/kg/dia, IV ou VO, 12 horas após o ataque. As crises convulsivas devem ser controladas através de eletroencefalograma realizado desde o primeiro dia de tratamento.
  - Difenil-hidantoína: dose de ataque: 20 mg/kg IV; dose de manutenção: 5 a 7 mg/kg/dia, IV ou VO.
  - Midazolam: na presença de estado de mal convulsivo. Dose de ataque: 0,05 a 0,15 mg/kg IV em 5 minutos. Dose de manutenção: 0,01 a 0,06 mg/kg/h IV contínua.
  - Controle da dose dos medicamentos através do nível sérico; recomenda-se manter o nível sérico de fenobarbital em torno de 20 µg/mL.

» **Antibióticos:** a escolha do antimicrobiano deverá considerar a boa penetração na barreira hematoliquórica e a concentração bactericida no liquor. Na terapêutica empírica inicial, utilizar associação de ampicilina + cefalosporina de terceira geração. Se houver suspeita forte de *Streptococcus* do grupo B, substituir a ampicilina por penicilina cristalina (200 mil a 400 mil U/kg/dia). Após o resultado das culturas, o tratamento deverá ser revisado.

» **Duração do tratamento:** devido à frequência elevada de complicações graves no neonato com meningite bacteriana e risco de recorrência da doença elevado, variando de 7% a 21% dos casos, é importante manter o tratamento com antibióticos pelo tempo mínimo de 21 dias, ou 14 a 21 dias após a negativação das culturas. O exame de LCR deve ser feito antes da suspensão do tratamento em todos os casos. Na presença de complicações, o tratamento deve ser prolongado até a cura.

» **Tratamento da ventriculite:** o tratamento desta complicação é difícil, pois o LCR torna-se um "reservatório bacteriano", inacessível aos antibióticos sistêmicos. Quando não há resposta satisfatória aos antibióticos está indicada a derivação ventricular externa para a drenagem de material purulento e controle da hipertensão intracraniana. Critérios de indicação de derivação ventricular externa: evolução clínica desfavorável (febre persistente, convulsões, persistência de bactéria no LCR), USG de crânio mostrando sinais de ventriculite (p. ex., dilatação ventricular, grumos no interior dos ventrículos, bridas) e exame de LCR ventricular mostrando células > 100 leucócitos/mm³; proteinorraquia > 100 mg/dL; glicorraquia < 50% da glicemia concomitante; identificação de bactéria no exame bacterioscópico ou na cultura. A retirada do sistema deve ser feita após pelo menos duas culturas negativas de LCR ventricular, celularidade < 100 céls/mm³ e normalização da glicorraquia.

» **Controle do tratamento:** após o início do tratamento, deve ser realizado o controle da evolução através de exame do LCR. A punção deve ser repetida 72 horas após o início do tratamento se a cultura de LCR for positiva ou houver piora clínica, persistência de febre, convulsões, coma ou dilatação ventricular no USG. No 21º dia de tratamento, antes de suspender o antibiótico, é indispensável repetir o exame de LCR para verificar celularidade, concentração de glicose, proteinorraquia e negativação da cultura.

A ausência de melhora do exame do LCR nas primeiras 72 horas ou presença de bactéria indica falha terapêutica ou presença de complicações, como ventriculite. Esta pode ocorrer especialmente na infecção por bactérias Gram-negativas e mesmo com LCR estéril. Nestes casos, considerar a modificação do esquema de antibióticos. A suspensão dos antibióticos somente deve ocorrer após resultado normal do exame de LCR no 21º dia. Se este ainda estiver alterado, o tratamento deve ser mantido por mais 7 dias, repetindo-se a punção.

Prognóstico

A gravidade das lesões do sistema nervoso em desenvolvimento no neonato se traduz pela presença de complicações e sequelas, cuja frequência nessa faixa etária é maior do que em qualquer outra idade.

A mortalidade nos diferentes centros de tratamento varia de 17% a 29% e a taxa de sequelas nos sobreviventes varia de 15% a 68%. A mortalidade e o prognóstico dependem principalmente da rapidez do diagnóstico e instituição da terapêutica apropriada. Outros fatores importantes são baixo peso ao nascimento, prematuridade, persistência da bactéria no LCR, presença de convulsões, coma ou complicações.[3,4] Um dos principais fatores agravantes do prognóstico da meningite neonatal é a persistência de bactéria no LCR.[3]

Referências consultadas

1. Volpe JJ. Bacterial and fungal intracranial infections. In: Volpe JJ (ed.). Neurology of the newborn. 6th ed. Philadelphia: Elsevier Saunders; 2017.
2. Krebs VLJ, Diniz EMA, Vaz FAC, Marques-Dias MJ, Takiguti C, Ramos JLA. Meningite bacteriana neonatal: estudo prospectivo da evolução a longo prazo de 55 crianças. Arq Neuropsiquiatr. 1996;54:75-81.
3. Krebs VLJ, Costa GAM. Clinical outcome of neonatal bacterial meningitis according to birthweight. Arq Neuropsiquiatr. 2007;65(4-B):1149-53.
4. Nizet V, Klein JO. Bacterial sepsis and meningitis. In: Wilson CB, Nizet V, Maldonado YA, Remington JS, Klein JO (eds.). Remington and Klein's Infectious Diseases of the Fetus and Newborn Infant. 8th ed. Philadelphia: Elsevier Saunders; 2016. p. 217-71.

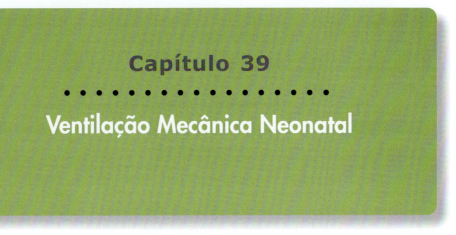

Capítulo 39
Ventilação Mecânica Neonatal

Romy Schmidt Brock Zacharias
Vera Lúcia Jornada Krebs

Introdução

O suporte ventilatório mecânico no período neonatal inclui a aplicação de dispositivos que aumentam o volume pulmonar e/ou ajudam a vencer a resistência de ar das vias aéreas.

O objetivo principal da ventilação mecânica é permitir uma troca gasosa pulmonar adequada, levando a uma oxigenação apropriada do sangue arterial, remoção de CO_2 e diminuição do trabalho respiratório. Esses efeitos devem ser atingidos procurando minimizar as lesões pulmonares causadas pelo oxigênio e pela pressão aplicada às vias aéreas.

Princípios fisiológicos

Para uma assistência ventilatória efetiva e segura, devemos ter conhecimento da doença que está sendo tratada, da fisiologia pulmonar, dos principais modos de ventilação e das possíveis complicações pulmonares e sistêmicas da assistência ventilatória.

Propriedades mecânicas do sistema respiratório
Complacência (C)

É a distensibilidade ou elasticidade dos pulmões, da parede torácica e do sistema respiratório. É definida como a relação entre um dado volume e o gradiente de pressão necessário para produzir esta mudança de volume.[1,2]

$$Complacência = \Delta Volume / \Delta Pressão$$

$\Delta Volume$: Litros
$\Delta Pressão$: cm H_2O

Quanto menor a complacência pulmonar, maior será a pressão necessária para a obtenção de um volume corrente adequado.

Resistência (R)

Capacidade inerente do sistema de condução de ar (vias aéreas e tubo endotraqueal) e tecidos para resistir ao fluxo aéreo, expressa como uma alteração de pressão por unidade de alteração de fluxo.

$$\text{Resistência} = \Delta\text{Pressão}/\Delta\text{Fluxo}$$

ΔPressão: cm H_2O
ΔFluxo: Litros/minuto

A resistência nas vias aéreas é determinada por:
» velocidade do fluxo aéreo;
» comprimento do sistema de condução (vias aéreas ou tubos);
» propriedades físicas (viscosidade e densidade) do gás respirado;
» diâmetro interno das vias aéreas ou tubos.

Em um sistema de um único tubo, o principal determinante da resistência é o seu raio. Sob o fluxo laminar, Resistência = $1/r^4$, onde r: raio.

Em um sistema de múltiplos tubos (pulmão humano), a resistência depende da área total da secção transversal de todos os tubos. Na inspiração, a resistência é maior, e diminui na expiração.

Constante de tempo (CT)

Representa o produto da resistência (R) pela complacência (C):

$$(CT = C \times R)$$

Uma constante de tempo pode ser definida como o tempo necessário para que a pressão alveolar atinja 63% da alteração de pressão nas vias aéreas. Para o equilíbrio completo da pressão são necessárias 3 a 5 CT.

No RN normal, uma constante de tempo (CT) corresponde a 0,15 segundos e 3 CT = 0,45 segundos.

Pressão média de vias aéreas (PMVA)

É uma média ponderal da pressão proximal aplicada as vias aéreas durante o ciclo respiratório:

$$\text{PMVA (cm de água)} = K \times (\text{Pinsp} \times \text{Tinsp} + \text{PEEP} \times \text{Texp})/(\text{Tinsp} + \text{Texp})$$

K: constante que depende da forma da curva de pressão
Pinsp: pressão inspiratória máxima
Tinsp: tempo inspiratório
PEEP: pressão positiva no final da expiração
Texp: tempo expiratório

Principais aparelhos de ventilação mecânica no RN

No período neonatal utilizam-se geralmente ventiladores ciclados a tempo, limitados a pressão e de fluxo contínuo para ventilação mecânica convencional. Estes ventiladores são de fácil manipulação e programados para oferecer um volume de gás até que a pressão determinada seja alcançada, de modo que o volume corrente dado ao paciente a cada respiração pode ser variável.

Modos de ventilação mecânica

Ventilação mandatória contínua com pressão controlada – modo assistido-controlado

No modo assistido-controlado, os ciclos são liberados pelo aparelho em parâmetros preestabelecidos em cada inspiração, seja ela iniciada pelo paciente ou não, podendo fornecer um ciclo ventilatório quando é detectado um esforço inspiratório do paciente ou, se o paciente não apresenta respiração espontânea, o aparelho libera as respirações na frequência estabelecida.

Neste modo ventilatório, fixa-se a frequência respiratória, o tempo inspiratório, a relação inspiração/expiração (relação TI/TE), a pressão inspiratória (Pinsp) e a pressão positiva expiratória final (PEEP). O disparo será pré-determinado de acordo com a frequência respiratória indicada e a ciclagem acontece de acordo com o tempo inspiratório. O volume corrente passa a depender da pressão inspiratória preestabelecida e das condições do sistema respiratório.

Ventilação mandatória intermitente com pressão controlada

O ventilador oferece ciclos mandatórios com pressão, duração e frequência respiratória predeterminadas, porém permite que ciclos espontâneos (ciclos ventilatórios disparados e ciclados pelo paciente) ocorram entre eles. Como os ciclos respiratórios espontâneos podem acontecer em qualquer fase do ciclo mandatório, ocorre uma assincronia do ventilador com a respiração do paciente.

Ventilação mandatória intermitente sincronizada com pressão controlada

Semelhante ao modo anterior, no entanto, o ventilador permite que os disparos dos ciclos mandatórios ocorram em sincronia com a pressão negativa realizada pelo paciente. Este modo é chamado de ventilação mandatória intermitente sincronizada (SIMV, do inglês *Synchronized Intermittent Mandatory Ventilation*), o mais empregado em UTIs neonatais. Quando o paciente deflagra a respiração, é ele que determina o volume corrente, que pode ser inferior ao determinado no aparelho.

Ventilação mandatória intermitente com pressão controlada associada à ventilação com pressão de suporte

Este é um modo de ventilação mecânica intermitente em que as respirações espontânea, disparadas e cicladas pelo paciente, são assistidas pelo ventilador através da manutenção de uma pressão positiva pré-determinada durante a inspiração até que o fluxo inspiratório do paciente seja reduzido a um nível crítico, normalmente 25% do pico de fluxo inspiratório atingido. Isto permite que o paciente controle a frequência respiratória e o tempo inspiratório e, dessa forma, o volume de ar inspirado. Assim, o volume corrente depende do esforço inspiratório, da pressão de suporte pré-estabelecida e da mecânica do sistema respiratório. Como desvantagem, este modo funciona apenas quando o paciente apresenta *drive* respiratório.

Ventilação mandatória intermitente sincronizada com volume controlado

Neste modo, fixa-se a frequência respiratória, o volume corrente e o fluxo inspiratório, além do critério de sensibilidade para a ocorrência do disparo do ventilador pelo paciente.

Esta modalidade ventilatória permite que o ventilador aplique os ciclos mandatórios pré--determinados em sincronia com o esforço inspiratório do paciente, entregando o volume necessário. O volume corrente deve ser estabelecido entre 6 e 8 mL/kg no RNT e 4 a 6 mL/kg no RNPT. PEEP e Tinsp são ajustados e a pressão irá variar a cada respiração, conforme a complacência e a resistência pulmonar, permitindo evitar pressões exageradas à medida que ocorre a recuperação pulmonar do paciente.

Critérios de indicação da ventilação mecânica invasiva convencional[1,2]

» Sinais clínicos de insuficiência respiratória, batimento de asa de nariz, tiragem subcostal e subdiafragmática, gemência, cianose, crises de apneia.
» Descompensação hemodinâmica – hipotensão, taquicardia, palidez e diminuição da perfusão periférica.
» Alterações neuromusculares.
» Parâmetros gasométricos:
  − acidose respiratória PCO_2 > 60 com pH < 7,20;
  − necessidade de FiO_2 > 50% para manter saturação alvo.

Ventilação mecânica não invasiva

A ventilação mecânica não invasiva (VNI) tem sido muito estudada e seu uso recomendado no período neonatal, tanto como forma inicial de ventilação nos RN com SDR (síndrome do desconforto respiratório) quanto como opção de suporte ventilatório em casos de apneias obstrutivas e como estratégia pós-extubação.[3,4] A VNI é um modo menos invasivo, causa menor lesão associada à ventilação mecânica e reduz a necessidade de VM.

Dentre as formas de VNI, podemos citar:

» **CPAP (*Continuous Positive Airway Pressure*):** é a aplicação de pressão positiva nas vias aéreas durante todo o ciclo respiratório. Neste modo de assistência ventilatória há aumento da capacidade residual funcional. Para a utilização do CPAP, o paciente deve apresentar respiração espontânea. O padrão respiratório, a frequência e o volume corrente são determinados exclusivamente pelo paciente. O CPAP pode ser realizado por sistema simples, com a via expiratória mergulhado em uma coluna de água associado a um *blender* (*Bubble CPAP*) ou a aparelhos de ventilação mecânica que permitem a realização de ventilação não invasiva. O CPAP é conectado ao paciente por meio de tubos nasais (prongs), prong nasofaríngeo ou máscaras nasais.

No modo CPAP utiliza-se uma pressão de 5 a 8 cm H_2O e FiO_2, adequada para manter saturação alvo do paciente.

» **NIPPV (*Nasal Intermittent Positive Pressure Ventilation*):** a ventilação intermitente nasal com pressão positiva associa a pressão contínua nas vias aéreas com ciclos de pressão positiva em frequências e pressões de pico pré-determinadas. Seu uso em RNPT mostrou-se vantajoso em relação ao CPAP em casos de episódios de apneia em recém-nascidos prematuros e evitar falha de extubação nas primeiras 72 horas após o procedimento.

» **Cânula nasal de alto fluxo:** consiste em oferecer oxigenoterapia aquecida e umidificada por meio de um misturador que permite programar a quantidade ofertada de oxigênio através de uma cânula nasal com fluxos de 2 a 8 L/minuto no período neonatal. O cateter de alto fluxo apresenta algumas vantagens que auxiliam na fisiologia respiratória do recém-nascido, reduz o espaço morto anatômico, apresenta um efeito PEEP e vem sendo estudada como uma alternativa ao CPAP em casos de desconforto respiratório e suporte pós-extubação.[4]

Ajustes dos parâmetros ventilatórios

Como iniciar

- » **Frequência respiratória:** 30 a 40 ciclos por minuto como parâmetro inicial. Alterações podem ser **necessárias, de acordo com o trabalho respiratório, conforto do paciente e valores de pH e PCO$_2$.**
- » **Pressão inspiratória (Pinsp):** suficiente para provocar expansão da caixa torácica, que deve ser facilmente visível e adequadamente auscultada. Iniciar com 15 cmH$_2$O em RNPT e 20 cmH$_2$O em RNT e observar expansibilidade do pulmão e ausculta pulmonar.
- » **Pressão expiratória final positiva (PEEP):** iniciar com 4 a 6 cmH$_2$O. Valores mais altos podem ser necessários para prevenir colapso alveolar em pulmões de complacência reduzida. O PEEP elevado pode influenciar no retorno venoso e prejudicar o débito cardíaco.
- » **Tempo inspiratório (Tinsp):** inicialmente, 0,3 a 0,4 segundos.
- » **FiO$_2$:** iniciar com FiO$_2$ necessária para atingir saturação alvo, ajustando este parâmetro conforme o resultado da gasometria, procurando manter PaO$_2$ entre 50 e 70 mmHg.

Tabela 39.1. Manuseio ventilatório para otimizar trocas gasosas na ventilação convencional.[1-3]

Parâmetros	Vantagem	Desvantagem
Aumentar FiO$_2$	• Minimiza barotrauma • Facilmente administrado	• Não altera ventilação/perfusão • Toxicidade relacionada a radicais livres
Aumentar Pinsp	• Altera ventilação/perfusão • Pressão crítica de abertura alveolar	• Barotrauma, síndrome de extravasamento de ar/DBP
Aumentar PEEP	• Manter capacidade residual funciona • Evita colapso alveolar	• Pode influenciar no retorno venoso • Aumenta CO$_2$
Aumentar Tinsp	• Aumenta PMVA sem aumentar Pinsp • Tempo de abertura alveolar crítico	• Menores frequências respiratórias
Aumentar fluxo	• Maximiza PMVA	• Barotrauma
Aumentar FR	• Aumenta PMVA sem aumentar pressão	• PEEP inadvertido quando altas frequências

Fonte: Adaptada de Cloherty JP et al., Goldsmith J et al., Garg S et al.

Ventilação de alta frequência (VAF)

Forma de ventilação mecânica que utiliza pequenos volumes correntes (geralmente menores que o espaço morto anatômico) e frequências respiratórias extremamente altas. Apresenta a vantagem de suprir o volume minuto adequado com menores pressões de vias aéreas. Seus principais tipos são:

- » **Fluxo interrompido ou ventilação de alta frequência com pressão positiva (HFPPV):** produzido pelos ventiladores convencionais adaptados para operarem em rápidas frequências (60 a 150 rpm).

» **Ventilação de alta frequência a jato (HFJV):** produzida por ventiladores que liberam um jato de gás em alta velocidade diretamente na via aérea.
» **Ventilação de alta frequência oscilatória (HFOV):** ventiladores com bomba de pistão ou diafragma vibrador que operam com frequências de 400 a 2.400 resp./minuto. A inspiração e a expiração são controladas pelo aparelho. É a mais utilizada nas UTIs neonatais.

As principais indicações da ventilação de alta frequência são:
» Síndrome de extravasamento de ar (pneumotórax, enfisema intersticial, fístulas broncopleurais).
» Falha da ventilação convencional nos casos de:
- síndrome do desconforto respiratório grave;
- hipertensão pulmonar persistente do RN;
- síndrome de aspiração meconial;
- hipoplasia pulmonar;
- pneumonia neonatal;
- hérnia diafragmática;
- malformações císticas pulmonares.

Tabela 39.2. Parâmetros da ventilação de alta frequência.[5]

Frequência	Ventilação com alta frequência (1 Hz = 60 ciclos/minuto)
PMVA	Pressão média de vias aéreas
Amplitude	Delta de variação ao redor da PMVA
Oxigenação	Oxigenação é dependente da PMVA e FiO_2 PMVA promove constante distensão e otimiza volume pulmonar, prevenindo o colapso alveolar na fase expiratória e facilitando a troca gasosa
Ventilação	Na VAF oscilatória, a eliminação de CO_2 é dependente da amplitude e não da frequência respiratória, como na ventilação convencional

Fonte: Adaptada de Klein JM. Iowa Neonatology Handbook.

Tabela 39.3. Parâmetros iniciais na ventilação de alta frequência (VAF).[5]

Estratégia ventilatória	Parâmetros
Estratégia de otimização de volume pulmonar (objetivo de recrutamento alveolar)	• Iniciar com PMVA 2 a 3 cm acima da PMVA utilizada na ventilação convencional • Iniciar com 10 Hz de frequência • Ajustar amplitude que permita vibrações torácicas adequadas
Estratégia de baixo volume pulmonar (objetivo de minimizar trauma pulmonar)	• Iniciar com PMVA igual a utilizada na ventilação convencional • Iniciar com frequência de 10 Hz • Ajustar amplitude que permita vibrações torácicas adequadas

Fonte: Adaptada de Klein JM. Iowa Neonatology Handbook.

» Obter gasometria venosa assim que possível para realizar ajustes adequados no parâmetro da VAF.
» Obter raios X de tórax 4 a 6 horas após início da VAF para avaliar insuflação pulmonar. Quando a insuflação está adequada, observa-se cúpula diafragmática direita entre 8ª e 9ª costela posterior na linha hemiclavicular.

Tabela 39.4. Manuseio ventilatório na ventilação de alta frequência.[1,5]

Baixa oxigenação	Alta oxigenação	Ventilação diminuída ($\uparrow pCO_2$)	Ventilação aumentada ($\downarrow pCO_2$)
Aumentar FiO_2	Diminuir FiO_2	Aumentar amplitude	Diminuir amplitude
Aumentar PMVA (1 a 2 cm H_2O)	Diminuir PMVA (1 a 2 cm H_2O)	Diminuir frequência (1 a 2 Hz) se amplitude no máximo	Aumentar frequência (1 a 2 Hz) se amplitude mínima

Fonte: Adaptada de Cloherty JP et al., Klein JM.

A ventilação de alta frequência pode causar descompensação hemodinâmica por prejuízo no retorno venoso e lavagem de CO_2, por isso recomenda-se controles de PA constantes e coleta de gasometria 1 hora após a instalação da VAF.

Ventilação com óxido nítrico (NO)

O óxido nítrico é um gás altamente difusível, de densidade semelhante à do ar, que produz vasodilatação pulmonar seletiva, melhorando a oxigenação sem afetar a pressão arterial sistêmica. Seu uso é indicado no tratamento da hipertensão pulmonar.

Principais indicações

» hipoxemia grave com IO* > 25 e exclusão de doença cardíaca;
» hérnia diafragmática;
» cardiopatia congênita com hipertensão pulmonar;
» doença da membrana hialina (DMH);
» síndrome de aspiração meconial com hipertensão pulmonar persistente do RN;
» pneumonias e sepse.

Efeitos tóxicos

» NO pode reagir com o O_2 e formar NO_2, radical livre tóxico.
» Ligado à hemoglobina reduzida forma meta-hemoglobina e altera a capacidade de transportar O_2.
» Inibe a agregação plaquetária.
» Formação de nitritos (quando em solução aquosa-plasma): contribui para a toxicidade neural e tem potencial carcinogênico.

Uso e monitoração

Iniciar com 20 ppm. Se houver aumento da PaO_2 após 30 a 60 minutos, consideramos resposta terapêutica adequada; se não houver resposta, aumentar até no máximo 40 ppm.

A monitoração deve ser rigorosa, realizada por controle de parâmetros ventilatórios, gasométricos e hemodinâmicos. A pressão pulmonar deve ser monitorada através do ecocardiograma e o USG de crânio monitoriza possível comprometimento de SNC.

Fórmulas

» Gradiente alvéolo arterial de oxigênio: diferença entre a pressão parcial de oxigênio nos alvéolos e nas artérias
P (A-a) = PAO_2 – PaO_2

$$P (A\text{-}a)O_2 = [FiO_2 \times (Patm - P\,H_2O)] - (paCO_2/0,8)$$
$$Patm = 760 \text{ mmHg}$$

$P\,H_2O = 47$ mmHg

Normal < 15 a 20 mmHg

» Relação PaO_2/FiO_2
  - Resultados:
    - Normal: > 500
    - patologia leve: 300 a 500
    - patologia moderada: 200 a 300
    - patologia grave: < 200

» Índice de oxigenação

$$IO = \dfrac{PMVA \times FiO_2 \times 100}{PaO_2} = PMVA = K \times \dfrac{(Pinsp \times t\,ins + PEEP \times t\,exp)}{t_{total}}$$

$K = 1$ (curva quadrada)

Referências consultadas

1. Cloherty JP, Eichenwald EC, Stark AS. Manual de neonatologia. 7. ed. Guanabara Koogan; 2015.
2. Goldsmith J, Karotkin E, Suresh G, Keszler M. Assisted ventilation of neonate. 6. ed. Elsevier; 2016.
3. Garg S, Sinha S. Non-invasive ventilation in premature infants: based on evidence or habit. J Clin Neonatology. 2013;2(4):155-159.
4. Salvo V, Lista G, Lupo E, Ricotti A. Noninvasive ventilation strategies for early treatment of RDS in preterm infants: na RCT. Pediatrics. 2015;135(3).
5. Klein JM. High Frequency Ventilation (HFV). Iowa Neonatology Handbook.

Capítulo 40

Síndrome do Desconforto Respiratório do Recém-Nascido

Edna Maria de Albuquerque Diniz
Daniela Matos Fiorenzano

Introdução

A síndrome do desconforto respiratório (SDR), anteriormente conhecida como doença das membranas hialinas, está entre as mais prevalentes afecções respiratórias dos recém-nascido. Ocorre mais frequentemente, mas não exclusivamente, em recém-nascidos pré-termo (RNPT) e é secundária à deficiência de surfactante, seja por insuficiência primária, relacionada à prematuridade, ou por inativação do mesmo.

A incidência e a gravidade da SDR são inversamente proporcionais à idade gestacional. Estima-se que 60% dos RNPT < 28 semanas e 30% dos RNPT entre 28 e 34 semanas desenvolvam SDR. Sem tratamento, a mortalidade é alta e pode chegar de 57% a 89% em países em desenvolvimento.

Além da prematuridade, fatores como diabetes materno, gemelaridade, descolamento prematuro da placenta, corioamnionite, asfixia perinatal e hipotermia podem alterar a incidência e a apresentação da doença.

Desenvolvimento pulmonar e metabolismo do surfactante pulmonar

O desenvolvimento pulmonar ocorre em cinco estágios bem definidos: embrionário, pseudoglandular, canalicular, sacular e alveolar. A formação das vias de condução é seguida da diferenciação do epitélio primordial traqueal em células epiteliais tipo II, necessárias para o desenvolvimento alveolar e secreção de surfactante. Na Figura 40.1 estão descritos os estágios do desenvolvimento pulmonar.

Figura 40.1. Estágios do desenvolvimento pulmonar.

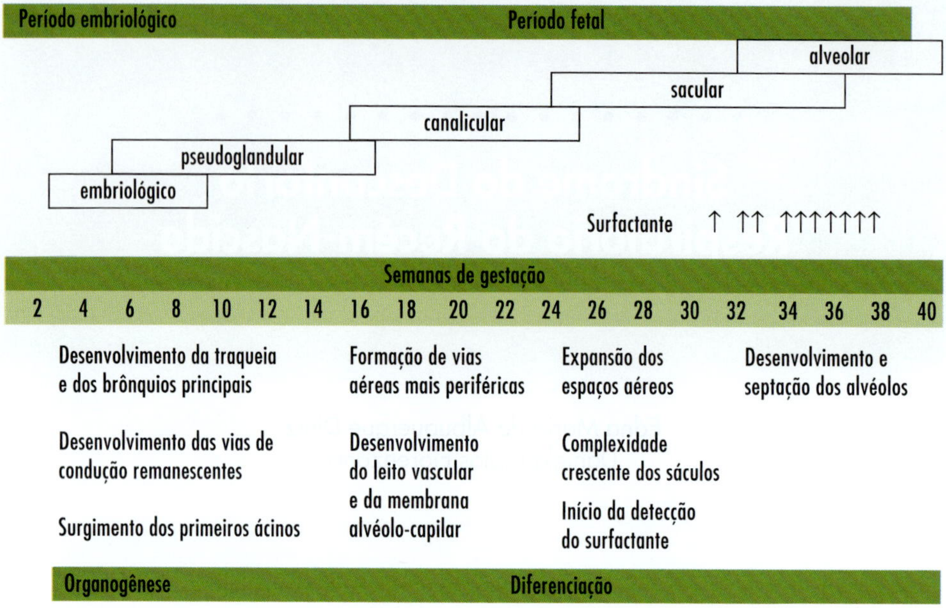

Período embriológico — Período fetal

alveolar

sacular

canalicular

pseudoglandular

embriológico

Surfactante ↑ ↑↑ ↑↑↑↑↑↑↑

Semanas de gestação

2	4	6	8	10	12	14	16	18	20	22	24	26	28	30	32	34	36	38	40

Desenvolvimento da traqueia e dos brônquios principais

Formação de vias aéreas mais periféricas

Expansão dos espaços aéreos

Desenvolvimento e septação dos alvéolos

Desenvolvimento das vias de condução remanescentes

Desenvolvimento do leito vascular e da membrana alvéolo-capilar

Complexidade crescente dos sáculos

Surgimento dos primeiros ácinos

Início da detecção do surfactante

Organogênese — Diferenciação

Fonte: Elaborada a partir de Warren et al. (2009) e Diniz et al. (2020).

A composição do surfactante pulmonar é semelhante nas mais variadas espécies animais. Ela é constituída de lipídios (predominantemente fosfolipídios) e quatro tipos distintos de proteínas restritas ao pulmão, denominadas proteínas A, D (hidrofílicas), B e C (hidrofóbicas).

A síntese de lipídios e proteínas do surfactante ocorre inicialmente no retículo endoplasmático rugoso (proteínas) e no aparelho de Golgi (lipídios) dos pneumócitos do tipo II encontrados no alvéolo. O surfactante recentemente sintetizado é armazenado na forma de corpúsculos lamelares e, após secreção na interface ar/líquido alveolar, compõe uma fina película denominada mielina tubular.

Movimentos de distensão e recolhimento alveolar durante a respiração desorganizam porções da mielina tubular, que se desprendem em vesículas novamente captadas pelo pneumócito tipo II. Às vesículas são reincorporados proteínas e lipídios, num processo de reciclagem de surfactante, o qual ficará mais uma vez pronto para ser secretado.

Os surfactantes exógenos disponíveis para uso podem ser sintéticos ou naturais, sendo os últimos extratos lipídicos derivados de macerados ou lavados de pulmão porcino ou bovino. O surfactante administrado por via intratraqueal distribui-se rapidamente nos espaços aéreos, onde se misturam ao surfactante endógeno, sendo então incorporado aos processos de secreção, reciclagem e catabolismo.

Papel do surfactante pulmonar e fisiopatologia da SDR

A função primária do surfactante é diminuir a tensão superficial na interface ar/líquido alveolar e nos bronquíolos distais, prevenindo o colapso alveolar ao final da expiração. Além dessas propriedades biofísicas, o surfactante também tem um papel importante na defesa pulmonar. O Quadro 40.1 resume suas principais funções.

Quadro 40.1. Funções do surfactante pulmonar.

- Prevenção do colapso alveolar durante a expiração
- Diminuição do trabalho respiratório e, portanto, do consumo de oxigênio
- Otimização da superfície para a troca gasosa combinando ventilação e perfusão
- Aumento da complacência pulmonar
- Proteção do epitélio pulmonar e clareamento de corpos estranhos
- Diminuição do extravasamento de fluido capilar para os alvéolos
- Defesa contra micro-organismos

Fonte: Diniz et al. (2020).

A reserva de surfactante alveolar aumenta com a idade gestacional. Estima-se que um RNT tenha um *pool* de surfactante de 100 mg/kg, contra apenas 4 a 5 mg/kg nos prematuros.

No RNPT, a musculatura respiratória ainda débil, a elevada complacência torácica e a deficiência de surfactante acarretam maior dificuldade na manutenção do volume pulmonar e tendência ao colapso alveolar. A hipoxemia progressiva resultante do *shunt* intrapulmonar provoca lesão do epitélio alveolar, aumentando a permeabilidade dos capilares, com formação de edema intersticial e transudação de plasma e sangue para os espaços alveolares, com formação da clássica membrana hialina referida pelos patologistas em necropsias.

Quadro clínico e critérios diagnósticos

A SDR se apresenta como uma insuficiência respiratória progressiva iniciada nas primeiras horas de vida. Sem intervenção, tende a melhorar dentro de 48 a 72 horas, quando a síntese pós-natal de surfactante pulmonar se torna mais eficiente. Ao exame clínico, são percebidos taquipneia, gemido expiratório, batimentos de asas do nariz, tiragem intercostal e subcostal e diminuição global do murmúrio vesicular, muitas vezes acompanhados de repercussões hemodinâmicas, especialmente nos RNPT mais imaturos.

Radiologicamente, é visto um aspecto reticulogranular de intensidade variável:

- » **Grau I (leve):** broncogramas aéreos visíveis atrás da silhueta cardíaca;
- » **Grau II (moderado):** broncogramas aéreos visíveis além do mediastino;
- » **Grau III (grave):** broncogramas aéreos que se estendem até a periferia do tórax;
- » **Grau IV (opacidade pulmonar total):** perda da diferenciação entre área cardíaca e campos pulmonares.

Os critérios diagnósticos adotados pela Rede Brasileira de Pesquisas Neonatais 2019 incluem raios X sugestivos de SDR associado a cianose em ar ambiente; $PaO_2 < 50$ mmHg em ar ambiente; ou necessidade de O_2 suplementar para manter $PaO_2 \geq 50$ mmHg ou $SatO_2 > 85\%$.

No entanto, a recomendação atual de introdução precoce do CPAP no manejo do recém-nascido prematuro somada à administração de surfactante exógeno baseada no padrão respiratório e na necessidade de O_2 modifica sobremaneira a evolução da SDR. Assim, a apresentação clássica e a utilização de critérios gasométricos tem sido cada vez menos frequente.

Tratamento
Recomendações gerais

- » Manter o RN normotérmico (36,5 a 37,5 ºC), para reduzir o consumo de oxigênio e a produção de CO_2. Para tanto, o recém-nascido deve ser envolvido em saco plástico logo após o nascimento e ter a região cefálica protegida com touca dupla. Na UTI neonatal, as incubadoras atualmente utilizadas possuem ajuste de temperatura e umidificação para manter a temperatura ideal do RN.

» **Oferta hidroeletrolítica:** iniciar infusão de volume de 80 mL/kg/dia no 1º dia de vida nos maiores de 1.000 g e 90 mL/kg/dia nos ≤ 1.000 g. A velocidade de infusão de glicose (VIG) inicial é de 4 a 5 mg/kg/minuto. Preferencialmente, a primeira prescrição já deve conter solução de aminoácidos. A solução será substituída por nutrição parenteral assim que possível. Os eletrólitos (sódio, potássio e magnésio) serão adicionados com 48 horas de vida após dosagem do nível sérico.

» Reconhecer e tratar a hipotensão (pressão arterial média < idade gestacional, em semanas) associada à alteração de perfusão tecidual, que será avaliada por meio do exame clínico e da gasometria com dosagem de lactato. A abordagem mais utilizada atualmente é a expansão volêmica com soro fisiológico 10 mL/kg para otimização da pré-carga, seguida da administração de dobutamina ou dopamina.

» Administrar cafeína no caso de apneia e antes da extubação.

Suporte respiratório

A hipoxemia da SDR resulta do colapso alveolar progressivo facilitado pela deficiência de surfactante e perpetuado pela inativação do mesmo em decorrência do extravasamento de líquido e de material proteico para o interior do alvéolo. O recrutamento alveolar estabiliza o volume pulmonar e previne a progressão da insuficiência respiratória em muitos RNPT com respiração espontânea, especialmente naqueles cujas mães receberam corticoide no pré-natal.

Recomenda-se o início do CPAP precocemente no atendimento do RNPT após a estabilização na sala de parto. Inicia-se o CPAP com uma pressão de 5 a 6 cmH2O, FiO$_2$ 21% a 30%, com o objetivo de manter a SatO$_2$ 90% a 95% a partir do 10º minuto de vida. Não há diferença na evolução do recém-nascido quando o CPAP é derivado de dispositivo com fluxo de ar acoplado ao um nível líquido (Bubble CPAP ou CPAP de bolhas) ou gerado por aparelho de ventilação mecânica.

A NIPPV (*Nasal Inspiratory Positive Pressure Ventilation*) é frequentemente utilizada como estratégia inicial nos RN mais imaturos. Sua superioridade em relação ao CPAP simples é extrapolada de estudos que demonstraram proteção contra falha da extubação e redução de apneias. Os parâmetros iniciais utilizados são: PI 15 a 16 mmHg; FR 20 ipm; FiO$_2$ 21% a 30%; PEEP 5 a 6 cmH$_2$O.

Estima-se que aproximadamente 50% dos RNPT tratados inicialmente com suporte não invasivo, seja ele CPAP ou NIPPV, não irão necessitar de reposição de surfactante exógeno e intubação. Estudos recentes sugerem que a falha da ventilação não invasiva é mais comum quando a necessidade de O$_2$ atinge 30%.

O objetivo da ventilação mecânica é recuperar as áreas atelectasiadas do pulmão, recuperando seu volume. A modalidade mais praticada é a ventilação com controle de pressão e ciclada a tempo. Os aparelhos funcionam com fluxo contínuo de gases e possuem válvulas inspiratória e expiratória que limitam a pressão no circuito no ciclo respiratório. Num mesmo nível de pressão, o volume corrente irá variar de acordo com a complacência pulmonar, tornando o paciente sujeito ao volutrauma se os parâmetros não forem ajustados à medida que há melhora da complacência.

Cada vez mais estudos ressaltam vantagens da ventilação com volume-alvo com relação à redução de displasia broncopulmonar (DBP) e o desfecho combinado óbito ou DBP. Objetiva-se, com essa modalidade, atingir um volume corrente estável, evitando a sobredistensão alveolar. O volume corrente é estabelecido pelo operador e o aparelho utilizará a menor pressão necessária para atingir o volume-alvo. Para aumentar a segurança da ventilação, é determinada uma pressão inspiratória máxima, geralmente nos alarmes do aparelho. A ciclagem ocorre por tempo. Nessa modalidade, o desmame ocorre espontaneamente, pois à medida que melhora a complacência pulmonar, o aparelho necessitará de menos pressão para gerar um mesmo volume corrente. Deve-se ressaltar, no entanto, que recém-nascidos muito prematuros e pré-termos extremos utilizam volumes correntes muito baixos e frequentemente há escape ao redor da cânula endotraqueal. Os aparelhos devem ter sensores de fluxo suficientemente sensíveis e ajustes finos para permitirem a ventilação com volume-alvo nessa população.

A ventilação de alta frequência (VAF) é utilizada na falha da ventilação convencional no RN com SDR. É um modo ventilatório particular que oferece uma frequência respiratória suprafisiológica. Durante a ventilação de alta frequência, o volume corrente se aproxima do volume morto anatômico. Os alvéolos permanecem abertos, mantendo apenas pequenas oscilações de volume, o que confere proteção contra danos advindos da ventilação.

Qualquer que seja o tipo de suporte invasivo, deve-se buscar a extubação o quanto antes. Após extubação, o uso de CPAP ou NIPPV associado à administração de cafeína, aumenta a chance de sucesso.

Surfactante exógeno

O papel do surfactante exógeno na redução da mortalidade de RNPT é inquestionável. O seu uso também tem efeito protetor na incidência de pneumotórax e de enfisema intersticial, sendo que os resultados são mais evidentes em RNPT < 30 semanas e < 1.250 g.

Estudos posteriores demonstraram ainda que os benefícios da administração de surfactante exógeno são maiores quando realizada no início do curso da SDR, ou até mesmo de forma profilática em recém-nascidos de risco.

No entanto, o CPAP iniciado precocemente é capaz de estabilizar o volume pulmonar nos RNPT com SDR leve/moderada e muitos não necessitam de surfactante exógeno e ventilação invasiva. Sendo assim, atualmente indica-se a reposição do surfactante exógeno nas primeiras 2 horas de vida apenas nos recém-nascidos com SDR estabelecida, a chamada terapia de resgate precoce.

Critérios de indicação

» RN com IG < 30 semanas com necessidade de intubação para estabilização na sala de parto;
» RN com necessidade de suporte ventilatório invasivo ou não invasivo com achados radiológicos compatíveis com SDR e:
- Se IG < 30 semanas: necessidade de fração inspirada de oxigênio (FiO2) ≥ 0,30 com pressão expiratória final > 6 cmH$_2$O para SatO$_2$ 90% 95%;
- Se IG ≥ 30 semanas: necessidade de FiO$_2$ ≥ 0,35 com pressão expiratória final > 7 cmH$_2$O para SatO$_2$ 90% a 95%

Dose de tratamento

A dose inicial recomendada é de 200 mg/kg de poractante (Curosurf®) ou 100 mg/kg de beractante (Survanta®).

Podem ser necessárias novas doses de surfactante exógeno em pacientes com necessidade FiO$_2$ ≥ 40% e diagnóstico clínico e radiológico de SDR após exclusão de outras causas de desconforto respiratório, respeitando um intervalo mínimo de 6 horas da dose anterior. O retratamento deve ser sempre realizado com o paciente intubado, na dose 100 mg/kg.

Forma de administração

Administrar o surfactante por via endotraqueal ou por técnica minimamente invasiva com o RN em decúbito dorsal, mantendo a cabeça em posição neutra. Utilizar cânula traqueal com injetor lateral ou transfixar a cânula endotraqueal com uma agulha grossa e, após a instilação da droga, cortar o segmento do pertuito. A administração deve ser feita de maneira contínua, em 30 a 60 segundos, evitando a ocorrência de refluxo pela cânula ou boca.

» **Técnica INSURE:** consiste na intubação para administração de surfactante seguida de extubação ou de um curto período de ventilação (não ultrapassar 2 horas). Realiza-se a ventilação com tubo T durante a instilação para manter a PEEP durante a administração.

» **Técnica MIST (*Minimally Invasive Surfactant Therapy*)/técnica LISA (*Less Invasive Surfactant Administration*):** propõem a administração de surfactante exógeno através de uma sonda nasogástrica fina (LISA) ou de um cateter fino (MIST) que são introduzidos com laringoscopia até 1 a 2 cm abaixo das cordas vocais, seguida da remoção do laringoscópio. O surfactante exógeno é administrado em bólus, em 30 a 60 segundos, seguido da instilação de 1 a 2 mL de ar, e o cateter é retirado imediatamente depois. Durante todo o procedimento o RN é mantido no CPAP nasal. Nesta técnica, é comum o refluxo de surfactante exógeno durante a instilação.

Complicações do uso do surfactante exógeno

» bradicardia e dessaturação durante a administração;
» administração seletiva;
» pneumotórax;
» hemorragia pulmonar.

Referências consultadas

1. Bancalari E, Claure N. Advances in respiratory support for high risk newborn infants. Matern Health Neonatol Perinatol. 2015;1:13.
2. Diniz EMDA, Vaz FAC. Síndrome de desconforto respiratório. In: Schvartsman BGS, Maluf Jr. PT (eds.). Neonatologia. 2. ed. Barueri, SP: Manole; 2020. p. 152-172. (Coleção Pediatria. Instituto da Criança Hospital das Clínicas, n. 16).
3. Giesinger RE, McNamara PJ. Hemodynamic instability in the critically ill neonate: An approach to cardiovascular support based on disease pathophysiology. Semin Perinatol. 2016;40(3):174-88.
4. http://www.redeneonatal.fiocruz.br.
5. Niemarkt HJ, Hutten MC, Kramer BW. Surfactant for respiratory distress syndrome: new ideas on a familiar drug with innovative applications. Neonatology. 2017;111(4):408-14.
6. Polin RA, Carlo WA. Surfactant replacement therapy for preterm and term neonates with respiratory distress. Pediatrics. 2014;133(1):156-63.
7. Rebello CM, Proenca RS, Troster EJ, Jobe AH. Exogenous surfactant therapy what is established and what still needs to be determined. J Pediatr (Rio J). 2002;78 (Suppl 2):S215-26.
8. Sankar MJ, Gupta N, Jain K, Agarwal R, Paul VK. Efficacy and safety of surfactant replacement therapy for preterm neonates with respiratory distress syndrome in low- and middle-income countries: a systematic review. J Perinatol. 2016;36 (Suppl 1): S36-48.
9. Sweet DG, Carnielli V, Greisen G, Hallman M, Ozek E, Te Pas A et al. European Consensus Guidelines on the Management of Respiratory Distress Syndrome – 2019 Update. Neonatology. 2019;115(4):432-50.
10. Warren JB, Anderson JM. Core concepts: respiratory distress syndrome neoreviews. 2009; 10(7):e351-61.
11. Wirbelauer J, Speer CP. The role of surfactant treatment in preterm infants and term newborns with acute respiratory distress syndrome. J Perinatol. 2009;29(Suppl 2):S18-22.

Capítulo 41

Hipertensão Pulmonar Persistente Neonatal

Maria Esther Jurfest Rivero Ceccon
Edna Maria de Albuquerque Diniz

Definição

A hipertensão pulmonar persistente neonatal (HPPN) é uma síndrome clínica caracterizada por hipoxemia sistêmica grave secundária à resistência vascular pulmonar elevada e *shunt* do fluxo sanguíneo pulmonar para a circulação sistêmica através do canal arterial (CA) ou do forame oval (FO). Ocorre mais frequentemente em recém-nascidos (RN) a termo e pós--termo, sendo na maioria das vezes associada a patologias neonatais de base como: síndrome de aspiração meconial (SAM), síndrome do desconforto respiratório (SDR) e asfixia perinatal. Porém pode ser de origem idiopática, sem nenhuma causa aparente, denominando-se persistência da circulação fetal (PCF), em vista da presença dos *shunts* através do CA e FO.

Sua incidência é de dois casos para mil nascidos vivos e representa cerca de 1% a 2% das admissões de RN em UTI neonatal.

Etiopatogenia

A HPPN pode ser causada por vários fatores. Doenças pulmonares e/ou cardíacas, além de drogas, podem causar hipertensão e aumento da resistência vascular pulmonar na vida intrauterina, no período perinatal ou pós-natal.

Fisiopatologia

Resistência vascular pulmonar e pressão arterial pulmonar elevadas acompanhadas por patência do FO e CA caracterizam a circulação fetal. Os pulmões do feto recebem cerca de 13% do volume sistólico do ventrículo direito; o restante passa pelo CA, seguindo para a aorta descendente e daí se une ao sangue proveniente do ventrículo esquerdo (VE), suprindo, em parte, o corpo fetal. O restante segue para a placenta para ser oxigenado e depurado.

Ao nascimento, deve haver reversão fisiológica desta circulação. Com o clampeamento do cordão umbilical, o fluxo placentário cessa e a resistência sistêmica aumenta. Ao mesmo tempo, com a primeira respiração os alvéolos, que eram cheios de fluidos, tornam-se distendidos com gases, diminuindo a tensão superficial e levando à queda da resistência vascular pulmonar (RVP). Neste momento, as trocas gasosas são transferidas da placenta para o pulmão.

Com o aumento da resistência periférica e diminuição da RVP, o fluxo sanguíneo através do CA torna-se esquerdo – direito (E – D), resultando em hipoxemia e fechamento do CA, que pode se completar nas primeiras 24 horas de vida. O aumento do retorno sanguíneo dos pulmões para a aurícula esquerda (AE) leva ao aumento de sua pressão em relação ao átrio direito (AD) e, consequentemente, ocorre o fechamento funcional do FO. Vários mecanismos podem levar à HPPN: interrupção da queda normal da RVP por imaturidade ou por lesão aguda, podendo estar associada à asfixia perinatal, sepse, síndrome de aspiração meconial ou acidose; excessiva muscularização das artérias intra-acinares, hipóxia crônica intraútero com remodelamento e hipertrofia da camada média muscular; e exposição intraútero a salicilatos.

Diagnóstico

Quadro clínico

Em geral, o RN é a termo ou pós-termo com antecedente de aspiração meconial ou asfixia perinatal. Apresenta cianose acentuada e insuficiência respiratória progressiva com piora ao choro ou manipulação e o grau da hipoxemia é desproporcional ao do desconforto respiratório. Sinais cardíacos: ictus visível, segunda bulha isolada, hiperfonética e sopro sistólico característico de insuficiência tricúspide. Nos casos graves, o RN pode evoluir com insuficiência cardíaca e choque.

Exames auxiliares

» **PaO$_2$ pré e pós-ductal:** verifica a presença de *shunt* através do CA.
» **Ecocardiograma bidimensional com Doppler:** avalia grau de hipertensão pulmonar e direção do *shunt*, assim como função ventricular e presença de anomalias cardíacas anatômicas.

Tratamento

Medidas gerais

» Neutralidade térmica e minimizar a estimulação ambiental, considerando a labilidade destes RN.
» Tratar os distúrbios metabólicos: hipoglicemia, hipocalcemia, hipomagnesemia etc.
» Manutenção da volemia e utilização de drogas vasoativas.
» Reduzir o hematócrito nos casos de policitemia.
» Antibióticos na suspeita de quadro infeccioso associado.

Assistência ventilatória

Na HPPN o objetivo da ventilação mecânica é reduzir a hipoxemia e a hipercapnia, diminuindo a RVP e aumentando o fluxo sanguíneo pulmonar. Com base nestes dados, a hiperventilação tem sido amplamente empregada no tratamento da HPPN. Vide Capítulo 39 *Ventilação Mecânica Neonatal*.

Drogas vasodilatadoras

Tolazolina, prostaciclina, nitroprussiato, fentanil etc. Nenhum destes agentes é vasodilatador pulmonar seletivo. Atualmente utiliza-se a ventilação com óxido nítrico.

Ventilação com óxido nítrico (NO)

O NO é um vasodilatador seletivo da circulação pulmonar sem efeito sobre a circulação sistêmica devido a sua rápida ligação à hemoglobina reduzida e consequente desativação.

Parâmetros de indicação

» RN ≥ 34 semanas de gestação; peso ≥ 1.500 g;
» PO_2 pós-ductal ≤ 55 mmHg em duas medidas consecutivas em ventilação mecânica com $FiO_2 = 100\%$;
» índice de oxigenação (IO) ≥ 25 e/ou de acordo com o grau de hipertensão pulmonar (> 30 mmHg), avaliando caso a caso.

Monitorização

» Dosagem da meta-hemoglobina a cada 24 horas e até 24 horas após suspensão do NO. Se os níveis subirem 5% a 7%, reduzir a concentração de NO à metade até que caia abaixo de 5%. Suspender o NO caso suba acima de 7%. Valor normal = 1% a 2%.

Prognóstico

» O prognóstico depende da doença de base que levou à HPPN, sendo importante realizar ecocardiograma com Doppler para um diagnóstico mais eficiente. A presença de hipoplasia pulmonar grave tem prognóstico ruim e mortalidade elevada.

Referências consultadas

1. Aschner JL, Fike CD. New developments in the pathogenesis and management of neonatal pulmonary hypertension. In: Bancalari E, Polin RA (eds.). The newborn lung: neonatology questions and controversies. Philadelphia: Saunders; 2008, p. 241-299.
2. Brock RS, Diniz EMA. Hipertensão pulmonar persistente neonatal. In: Diniz EMA, Okay Y, Tobaldini R, Vaz FAC. Manual do médico residente. 2. ed. Rio de Janeiro: Atheneu; 2004.
3. Ceccon MEJR, Diniz EMA. Hipertensão pulmonar persistente neonatal. In: Carvalho WB, Diniz EMA, Ceccon MEJR, Krebs VLJ, Vaz FAC. Neonatologia. 2. ed. Barueri, Brasil: Manole; 2020. p. 193-204. (Coleção Pediatria. Instituto da Criança HCFMUSP, Schvartsman BGS, Maluf Jr PT, Carneiro-Sampaio M (eds.), n. 16).
4. Ceccon MEJR, Diniz EMA. Hipertensão pulmonar persistente neonatal. In: Vaz FAC, Diniz EMA, Ceccon MEJR, Krebs VLJ (eds.). Neonatologia. Barueri: Manole; 2011. p. 147-165. (Coleção Pediatria. Instituto da Criança HC-FMUSP, Schvartsman BGS, Maluf Jr PT).
5. Diniz EMA. Hipertensão pulmonar persistente neonatal. In: Gilio AE, Escobar AMU, Grisi S. Pediatria geral: neonatologia, pediatria clínica, terapia intensiva. Hospital Universitário da Universidade de São Paulo. São Paulo: Atheneu; 2011. p. 624-627.
6. Diniz EMA, Ceccon MEJR. Síndrome de aspiração neconial. In: Vaz, FAC, Diniz EMA, Ceccon MEJR, Krebs VLJ (eds.). Neonatologia. Barueri: Manole; 2011. p. 147-165. (Coleção Pediatria. Instituto da Criança HC-FMUSP, Schvartsman BGS, Maluf Jr PT).
7. Jobe AH. Surfactant: the basis for clinical treatment strategies. In: Bancalari E, Polin RA (eds.). The newborn lung: neonatology questions and controversies. Philadelphia: Saunders; 2008, p. 73-98.
8. Miller TL, Shaffer TH, Greenspan JS. Neonatal pulmonary disorders. In: Walsh BK, Czervinske MP, DiBlasi RM (eds.). Perinatal and pediatric respiratory care. 3rd ed. St.Louis, Missouri; 2010. p. 461-481.

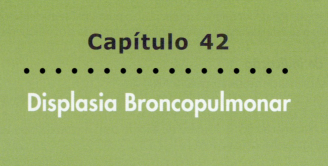

Capítulo 42
Displasia Broncopulmonar

Marco Antonio Cianciarullo
Edna Maria de Albuquerque Diniz

Introdução

A displasia broncopulmonar (DBP) no recém-nascido (RN) pré-termo extremo é a complicação mais frequente, sendo uma das sequelas mais prevalentes e importantes da prematuridade. É a principal causa de doença pulmonar crônica em lactentes, sendo responsável pelo aumento do tempo de internação hospitalar, com elevada morbidade e mortalidade.

Os lactentes sobreviventes com DBP estão associados a hospitalizações frequentes e prolongadas, especialmente por doenças pulmonares. Apresentam também alterações no desenvolvimento psicomotor (DNPM), no crescimento pôndero-estatural e comprometimento na função pulmonar ao longo da vida.

Socialmente, traz ônus na estrutura familiar e impacto negativo na saúde pública.

Avanços na neonatologia

Em 1990, a melhoria na assistência neonatal promoveu aumento da sobrevida de RN com idade gestacional cada vez menor. Houve avanços no tratamento da síndrome do desconforto respiratório (SDR) com a descoberta do surfactante e o uso de corticoides antenatais associado a abordagem mais conservadora na assistência respiratória fez com que RN entre 23 e 26 semanas de idade gestacional – ou seja, 8 a 10 semanas mais jovens que os com DBP clássica descritas na época – sobrevivessem. Porém surgiu um novo tipo de padrão de lesão pulmonar e que trouxe implicações clínicas, patológicas e de definições que se tornaram imprecisas e obsoletas.

Evolução das definições clínicas de displasia broncopulmonar

A DBP foi descrita inicialmente por Northway et al. em 1967. Esses autores descreveram uma doença pulmonar crônica em 32 RN pré-termo com idade gestacional de 32 semanas (o que, embriologicamente, corresponde ao período de alveolarização pulmonar) que desenvolveram SDR grave. Estes pacientes foram submetidos à ventilação mecânica prolongada e agressiva, com pressão inspiratória elevada e altas concentrações de oxigênio, acima de 80%.

Em 1979, Bancalari et al. definiram a DBP em RN submetidos à ventilação mecânica por 3 dias na primeira semana de vida, nos quais persistiam os sintomas respiratórios com necessidade de oxigênio complementar para manter $PaO_2 > 50$ mmHg por pelo menos 28 dias de vida ou alterações clínicas e radiológicas características de RN pré-termo ventilados nas duas primeiras semanas. Nesta definição, não se considerava a idade gestacional.

Em 1988, Shennan et al. redefiniram a DBP e incluíram a idade gestacional à definição de Bancalari, determinando DBP nos RN com dependência de oxigênio com idade gestacional pós-concepção (IGPc) de 36 semanas e alterações clínicas e radiológicas em RN que necessitaram de ventilação mecânica nos primeiros dias de vida, independentemente do número de dias em ventilação mecânica.

Em 2001, Jobe AH e Bancalari E publicaram o consenso sobre DBP (Reunião do Consenso do United States National Institute of Child Health and Human Development – NICHD). Neste, modificaram as definições pré-existentes de requerimento de oxigênio e propuseram um novo critério para diagnóstico e gravidade da DBP que incluía idade gestacional e gravidade da doença. É a definição atual (Tabela 42.1). Deste consenso saiu a estratificação quanto à idade gestacional (IG < 32 semanas ou IG ≥ 32 semanas) e a classificação de gravidade da DBP (leve, moderada ou grave). Recomendou-se também a substituição do termo *doença pulmonar crônica da infância* por *displasia broncopulmonar*, pelo caráter distinto a outras pneumopatias crônicas da infância.

A DBP atualmente é definida como a dependência de oxigênio aos 28 dias de vida, ou seja, necessidade de tratamento com FiO_2 superior a 21%. Estes RN são estratificados em dois grupos, com idade gestacional inferior a 32 semanas ou igual ou superior a 32 semanas e são avaliados:

» No primeiro grupo (IG < 32 semanas), quando atingirem a idade gestacional corrigida de 36 semanas ou à alta hospitalar (o que vier primeiro).
» No segundo grupo (IG ≥ 32 semanas) no 28º ao 56º dias de vida pós-natal ou à alta hospitalar (o que vier primeiro) (Tabela 42.1).

Tabela 42.1. Diagnóstico, estratificação quanto à idade gestacional e classificação de displasia broncopulmonar.

Diagnóstico	Tratamento com $O_2 > 21\%$ por pelo menos 28 dias	
Estratificação	**Idade gestacional (nascimento)**	
	< 32 semanas	≥ 32 semanas
Quando avaliar?	36 semanas de IGc ou alta hospitalar (o que vier primeiro)	28 a 55 dias de vida ou alta hospitalar (o que vier primeiro)
DBP leve	Respiração em ar ambiente	
DBP moderada	Necessidade de $FiO_2 < 30\%$	
DBP grave	Necessidade de $FiO_2 ≥ 30\%$ e/ou VNI/VM	

FiO_2: fração inspirada de oxigênio; IG: idade gestacional: VNI: ventilação não invasiva; VM: ventilação mecânica.

Fonte: Jobe AH, Bancalari E, 2001.

Em 1999, Charafeddine et al. descrevem uma DBP atípica, caracterizada por um DBP de desenvolvimento. São RN pré-termo que apresentam desconforto respiratório agudo, mas que passam por período assintomático, porém, até no mínimo 28 dias de vida, necessitam de oxigênio suplementar. São RN que não desenvolvem SDR, mas desenvolvem DBP por indução de infecção neonatal.

Em estudo envolvendo 232 RN com peso de nascimento inferior a 1.251 g, Charafeddine et al. mostram que 177 sobreviveram aos 28 dias de vida. Destes, 27 (15%) apresentaram DBP atípica, sendo que 4% não apresentaram SDR e 11% se recuperaram da SDR. Estes últimos permaneceram 72 horas em ar ambiente e posteriormente requereram oxigênio até os 28 dias de vida e apresentaram alterações radiológicas.

Em 2002, Makhoul propõe o termo *pneumopatia crônica da prematuridade*, ou *doença pulmonar crônica da prematuridade*. A proposta deste autor é a omissão do termo "bronco", enfatizando a cronicidade e a prematuridade. A explicação seria que, enquanto na velha DBP (clássica) a principal lesão pulmonar era a metaplasia escamosa das vias aéreas, com fibrose peribrônquica e septal alveolares e mudanças vasculares hipertensivas, na nova DBP o que se observa é uma hipoplasia alveolar, fibrose sacular e mínima lesão da via aérea. Portanto a lesão pulmonar é distal e a lesão brônquica, mínima.

Em 2018, Higgins et al. publicaram uma revisão da definição da DBP no Workshop da NICHD. Removeram o requisito de 28 dias de oxigenoterapia antes de 36 semanas de idade gestacional corrigida, adicionaram um quesito de confirmação radiológica da doença pulmonar parenquimatosa e usaram uma classificação de gravidade de I a III que incorporou novos modos de ventilação não invasiva (Tabela 42.2).

Tabela 42.2. Classificação de gravidade da displasia broncopulmonar de I a III que incorporou novos modos de ventilação não invasiva.

Graus	IPPV invasivo	CPAP, NIPPV ou cânula ≥ 3 L/minuto	Fluxo de cânula nasal de 1 a < 3 L/minuto	Hood O_2	Fluxo de cânula nasal de < 1 L/minuto
I	–	21%	22% a 29%	22% a 29%	22% a 70%
II	21%	22% a 29%	≥ 30%	≥ 30%	> 70%
III	> 21%	≥ 30%			
III A	Morte precoce (entre 14 dias pós-natal e 36 semanas) devido a doença pulmonar parenquimatosa persistente e insuficiência respiratória que não podem ser atribuídas a outras morbidades (ECN, HIV, sepse etc.)				

CPAP: pressão positiva contínua nas vias aéreas; IPPV: ventilação com pressão positiva intermitente; NIPPV: ventilação não invasiva por pressão positiva.
Fonte: Higgins RD et al., 2018.

E em 2019, Jensen et al. propõem a modificação da definição do workshop NICHD, substituindo o oxigênio suplementar pela pressão positiva para classificar a gravidade da DBP em idade gestacional corrigida de 36 semanas (Tabela 42.3).

Tabela 42.3. Classificação da displasia broncopulmonar de acordo com a utilização de suporte ventilatório com pressão positiva.

Graus	Suplemento de O_2 ou O_2 e suporte respiratório às 36 semanas de IGPc
Sem DBP	Sem suporte ventilatório
I	Cânula nasal ≤ 2 L/minuto

(Continua)

Tabela 42.3. Classificação da displasia broncopulmonar de acordo com a utilização de suporte ventilatório com pressão positiva (continuação).

Graus	Suplemento de O_2 ou O_2 e suporte respiratório às 36 semanas de IGPc
II	Cânula nasal > 2 L/minuto ou pressão positiva não invasiva das vias aéreas
III	Ventilação mecânica invasiva

Fonte: Jensen EA et al., 2019.

Epidemiologia

A incidência da DBP varia muito entre as diversas instituições, a qual pode refletir fatores de risco neonatal, práticas rotineiras nos berçários e diferenças nas definições clínicas de DBP. Segundo Walsh et al. em 2006, ela varia de acordo com o peso de nascimento – recém-nascidos com peso inferior a 1.250 gramas representam 97% dos casos de DBP.

Stoll BJ et. al em 2010 em estudo envolvendo 9.575 RN com idade gestacional variando de 22 a 28 semanas e peso de nascimento de 401 a 1.500 gramas, no período de estudo de 1/1/2003 a 31/12/2007, observaram que quanto menor a idade gestacional, maior a incidência de DBP, como mostra a Figura 42.1.

Figura 42.1. Incidência de DBP de acordo com a idade gestacional.

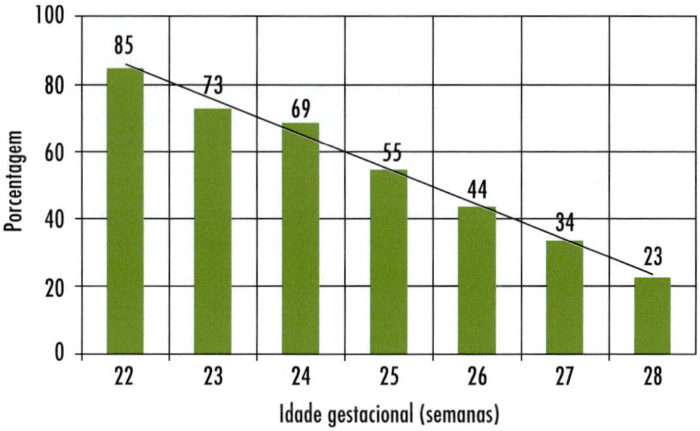

Fonte: Stoll BJ et al., 2010.

Stoll BJ et al., em 2015, analisando o período de 1993 a 2012, relataram que aproximadamente 40% dos RN de extremo baixo peso (peso de nascimento < 1.000 g) desenvolveram DBP.

Diferentemente de outras morbidades que complicam a prematuridade grave, a incidência de DBP não diminuiu, de acordo com os dados da NICHD, no período de 20 anos.

Ela continua sendo um problema persistente, em parte porque os avanços na assistência neonatal melhoram os resultados e a sobrevivência de RN cada vez menores, os quais desenvolvem mais frequentemente esta doença. E à medida que a sobrevida aumenta, pode-se prever que a DBP também aumentará.

Velha e nova broncodisplasia pulmonar

Os termos *velha* (ou *clássica*) e *nova broncodisplasia pulmonar* basicamente se submetem a uma relação temporal aos danos nas vias aéreas e parenquimatosas (Figura 42.2). São dois danos morfológicos diferentes decorrentes das combinações variáveis de fatores capazes de lesar pulmões com maturidades diferentes.

Figura 42.2. Relação temporal – DBP clássica *versus* Nova DBP.

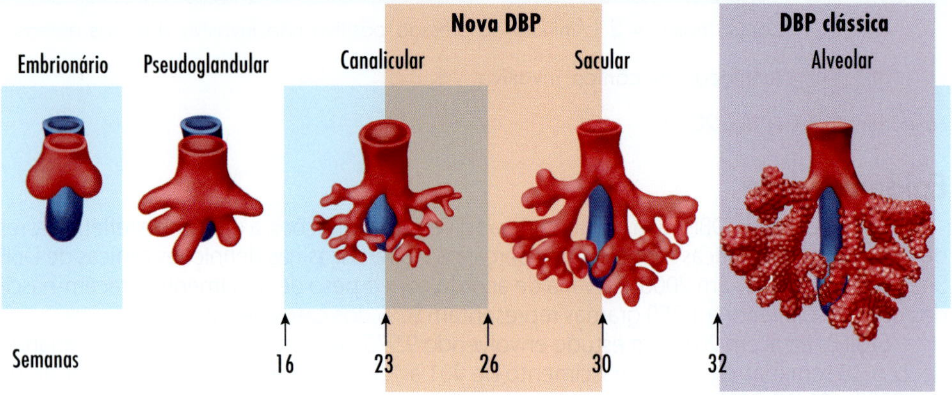

Fonte: Beauchemin KL, Wells JM, Kho AT et al., 2016.

A velha, ou clássica, DBP foi descrita por Northway em 1967. Ele observou RN com idade gestacional superior a 32 semanas (fase de alveolarização no desenvolvimento pulmonar), numa época pré-surfactante (que só inicia-se em 1980), com SDR grave submetidos à ventilação mecânica agressiva com alta concentração de oxigênio e pressões inspiratórias elevadas e tempo prolongado por insuficiência respiratória grave. As lesões encontradas na BDP clássica foram de alterações na arquitetura pulmonar secundária à ventilação mecânica pulmonar e altas concentrações de oxigênio.

A nova DBP foi descrita por Jobe, em 1999. Recém-nascidos com idade gestacional entre 23 e 30 semanas (na fase canalicular e sacular do desenvolvimento pulmonar), numa época pós-surfactante e com uso de corticoide antenatal, apresentaram SDR leve a moderado e foram submetidos a suporte ventilatório não invasivo, porém, quando invasivo, utilizavam-se de uma ventilação mecânica pulmonar mais gentil, com baixa concentração de oxigênio, pressões inspiratórias menores e tempo menor de ventilação mecânica pulmonar, esta última indicada, provavelmente, por apneia ou imaturidade pulmonar.

As lesões encontradas na nova BDP foram alterações na arquitetura pulmonar secundárias à interrupção do desenvolvimento normal do pulmão e, por isso, apresentaram-se de forma homogênea. Há menor septação e hipoplasia pulmonar, menor número de alvéolos e menor área de troca gasosa. Os processos inflamatório e de fibrose são menos proeminentes e as lesões do epitélio das vias aéreas são variáveis. A musculatura lisa das vias aéreas apresenta hiperplasia.

A redução no risco e gravidade da DBP tem sido atribuída à terapêutica antenatal com corticosteroide, uso de surfactante exógeno e ventilação pulmonar menos agressiva, resultando em padrões de lesão pulmonar moderado, referido como nova DBP.

Eventos perinatais e suas influências no desenvolvimento da função do pulmão

Uma visão global do desenvolvimento pulmonar e os eventos perinatais estão mostrados na Figura 42.3.

Figura 42.3. Eventos perinatais e suas influências no desenvolvimento da função do pulmão.

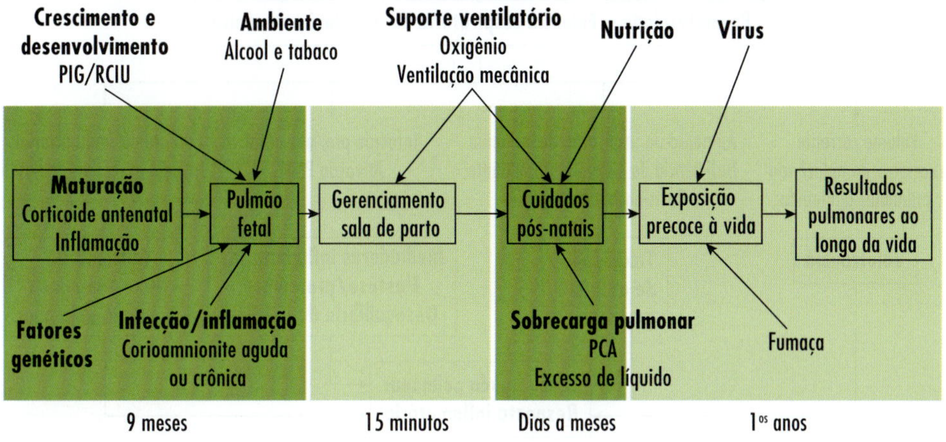

Fonte: Modificada de Jobe AH et al., 2012.

Etiopatogenia da DBP e suas comorbidades

O mecanismo etiopatogênico proposto para o desenvolvimento da DBP é mostrado na Figura 42.4.

Os eventos perinatais (Figura 42.4) influenciam o desenvolvimento e a função pulmonar e a intensidade no suporte ventilatório, principalmente na ventilação invasiva (mecânica), induz inflamação pulmonar capaz de desencadear todos os eventos da cascata inflamatória. A inflamação pulmonar, o "excesso" de oxigênio levando à sua toxicidade, a patência do canal arterial e o excesso de fluidoterapia são fatores relevantes na patogênese da DBP.

Diagnóstico clínico

Manifestações clínicas

A DBP é uma doença típica da prematuridade e os sinais e sintomas clínicos são variáveis. Podemos observar:

» Taquipneia com respiração superficial, retrações intercostais e subcostais, tosse, sibilância, roncos esparsos ou difusos e respiração paradoxal. Os músculos acessórios podem ser usados no auxílio da respiração. Podem ocorrer hipoxemia e/ou hipercapnia, que acarretam baixo ganho ponderal, apesar de ingestão energética adequada.

» Os casos mais graves de DBP podem evoluir com hipertensão pulmonar, bronquiolite obliterante, hipertrofia do ventrículo direito, hipertensão arterial e "cor pulmonale".

» Crianças de MBP com DBP poderão apresentar maiores dificuldades dos movimentos finos, bem como atraso da linguagem e da função cognitiva, quando comparadas àquelas de MBP sem DBP.

Radiológico

A velha DBP tem sido um evento raro, principalmente pelos avanços da neonatologia (surfactante exógeno; corticoide antenatal, suporte ventilatório não invasivo). Mas os RN pré-termo moderados (idade gestacional de 32 a 33 6/7) num contexto, por exemplo, de sepse neonatal precoce grave com necessidade de ventilação mecânica prolongada, com FiO_2 elevada, abertura de canal arterial ou submetidos a hiper-hidratação, podem evoluir com velha DBP. Neste aspecto, as alterações radiológicas seguem as descritas por Northway et al. (1967), classificadas em quatro estágios:

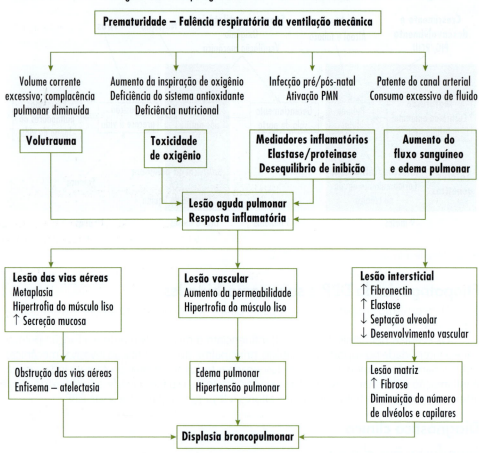

Figura 42.4. Etiopatogenia da DBP e suas comorbidades.

Fonte: Sosenko IRS & Bancalari E, 2008.

- » **Estágio I:** ocorre na primeira semana, semelhante à doença de membranas hialinas ou SDR, com infiltrado retículo granular difuso e broncograma aéreo.
- » **Estágio II:** edema pulmonar difuso, atelectasias e pequenas áreas enfisematosas.
- » **Estágio III:** enfisema multifocal e áreas densas.
- » **Estágio IV:** aspecto de "favo de mel", enfisema considerável, hiperinsuflação e cardiomegalia variável.

A nova DBP pode apresentar:
- » **Forma leve:** caracterizada por linhas de líquido (edema intersticial), com insuflação normal ou leve hiperinsuflação.
- » **Formas graves:** há hiperinsuflação acentuada com linhas de opacificação densas que representam fibrose, atelectasias e fissuras pleurais. Pode haver regiões de enfisema alternadas com áreas de atelectasia. Apesar dos pulmões estarem globalmente envolvidos, a aparência radiológica não é uniforme.

Função pulmonar

A função pulmonar das crianças que tiveram DBP permanece alterada ao longo da vida.

A espirometria mostra padrão obstrutivo importante, com via aérea hiper-responsiva. Essas crianças talvez sejam mais suscetíveis a doença pulmonar obstrutiva crônica (DPOC) na vida adulta. Porém há necessidade de mais estudos, principalmente com referência à nova DBP.

Prevenção e intervenções precoces da DBP

A estratégia mais eficaz para prevenir a DBP é evitar o nascimento prematuro extremo. No entanto, se o nascimento prematuro for inevitável, deve-se dar atenção às intervenções maternas e pós-natais precoces que possam diminuir o risco ou a gravidade da DBP em RN extremamente prematuros.

E para realmente "prevenir" a DBP, as intervenções devem ocorrer no período pré--natal ou dentro de um curto período após o nascimento (p. ex., 7 dias). A corticoterapia antenatal pode melhorar a maturidade pulmonar e reduzir a mortalidade e as complicações neonatais.

Tem sido relatado que a corticoterapia antenatal diminui as taxas de mortalidade em RN de 23 a 25 semanas de idade gestacional; no entanto, os sobreviventes apresentam maiores taxas de DBP.

A restrição de crescimento intrauterino é outro importante fator de risco para DBP. A prevenção da restrição do crescimento intrauterino pode ser um caminho para diminuir a taxa de DBP.

As intervenções para prevenir a DBP em sala de parto e início da vida incluem clampeamento tardio do cordão umbilical, técnicas menos invasivas de administração de surfactante, abordagens de suporte ventilatório gentis, incluindo insuflação sustentada, pressão expiratória final positiva e uso de monitores de função respiratória para orientar os cuidados no período pós-natal imediato. Monitores de função respiratória podem incluir medições de pressão, fluxo e volume. A melhor estratégia para o suporte respiratório dependerá do estágio de desenvolvimento e o grau de lesão pulmonares (SDR, infecção, hipoplasia e outras doenças pulmonares) e é de caráter individualizado. Os RN desenvolvem com menor frequência a DBP quando não são submetidos a intubação e suporte ventilatório invasivos durante a internação na UTI neonatal.

As infecções pós-natais também aumentam o risco de desenvolver DBP. Recém-nascidos com sepse neonatal tardia normalmente cursam com duração maior na ventilação mecânica e, portanto, têm maior probabilidade de desenvolver DBP. Por outro lado, a diminuição de infecções e do número de dias de ventilação mecânica pulmonar podem diminuir as taxas de DBP.

Estratégias preventivas

Corticoide antenatal

O corticoide antenatal em gestantes de risco de parto prematuro (idade gestacional entre 24 e 34 semanas) utilizando betametasona na dosagem de 12 mg, intramuscular, com duas doses a cada 24 horas ou dexametasona na dosagem de 6 mg, intramuscular, com 4 doses com intervalo de 12 horas é suficiente para promover o amadurecimento dos pneumócitos tipo 2. Existe consenso literário sobre esse amadurecimento pulmonar.

O corticoide antenatal diminui a incidência de SDR em 50%, o que leva a menor necessidade de ventilação mecânica pulmonar e necessidade de oxigênio, dois importantes fatores de risco para DBP. No entanto, não houve queda da incidência de DBP, mas houve queda da mortalidade e da hemorragia intracraniana grave.

Os efeitos do corticoide antenatal no pulmão fetal são mostrados no Quadro 42.1.

Quadro 42.1. Efeitos do corticoide no pulmão fetal.

1. Anatômicos e bioquímicos

- Afina o mesênquima das estruturas alveolares capilares
- Aumenta o volume gasoso nos estágios sacular e alveolar
- Diminui a septação alveolar
- Aumenta as enzimas antioxidantes
- Aumenta a produção de surfactante

2. Fisiológicos

- Aumenta a complacência pulmonar
- Diminui a permeabilidade epitelial
- Protege o pulmão do prematuro da lesão na reanimação

3. Interação com surfactante exógeno

- Melhora as respostas ao tratamento com surfactante exógeno
- Melhora a curva-resposta da dose do surfactante exógeno
- Diminui a inativação do surfactante

4. Epidemiologia

- Diminui a incidência de SDR
- Diminui a mortalidade
- Diminui a incidência de hemorragia intracraniana grave
- Não afeta a incidência de DBP

Fonte: Adaptado de Jobe AH et al.

Porém o uso de corticoide antenatal tem também efeito deletério ao pulmão, pois inibe o desenvolvimento pulmonar, promove a simplificação alveolar, o que favorece o aumento da susceptibilidade a lesões por outros estímulos, como por exemplo, a ventilação mecânica.

Corioamnionite: como o pulmão fetal é exposto à inflamação/infecção

A ideia de que a corioamnionite pudesse desenvolver a DBP consiste na hipótese que o processo inflamatório levaria a aumento de mediadores inflamatórios (IL-6; IL-1; IL-8) ao líquido amniótico e, a partir daí, desenvolveria a DBP. Hartling L et al., em 2012, em revisão sistemática e metanálise sobre corioamnionite como fator de risco para DBP, mostraram alguma associação. Porém o estudo apresentava muitas variáveis, muitos vieses: desenhos de estudo diferentes, idades gestacionais diferentes, com ou sem intervenção terapêutica com corticoide antenatal e pelas próprias definições de DBP, e corioamnionite diferentes em cada estudo.

A corioamnionite tem um papel importante no desenvolvimento da DBP quando está associada ao comprometimento fetal. O feto apresenta síndrome da resposta inflamatória fetal (FIRS) e terá um contexto mais amplo de resposta inflamatória. Esses elementos inflamatórios interagem com o endotélio do feto ativando o sistema do complemento (C3a e

C5a), promovendo o aumento da permeabilidade capilar e extravasamento de proteínas. Há aumento da expressão molecular de adesão das células endoteliais com migração de leucócitos para os espaços intersticiais e alveolares. E ainda liberam radicais livres, espécies reativas de oxigênio e nitrogênio.

Nessa FIRS, a inflamação agride:

» Pulmão imaturo em crescimento e em desenvolvimento.
  – Altera os fatores de crescimento pulmonares, diminuindo fator de crescimento endotelial vascular (VEGF), aumentando fator de crescimento transformador beta (TGF-β) e fator de crescimento do tecido conectivo (CTGF).
» Promove desequilíbrio na matriz extracelular entre as metaloproteinases (MMP) e seus inibidores (TIMP).

Tudo isso desencadeando menor alveolarização, menos vascularização e aumento da fibrose e da remodelagem vascular.

Manejo e tratamento da DBP estabelecida

Suporte ventilatório

É consenso da literatura que suporte ventilatório não invasivo é menos deletério que ventilação mecânica. Duas horas de suporte ventilatório invasivo já induz à inflamação pulmonar.

Ventilação mecânica

A ventilação mecânica às vezes é uma terapia salvadora de vida, porém tem implicação na patogênese da DBP.

O mecanismo de lesão pulmonar ocorre pela resposta inflamatória causada pela ventilação mecânica: aumenta a concentração de proteínas, o número de neutrófilos ativados; e a expressão de RNA mensageiro de citocinas pró-inflamatórias que vão interagir com o endotélio ativando todo o processo inflamatório e liberando radicais livres, espécies reativas de oxigênio e nitrogênio e elastases e colagenases.

Nos pacientes que necessitam da ventilação mecânica, ventilar a volume é melhor. Deve-se manter volume corrente de 4 a 6 mL/kg para um alvo de $SatO_2$ de 90% a 95% e permitir hipercapnia (hipercapnia permissiva com $PaCO_2$ de 50 a 55 mmHg, se pH normal). Manter pulmão aberto com PEEP entre 5 e 7 cmH_2O. Reduzir progressivamente os parâmetros do ventilador para transicionar para suporte não invasivo.

Suporte ventilatório não invasivo

Nos RN cujas mães receberam corticoide antenatal deve-se escolher pelo CPAP nasal (pressão positiva contínua de vias aéreas) ou pela ventilação com pressão positiva não invasiva (NIPPV).

Havendo necessidade do uso de surfactante exógeno, deve-se fazê-lo por métodos minimamente invasivos, como a LISA (administração de surfactante minimamente invasiva) que tem sido superior ao INSURE.

Uso de oxigênio

É uma constante no tratamento da DBP. Altas concentrações de oxigênio podem lesar os pulmões e o nível exato e a duração da exposição ao oxigênio seguros não são conhecidos e devem variar de acordo com cada recém-nascido. No entanto, sabe-se que oxigênio suplementar nas primeiras semanas de vida aumenta a incidência de DBP.

Portanto, o objetivo do uso de oxigênio nestes pacientes é de alcançar a oxigenação tecidual generalizada, sem criar toxicidade ou estresse oxidativo. Lembrando que a administração excessiva de oxigênio é tão deletéria quanto a hipóxia no período neonatal. Devemos tratar a hipoxemia sem induzir à hiperóxia.

Uso de cafeína

É considerada como estratégica para o desmame da ventilação mecânica em prematuros e foi reconhecida como droga protetora contra DBP.

No estudo multicêntrico, randomizado e duplo cego conduzido por Barbara Schmidt, em 2006, numa primeira fase, foram observados 2.006 RN com peso entre 500 g e 1.250 g e divididos em dois grupos, sendo 1.006 RN com tratamento com cafeína e 1.000 RN, com placebo. Na primeira fase do estudo, nos primeiros 10 dias observou-se:

» Diminuição da ocorrência de apneia.
» Menor duração de oxigenação.
» Menor pressão contínua das vias aéreas.
» Menor tempo de ventilação mecânica.
» Menor incidência de canal arterial patente com necessidade de tratamento farmacológico ou cirúrgico.
» Incidência de enterocolite necrosante, retinopatia da prematuridade e mortalidade não foram significativos.
» Porém o ganho de peso nas primeiras 3 semanas foi mais lento.

Dos mecanismos do efeito benéfico da cafeína foram encontrados:

» Melhora na ventilação mecânica.
» Melhora nas trocas gasosas do pulmão imaturo lesado.
» Estimula o centro respiratório, evitando apneias frequentes e recorrentes.
» Efeito diurético que reduz o fluido pulmonar, melhorando as trocas gasosas.

Doseamento de citrato de cafeína:

» Dose de ataque: 20 mg/kg.
» Dose de manutenção: 5 mg/kg.
» Via: endovenosa ou oral.
» Intervalo: 24 em 24 horas.

Restrição hídrica como fator de proteção da sobrecarga

O fluxo sanguíneo pulmonar aumentado através do canal arterial por excesso de administração de fluidos endovenosos pode levar à edema pulmonar. A congestão pulmonar reduz a complacência pulmonar, promovendo necessidade de aumento do suporte ventilatório. Há aumento da pressão de filtração microvascular ativando a cascata de inflamação.

A restrição hídrica, principalmente na primeira semana de vida, está associada a menor incidência de persistência de canal arterial e a menor desenvolvimento de DBP.

Estratégia:

» Para os primeiros 5 a 7 dias de vida:
  − Volume: de 70 a 80 mL/kg – 1º dia.
  − Acréscimos de 10 a 20 mL/kg/dia.
» Na primeira semana de vida:
  − Volume: de 120 a 150 mL/kg/dia.

É importante lembrar que a restrição hídrica às vezes compromete as calorias, podendo levar à desnutrição.

Uso do corticoide sistêmico

A inflamação pulmonar tem papel importante na DBP e durante muito tempo o corticoide foi utilizado de forma sistêmica para prevenir e tratar a DBP estabelecida. No entanto, Doyle, LW et al., em 2010, publicaram em revisão sistemática e metanálise mostrando que os resultados foram favoráveis ao uso da dexametasona porque diminuía a DBP com 28 dias; com 36 semanas, diminuía a mortalidade, a persistência de canal arterial patente e também a retinopatia da prematuridade. Porém efeitos adversos, como hiperglicemia, hipertensão, perfuração gastrintestinal, sangramento gastrintestinal e, principalmente, paralisia cerebral, foram descritos. E como conclusão, os autores relataram que os benefícios não superam os efeitos adversos e que seu uso exige a necessidade de acompanhamento neurológico em longo prazo desses recém-nascidos. Seu uso somente é recomendado em situações clínicas excepcionais, quando, por exemplo, RN em ventilação mecânica pulmonar por mais de 2 semanas.

Estratégia

Critérios de utilização:
» Peso de nascimento < 1.250 g.
» Idade cronológica: 7 a 21 dias.
» Canal arterial fechado.
» Hidratação adequada.
» Sem sepse neonatal ou suspeita de sepse (ou que receberam 48 horas de antimicrobianos e a sepse está controlada com PCR normal e hemocultura parcial negativa).
» RN intubado com FiO_2 > 50% por mais de 24 horas para manter $SatO_2$ preconizadas (90% a 92%).

Doseamento de dexametasona:
» Dose de ataque: 0,1 mg/kg/dose.
» 12 horas depois, dose de manutenção: 0,05 mg/kg/dose.
» Total de doses: 4.
» Intervalo de 12 horas.
» Via endovenosa ou oral.

Uso do corticoide inalatório

Os estudos além de não mostrarem redução significativa na incidência de DBP, mostram aumento na mortalidade no grupo intervenção. Não deve ser utilizado de rotina.

Diuréticos

Outra opção para diminuir o fluido pulmonar são os diuréticos.

A furosemida além de ter efeito diurético, tem efeito direto na reabsorção de fluido pulmonar causando melhora na função dos pulmões por curto período de tempo.

Em RN com menos de 3 semanas de idade e desenvolvendo DBP, os resultados da administração da furosemida foram inconsistentes ou não detectáveis. Além disso, o uso precoce de furosemida está associado ao aumento da incidência de PCA em prematuros, pois estimula a produção de prostaglandina E2 nos rins.

Prematuros com mais de 3 semanas de idade com DBP com uso crônico de furosemida demonstram melhora na oxigenação e complacência pulmonar. No entanto, o seu uso de forma prolongada causa distúrbios eletrolíticos decorrentes da excreção de sódio, potássio e cálcio, além de nefrocalcinose, desmineralização óssea e ototoxicidade. Mas, nos casos em que o edema pulmonar está presente como consequência da permeabilidade da microvasculatura pulmonar e que se manifesta clinicamente por estertores finos e sibilos, o uso da furosemida está bem difundido.

Outros diuréticos comumente utilizados no tratamento de RN com DBP são os tiazídicos, que atuam no túbulo distal inibindo a ação da aldosterona. Os exemplos são hidroclorotiazida e espironolactona.

Existem poucas evidências para o uso destes diuréticos durante o suporte ventilatório e na alteração do tempo de hospitalização, são necessários mais estudos a longo prazo. E esses dois diuréticos podem também causar perdas excessivas de cálcio, nefrocalcinose e desmineralização óssea em prematuros.

No Brasil a furosemida, a hidroclorotiazida e a espironolactona não possuem especialidade farmacêutica líquida de uso oral. Para tratamento dos pacientes são manipuladas soluções extemporâneas.

Vitamina A

Recém-nascidos com extremo baixo peso são mais propensos a ter deficiência de vitamina A. Apresenta baixa reserva ao nascimento, baixa absorção e recebem baixa oferta enteral logo após o nascimento.

A deficiência de vitamina A no desenvolvimento da doença pulmonar crônica impede a cicatrização pulmonar, aumenta a perda ciliar e promove metaplasia escamosa, diminuindo o número de alvéolos e favorecendo aumento na susceptibilidade a infecção.

Tyson, JE et al., 1999, em ensaio clínico randomizado e multicêntrico, avaliaram 807 RN com peso inferior a 1.000 g que receberam vitamina A. A dose administrada foi de 5 mil UI, intramuscular, três vezes por semanas por 4 semanas. Segundo os autores, houve uma redução de desenvolvimento de DBP de 62% para 55%. No entanto, a literatura coloca como resultados conflitantes, sendo a recomendação de suplementação somente aos RN com extremo baixo peso e que requerem suporte ventilatório pulmonar.

Anticorpo monoclonal específico para VSR (palivizumabe)

Como profilaxia da infecção grave das vias aéreas inferiores pelo VSR.
Doseamento:
» Dose: 15 mg/kg/dose.
» Via intramuscular.
» Intervalo: mensal (até 5 doses, na dependência da sazonalidade).

Referências consultadas

1. Antenatal costicosteroids revisited: Repeat Courses National Consensus Development Conference Statement. Obstet Gynecol. 2001;98(1):144-5.
2. Bancalari E, Abdenour GE et al. Bronchopulmonary dysplasia: clinical presentation. J Pediatr. 1979 Nov;95(5 Pt 2):819-23.
3. Baraldi E, Filippone M. Chronic lung disease after premature birth. N Engl J Med. 2007;357:1946-55.
4. Charafeddine et al. Atypical chronic lung disease patterns in neonates. Pediatrics. 1999;103:759.
5. Consensus development panel on the effect of corticosteroids for fetal maturation on perinatal outcomes. JAMA. 1995;273:413-8.
6. Doyle LW, Ehrenkranz RA, Halliday HL. Dexamethasone treatment in the first week of life for preventing bronchopulmonary dysplasia in preterm infants: a systematic review. Neonatology. 2010;98:217-24.

7. Fischer HS, Buhrer C. Avoiding endotracheal ventilation to prevent bronchopulmonary dysplasia: a meta-analysis. Pediatrics. 2013;132:e1351-60.
8. Frank L, Sosenko IR. Development of lung antioxidant enzyme system in late gestation: possible implications for the prematurely born infant. J Pediatr. 1987;110:9-14.
9. Higgins R, Jobe AH et al. Bronchopulmonary dysplasia: executive summary of a workshop. J Pediatr. 2018;197:300-308.
10. Higgins RD, Jobe AH, Koso-Thomas M et al. Bronchopulmonary dysplasia: executive summary of a workshop. J Pediatr. 2018:197:300-308.
11. Hilgendorff A, Niedermaier S. Bronchopulomnary dysplasia – an overview about pathophysiologic concepts. Molecular and Cellular Pediatrics. (2015);2:2.
12. Ichiba H, Saito M, Yamano T et al. Amniotic fluid transforming growth factor-$\beta1$ and risk for development of neonatal brnchopulmonary dysplasia. Neonatology 2009:96:156-61.
13. Jensen EA et al. The diagnosis of bronchopulmonary dysplasia in very preterm infants. An evidence-based approach. Am J Respir Crit Care Med. 2019;200(6):751-759.
14. Jobe AH et al. Perinatal events and their influence on lung development and function. In: Bancalari E, Polin RA (eds.). The newborn lung: neonatology and controversies. 2nd ed. Elsevier Saunders; 2012.
15. Jobe AH, Bancalari E. Bronchopulmonary dysplasia. Am J Respir Crit Care Med. 2001Jun; 163(7):1723-9.
16. Jobe AH. Antenatal factors and the development of bronchopulmonary dysplasia. Semin Neonatal. 2003;8:9-17.
17. Kotecha S, Wangoo A et al. Increase in the concentration of transforming growth factor beta-1 in bronchoalveolar lavage fluid before development of chronic lung disease of prematurity, J Pediatr. 1996;128:464-9.
18. Massaro GD, Massaro D. Postnatal treatment with retinoic acid increases the number of pulmonary alveoli in rats. Am J Physiol. 1996;270:L305-10.
19. Moore KL, Persaud TVN. Sistema respiratório. In: Moore KL, Persaud TVN. Embriologia básica. 5. ed. Guanabara Koogan; 2005. cap. 12, p. 210-221.
20. Niedermaier S, Hilgendorff A. Bronchopulmonary dysplasia – an overview about pathophysiologic concepts. Molecular and Cellular Pediatrics. 2015:2(2)1-7.
21. Northway WH, Rosan RC, Porter DY. Pulmonary disease following respiratory therapy of hyaline membrane disease. N Engl J Med. 1967;276:357-68.
22. Onland W, De Laat MW, Mol BW, Offringa M. Effects of antenatal corticosteroids given prior to 26 weeks gestation: a systematic review of randomized controlled trials. Am J Perinatol. 2011;28:33-44.
23. Roberts D, Brown J, Medley N et al. Antenatal corticosteroids for accelerating fetal lung maturation for women at risk of preterm birth. Cochrane Database Syst Rev. 2017;(3).
24. Roberts D, Brown J, Medley N, Dalziel SR. Antenatal corticosteroids for accelerating fetal lung maturation for woman at risk of preterm birth. Cochrane Database Sys Rev. 2017 Mar;(3).
25. Schmidt B, Roberts RS et al. Caffeine therapy for apneia of prematurity. N Engl J Med. 2006;354: 2112-21.
26. Shenai JP, Kennedy KA et al. Clinical trial of vitamin A supplementation in infants susceptible to bronchopulmonary dysplasia. J Pediatr. 1987;111:269-77.
27. Shennan AT, Dunn MS, Ohlsson A et al. Abnormal pulmonary outcomes in premature infants: prediction from oxygen requirement in the neonatal period. Pediatrics. 1988;82:527-532.
28. Shu WU. Molecular bases for lung development, injury, and repair. In: Bancalari E, Polin RA (eds.). The newborn lung: neonatology and controversies. 2nd ed. Elsevier Saunders; 2012. p. 3-27.
29. Sosenko IRS, Bancalari E. New Developments in the presentation, pathogenesis, epidemiology and prevention of bronchopulmonary dysplasia. In: Bancalari E, Polin RA (eds.) The newborn lung: neonatology questions and controversies. Philadelphia: Saunders, 2008; p. 87-207.
30. Stoll BJ, Hansen NI, Bell EF et al. Neonatal outcomes of extremely preterm infants from the NICHD Neonatal Research Network. Pediatrics. 2010:126:443-56.

31. Stoll BJ, Hansen NI, Bell EF et al. Trends in care practices, morbidity, and mortality of extremely preterm neonates, 1993-2012. JAMA. 2015;314:1039-51.
32. Thompson A, Bhandari V. Pulmonary biomarkers of bronchopulmonary dysplasia. Biomarker Insight. 2008:3:361-72.
33. Tyson JE, Wright LL, Oh W, Kennedy KA, Mele L, Ehrenkranz RA et al. Vitamin A supplementation for extremely-low-birth-weight infants. National Institute of Child Health and Human Development Neonatal Research Network. N Engl J Med. 1999;340:1962-8.
34. Walsh MC, Szefler S, Davis J et al. Summary proceedings from the bronchopulmonary dysplasia group. Pediatrics. 2006:117:(3):S52-S56.
35. Willet KE, Jobe AH et al. Lung morphometry after repetitive antenatal glucocorticoid treatment in preterm sheep. Am J Respir Crit Care Med. 2001;163:1437-43.

Capítulo 43

Avaliação das Síndromes Hemorrágicas no Recém-Nascido

Jorge David Aivazoglou Carneiro
Edna Maria de Albuquerque Diniz

Introdução

O conhecimento da fisiologia da hemostasia no recém-nascido (RN) e na criança é essencial para a interpretação dos resultados dos testes de laboratório, o diagnóstico correto e o tratamento apropriado.

A avaliação do RN com sangramento ou trombose consistirá em história clínica detalhada, exame físico e solicitação de exames de triagem para avaliação da hemostasia.

Fisiologia da hemostasia

O sistema hemostático é composto por uma série de eventos integrados que envolvem os vasos sanguíneos, as plaquetas, as proteínas da coagulação, o sistema fibrinolítico e os anticoagulantes naturais. A formação do coágulo de fibrina no sítio de lesão endotelial representa um processo crítico para a manutenção da integridade vascular. Os mecanismos envolvidos nesse processo, constituintes do sistema hemostático, devem ser regulados de modo a contrapor-se à perda excessiva de sangue e, simultaneamente, evitar a formação de trombos intravasculares decorrentes de formação excessiva de fibrina.

Quando ocorre uma lesão vascular, há exposição de colágeno tipo I e tipo III do subendotélio, com consequente ligação do fator von Willebrand. As plaquetas aderem e agregam-se aos sítios lesados, onde expõem suas superfícies fosfolipídicas para ativação das proteínas da coagulação. A via do fator tecidual da coagulação sanguínea é iniciada quando o sangue é exposto ao fator tecidual, uma proteína da membrana celular expressa nas porções internas da parede vascular, mas que também pode estar presente nas células endoteliais estimuladas e nos monócitos. O fator tecidual liga-se ao fator VII ativado (FVIIa) e o complexo resultante ativa os fatores X e IX. O fator IX ativado (FIXa) combina-se com o fator VIII ativado (FVIIIa) para formar uma segunda via de ativação do fator X. Em seguida, o fator Xa une-se ao fator V ativado (FVa), formando o complexo protrombinase, o qual age sobre a protrombina para gerar trombina, a enzima-chave da hemostasia. Na etapa final da cascata da coagulação, a trombina cliva o fibrinogênio produzindo monômeros de fibrina, os quais sofrem polimerização, são estabilizados pelo fator XIII ativado (FXIIIa) e, juntamente com o tampão plaquetário, formam o coágulo estável. A trombina participa também da amplificação do processo descrito ao ativar os fatores VIII e V.

O processo de deposição de fibrina é limitado pela presença de mecanismos anticoagulantes naturais: a antitrombina (AT), o sistema proteína C (PC)/proteína S (PS) e o inibidor da via do fator tecidual (TFPI). A manutenção do fluxo sanguíneo e a regulação da atividade na superfície celular limitam o acúmulo de enzimas da coagulação ativadas no sítio de lesão. A AT é o inibidor primário da trombina e exerce efeito inibitório também sobre diversas outras enzimas da coagulação, incluindo os fatores IXa, Xa e XIa. Adicionalmente, a AT acelera a dissociação do complexo fator VIIa/fator tecidual e impede sua reassociação. Desta forma, a AT elimina qualquer atividade enzimática pró-coagulante excessiva ou indesejável. A molécula de sulfato de heparan, um proteoglicano presente na membrana das células endoteliais, acelera as reações catalisadas pela AT. A atividade inibitória da AT sobre a coagulação é também acelerada de modo potente pela heparina, um polissacarídeo linear estruturalmente similar ao sulfato de heparan.

Outra importante via de anticoagulação do sangue é o sistema da proteína C ativada (PCa). A proteína C, quando ligada ao seu receptor no endotélio (EPCR, *Endothelial Protein C Receptor*), é ativada após a ligação da trombina ao receptor endotelial trombomodulina. A PCa inibe a coagulação clivando e inativando os fatores Va e VIIIa. Este processo é potencializado pela proteína S (PS), que atua como cofator não enzimático nas reações de inativação. O inibidor da via do fator tecidual (TFPI) é uma proteína plasmática associada a uma lipoproteína que forma um complexo quaternário com o fator tecidual, o fator VIIa e o fator Xa, inibindo a via do fator tecidual.

Finalmente, a fibrina é digerida pelo sistema fibrinolítico, cujos principais componentes são o plasminogênio e o ativador do plasminogênio do tipo tecidual (t-PA). Estes dois componentes são incorporados dentro da fibrina polimerizada, onde interagem para gerar a plasmina, a qual por sua vez atua sobre a fibrina para dissolver o coágulo pré-formado, originando os produtos de degradação da fibrina e, dentre estes, o dímero-D. O sistema fibrinolítico também é regulado por inibidores da fibrinólise. A inibição do sistema fibrinolítico ocorre em nível dos ativadores do plasminogênio mediante ação de inibidores específicos (PAIs, *Plasminogen Activator Inhibitors*), cujo principal representante é o PAI-1, e diretamente sobre a plasmina, função inibitória exercida pela α_2-antiplasmina.

Características fisiológicas do recém-nascido e do lactente

Plaquetas

As plaquetas têm papel importante na fase primária da hemostasia. As contagens plaquetárias e os volumes médios plaquetários nos recém-nascidos são semelhantes aos adultos, isto é, 150 a 450 × 10⁹/L e 7 a 9 fL, respectivamente. A vida média plaquetária do recém-nascido, 7 a 10 dias, também não difere do adulto. Recentemente, a citometria de fluxo facilitou o estudo das plaquetas coletadas diretamente dos RN, mostrando diferenças na função plaquetária entre as plaquetas de cordão e do recém-nascido. Em geral, melhora na função plaquetária já é observada 2 horas após o nascimento, com normalização completa da agregação plaquetária em 48 horas.

Sistema de coagulação

As proteínas que participam dos sistemas de coagulação e da fibrinólise não atravessam a barreira placentária e são detectadas no plasma fetal a partir da 10ª semana de gestação. Faixas de valores normais destas proteínas são disponíveis para crianças a termo e prematuras (Tabela 43.1). Os mecanismos propostos para explicar as diferenças existentes entre o sistema hemostático do recém-nascido e do adulto incluem: redução na síntese e aumento na depuração das proteínas, ativação da coagulação ao nascimento com consumo dos fatores de coagulação e a síntese de formas fetais de proteínas menos ativas (p. ex., fibrinogênio, plasminogênio).

Fatores de coagulação dependentes de vitamina K

As alterações hemostáticas mais conhecidas no recém-nascido envolvem as proteínas dependentes de vitamina K: fator II, fator VII, fator IX, fator X, proteína C e proteína S. Na síntese destas proteínas, a vitamina K participa da gama carboxilação de resíduos de ácido glutâmico, os quais são essenciais para ligação com o íon cálcio na superfície fosfolipídica e consequente atividade catalítica. As concentrações plasmáticas das quatro proteínas coagulantes dependentes de vitamina K estão diminuídas ao nascer e assim permanecem até o 6º mês de vida. Se as proteínas forem funcionalmente anormais devido à deficiência de vitamina K, a coagulação sofrerá um prejuízo muito grande e o recém-nascido estará sob risco hemorrágico.

Fatores de contato

As concentrações plasmáticas dos quatro fatores de contato (fator XI, fator XII, pré-calicreína e cininogênio de alto peso molecular) estão, de modo análogo às proteínas dependentes de vitamina K, diminuídas ao nascer e aumentam gradualmente até os 6 meses de idade, quando atingem os valores do adulto. O tempo de tromboplastina parcial ativado (TTPA) prolongado durante os primeiros meses de vida reflete os níveis fisiologicamente baixos dos fatores de contato.

Outras proteínas coagulantes

Ao nascimento, as concentrações de fibrinogênio, fator V e fator XIII são semelhantes aos valores do adulto. Em contraste, os níveis de fator VIII e de fator von Willebrand estão aumentados. Além disso, os recém-nascidos normais apresentam aumento na proporção dos multímeros de fator von Willebrand de alto peso molecular com consequente melhora na interação das plaquetas com a parede vascular, resultando em tempo de sangramento igual ou encurtado em relação ao adulto.

Tabela 43.1. Valores de referência para os testes de coagulação no neonato a termo saudável durante os 6 primeiros meses de vida.

Testes	1º dia de vida	180º dia de vida	Adulto
TP (s)	13 ± 1,43	12,3 ± 0,79	12,4 ± 0,78
TTPA (s)	42,9 ± 5,80	35,5 ± 3,71	33,5 ± 3,44
TT (s)	23,5 ± 2,38	25,5 ± 2,86	25 ± 2,66
Fibrinogênio (g/L)	2,83 ± 0,58	2,51 ± 0,68	2,78 ± 0,61
Fator II (U/mL)	0,48 ± 0,11	0,88 ± 0,14	1,08 ± 0,19
Fator V (U/mL)	0,72 ± 0,18	0,91 ± 0,18	1,06 ± 0,22
Fator VII (U/mL)	0,66 ± 0,19	0,87 ± 0,20	1,05 ± 0,19

(Continua)

Tabela 43.1. Valores de referência para os testes de coagulação no neonato a termo saudável durante os 6 primeiros meses de vida (continuação).

Testes	1° dia de vida	180° dia de vida	Adulto
Fator VIII (U/mL)	1 ± 0,39	0,73 ± 0,18	0,99 ± 0,25
Fator vW (U/mL)	1,53 ± 0,67	1,07 ± 0,45	0,92 ± 0,33
Fator IX (U/mL)	0,53 ± 0,19	0,86 ± 0,25	1,09 ± 0,27
Fator X (U/mL)	0,40 ± 0,14	0,78 ± 0,20	1,06 ± 0,23
Fator XI (U/mL)	0,38 ± 0,14	0,86 ± 0,24	0,97 ± 0,15
Fator XII (U/mL)	0,53 ± 0,20	0,77 ± 0,19	1,08 ± 0,28
PK (U/mL)	0,37 ± 0,16	0,86 ± 0,15	1,12 ± 0,25
HMW-K (U/mL)	0,54 ± 0,24	0,82 ± 0,23	0,92 ± 0,22
Fator XIIIa (U/mL)	0,79 ± 0,26	1,04 ± 0,29	1,05 ± 0,25
Fator XIIIb (U/mL)	0,76 ± 0,23	1,10 ± 0,30	0,97 ± 0,20

Fonte: Adaptada de Andrew et al. (1987).

Inibidores da coagulação

As concentrações plasmáticas de dois inibidores diretos da trombina, a antitrombina (AT) e o cofator II da heparina, estão diminuídos ao nascer e são semelhantes aos valores de adultos heterozigotos que desenvolvem complicações trombóticas (Tabela 43.2). Em contraste, as concentrações plasmáticas do terceiro inibidor direto da trombina, a α_2-macroglobulina, estão aumentados ao nascer e durante a infância (o dobro do adulto). A inibição da trombina pela α_2-macroglobulina compensa os níveis baixos de antitrombina nos recém-nascidos.

Os níveis plasmáticos de proteína C estão diminuídos ao nascimento, com valores usualmente abaixo daqueles reportados em adultos heterozigotos para a deficiência de proteína C. Quanto à proteína S, os níveis totais ao nascer também estão reduzidos, porém a atividade total permanece semelhante à do adulto, uma vez que a proteína S existe somente na forma livre (forma ativa) devido à ausência de proteína ligante C4b no neonato.

Em relação ao inibidor da via do fator tecidual (TFPI), sabe-se apenas que as concentrações plasmáticas deste inibidor em sangue de cordão estão diminuídas e não há informação sobre a influência da idade no TFPI.

Sistema fibrinolítico

Como ocorre com a regulação da trombina, existem diferenças importantes, dependentes da idade, no sistema fibrinolítico do recém-nascido (Tabela 43.3). Os níveis plasmáticos de plasminogênio ao nascer são reduzidos a 50% dos valores do adulto e os níveis de α_2-antiplasmina correspondem a 80% do valor do adulto. O plasminogênio fetal existe em duas formas com quantidades elevadas de manose e ácido siálico e, quando ativado, produz plasmina "fetal" com atividade enzimática reduzida. Em síntese, a capacidade do sistema fibrinolítico fetal de produzir plasmina em resposta a um estímulo com agente trombolítico é reduzida quando comparada com os adultos.

Tabela 43.2. Valores de referência para os inibidores da coagulação no neonato a termo saudável durante os 6 primeiros meses de vida.

Inibidores	1º dia de vida	180º dia de vida	Adulto
AT (U/mL)	0,63 ± 0,12	1,04 ± 0,10	1,05 ± 0,13
α_2-M (U/mL)	1,30 ± 0,22	1,91 ± 0,21	0,86 ± 0,17
HC II (U/mL)	0,43 ± 0,25	1,02 ± 0,35	0,96 ± 0,15
Proteína C (U/mL)	0,35 ± 0,09	0,59 ± 0,11	0,96 ± 0,16
Proteína S (U/mL)	0,36 ± 0,12	0,87 ± 0,16	0,92 ± 0,16

AT: antitrombina; α_2-M: α_2-macroglobulina; HC II: cofator II da heparina.
Fonte: Adaptada de Andrew et al. (1987).

Tabela 43.3. Valores de referência para os componentes do sistema fibrinolítico no neonato a termo saudável durante os 6 primeiros meses de vida.

Componente fibrinolítico	1º dia de vida	180º dia de vida	Adulto
Plasminogênio (U/mL)	1,95 (1,25 a 2,65)	3,01 (2,21 a 3,81)	3,36 (2,48 a 4,24)
TPA (ng/mL)	9,60 (5 a 18,9)	2,80 (1 a 6)	4,90 (1,40 a 8,40)
α_2AP (U/mL)	0,85 (0,55 a 1,15)	1,11 (0,83 a 1,39)	1,02 (0,63 a 1,35)
PAI (U/mL)	6,40 (2 a 15,1)	8,1 (6 a 13)	3,6 (0 a 11)

TPA: ativador do plasminogênio tipo tecidual; α_2AP: α_2-antiplasmina; PAI: inibidor do ativador do plasminogênio.
Fonte: Adaptada de Andrew et al. (1990).

Avaliação clínica e laboratorial da hemostasia do recém-nascido

A apresentação clínica dos RN com deficiência congênita de fatores de coagulação difere dos recém-nascidos com doenças hemorrágicas adquiridas. Sítios comuns de sangramento incluem o coto umbilical, os locais de punção venosa, os locais de injeção intramuscular (vitamina K, vacinas), céfalo-hematomas e o local de circuncisão. Uma proporção pequena, porém, importante, dos neonatos pode apresentar hemorragia intracraniana. Sangramento articular, típico em crianças e adultos com deficiência congênita dos fatores de coagulação, raramente ocorre em recém-nascidos.

O neonato com doença hemorrágica adquirida em geral apresenta sangramentos nas mucosas, no trato urinário ou gastrintestinal. A hemorragia intracraniana também pode ocorrer em especial nas crianças gravemente enfermas (p. ex., coagulação intravascular disseminada, hepatopatas, síndrome do desconforto respiratório).

A avaliação laboratorial de um recém-nascido com sangramento é um desafio em virtude da limitação no volume de sangue que pode ser coletado para os testes. Deve-se evitar a coleta de cateteres endovenosos devido ao risco de contaminação com heparina e os testes de coagulação são mais fidedignos quando realizados com amostras colhidas de punção venosa imediata. Outro cuidado consiste na correção da quantidade de anticoagulante utilizado no tubo de coleta de acordo com o hematócrito (Ht), sempre que Ht > 55% ou Ht < 25%, para que seja mantida a proporção adequada entre o volume de anticoagulante e o volume de plasma coletado.

Os testes de triagem para hemostasia neonatal e sua interpretação estão descritos no Quadro 43.1.

Em caso de resultados anormais, há necessidade de se realizar testes mais específicos, os quais devem incluir dosagens específicas dos fatores de coagulação, dosagens dos produtos da fibrinólise e testes para avaliar a função plaquetária. As atividades do fator XIII e da α_2-antiplasmina não são avaliados nos testes de triagem e, se necessário, devem ser solicitados de modo individualizado.

Quadro 43.1. Testes de triagem para avaliação da hemostasia neonatal.

Teste laboratorial	Comentários
1. Avaliação plaquetária: contagem e morfologia	Observar se há microagregados plaquetários
2. TP	Prolongado nas deficiências dos fatores dependentes de vitamina K
3. TTPA	Prolongado no neonato saudável devido aos níveis fisiologicamente reduzidos dos fatores dependentes de vitamina K e dos fatores de contato
4. TT	Prolongado comparado com o TT do adulto por causa do fibrinogênio fetal
5. Fibrinogênio	Valores semelhantes aos dos adultos. Discrepâncias entre os ensaios imunológicos e funcionais auxiliam no diagnóstico das disfibrinogenemias
6. Tempo de sangramento	Realizado com pouca frequência nos neonatos. Encurtado em relação aos adultos

TP: tempo de protrombina; TTPA: tempo de tromboplastina parcial ativada; TT: tempo de trombina.
Fonte: Desenvolvido pela autoria do capítulo.

Alterações da hemostasia associadas aos sangramentos no neonato

Alterações plaquetárias

O significado de contagens plaquetárias de 100 a 150×10^9/L é incerto, porém contagens abaixo de 100×10^9/L são anormais e devem ser investigadas. Existem muitas causas de trombocitopenia neonatal. Uma abordagem prática para avaliação da trombocitopenia neonatal consiste em considerar o bebê como doente ou em bom estado. Os bebês em bom estado em geral não apresentam outros problemas clínicos além daqueles relacionados com a trombocitopenia. Os neonatos doentes incluem aqueles com evidência de sepse, de infecção congênita, achados físicos anormais ou suspeitos de doenças genéticas (Quadro 43.2).

A incidência de trombocitopenia em crianças doentes na unidade de cuidados intensivos neonatais encontra-se em torno de 35%, sendo maior nos recém-nascidos com sepse. Outras condições clínicas associadas à trombocitopenia incluem infecções congênitas virais, asfixia, síndrome do desconforto respiratório e enterocolite necrosante. Na síndrome de Kasabach-Merritt, a trombocitopenia é consequente ao sequestro de plaquetas no interior de um hemangioma gigante.

Quadro 43.2. Causas de trombocitopenia em neonatos.

Recém-nascidos doentes	Recém-nascidos em bom estado
Infecção (bacteriana, viral)	Trombocitopenia aloimune
Hipóxia	Doença autoimune materna
Síndrome do desconforto respiratório	Infecção
Hipertensão pulmonar	Síndrome de Wiskott-Aldrich
Enterocolite necrosante	Amegacariocitose congênita
Trombose	Trissomias 13, 18
Doença cardíaca congênita	
Leucemia congênita	
Síndrome de Kasabach-Merritt	
Síndrome TAR	

TAR: trombocitopenia e ausência de rádio.
Fonte: Desenvolvido pela autoria do capítulo.

A trombocitopenia numa criança em bom estado é bem menos frequente em relação aos neonatos doentes. A causa mais comum de trombocitopenia grave neste grupo é a trombocitopenia neonatal aloimune, a qual ocorre em aproximadamente 1 em 1.800 nascidos vivos. A presença de trombocitopenia isolada na ausência de sinais e sintomas de infecção sugere trombocitopenia aloimune, na qual ocorre transferência passiva de anticorpos maternos direcionados contra as plaquetas do recém-nascido. A fisiopatologia desta doença, análoga à isoimunização Rh, é resultante da incompatibilidade entre antígenos plaquetários específicos fetais e maternos. A mãe produz um anticorpo contra um antígeno plaquetário do feto herdado do pai. A doença apresenta alta incidência de hemorragia intracraniana (> 20%), dos quais aproximadamente 50% ocorrem intraútero.

Uma segunda causa de trombocitopenia em neonatos em bom estado geral é observada em recém-nascidos de mulheres com púrpura trombocitopênica imune crônica, muitas das quais em remissão clínica. Nestes casos, o curso clínico é mais benigno e a hemorragia intracraniana é rara.

As alterações plaquetárias qualitativas também podem se manifestar como hemorragia no neonato. Entre as causas congênitas devemos lembrar a trombastenia de Glanzmann e a síndrome de Bernard-Soulier; entre as causas adquiridas incluímos o uso de medicamentos (AAS, indometacina) tanto pela mãe como pelo recém-nascido.

Hemofilias e doença de von Willebrand

O recém-nascido de sexo masculino com sangramento, especialmente se clinicamente bem e cujos testes de triagem mostraram unicamente aumento acentuado do TTPA, é de grande risco para hemofilia. Devido à herança ligada ao cromossomo X, ambas as hemofilias A e B usualmente acometem crianças do sexo masculino. A deficiência de fator VIII é quatro vezes mais frequente do que a deficiência de fator IX e cerca de 2/3 dos pacientes têm história familiar. O sangramento no período neonatal é mais frequente nos sítios de punção venosa, injeção intramuscular ou no local de circuncisão. Mais raros, os sangramentos umbilical e intracraniano também podem ocorrer. Nos casos graves e moderados, as dosagens dos fatores de coagulação específicos confirmarão o diagnóstico. Contudo, os pacientes com deficiência leve irão requerer a repetição dos exames após os 6 meses de idade devido a sobreposição dos valores de fator VIII e fator IX no deficiente leve com os valores do neonato normal.

A deficiência de fator XI (hemofilia C) é herdada de modo autossômico recessivo e raramente é diagnosticada no período neonatal. É comum em judeus asquenazes e, de modo diferente das outras hemofilias, não há correlação entre o grau de deficiência de fator XI e os sintomas hemorrágicos. O sangramento excessivo ocorre tipicamente no contexto pós-traumático e pós-operatório, em áreas com taxa elevada de fibrinólise. A confirmação diagnóstica de deficiência de fator XI deve ser realizada após o 6º mês de vida, uma vez que no período neonatal os níveis de fator XI estão fisiologicamente reduzidos. O diagnóstico de deficiência de fator XI homozigótica em recém-nascidos também pode ser difícil se utilizarmos ensaios funcionais, pois ocorre sobreposição entre o limite inferior fisiológico (0,20 U/mL) e o valor obtido no portador de deficiência grave de fator XI.

Em relação à doença de von Willebrand, somente as formas graves, caracterizadas por baixa concentração plasmática de fator VIII e de fator von Willebrand, poderão ser diagnosticadas no período neonatal.

Outras deficiências congênitas de fatores de coagulação

Os diagnósticos de homozigotos para deficiências de fator II e de fator X por intermédio de ensaios funcionais podem ser problemáticos no período neonatal, pois ocorre superposição entre os limites inferiores dos valores fisiológicos destas proteínas com os valores característicos dos estados de deficiência. Em contraste, recém-nascidos homozigotos para deficiência de fator VII são diagnosticados facilmente ao nascer porque as concentrações destas proteínas estarão abaixo do limite normal fisiológico para a idade. Os recém-nascidos homozigotos para as deficiências de fator V, fator XIII e de fibrinogênio poderão ser diagnosticados facilmente ao nascer, uma vez que as concentrações destas proteínas estarão claramente abaixo do limite fisiológico para a idade.

Diferente dos pacientes com hemofilia, mais de 80% dos neonatos com deficiência homozigótica de fator XIII manifestam hemorragia tardia no sítio de cicatrização após queda do coto umbilical. Mais que 30% destes pacientes podem manifestar hemorragia intracraniana em algum momento da vida, bem como dificuldade de cicatrização de feridas e abortamentos espontâneos repetidos. Devido à herança autossômica recessiva, a história familiar em geral não é útil para o diagnóstico. A avaliação laboratorial tem como características os testes de triagem normais, os níveis anormalmente baixos de fator XIII ou a instabilidade do coágulo do paciente quando mantido em solução de ureia 5 molar.

As deficiências dos fatores I, II, V, VII e X, bem como as disfibrinogenemias, também se manifestam na forma de hemorragias no período neonatal. Nestas doenças, o sangramento umbilical e a hemorragia intracraniana são mais frequentes em relação às hemofilias. A herança para todas estas doenças, exceto a disfibrinogenemia, é autossômica recessiva e, deste modo, são doenças raras que podem estar associadas à consanguinidade.

Concentrados de fatores de coagulação seguros estão disponíveis para o tratamento das deficiências de fator VIII, fator IX, fator VII e doença de von Willebrand. As outras deficiências podem ser tratadas com plasma fresco congelado (10 a 20 mL/kg). O fibrinogênio e o fator XIII podem ser repostos com a infusão dos concentrados específicos (concentrado de fator XIII – concentrado de fibrinogênio) ou de crioprecipitado. As doses e o intervalo entre as mesmas dependerão da vida média do fator de coagulação específico deficiente e da gravidade do evento hemorrágico.

Doença hemorrágica do recém-nascido (vide capítulo 34)

Doença hepática

A grande maioria dos fatores de coagulação é sintetizada no fígado, e a lesão hepática pode resultar em níveis baixos destas proteínas com consequente manifestação clínica hemorrágica. Os níveis de fator VIII estão elevados nas hepatites, enquanto na coagulação intravascular disseminada (CID) o consumo geral dos fatores de coagulação é o esperado. O fator VIII e o fator von Willebrand têm níveis elevados na doença hepática crônica. A depuração hepática alterada dos produtos de degradação de fibrina (PDF) causa a elevação destes no plasma. A hipofibrinogenemia pode ocorrer na doença hepática crônica com cirrose, contudo, os achados laboratoriais mais comuns são concentrações normais de fibrinogênio com resíduos anormais de ácido siálico nas moléculas, resultando em disfibrinogenemia. Finalmente, a disfunção hepática pode associar-se à CID, tornando difícil a interpretação dos resultados dos testes laboratoriais.

Coagulação intravascular disseminada

A coagulação intravascular disseminada é caracterizada por ativação da coagulação, ativação da fibrinólise e consumo das proteínas anticoagulantes associados a evidências bioquímicas de lesão orgânica. Esta síndrome ocorre sempre como evento secundário no qual várias etiologias estão envolvidas (Quadro 43.3). A incidência é particularmente alta no período neonatal, em especial nos prematuros. De acordo com a capacidade individual de compensação, o espectro clínico poderá variar desde pacientes assintomáticos e que apresentam somente evidências laboratoriais de CID até aqueles com CID fulminante, caracterizada por hemorragias e tromboses. Os resultados laboratoriais típicos incluem tempos de coagulação prolongados (TP, TTPA e TT), redução do nível plasmático de fibrinogênio, trombocitopenia e aumento no dímero-D (ou dos produtos de degradação de fibrina). As dosagens dos níveis plasmáticos de fator V e de fator VIII podem ser úteis na diferenciação da CID de outras coagulopatias adquiridas no período neonatal.

Quadro 43.3. Doenças associadas à coagulação intravascular disseminada neonatal.

Doenças fetais/neonatais	Doenças maternas obstétricas
Hipóxia – acidose: asfixia, SDR	Gemelar morto
Infecções – bacteriana, viral, fúngica, protozoários	
Enterocolite necrosante	Descolamento placentário
Aspiração meconial, líquido amniótico	
Trauma cerebral	Pré-eclâmpsia grave
Hipotermia	
Hemólise	
Síndrome de Kasabach-Merritt	
Deficiência homozigótica de proteína C/proteína S	
Neoplasia	

SDR: Síndrome do desconforto respiratório.
Fonte: Desenvolvido pela autoria do capítulo.

Em relação ao tratamento da CID, a intervenção terapêutica mais importante consiste no tratamento da doença de base. A reposição com hemocomponentes está indicada no tratamento do paciente com manifestações hemorrágicas. O plasma fresco congelado (10 a 20 mL/kg) fornece as proteínas pró-coagulantes e os inibidores naturais (proteína C, proteína S e antitrombina). O crioprecipitado (10 mL/kg) contém maior concentração de fator VIII e de fibrinogênio em relação ao plasma fresco congelado e, deste modo, é útil na presença de hipofibrinogenemia. A transfusão de concentrado de plaquetas (10 a 15 mL/kg) pode ser necessária para manutenção de contagem plaquetária acima de 50×10^9/L. A trombose pode ser tão problemática quanto o sangramento na CID e a heparina deverá ser utilizada no neonato com evidências de trombose grave. O uso de concentrados de antitrombina ou de proteína C não é recomendado no tratamento de rotina da CID neonatal, uma vez que não se conhece ainda se os resultados obtidos em adultos serão aplicáveis nos neonatos.

Referências consultadas

1. Abbondanzo SL et al. Intracranial hemorrhage in congenital deficiency of factor XIII. Am J Pediatr Hematol Oncol 1988;10:65.
2. Andrew M, Paes B, Johnston M. Development of the hemostatic system in the neonate ang young infant. Am J Pediatr Hematol Oncol 1990;12:95-104.
3. Andrew M, Paes B, Milner R et al. Development of the human coagulation system in the full-term infant. Blood 1987;70:165-72.
4. Bonacossa IA, Jocelyn LJ. Alloimmune thrombocytopenia of the newborn: neurodevelopment seguelae. Am J Perinatol 1996;13:211.
5. Corrigan J. Activation of coagulation and disseminated intravascular coagulation in the newborn. Am J Pediatr Hematol Oncol 1979;1:245.
6. Franco RF. Fisiologia da coagulação do sangue e da fibrinólise. In: Zago MA, Falcão RP, Pasquini R. (eds.). Hematologia – fundamentos e prática. São Paulo: Atheneu; 2001. cap. 64, p. 739-48.
7. Kelly D et al. Hemostasis in liver disease. Semin Liver Dis 1987;7:182.
8. Roberts HR, Monroe DM, Oliver JÁ, Chang JY, Hoffmann M. Newer concepts of blood coagulation. Haemophilia 1998;4:331-4.
9. Schimidt B. Coagulation screnning tests in high risk neonates. A prospective cohort study. Arch Dis Child 1992;67:1196.
10. Suarez CR, Gonzalez J et al. Neonatal and maternal platelets: activation at time of birth. Am J Hematol 1988;29:18.
11. Williams MD et al. The investigation and management of neonatal haemostasis and thormbosis. Brith J Haematol 2002;119:295-309.

Capítulo 44

Ecocardiografia Funcional em Neonatologia

Gabriela Nunes Leal
Carolina da Rocha Brito Menezes

Introdução

Nos últimos anos houve melhora significativa na qualidade da assistência perinatal, o que levou a importante aumento do número de recém-nascidos pré-termo extremo e com muito baixo peso em unidades de terapia intensiva neonatal, grupo de alto risco para o desenvolvimento de descompensações cardiovasculares. Ademais, alterações cardiovasculares secundárias a defeitos cardíacos congênitos, arritmias fetais e como complicações de outras disfunções neonatais (p. ex., hérnia diafragmática, anoxia) são de grande importância no período neonatal.

A abordagem para avaliação e monitoramento cardiovascular permanece abaixo do ideal em razão da dependência excessiva de marcadores clínicos pouco preditivos, como frequência cardíaca e tempo de enchimento capilar, o que torna a ecocardiografia funcional parte indispensável no adequado manejo desses pacientes.

O ecocardiograma funcional (EcoF) permite avaliação em tempo real do desempenho cardíaco e da hemodinâmica sistêmica e contribui para importantes decisões terapêuticas, bem como reavaliação da efetividade de condutas realizadas.

Abordaremos neste capítulo os métodos ecocardiográficos simples e fundamentais para avaliação funcional dos pacientes em unidade de terapia intensiva neonatal.
- » Avaliação estrutural (análise segmentar sequencial).
- » Avaliação hemodinâmica (funcional):
  1. Avaliação da função ventricular esquerda.
  2. Avaliação do débito cardíaco sistêmico.
  3. Avaliação do fluxo em veia cava superior
  4. Avaliação da função ventricular direita.
  5. Estimativa da pressão pulmonar.
  6. Persistência do canal arterial e suas repercussões hemodinâmicas.

Função ventricular esquerda
Análise subjetiva

Muitas vezes, em unidade de terapia intensiva, nos deparamos com limitações técnicas para realização de medidas objetivas por meio de ecocardiograma em razão de uma série de motivos (presença de ventilação mecânica com altas pressões, patologias torácicas ou abdominais, limitações de decúbitos e agitação). Nesses casos, devemos realizar a classificação simples da função ventricular por meio de análise qualitativa (hiperdinâmico, função normal ou disfunção discreta, moderada e grave).

Fração de encurtamento (FS)

Calculada utilizando as medidas lineares dos diâmetros diastólico final (DDF) e sistólico final (DSF) do ventrículo esquerdo (VE), por meio da fórmula:

$$FS\,(\%) = \frac{\{(\text{diâmetro do VE em diástole (DDF)} - \text{diâmetro do VE em sístole (DSF)})\}}{\text{diâmetro do VE em diástole (DDF)}} \times 100\%$$

[fração de encurtamento normal é de 30% a 40%.]

A janela recomendada para realizar as medidas é a paraesternal longitudinal. A medida pode ser realizada no modo bidimensional ou modo M.

Figura 44.1. Imagem ecocardiográfica do plano paraesternal longitudinal mostrando cálculo da fração de encurtamento e fração de ejeção do ventrículo esquerdo (VE) pelo modo M.

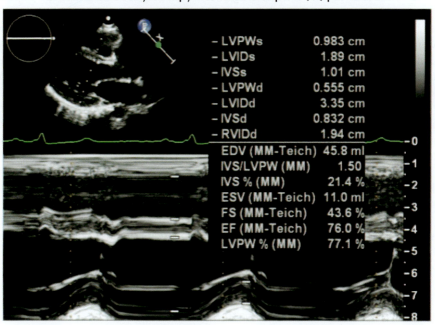

RVIDd: medida do diâmetro diastólico de ventrículo direito (VD); IVSd: medida do septo na diástole; LVIDd: medida do diâmetro diastólico do VE; LVPWd: medida da parede posterior na diástole; IVSs: medida do septo na sístole; LVIDs: medida do diâmetro sistólico do VE; LVPWs: medida da parede posterior na sístole; FS: fração de encurtamento; e EF: fração de ejeção.
Fonte: Diniz MFR, Leal GN, Lianza AC, 2021.

Fração de ejeção (FE)

Consiste na estimativa da proporção do volume ejetado, isto é, o volume sistólico final (VSF) em relação ao volume diastólico final (VDF), por meio da seguinte fórmula:

$$FE\ (\%) = \frac{\{(VDF - VSF)\}}{VDF} \times 100\%$$

Os volumes ventriculares podem ser estimados por meio dos diâmetros ventriculares (método de Teichholz) ou da delimitação das bordas subendocárdicas (método de Simpson).

O mais utilizado por intensivistas por sua maior facilidade é o método de Teichholz. O volume (V) é estimado a partir da medida dos diâmetros (D) do VE utilizando a seguinte fórmula de Teichholz:

$$Volume\ diastólico\ final\ (mL) = \frac{(DDF)^3 \times 7}{2,4 + DDF}$$

$$Volume\ sistólico\ final\ (mL) = \frac{(DSF)^3 \times 7}{2,4 + DSF}$$

Medindo-se o DDF e o DSF da mesma maneira que realizamos para o cálculo da fração de encurtamento (Figura 44.1), podemos estimar o VDF e o VSF para então procedermos ao cálculo da fração de ejeção do VE:

$$FE\ (\%) = \frac{\{(VDF - VSF)\}}{VDF} \times 100\%$$

Teichholz normal ≥ 55%

Avaliação do débito cardíaco

O débito cardíaco (DC) é o volume sistólico (VS) multiplicado pela frequência cardíaca (FC).

$$DC\ (mL/minuto) = VS\ (mL) \times FC\ (bpm)$$

Para estimarmos o **volume sistólico** por meio de ecocardiograma, multiplicamos a Área da Via de Saída do Ventrículo Esquerdo (**AVSVE**) pela Integral de Velocidade no Tempo (VTI) do Fluxo Sanguíneo na VSVE (**VTIVSVE**). Onde:

» **Área da Via de Saída do Ventrículo Esquerdo (AVSVE):** deve ser calculada por meio da fórmula πR^2, onde R é o raio da VSVE obtido no plano paraesternal longitudinal (Figuras 44.2 e 44.3) e $\pi = 3,14$ (constante).

» **VTI da Via de Saída do Ventrículo Esquerdo (VTIVSVE):** é obtido por meio de Doppler pulsátil, com cursor na mesma região em que foi medido o raio da via de saída (abaixo do anel valvar), pode ser realizado no plano apical de cinco câmaras (Figura 44.4) ou paraesternal longitudinal.

» Volume Sistólico (VS) (mL) = Área da Via de Saída do VE (**AVSVE**) (cm^2) × Integral de velocidade no tempo do fluxo sanguíneo na VSVE (**VTIVSVE**) (cm).

» DC (Débito Cardíaco) (mL/minuto) = VS (Volume Sistólico) (mL) × FC (Frequência Cardíaca) (bpm).

» DCi (Débito Cardíaco Indexado)

$$\left(\frac{\frac{mL}{kg}}{minuto}\right) = \frac{VS\ (Volume\ Sistólico)(mL) \times FC\ (Frequência\ Cardíaca)\ (bpm)}{superfície\ corpórea\ (SC)}$$

(DCi é um indicador do fluxo sanguíneo global indexado à área de superfície corporal).

Figura 44.2. Imagem mostrando a posição do transdutor na obtenção do plano paraesternal longitudinal. Probe com índex apontando para o ombro direito.

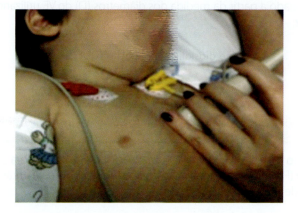

Fonte: Diniz MFR, Leal GN, Lianza AC, 2021.

Figura 44.3. Imagem mostrando o plano paraesternal longitudinal. A seta aponta para medida da via de saída do ventrículo esquerdo, distância: 0,48 cm.

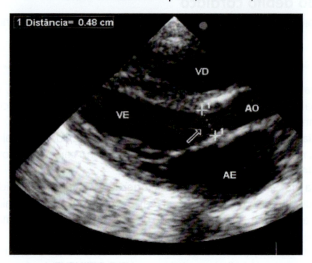

VE: ventrículo esquerdo; AE: átrio esquerdo; AO: aorta; VD: ventrículo direito.
Fonte: Diniz MFR, Leal GN, Lianza AC, 2021.

Figura 44.4. Imagem mostrando o fluxo aórtico obtido no plano subvalvar no corte apical de cinco câmaras. Traçado ao redor da curva para obtenção da integral de velocidade no tempo (VTI) da via de saída do ventrículo esquerdo (LVOT VTI): 11,2 cm.

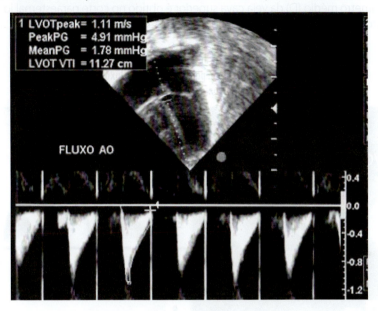

Fonte: Diniz MFR, Leal GN, Lianza AC, 2021.

Tabela 44.1. Tabela com valores normais da integral de velocidade no tempo (VTI) da via de saída do ventrículo esquerdo e o débito cardíaco indexado até 72 horas de vida em recém-nascidos a termo e pré-termo.

	VTI da VSVE (cm)	DC indexado (mL/kg/minuto)
Pré-termo (28 a 37 semanas)	9,8 ± 1,7	221 ± 56
Termo	14,7 ± 3,4	236 ± 47

VSVE: via de saída do ventrículo esquerdo; DC: débito cardíaco; VTI: integral de velocidade no tempo.
Fonte: Evans N, Kluckow M, 1996.

Avaliação do fluxo em veia cava superior

Muitas vezes estimar a adequação da circulação sistêmica pelo débito cardíaco no período neonatal pode não ser o ideal, em razão da frequente existência de *shunts* no canal arterial e forame oval patente.

O Fluxo da Veia Cava Superior (VCS) pode ser usado como uma estimativa do fluxo sanguíneo sistêmico, por representar o retorno venoso da parte superior do corpo e cérebro.

O Fluxo da VCS é calculado pela fórmula a seguir:

$$\text{Fluxo VCS (mL/kg/minuto)} = \frac{\text{VTI da VCS} \times \pi (D/2)^2 \times FC}{\text{Peso}}$$

» VTI da VCS é realizado através do traçado ao redor da curva do fluxo obtido com Doppler pulsátil na entrada da VCS no corte subcostal coronal e expresso em cm (Figura 44.5).
» $\pi = 3,14$ (constante)
» O diâmetro médio (D) da veia cava superior é obtido no corte paraesternal longitudinal direito, próximo à desembocadura da VCS em átrio direito (Figura 44.6).

Figura 44.5. (A) Ecocardiográfica do plano subcostal coronal mostrando local no qual deve ser colocado o cursor para obtenção do fluxo para cálculo do VTI da veia cava superior. (B) Fluxo obtido por meio de Doppler pulsátil.

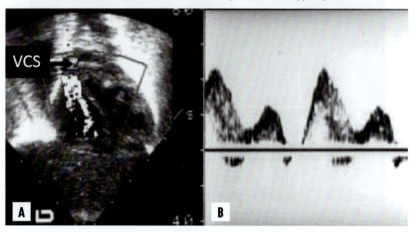

VCS: veia cava superior; VTI: integral de velocidade no tempo.
Fonte: Kluckow M, Evans N, 2000.

Figura 44.6. (A) Plano paraesternal longitudinal direito mostrando a conexão da veia cava superior com o átrio direito. (B) Modo M com as medidas da cava no maior e menor diâmetro, necessárias para obtenção do diâmetro médio (diâmetro médio = máx. + mín. ÷ 2).

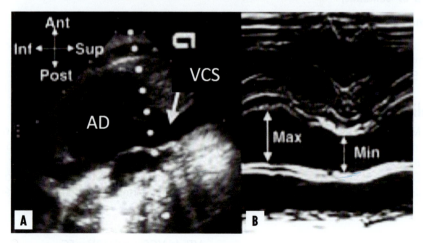

VCS: veia cava superior; AD: átrio direito.
Fonte: Kluckow M, Evans N, 2000.

Figura 44.7. Fluxograma mostrando valores normais de fluxo da veia cava superior pelas horas de vida em recém-nascidos a termo e pré-termo.

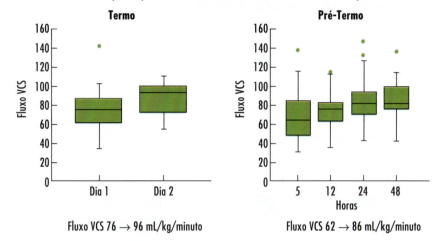

Fluxo VCS 76 → 96 mL/kg/minuto   Fluxo VCS 62 → 86 mL/kg/minuto

VCS: veia cava superior.
Fonte: Kluckow M, Evans N, 2000.

Avaliação da função ventricular direita (VD)

Em razão da geometria peculiar do VD, análise qualitativa (subjetiva) adequada deve ser realizada em várias janelas ecocardiográficas.

Um parâmetro objetivo simples de avaliação da função sistólica do VD é a amplitude de excursão sistólica do anel tricúspide em direção ao ápice (TAPSE), realizado por meio do modo M no plano apical de quatro câmaras (Figura 44.8).

Figura 44.8. Imagem ecocardiográfica do modo M obtido no plano do anel tricúspide para cálculo do TAPSE na janela apical de quatro câmaras.

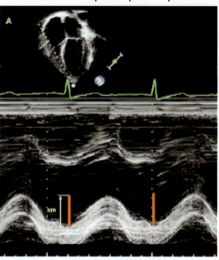

Fonte: Koestenberger M, Ravekes W, Everett AD et al., 2009.

Valores normais para RN variam de 0,68 cm a 1,15 cm (0,91 cm).

Estimativa da pressão pulmonar

Sinais indiretos/subjetivos de aumento da pressão pulmonar

- » dilatação da artéria pulmonar;
- » retificação do septo interventricular na sístole;
- » *shunt* da direita para a esquerda nas comunicações (pressão pulmonar e resistência vascular pulmonar aumentadas);
- » aumento da aceleração inicial e entalhe mesossistólico na curva de velocidade de fluxo na via de saída de VD (Figura 44.9).

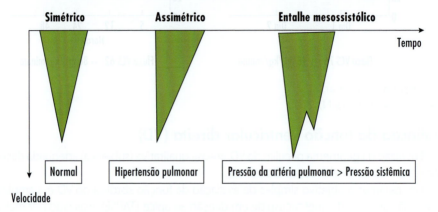

Figura 44.9. Imagem ilustrativa do fluxo pulmonar obtida por meio de Doppler pulsátil na via de saída de ventrículo direito (VSVD) em três situações hemodinâmicas diferentes.

Fonte: Diniz MFR, Leal GN, Lianza AC, 2021.

Medidas estimadas utilizando Doppler

- » **Pressão sistólica de artéria pulmonar (PSAP):** na ausência de obstrução na via de saída do VD, pode ser estimada pela equação de Bernoulli simplificada somada à pressão estimada do átrio direito (PAD), onde V é a velocidade máxima do jato de regurgitação da valva tricúspide, obtida pelo Doppler contínuo.
  Equação de Bernoulli (gradiente de pressão = $4V^2$)
  Gradiente AD-VD (mmHg) = $4(V_{máx})^2$ (cm/s)
  PSAP = $(4V^2)$ + PAD
  V: velocidade máxima do jato de regurgitação tricúspide
  Valor normal < 35 mmHg

Figura 44.10. Imagem ecocardiográfica ilustrando a velocidade máxima do jato de regurgitação tricúspide, obtida pelo Doppler contínuo no plano apical de quatro câmaras.

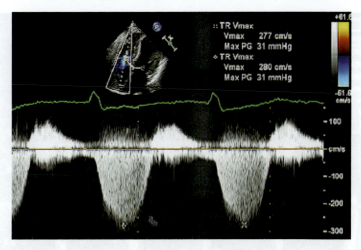

Fonte: Diniz MFR, Leal GN, Lianza AC, 2021.

» **Pressão média de artéria pulmonar (PAPm):** pode ser estimada utilizando o pico de velocidade máxima da curva do jato regurgitante da valva pulmonar obtida pelo Doppler contínuo na via de saída do ventrículo direito (VSVD) no eixo paraesternal transversal, mais a pressão estimada no átrio direito (PAD), por meio da fórmula:

$$PAPm = 4\ (V_1)^2 + PAD$$

V_1: velocidade de pico do jato de regurgitação pulmonar.
Valor normal < 25 mmHg

» **VTI pulmonar:** integral de velocidade e tempo pulmonar. Utilizando-se do Doppler pulsátil na via de saída do ventrículo direito é obtido uma curva de fluxo e calculado a área desse fluxo, expresso em centímetros (Figura 44.12 e Tabelas 44.2 e 44.3).

Figura 44.11. Imagem do plano paraesternal transverso com cursor na via de saída do ventrículo direito para obtenção do VTI pulmonar.

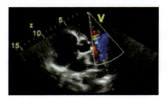

VTI: integral de velocidade no tempo.
Fonte: Skinner J, Alverson D, Hunter S, 2000.

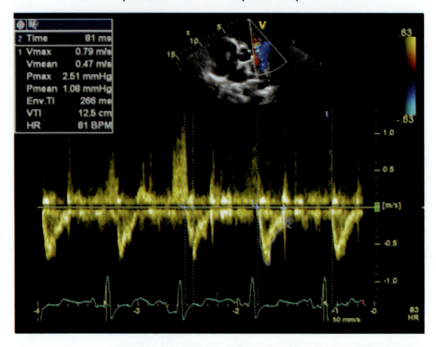

Figura 44.12. Imagem do fluxo pulmonar com realização de traçado ao redor da curva para obter o cálculo do VTI pulmonar expresso em cm.

VTI: integral de velocidade no tempo.
Fonte: Skinner J, Alverson D, Hunter S, 2000.

Tabela 44.2. Valores normais de VTI de artéria pulmonar (AP) em recém-nascido pré-termo conforme horas de vida.

RN pré-termo	0 a 12 horas	13 a 36 horas	37 a 72 horas
VTI AP (cm)	6,4 (3,9 a 9,6)	7 (4,9 a 10,1)	8,3 (6,2 a 12,1)

VTI: integral de velocidade no tempo; AP: artéria pulmonar.
Fonte: Skinner J, Alverson D, Hunter S, 2000.

Tabela 44.3. Valores normais de VTI de artéria pulmonar (AP) em recém-nascido termo conforme horas de vida.

RN termo	< 6 horas	> 24 horas
VTI AP (cm)	11,7 ± 2,4	14,6 ± 2,7

VTI: integral de velocidade no tempo; AP: artéria pulmonar.
Fonte: Skinner J, Alverson D, Hunter S, 2000.

Canal arterial persistente

Complicação frequente no recém-nascido pré-termo, associado a importante aumento na incidência de complicações. O ecocardiograma deve avaliar o diâmetro do canal, as dimensões das cavidades esquerdas, o padrão de fluxo através do canal, o débito cardíaco aórtico (já falado anteriormente) e a presença de fluxo anormal nas artérias sistêmicas e ramos pulmonares.

Diâmetro do canal

Janela paraesternal transversal com uma ligeira rotação anti-horária ou através da janela supraesternal. A medida do canal é realizada na sua conexão com artéria pulmonar e é sempre importante utilizar o mapeamento de fluxo em cores (Figura 44.13 e Tabela 44.4).

Figura 44.13. Imagem ecocardiográfica mostrando a medida da extremidade pulmonar do canal arterial.

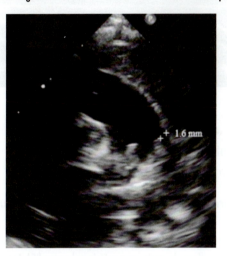

Fonte: Arlettaz R, 2017.

Tabela 44.4. Classificação do canal arterial em recém-nascidos pré-termos.

Diâmetro	Classificação
< 1,5 mm	pequenos
≥ 1,5 mm a 3 mm	moderados
> 3 mm	grandes

Fonte: Arlettaz R, 2017.

Dimensões das cavidades cardíacas esquerdas

As medidas podem ser obtidas nos planos longitudinal ou apical. Uma medida muito utilizada é a relação do átrio esquerdo sobre a raiz aórtica, quando > 1,6 pode estar associado à presença de repercussão hemodinâmica pelo canal arterial.

Figura 44.14. Modo M no eixo longo, com medida da raiz aórtica e do átrio esquerdo.

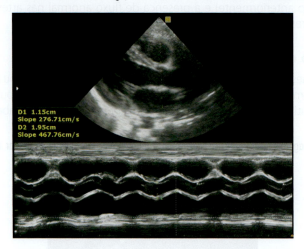

Fonte: Arlettaz R, 2017.

Padrão de fluxo através do canal

Determinado por meio de Doppler pulsátil ou contínuo.

Fluxo no canal na presença de baixa resistência vascular pulmonar

Figura 44.15. Imagem esquerda mostrando plano paraesternal transversal alto, com canal arterial patente e fluxo da aorta para artéria pulmonar PCA (persistência do canal arterial) com *shunt* da esquerda para a direita.

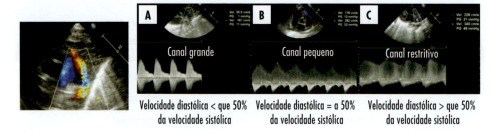

(A) Fluxo obtido no canal arterial com velocidade diastólica menor que 50% da velocidade sistólica (canal de grande calibre). (B) Fluxo do canal arterial com velocidade diastólica igual a 50% da velocidade sistólica (canal pequeno). (C) Fluxo do canal arterial com velocidade diastólica maior que 50% da velocidade sistólica (canal restritivo).
Fonte: Arlettaz R, 2017.

Fluxo no canal na presença de resistência vascular pulmonar aumentada

Figura 44.16. Imagem do fluxo ao Doppler mostrando *shunt* bidirecional.

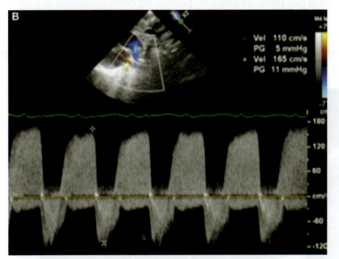

Fonte: Arlettaz R, 2017.

Fluxo no canal na presença de pressão pulmonar suprassistêmica

Figura 44.17. (A) Corte paraesternal transverso alto mostrando fluxo no canal direcionado da artéria pulmonar (AP) para aorta (AO). (B) Obtida por meio de Doppler contínuo no canal evidenciando *shunt* sistólico AP-AO. (C) Obtida por meio de Doppler contínuo no canal evidenciando *shunt* sistólico e diastólico AP-AO.

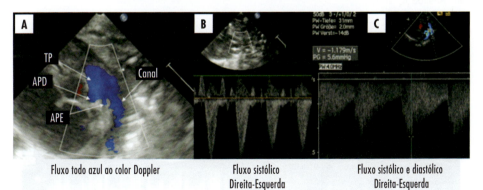

Fonte: Arlettaz R, 2017.

Alteração no fluxo diastólico em artérias pulmonares e sistêmicas

Em casos com canal arterial com fluxo significativo, observamos a presença de fluxo diastólico anterógrado nas artérias pulmonares. Na prática, medimos esse fluxo na diástole da artéria pulmonar esquerda por meio de Doppler pulsátil no corte paraesternal transversal ou supraesternal.

Figura 44.18. Imagem ecocardiográfica supraesternal com círculo vermelho em artéria pulmonar esquerda no local em que deve-se colocar o cursor para avaliação do fluxo.

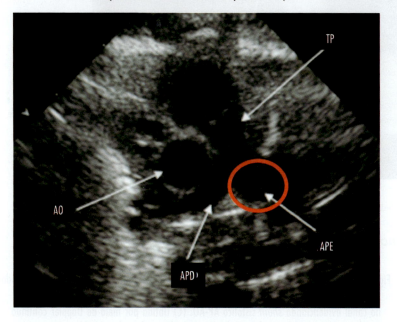

Fonte: Arlettaz R, 2017.

Figura 44.19. (A) Fluxo em artéria pulmonar esquerda (APE) na ausência de canal, seta apontando para fluxo na diástole. (B) Fluxo em APE na presença de grande canal arterial, seta apontando para fluxo na diástole.

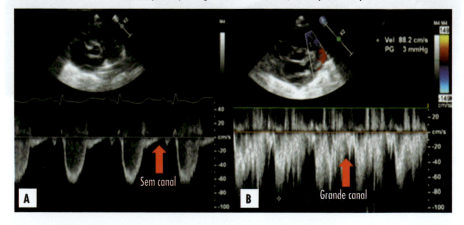

Fonte: Arlettaz R, 2017.

» **Artérias sistêmicas:** na presença de um grande canal patente ocorre uma redução da pressão diastólica aórtica consequente ao roubo de fluxo para circulação pulmonar que resulta em um regime de hipoperfusão sistêmica. Por meio do Doppler pulsátil na janela supraesternal, colocamos o cursor em aorta descendente abaixo do plano do canal e detectamos fluxo reverso diastólico; podemos observar o mesmo fenômeno em aorta abdominal, cerebral e mesentérica.

Figura 44.20. (A) Eixo supraesternal mostrando aorta descendente. (B) Fluxo em aorta descendente, com padrão normal. (C) Fluxo em aorta descendente na presença de canal com ausência de fluxo na diástole.
(D) Fluxo em aorta descendente na presença de canal com repercussão evidenciando fluxo reverso holodiastólico.

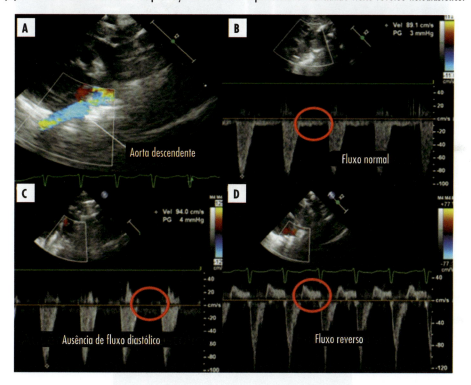

Fonte: Arlettaz R, 2017.

Outro parâmetro ecocardiográfico utilizado para avaliação de repercussão do PCA é o fluxo mitral, que pode alterar em razão do aumento da pré-carga (retorno venoso que chega no AE) e redução da pós-carga (roubo de fluxo para território pulmonar). Avaliado mediante Doppler pulsátil, com cursor na altura da valva mitral, no plano apical de quatro câmaras.

Figura 44.21. (A) Imagem evidencia fluxo mitral normal obtido por meio de Doppler pulsátil no plano da valva mitral em paciente pediátrico, onda E – enchimento rápido e onda A – contração atrial. (B) Fluxo mitral normal para pacientes pré-termo com onda E < A.

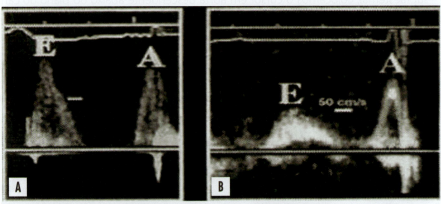

Normal paciente pediátrico: E > A   Normal paciente pré-termo: E < A

Fonte: Diniz MFR, Leal GN, Lianza AC, 2021.

Figura 44.22. Imagem mostrando fluxo mitral em paciente pré-termo na presença de canal arterial, evidenciando a inversão das ondas.

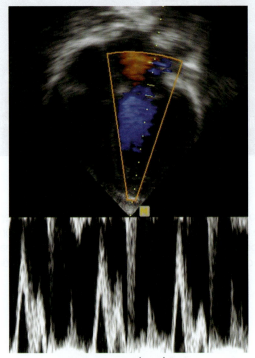

Pré-termo com grande canal: E > A

Fonte: Diniz MFR, Leal GN, Lianza AC, 2021.

A Tabela 44.5 mostra os parâmetros ecocardiográficos que contribuem para a avaliação adequada da repercussão do canal arterial persistente em recém-nascidos pré-termo e suas respectivas classificações.

Tabela 44.5. Parâmetros ecocardiográficos que contribuem para a avaliação adequada da repercussão do canal arterial em recém-nascidos pré-termo e suas respectivas classificações.

Parâmetro	CA ausente	Pequeno	Médio	Grande
Diâmetro[1] (mm)	–	< 1,5	1,5 a 3	**> 3**
AE/Ao[2] (Modo M)	1,13 ± 0,23	< 1,4:1	1,4:1 a 1,6:1	**> 1,6:1**
Velocidade de fluxo diastólico na APE[3] (cm/s)	–	< 30	30 a 50	**> 50**
Doppler mitral E/A[4]	< 1	< 1	1 a 1,5	**> 1,5**
DC indexado (mL/kg/minuto)	190 a 310	–	–	**> 314**
Fluxo retrógrado na aorta descendente	10%	< 30%	30% e 50%	**> 50%**
DC/Fluxo VCS[5]	2,4 ± 0,3	–	–	**> 4**

[1]: Diâmetro do canal; [2]: AE/Ao: relação do diâmetro do átrio esquerdo com a raiz aórtica; [3]: Fluxo diastólico na artéria pulmonar esquerda; [4]: Doppler mitral relação da onda E/A (enchimento rápido e contração atrial); [5]: DC/Fluxo VCS: razão entre débito cardíaco e fluxo da VCS.
CA: canal arterial; AE: átrio esquerdo; Ao: raiz aórtica; APE: artéria pulmonar esquerda; DC: débito cardíaco; VCS: veia cava superior.
Fonte: Sehgal A, McNamara PJ, 2009.

Conclusões

Visto que a ecocardiografia funcional tem sido de grande utilidade no diagnóstico e condução dos recém-nascidos pré-termos e com patologias ao nascimento, técnicas ecocardiográficas mais avançadas como Doppler tecidual e deformação miocárdica (Strain), também estão sendo estudadas com novas perspectivas para uso na unidade de terapia neonatal.
Lista essencial de checagem para Ecocardiograma funcional em UTI neonatal:
» Descrição anatômica (análise segmentar sequencial).
» Função do Ventrículo Esquerdo: Fração de Ejeção, Integral de Velocidade no Tempo aórtico, Débito Cardíaco.
» Fluxo da Veia Cava Superior.
» Estimativa da Pressão pulmonar.
» Função do Ventrículo Direito: amplitude de excursão sistólica do anel tricúspide em direção ao ápice (TAPSE), Integral de Velocidade no Tempo pulmonar.
» Avaliação do canal arterial: está patente? Qual a repercussão hemodinâmica?

Referências consultadas

1. Arlettaz R. Echocardiographic evaluation of patent ductus arteriosus in preterm infants. Front Pediatr. 2017 Jun 21;5:147. doi: 10.3389/fped.2017.00147. PMID: 28680875; PMCID: PMC5478876.

2. Diniz MFR, Leal GN, Lianza AC. Ecocardiograma morfológico e funcional. In: Jatene MB. Cardiologia pediátrica – Instituto da Criança e do Adolescente Hospital das Clínicas. 2. ed. Barueri, SP: Manole; 2021. 564p.

3. El-Khuffash AF, Jain A, Dragulescu A, McNamara PJ, Mertens L. Acute changes in myocardial systolic function in preterm infants undergoing patent ductus arteriosus ligation: a tissue Doppler and myocardial deformation study. J Am Soc Echocardiogr. 2012 Oct;25(10):1058-67. doi: 10.1016/j.echo.2012.07.016. Epub 2012 Aug 11. PMID: 22889993.

4. Evans N, Kluckow M. Early determinants of right and left ventricular output in ventilated preterm infants. Arch Dis Child Fetal Neonatal Ed. 1996 Mar;74(2):F88-94. doi: 10.1136/fn.74.2.f88. PMID: 8777673; PMCID: PMC2528520.

5. Kluckow M, Evans N. Superior vena cava flow in newborn infants: a novel marker of systemic blood flow. Arch Dis Child Fetal Neonatal Ed. 2000 May;82(3):F182-7. doi: 10.1136/fn.82.3.f182. PMID: 10794783; PMCID: PMC1721083.

6. Koestenberger M, Ravekes W, Everett AD, Stueger HP, Heinzl B, Gamillscheg A, Cvirn G, Boysen A, Fandl A, Nagel B. Right ventricular function in infants, children and adolescents: reference values of the tricuspid annular plane systolic excursion (TAPSE) in 640 healthy patients and calculation of z score values. J Am Soc Echocardiogr. 2009 Jun;22(6):715-9. doi: 10.1016/j.echo.2009.03.026. Epub 2009 May 7. PMID: 19423286.

7. Sehgal A, McNamara PJ. Does echocardiography facilitate determination of hemodynamic significance attributable to the ductus arteriosus? Eur J Pediatr. 2009 Aug;168(8):907-14. doi: 10.1007/s00431-009-0983-3. Epub 2009 Apr 22. PMID: 19387684.

8. Sehgal A, McNamara PJ. Does point-of-care functional echocardiography enhance cardiovascular care in the NICU? J Perinatol. 2008 Nov;28(11):729-35. doi: 10.1038/jp.2008.100. Epub 2008 Jul 17. PMID: 18633423.

9. Skinner J, Alverson D, Hunter S. Echocardiography for the neonatologist. 1st ed. Churchill Livingstone; 2000. 256p.

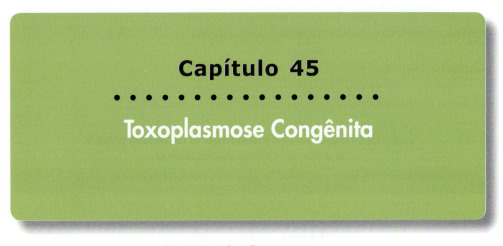

Capítulo 45
Toxoplasmose Congênita

Edna Maria de Albuquerque Diniz
Nádia Sandra Orozco Vargas
Flávio Adolfo Costa Vaz (*in memoriam*)

Definição

A toxoplasmose é uma doença relativamente benigna. Uma das infecções mais frequentes no mundo, tem como agente etiológico o *Toxoplasma gondii*, protozoário intracelular obrigatório.

É uma doença relativamente benigna no adulto, mas pode causar lesões graves irreversíveis no feto e no recém-nascido, sendo ainda uma das causas mais comuns de morte fetal.

Patogenia

A toxoplasmose é uma zoonose: o hospedeiro definitivo é o gato; todos os outros hospedeiros são incidentais. O toxoplasma ocorre naturalmente em animais herbívoros, omnívoros e carnívoros, incluindo todos os mamíferos, alguns pássaros e provavelmente alguns répteis.

A incidência de toxoplasmose varia largamente dentro das comunidades humanas, dependendo dos hábitos alimentares, do contato com animais portadores da doença e das condições climáticas (o oocisto sobrevive melhor no calor).

A infecção congênita parece ocorrer somente como consequência de infecção materna primária adquirida durante a gestação. A mãe apresenta a parasitemia com infecção placentária (placentite) e disseminação hematogênica para o feto.

Após a replicação na placenta, o parasita alcança a corrente sanguínea fetal, atingindo todos os sistemas orgânicos, principalmente o sistema nervoso central (SNC) e as túnicas oculares. A extensão das lesões parece depender do grau de maturidade imunológica fetal, bem como da passagem transplacentária de anticorpos maternos.

A prevalência de infecção fetal varia de local para local, dependendo da frequência da exposição inicial ao protozoário entre as mulheres gestantes. A infecção materna primária não obrigatoriamente se dissemina para o feto. A taxa de transmissão aproxima-se de 40% e é inversamente relacionada ao tempo de gestação no qual a infecção materna ocorreu.

Do ponto de vista patológico, o SNC e as túnicas oculares são os tecidos mais acometidos. No cérebro encontram-se áreas de necrose que podem sofrer calcificações precoces. Áreas semelhantes podem ser encontradas no fígado, pulmões, miocárdio, músculos esqueléticos, baço e outros órgãos. A forma ativa do parasita pode atingir todos os tecidos, com exceção do eritrócito não nucleado, e aí se proliferar.

Quadro clínico

Apenas 15% a 20% das crianças com toxoplasmose congênita têm evidência da doença ao nascer. Os sistemas orgânicos mais acometidos estão resumidos no Quadro 45.1.

Quadro 45.1. Principais sintomas e sinais clínicos na toxoplasmose congênita, de acordo com o sistema orgânico envolvido.

Aparelho acometido	Sintomas ou sinais
Sistema nervoso central	• Hidrocefalia • Microcefalia • Retardo neuropsicomotor • Calcificações intracranianas • Crises convulsivas • Opistótono • Dificuldades de deglutição • Hipo ou hipertermia
Olhos	• Retinocoroidite • Uveíte • Microftalmia • Iridociclite • Catarata • Glaucoma • Estrabismo • Nistagmo • Descolamento de retina • Persistência da membrana pupilar
Aparelho digestivo	• Icterícia (associada à hepatomegalia) • Diarreia • Vômitos
Sistema hematológico	• Anemia por hemólise, redução na produção sanguínea ou sangramentos • Trombocitopenia • Hipoprotrombinemia • Petéquias e equimoses
Sistema cardiopulmonar	• Pneumonite intersticial • Miocardite • Endocardite • Pericardite
Sistema fagocítico mononuclear	• Esplenomegalia • Hepatomegalia

Fonte: Desenvolvido pela autoria do capítulo.

Outras formas de apresentação clínica

» Doença sintomática observada nos primeiros meses de vida.

» Sequela ou recidiva na infância ou adolescência de infecção não diagnosticada previamente.

» Infecção subclínica.

Diagnóstico

Diagnóstico clínico

Antecedentes e hábitos familiares; história do pré-natal; parto e período neonatal.

Exames complementares

Hemograma

Linfocitose e eosinofilia são as manifestações hematológicas mais frequentemente encontradas não só no período neonatal, como também durante os primeiros anos de vida. A eosinofilia geralmente apresenta valores altos, atingindo 15% a 20% do número total de leucócitos.

Líquido cefalorraquiano (LCR)

É de fundamental importância tanto na infecção sintomática como na assintomática. Achados anormais neste exame são sempre indicativos de doença do SNC.

O LCR apresenta-se xantocrômico, com baixa concentração de glicose e valores elevados de proteinorraquia. Pleocitose às custas de células linforretículomonocitárias e porcentagem por vezes elevada de eosinófilos.

Exames radiológicos

Radiografia simples de crânio

Calcificações intracranianas constituem um dos achados radiológicos mais frequentes na toxoplasmose, estando presentes em mais de 60% dos RN. As lesões cerebrais devido a meningoencefalite necrosante calcificam-se com rapidez e os depósitos de cálcio descritos radiologicamente como nodulares, múltiplos e em listas curvilíneas são disseminados no parênquima cerebral, não tendo distribuição característica.

As calcificações intracranianas são detectáveis nos primeiros 3 meses de vida em 30% das crianças com toxoplasmose congênita e em 80% até os 2 anos de idade.

Tomografia computadorizada encefálica/Ultrassonografia de crânio

Estes exames são de grande auxílio no acompanhamento das crianças com toxoplasmose congênita, sendo possível detectar mesmo as calcificações não evidenciadas na radiografia simples de crânio, além de dilatação ventricular e atrofia cortical.

Outros achados radiológicos

Focos de calcificação podem ser observados nas vísceras, particularmente no fígado e baço, através de radiografia de abdômen na posição lateral.

As anormalidades radiológicas em ossos longos observadas nesta doença são inespecíficas. Caracterizam-se por zonas transversais de menor densidade, radiolucentes e estrias longitudinais radiotransparentes nas epífises e metáfises, respectivamente.

Exames complementares – específicos

O diagnóstico principal da toxoplasmose congênita baseia-se no encontro de anticorpos IgM específicos ou na persistência de anticorpos IgG antitoxoplasma no soro da criança quando comparados com o soro materno. Podem ocorrer resultados sorológicos falso-negativos ou positivos.

Os testes sorológicos mais comumente empregados são:

Testes para anticorpos antitoxoplasma (IgG)

» Teste de imunofluorescência;
» ELISA (*Enzyme-Linked Immunosorbent Assay*).

Testes para pesquisa de anticorpos IgM

» Teste de imunofluorescência – IgM;
» ELISA – IgM (teste de imunocaptura).

Os testes de imunocaptura IgM são mais sensíveis para a identificação de anticorpos IgM antitoxoplasma.

» após tratamento do soro com 2-mercaptoetanol;
» e/ou após remoção de Ac. IgG do soro.

Os testes imunoenzimáticos ELISA são realizados com antígenos proteicos solúveis do toxoplasma fixados a superfícies de plástico. Os anticorpos reagentes com esses antígenos são revelados por conjugado enzimático anti-IgG ou anti-IgM. Resultados falso-positivos ou negativos podem também ocorrer de forma semelhante ao teste de IF, exigindo as mesmas técnicas laboratoriais para afastá-los.

Os testes de imunocaptura para anticorpos IgM parecem não sofrer estas interferências, sendo mais sensíveis para a identificação de anticorpos IgM antitoxoplasma.

Teste de avidez para anticorpos IgG

Valores < 30 indicam infecção recente, > 60 indicam infecção crônica e entre 30 e 60 são de difícil interpretação, devendo ser feita análise individual, de acordo com o caso.

Nos exames do RN, o simples achado de sorologia positiva para IgG em geral não tem significado diagnóstico devido à transferência passiva destes anticorpos pela placenta. A presença de anticorpos IgM ou títulos de IgG de duas a quatro vezes maiores que os maternos são sugestivos de infecção fetal.

Outros testes

» PCR (*Polymerase Chain Reaction*), a qual pode ser realizada no sangue, urina e no LCR, sendo uma reação de sensibilidade elevada.
» Reação de western blot é um teste que identifica anticorpos IgG de origem fetal, diferenciando-os dos maternos.

Tratamento

Deve ser realizado em todo RN portador da infecção congênita sintomática ou na forma subclínica durante todo o 1º ano de vida.

Segue um resumo do tratamento atual da toxoplasmose congênita, incluindo a gestante, o feto, o RN e a coriorretinite aguda em crianças maiores. Atualmente, a espiramicina não tem sido mais utilizada no esquema terapêutico do recém-nascido (Tabela 45.1).

Tabela 45.1. Esquemas terapêuticos utilizados para o tratamento da gestante, do recém-nascido e em crianças maiores.

Quadro clínico	Medicamento	Doses utilizadas	Duração do tratamento
Gestante Toxoplasmose aguda: 1. Primeiras 18 semanas de gestação ou até o nascimento em fetos não infectados diagnosticados através da amniocentese	Espiramicina	1 g de 8 em 8 horas, sem alimentação	Até a infecção fetal ser diagnosticada ou excluída
2. Se a infecção fetal for confirmada após a 18ª semana de gestação e nas gestantes infectadas após 24 semanas	Pirimetamina mais sulfadiazina mais leucovorina (ácido folínico) alternando espiramicina	DA: 50 mg 2 vezes ao dia por 2 dias, seguida por 50 mg/dia; DA: 75 mg/kg/dia em 2 doses por 2 dias, seguida por 50 mg/kg duas vezes ao dia; 10 a 20 mg/dia	Até o termo Até o termo Durante e uma semana após o término da pirimetamina

Fonte: Desenvolvida pela autoria do capítulo.

Tratamento da toxoplasmose congênita

Recém-nascido

1. Formas graves de toxoplasmose congênita (hidrocefalia, > 3 calcificações cerebrais, coriorretinite macular).[a]
   - Pirimetamina 1 mg/kg/dia durante 6 meses, depois 0,5 mg/kg/dia durante 6 meses.
   - Sulfadiazina 100 mg/kg/dia em 2 doses diárias divididas, durante 1 ano.
   - Ácido folínico 10 mg, 3 vezes por semana ou 25 mg, 2 vezes por semana, durante 1 ano.
2. Formas subclínicas e moderadas de toxoplasmose congênita.

Dois protocolos possíveis:

Protocolo A[b]

Regime primário

   » Pirimetamina 1 mg/kg/dia durante 2 meses; depois, 0,5 mg/kg/dia durante 10 meses.
   » Sulfadiazina 100 mg/kg/dia em 2 doses diárias divididas por 1 ano.
   » Ácido folínico 10 mg, 3 vezes por semana ou 25 mg, 2 vezes por semana, durante 1 ano.

---

a   Esquemas e recomendações terapêuticas de acordo com: Peyron F, Wallon M, Kieffer F, Garweg J. Toxoplasmosis. In: Wilson CB, Nizet V, Maldonado YA, Remington JS, Klein JO (eds.). Remington and Klein's Infectious Diseases of the Fetus and Newborn Infant. Philadelphia: Elsevier Saunders; 8th ed. 2016. p. 947-1042.

b   Com qualquer regime, a contagem de leucócitos deve ser verificada no dia 0 e 15 dias depois e, a partir daí, mensalmente. A terapia deve ser descontinuada (mas o ácido folínico continuado) sempre que os neutrófilos estejam abaixo de 750 mm³. Testes mensais para proteinúria são recomendados em crianças tratadas com pirimetamina e sulfadiazina.

Regime alternativo

Pode ser usado para formas subclínicas/leves e/ou para dificuldades na adesão e/ou efeitos adversos hematológicos frequentes:

» Pirimetamina e sulfadoxina (Fansidar®)
Dose: 1,25 mg/kg a cada 10 dias e 25 mg/kg a cada 10 dias, respectivamente, durante 1 ano.
» Ácido folínico 10 mg, 3 vezes por semana ou 25 mg, 2 vezes por semana, durante 1 ano.

Obs.: É recomendado iniciar com o regime primário de pirimetamina mais sulfadiazina durante os primeiros 2 meses e depois continuar o tratamento com pirimetamina mais sulfadoxina, que tem uma meia-vida mais longa e é mais conveniente, pois é administrada a cada 10 dias.

Tratamento pós-natal do lactente e da criança
Protocolo B

» **Pirimetamina:** dose de ataque de 1 mg/kg a cada 12 horas por 2 dias; no 3º dia em diante, 1 mg/kg por dia durante 2 ou 6 meses; então esta dose toda segunda-feira, quarta-feira e sexta-feira durante 1 ano.
» **Sulfadiazina:** 50 mg/kg a cada 12 horas, durante 1 ano.
» **Ácido folínico (leucovorina):** 10 mg, 3 vezes por semana, durante1 ano.
» **Corticosteroides (prednisona):** 0,5 mg/kg a cada 12 horas. Quando a proteína do LCR é ≥ 1 g/dL ou quando coriorretinite ativa ameaça a visão durante e por uma semana depois.

Os corticosteroides devem ser usados somente em conjunto com o tratamento com pirimetamina, sulfadiazina e ácido folínico e devem ser continuados até os sinais de inflamação (proteína elevada no LCR, ≥ 1 g/dL) ou coriorretinite ativa que ameaça a visão diminuir e a dosagem pode, então, ser reduzida e o corticoide, interrompido.

Critérios de alta

» manutenção da temperatura;
» condições adequadas de alimentação.

Acompanhamento ambulatorial

» clínico;
» oftalmológico;
» auditivo;
» neurológico;
» **laboratorial:** hemogramas; LCR conforme a necessidade.

Referências consultadas

1. Diniz EMA. Toxoplasmose infecções congênitas e perinatais. In: Gilio AE, Escobar AMU, Grisi S. Pediatria geral: neonatologia, pediatria clínica, terapia intensiva. Hospital Universitário da Universidade de São Paulo. São Paulo: Atheneu; 2011. 742p.
2. Diniz EMA, Vaz FAC. Toxoplasmose congênita. In: Vaz FAC, Diniz EMA, Ceccon MEJR, Krebs VLJ (eds.). Neonatologia. Barueri: Manole; 2011. p. 303-315. (Coleção Pediatria. Instituto da Criança HC-FMUSP. Schvartsman BGS, Maluf Jr PT).

3. Durlach R, Kaufer F, Carral L, Freuler C, Ceriotto M et al. Argentine, Consensus of Congenital Toxoplasmosis. Medicina (Buenos Aires). 2008;68(1):75-87.
4. Feldman DM, Timms D, Borgida AF. Toxoplasmosis, parvovirus, and cytomegalovirus in pregnancy. Clin Lab Med. 2010;30(3):709-20.
5. Fernandes RC, Vasconcellos VP, Araújo LC, Medina-Acosta E. Vertical transmission of HIV and toxoplasma by reactivation in a chronically infected woman. Braz J Infect Dis. 2009;13(1):70-1.
6. Peyron F, Wallon M, Kieffer F, Garweg J. Toxoplasmosis. In: Wilson CB, Nizet V, Maldonado YA, Remington JS, Klein JO (eds.). Remington and Klein`s infectious diseases of the fetus and newborn infant. 8th ed. Philadelphia: Elsevier Saunders; 2016. p. 947-1042.

Capítulo 46
Infecção Congênita pelo Citomegalovírus

Edna Maria de Albuquerque Diniz
Meire Nagaiassu

Definição

A infecção congênita pelo citomegalovírus (CMV) é uma doença infecciosa com morbidade e mortalidade variáveis, podendo levar a sequelas graves no feto e no recém-nascido (RN).

Etiopatogenia

O CMV é um vírus DNA da família *Herpesviridae* e da subfamília *Betaherpesvirinae*, sendo morfologicamente indistinguível dos vírus da varicela-zóster, herpes simples e vírus Epstein-Barr. O CMV é estruturalmente o mais complexo membro da família dos herpesvírus humanos, sendo classificado como um beta-herpesvírus.

O CMV é altamente espécie-específico e pode se replicar somente em células de origem humana e dos grandes macacos – os únicos reservatórios do vírus.

O vírus é encontrado em praticamente todos os líquidos e secreções do organismo (sangue, urina, leite, saliva, esperma, secreção de cérvice uterina etc.) e suas principais vias de transmissão são:

» contato direto de pessoa a pessoa (sexual ou não sexual);
» infecção materna e transmissão vertical (congênita ou perinatal);
» transfusão de sangue ou derivados;
» transplante de órgãos ou medula óssea.

A transmissão materno-fetal pode ocorrer em qualquer período da gestação. O risco de transmissão é maior quando a infecção materna é primária ou particularmente quando ocorre no final da gestação, porém pode ser transmitido ainda na ocorrência de reinfecção ou reativação de infecção crônica materna.

Quadro clínico

A grande maioria dos RN infectados pelo CMV é assintomático e apenas 5% a 10% apresentam sintomas ao nascer.

A maioria das crianças é prematura ou de baixo peso, com retardo de crescimento intrauterino.

Nos casos mais graves, de forma semelhante as outras infecções congênitas, observa-se anemia, icterícia, púrpura, petéquias, hepatoesplenomegalia, calcificações intracranianas periventriculares, hidrocefalia, microcefalia, retinocoroidite, estrabismo, atrofia óptica, surdez neurossensorial e pneumonite intersticial que pode levar a quadro de insuficiência respiratória grave.

A surdez neurossensorial (SSN) representa a sequela mais comum da infecção congênita por CMV a longo prazo. Sua patogênese é pouco compreendida e a perda auditiva pode variar entre leve e profunda, unilateral ou bilateral, e pode evoluir ou progredir após o período perinatal. A deficiência auditiva parece representar o resultado comum de infecções por CMV em diferentes partes do aparelho auditivo ou, alternativamente, secundária à infecção em diferentes estágios do desenvolvimento da programação do sistema auditivo.

Diagnóstico

- » **clínico:** vide *Quadro clínico*;
- » radiológico;
- » **radiografia de crânio:** presença de calcificações intracranianas em regiões periventriculares;
- » **USG e tomografia de crânio:** presença de hidrocefalia e calcificações intracranianas.

Diagnóstico laboratorial

Diagnóstico laboratorial inespecífico

- » **Hemograma:** anemia, reticulocitose, leucocitose ou leucopenia e plaquetopenia algumas vezes grave (< 10 mil plaq./mm³).
- » **Mielograma:** normal ou pode mostrar hiperplasia da série hematopoiética e ausência de megacariócitos.
- » **Testes de função hepática:** níveis baixos de fatores de coagulação, principalmente aqueles dependentes da vitamina K, aumento das transaminases e da bilirrubina com predomínio da fração direta.
- » **LCR:** celularidade aumentada com predomínio de células linforretículomonocitárias, hiperproteinorráquia e glicorraquia normal ou levemente diminuída.

Diagnóstico laboratorial específico

- » **Isolamento viral (padrão ouro):** pode ser realizado em diversas secreções, principalmente na urina. Esta deve ser colhida com assepsia e encaminhada ao laboratório especializado em isopor com gelo, onde é realizada a sua inoculação em cultura de fibroblastos humanos.
- » **Sorologia:** imunofluorescência indireta (IgM e IgG), ELISA (IgM e IgG). Os títulos, na maioria das vezes, são baixos e inconclusivos.
- » **Antigenemia:** detecção do CMV por hibridização do DNA em sangue periférico. Geralmente é positivo na presença de viremia.
- » **PCR:** pode ser realizado no sangue e na urina. O método é rápido, sensível e específico.
- » **Demonstração direta do vírus:** demonstração de células grandes, com inclusão intracelulares, quando coradas por hematoxilina-eosina, Papanicolau ou Giemsa em amostras de tecidos e na urina. O vírus também pode ser demonstrado por microscopia eletrônica pelo método de pseudorréplica.

No Quadro 46.1 podem ser observadas as principais condutas em RN com citomegalia adquirida.

Quadro 46.1. Infecção adquirida pelo citomegalovírus neonatal.

RN com suspeita de infecção adquirida pelo CMV

- Exame físico completo

- Laboratório: hemograma, proteína C reativa e enzimas hepáticas

- Virologia:
  - sorologia para CMV (IgG, IgM)
  - PCR quantitativa para CMV (sangue e urina)
  - antigenemia CMV (PCR quantitativa não disponível)
  - isolamento viral ou PCR para CMV no leite materno ou secreção vaginal
  - possibilidade de isolamento ou PCR para CMV: LCR, fezes, lavado broncoalveolar ou material de biópsia (de acordo com a clínica)

- Radiografia de tórax na suspeita de pneumonite

- Ultrassom de abdômen (se hepatoesplenomegalia, hepatite ou colestase)

Critérios diagnósticos de infecção adquirida por CMV no RN

Pelo menos um dos seguintes critérios deve estar presente:
- Soroconversão, IgM CMV positiva, Isolamento ou PCR positiva na urina após a 2ª semana de vida

- Isolamento ou PCR CMV negativas na urina ou sangue nas duas primeiras semanas de vida e positivas posteriormente

- Isolamento ou PCR CMV positivas a partir de 2 semanas de vida e PCR negativa no sangue do teste do pezinho

Fonte: Allen et al. (2011).

Tratamento

No momento, não existe tratamento que seja 100% eficaz contra o CMV. O tratamento antiviral não tem sido recomendado para prevenir a infecção fetal durante a gravidez devido aos efeitos teratogênicos em animais com uso dos antivirais com atividade para o CMV. Entre os fármacos disponíveis com atividade contra o CMV temos: ganciclovir, valganciclovir, foscarnet, cidofovir e, mais recentemente, o maribavir, o qual tem mostrado menor toxicidade renal e hematológica, além de ser ativo contra cepas resistentes do CMV. Apenas as duas primeiras drogas (ganciclovir, valganciclovir) têm sido utilizadas para o tratamento da infecção congênita pelo CMV.

O ganciclovir intravenoso é o medicamento antiviral mais usado para o tratamento de CMV congênito em RN sintomáticos, principalmente naqueles com comprometimento grave do SNC.

A dose que tem sido recomendada é de 6 mg/kg/dose de 12 em 12 horas, intravenoso, durante 6 semanas. Com esta dose do ganciclovir tem sido constatada melhora significativa da audição em RN com CMV congênita sintomática aos 6 e 12 meses de idade, normalização mais rápida das transaminases e recuperação do peso e do perímetro cefálico. No entanto, não houve diferenças quanto à mortalidade quando comparados com o grupo de crianças que não receberam ganciclovir.

A evolução neurológica do RN com infecção congênita sintomática pelo CMV é variável e imprevisível. Recomenda-se que todos os RN com infecção congênita e acometimento do SNC sejam tratados com ganciclovir para prevenir o aparecimento de hipoacusia e alterações da linguagem e do aprendizado, sendo as únicas exceções crianças com surdez bilateral profunda, insuficiência renal (creatinina sérica > 1,5 mg/dL) ou lesões graves, especialmente hidranencefalia. O tratamento estaria indicado também em RN sem acometimento do SNC, porém com doença específica de algum órgão, particularmente na vigência de piora multissistêmica ou risco vital.

O tratamento de crianças com infecção congênita sem acometimento do SNC, monossintomática ou com sintomatologia leve é controverso em vista da ausência de estudos clínicos controlados. A disponibilidade do valganciclovir oral pode ser uma possibilidade de tratamento antiviral nestes pacientes, especialmente se durante o seguimento ocorrer algum grau de hipoacusia ou ainda ser utilizado nos RN assintomáticos com cargas virais muito elevadas.

Durante o uso do ganciclovir ou valganciclovir deve-se realizar hemogramas semanais para prevenir neutropenia, que ocorre em cerca de dois terços dos RN tratados durante 6 semanas. Outros efeitos adversos são trombocitopenia, anemia, nefrotoxicidade, hepatotoxicidade, febre e erupções cutâneas.

A administração do valganciclovir para o RN é bem tolerada, conseguindo-se inibir a replicação viral de forma prolongada, incluindo prematuros de muito baixo peso.

Tem sido recomendado que, ao optar-se pelo uso do valganciclovir, pode-se iniciar o tratamento com o ganciclovir intravenoso, seguido pelo valganciclovir oral (32 mg/kg/dia em 2 doses). Na presença de viremia ou virúria persistentemente positivas após 3 ou 4 semanas de tratamento, recomenda-se a determinação dos níveis plasmáticos no "vale" que devem situar-se em 1 μg/mL. A duração do tratamento é controversa, sendo o mínimo recomendável de 6 semanas.

A Tabela 46.1 resume o tratamento atual recomendado na infecção congênita pelo CMV.

Tabela 46.1. Tratamento antiviral da infecção congênita pelo citomegalovírus.

Droga	Dose	Indicações	Comentários
Ganciclovir	12 mg/kg/dia em 2 doses IV durante 6 semanas	• RN < de 1 mês com CMV congênito sintomático com acometimento do SNC: microcefalia, neuroimagens alteradas, PCR-CMV positivo no LCR, alterações da citoquímica do LCR, coriorretinite, surdez neurossensorial • RN < de 1 mês com acometimento multissistêmico: pneumonite, trombocitopenia, hepatite, hepatomegalia, esplenomegalia ou colite Considerar em: • RN sem acometimento do SNC, oligossintomático ou com quadro clínico leve • Lactente com idade entre 1 e 6 meses sintomático com acometimento do SNC diagnosticado retrospectivamente	Controle: hemograma semanal (risco de neutropenia)

(Continua)

Tabela 46.1. Tratamento antiviral da infecção congênita pelo citomegalovírus (continuação).

Droga	Dose	Indicações	Comentários
Valganciclovir	32 mg/kg/dia em 2 doses VO	• Mesmas indicações do ganciclovir Considerar também em: • Lactentes entre 6 meses e 1 ano de idade sintomáticos diagnosticados retrospectivamente e com hipoacusia progressiva • Lactentes < de 1 ano assintomáticos nos quais se detecta hipoacusia em evolução	Medicamento útil para tratamento a longo prazo (até 6 meses) Toxicidade = ganciclovir Administrar antes das refeições
Foscarnet	DA: 180 mg/kg/dia em 3 doses durante 2 a 3 semanas DM: 90 a 120 mg/kg/dia em 1 dose IV	Considerar em lactentes sintomáticos com acometimento do SNC (quando não podem ser empregadas as drogas anteriores), especialmente se apresentam coriorretinite ativa	Pouca experiência Alta nefrotoxicidade (manter hidratação adequada), infusão IV lenta

DA: dose de ataque; DM: dose de manutenção; LCR: líquido cefalorraquiano; IV: intravenoso; VO: via oral; SNC: sistema nervoso central.

Fonte: Adaptada de Baquero-Artigao (2009).

Prognóstico

A mortalidade dos RN com a forma sintomática da doença é alta em torno de 30%, podendo ocorrer no período neonatal ou meses mais tarde. Naquelas crianças sobreviventes, a incidência de sequelas neurológicas é maior que 90%. Stagno et al. verificaram que, entre 23 RN doentes, apenas dois foram normais. Microcefalia acompanhada por retardo mental estava presente em 80% e cerca de 30% tinha alterações oculares e surdez neurossensorial.

No grupo de crianças com a doença subclínica ou assintomática, o prognóstico parece melhor, porém têm sido relatadas sequelas neurológicas, oftalmológicas e auditivas, além de defeitos na dentição, em 10% a 15% dos pacientes durante os primeiros anos de vida. A excreção viral nestas crianças é prolongada, caracterizando a cronicidade da doença.

Prevenção

Medidas preventivas devem ser tomadas no sentido de diminuir a exposição materna ao CMV principalmente naquelas mães soronegativas.

Desde que o CMV é provavelmente transmitido por contato sexual, a aquisição do vírus pelo homem ou mulher deve contaminar o parceiro e a identificação destas pessoas é de grande importância, no sentido de se tomar precaução particularmente com saliva e urina.

A vacina para prevenção do CMV não é ainda disponível para uso geral. Mulheres gestantes sorologicamente negativas que trabalham em locais de alto risco (hospitais) devem evitar o contato com pacientes comprovadamente excretores do vírus.

Referências consultadas

1. Adler SP, Nigro G, Pereira L. Recent advances in the prevention and treatment of congenital cytomegalovirus infections. Semin Perinatol. 2007;31(1):10-8.
2. Alarcón Allen A, Baquero-Artigao F, Grupo de estudio de la infección por citomegalovirus de la Sociedad Española de Infectología Pediátrica. [Review and guidelines on the prevention, diagnosis and treatment of post-natal cytomegalovirus infection]. An Pediatr (Barc). 2011;74(1):52.e1-52.e13.
3. Amir J, Wolf DG, Levy I. Treatment of symptomatic congenital cytomegalovirus infection with intravenous ganciclovir followed by long-term oral valganciclovir. Eur J Pediatr. 2010;169(9):1061-7.
4. Baquero-Artigao F, Grupo de estudio de la infección congénita por citomegalovirus de la Sociedad Española de Infectología Pediátrica. [Consensus document from the Spanish Society of Paediatric Infectious Diseases (SEIP) on the diagnosis and treatment of congenital cytomegalovirus infection]. An Pediatr (Barc). 2009;71(6):535-47.
5. Britt W. Cytomegalovirus. In: Wilson CB, Nizet V, Maldonado YA, Remington JS, Klein JO (eds.). Remington and Klein`s infectious diseases of the fetus and newborn infant. 8th ed. Philadelphia: Elsevier Saunders; 2016. p. 724-2016.
6. Diniz EMA, Nagaiassu M. Infecção pelo citomegalovírus. In: Vaz FAC, Diniz EMA, Ceccon MEJR, Krebs VLJ (eds.). Neonatologia. Barueri: Manole; 2020. p. 504-518. (Coleção Pediatria. Instituto da Criança HC-FMUSP, Schvartsman BGS, Maluf Jr PT (eds.).
7. Kimberlin DW, Acosta EP, Sanches PJ, Sood S, Agrawal V, Homans J et al. Pharmacokinetic and pharmacodynamic assessment of oral valganciclovir in the treatment of symptomatic congenital cytomegalovirus disease. J Infect Dis. 2008;197(6):836-45.
8. Kimberlin DW, Lin CY, Sanches PJ, Dem mLer GJ, Danker W, Shelton M et al. Effect of ganciclovir therapy on hearing in symptomatic congenital cytomegalovirus disease involving the central nervous system: a randomized, controlled trial. J Pediatrics. 2003;143(1):16-26.
9. Lombardi G, Garofoli F, Villani P, Tizzoni M, Angelini M, Cusato M, Bollani L, De Silvestri A, Regazzi M, Stronati M. Oral valganciclovir treatment in newborns with symptomatic congenital cytomegalovirus infection. Eur J Clin Microbiol Infect Dis. 2009;28(12):1465-70.
10. Nagaiassu M, Diniz EMA. Infeccção pelo citomegalovírus. In: Vaz FAC, Diniz EMA, Ceccon MEJR, Krebs VLJ (eds.). Neonatologia. Barueri: Manole; 2011. p. 316-328. (Coleção Pediatria. Instituto da Criança HC-FMUSP, Schvartsman BGS, Maluf Jr PT (eds.).
11. Pass RF, Zhang C, Evans A, Simpson T, Andrews W et al. Vaccine prevention of maternal cytomegalovirus infection. N Engl J Med. 2009;360(12):1191-9.

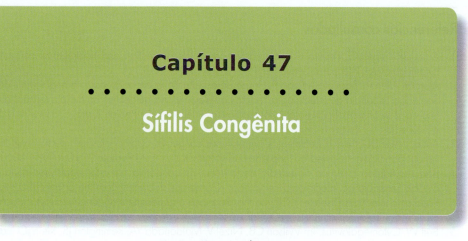

Capítulo 47
Sífilis Congênita

Cristina Erico Yoshimoto
Giselle Garcia Origo Okada
Edna Maria de Albuquerque Diniz

Definição

A sífilis congênita é uma infecção fetal da gestante para o seu concepto, causada pela disseminação hematogênica do *Treponema pallidum*.

Os fatores de risco para sífilis congênita são: nível socioeconômico baixo, escolaridade baixa, múltiplos parceiros sexuais, uso de drogas ilícitas, presença de outras doenças sexualmente transmissíveis, falta de assistência de cuidado pré-natal.

Etiopatogenia

A sífilis congênita ocorre em virtude da disseminação hematogênica do *T. pallidum* por via transplacentária. Essa transmissão pode ocorrer em qualquer idade gestacional, tendo sido constatada a presença do espiroqueta em fetos de até 9 semanas de gestação. Após a sua passagem transplacentária, o *T. pallidum* alcança os vasos umbilicais e multiplica-se rapidamente em todo o organismo fetal. Os locais em que as lesões são mais frequentes são fígado, pele, mucosas, esqueleto, sistema nervoso, pâncreas e pulmão.

A taxa de transmissão vertical em mulheres não tratadas é de 70% a 100% nas fases primária e secundária da doença materna e de 30% nas fases mais tardias da infecção materna. Assim, a probabilidade de ocorrer infecção fetal depende do estágio da doença materna e do tratamento prévio. Se não houve tratamento, quanto mais recente for a infecção, maior é a probabilidade de contaminação fetal.

Quadro clínico

É considerado em duas etapas: sífilis congênita precoce (SCP) com manifestações clínicas presentes até o 2º ano de vida e sífilis congênita tardia (SCT), cujas manifestações aparecem após o 2º ano de vida.

Sífilis congênita precoce

Os recém-nascidos são na maioria assintomáticos ao nascimento, mas podem apresentar baixo peso, retocolite ulcerativa (RCUI) e prematuridade.

Na forma sintomática, as principais manifestações são:

» **Alterações ósseas:** osteocondrite e periostite simétricas e pseudoparalisia de Parrot (unilateral).
» **Alterações mucocutâneas:** rinite hemorrágica, lesões sifilíticas avermelhadas em mucosa oral.
» **Alterações de pele:** lesões bolhosas (pênfigo palmoplantar), exantema maculopapular.
» **Alterações do SNC:** leptomeningite aguda ou forma meningovascular crônica com hidrocefalia progressiva e comprometimento de pares cranianos, especialmente o sétimo par, e deterioração gradual do DNPM.
» **Renais:** síndrome nefrótica por deposição de imunocomplexos.
» **Oculares:** coriorretinite com aspecto "sal e pimenta", glaucoma, uveíte, fotofobia, lacrimejamento excessivo e diminuição da acuidade visual.
» **Pulmonares:** pneumonia alba.
» **Trato gastrintestinal:** síndrome de má-absorção e desnutrição.
» **Sistema retículo endotelial:** hepatoesplenomegalia, linfadenopatia generalizada; gânglios de até 1 cm de diâmetro não dolorosos.
» **Alterações hematológicas:** anemia, icterícia às custas de bilirrubina direta e trombocitopenia. Um achado característico é a anemia hemolítica com teste de coombs negativo.

Sífilis congênita tardia

As principais manifestações clínicas são malformações ou estigmas decorrentes da evolução cicatricial de lesões do quadro precoce, não tratado, ou a persistência de resposta inflamatória (reação de hipersensibilidade) à infecção crônica.

Os sinais considerados característicos são:

» **Dentição:** dentes de Hutchinson – anormalidades dos incisivos centrais superiores, molares em forma de amora identificados na dentição permanente.
» **Olhos:** ceratite intersticial, coriorretinite cicatrizada, uveíte, cicatriz córnea.
» **Ouvido:** surdez relacionada com o oitavo par craniano.
» **Nariz e face:** nariz em sela, protuberância da mandíbula, fronte olímpica, palato em ogiva.
» **Pele:** rágades periorais e fissuras anais.
» **SNC:** retardo mental, hidrocefalia, convulsões, atrofia do nervo óptico.
» **Ossos e articulações:** tíbia em sabre, alargamento esternoclavicular, articulações de Clutton (edema indolor de joelhos devido a sinovite e hidrartrose).

Quadro radiológico

As lesões ósseas são disseminadas, sempre simétricas e caracterizadas por osteocondrite, osteíte e periostite nas metáfises e diáfises de ossos longos (tíbia, fêmur e úmero).

Quadro laboratorial

Inespecífico

» **LCR:** pleocitose com predomínio de células linforretículomonocitárias, podendo ocorrer hiperproteinorráquia. Crianças com VDRL positivo no LCR devem ser consideradas portadoras de neurossífilis, independentemente das alterações quimiocitológicas liquóricas.
» **Exames hematológicos:** anemia, leucocitose ou leucopenia, plaquetopenia e alterações nas enzimas hepáticas podem ser detectadas.

Específico

» Identificação do *Treponema pallidum* por microscopia de campo escuro ou pelo exame histopatológico de material obtido de lesões cutaneomucosas, líquido amniótico ou aspirado de gânglios linfáticos.

Testes não treponêmicos:
» RPR (*Rapid Plasms Reagin*);
» VDRL (*Venereal Disease Research Laboratory*) – sangue e LCR;

São testes de baixo custo, rápida realização e seus resultados são quantitativos, servindo como indicadores de atividade da doença, sendo úteis para o seguimento das crianças.

Testes treponêmicos:
» FTA-abs e FTA-abs IgM (detecção de anticorpos treponêmicos fluorescentes após absorção com treponemas não patogênicos);
» TPHA (detecção de anticorpos hemaglutinantes produzidos contra *Treponema pallidum*) – são mais utilizados e recomendados pelo Ministério da Saúde.

Outros: ELISA IgM, western blot IgM.
PCR: sangue e LCR.

Diagnóstico

Critérios diagnósticos de acordo com a Secretaria da Saúde do Estado de São Paulo e Ministério da Saúde/Brasil-2016.

Os três primeiros critérios são aceitos como confirmatórios e os demais (4 a 8) são considerados critérios presumíveis para o diagnóstico de sífilis congênita:

1. Criança portadora de exame físico anormal (incluindo-se alterações liquóricas e/ou ósseas) compatível com sífilis congênita.
2. Recém-nascido com título sorológico quantitativo para sífilis (VDRL) superior em 2 títulos ao título materno (a ausência de aumento deste título não pode ser usado como evidência final contra o diagnóstico de sífilis congênita).
3. Teste positivo para detecção de *Treponema pallidum* em campo escuro ou de anticorpos de fluidos orgânicos.
4. Mãe com sífilis em atividade e não tratada durante a gestação.
5. Mãe com evidência sorológica de reinfecção ou recorrência de infecção após tratamento.
6. Mãe com tratamento inadequado na gestação:
   - tratamento em outro esquema não penicilínico;
   - tratamento inadequado quanto ao estágio de sífilis materna;
   - tratamento iniciado por período inferior a um mês antes do parto;
   - tratamento durante a gestação não documentado;
   - risco de reinfecção na gestação;
   - queda sorológica inadequada como resposta ao tratamento – 2 diluições em até 3 meses (1/64 a 1/16), ou quatro em 6 meses (1/64 a 1/4) e documentação em carteira da gestante. Ressalta-se que gestantes com títulos baixos (igual ou inferiores a 1/4) podem não apresentar esta queda esperada.
7. Crianças que não negativaram os testes não treponêmicos até os 6 meses de idade ou que demonstram elevação quantitativa destes títulos.
8. Crianças que não foram tratadas para sífilis e que apresentem teste treponêmico positivo além dos 18 meses de idade.

Tabela 47.1. Esquema terapêutico para sífilis na gestante.

Estadiamento	Penicilina G benzatina	Intervalo entre as doses
Sífilis primária	Dose total: 4.800.000 UI	Uma vez por semana, por 2 semanas
Sífilis secundária e latente ou com até 1 ano de duração	Dose total: 4.800.000 UI	Uma vez por semana, por 2 semanas
Sífilis terciária ou com mais de 2 anos de evolução ou de evolução ignorada	Dose total: 7.200.000 UI	Uma vez por semana, por 3 semanas

Fonte: De acordo com Guia de Bolso da Secretaria Estadual de Saúde – São Paulo Centro de Referência e Treinamento DST/Aids-SP 2016.

Diagnóstico diferencial

A sífilis congênita na sua forma clássica é de fácil diagnóstico. A forma clínica com predominância de manifestações viscerais pode ser confundida com outras infecções congênitas, como toxoplasmose, doença de Chagas, citomegalovirose, rubéola e infecção congênita pelo vírus herpes simples.

Tratamento

De acordo com as recomendações da Secretaria do Estado de Saúde de São Paulo (Centro de Referência e Treinamento DST/Aids-SP, 2016), as condutas em relação à sífilis desde a maternidade são:

1. Realizar o teste não treponêmico em sangue periférico dos RN cujas mães apresentaram sorologia reagente para sífilis na gestação, no parto ou na suspeita clínica de sífilis congênita.
2. O sangue do cordão umbilical NÃO deve ser utilizado para o diagnóstico sorológico devido à presença de sangue materno (com anticorpos maternos) e ocorrência de atividade hemolítica, podendo apontar resultados falsos.
3. Realizar radiografia de ossos longos, hemograma e análise do LCR em todos os recém-nascidos com sífilis congênita.
4. Tratamento imediato dos RN com sífilis congênita e sífilis materna, incluindo o parceiro sexual; de acordo com as recomendações anteriores, nenhum RN deve ter alta da maternidade até que a sorologia materna seja conhecida. O acompanhamento é muito importante para todos os RN expostos à sífilis materna para detecção de sinais clínicos ou sorológicos da doença. Na alta hospitalar, deve ser esclarecido aos pais sobre os riscos da sífilis, especialmente sobre manifestações tardias, como surdez e déficit de aprendizagem.

É considerado tratamento INADEQUADO para sífilis materna quando:
» tratamento realizado com qualquer medicamento que não seja a penicilina; ou
» tratamento incompleto, mesmo tendo sido feito com penicilina; ou
» tratamento inadequado para a fase clínica da doença; ou
» instituição de tratamento dentro dos 30 dias que antecedem o parto; ou
» parceiro com sífilis não tratado ou tratado inadequadamente.

Tratamento do recém-nascido com sífilis congênita

A penicilina cristalina e procaína são as drogas de escolha para o tratamento da sífilis congênita. A penicilina cristalina apresenta níveis liquóricos mais altos e constantes em relação à procaína, sendo a droga de escolha para tratar a neurossífilis. A penicilina benzatina tem pouca penetração liquórica, podendo não atingir ou manter níveis treponemicidas em sistema nervoso central. Segue o esquema de tratamento recomendado pelo Ministério da Saúde (2005-2016):

No período neonatal (antes de 28 dias de nascimento)

A) **RN de mães com sífilis não tratada ou inadequadamente tratada, independentemente do resultado do teste não treponêmico (VDRL) no sangue periférico do recém-nascido, realizar:** hemograma, radiografia de ossos longos, punção lombar (na impossibilidade de realizar este exame, tratar o caso como neurossífilis); e outros exames, quando clinicamente indicados. De acordo com a avaliação clínica e de exames complementares:

A1 Se houver alterações clínicas e/ou sorológicas e/ou radiológicas e/ou hematológicas, o tratamento deverá ser feito com penicilina G cristalina na dose de 50 mil UI/kg/dose, por IV, a cada 12 horas (nos primeiros 7 dias de vida) e a cada 8 horas (após 7 dias de vida), durante 10 dias; ou penicilina G procaína 50 mil UI/kg, a cada 24 horas (dose única diária), via IM, durante 10 dias, se houver perda maior do que um dia na aplicação da penicilina G procaína, a criança deverá reiniciar o tratamento).

A2 Se houver alteração liquórica ou se não foi possível colher o liquor, o tratamento deverá ser feito com penicilina G cristalina, na dose de 50 mil UI/kg/dose, por IV, a cada 12 horas (nos primeiros 7 dias de vida) e a cada 8 horas (após 7 dias de vida), durante 10 dias.

A3 Se não houver alterações clínicas, radiológicas, hematológicas e/ou liquóricas e a sorologia de sangue periférico do recém-nascido for negativa, o tratamento deverá ser feito com penicilina G benzatina, na dose única de 50 mil UI/kg, por via IM. O acompanhamento é obrigatório, incluindo o seguimento com titulações de teste não treponêmico (VDRL) sérico após conclusão do tratamento. Na impossibilidade de garantir o seguimento clínico laboratorial, o RN deverá ser tratado com o esquema A1.

A Figura 47.1 apresenta um algoritmo de condutas para gestantes com sífilis que não foram tratadas ou foram tratadas de forma inadequada.

B) **Nos recém-nascidos de mães adequadamente tratadas:** realizar teste não treponêmico (VDRL) em amostra de sangue periférico do recém-nascido; se este for reagente e/ou na presença de alterações clínicas, realizar hemograma, radiografia de ossos longos e análise do LCR.

B1 Se houver alterações clínicas e/ou radiológicas, e/ou hematológica sem alterações liquóricas, o tratamento deverá ser feito como em A1.

B2 Se houver alteração liquórica, o tratamento deverá ser feito como em A2.

C) **Nos recém-nascidos de mães adequadamente tratadas:** realizar teste não treponêmico (VDRL) em amostra de sangue periférico do recém-nascido.

C1 Se for assintomático e o teste não treponêmico (VDRL) não for reagente, proceder apenas ao seguimento clínico-laboratorial. Na impossibilidade de garantir o seguimento, realizar o tratamento com penicilina G benzatina, na dose única de 50 mil UI/kg, via IM.

C2 Se for assintomático e o teste não treponêmico (VDRL) for reagente, com título igual, menor ou um título maior que o materno e exames normais, será considerado RN exposto à sífilis. Realizar o seguimento e o tratamento poderá ser feito como em A3.

Figura 47.1. Algoritmo de condutas para gestantes com sífilis que não foram tratadas ou foram inadequadamente tratadas.

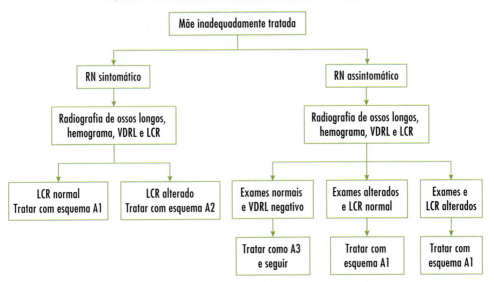

LCR: líquido cefalorraquidiano; VDRL: *Venereal Diseases Research Laboratory*.
Fonte: Desenvolvida pela autoria do capítulo.

Figura 47.2. Algoritmo de condutas para gestantes com sífilis que foram adequadamente tratadas.

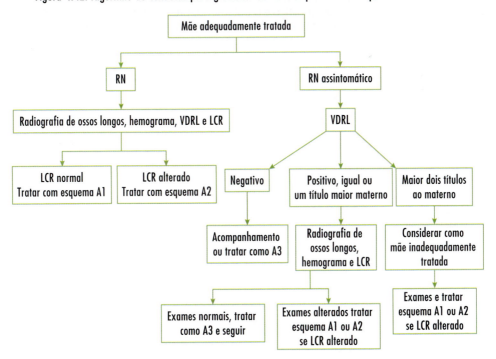

LCR: líquido cefalorraquidiano; VDRL: *Venereal Diseases Research Laboratory*.
Fonte: Desenvolvida pela autoria do capítulo.

Critérios de cura

Crianças que apresentem queda dos títulos sorológicos ou negativação dos exames. Na neurossífilis, o exame liquórico deve ser normal e a sorologia no LCR deve ser negativa.

As Figuras 47.1 e 47.2 mostram algoritmos de condutas para gestantes com sífilis que não foram tratadas ou foram tratadas inadequadamente e aquelas que foram adequadamente tratadas, respectivamente, de acordo com as recomendações da Secretaria de Saúde e do Ministério da Saúde.

Seguimento

Recomendam-se consultas ambulatoriais mensais até o 6º mês de vida e bimestrais do 6º ao 12º mês. Os exames de VDRL devem ser realizados com 1, 3, 6, 12 e 18 meses de idade, interrompendo-se o seguimento com dois exames consecutivos de VDRL negativos.

Diante da elevação do título sorológico ou da persistência de positividade até os 18 meses de idade, investigar o paciente e proceder ao tratamento novamente.

Os acompanhamentos oftalmológico, neurológico e audiológico devem ser semestrais pelo período de 2 anos.

Nos casos em que ocorreu neurossífilis, a reavaliação liquórica deve ser realizada a cada 6 meses até a normalização do LCR; as alterações persistentes devem ser retratadas.

Nos casos de crianças que foram tratadas de forma inadequada em relação à dose e/ou ao tempo de tratamento, ela deve ser convocada e reavaliadas suas condições clínicas e laboratoriais e reiniciado o tratamento conforme preconizado.

Conclusões

A sífilis é uma doença crônico-infecciosa que pode ser totalmente prevenível. Com as condutas implementadas pelo Ministério da Saúde no Brasil, através do Programa DST/AIDS, espera-se que a prevenção, o diagnóstico e o tratamento precoces de sífilis quando presente em gestantes e RN possam resultar em um melhor controle dessa doença que ainda é um grande problema de saúde pública no país.

Referências consultadas

1. Brasil. Ministério da Saúde. Secretaria de Vigilância em Saúde. Programa Nacional de DST e AIDS: Diretrizes para o controle da sífilis congênita. Série Manuais, n. 62. Disponível em: http://www.aids.gov.br.
2. Brasil. Ministério da Saúde. Secretaria de Vigilância em Saúde. Programa Nacional de DST e AIDS: Plano operacional de redução da transmissão vertical do HIV e da sífilis. Brasília: Ministério da Saúde; 2018.
3. Diniz EMA. Sífilis congênita. In: Gilio AE, Escobar AMU, Grisi S. Pediatria geral: neonatologia, pediatria clínica, terapia intensiva. Hospital Universitário da Universidade de São Paulo. São Paulo: Atheneu; 2011. p. 685-693.
4. Ingall D, Sanchez PJ. Syphilis. In: Remington JS, Klein JO, Wilson CB, Baker CJ (eds.). Infectious diseases of the fetus and newborn infant. 6th ed. Philadelphia: WB Saunders; 2006. p. 545-80.
5. Ramos JLA, Diniz EMA, Vaz FAC. Sífilis congênita. In: Marcondes E. Pediatria básica. Tomo I. 9. ed. São Paulo: Sarvier; 2002. p. 523-30.
6. Secretaria do Estado de Saúde-São Paulo (Centro de Referência e Treinamento DST/Aids-SP), 2016.
7. Stoll BJ. Congenital syphilis: evaluation and management of neonates born to mothers with reactive serologic tests for syphilis. Pediatric Infect Dis J. 1994;13(10):845-53.
8. Yoshimoto CE, Okada GGO, Diniz EMA. Sífilis congênita. In: Carvalho WB, Diniz EMA, Ceccon MEJR, Krebs VLJ, Vaz FAC (eds.). Neonatologia. 2. ed. Barueri: Manole; 2020, p. 478-489. (Coleção Pediatria. Instituto da Criança HC-FMUSP, Schvartsman BGS, Maluf Jr PT, Carneiro-Sampaio M (eds.), n. 16).

Capítulo 48

· · · · · · · · · · · · · · · · ·

Infecção pelo Vírus Varicela-zóster

Cristina Erico Yoshimoto

Varicela e herpes-zóster são as doenças causadas pela infecção do vírus varicela-zóster, sendo o homem o único hospedeiro natural. Este vírus pertence à família *Herpesviridae*, também conhecido como herpes vírus humano tipo 3. Sua infecção primária causa a varicela, o vírus pode permanecer latente no organismo, e ao reativar após um período de tempo, se manifesta com o quadro clínico de herpes-zóster.

Sua transmissão ocorre principalmente por via aérea, através da instalação de gotículas infectadas ou deposição em conjuntivas, podendo ocorrer também através do contato com lesões vesiculares da varicela ou do herpes-zóster. Pacientes portadores de varicela são contagiantes cerca de 2 dias antes e até 5 dias após o início do exantema. O período de incubação varia de 10 a 21 dias.

Há três formas de infecção por varicela-zóster que envolvem o recém-nascido (RN): a fetal, a congênita e a pós-natal. Na mãe, a infecção costuma se manifestar como catapora simples ou, ocasionalmente, como herpes-zóster ou "cobreiro".

Sua ocorrência durante a gestação e no momento do parto é pouco frequente, pois cerca de 90% a 95% das mulheres apresentam imunidade para varicela. Ao contrário da varicela, a ocorrência de herpes-zóster durante a gestação, na grande maioria dos casos, não acarreta riscos para o feto ou para o RN, pois no herpes-zóster não ocorre viremia, como no quadro de varicela. Além disso, como o herpes-zóster é uma infecção secundária, a presença da imunidade materna confere algum grau de proteção ao feto.

Transmissão

A transmissão do vírus varicela-zóster da mãe para o concepto ocorre por via transplacentária, ou por via ascendente, através do contato com lesões no canal de parto ou genitália externa após o nascimento. Quando a transmissão ocorre por via transplacentária existem duas formas de manifestações clínicas da varicela: síndrome da varicela fetal e varicela congênita, que se manifesta até 10 dias após o nascimento. Quando a transmissão ocorre durante ou logo após o nascimento, o quadro clínico se manifesta entre 10 e 28 dias de vida, e em geral é leve. No feto ocorre a viremia e, consequentemente, em qualquer fase da gestação a varicela materna pode causar óbito intrauterino. No primeiro e no segundo trimestres pode ocasionar síndrome da varicela-zóster fetal, caracterizada por várias anormalidades no feto; próximo ao termo, está associada à varicela congênita.

Formas clínicas

Síndrome da varicela fetal

Na infecção primária pelo vírus da varicela-zóster durante a gestação, a infecção fetal pode ocorrer em cerca de 25% dos casos. O abortamento acontece em torno de 3% a 8% dos casos quando a doença ocorre no primeiro e no segundo trimestre.

Se a infecção materna ocorre nas primeiras 20 semanas de gestação, aproximadamente 2% dos fetos apresentam a síndrome da varicela fetal.

O diagnóstico da síndrome da varicela fetal pode ser feita na presença de:

» Evidência de infecção materna durante a gestação.
» Presença de lesões cicatriciais de pele distribuídas em dermátomos ao nascimento.
» Evidência imunológica de infecção intraútero, com detecção de DNA viral, presença de IgM específico ao nascimento ou presença de IgG específico persistente após 7 meses de vida ou aparecimento de quadro de herpes-zóster na infância sem história prévia de varicela. A detecção de IgM específica ocorre em apenas 27% dos casos de síndrome da varicela congênita.

Os sinais mais característicos da síndrome consistem na presença de lesões cicatriciais de pele com distribuição em dermátomos, alterações neurológicas, oculares e hipoplasia de membros. As manifestações clínicas não são específicas e ainda podem ser únicas ou múltiplas. As lesões de pele, lesões oculares, neurológicas e a hipoplasia de membros costumam ser encontradas com maior frequência. Os RN com síndrome da varicela fetal não apresentam eliminação de vírus ao nascimento, portanto, as crianças com síndrome de varicela fetal não precisam ser isoladas.

Varicela congênita

Quando a infecção materna ocorre até 21 dias antes do parto, 20% dos RN podem apresentar um quadro típico de varicela, que geralmente se instala até o 10º dia de vida. Este quadro é denominado varicela congênita.

RN de mães que apresentam exantema cutâneo entre 5 dias antes e 48 horas após o parto correm o risco de desenvolver, além de lesões de pele, uma infecção disseminada acometendo outros órgãos, como pulmões, fígado e cérebro, o que leva a óbito em 20% a 30% dos casos.

Quando o exantema materno se manifesta entre 21 e 5 dias antes do parto, o RN pode apresentar o quadro típico da varicela com evolução mais benigna, devido aos anticorpos na mãe que passam por via transplacentária protegendo o RN da forma mais grave da doença.

Nos RN de mães com manifestação cutânea entre 5 dias antes e 48 horas depois do parto, deve-se utilizar a imunoglobulina específica para varicela-zóster (VZIG). A dose recomendada é de 125 UI por via IM, o mais precocemente possível, até 96 horas após o nascimento. O uso de aciclovir tem sido recomendado em RNs que apresentam quadro clínico compatível com varicela congênita, pois seu uso diminui a incidência da forma disseminada da doença. A dose recomendada é de 10 a 15 mg/kg a cada 8 horas por IV e deve ser iniciada dentro das 24 horas após o aparecimento do exantema no RN.

Todos os RN que desenvolvem varicela congênita devem ser isolados. Quando a mãe desenvolve as lesões de varicela entre cinco dias antes e dois dias depois do parto e o RN não as apresenta, deve-se separar a mãe do neonato. Se ambos apresentam lesões de pele, então podem ser isolados em conjunto.

Os RNs de mães com manifestação clínica de varicela até 21 dias antes do parto, mesmo assintomáticos, devem permanecer em observação por um período mínimo de 10 dias.

Conduta na gestante com contato com varicela

Gestantes com história prévia negativa para varicela, se expostas, devem receber a VZIG dentro de 72 horas e a dose recomendada é de 125 UI/10 kg até o máximo de 625 UI, administrada por via IM. A vacina contra a varicela está contraindicada na gestação. Mulheres em idade fértil com sorologia negativa para varicela podem receber a vacina e a gestação deve ser evitada no período de 4 meses após a vacinação.

Quando a gestante adquiriu a varicela, a conduta depende do quadro clínico. Nos casos não complicados, que se manifestam apenas com lesões de pele, o tratamento é sintomático. Nos casos graves, deve-se administrar aciclovir (10 mg/kg a cada 8 horas por via IV) por 10 dias. A complicação mais grave da varicela na gestação é a pneumonia, que requer hospitalização e pode ter uma evolução desfavorável, com 40% a 45% de mortalidade.

Contato com varicela na unidade neonatal

Na presença de varicela em pessoas que atuam na unidade neonatal ou o nascimento de uma criança cuja mãe apresentou varicela até 21 dias antes do parto pode ocorrer varicela nosocomial.

A imunoglobulina hiperimune específica para varicela (VZIG), 125 UI, IM até 96 horas após exposição está indicada após contato com varicela na unidade neonatal em RN de qualquer idade gestacional, cujas mães não apresentaram varicela, RN prematuros < 28 semanas de idade gestacional ou peso de nascimento < 1.000 g, independentemente da história materna. Quando ocorre exposição nosocomial e a alta hospitalar não for possível, todos os RN expostos devem ser observados e isolados com isolamento respiratório do 8º ao 21º dia de exposição. Esse período aumenta para 28 dias quando for administrada a imunoglobulina. Se houver manifestação clínica de varicela em algum RN exposto, deve-se iniciar o tratamento com aciclovir dentro de 24 horas.

Outra medida para prevenção da varicela nosocomial nas unidades neonatais é a identificação de profissionais susceptíveis por meio de inquérito epidemiológico antes da admissão do profissional, realização de sorologia e vacinação dos indivíduos que não apresentarem proteção sorológica.

Referências consultadas

1. American Academy of Pediatrics. Varicella-zóster infections. In: Pickering LK, Peter G, Baker CJ, Gerber MA, MacDonald NE. Report of the Committee on Infectious Diseases. 25th ed. Elke Grove Village, IL: Red Book: 2000. p. 624-638.
2. Arvin AM. Varicella-zóster vírus. In: Principles and practice of pediatric infectious diseases. 4th ed. Elsevier; 2012. p. 1035-1043.
3. Birthistle K, Carrington D. Fetal varicella syndrome: a repraisal of the literature. A review prepared for the UK Advisory Group in chickenpox on behalf of the British Society for the Study of Infection. J Infect. 1998;36 S1:25-29.

4. Diniz EMA, Vaz FAC. In: Infecções congênitas e perinatais. Atheneu; 1991. p. 152-164.
5. Enders G, Cradock-Watson J, Bolley I, Ridehalgh M. Consequences of varicella and herpes zóster in pregnancy: prospectve study of 1739 cases. Lancet. 1994;18;343:1548-51.
6. Gershon AA. Varicella-zóster virus. In: Feign e Cherry's Textbook of Pediatric Infectious Diseases. 7th ed. Elsevier; 2009. p. 2021-2032.
7. Prelud SR, Orenstein WA, Bart KJ. Varicella: clinical manifestations, epidemiology, and heath impact in children. Pediatr Infect Dis 1984;3:505-509.
8. Vieira RA. Herpes viroses: varicela-zóster. In: Vaz FAC, Diniz EMA, Ceccon MEJR (eds.). Neonatologia. Barueri: Manole; 2020. p. 550-558. (Coleção Pediatria. Instituto da Criança HC-FMUSP, Schvartsman BGS, Maluf Jr PT, Sampaio-Carneiro M (eds.), n. 16).

Capítulo 49

Infecção Gonocócica do Recém-Nascido

Nádia Sandra Orozco Vargas
Edna Maria de Albuquerque Diniz

Introdução

O gênero *Neisseria* e constituído de 10 espécies, das quais são patógenos estritamente humanos, a *Neisseria gonorrheae* e a *Neisseria meningitidis*. As neisserias são diplococos Gram-negativos imóveis, exigentes para o crescimento e capnofílicas. A *Neisseria gonorrheae* não é capsulada e apresenta como fator de virulência a cápsula e as proteínas pilina, Por, Opa, Proteína III, Tbp 1, Tbp 2, Lbp, LOS e β-lactamases.

Esta bactéria causa a doença conhecida como gonorreia, que é a mais comum das DST. Também é conhecida com o nome de blenorragia, que pode se apresentar como doença pélvica inflamatória (atinge mais frequentemente o colo do útero); salpingite, nas mulheres; epididimite, em homens; e oftalmia neonatal, em crianças. Além disso, a bactéria pode se disseminar por outras partes do corpo.

Oftalmia neonatal

O termo oftalmia neonatal é usado para definir a conjuntivite que ocorre antes das quatro semanas de vida, usualmente adquirida durante a passagem do feto pelo canal do parto, sendo causada principalmente pela bactéria *Neisseria gonorrheae*.

Em países industrializados, taxas de incidência de oftalmia neonatal gonocócica variam ao redor de 1% a 15%, enquanto que nos países em vias de desenvolvimento, a conjuntivite gonocócica representa de 25% a 50% das conjuntivites neonatais, e sua prevalência varia ao redor do mundo. No Brasil existem poucos estudos. Um deles foi realizado em Pernambuco, registrando uma incidência de 3% de conjuntivite infecciosa, não assinalada a prevalência dos agentes infecciosos por tal incidência.

Etiologia

A *Neisseria gonorrheae* é um diplococo Gram-negativo intracelular.

Clínica

O quadro clínico da conjuntivite neonatal varia de acordo com o agente etiológico. Na infecção gonocócica 3 a 5 dias apôs o nascimento por parto normal, inicia secreção purulenta abundante, edema ocular e quemose.

Diagnóstico

O diagnóstico definitivo do agente causador da oftalmia neonatal é realizado através de cultura da secreção. Por ser um procedimento bastante demorado, o tratamento deve ser iniciado com base na suspeita de diplococos intracelulares Gram-negativos na bacterioscopia e coloração de raspados conjuntivais.

Complicações

Podem ser locais, tais como perfuração da córnea, perda de acuidade visual e complicações sistêmicas como sepse aguda, meningite bacteriana aguda e pneumonia aguda.

Diagnóstico diferencial

A oftalmia neonatal pode ser classificada como gonocócica ou não gonocócica. Existem outros agentes transmitidos por via sexual que podem produzir também conjuntivite neonatal. Os mais conhecidos são: *Chlamydia trachomatis*, herpes simples, linfogranuloma venéreo, molusco contagioso e *Candida albicans*.

Tratamento

Ceftriaxona 100 mg/kg/dia de 12 em 12 horas ou penicilina cristalina endovenosa 100 mil UI/kg/dia de 12 em 12 horas por 7 dias são as drogas recomendadas para o tratamento.

Prevenção

A profilaxia universal da oftalmia gonocócica neonatal com solução oftálmica de nitrato de prata a 1% instilando uma gota em cada olho imediatamente apôs o nascimento e sendo removido o excesso com gaze estéril. Atualmente, a Academia Americana de Pediatria recomenda a profilaxia em todos os recém-nascidos independentemente do tipo de parto.

O padrão ouro para profilaxia da oftalmia neonatal é o método introduzido por Credé (1881). Embora a concentração recomendada tenha sido reduzida para solução de nitrato de prata a 1% no intuito de reduzir a irritação causada por este agente profilático (conjuntivite química), o mesmo possui significativa ação contra a *Neisseria gonorrheae*.

Referências consultadas

1. British Columbia Reproductive Care Program [Internet], Newborn Guideline 11: eye care and ophtalmia neonatorum. March 2001. [citado 2007 Out. 10] p. 1 of 5. Disponível em: http.www.bcphp.ca/sites/bcrcp/files/Guidelines/Newborn/NB11MasterEyep.
2. Embree JE. Gonococcal infections. In: Wilson CB, Nizet V, Maldonado YA, Remington JS, Klein JO (eds). Remington and Klein`s infectious diseases of the fetus and newborn infant. 8th ed. Philadelphia: Elsevier Saunders; 2016. p. 504-511.
3. Netto AA, Goedert ME. Evaluating of the applicability and cost of the prophylaxis of the ophthalmia neonatorum in maternities of greater Florianopolis. Rev. Bras. Oftalmol. 2009;68(5):477-82.
4. Oliveira AMF, Santos JEF, Oliveira LL, Souza LBS, Santana WJ, Coutinho HDM. Fatores de virulência de Neisseria spp. Arq. Ciênc. Saúde Unipar (Umuarama). 2004 jan./abr.;8(1):39-44.
5. Schaller UC, Klaus V. Is crede's prophylaxis for ophtalmia neonatorum still valid? Bull Wor. 2001;79(3):262-3.
6. Vaz FAC, Ceccon MEJ, Diniz EMA. Infecção por Chlamydia trachomatis no período neonatal: clínicos e laboratoriais. Experiência de uma década: 1987-1998. Rev. Assoc. Med. Bras. 1992,1999;45.

Capítulo 50

● ● ● ● ● ● ● ● ● ● ● ● ● ● ● ● ●

Exames Laboratoriais Frequentemente Utilizados em Neonatologia

Bruna de Lima Binsfeld Avallone
Patrícia Albertini Orioli

Introdução

Os valores de referência dos exames coletados no período neonatal devem levar em consideração a idade gestacional e o tempo de vida do recém-nascido.

Bioquímica e equilíbrio hidroeletrolítico

Tabela 50.1. Gasometria.

Parâmetros	Cordão	Termo	Pré-termo
pH	7,23 a 7,33	7,25 a 7,45	
PaO_2 (mmHg)	11,8 a 24,2	55 a 80	
$PaCO_2$ (mmHg)	40,8 a 57,6	32 a 48	
Bic (mEq/L)	14 a 22	17 a 24	14 a 18
BE (mEq/L)	2,7 a 8,3	2,7 (+/−2,8) a 8,3 (+/−4)	
Anion gap (mEq/L)	8 a 16	8 a 16	
Lactato venoso (mmol/L)	–	0,5 a 2,2	
Lactato arterial (mmol/L)	–	0,5 a 1,6	

Fonte: Adaptada de Victorian Agency for Health Information.

Eletrólitos

Tabela 50.2. Valores normais para recém-nascido a termo.

Eletrólitos	Termo
Na (mEq/L)	130 a 145
K (mEq/L)	3,6 a 5,9
Ca (mg/dL)	Até 10 dias: 7,6 a 10,4 10 dias a 2 anos: 9 a 11
Ca iônico (mg/dL)	0 a 1 mês: 3,9 a 6,0 1 a 6 meses: 3,7 a 5,9
Mg (mEq/L)	1,26 a 2,1
Fósforo (mg/dL)	0 a 9 dias: 4,5 a 9/10 dias a 2 anos: 4 a 6,5
Cl (mEq/L)	92 a 109

Fonte: Adaptada de Victorian Agency for Health Information.

Tabela 50.3. Valores normais para recém-nascido pré-termo conforme idade gestacional.

Idade gestacional	P (mg/dL)	Ca (mg/dL)	Mg (mg/dL)
23 a 27 semanas	4,9 a 8,2	8,1 a 11,9	1,6 a 2,3
28 a 31 semanas	4,3 a 8,2	8 a 12,5	1,4 a 2,4
32 a 34 semanas	4,6 a 7,8	8,6 a 12,4	1,5 a 2,2
35 a 36 semanas	4,2 a 8,0	8,3 a 12,5	1,4 a 2,3
> 36 semanas	4,3 a 7,1	9,8 a 11,9	1,5 a 2,2

Fonte: Adaptada de Victorian Agency for Health Information.

Tabela 50.4. Outros valores laboratoriais.

	Termo	Pré-termo
DHL (U/L)	0 a 4 dias: 290 a 775/4 a 10 dias: 545 a 2 mil/10 dias a 2 anos: 180 a 430	
Albumina (g/dL)	2,8 a 4,3	2,1 a 3,6
FA (U/L)	96 a 232	147 a 462
GGT (U/L)	14 a 131	
TGO (U/L)	< 5 dias: 5 a 50/< 12 meses: 13 a 45	
TGP (U/L)	0 a 10 dias: 47 a 150/10 dias a 24 meses: 9 a 80	
GGT (U/L)	0 a 1 mês: 13 a 147/1 a 2 meses: 12 a 123/2 a 4 meses: 8 a 90/ 4 meses a 10 anos: 5 a 32	

(Continua)

Tabela 50.4. Outros valores laboratoriais (continuação).

	Termo	Pré-termo
Triglicérides (mg/dL)	0 a 7 dias: 21 a 182/8 a 30 dias: 30 a 184/31 a 90 dias: 40 a 175/91 a 180 dias: 45 a 355	
PCR (mg/L)	0 a 5	
Glicose (mg/dL)	Pré-termo: 20 a 60, Termo < 1 dia: 40 a 60, Termo > 1 dia: 50 a 90	
Ureia (mg/dL)	2 a 19	3 a 25
Creatinina (mg/L)	0,3 a 1	

Fonte: Adaptada de Victorian Agency for Health Information.

Hematologia

Tabela 50.5. Hemoglobina conforme peso e idade gestacional.

Semanas de vida	Termo	Pré-termo (1.200 a 2.500 g)	Pré-termo (< 1.200 g)
0	17	16,4	16
1	18,8	16	14,8
3	15,9	13,5	13,4
6	12,7	10,7	9,7
10	11,4	9,8	8,5
20	12	10,4	9
50	12	11,5	11

Fonte: Adaptada de Victorian Agency for Health Information.

Tabela 50.6. Leucograma e contagem de plaquetas conforme tempo de vida.

	Nascimento	12 horas	24 horas	1 semana	2 semanas	1 mês
Leucócitos ($10^3/\mu L$)	9 a 30	13 a 38	9,4 a 34	5 a 21	5 a 20	5 a 19,5
Neutrófilos ($10^3/\mu L$)	6 a 26	6 a 28	5 a 21	1,5 a 10	1 a 9,5	1 a 8,5
Eosinófilos ($10^3/\mu L$)	0,4	0,5	0,5	0,5	0,4	0,3
Linfócitos ($10^3/\mu L$)	2 a 11	2 a 11	2 a 11,5	2 a 17	2 a 17	2,5 a 16,5
Monócitos ($10^3/\mu L$)	1,1	1,2	1,1	1,1	1,0	0,7
Plaquetas ($10^3/mL$)	150 a 350	150 a 350	150 a 350	150 a 350	150 a 350	150 a 350

Fonte: Adaptada de Victorian Agency for Health Information.

Tabela 50.7. Valores normais de reticulócitos.

	Cordão	1 a 3 dias	1 mês
Reticulócitos (%)	3 a 7	1,8 a 4,6	0,1 a 1,7

Fonte: Adaptada de Victorian Agency for Health Information.

Tabela 50.8. Valores normais de ferritina.

	Nascimento	1 mês	2 a 5 meses	6 meses a 15 anos
Ferritina (ng/mL)	25 a 200	200 a 600	50 a 200	7 a 140

Fonte: Adaptada de Victorian Agency for Health Information.

Coagulação

Tabela 50.9. Recém-nascido termo e pré-termo tardio (> 34 semanas).

Termo	1° dia	3° dia	30 dias a 1 ano
TP (segundos)	14,4 a 16,4	13,5 a 16,4	11,5 a 15,3
INR	1,15 a 1,35	1,05 a 1,35	0,86 a 1,22
TTPa (segundos)	34,3 a 44,8	29,5 a 42,2	35,1 a 46,3
Fibrinogênio (mg/dL)	192 a 374	283 a 401	162 a 401

Fonte: Adaptada de Victorian Agency for Health Information.

Tabela 50.10. Recém-nascidos prematuros < 34 semanas.

	< 28 semanas	28 a 34 semanas
Fibrinogênio (mg/dL)	71 a 535	87 a 470
TP (segundos)	14,5 a 20,9	13,9 a 20,6
TTPa (segundos)	27 a 64	30 a 57
D-dímero (ngFEU/mL)	325 a 1775	225 a 3.100
Plaquetas (x10^9/L)	135 a 257	140 a 335

Fonte: Adaptada de Victorian Agency for Health Information.

Hormônios tireoidianos

Tabela 50.11. Recém-nascido a termo.

	T4 total (mcg/dL)	T4 L (ng/dL)	T3 (ng/dL)	TSH (mil/mL)
Nascimento a 3 dias	11 a 21,5	0,66 a 2,71	96 a 292	5,17 a 14,6
4 dias a 30 dias	8 a 20	0,83 a 3,09	62 a 243	0,43 a 16,1
1 mês a 1 ano	7,2 a 15,6	0,48 a 2,34	81 a 281	0,62 a 8,05

Fonte: Adaptada de Victorian Agency for Health Information.

Tabela 50.12. Recém-nascido pré-termo < 32 semanas e < 1.500 g.

	23 a 27 semanas		28 a 30 semanas		31 a 34 semanas	
	TSH (μUI/L)	T4L (ng/dL)	TSH (μUI/L)	T4L (ng/dL)	TSH (μUI/L)	T4L (ng/dL)
Média	0,92	3,11	1,03	3,23	1,13	3
P5	0,51	0,71	0,77	1,13	0,85	0,76
P10	0,61	1,04	0,81	1,33	0,91	1,08
P25	0,75	1,81	0,9	1,88	1	1,55
P50	0,95	2.59	1,02	2,82	1,11	2,46
P75	1,07	3,97	1,12	4,08	1,21	4,06
P90	1,19	5,92	1,28	5,8	1,41	5,56
P95	1,27	7,15	1,32	6,69	1,5	6,72

Fonte: Adaptada de Victorian Agency for Health Information.

Tabela 50.13. Valores no exame de líquor.

	Termo	Pré-termo
Células/mm³	0 a 20	0 a 20
Proteína (g/dL)	20 a 170	65 a 150
Glicose (mg/dL)	34 a 119	24 a 63

Fonte: Adaptada de Victorian Agency for Health Information.

Tabela 50.14. Valores no exame de urina.

	Pré-termo < 34 semanas	Termo ao nascimento	Termo até 8 semanas de vida
Taxa de filtração glomerular (mL/minuto/1,73 m²)	13 a 58	15 a 60	63 a 80
Densidade	1.002 a 1.015	1.002 a 1.020	1.002 a 1.025
pH	5 a 8	4,5 a 8	4,5 a 8
Glicose (g/	Negativo a ++	Negativo	Negativo
Hemácias	Negativo	Negativo	Negativo
Leucócitos	Negativo	Negativo	Negativo

Fonte: Adaptada de Victorian Agency for Health Information.

Referências consultadas

1. Cousineau J. Neonate capillary blood gas reference values. Clinical Biochemistry. 2005 Oct;38(10):905-7.
2. Fenton TR, Lyon AW, Rose MS. Cord blood calcium, phosphate, magnesium, and alkaline phosphatase gestational age-specific reference intervals for preterm infants. BMC Pediatr. 2011;11:76.
3. Jacob EA. Hematological diferences in newborn and aging: a review study. Hematol Transfus Int J. 2016;3(3):178-190.
4. Kestenbaum LA. Defining cerebrospinal fluid white blood cell count reference values in neonates and young infants. Pediatrics. 2010 Feb;125(2):257-264.
5. Novaes BA, Avallone BLB, Orioli PA, Lucas SFLM. Neonatologia. 2. ed. São Paulo: Manole; 2019. (Apêndice – Valores de referência e índices mais utilizados no período neonatal).
6. Tschudy MM, Arcara KM. The Harriet Lane Handbook. 19. ed. Elsevier; 2012.
7. Victorian Agency for Health Information. Normal laboratory values for neonates. Disponível em https://www.bettersafercare.vic.gov.au/clinical-guidance/neonatal/normal-laboratory-values-for-neonates.

Parte 3

• • • • • • • • • • •

Urgência e Emergência

Coordenação

Werther Brunow de Carvalho

Parte 3

· · · · · · · · · · ·

Urgência e Emergência

Coordenação

Werther Brunow de Carvalho

Capítulo 51

Violência Infantojuvenil

Antonio Carlos Alves Cardoso

As modalidades de violência contra a criança e o adolescente podem ser:

1. Violência extrafamiliar, compreendendo *violência institucional, social; violência urbana* e a *macroviolência*.
2. Violência familiar ou doméstica, situação na qual estão envolvidos membros da família ou cuidadores, normalmente ocorrendo no domicílio da vítima.

Neste capítulo, vamos abordar a segunda modalidade, a qual pode ser dividida em: *violência física; violência sexual; negligência e abandono; síndrome de Münchausen por transferência;* e *violência psicológica*.

O diagnóstico de violência contra a criança na maioria das vezes é difícil, necessitando de experiência profissional e da devida atenção do médico atendente, bem como de toda a equipe de saúde envolvida. A abordagem da vítima de violência deve ser extremamente cuidadosa, pois além de casos com lesões físicas graves, deparamo-nos com casos com agressão física menor ou mesmo inexistente, porém com comprometimento importante do estado emocional, o que pode produzir sequelas graves por um longo período ou mesmo permanentemente.

Violência física

Caracteriza-se pelo uso da força física de forma intencional – portanto não acidental –, exercida por parte dos pais, responsáveis, familiares ou pessoas próximas da criança ou adolescente, com o objetivo de ferir, lesar, provocar dor e sofrimento, podendo provocar inclusive a morte, deixando ou não marcas evidentes.

Ocorre em todas as faixas etárias da criança, com predomínio nos menores de 3 anos. Estima-se que seja responsável por cerca de 25% do total das violências domésticas. Proporcionalmente, é a maior responsável por mortes entre as formas de abuso de crianças. A maior parte destas mortes (80%) acontece em crianças menores de 4 anos de idade.

Roteiro diagnóstico

A suspeita clínica deve ser embasada no conjunto de dados obtidos por meio da anamnese, do exame físico e de exames laboratoriais.

Anamnese

É importante obter informações sobre o ambiente onde vive a criança e estar atento a uma história discrepante, como a incompatibilidade entre as informações relatadas e os achados no exame físico. Também deve ser dada atenção para situações nas quais os dados do relato são modificados sempre que os pais são novamente interrogados ou histórias totalmente diferentes da inicial quando outros membros da família são questionados. A determinação da altura da queda, da superfície de contato, do possível mecanismo da lesão (torção, tração ou compressão) e a existência de testemunhas são importantes para a avaliação de traumas.

As condições sociais da família também podem ajudar no diagnóstico. Deve-se atentar para o uso de álcool ou outras drogas entre os familiares, a violência doméstica, as doenças mentais ou depressão, a história de maus-tratos na infância dos pais, as situações de perda de controle emocional por parte dos familiares, a expectativa irreal dos pais em relação aos filhos etc.

Exame físico

Aspecto geral

Ao ser abordada, a criança vítima de violência pode apresentar-se temerosa, arredia, agressiva e, com frequência, adotar posições de defesa, isto é, encolher-se e proteger o rosto, já que essa é a região na qual frequentemente é agredida. Algumas vezes pode mostrar-se apática, sonolenta e triste, já não esboçando muita defesa.

» **Pele:** costuma ser a região acometida com maior frequência, podendo aparecer hematomas, escoriações e queimaduras. Deve-se prestar atenção especial quando houver presença de hematomas no dorso, nas nádegas, na região genital e no dorso das mãos, já que esses são locais menos frequentes de lesões acidentais. Hematomas em fases distintas de evolução podem sugerir traumas repetitivos. As queimaduras estão presentes em até 10% das crianças vítimas de abuso físico; é importante reparar quando são de extremidades e simétricas e, principalmente, se há predominância em regiões de extensão, sugerindo algum esboço de defesa pelo agredido.

» **Cabeça e pescoço:** o exame da cabeça, dos olhos, dos ouvidos, do nariz e da orofaringe deve ser minucioso, pois fornece muitas informações, já que em 50% das crianças submetidas a abuso físico observou-se anormalidades como equimoses ou abrasões nessas regiões. Na cavidade oral, são frequentes as lesões de mucosas, além de alterações dos dentes (amolecimento, escurecimento etc.).

» **Tórax e abdômen:** traumatismos nessas regiões podem ser causa de morte. O mecanismo é agressão direta, geralmente pelo punho do adulto ou por brusca desaceleração após a criança ser empurrada. No tórax pode haver hemotórax ou pneumotórax secundários às fraturas de costelas (bastante raras em traumas acidentais). Traumas fechados (socos ou pontapés) no abdômen podem provocar perfurações de vísceras ocas e rupturas de fígado ou baço, podendo levar a um quadro característico de abdômen agudo. Observou-se que 6% das crianças submetidas a abuso físico que, ao exame físico, não exibiam sinais sugestivos de lesão abdominal, desenvolveram lacerações hepáticas vistas em tomografia.

» **Ossos:** as fraturas podem aparecer em até 30% das crianças vítimas de abuso físico. Quando a força do trauma é aplicada nas zonas de inserção ligamentar, há arrancamento de fragmentos ósseos e fratura transmetafisiária. Esses tipos de fratura sugerem trauma intencional. São também altamente sugestivas de violência as fraturas espiraladas, especialmente de membros superiores ou de membros inferiores em crianças que ainda não andam, e as fraturas múltiplas bilaterais em diferentes estágios de consolidação. As fraturas de crânio que sugerem abuso têm como características serem múltiplas, complexas e principalmente de região occipital ou parietal posterior. A avaliação radiológica deverá ser realizada em crianças de idade inferior a 2 anos e naquelas que não se comunicam, mesmo não havendo evidências de trauma ósseo ao exame físico.

» **Sistema nervoso central (SNC):** a frequência de traumas cranianos acidentais em crianças até o segundo ano de vida é relativamente alta. Porém apenas os decorrentes de acidentes automobilísticos ou de quedas de grandes alturas costumam provocar lesões significativas no SNC. As quedas com traumas cranianos em superfícies lisas de altura inferior a 150 cm, especialmente aquelas com altura inferior a 130 cm, podem provocar hematomas, pequenas fraturas lineares de crânio, labirintite traumática, mas só excepcionalmente provocam lesões significativas no SNC.

» **Síndrome do bebê sacudido – *shaken baby syndrome:*** caracteriza-se por lesões do SNC e hemorragias oculares em crianças de idade inferior a 3 anos provocadas por chacoalhamento. Mais recentemente, o termo "traumatismo encefálico por abuso" tem sido usado. Este termo é recomendado pela Academia Americana de Pediatria (AAP) e usado para descrever lesão na cabeça secundária a chacoalhamento, traumatismo de impacto ou uma combinação de ambos. O ato de chacoalhar pode ser bastante breve e ocorrer apenas uma ou repetidas vezes. O chacoalhamento acarreta a ruptura das veias-pontes no espaço subdural e consequente desenvolvimento de hemorragia subdural. Os sinais podem ser leves ou graves, mas são inespecíficos: diminuição do nível de consciência, sonolência, irritabilidade, diminuição da aceitação alimentar, vômitos, convulsões, alteração do ritmo respiratório, incluindo apneia, coma e postura em opistótono. Embora nenhuma lesão seja exclusivamente patognomônica, o exame tomográfico que mostra hemorragia subdural aliada à presença de hemorragias retinianas, na ausência de história de grandes traumas (acidente automobilístico ou queda de grandes alturas), caracteriza a síndrome. Fratura em arcos posteriores de costela reforça o diagnóstico. A vítima típica costuma ter idade inferior a 1 ano (usualmente, menos de 6 meses de idade), em geral é do sexo masculino e é cuidada por apenas uma pessoa no período da agressão. Estima-se que menos de 20% dos pacientes com síndrome do bebê sacudido tenha evolução rápida e favorável, sendo que em torno de 1/3 morre rapidamente e muitos sobreviventes apresentam sequelas neurológicas significativas.

Violência sexual

Pode ser definida como o uso da persuasão ou coerção de qualquer criança ou adolescente para participar de alguma atividade sexual explícita (ou simulação de tal atividade para uma reprodução visual), estupro, violência, prostituição ou incesto com o menor usado para gratificação sexual de um adulto ou mesmo de um adolescente mais velho. É mais comum ocorrer entre pessoas conhecidas: pai, padrasto, professor, amigo da família, tio ou vizinho.

O exame do períneo geralmente não é elucidativo, podendo não mostrar lesões ou alterações; quando não há achados específicos, outros sinais e sintomas podem direcionar para o diagnóstico: infecções de repetição do trato urinário, enurese, encoprese, distúrbio miccional, disúria, hematúria, comportamento sexual inadequado, tentativa de suicídio e distúrbio comportamental.

Com alguma frequência são encontradas doenças sexualmente transmissíveis (DST) em pacientes que sofreram abuso sexual, principalmente quando há história de mais de um episódio.

Negligência

É a forma mais frequente de violência doméstica contra a criança, sendo responsável por mais da metade de todos os casos.

Um conceito amplo de negligência é o não atendimento das necessidades básicas para o desenvolvimento físico, emocional e social da criança. Existem várias modalidades dessa forma de violência: negligência médica; inadequação na supervisão; inadequação no provimento de comida, roupa e abrigo; e negligência emocional, considerada como a falta de responsabilidade e "calor" materno/paterno ou de consistência e predeterminação no trato com a criança, especialmente no plano disciplinar.

Síndrome de Münchausen por transferência

Pode ser definida como uma situação na qual os pais "fabricam" ou induzem uma doença na criança com o objetivo de manter e prolongar o contato com o sistema de saúde.

Essa forma de violência impõe sofrimentos físicos ao paciente, como exigência de exames complementares desnecessários, uso de medicamentos ou ingestão forçada de substâncias, além de provocar danos psicológicos pela multiplicação de consultas e internações sem motivo.

Violência psicológica

Essa forma de violência pode se manifestar de várias maneiras, como rejeição, depreciação, agressões verbais, cobranças exageradas, discriminação, desrespeito, culpabilização, indiferença, punições humilhantes e utilização da criança ou adolescente para atender às necessidades psíquicas de um adulto. Provocam danos, muitas vezes irreversíveis, ao seu desenvolvimento global, principalmente na área psicossocial.

Conduta

A conduta a ser tomada pelo médico que se defronta com a confirmação diagnóstica ou com a suspeita de abuso físico dependerá das condições do paciente (Figura 51.1):

1. **Com quadro clínico de gravidade ou submetido a risco de morte:** o paciente deve ser sempre internado e deverão ser encaminhados relatórios médico, social e psicológico para o Conselho Tutelar e para a Vara de Infância e Juventude, ficando a alta médica condicionada à decisão judicial.

2. **Com quadro clínico de menor gravidade, sem evidentes riscos de morte:** o paciente poderá receber alta, e os relatórios médico, social e psicológico deverão ser encaminhados para o Conselho Tutelar responsável pela criança, que fará o devido seguimento do menor.

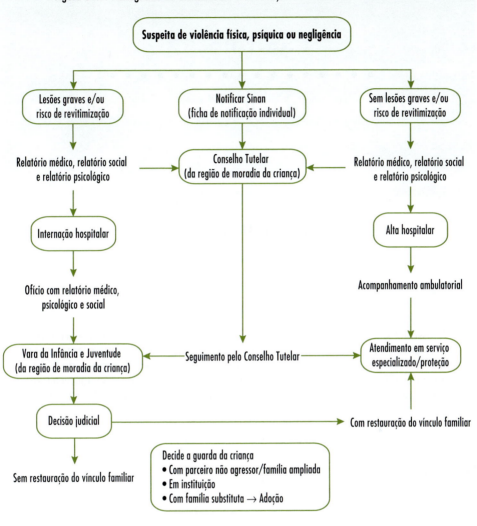

Figura 51.1. Fluxograma de atendimento e notificação de vítimas de violência física.

Fonte: Núcleo de Estudos da Violência Contra Crianças e Adolescentes da Sociedade Brasileira de Pediatria.

Referências consultadas

1. Berkowitz CD. Pediatric abuse. Emerg Med Clin North Am. 1995;13(2):321-41.
2. Christian CW, Committee on Child Abuse and Neglect. The evaluation of suspected child physical abuse. Pediatrics. 2015;135(5):e1337-1354.
3. Jonson-Reid M, Kohl PL, Drake B. Child and adult outcomes of chronic child maltreatment. Pediatrics. 2012;129(5):839-45.
4. Taylor CA, Manganello JA, Lee SJ, Rice JC. Mothers' spanking of 3-year-old children and subsequent risk of children's aggressive behavior. Pediatrics. 2010;125(5):e1057-65.
5. Waksman RJ, Hirschheimer MR, Pfeiffer L. Manual de atendimento às crianças e adolescentes vítimas de violência. 2. ed. CFM; 2018.

Capítulo 52

Ressuscitação Cardiopulmonar Pediátrica

Amélia Gorete Afonso da Costa Reis

A ressuscitação cardiopulmonar (RCP) está indicada na parada cardiorrespiratória (PCR) e na bradicardia com hipoperfusão (frequência cardíaca menor que 60 batimentos por minuto com sinais de choque sem melhora com oxigenação adequada). Os sinais de PCR são inconsciência, ausência de pulso em grandes artérias e apneia ou respiração agônica (*gasping*). Na monitorização cardíaca observa-se um dos seguintes ritmos: assistolia, fibrilação ventricular, taquicardia ventricular ou atividade elétrica sem pulso. Na suspeita de PCR, as manobras de ressuscitação devem ser imediatamente iniciadas a fim de manter algum fluxo de sangue oxigenado aos órgãos vitais, principalmente cérebro e coração.

Epidemiologia

A epidemiologia da PCR na criança é diferente daquela no adulto. Em adultos, na maioria das vezes (80% a 90%) é um evento súbito e inesperado, de origem cardíaca primária (fibrilação ventricular ou taquicardia ventricular sem pulso), que requer desfibrilação imediata. Já nas crianças menores de 10 anos, apenas cerca de 10% a 15% dos casos de PCR devem-se à fibrilação ventricular, sendo tipicamente o resultado final da deterioração progressiva das funções respiratória e/ou circulatória (choque).

A parada cardíaca por distúrbios do ritmo na infância é rara, porém mais frequente em situações como cardiopatias congênitas, miocardite, miocardiopatias dilatadas, intervalo QT prolongado, síndrome de Wolff-Parkinson-White e uso de drogas ou medicações.

As manobras utilizadas na RCP pediátrica são:

» Determinar nível de resposta.
» Estimular a criança de maneira vigorosa para confirmar a perda de consciência. Se a criança não demonstrar nenhuma resposta, a ressuscitação deve ser imediatamente iniciada enquanto se providencia a chamada de socorro.

Compressão torácica

A circulação artificial é realizada através da compressão torácica, a qual deve ser iniciada na ausência de pulso central ou quando este estiver fraco, e numa frequência menor que 60 por minuto. Batimento cardíaco inexistente ou inefetivo resulta em ausência de pulso em grandes artérias. Nas crianças com menos de 1 ano as artérias braquial e femoral são facilmente acessíveis e, nas crianças maiores de 1 ano, a carótida também pode ser utilizada.

A técnica para fazer a compressão torácica varia com a idade da criança:

» Nos *lactentes*, é realizada com a compressão do esterno, imediatamente abaixo da intercessão da linha intermamilar e esternal. O socorrista deve envolver o tórax do recém-nascido com as mãos, colocando os polegares sobre o esterno; alternativamente, a compressão pode ser executada com dois ou três dedos de uma das mãos sobre o esterno, sendo que a outra mão pode servir como suporte abaixo das costas da criança. Nessa faixa etária, a relação compressões/ventilação deve ser de 15/2.

» Nas *crianças de 1 a 8 anos*, o local de compressão é na metade inferior do esterno, fugindo do apêndice. Esta técnica exige que a criança esteja sobre uma superfície firme e o socorrista de pé bem acima da criança, mantendo os braços esticados durante a compressão.

» Nos pacientes *acima de 8 anos* é utilizada a mesma técnica empregada para adultos, onde o socorrista posiciona uma mão sobre a outra para fazer a compressão.

A frequência da compressão torácica deve ser de 100 a 120 por minuto, com força suficiente para reduzir um terço do diâmetro anteroposterior do tórax. Ao final de cada compressão, a pressão é liberada sem se afastar ou retirar a mão ou dedos da superfície do tórax da criança – assim o movimento de compressão e relaxamento se dá suavemente, sem "socos" sobre o esterno. Dessa maneira, durante a fase de descompressão o tórax deve ser totalmente liberado, permitindo o completo retorno do mesmo à posição de repouso.

Se o paciente não está intubado, a compressão torácica deve ser sincronizada com a respiração, isto é, a cada 15 compressões torácicas se faz uma pausa para serem realizadas duas ventilações. A partir da realização da intubação traqueal, a compressão deve ser contínua, sem interrupção para a ventilação (exceto no período neonatal), ou seja, a compressão e ventilação passam a não serem sincronizadas.

A cada 2 minutos durante a RCP deve-se fazer uma pausa para observar o monitor e, se houver ritmo organizado, pesquisar o pulso.

Abertura de vias aéreas

É fundamental a colocação da criança ou adolescente em posição supina sobre uma superfície firme para realizar a RCP e inclinar a cabeça ou elevar o mento para que a via aérea se abra, tomando cuidado de não pressionar os tecidos moles abaixo do pescoço e não fechar a boca. No lactente, não se deve hiperestender o pescoço, mas, sim, manter a posição neutra.

A dificuldade na obtenção e manutenção da adequada abertura das vias aéreas é ponto crucial em Pediatria, e um coxim pequeno sob o ombro do lactente ou sob a nuca na criança maior pode ser benéfico.

A abertura das vias aéreas nos casos de trauma deve ser feita elevando-se o mento sem inclinação da cabeça. Também deve haver extremo cuidado na manipulação de toda coluna, principalmente a cervical.

Respiração artificial

Há várias maneiras de realizar a respiração artificial, mas a ventilação deve ser suave, independentemente da técnica, evitando fluxos altos de oxigênio e ventilações muito rápidas.

A respiração *boca a boca* é uma técnica aplicada fora do hospital quando nenhum equipamento está disponível. O socorrista deve fazer uma inspiração normal e insuflar o pulmão da criança e, para tanto, a sua boca deve englobar a boca e o nariz da criança, se esta tiver menos de 1 ano; para idades maiores, o procedimento é realizado englobando somente a boca da criança, enquanto as narinas são pinçadas.

A ventilação com *bolsa-valva-máscara* é a técnica de respiração inicial de preferência até que a intubação traqueal seja realizada. Neste caso, uma máscara de tamanho adequado é adaptada à face da criança envolvendo a boca e o nariz, sendo a ventilação realizada por uma bolsa-valva conectada à fonte de oxigênio, cujo fluxo deve variar de 10 a 15 litros/minuto.

A *intubação traqueal* deve ser realizada prontamente nos casos de PCR e bradicardia com hipoperfusão se não houver retorno imediato da respiração espontânea. Em situações de emergência, a via orotraqueal deve ser preferida em relação à nasotraqueal. Cada tentativa de intubação deve ser precedida de oxigenação adequada e não pode ultrapassar 20 a 30 segundos.

A ventilação por meio da *máscara laríngea* é uma alternativa temporária para assegurar a via aérea e está indicada nos casos em que a intubação traqueal não é obtida, seja devido à inexperiência do socorrista ou à presença de via aérea difícil. O domínio desta técnica é mais fácil que da intubação traqueal, porém, o custo da máscara laríngea é elevado e há dificuldade de mantê-la durante o movimento do paciente, dificultando assim seu uso durante tempo prolongado. Embora os dados sejam limitados na RCP pediátrica, a máscara laríngea é uma alternativa efetiva nesta condição.

Acesso vascular

Para que seja possível a administração de fármacos, é necessária a instalação de um acesso vascular, tarefa difícil de ser executada nas crianças que estão em PCR. O melhor acesso vascular é aquele que não atrapalha as manobras de ressuscitação e oferece o maior calibre. Bolo de solução fisiológica de 3 a 5 mL deve ser administrado imediatamente após a medicação para que esta atinja rapidamente a circulação central.

O acesso venoso periférico é uma via útil na ressuscitação pediátrica, sendo a veia antecubital mediana no membro superior e o ramo da safena ao nível do maléolo medial as preferenciais.

A via intraóssea é outro modo extremamente útil de alcançar o acesso vascular se a via venosa não for prontamente viável. A punção é realizada de preferência na porção proximal da tíbia ou distal do fêmur com agulha apropriada ou agulha de punção de medula óssea.

A via traqueal é mais uma via possível de administrar fármacos lipossolúveis como epinefrina, atropina, lidocaína, vasopressina e naloxona. Como a absorção é errática, essa via não deve ser usada de rotina, e somente como alternativa enquanto não se obtém outro acesso. As doses ideais administradas necessárias para alcançar níveis equivalentes ao uso intravenoso não estão bem estabelecidas.

Se o acesso venoso periférico e ou intraósseo não forem obtidos, a melhor técnica alternativa, em Pediatria, é a punção da veia femoral.

Farmacoterapia

A *epinefrina* é uma catecolamina endógena com ação estimulante nos receptores α e β; a ação α é a mais importante durante a parada cardíaca por causar vasoconstrição e restaurar a pressão diastólica na aorta, propiciando, assim, melhor perfusão miocárdica. Deve ser administrada tão logo seja obtido acesso vascular e repetida a cada 3 a 5 minutos durante a RCP. É a medicação indicada na RCP independentemente do ritmo cardíaco, inclusive na bradicardia com hipoperfusão. A dose ideal de epinefrina no paciente pediátrico não está bem determinada. A dose recomendada da epinefrina por via intraóssea ou intravenosa é 0,01 mg/kg → 0,1 mL/kg da epinefrina 1:10.000 (solução obtida com a diluição de 1 mL de epinefrina pura, 1:1.000, em 9 mL de água destilada ou solução fisiológica). No tubo traqueal, a dose deve ser 10 vezes maior (0,1 mg/kg, ou 0,1 mL/kg da solução 1:1.000).

A epinefrina é inativada em solução alcalina, portanto não deve ser administrada junto com bicarbonato de sódio. Na presença de acidemia, a ação da epinefrina é diminuída; assim, a ventilação deve ser adequada para que não ocorra acidose respiratória.

A *atropina* é um fármaco parassimpaticolítico que acelera o nó sinusal e aumenta a condução atrioventricular. Pode ser utilizada no tratamento da bradicardia associada à hipotensão ou hipoperfusão, entretanto, a epinefrina é mais efetiva nesta situação. Outras indicações da atropina são bradicardia associada a bloqueio atrioventricular ou desencadeada pelo procedimento de intubação traqueal. A dose recomendada é 0,02 mg/kg/dose, sendo a dose mínima 0,1 mg e máxima 0,5 mg na criança e 1 mg nos adolescentes. A mesma dose pode ser repetida após 5 minutos.

A *vasopressina* é um hormônio que produz aumento do fluxo sanguíneo cardíaco e cerebral em modelos experimentais de parada cardíaca. Alguns estudos em adultos têm revelado que a administração de epinefrina mais vasopressina foi associada com maior sobrevivência em 24 horas. Não há dados para avaliar sua eficácia e segurança em crianças e lactentes até o momento.

O benefício da utilização do *bicarbonato de sódio* não está comprovado. Entretanto esta medicação pode ter efeito na parada cardíaca prolongada ou em crianças que já tinham acidose metabólica previamente. O bicarbonato também está indicado em causas específicas de parada cardíaca, como hiperpotassemia e intoxicação por antidepressivos tricíclicos. Preconiza-se a dose de 1 mEq/kg/dose: 1 mL/kg do bicarbonato de sódio 8,4%. Para recém-nascidos, recomenda-se 0,5 mEq/kg/dose. Doses subsequentes podem ser repetidas de acordo com cada caso.

O *cálcio* é indicado na PCR quando há suspeita ou comprovação de hiperpotassemia, hipermagnesemia, hipocalcemia e intoxicação por bloqueadores de canais de cálcio. Nestas situações, recomenda-se 5 a 7 mg/kg de cálcio elementar, o que equivale a 0,5 a 0,75 mL/kg de gluconato de cálcio a 10% (1 mL = 9 mg).

A concentração sanguínea de *glicose* precisa ser monitorada à beira do leito durante a RCP. A hipoglicemia deve ser tratada com infusão de 0,5 a 1,0 g/kg de glicose, de preferência na concentração de 25%. Não é aconselhável administrar glicose indiscriminadamente, pois hiperglicemia transitória pode resultar em aumento da osmolaridade e dano neurológico.

A *amiodarona* está indicada na parada cardíaca na qual o ritmo cardíaco é fibrilação ventricular ou taquicardia ventricular sem pulso. Nestes casos, a dose é 5 mg/kg em bolo, sendo que a mesma dose pode ser repetida quando necessário, não devendo exceder 15 mg/kg/dia.

A *lidocaína* é uma alternativa à amiodarona em situações de fibrilação ventricular ou taquicardia ventricular sem pulso. A dose na PCR é 1 mg/kg; quando houver retorno da circulação espontânea, pode ser empregada infusão contínua de 20 a 50 mcg/kg/minuto.

Terapia elétrica

A desfibrilação é a despolarização assíncrona de uma massa crítica de células miocárdicas; está indicada na fibrilação ventricular e na taquicardia ventricular sem pulso.

As pás de adulto (8 a 9 cm de diâmetro) são adequadas para crianças acima de 10 kg; abaixo deste peso devem ser usadas pás pediátricas. As pás com gel apropriado devem ser colocadas firmemente sobre o tórax, sendo uma acima e à direita do mamilo direito e outra abaixo e à esquerda do mamilo direito.

A carga inicial deve ser de 2 a 4 J/kg, a segunda de 4 J/kg, e a terceira e subsequentes de 4 J/kg ou mais. Após cada choque, as compressões torácicas devem ser reiniciadas imediatamente e somente checar se houve mudança no ritmo no monitor após 2 minutos. Epinefrina deve ser administrada, como em toda parada cardíaca, a cada 3 a 5 minutos. Nas situações de fibrilação ventricular ou taquicardia ventricular sem pulso, as doses de epinefrina são intercaladas com amiodarona, preferencialmente, ou lidocaína.

Monitorização da qualidade da RCP

A parada cardíaca pediátrica hospitalar ocorre mais frequentemente dentro da unidade de cuidados intensivos, e muitos pacientes podem estar sob monitorização invasiva instalada previamente. Nestes, o formato da onda obtida com cateter arterial deve guiar a qualidade das compressões. Adequando-se o local e a profundidade dessas compressões pode-se obter amplitude maior da onda de pulso. A observação da onda arterial também contribui para o reconhecimento do retorno da circulação espontânea.

A monitorização do CO_2 exalado, por meio da capnometria ou capnografia, durante a RCP é preconizado nas Diretrizes de 2010. Observação do CO_2 exalado confirma o sucesso da intubação traqueal e pode guiar a terapia farmacológica e a efetividade das compressões torácicas. Estudos em animais e adultos demonstraram forte correlação entre concentrações de CO_2 exalado e intervenções que aumentam o débito cardíaco, condição altamente desejável na RCP. Valores de CO_2 exalado < 10 a 15 mmHg indicam que a qualidade das compressões deve ser melhorada. Por outro lado, aumento abrupto e sustentado nos valores de CO_2 exalado pode prever retorno da circulação espontânea.

Terapias adicionais

A RCP de alta qualidade deve ser aliada à identificação e correção das potenciais causas reversíveis. De modo a facilitar a lembrança, essas condições são identificadas como os *6 Hs* [Hipovolemia, Hipoxia, Hidrogênio (acidose), Hiper ou Hipopotassemia, Hipoglicemia, Hipotermia] e os *5 Ts* [Tensão no Tórax (pneumotórax), Tamponamento cardíaco, Toxinas, Trombose pulmonar, Trombose coronária].

O Quadro 52.1 resume as ações essenciais durante a RCP.

Quadro 52.1. Ações essenciais durante a RCP.

Qualidade da RCP
Comprimir forte e rápido (≥ 1/3 AP, 100/minuto)
Garantir retorno completo do tórax
Minimizar interrupções
Evitar ventilação excessiva
Rodar compressor a cada 2 minutos
Sem via aérea avançada: 15:2

Desfibrilação: choque
Primeiro: 2 a 4 J/kg
Segundo: 4 J/kg
Demais: ≥ 4 J/kg
Máx.: 10 J/kg (adulto)

Medicações
Epinefrina 3 a 5 minutos
Amiodarona

Via aérea avançada
Intubação traqueal ou
Via aérea supraglótica
Capnografia ou capnometria
8 a 10 ventilações/minutos

Causas reversíveis

Hipovolemia	pneumoTórax
Hipoxia	Tamponamento cardíaco
Hidrogênio	Tóxicos
Hipoglicemia	TEP
Hipo/hiper K	Trombo coronária
Hipotermia	

Fonte: Desenvolvido pela autoria do capítulo.

Referências consultadas

1. Berg MD, Schexnayder SM, Chameides L et al. Pediatric basic life support: 2010 American Heart Association Guidelines for Cardiopulmonary Resuscitation and Emergency Cardiovascular Care. Circulation. 2010;122(Suppl 3):S862-75.
2. Biarent D, Bingham R, Eich C, López-Herce J et al. European resuscitation council guidelines for resuscitation 2010 section 6. Paediatric life support. Resuscitation. 2010;81(10):1364-88.
3. Kleinman ME, Chameides L, Schexnayder SM et al. Pediatric advanced life support: 2010 American Heart Association Guidelines for Cardiopulmonary Resuscitation and Emergency Cardiovascular Care. Circulation. 2010;122(Suppl 3):S876-908.
4. Kleinman ME, De Caen AR, Chameide L et al. Cardiac arrest in special situations: 2010 international consensus on cardiopulmonary resuscitation and emergency cardiovascular care science with treatment recommendations. Circulation. 2010;122(16 Suppl 3):S829-861.
5. Kleinman ME, De Caen AR, Chameides L et al. Pediatric basic and advanced life support: 2010 international consensus on cardiopulmonary resuscitation and emergency cardiovascular care science with treatment recommendations. Circulation. 2010;122(16 Suppl 2):S466-515.

Capítulo 53
Crise Asmática e Estado de Mal Asmático

Paula Ferreira Victorino
Albert Bousso

Conceito

A asma é caracterizada como uma doença inflamatória crônica das vias aéreas associada à resposta brônquica exagerada. Ocorre em indivíduos suscetíveis, isto é, com história familiar de atopia, e desencadeia episódios recorrentes de sibilância, dispneia e tosse.

A sintomatologia clínica é decorrente da obstrução difusa do fluxo aéreo, reversível espontaneamente ou após tratamento.

Fisiopatologia

A asma é uma condição multifatorial determinada pela interação de fatores genéticos e ambientais, resultando em inflamação crônica das vias aéreas. Entre os diversos agentes podemos destacar: genética, disfunção autonômica, obstrução das vias aéreas, edema de mucosa, espasmo da musculatura lisa das vias aéreas, alteração da secreção, inflamação e hiper-reatividade brônquica.

Fatores desencadeantes

» **Alérgenos:** ácaros, fungos, bactérias, fibras, plantas, insetos.
» **Fatores irritantes:** tintas, colas, inseticidas, fumaça de cigarro, perfumes.
» **Processos infecciosos:** vírus, principalmente.
» Exercícios físicos.
» Fatores emocionais.
» **Medicações:** aspirina, indometacina, ácido mefenâmico.

Classificação da intensidade da crise aguda

Tabela 53.1. Crise asmática aguda.

	Leve	Moderada	Severa
Dispneia	Ausente ou leve: fala frases completas, deambula	Moderada: fala frases incompletas/parciais Lactente: choro curto, dificuldade alimentar	Grave: fala frases curtas/ monossílabos, posição semissentada, maior dificuldade alimentar
Consciência	Normal	Normal ou excitado	Excitado ou deprimido
Freq. respiratória	Aumentada	Aumentada	Geralmente > 30 ipm
Uso de musculatura acessória	Leve ou nenhuma retração intercostal	Moderadas retrações (subcostais/ esternocleidomastoideo)	Retração intensa
Ausculta	Sibilos, fim da inspiração	Sibilos inspiratórios e expiratórios	Murmúrio inaudível, pobre entrada de ar
Pulso paradoxal	< 10 mmHg	10 a 20 mmHg	20 a 40 mmHg
Pico de fluxo expiratório (prévio)	70% a 90%	50% a 70%	< 50%
Sat O_2 em ar ambiente	> 95%	91% a 95%	< 90%
PaO_2 em ar ambiente	Normal	Em torno de 60 mmHg	< 60 mmHg
PaCO_2	< 40 mmHg	< 40 mmHg	< 45 mmHg

Fonte: IV Diretrizes brasileiras para o manejo da asma. J Bras Pneumol. 2006;32(Supl 7):S447-S474.

Terapêutica

» Oferecer O_2 a 100%;

» Nebulização com β2 adrenérgico 0,15 mg/kg (máx. 5 mg/dose) a cada 20 minutos, com fluxo mínimo de 6 litros/minuto de O_2;

» Nebulização com brometo de ipratrópio 0,125 mg/dose (< 4 anos) e 0,25 mg/dose (> 4 anos), 3 a 4 vezes ao dia;

» Metilprednisolona 1 a 2 mg/kg IV, de 6 em 6 horas; ou

» Hidrocortisona 5 mg/kg IV, de 6 em 6 horas;

» Antibiótico, se necessário;

» β2 adrenérgico IV contínuo – falha na resposta ao tratamento convencional e PaCO_2 > 50 mmHg:
   - Dose – ataque 10 mcg/kg em 30 minutos e manutenção 0,2 mcg/kg/minuto, aumentar a taxa de infusão de 0,1 mcg/kg a cada 30 minutos até início da melhora clínica.
   - Reduzir taxa de infusão se ocorrer: FC > 200, arritmias, hipotensão.

» Intubação – indicada quando:
   - exaustão progressiva;
   - deterioração do nível de consciência;

- $PaCO_2$ > 65 mmHg ou subida > 5 mmHg/h;
- PaO_2 < 60 mmHg em 6l O_2/minuto;
- pneumotórax ou pneumomediastino.

» Terapêuticas adicionais:
- Sulfato de magnésio 25 a 75 mg/kg na chegada ao pronto-socorro;
- Uso de mistura de gás hélio e oxigênio (heliox) em pacientes graves sob ventilação mecânica.

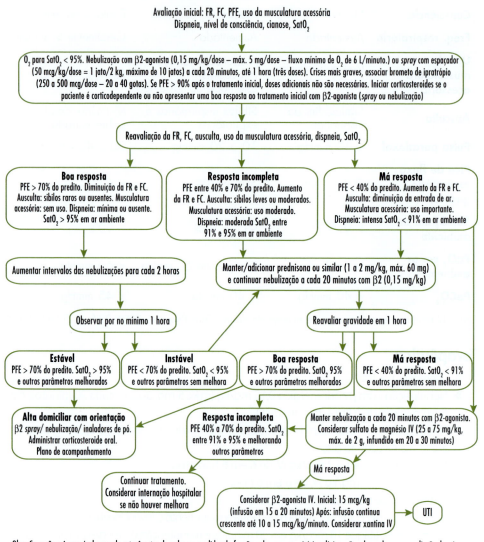

Figura 53.1. Algoritmo de tratamento da crise de asma da criança no pronto-socorro.

Obs.: Caso não seja possível o uso de saturômetro de pulso ou medidas de função pulmonar, os critérios clínicos são adequados para avaliação da crise.

FR: frequência respiratória; FC: frequência cardíaca; PFE: pico de fluxo expiratório; $SatO_2$: saturação de oxigênio no sangue arterial; UTI: unidade de terapia intensiva.
Fonte: Adaptada de IV Diretrizes brasileiras para o manejo da asma. J Bras Pneumol. 2006;32(Supl 7): S447-S474.

Referências consultadas

1. Ahmed H, Turner S. Severe asthma in children: a review of definitions, epidemiology, and treatment options in 2019. Pediatr Pulmonol. 2019 Jun;54(6):778-787.
2. Bush A, Saglani S. Management of severe asthma in children. Lancet. 2010;376:814-825.
3. Giovannini-Chami L, Albertini M, Scheinmann P, De Blic J. Newinsights into the treatment of severe asthma in children. Paediatr Respir Rev. 2015;16:167-173.
4. IV Diretrizes brasileiras para o manejo da asma. J Bras Pneumol. 2006;32(Supl 7):S447-S474.

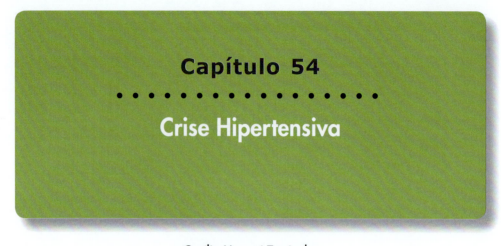

Capítulo 54
Crise Hipertensiva

Cecília Harumi Tomizuka
Sylvia Costa Lima Farhat

Conceitos

A hipertensão arterial atinge 1% a 2% da população pediátrica, porém a crise hipertensiva é um evento raro.

A crise hipertensiva resulta da elevação aguda da pressão arterial (PA), caracterizando uma situação de potencial risco de vida. De uma maneira didática, a crise hipertensiva pode ser subdividida em:

» **Emergência hipertensiva:** quando ocorre elevação aguda da PA e consequente comprometimento da função de órgãos-alvo (rins, SNC, coração e/ou olhos) ou há risco de morte.
» **Urgência hipertensiva:** quando ocorre elevação aguda da PA, porém *sem* envolvimento de órgãos-alvo ou risco de morte.

A PA normal é definida como a pressão arterial sistólica e diastólica abaixo do percentil (PE) 90 para idade e sexo. Para crianças de 1 a 17 anos são utilizadas as tabelas da Segunda Força-Tarefa Americana em Pressão Sanguínea Alta de 1987, atualizadas em 1996, onde as curvas levam em consideração *peso, idade* e os diversos *percentis de altura* (National Center for Health Statistics – NCHS) (Tabelas 54.1 e 54.2). Para lactentes até 1 ano são utilizadas as curvas de 1987 (Figuras 54.1 e 54.2).

Alguns cuidados devem ser tomados com relação à aferição da PA para comparação com as tabelas-padrão:

» Deve ser medida no membro superior direito e este deve estar ao nível do coração (de preferência com a criança sentada e o braço apoiado).
» O manguito deve ser adequado:
   – Largura da câmara interna deve ter 40% da circunferência do braço (medida no ponto médio entre o olécrano e o acrômio).
   – Comprimento pelo menos 80% a 100% dessa medida sem ocorrer superposição.
» Pressão diastólica definida pelo quinto som de Korotkoff (desaparecimento do som).

Pressão arterial normal elevada é aquela que se encontra entre os PE 90 e 95.

Tabela 54.1. Níveis de PA para percentuais 90 e 95 para meninos de 1 a 17 anos por percentuais de altura.

Idade (anos)	Percentual de PA	Pressão sanguínea sistólica por percentual de altura (mmHg)							Pressão sanguínea diastólica por percentual de altura (mmHg)						
		5%	10%	25%	50%	75%	90%	95%	5%	10%	25%	50%	75%	90%	95%
1	90th	94	95	97	98	100	102	102	50	51	52	53	54	54	55
	95th	98	99	101	102	104	106	106	55	55	56	57	58	59	59
2	90th	98	99	100	102	104	105	106	55	55	56	57	58	59	59
	95th	101	102	104	106	108	109	110	59	59	60	61	62	63	63
3	90th	100	101	103	105	107	108	109	59	59	60	61	62	63	63
	95th	104	105	107	109	111	112	113	63	63	64	65	66	67	67
4	90th	102	103	105	107	109	110	111	62	62	63	64	65	66	66
	95th	106	107	109	111	113	114	115	66	67	67	68	69	70	71
5	90th	104	105	106	108	110	112	112	65	65	66	67	68	69	69
	95th	108	109	110	112	114	115	116	69	70	70	71	72	73	74
6	90th	105	106	108	110	111	113	114	67	68	69	70	70	71	72
	95th	109	110	112	114	115	117	117	72	72	73	74	75	76	76
7	90th	106	107	109	111	113	114	115	69	70	71	72	72	73	74
	95th	110	111	113	115	116	118	119	74	74	75	76	77	78	78
8	90th	107	108	110	112	114	115	116	71	71	72	73	74	75	75
	95th	111	112	114	116	118	119	120	75	76	76	77	78	79	80
9	90th	109	110	112	113	115	117	117	72	73	73	74	75	76	77
	95th	113	114	116	117	119	121	121	76	77	78	79	80	80	81
10	90th	110	112	113	115	117	118	119	73	74	74	75	76	77	78
	95th	114	115	117	119	121	122	123	77	78	79	80	80	81	82
11	90th	112	113	115	117	119	120	121	74	74	75	76	77	78	78
	95th	116	117	119	121	123	124	125	78	79	79	80	81	82	83
12	90th	115	116	117	119	121	123	123	75	75	76	77	78	78	79
	95th	119	120	121	123	125	126	127	79	79	80	81	82	83	83
13	90th	117	118	120	122	124	125	126	75	76	76	77	78	79	80
	95th	121	122	124	126	128	129	130	79	80	81	82	83	83	84
14	90th	120	121	123	125	126	128	128	76	76	77	78	79	80	80
	95th	124	125	127	128	130	132	132	80	81	81	82	83	84	85
15	90th	123	124	125	127	129	131	131	77	77	78	79	80	81	81
	95th	127	128	129	131	133	134	135	81	82	83	83	84	85	86
16	90th	125	126	128	130	132	133	134	79	79	80	81	82	82	83
	95th	129	130	132	134	136	137	138	83	83	84	85	86	87	87
17	90th	128	129	131	133	134	136	136	81	81	82	83	84	85	85
	95th	132	133	135	136	138	140	140	85	85	86	87	88	89	89

Fonte: Sociedade Brasileira de Pediatria (SBP), Koch VH, Furusawa EA. Diretrizes para medida da Pressão Arterial, MAPA e MRPA. Acesso em https://www.sbp.com.br/fileadmin/user_upload/2015/02/Diretrizes_mapa.pdf.

Tabela 54.2. Níveis de PA para percentuais 90 e 95 para meninas de 1 a 17 anos por percentuais de altura.

Idade (anos)	Percentual de PA	Pressão sanguínea sistólica por percentual de altura (mmHg)							Pressão sanguínea diastólica por percentual de altura (mmHg)						
		5%	10%	25%	50%	75%	90%	95%	5%	10%	25%	50%	75%	90%	95%
1	90th	97	98	99	100	102	103	104	53	53	53	54	55	56	56
	95th	101	102	103	104	105	107	107	57	57	57	58	59	60	60
2	90th	99	99	100	102	103	104	105	57	57	58	58	59	60	61
	95th	102	103	104	105	107	108	109	61	61	62	62	63	64	65
3	90th	100	100	102	103	104	105	106	61	61	61	62	63	63	64
	95th	104	104	105	107	108	109	110	65	65	65	66	67	67	68
4	90th	101	102	103	104	106	107	108	63	63	64	65	65	66	67
	95th	105	106	107	108	109	111	111	67	67	68	69	69	70	71
5	90th	103	103	104	106	107	108	109	65	66	66	67	68	68	69
	95th	107	107	18	110	111	112	113	69	70	70	71	72	72	73
6	90th	104	105	106	107	109	110	111	67	67	68	69	69	70	71
	95th	108	109	110	111	112	114	114	71	71	72	73	73	74	75
7	90th	106	107	108	109	110	112	112	69	69	60	70	71	72	72
	95th	110	110	112	113	114	115	116	73	73	73	74	75	76	76
8	90th	108	109	110	111	112	113	114	70	70	71	71	72	73	74
	95th	112	112	113	115	116	117	118	74	74	75	75	76	77	78
9	90th	110	110	112	113	114	115	116	71	72	72	73	74	74	75
	95th	114	114	115	117	118	119	120	75	76	76	77	78	78	79
10	90th	112	112	114	115	116	117	118	73	73	73	74	75	76	76
	95th	116	116	117	119	120	121	122	77	77	77	78	79	80	80
11	90th	114	114	116	117	118	119	120	74	74	75	75	76	77	77
	95th	118	118	119	121	122	123	124	78	78	79	79	80	81	81
12	90th	116	116	118	119	120	121	122	75	75	76	76	77	78	78
	95th	120	120	121	123	124	125	126	79	79	80	80	81	82	82
13	90th	118	118	119	121	122	123	124	76	76	77	78	78	79	80
	95th	121	122	123	125	126	127	128	80	80	81	82	82	83	84
14	90th	119	120	121	122	124	125	126	77	77	78	79	79	80	81
	95th	123	124	125	126	128	129	130	81	81	82	83	83	84	85
15	90th	121	121	122	124	125	126	127	78	78	79	79	80	81	82
	95th	124	125	126	128	129	130	131	82	82	83	83	84	85	86
16	90th	122	122	123	125	126	127	128	79	79	79	80	81	82	82
	95th	125	126	127	128	130	131	132	83	83	83	84	85	86	86
17	90th	122	123	124	125	126	128	128	79	79	79	80	81	82	82
	95th	136	126	127	129	130	131	132	83	83	83	84	85	86	86

Fonte: Sociedade Brasileira de Pediatria (SBP), Koch VH, Furusawa EA. Diretrizes para medida da Pressão Arterial, MAPA e MRPA. Acesso em https://www.sbp.com.br/fileadmin/user_upload/2015/02/Diretrizes_mapa.pdf.

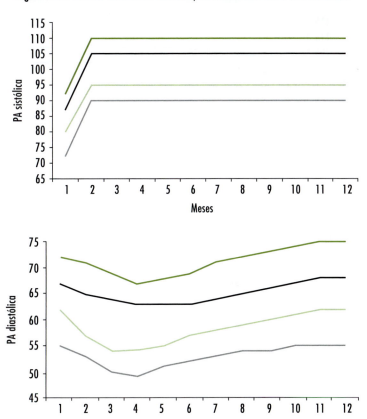

Figura 54.1. Pressão arterial em meninos, do nascimento até 1 ano de idade.

Percentil 90

PA sistólica	87	101	106	106	106	106	106	106	106	106	106	106
PA diastólica	68	66	63	63	63	66	66	67	68	68	69	69
Altura (cm)	51	59	63	66	68	70	72	73	74	76	77	78
Peso (kg)	4	4	5	5	6	7	8	9	9	10	10	11

Fonte: Report of the second task force on blood pressure control in children – 1987. Task force on blood pressure control in children. National heart, lung and blood institute, Bethesda, Maryland. Pediatrics 1987;79(1):1-25.

Figura 54.2. Pressão arterial em meninas, do nascimento até 1 ano de idade.

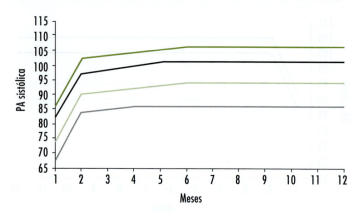

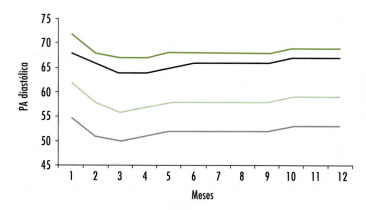

Percentil 90													
PA sistólica	76	96	101	104	105	106	106	106	106	106	106	106	106
PA diastólica	68	66	64	64	65	66	66	66	66	67	67	67	67
Altura (cm)	54	56	56	56	61	63	66	68	70	72	74	75	77
Peso (kg)	4	4	4	5	5	6	7	8	9	9	10	10	11

Fonte: Report of the second task force on blood pressure control in children – 1987. Task force on blood pressure control in children. National heart, lung and blood institute, Bethesda, Maryland. Pediatrics 1987;79(1):1-25.

    Hipertensão é definida como a variação da pressão arterial sistólica e/ou diastólica maior ou igual ao PE 95 para idade e sexo, medidas no mínimo em três ocasiões distintas.
    Hipertensão grave é definida como a variação da pressão sistólica e/ou diastólica maior que o PE 99 ajustada para idade e sexo. Para adolescentes e adultos, é a PA diastólica que excede 110 mmHg.
    Independentemente do valor absoluto da PA, o que vai determinar a necessidade de terapêutica imediata é a presença de sinais de acometimento de órgãos-alvo.

Etiologia

A causa mais comum de hipertensão em crianças e lactentes é a de origem renal (glomerulonefrites, doença policística renal, estenose de artéria renal, transplante renal, insuficiência renal final, refluxo vesicoureteral com comprometimento renal, síndrome hemolítico-urêmica). Outras etiologias incluem coartação de aorta, feocromocitoma, hipertireoidismo, neuroblastoma, uso crônico de corticosteroides e uso de cocaína.

Em recém-nascidos, as causas mais comuns são trombose da artéria renal, malformação renal e coartação da aorta.

Na adolescência, podemos observar também hipertensão primária (sem causa identificável).

Diagnóstico

Anamnese

Deve ser realizada a procura ativa de fatores de risco nos antecedentes pessoais, tais como infecções urinárias de repetição, cateterização umbilical, uso de medicações potencialmente causadoras de hipertensão, além de dados sobre os antecedentes familiares. Nos lactentes, pode haver o relato de irritabilidade, convulsão, desconforto respiratório e crescimento pôndero-estatural inadequado. Em crianças maiores pode haver queixas de alterações visuais, náuseas, vômitos, convulsões e paralisia facial.

Exame físico

Deve ser completo, com palpação de pulso nos quatro membros, realização de exame de fundo de olho e medida de PA adequada (lembrar que os aparelhos oscilométricos automáticos podem sofrer variações, devendo ser realizada a aferição manual).

Quadro clínico

Na emergência hipertensiva, as manifestações clínicas podem variar consideravelmente de acordo com o órgão-alvo envolvido (Tabela 54.3).

Tabela 54.3. Incidência de manifestações clínicas.

Retinopatia hipertensiva	27%
Encefalopatia hipertensiva	25%
Convulsões	25%
Insuficiência cardíaca congestiva	13%
Paralisia facial	12%
Alterações visuais (escotomas)	9%
Hemiplegia	8%

Fonte: Adelman RD, Coppo R, Dillon MJ. The emergency management of severe hypertension. Pediatr Nephrol. 2000;14(5):422-7.

Na *encefalopatia hipertensiva* pode-se observar: cefaleia, convulsões, vômitos, alterações visuais (embaçamento da visão, perda temporária da visão, diplopia, dor, fosfenas, escotomas etc.), alteração do nível de consciência e, possivelmente, presença de papiledema.

Na *insuficiência cardíaca* (predominantemente esquerda, por aumento da resistência vascular sistêmica e aumento da pós-carga, porém em crianças pequenas pode apresentar-se como direita e esquerda), observam-se dispneia, ortopneia, tosse, cianose, diminuição de perfusão periférica e taquicardia.

Na *insuficiência renal aguda* pode-se observar oligúria e/ou hematúria/proteinúria e anúria.

Investigação laboratorial

Durante a avaliação da crise hipertensiva, a abordagem laboratorial inicial vai variar de paciente para paciente, de acordo com a história geral e específica e os achados de exame físico.

Exames de urina tipo I, eletrólitos, ureia e creatinina podem ser úteis na investigação inicial da possível etiologia da crise hipertensiva. Se houver suspeita de doença renovascular, pode-se dosar a atividade plasmática de renina e aldosterona, assim como na possibilidade de feocromocitoma pode-se dosar níveis sérico e urinário de catecolaminas.

Exames de imagem

O ecocardiograma pode ser útil principalmente na faixa neonatal para diagnóstico de coarctação de aorta.

O raio X de tórax é importante para avaliação da área cardíaca e dos campos pulmonares.

O exame de ultrassonografia permite a visualização grosseira dos rins e sua complementação com o Doppler ou angiografia possibilita a avaliação do fluxo renal.

Tratamento

O tratamento inicial vai ser norteado pela presença ou não de lesão de órgãos-alvo, pois na emergência hipertensiva o tratamento deve ser imediato, porém sem que haja precipitação, para que a pressão sistólica retorne a níveis normais ou abaixo desses. No caso de redução rápida, pode ocorrer diminuição na perfusão de órgãos com consequências desastrosas, como isquemia cerebral, isquemia miocárdica, insuficiência pré-renal e isquemia ou infarto do nervo óptico.

Assim, na emergência hipertensiva, o *objetivo* é uma redução *imediata*, porém *gradual* da pressão sanguínea. Deve ser utilizada medicação anti-hipertensiva intravenosa rapidamente para que ocorra uma redução de PA para níveis *seguros* no período de minutos até 2 horas (redução média de 20% a 25% ou pressão diastólica em torno de 100 a 110 mmHg para adolescentes).

Posteriormente, a PA deve ser mantida nesses patamares por alguns dias, para então ser reduzida gradualmente para níveis normais.

Na urgência hipertensiva pode-se utilizar medicação anti-hipertensiva oral com monitoração inicial por 1 a 2 dias.

Existem várias medicações de ação rápida que podem ser utilizadas para o tratamento da crise hipertensiva. A decisão sobre qual medicação será usada deve ser guiada pela história clínica, pela causa da hipertensão e pela apresentação clínica. Na Tabela 54.4 encontram-se as mais comumente usadas e suas características.

O uso de diuréticos está indicado na presença de hipervolemia e/ou congestão pulmonar ou em conjunto com medicações com grande retenção hidrossalina.

Um fármaco promissor no tratamento da emergência hipertensiva é o fenoldopam, embora sejam necessários estudos na faixa etária pediátrica. O fenoldopam é uma medicação agonista dopaminérgica (DA1) de curta duração e início rápido, com a vantagem de aumentar o fluxo sanguíneo renal e a excreção de sódio. Não possui metabólitos tóxicos e não é fotossensível. Dose inicial de 0,05 a 1,5 m/kg/minuto, com início de ação em 5 minutos e duração de 30 a 60 minutos.

Resumindo:

Na abordagem de um paciente em emergência hipertensiva devemos realizar:

1. anamnese;
2. exame físico e de fundo de olho;
3. medir PA e confirmar o diagnóstico de acordo com as tabelas ou curvas (< 1 ano);
4. avaliar presença de disfunções orgânicas;
5. controle de sinais vitais;
6. via aérea, respiração, compressões torácicas (ABC);
7. sondagem vesical;
8. iniciar benzodiazepínico na presença de convulsão (0,5 mg/kg/dose) até a vinda da medicação anti-hipertensiva;
9. descartar hipertensão intracraniana;
10. iniciar fármacos anti-hipertensivos;
11. monitoração contínua.

Tabela 54.4. Anti-hipertensivos.

Droga	Via	Dose	Ação	Início de ação	Duração	Características
Nitroprussiato de Na	IV	0,3 a 8 μg/kg/ minuto	Vasodilatação arterial e venosa	Em segundos	1 a 2 minutos	Pode ser indicado em todas as emergências *Vantagens* – Reduz consumo de O_2 pelo miocárdio, ↑ função ventricular e index cardíaco *Desvantagens* – É fotodegradável. Pode causar taquicardia reflexa, hipotensão rápida, ↓ perfusão das coronárias. Pode provocar intoxicação com uso prolongado e altas doses por cianeto (agravada na insuficiência hepática) e por tiocianato (agravada na insuficiência renal)
Labetalol	IV	Bolo – 0,3 a 1 mg/ kg (máx. 20 mg) contínuo – 0,4 a 3 mg/kg/h	Bloqueio β e α (razão de 7:1)	5 a 10 minutos	2 a 4 horas	*Vantagens* – Bem tolerada. Não provoca taquicardia reflexa, tem mínimo efeito na função renal *Desvantagens* – Pode ↓ contratilidade cardíaca, contraindicado em ICC, bradicardia, asma e DPOC. Tem difícil titulação

(Continua)

Tabela 54.4. Anti-hipertensivos (continuação).

Droga	Via	Dose	Ação	Início de ação	Duração	Características
Nicardipina	IV	1 a 3 µg/kg/minuto	Vasodilatação arterial, bloqueio do canal de Ca	Em minutos	30 a 60 minutos	*Vantagens* – Bem tolerada, tem efeito natriurético *Desvantagens* – Taquicardia reflexa, ↑ nível sérico de ciclosporina, ↓ agregação plaquetária
Esmolol	IV	Bolo – 500 µg/kg contínuo – 50 a 250 µg/kg/minuto	Bloqueio β de curta ação	Em segundos	10 a 20 minutos	*Vantagens* – Não provoca taquicardia reflexa *Desvantagens* – Pode causar bradicardia, náusea, vômitos e sonolência. Contraindicado em ICC, asma, DPOC
Enalapril	IV	5 a 10 µg/kg, a cada 8 a 24 horas	Inibe ECA	15 a 60 minutos	12 a 24 horas	*Desvantagens* – Pode causar ↓ importante da PA em pacientes hipovolêmicos ou com estenose de artéria renal. Contraindicado em estenose de artéria renal e gestantes
Hidralazina	IV	0,1 a 0,3 mg/kg	Vasodilatação arterial	5 a 30 minutos	4 a 12 horas	*Desvantagens* – Causa taquicardia reflexa, cefaleia, retenção hidrossalina
Diazóxido	IV	1 a 4 mg/kg/dose, a cada 5 a 10 minutos	Vasodilatação arterial	1 a 5 minutos	6 a 12 horas	*Desvantagens* – Hipotensão, hiperglicemia, taquicardia reflexa
Fentolamina	IV	se necessário, 0,05 a 0,1 mg/kg/dose	Vasodilatação arterial, bloqueio do canal de Ca	Em segundos	15 a 30 horas	*Desvantagens* – Taquicardia, hipotensão, náusea, vômito, cefaleia
Amlodipina	VO	Iniciar com 0,1 mg/kg/dose, 2 vezes ao dia Aumento gradual até 0,6 mg/kg/dia (máx. 20 mg/dia)	Bloqueio do canal de Ca			Uso cuidadoso em combinação com outros anti-hipertensivos

(Continua)

Tabela 54.4. Anti-hipertensivos (continuação).

Droga	Via	Dose	Ação	Início de ação	Duração	Características
Nifedipino	SL VO	0,25 a 0,5 mg/kg/dose	Vasodilatação arterial, bloqueio do canal de Ca	Até 30 minutos	4 a 6 horas	*Desvantagens* – Resposta não previsível. Pode causar hipotensão, isquemia cerebral, renal e miocárdica. Não deve ser usada em emergência
Hidralazina	VO	1 a 3 mg/kg/dia – 0,2 a 0,3 mg/kg/dose, 3 a 4 vezes ao dia, com aumento progressivo em 48 a 72 horas, se necessário	Vasodilatação arterial, bloqueio α	20 a 30 minutos	2 a 4 horas	*Desvantagens* – Taquicardia, hipotensão, náusea, vômito, cefaleia

IV: intravenosa; SL: sublingual; VO: oral; ICC: insuficiência cardíaca congestiva; DPOC: doença pulmonar obstrutiva crônica.

Fonte: National High Blood Pressure Education Program Working Group on High Blood Pressure in Children and Adolescents. The fourth report on the diagnosis, evaluation and treatment of high blood pressure in children and adolescents. Pediatrics. 2004;114(2 Suppl 4th Report):555-76.

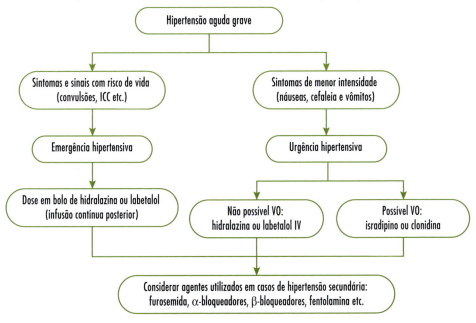

Figura 54.3. Diagnóstico e tratamento da urgência e emergência hipertensivas.

Fonte: Desenvolvida pela autoria do capítulo.

Referências consultadas

1. Thomas CA. Drug treatment of hypertensive crisis in children. Paediatr Drugs. 2011 Oct 1;13(5):281-90.
2. Webb TN, Shatat IF, Miyashita Y. Therapy of acute hypertension in hospitalized children and adolescents. Curr Hypertens Rep. 2014 Apr;16(4):425-439.

Capítulo 55

· · · · · · · · · · · · · · · · · · ·

Distúrbios Hidroeletrolíticos

Luciana dos Santos Henriques Sakita
Flávio Roberto Nogueira de Sá

Distúrbios de Sódio e Água

Hipernatremia

Definição

Na⁺ plasmático > 145 mEq/l.

Quadro clínico

Geralmente manifesta-se por meio de sintomas do sistema nervoso central (SNC): alteração do nível de consciência, irritabilidade, letargia, convulsões, hiper-reflexia, espasticidade. Outros sintomas são: sede intensa, febre, náuseas e vômitos.

Tratamento

O tratamento consiste em oferecer água livre por meio do seguinte cálculo:

$$\text{Déficit de água livre (em litros): } 0{,}6 \times \text{peso (kg)} \times ([\text{Na}^+ \text{ plasmático}/140] - 1)$$

Outra maneira de se estimar é pela infusão de 4 mL/kg de água livre para cada 1 mEq de Na⁺ que se deseje abaixar. O déficit de água livre pode ser reposto pelo trato gastrintestinal (de preferência) ou da via intravenosa. Recomenda-se queda da concentração sérica de Na em 10 mEq/l/dia ou 0,5 mEq/l/hora, exceto nos casos de hipernatremia aguda (adquirida em horas), que pode ser tratada mais rapidamente. Utilizar fluidos hipotônicos: água destilada, soro glicosado 5%, NaCl 0,45%. Em caso de choque, restaurar volemia com solução salina (SF 0,9%). Em caso de deterioração neurológica durante a fase de reidratação, lembrar de edema cerebral por correção rápida de sódio. Neste caso, iniciar infusão de solução hipertônica (NaCl 3%) ou manitol até melhora dos sintomas. É importante classificar a hipernatremia para que complicações durante o tratamento não aconteçam (Tabela 55.1).

Tabela 55.1. Classificação e causas das hipernatremias.

Euvolêmicas	Hipovolêmicas		Hipervolêmicas
Na corpóreo total normal	Perda de água livre (Na corpóreo total normal) 1. Na ur. variável	Perda de água e sódio (fluido hipotônico, Na corpóreo total baixo)	Na corpóreo total elevado (Na ur. > 20 mEq/l)
Hipernatremia essencial	A) perda renal: 2. Hipodipsia 3. Diabetes insípido (central ou hipotalâmico, nefrogênico) B) perda extrarrenal: 4. Perdas insensíveis aumentadas (pele, respiração)	A) perda renal: Na ur. > 20 mEq/l 5. uso de diuréticos 6. diurese osmótica (glicose, ureia, manitol) • doença renal intrínseca • fase poliúrica da necrose tubular aguda • poliúria pós-desobstrução de vias urinárias B) perda gastrintestinal: Na ur. < 20 mEq/l 7. vômitos, diarreia 8. fístula enterocutânea • drenagem pela sonda nasogástrica • uso de agentes osmóticos C) perda cutânea: queimadura (Na ur. < 20 mEq/l	Oferta aumentada de Na: • Hiperaldosteronismo primário • Ingesta excessiva de sódio (bicarbonato de sódio, cloreto de sódio etc.) • Diálise hipertônica • Síndrome de Cushing

Na ur.: sódio urinário; Na: sódio.

Fonte: Bockenhauer D, Zieg J. Electrolyte disorders. Clin Perinatol. 2014 Sep;41(3):575-90.

1. **Hipernatremia hipovolêmica com Na+ corpóreo total baixo:**
   a. Restaurar a volemia com solução isotônica.
   b. Tratar causas responsáveis pela perda de volume.
   c. Corrigir déficit de água livre após estabilização hemodinâmica com solução hipotônica.

2. **Hipernatremia hipovolêmica com Na corpóreo total normal:**
   a. Corrigir déficit de água livre com solução hipotônica.
   b. No caso de diabetes insipidus grave, utilizar vasopressina (ou ADH-hormônio antidiurético) e monitorar Na+ sérico a cada 6 horas, de preferência, com Na+ urinário concomitante.

3. **Hipernatremia hipervolêmica (Na+ corpóreo total alto): deve-se remover Na+:**
   a. Suspender agentes responsáveis pelo aumento de oferta de sódio.
   b. Restrição de sal.
   c. Uso de furosemida.
   d. Diálise, se falência renal.

Figura 55.1. Diagnóstico da hipernatremia.

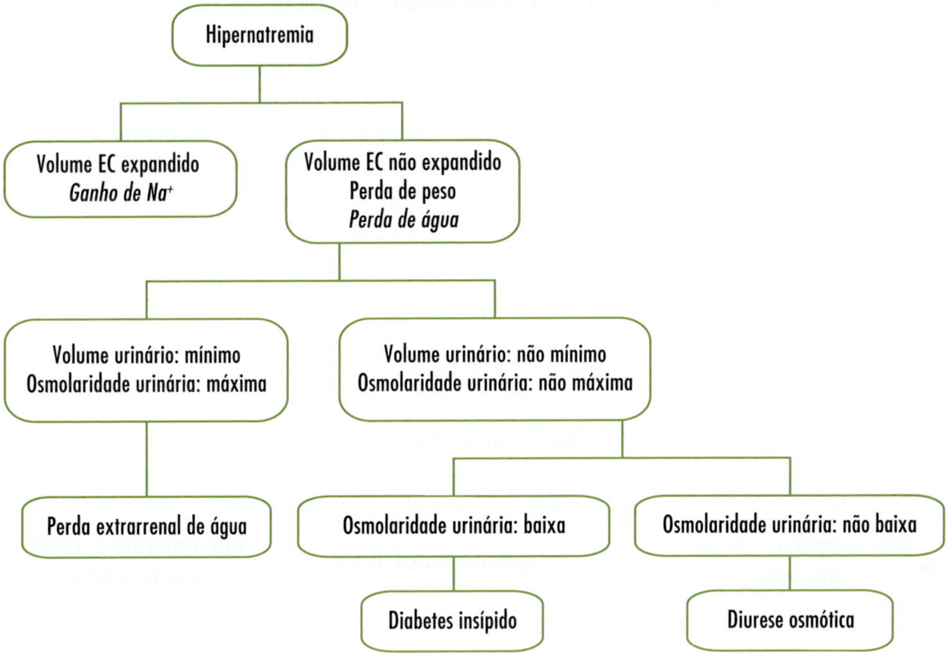

```
                        Hipernatremia
                             │
          ┌──────────────────┴──────────────────┐
  Volume EC expandido               Volume EC não expandido
    Ganho de Na⁺                         Perda de peso
                                          Perda de água
                                              │
                    ┌─────────────────────────┴─────────────────────┐
          Volume urinário: mínimo                   Volume urinário: não mínimo
        Osmolaridade urinária: máxima            Osmolaridade urinária: não máxima
                    │                                         │
                    │                         ┌───────────────┴───────────────┐
          Perda extrarrenal de água   Osmolaridade urinária: baixa   Osmolaridade urinária: não baixa
                                              │                               │
                                      Diabetes insípido               Diurese osmótica
```

Fonte: Adaptada de Halperin & Goldstein, 1999.

Hiponatremia

Definição

Na⁺ plasmático < 135 mEq/l.

Quadro clínico

Geralmente os sintomas aparecem quando Na < 125 mEq/l. Os principais sinais são cefaleia, náusea, vômitos, letargia, desorientação e reflexos diminuídos. Nos casos de hiponatremia grave podem ocorrer convulsão, coma, lesão cerebral permanente, parada respiratória e morte.

Tratamento

1. Corrigir a hipovolemia ou a desidratação, se presentes.
2. Se Na⁺ < 120 mEq/l e/ou hiponatremia sintomática, o sódio deve ser corrigido; a quantidade de sódio a ser administrado (em mEq) pode ser calculado com a fórmula:

$$(\text{Na}^+ \text{ desejado} - \text{Na sérico atual}) \times 0,6 \times \text{Peso (kg)}$$

Na⁺ desejado = 120 na hiponatremia crônica (> 48 horas)
Na⁺ desejado = 125 na hiponatremia aguda (< 48 horas)

3. Na hiponatremia aguda (instalação em menos de 48 horas), usar solução hipertônica (NaCl 3% – 0,5 mEq/mL) na velocidade de 1 a 2 mL/kg/h. Em caso de sintomas

neurológicos graves, a velocidade aumenta para 5 mL/kg/h (máximo de 10 mL/kg/h ou 5 mEq/kg/h). Pode ser considerado o uso de furosemida para aumentar a excreção de água livre em casos selecionados (hiponatremia hipervolêmica).

4. Na hiponatremia crônica (instalação em mais de 48 horas), se necessitar de correção de sódio, devem ser utilizadas velocidades lentas de correção. O aumento rápido dos níveis de sódio (> 12 mEq/l/dia) na correção da hiponatremia crônica está associado à desmielinização da ponte, conhecida como mielinólise pontina, com graves sequelas neurológicas e óbito. Se não necessitar de correção, deve-se basear na classificação da hipernatremia para a escolha do tratamento adequado (Tabela 55.2):

   − **Hipovolêmica:** infusão de cristaloides até a restauração da volemia.
   − **Hipervolêmica:** restrição hídrica e de sal, diuréticos; tratar a causa.
   − **Euvolêmica:** depende da causa de base.

Tabela 55.2. Classificação e causas da hiponatremia.

Euvolêmicas	Hipovolêmicas	Hipervolêmicas
Na corpóreo total normal	Na corpóreo total baixo	Na corpóreo total aumentado
Na ur. > 20 mEq/l 1. insuficiência adrenal 2. hipotireoidismo 3. diuréticos tiazídicos 4. secreção inapropriada de ADH 5. estresse	A) perdas renais (Na ur. > 20 mEq/l 6. excesso de diuréticos 7. diurese osmótica (glicose, ureia, manitol), insuficiência adrenal, nefropatia perdedora de sal, acidose tubular proximal, cetonúria B) perdas extrarrenais (Na ur. < 20 mEq/l 8. vômitos, diarreia, perda sanguínea 9. sequestro para o terceiro espaço: queimaduras, peritonite, trauma, pancreatite, obstrução intestinal	A) Na ur. > 20 mEq/l 10. insuficiência renal B) Na ur. < 20 mEq/l 11. Insuficiência cardíaca congestiva 12. Síndrome nefrótica 13. Cirrose hepática

Na ur.: sódio urinário; Na: sódio; ADH: vasopressina;
Fonte: Bockenhauer D, Zieg J. Electrolyte disorders. Clin Perinatol. 2014 Sep;41(3):575-90.

Distúrbios do potássio

Hipocalemia

Definição

K+ plasmático < 3,5 mEq/l.

Causas

1. Aporte baixo: falta de ingestão (enteral) ou administração insuficiente (intravenosa).
2. Perda externa:

Figura 55.2. Diagnóstico da hiponatremia.

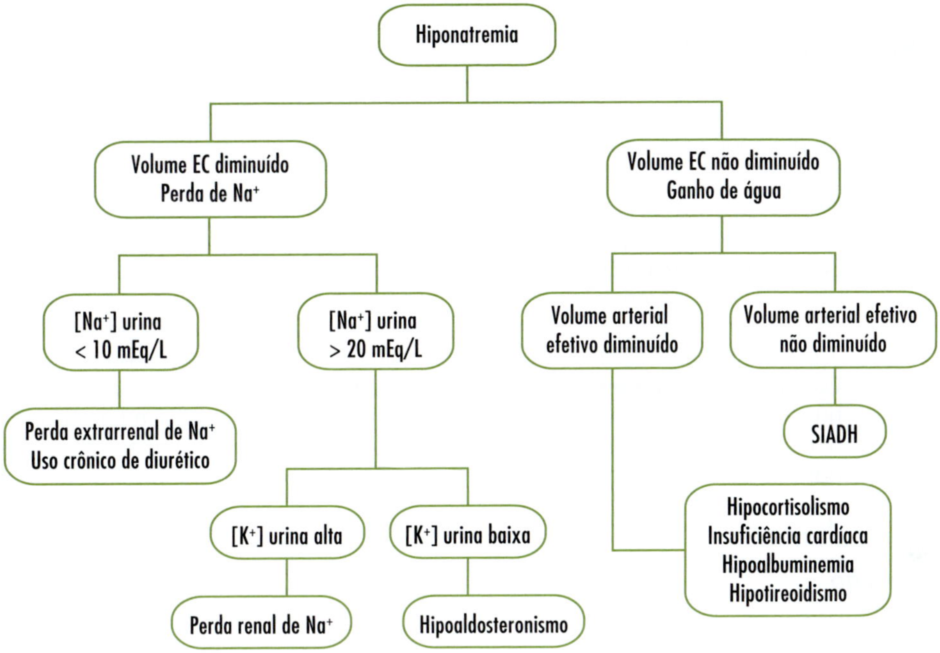

SIADH: síndrome da secreção inapropriada de hormônio antidiurético.
Fonte: Adaptada de Halperin; Goldstein, 1999.

    a. Perda extrarrenal:
- diarreia;
- vômitos ou débito por sonda nasogástrica (SNG).

    b. Perda renal:
- abuso de diuréticos, exceto os retentores de K;
- excesso de aldosterona:
    - hiperaldosteronismo primário (tumor ou hipertrofia de adrenal);
    - hiperaldosteronismo secundário (em consequência de hipovolemia ou hipoperfusão renal, como na ICC e na insuficiência hepática).
- anomalias genéticas: síndrome de Bartter, de Gitelman, de Liddle etc.;
- presença de ânions não absorvíveis no lúmen tubular (p. ex.: penicilina, anfotericina B);
- hipomagnesemia;
- correção da cetoacidose diabética sem reposição de potássio.

3. Por redistribuição de potássio:
- alcalose metabólica;
- excesso de catecolaminas (feocromocitoma, uso de beta-adrenérgicos);
- paralisia periódica familiar, hipertireoidismo.

Quadro clínico

» Fraqueza muscular (principal queixa); pode evoluir para paralisia.

» Distensão abdominal, náusea, vômitos, arritmias. Pode ocorrer poliúria e polidipsia, alteração da estrutura e função renal por mecanismos desconhecidos.

Alterações eletrocardiográficas

» Diminuição, achatamento e inversão da onda T; aumento da amplitude da onda U, prolongamento do segmento QU; depressão do segmento ST; aumento da amplitude da onda P, prolongamento do espaço PR, alargamento do complexo QRS e arritmias.

Tratamento

1. Corrigir a causa da hipocalemia.
2. **Sem repercussão de ECG:** xarope de cloreto de potássio (KCl) 10% (1,3 mEq/mL) por via oral e/ou acrescentar KCl 19,1% (2,5 mEq/mL) no soro de manutenção, respeitando a concentração de 40 a 60 mEq/l em veia periférica. A reposição deve ser feita de acordo com a necessidade do paciente (geralmente 2,5 a 10 mEq/100 kcal/dia).
3. **Com repercussão de ECG (geralmente quando K < 2,5 mEq/l):** correção de K^+ numa velocidade de 0,5 a 1 mEq/kg/hora, utilizando KCl 19,1% (2,5 mEq/mL) em 4 horas, respeitando a concentração máxima de 80 a 100 mEq/l, preferencialmente por veia calibrosa, como a femoral. Evitar a diluição do K^+ em soro glicosado.

Hipercalemia

Definição

K^+ plasmático > 5,5 mEq/l.

Quadro clínico

Oligossintomático ou assintomático, e os sintomas, quando presentes, são inespecíficos e muito semelhantes aos encontrados na hipocalemia. Além disso, produz alterações na atividade elétrica das membranas celulares, resultando em manifestações cardíacas e neuromusculares (hiper-reflexia e parestesia) (Quadro 55.1).

Quadro 55.1. Causas da hipercalemia.

Por retenção de K	Por deficiência de aldosterona	De origem medicamentosa	Por redistribuição de K
• Alteração na função renal (insuficiência renal) • Alterações específicas na função tubular	• Hiperplasia congênita de suprarrenal (deficiência de 21-Hidroxilase)	• Inibidores da ECA • Bloqueadores do canal luminal de sódio • Uso de trimetoprima	• Acidose, deficiência de insulina, uso de betabloqueadores • Rabdomiólise, hemólise • Quimioterápicos • Outras: intoxicação digitálica, exercícios intensos, relaxantes musculares despolarizantes

Fonte: Bockenhauer D, Zieg J. Electrolyte disorders. Clin Perinatol. 2014 Sep;41(3):575-90.

Alterações eletrocardiográficas na hipercalemia

» **K^+ 6,5 a 7 mEq/l:** ondas T estreitas e apiculadas, encurtamento do intervalo QT.
» **K^+ 7 a 8 mEq/l:** alargamento do QRS e diminuição de amplitude com alargamento e eventual desaparecimento da onda P.
» **K^+ > 8 mEq/l:** fusão do QRS com a onda T, seguindo-se a fibrilação e a parada ventricular.

Tratamento de acordo com o K sérico

1. **K entre 5,5 e 6,5 mEq/l:**
   - **ECG normal:** suspender K da oferta.
   - **ECG alterado:** resina trocadora: Sorcal® (troca K^+ por Ca^{++}) 0,5 a 1 g/kg VO/VR/SNG, até 4 em 4 horas, ou Kayexalate® (troca K^+ por Na^+) mesma dose, VO/VR.
2. **K^+ entre 6,5 e 7,5 mEq/l:**
   - Idem anteriormente + iniciar glicose 0,5 g/kg + insulina (1 U/4 g glicose) IV em 15 minutos + bicarbonato de sódio (1 a 2 mEq/kg IV) em 5 minutos.
3. **K^+ > 7,5 mEq/l:**
   - Idem anteriormente + iniciar gluconato de cálcio 10% (0,5 a 1 mL/kg IV em 5 minutos).

Observações: O gluconato de cálcio não altera a concentração sérica do potássio, e sim confere proteção miocárdica. A infusão de bicarbonato ou de glicose com insulina leva 60 minutos para agir, com ação durante horas; promove um deslocamento do K^+ para o intracelular, mesmo efeito produzido por drogas beta-2-adrenérgicas. Para aumentar a eliminação do K^+, pode-se utilizar as resinas de troca, diuréticos (furosemida) e diálise (peritoneal ou hemodiálise).

Distúrbios do cálcio

Hipercalcemia

Definição

Ca total > 10,5 a 11 mg/dL ou Ca iônico > 4,5 a 5 mg/dL.

Quadro clínico

» Os sintomas geralmente estão associados com a magnitude e com a rapidez do aumento do nível sérico de cálcio.

» **Sintomas neurológicos, gastrintestinais e renais:** náuseas, vômitos, dor abdominal, obstipação, fraqueza, cefaleia, poliúria, polidipsia. Pode ainda apresentar-se como nefrocalcinose e litíase renal e manifestar bradicardia e arritmias. ECG mostra encurtamento do intervalo QT.

» **Crise hipercalcêmica (Ca^{++} > 15 mg/dL):** sinais de desidratação que podem progredir para insuficiência renal.

Tratamento

1. Tratar a doença de base e corrigir distúrbios associados (Quadro 55.2).
2. Reduzir aporte de cálcio.
3. Hidratação intravenosa mantendo discreta hiper-hidratação.
4. Diurético: furosemida (1 a 2 mg/kg/dose, de 6 em 6 horas).
5. Bisfosfonatos (análogos do pirofosfato): etidronato (7,5 mg/kg/dose de 4 em 4 horas IV), pamidronato (mais potente), clodronato e alendronato.
6. Calcitonina.
7. Glicocorticoides (hidrocortisona 3 mg/kg/dose, de 6 em 6 horas) são eficazes nas hipercalcemias associadas a doenças hematológicas malignas (linfoma, mieloma múltiplo) e nas doenças relacionadas a excesso de vitamina D.
8. Se hipercalcemia grave: paratireoidectomia.
9. Hemodiálise se falência renal e/ou casos graves.

PARTE 3 – URGÊNCIA E EMERGÊNCIA

Quadro 55.2. Causas da hipercalcemia.

Neonatal	Hiperparatireoidismo primário	Outras
• necrose gordurosa subcutânea • hipoparatireoidismo materno	• adenoma • hiperplasia • carcinoma funcionante	• hipervitaminose D • imobilização prolongada • neoplasia • diuréticos tiazídicos • doenças granulomatosas (sarcoidose, tuberculose) • ingesta ou administração excessiva de cálcio

Fonte: Bockenhauer D, Zieg J. Electrolyte disorders. Clin Perinatol. 2014 Sep;41(3):575-90.

Hipocalcemia

Definição

Ca total < 9 mg/dL ou Ca^{++} iônico < 3,5 mg/dL.

Quadro clínico

» Geralmente os sintomas surgem quando Ca < 7 mg/dL e/ou Ca i < 2,5 mg/dL.
» Relacionado à diminuição do limiar de excitabilidade neuronal (tremores, espasmos musculares, fasciculações, convulsão generalizada), apneia e laringoespasmo, diminuição da contratilidade miocárdica e da resposta às catecolaminas, bradicardia e hipotensão.
» Sinais de Trousseau e de Chvostek
» No ECG pode haver aumento do intervalo QT e ST, além de bradicardia.

Tratamento

1. **Se hipocalcemia aguda e/ou sintomática:** gluconato de cálcio 10% (9 mg de cálcio elementar/mL) – 1 mL/kg IV em 2 minutos (atenção com bradicardia e assistolia durante a infusão, não pode ser administrado com bicarbonato, pois ocorre precipitação).

Quadro 55.3. Causas da hipocalcemia.

Neonatal	Hipoparatireoidismo	Deficiência de vitamina D	Outras
• precoces (< 72 horas): doenças maternas, prematuridade • tardias: hipoparatireoidismo deficiência de magnésio	• congênito • adquirido • resistência ao PTH	• raquitismo • má absorção • doença renal crônica	• sepse, pancreatite, pós--exsanguineotransfusão, pós-transfusão maciça de concentrado de hemácias (sangue citratado), corticoterapia, diuréticos (furosemida) ou beta-adrenérgicos, hipomagnesemia, pós--correção de acidose metabólica (fenômeno de Rappaport)

PTH: paratormônio.

Fonte: Bockenhauer D, Zieg J. Electrolyte disorders. Clin Perinatol. 2014 Sep;41(3):575-90.

Manutenção com Gluc. Ca 10% – 2 a 6 mL/kg/dia IV contínuo.
Pode ser usado cloreto de cálcio ($CaCl_2$) 10% (27 mg de cálcio elementar/mL).

2. Corrigir distúrbios associados, especialmente hipomagnesemia e hiperfosfatemia.
3. **Se hipocalcemia crônica:** o tratamento dependerá da causa de base e inclui reposição de cálcio por via oral por meio de Gluc. Ca 10% ou carbonato de cálcio ($CaCO_3$ – contém 40% de Ca elementar), além da utilização de vitamina D (calcitriol) se necessário. Importante verificar distúrbios do fósforo concomitantes (Quadro 55.3).

Distúrbios do fósforo

O valor normal de fósforo varia de 2,8 a 4,5 mg/dL, porém a idade do paciente (p. ex., considera-se normal valores mais elevados no recém-nascido) e a técnica laboratorial determinam mudanças dos valores de referência.

Hipofosfatemia

Definição

P < 2,8 mg/dL (equivalente a 0,97 mmol/l).

Quadro clínico

» Os sintomas geralmente estão presentes quando P < 1,5 mg/dL.
» Parestesia, fraqueza, convulsão, miopatia proximal, disfagia, "íleo", mialgia, rabdomiólise.
» Osteomalácia, osteoporose, hipóxia tecidual, disfunção leucocitária, maior susceptibilidade a infecções, disfunção plaquetária e hemólise.

Quadro 55.4. Causas da hipofosfatemia.

Redistribuição interna	Excreção urinária aumentada de P	Absorção intestinal diminuída de P
• alcalose respiratória • terapia da cetoacidose diabética • sepse	• hiperparatireoidismo • desordens do metabolismo da vitamina D • transplante renal • má absorção • defeitos tubulares renais • uso abusivo de álcool • inibição da anidrase carbônica • acidose respiratória ou metabólica	• restrição dietética grave/desnutrição • uso abusivo de antiácidos • deficiência de vitamina D • diarreia crônica • esteatorreia

Fonte: Bockenhauer D, Zieg J. Electrolyte disorders. Clin Perinatol. 2014 Sep;41(3):575-90.

Tratamento

1. Reposição por via oral se assintomático, com solução fosfatada (150 mg de fósforo/10 mL ou de acordo com padronização do serviço).
2. Reposição por via intravenosa nos casos sintomáticos ou se houver depleção muito importante de P. Geralmente utiliza-se fosfato monobásico de potássio a 20% (P 45 mg/mL e K 1,4 mEq/mL) ou a 25% (P 56 mg/mL e K 1,8 mEq/mL). Pode-se iniciar com P 20 mg/kg/dia, aumentando de acordo com a necessidade, atingindo valor máximo de 80 mg/kg/dia nos casos de perda importante de P (p. ex., na síndrome de Fanconi). A partir deste valor máximo, efeitos colaterais tornam-se mais exacerbados, sendo a diarreia o mais importante deles.
3. Tratar causa de base (Quadro 55.4).

Hiperfosfatemia

Definição

P > 4,5 mg/dL (equivalente a 1,5 mmol/L).

O aumento dos níveis de triglicerídeos no plasma dificulta a leitura do fósforo, aumentando seus níveis.

Quadro clínico

Está diretamente relacionado ao grau da hipocalcemia.

Quadro 55.5. Causas da hiperfosfatemia.

Oferta exógena aumentada	Oferta endógena aumentada	Excreção urinária diminuída	Pseudo--hiperfosfatemia
• infusão endovenosa • suplementação oral • intoxicação por vitamina D • enemas contendo fosfato	• síndrome de lise tumoral • rabdomiólise • infarto intestinal • hipertermia maligna • hemólise • desequilíbrio acidobásico	• falência renal • hipoparatireoidismo • acromegalia • calcinose tumoral • intoxicação por vitamina D • terapêutica com bisfosfonatos • deficiência de magnésio	• mieloma múltiplo • hipertrigliceridemia

Fonte: Bockenhauer D, Zieg J. Electrolyte disorders. Clin Perinatol. 2014 Sep;41(3):575-90.

Tratamento

1. Tratar a doença de base (Quadro 55.5).
2. Restrição proteica (100% a 150% RDA – Recommended Dietary Allowances).
3. Infusão de solução salina (se a causa for hipovolemia).
4. Uso de quelantes de fósforo:
   - **Hidróxido de alumínio (Aldrox®):** a dose é empírica em mL (se RN, 1 a 2 mL de 3 em 3 horas às mamadas; se criança pequena, 5 mL nas grandes refeições (2 vezes ao dia) e 3 mL nas pequenas refeições (3 vezes ao dia); se crianças maiores, 10 e 5 mL, respectivamente. Deve ser dado junto com as refeições para quelar o fósforo da dieta. É um quelante potente, utilizado apenas em determinados pacientes que não podem fazer uso de cálcio devido à sua toxicidade.
   - **Cálcio ($CaCO_3$ ou Gluc. Ca 10%):** Deve-se oferecer quantidade maior que 1 g/m^2/dia de Ca elementar junto com as refeições.
   - **Hidróxido de magnésio:** não utilizado.
5. Diálise em casos graves.
6. Considerar acetazolamida.

Distúrbios do magnésio

Hipomagnesemia

Definição

Mg^{++} < 1,4 mEq/l.

Quadro clínico

Arritmia cardíaca, convulsão, espasticidade, tetania, sinais de Trousseau e Chvostek, ataxia, confusão, coma, intolerância a carboidrato, hiperinsulinismo.

Tratamento

Tratar a causa desencadeante (Quadro 55.6).
1. **Assintomático:**
   - Reposição oral pela dieta.
   - Preparações orais: hidróxido de magnésio = leite de magnésia (5 mL = 166 mg = 13,8 mEq de magnésio elementar).
2. **Sintomático:**
   - Reposição endovenosa com sulfato de magnésio (10%/20%/50%) 1 mEq/kg/dia contínuo ou 50 mg/kg/dose IV, de 6 em 6 horas, infusão em 30 minutos.

Quadro 55.6. Causas da hipomagnesemia.

Perdas gastrintestinais	Perdas renais	Drogas	Outras
• diarreia aguda crônica • síndrome de má absorção • esteatorreia • pancreatite aguda • ressecção intestinal extensa	• uso de nutrição parenteral prolongada • hipercalcemia e hipercalciúria • diurese osmótica	• anfotericina B, ciclosporina, foscarnet, diuréticos, aminoglicosídeos, álcool	• transplante renal, nefropatia pós--obstrutiva, fase diurética da insuficiência renal aguda etc.

Fonte: Bockenhauer D, Zieg J. Electrolyte disorders. Clin Perinatol. 2014 Sep;41(3):575-90.

Hipermagnesemia

Definição

$Mg^{++} > 2$ mEq/l.

Quadro clínico

» Sintomas geralmente presentes quando $mg^{++} > 4$ mEq/l.
» Arreflexia, hipotonia muscular, depressão respiratória, sonolência, coma, letargia, hipotensão, bradicardia, parada cardiorrespiratória.

Tratamento

1. Suspender oferta de Mg^{++}.
2. Reposição salina.
3. Gluc. Ca 10% ou $CaCl_2$ 10% IV nos casos graves.
4. Diuréticos (furosemida).
5. Diálise nos casos graves e refratários.
6. Tratar a causa (Quadro 55.7).

Quadro 55.7. Causas da hipermagnesemia.

Iatrogênica	Doenças sistêmicas
• enema de sulfato de magnésio; medicação oral contendo magnésio • RN filhos de mãe com eclampsia que receberam sulfato de magnésio	• insuficiência renal aguda • doença de Addison • intoxicação por lítio • hipotireoidismo

Fonte: Bockenhauer D, Zieg J. Electrolyte disorders. Clin Perinatol. 2014 Sep;41(3):575-90.

A seguir, a Tabela 55.3 mostra as principais formulações disponíveis dos cátions e ânions e suas equivalências.

Tabela 55.3. Tabela de cátions e ânions.

NaCl 30%: 5 mEq/mL	Bic Na comp.: 500 mg = 6 mEq
NaCl 20%: 3,4 mEq/mL	KCl 19,1%: 2,5 mEq/mL
NaCl 10%: 1,7 mEq/mL	KCl 10% xarope: 1,3 mEq/mL
NaCl 3%: 0,5 mEq/mL	Comp. Slow K:1 cp = 600 mg = 8 mEq de K
NaCl 0,9%: 5 mEq/mL	Acetato de potássio: 2 mEq/mL
NaCl 0,45%: 77 mEq/mL	Fosfato monobásico de K 20%: P 45 mg/mL; K 1,47 mEq/mL
Acetato de sódio 10%: 1,2 mEq/mL	Fosfato monobásico de K 25%: P 56 mg/mL; K 1,8 mEq/mL
Bic Na 10%: 1,2 mEq/mL	Fosfato de potássio de 2 mEq/mL: P 34 mg/mL; K 2 mEq/mL
Bic Na 8,4%: 1 mEq/mL	Fosfato de sódio 2 mEq/mL: P 34 mg/mL; Na 2 mEq/mL
Bic Na 3%: 0,35 mEq/mL	Fósforo orgânico: P 10 mg/mL; Na 0,6 mEq/mL; glicose 60 mg/mL
$MgSO_4$ 50%: 4 mEq/mL	Solução fosfatada: P 15 mg/mL (31 mg P = 1 mmol)
$MgSO_4$ 20%: 1,6 mEq/mL	$CaCO_3$ (40% Ca elementar): comp. 500 mg = 200 mg Ca elementar
$MgSO_4$ 10%: 0,8 mEq/mL	Gluc. Ca 10%: 9 mg de Ca elem./mL ou 0,5 mEq/mL
Hidróxido de Al: 5 mL = 104 mg	$CaCl_2$ 10%: 27 mg de Ca elem./mL ou 1,5 mEq/mL

Fonte: Bockenhauer D, Zieg J. Electrolyte disorders. Clin Perinatol. 2014 Sep;41(3):575-90.

Referências consultadas

1. Bockenhauer D, Zieg J. Electrolyte disorders. Clin Perinatol. 2014 Sep;41(3):575-90.
2. Halperin ML, Kamel KS, Goldstein MB. Fluid, electrolyte, and acid-base physiology: a problem--based approach. 4th ed. Philadelphia: Saunders Elsevier, 2010.
3. Soto-Rivera CL, Schwartz SM, Sawyer JE, Macrae DJ, Agus MS. Endocrinologic diseases in pediatric cardiac intensive care. Pediatr Crit Care Med. 2016 Aug;17(8 Suppl 1):S296-301.
4. Wald EL, Finer G, McBride ME, Nguyen N, Costello JM, Epting CL. Fluid management: pharmacologic and renal replacement therapies. Pediatr Crit Care Med. 2016 Aug;17(8 Suppl 1):S257-65.

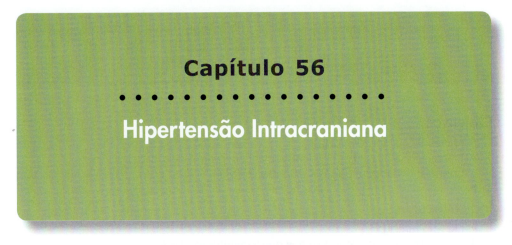

Capítulo 56
Hipertensão Intracraniana

Cassiana Duarte Barcellos Feitoza
Albert Bousso

Definição

A hipertensão intracraniana (HIC) acontece quando há aumento de volume no compartimento intracraniano, causador de uma desproporção volume-continente, com consequente aumento pressórico. Ocorre vasodilatação causada por insuficiência respiratória ou por diminuição da pressão de perfusão cerebral resultante de aumento da pressão intracraniana (PIC) por hematomas ou diminuição da pressão arterial sistêmica.

Causas

- » Lesões tumorais em geral (neoplasias, hematomas, abscessos, granulomas, cistos congênitos).
- » Hidrocefalias (congênitas ou adquiridas).
- » Outros distúrbios encefálicos (diferentes tipos de edema cerebral, pseudotumor encefálico, traumas).

Quadro clínico

O quadro clínico da HIC decorre fundamentalmente da velocidade de instalação e da sua magnitude. Na HIC de instalação subaguda ou crônica os sintomas são: cefaleia, vômitos, edema de papila, estrabismo convergente, alterações visuais, tontura, zumbido, crises convulsivas, distúrbios neurovegetativos e de consciência e diferentes alterações mentais.

Na HIC aguda há comprometimento do nível de consciência, que pode ser tanto em razão da insuficiência circulatória quanto da compressão do tronco encefálico. O grau de comprometimento deve ser avaliado pela escala de coma de Glasgow, por exemplo.

Tratamento

Visa fundamentalmente à manutenção da circulação encefálica efetiva por meio da preservação da pressão de perfusão cerebral e oferta adequada de oxigênio e glicose:

$$PPC = PAm - PIC$$

PPC: pressão de perfusão cerebral;
PAm: pressão arterial média do sangue;
PIC: pressão intracraniana.

Objetivos

» Manter PIC < 15 a 20 mmHg.
» Manter PPC > 60 a 70 mmHg (considerar PAm normal pela idade).
» Controlar ondas patológicas A e B à monitoração.

Indicações

» PIC > 15 mmHg.
» PIC > 20 mmHg por período maior que 5 minutos (ondas A).
» PPC < 70 mmHg.
» Presença de ondas patológicas à monitoração.

Condutas para controle da HIC

» Reanimação cardiorrespiratória-cerebral.
» Manutenção da estabilidade hemodinâmica e respiratória.
» Manter cabeça em posição neutra.
» Decúbito elevado a 30° se não houver instabilidade hemodinâmica.
» Sedação (tiopental 1 a 5 mg/kg) e eventualmente curarização, a depender da situação clínica.
» Manitol a 20%, 0,5 a 1 mg/kg em bolo.
» Fenitoína (ataque com 15 a 20 mg/kg e manutenção de 7 a 10 mg/kg/dia).
» Hiperventilação leve, se necessário (PaCO$_2$ = 32 mmHg).
» Remoção das massas intracranianas.
» Drenagem ventricular fracionada e intermitente, se possível (utilização de monitor ou PIC intraventricular).
» Condições clínicas básicas:
  − Hematócrito em torno de 35%.
  − Albumina > 3 g/dL.
  − Pressão osmótica entre 280 e 300 m0sm/l.
  − Normoglicemia.
  − Pressão venosa central normal.
  − Débito urinário maior ou igual a 1 mL/kg/h.
  − Normotermia.
  − Hidratação adequada.

Figura 56.1. Atendimento inicial na hipertensão intracraniana.

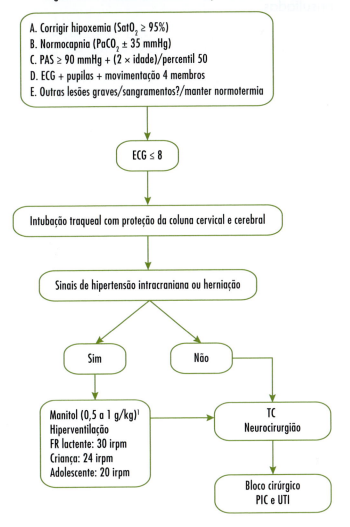

[1] Opcionalmente pode se utilizar solução salina a 3% para pacientes hemodinamicamente instáveis.
ECG: escala de coma de Glasgow; FR: frequência respiratória; HIC: hipertensão intracraniana; PAS: pressão arterial sistêmica; PCR: parada cardiorrespiratória; PIC: pressão intracraniana; TC: tomografia computadorizada.
Fonte: Andrade de Carvalho LF, Araújo Affonseca C, Guerra SD, Ferreira AR, Goulart EMA. Traumatismo cranioencefálico grave em crianças e adolescentes. Rev. Bras. Terapia Intensiva. 2007;19(1):98-106.

Referências consultadas

1. Andrade de Carvalho LF, Araújo Affonseca C, Guerra SD, Ferreira AR, Goulart EMA. Traumatismo cranioencefálico grave em crianças e adolescentes. Rev. Bras. Terapia Intensiva. 2007;19(1):98-106.
2. Aylward SC, Reem RE. Pediatric intracranial hypertension. Pediatr Neurol. 2017 Jan;66:32-43.
3. Aylward SC, Way AL. Pediatric intracranial hypertension: a current literature review. Curr Pain Headache Rep. 2018 Feb 13;22(2):14.
4. Jordan CO, Aylward SC. Intracranial hypertension: a current review. Curr Opin Pediatr. 2018 Dec;30(6):764-774.

Capítulo 57

· · · · · · · · · · · · · · · · ·

Coagulação Intravascular Disseminada

Paula Ferreira Victorino
Gustavo Coelho Dantas
Silvia Goldstein
Flávio Roberto Nogueira de Sá
Albert Bousso

Definição

A coagulação intravascular disseminada (CIVD) é a ativação sistêmica generalizada da coagulação, ocasionando depósito intravascular de fibrina, com oclusão de vasos de pequeno e médio calibres. Além disso, o consumo exagerado de plaquetas e dos fatores de coagulação pode ocasionar síndromes hemorrágicas, e essas serem o primeiro sinal clínico detectável.

Etiologia

1. **Infecciosa:**
   - meningite;
   - malária;
   - dengue;
   - tuberculose;
   - febre tifoide;
   - sepse.
2. **Neoplasias:**
   - tumores sólidos;
   - doenças mieloproliferativas.
3. **Condições não específicas:**
   - falência hepática;
   - queimaduras extensas;
   - cirurgia cardíaca;
   - lúpus eritematoso;
   - hemangioma gigante;
   - síndrome hemolítico-urêmica;
   - traumatismo craniano;
   - politraumatismo extenso;

- hipotermia;
- transplantes;
- anemia falciforme;
- picada de inseto;
- púrpura trombocitopênica trombótica;
- síndrome do desconforto respiratório agudo;
- embolia gordurosa.

4. **Condições obstétricas:**
   - aborto;
   - descolamento prematuro de placenta (DPP);
   - síndrome do feto morto;
   - mola hidatiforme;
   - eclampsia;
   - embolia por líquido amniótico;
   - ruptura placentária.

5. **Imunológica:**
   - reação enxerto contra hospedeiro;
   - anafilaxia.

6. **Exposição a agentes exógenos:**
   - acidentes com animais peçonhentos;
   - anfetaminas.

Patogênese

Aumento da formação de trombina

Mediado exclusivamente pela via extrínseca (fator VIIa e fator tecidual).
A via final é a transformação de fibrinogênio em fibrina.

Inibição da anticoagulação

Redução dos níveis plasmáticos de antitrombina III.
Redução da atividade do sistema proteína C.
Redução da atividade do inibidor do fator tecidual.

Inibição da fibrinólise

Aumento do nível sérico do inibidor tipo 1 do fator ativador do plasminogênio.

Quadro clínico

» **Sangramento em um ou vários locais:** petéquias, equimoses, epistaxe, hemoptise, sangramento em mucosas e/ou locais de punção.
» **Fenômenos trombóticos:** flebites difusas, cianose de extremidades.

Diagnóstico

Não existe exame único para o diagnóstico ou para excluí-lo. O diagnóstico baseia-se na presença de uma condição que cause CIVD, associada aos achados laboratoriais sugestivos.

Principais achados

1. Presença de patologia reconhecidamente associada com CIVD.

2. Plaquetas < 100.000/mm³ ou caindo rapidamente.
3. Prolongamento dos tempos de coagulação (TP/TTPA/TT).
4. Presença dos produtos de degradação da fibrina no plasma, ou dímero-D.
5. Baixos níveis de inibidores da coagulação, como antitrombina III.
6. Fator II, V, VIII reduzidos.

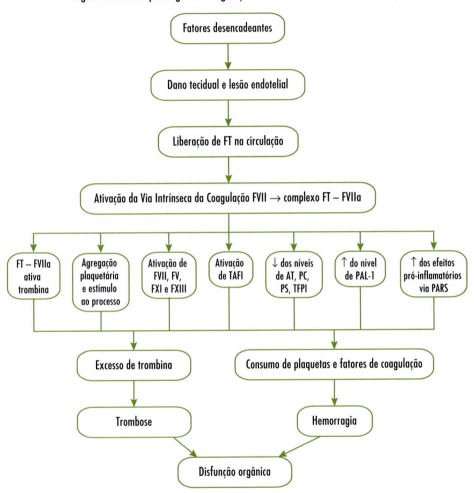

Figura 57.1. Fisiopatologia da coagulação intravascular disseminada (CIVD).

AT: antitrombina; F: fator; FVIIa: fator ativado VII; PAL-1: inibidor 1 do ativador de plasminogênio; PC: proteína C; PS: proteína S; TAFI: inibidor da fibrinólise trombina ativável; FT: fator tecidual; TFPI: inibidor da via do fator tecidual.

Fonte: Rajagopal R, Thachil J, Monagle P. Disseminated intravascular coagulation in paediatrics. Arch Dis Child. 2017 Feb;102(2):187-193.

Outros achados

Diminuição do nível sérico dos fatores de coagulação.
Nível sérico de fibrinogênio pode estar diminuído (em casos mais avançados) ou normal (pois é uma proteína de fase aguda).

Esfregaço sanguíneo pode conter esquistócitos.

Anatomopatológico de algum órgão com deposição de fibrina em vasos de pequeno e médio calibre.

Tratamento

Tratamento da causa de base da CIVD é fundamental.

Tratamento de suporte (disfunção de múltiplos órgãos, sangramento difuso etc.).

1. **Anticoagulantes:** teoricamente, a interrupção da coagulação é benéfica para estes pacientes, além de ser necessária profilaxia para tromboembolismo.

   Podem ser usadas doses baixas de heparina em infusão intravenosa contínua ou heparina de baixo peso molecular (enoxaparina 1 a 2 mg/kg/dia SC 12 em 12 horas).

2. **Plaquetas e plasma:** para pacientes plaquetopênicos e com deficiência de fatores de coagulação, com sangramento ativo ou alto risco de sangramento.

   Concentrados de fatores de coagulação não são aconselhados, pois podem estar contaminados com traços de fatores de ativação da coagulação, o que pode piorar a CIVD.

3. **Concentrados de inibidores da coagulação (concentrado de antitrombina III):** promovem restauração das vias fisiológicas de anticoagulação.

4. **Agentes antifibrinolíticos (ácido épsilon-aminocaproico e ácido tranexâmico):** tratamento preconizado apenas para pacientes com câncer, pois a CIVD nestes casos está associada à hiperfibrinólise.

5. Adequar os resultados de exames para valores próximos da normalidade.

Referências consultadas

1. Parker RI. Coagulopathies in the PICU: DIC and liver disease. Crit Care Clin. 2013 Apr; 29(2):319-33.
2. Rajagopal R, Thachil J, Monagle P. Disseminated intravascular coagulation in paediatrics. Arch Dis Child. 2017 Feb;102(2):187-193.

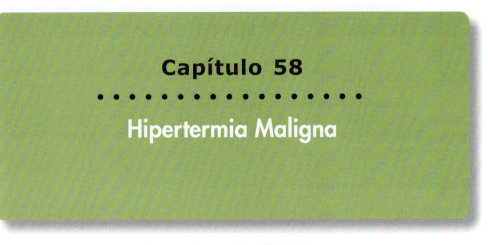

Cassiana Duarte Barcellos Feitoza
Roberto Tobaldini

Definição

A hipertermia maligna (HM) é uma síndrome hereditária caracterizada por rigidez muscular, elevação da temperatura e acidose metabólica com alta mortalidade se não diagnosticada e tratada precocemente. A prevalência na população é desconhecida (em alguns estudos, 1:14 mil anestesias em crianças e 1:50 mil anestesias em adultos).

Etiopatogenia

Normalmente relacionada à exposição a anestésicos inalatórios ou relaxantes musculares despolarizantes (halotano, enflurano, isoflurano, sevoflurano, desflurano e succinilcolina); a única exceção é o óxido nitroso.

Os agentes desencadeantes agem no retículo sarcoplasmático causando aumento abrupto dos níveis de cálcio do mioplasma. Portanto qualquer mecanismo que leve ao aumento do cálcio mioplasmático pode causar as alterações bioquímicas que desencadeiam HM em pacientes suscetíveis.

Diagnóstico

O diagnóstico de HM é clínico; os exames complementares têm maior utilidade na avaliação das complicações e da resposta ao tratamento.

O tempo de latência para a manifestação da síndrome também é imprevisível. Varia de minutos após a indução até horas; em alguns casos, pode ocorrer somente no período de recuperação pós-anestésica.

Manifesta-se pelo desenvolvimento de um estado hipermetabólico, com aumento do consumo de oxigênio e da produção de CO_2. Um aumento inexplicável da fração expirada de CO_2 ($ETCO_2$) acima de 5 mmHg é o primeiro sinal de HM, e o mais sensível e específico. A taquipneia está presente nos pacientes com respiração espontânea; há aumento abrupto da frequência cardíaca (arritmias ventriculares multifocais, se não forem tratadas, poderão evoluir para taquicardia ventricular e parada cardíaca). A rigidez muscular intensa é o sinal mais característico, não o mais consistente, e normalmente é um sinal tardio à hipertermia como resultado e não causa das alterações metabólicas musculares (pode estar ausente em até 1/3 dos casos).

Achados laboratoriais

São achados frequentes: acidose metabólica e respiratória, hipoxemia, hipercalemia, hipercalcemia nos momentos iniciais e hipocalcemia tardia, hiperfosfatemia, elevação da creatina fosfoquinase (CPK), mioglobinemia e mioglobinúria (esta causa insuficiência renal aguda). No estágio mais avançado, alterações da coagulação (pode ocorrer CIVD).

Diagnóstico diferencial

Estados hipertérmicos

Hipertermia iatrogênica por garroteamento ou fármacos; bacteremia, infecção, tumores; embolia gordurosa; insolação; estados com rigidez: reação distônica aguda; rigidez por opioides; disfunção da articulação temporomandibular; anestesia superficial.

Estados hipermetabólicos

Sepse, tireotoxicose, feocromocitoma, síndrome neuroléptica maligna, aquecimento após circulação extracorpórea.

» **Outras condições:** convulsões, encefalopatia hipóxica, traumatismo cranioencefálico, reação a medicamentos.

O diagnóstico diferencial mais difícil é com a rabdomiólise associada à anestesia.

Tratamento

O prognóstico do paciente depende do diagnóstico precoce. O dantrolene (derivado da hidantoína) utilizado no tratamento da espasticidade muscular é a medicação de escolha para o tratamento.

Fase aguda

Interrupção da inalação dos anestésicos:
» Hiperventilar com oxigênio puro.
» Dantrolene sódico: 2 mg/kg IV (diluir cada frasco-ampola em 60 mL de água estéril). As doses podem ser repetidas até o controle completo das manifestações da HM, o que geralmente não ultrapassa 10 mg/kg.
» Repor bicarbonato de sódio IV (se necessário).
» Resfriamento ativo (lavagem gástrica; colchão hipotérmico).
» Tratamento das arritmias cardíacas (tratamento da hipercalemia e acidemia. Não usar bloqueadores de canal de cálcio, pois eles interagem com dantrolene ocasionam a hipercalemia).
» Hidratação vigorosa (débito urinário maior que 2 mL/kg/h).

Fase tardia

» Permanência em UTI no mínimo por 24 horas.
» Dantrolene IV 1 mg/kg de 6 em 6 horas por 48 horas.
» Monitoração da temperatura corporal.

» Controles: gasométrico; potássio; cálcio; coagulograma e dosagem da creatinofosfoqui-nase e da mioglobina urinária.
» Orientações aos familiares e ao paciente sobre a doença.

Prevenção no paciente suscetível

» **Medicações seguras na HM:** barbitúricos, benzodiazepínicos, anestésicos locais, eto-midato, relaxantes musculares não despolarizantes, propofol, opioides, cetamina, óxido nitroso, medicações vasoativas, catecolaminas e cálcio.

Referências consultadas

1. Gray RM. Anesthesia-induced rhabdomyolysis or malignant hyperthermia: is defining the crisis important? Paediatr Anaesth. 2017 May;27(5):490-493.
2. Halloran LL, Bernard DW. Management of drug-induced hyperthermia. Curr Opin Pediatr. 2004 Apr;16(2):211-5.
3. Kollmann-Camaiora A, Alsina E, Domínguez A, Del Blanco B, Yepes MJ, Guerrero JL, García A. Clinical protocol for the management of malignant hyperthermia. Rev Esp Anestesiol Reanim. 2017 Jan;64(1):32-40.

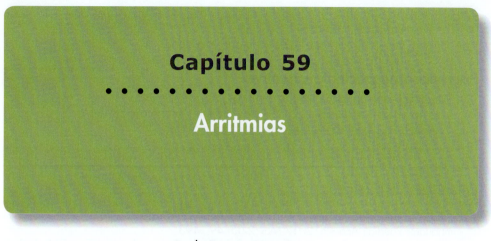

Capítulo 59
Arritmias

Paula Ferreira Victorino
Rodrigo Locatelli Pedro Paulo

As arritmias podem ser divididas em três grandes grupos: ritmo rápido (taquiarritmias), ritmo lento (bradiarritmias) e ritmo de colapso (parada cardiorrespiratória).

Bradiarritmias
Conceito
É o ritmo mais comumente encontrado previamente à parada cardíaca. Caracteriza-se por frequência cardíaca menor que 60 bpm. Os ritmos de bradicardia podem ser vários (sinusal, juncional, escape ventricular e bloqueio atrioventricular – AV).

Causas
Hipoxemia, hipotensão, acidose, reflexo vagal, intoxicações, hipotermia, patologias cardíacas (congênitas, pós-cirurgia e miocardite).

Diagnóstico (ECG)
» frequência cardíaca lenta (< 60 bpm);
» onda P pode ou não estar visível;
» QRS normal ou prolongado;
» onda P e QRS podem não estar relacionados (dissociação AV).

Terapêutica

Figura 59.1. Fluxograma para abordagem de bradicardia.

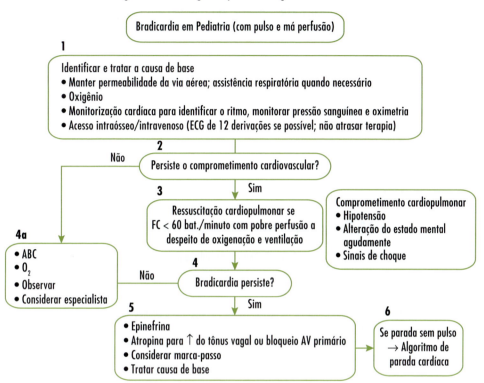

Fonte: Manual do Suporte Avançado de Vida em Pediatria – American Heart Association.

Taquiarritmias
Taquicardia sinusal
Conceito
Frequência de descarga do nó sinusal maior do que o normal para a idade. Tipicamente desenvolve-se em resposta a uma necessidade de aumento do débito cardíaco ou oferta de O_2.

Causas
Hipoxemia, ansiedade, febre, dor, sepse, choque e hemorragia.

Diagnóstico (ECG)
» história compatível;
» FC > do que o normal (até 220 bpm em menores de 1 ano, e até 180 bpm em crianças);
» R-R variável com PR constante;
» Eixo da onda P normal;
» QRS normal.

Terapêutica
Direcionada para o tratamento da patologia de base.

Taquicardia supraventricular

Conceito
Ritmo rápido, regular e paroxístico, mais comumente causado por um mecanismo de reentrada que envolve uma via acessória e/ou sistema de condução AV.

Diagnóstico (ECG)
» história não compatível;
» FC > 220 em menores de um ano e FC > 180 em crianças maiores;
» FC não varia com alterações da atividade;
» onda P ausente/anormal;
» mudanças de ritmo abruptas.

Terapêutica
» Ver Figura 59.2.

Figura 59.2. Fluxograma para taquicardia com pulso e sinais de má perfusão.

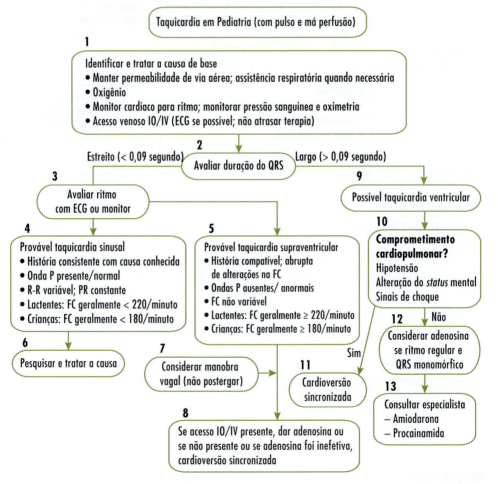

Fonte: Manual do Suporte Avançado de vida em Pediatria – American Heart Association.

Taquicardia ventricular

Conceito

A taquicardia ventricular é incomum em crianças, caracterizada por aumento de frequência cardíaca e alargamento do QRS no ECG.

Causas

Doença cardíaca estrutural, síndrome do QT longo, miocardite, hipoxemia, acidose, alterações metabólicas e intoxicações.

Diagnóstico (ECG)

» frequência ventricular de pelo menos 120 bpm/regular;
» QRS largo (maior que 0,08 segundo);
» onda P não identificável ou dissociada do QRS;
» onda T oposta em polaridade ao QRS.

Terapêutica

» **Taquicardia ventricular com pulsos palpáveis:** (Figura 59.2).
» **Taquicardia ventricular sem pulsos palpáveis:** tratar como fibrilação ventricular (Figura 59.3).

Ritmo de colapso

Conceito

A parada cardiorrespiratória é clinicamente diagnosticada pela ausência de um pulso central palpável acompanhada por apneia.

Diagnóstico (ECG)

» **Assistolia:** linha reta com ondas P ocasionais.
» **Fibrilação ventricular:** ondas caóticas, ausência de onda P.
» **Taquicardia ventricular sem pulso:** FC > 120, QRS alargado.
» **Atividade elétrica sem pulso:** ritmo de atividade elétrica diferente da fibrilação e da taquicardia ventricular.

Terapêutica

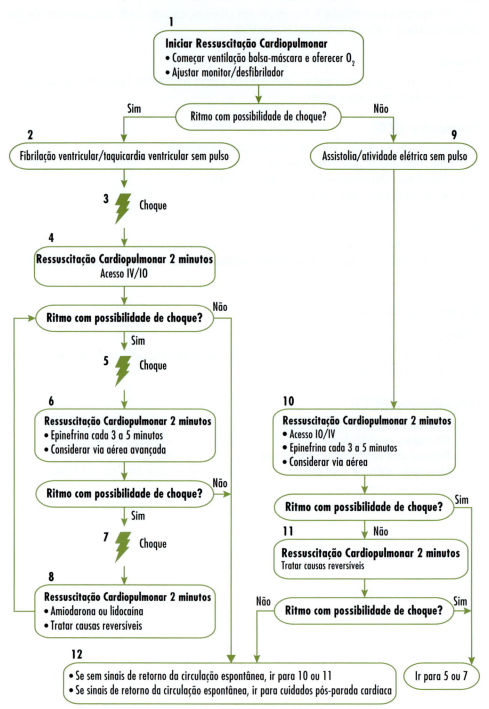

Figura 59.3. Fluxograma para ressuscitação cardiopulmonar.

Fonte: Manual do Suporte Avançado de Vida em Pediatria – American Heart Association.

Referências consultadas

1. Baruteau AE, Perry JC, Sanatani S, Horie M, Dubin AM. Evaluation and management of bradycardia in neonates and children. Eur J Pediatr. 2016 Feb;175(2):151-61.
2. Manual do Suporte Avançado de vida em Pediatria – American Heart Association. 2017.
3. Manual do Suporte Avançado de vida em Pediatria – American Heart Association. 2010.
4. Smith AH. Arrhythmias in cardiac critical care. Pediatr Crit Care Med. 2016 Aug;17(8 Suppl 1):S146-54.
5. Srinivasan C. Diagnosis and acute management of tachyarrhythmias in children. Indian J Pediatr. 2015 Dec;82(12):1157-63.

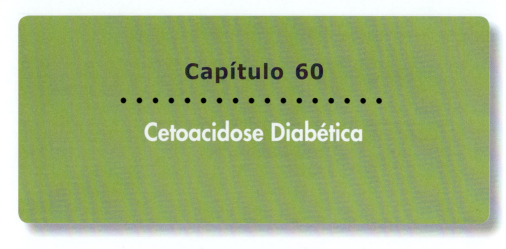

Capítulo 60
Cetoacidose Diabética

Sylvia Costa Lima Farhat

Definição

A cetoacidose diabética (CAD) corresponde a uma das complicações agudas mais graves relacionadas ao diabetes melito. A maioria dos casos de CAD acontece em pacientes com DM 1 de origem autoimune. É caracterizada por alterações complexas do metabolismo de carboidratos, proteínas e lipídios devido à deficiência absoluta de insulina e elevação dos hormônios contrarreguladores: glucagon, catecolaminas, cortisol e hormônio do crescimento.

O que define se o paciente encontra-se em CAD são os seguintes critérios bioquímicos correntes: glicemia, pH e bicarbonato séricos e cetonemia/cetonúria.

Apesar da avaliação do pH e as concentrações séricas de bicarbonato (gasometria) serem de amplo uso em serviços de emergência, são relativamente não específicas e sofrem influência do grau de compensação respiratória ou da coexistência de distúrbios acidobásicos outros. Dessa maneira, a avaliação quantitativa da medida sérica do beta-hidroxibutirato (BOHB) pode ser útil no diagnóstico, assim como no seguimento da CAD. Idealmente o diagnóstico de CAD pode ser realizado com confiabilidade quando houver glicemia > 200 mg/dL, pH venoso < 7,3 e um valor de BOHB sérico > 3 mmol/l. Quando não for possível realizar medida quantitativa do BOHB na emergência, os critérios apresentados no Quadro 60.1 permanecem como parâmetros a serem seguidos.

Quadro 60.1. Critérios bioquímicos para a definição de CAD.

Definição de CAD
Hiperglicemia (> 200 mg/dL)
Acidose metabólica (pH < 7,3 ou bicarbonato < 15 mEq/l)
Cetonemia (qualitativo: cetonúria ++) e/ou (quantitativo > 3 mmol/l)

Fisiopatologia

A combinação de níveis séricos ausentes de insulina e de hormônios contrarregulado-res elevados resulta em estado de catabolismo acelerado com elevada produção hepática de glicose (via glicogenólise e gliconeogênese) e diminuição da captação periférica de glicose. Como consequência, ocorre hiperglicemia, hiperosmolaridade sérica e desidratação celular (com exceção de neurônios). A elevada concentração sérica de glicose leva à glicosúria e consequente diurese osmótica com grande perda de água livre e eletrólitos.

O acelerado estado de catabolismo associado à ausência de insulina gera grande au-mento da lipólise e consequente elevação da oxidação hepática dos ácidos graxos livres em corpos cetônicos (beta-hidroxibutirato e acetoacetato), os quais são responsáveis, em grande parte, pelo estado de acidose na CAD.

A hipovolemia leva à perfusão periférica inadequada com formação de ácido lático, que contribui em menor escala para a acidose metabólica (cerca de 2% da acidose na CAD).

Se o ciclo não for interrompido com administração de insulina exógena, terapia fluídi-ca associada à reposição eletrolítica se instalará um quadro fatal de desidratação e acidose metabólica.

Classificação

A CAD pode ser classificada de acordo com a gravidade da acidose, como apresentada no Quadro 60.2.

Quadro 60.2. Classificação da CAD segundo o grau de acidose.

Classificação da CAD
Leve (pH < 7,3 e bicarbonato < 15 mEq/l)
Moderada (pH < 7,2 e bicarbonato < 10 mEq/l)
Grave (pH < 7,1 e bicarbonato < 5 mEq/l)

Fonte: Della Manna T, Farhat SC. Cetoacidose diabética. In: Grisi SJFE, Escobar AMU. Prática pediátrica. 2. ed. Atheneu; 2007. p. 193-198.

Os principais fatores precipitantes da cetoacidose diabética encontram-se no Quadro 60.3

Quadro 60.3. Principais fatores precipitantes da CAD.

Crianças	Adolescentes
• Primodescompensação • Infecções virais e bacterianas • Estresse físico, emocional, cirúrgico • Omissão ou dose insuficiente de insulina	• Omissão ou subdose de insulina • Estresse físico, emocional, hormonal • Transtornos alimentares (bulimia/anorexia) • Uso excessivo de álcool associado aos fatores anteriores

Fonte: Della Manna T, Farhat SC. Cetoacidose diabética. In: Grisi SJFE, Escobar AMU. Prática pediátrica. 2. ed. Atheneu; 2007. p. 193-198.

Quadro clínico

A apresentação clínica predominante é a desidratação, que pode ser leve, moderada ou grave, com instabilidade hemodinâmica (tempo de enchimento capilar > 3 segundos, pul-so fino, taquicardia, pressão arterial normal ou diminuída). No geral, a diurese está presente.

Rubor facial, hálito cetônico, náusea, vômito e dor abdominal normalmente estão presentes, assim como a taquipneia (desde leve até a respiração de Kussmaul).

Tratamento

Abordagem inicial

A base do tratamento é reposição hídrica, insulinoterapia e correção dos distúrbios eletrolíticos/acidobásicos (Tabela 60.1).

O paciente em CAD deve ser avaliado em centro especializado em emergência, onde possa ser monitorizado (ritmo cardíaco e frequência) e reavaliado constantemente. Devem ser verificados o padrão respiratório e o estado circulatório: pulso, pressão arterial, perfusão periférica e grau de hidratação clínica.

Tabela 60.1. Abordagem inicial e seguimento laboratorial da CAD.

À entrada	A cada hora	Até a correção da acidose na CAD	Após a correção da acidose na CAD
Oxigênio caso haja instabilidade hemodinâmica e obtenção de acesso venoso adequado	Controles de glicemia e cetonemia (quando disponível) em sangue capilar de H/H até a próxima etapa	Controles de 2 em 2 horas	Controles de 4 em 4 horas nas próximas 24 horas
Colher para diagnóstico e conduta inicial: Glicemia plasmática e capilar Gasometria venosa Sódio, potássio, ureia e creatinina Cálculo da osmolaridade sérica efetiva* Pesquisa de corpos cetônicos na urina e/ou pesquisa da cetonemia em sangue capilar	Na suspeita infecciosa após a hidratação inicial pode-se verificar: Hemograma Hemocultura Urocultura RX tórax se clínica	Colher controles séricos a cada 2 horas: Glicemia Gasometria venosa Na+/K+/Cl/P Cetonemia/ cetonúria às micções	Colher controles séricos a cada 4 a 6 horas: Glicemia Na+/K+

* Fórmula da osmolaridade efetiva: 2 [Na+ + K+] + glicose (mg/dL)/18.

Fonte: Della Manna T, Farhat SC. Cetoacidose diabética. In: Grisi SJFE, Escobar AMU. Prática pediátrica. 2. ed. Atheneu; 2007. p. 193-198.

Fluidoterapia

Iniciar a fluidoterapia com NaCl 0,9%.

Nos casos com comprometimento hemodinâmico (tempo de enchimento capilar > 3 segundos, pulso fino, taquicardia, oligúria, rebaixamento do nível de consciência), é necessário restabelecer o volume intravascular e a velocidade de infusão deve ser de 50 mL/kg/hora (máximo 1.000 mL/h) até a normalização hemodinâmica.

Nos casos em que o paciente se encontra estável do ponto de vista cardiovascular e naqueles que retornaram a esta condição, a velocidade a ser utilizada é de 20 mL/kg/h (máximo 1.000 mL). A infusão de volume endovenoso deve ser mantida até que haja melhora da hidratação clínica do paciente, que ocorre, no geral por volta de 4 horas do início da fluidoterapia; caso exista necessidade de mais volume, a velocidade deve ser reduzida para 10 mL/kg/h até a hidratação clínica. Na fase de expansão, se a glicemia atingir nível de 200 mg/dL, poderá ser acrescentado soro glicosado a 5% ao NaCl 0,9% (meio a meio).

A dieta será liberada assim que o paciente não apresente vômitos e aceite dieta rica em potássio (para reposição desse íon, que sofre grande depleção na CAD) e líquidos à vontade. Desse jeito, a hidratação completa ocorrerá de maneira gradual e contínua por via oral, com lenta queda da osmolaridade sérica. Caso o paciente não aceite a dieta e o nível glicêmico atinja 200 mg/dL, deve ser instalado um soro de manutenção (100 mL/100 kcal/dia), mas utilizando a solução isotônica (1.000 mL de SG 5% + 30 mL de NaCl 20% + 20 mL de KCl 19,1%), para que a insulina seja aplicada de horário, sem o risco de hipoglicemia. A tonicidade desse soro será de 302 mEq/l e a Osmolaridade de 559 mOsm/l.

Suspender o soro de manutenção assim que haja aceitação melhor da dieta e manutenção de Dx ao redor de 200 mg/dL.

Reposição eletrolítica e correção da acidose

Na CAD a concentração corpórea total de K^+ está sempre diminuída, principalmente devido à:

» Troca intracelular que ocorre com o H^+ devido à acidose.
» Saída do K^+ do intracelular pelo *shift* de água causada pela hiperosmolaridade extracelular.
» Deficiência de insulina.

O potássio é perdido principalmente pela diurese exagerada, e em menor escala por vômitos, porém seu nível sérico pode estar aumentado, normal ou diminuído. A terapia de reposição de potássio pode ser observada na Tabela 60.2.

Tabela 60.2. Reposição de potássio na CAD.

Se o K^+ sérico colhido na admissão for < 6,5 mEq/l e a diurese estiver presente	Iniciar a reposição a partir da segunda hora da hidratação, na concentração de 30 mEq/l na velocidade de 0,5 mEq/kg/h. Pode-se repor metade na forma de KCl 19,1% (1 mL = 2,5 mEq) e metade na forma de fosfato de K (1 mL = 2 mEq)
K^+ sérico inicial seja > 6,5 mEq/l	Colher nova amostra e utilizar na segunda hora apenas com NaCl 0,9% até o resultado da nova dosagem
Se o K^+ sérico inicial for < 3,5 mEq/dL	A velocidade de reposição pode ser aumentada até 1 mEq/kg/h (de acordo com o grau de depleção), desde que o paciente esteja monitorizado e a concentração não ultrapasse 40 a 60 mEq de K^+/l de soro em acesso periférico

Fonte: Della Manna T, Farhat SC. Cetoacidose diabética. In: Grisi SJFE, Escobar AMU. Prática pediátrica. 2. ed. Atheneu; 2007. p. 193-198.

Quanto à correção da acidose, deve-se levar em consideração que o tratamento adequado da CAD conduz ao término da produção da carga ácida:

» Hidratação resulta em melhor perfusão periférica e redução da produção de ácido lático.
» Administração de insulina exógena faz cessar a lipólise, com consequente bloqueio da formação de ácidos orgânicos.

A utilização de bicarbonato pode gerar acidose paradoxal no sistema nervoso central e agravar a hipocalemia. Desta maneira, este uso é restrito aos casos que a acidose for grave (pH ≤ 6,9), devido ao risco de depressão miocárdica. A dose a ser administrada em uma hora, pode ser calculada pela fórmula:

$$\text{Bicarbonato a administrar (mEq)} = (15 - \text{Bic encontrado}) \times 0,3 \times \text{peso (kg)}$$

Alternativamente, pode ser fornecido 1 a 2 mEq/kg em uma hora.

Insulinoterapia

É um dos pontos fundamentais do tratamento para a reversão do quadro de cetoacidose, devendo ser iniciada na segunda hora de tratamento após a primeira expansão.

Pode-se administrar insulina de dois modos:

1. Infusão endovenosa contínua de baixas doses, em veia diferente daquela usada para a hidratação; utiliza-se insulina regular, na velocidade de infusão inicial de 0,05 a 0,1 UI/kg/hora com objetivo de queda linear da glicemia na taxa de 70 a 90 mg/dL/h. A cada hora deve ser verificada a glicemia de ponta de dedo para monitorizar a taxa de queda e ajustar, se necessário, a velocidade de infusão de 0,05 UI/kg/h a mais ou a menos.

Uma maneira de fornecer insulina é pelo acréscimo de 50 UI de insulina regular a 500 mL de NaCl 0,9%, lembrando de desprezar os primeiros 50 mL da solução para saturar as ligações da insulina com o plástico do frasco e equipo, caso não estiverem sendo utilizados frasco de vidro e equipo sem PVC.

Quando a glicemia atingir o valor de 200 a 250 mg/dL, a velocidade de infusão poderá ser reduzida pela metade, associando-se à liberação da dieta ou soro de manutenção até a resolução da cetoacidose (pH >7,3 e Bic > 15 mEq/l); alternativamente, pode-se passar para o esquema intermitente de insulina subcutânea (SC), tomando-se o cuidado de aguardar cerca de meia hora após a administração da insulina SC para a suspensão da infusão contínua.

2. Esquema subcutâneo intermitente a partir da segunda hora de tratamento, quando a perfusão periférica se encontrar melhorada. A insulina ideal para este uso é a de ação ultrarrápida (insulina lispro ou asparte), na dose de 0,15 UI/kg a cada 2 horas, mas pode ser usada de maneira alternativa a insulina regular. A cada hora deve-se realizar glicemia de ponta de dedo e monitorar a velocidade de queda da taxa da glicemia (aceitável de 100 mg/dL/h).

Se a taxa de queda for maior deve-se reduzir a dose para 0,1 UI/kg a cada 2 horas até que a glicemia atinja o valor de 200 a 250 mg/dL, quando o intervalo entre as doses deve ser aumentado para de 3 em 3 horas em associação à liberação de dieta ou instalação de soro de manutenção.

Com o tratamento adequado da CAD a correção da acidose (pH > 7,3 e Bic > 15 mEq/l) ocorre ao redor de 12 horas. Neste momento, a insulina NPH pode ser introduzida na dose de 0,3 UI/kg/dose, de 8 em 8 horas. Deve-se tomar cuidado com as doses intermitentes de insulina, que ainda devem ser necessárias, para evitar associação dos picos de ação dos dois tipos de insulina e, por conseguinte, hipoglicemia.

As complicações do tratamento encontram-se no Quadro 60.4.

O edema cerebral é a complicação mais temida, e pode acontecer em 0,5% a 1% de todos os casos de CAD na infância, surgindo em média de 6 a 24 horas após o início da terapia, acompanhada de altas taxas de morbimortalidade (morbidade neurológica permanente em 10% a 25% e mortalidade entre 20% a 25%). Muitas hipóteses têm sido cogitadas para explicar a presença de edema cerebral em associação com CAD, como:

» rápida redução da glicemia;
» hidratação excessiva;
» utilização de fluídos hipotônicos;
» falha em aumentar o Na$^+$ sérico durante o tratamento;
» mudança na pressão oncótica;
» hipoxemia e hipofluxo cerebral;
» edema vasogênico.

Quadro 60.4. Complicações que podem surgir durante o tratamento da CAD.

Complicações do tratamento
Hipoglicemia
Hipocalemia
Arritmias cardíacas causadas por distúrbios eletrolíticos
Fenômenos trombóticos periféricos devidos à hemoconcentração foram relatados
Edema cerebral

Fonte: Della Manna T, Farhat SC. Cetoacidose diabética. In: Grisi SJFE, Escobar AMU. Prática pediátrica. 2. ed. Atheneu; 2007. p. 193-198.

As crianças com maior risco são aquelas que apresentam: menor idade, maior gravidade da CAD (hipocapnia e acidose grave, elevado nível de ureia sérica – desidratação grave), diagnóstico recente de diabetes melito e longa duração dos sintomas.

Quadro 60.5. Sinais e sintomas de alerta para edema cerebral.

Cefaleia e diminuição da frequência cardíaca
Mudança no estado neurológico (irritabilidade, aumento da sonolência, incontinência)
Sinais neurológicos específicos como paralisia de nervos cranianos, postura de descerebração ou decorticação
Decréscimo da saturação de O$_2$ e aumento da pressão arterial

Fonte: Della Manna T, Farhat SC. Cetoacidose diabética. In: Grisi SJFE, Escobar AMU. Prática pediátrica. 2. ed. Atheneu; 2007. p. 193-198.

Conclusão

CAD é uma complicação grave do diabetes melito decorrente da deficiência absoluta de insulina associada à elevada atuação de hormônios contrarreguladores que gera nível glicêmico aumentado, graves perdas hidroeletrolíticas, hiperosmolaridade, acidose metabólica e cetose, que podem levar à morte. Requer tratamento urgente e adequado por fluidoterapia, reposição eletrolítica e insulinoterapia.

Referências consultadas

1. Della Manna T, Farhat SC. Cetoacidose diabética. In: Grisi SJFE, Escobar AMU. Prática pediátrica. 2. ed. Atheneu; 2007. p. 193-198.

2. Della Manna T, Steinmetz L, Campos PR, Farhat SC, Schvartsman C, Kuperman H, Setian N, Damiani D. Subcutaneous use of a fast-acting insulin analog: an alternative treatment for pediatric patients with diabetic ketoacidosis. Diabetes Care. 2005;28:1856-61.
3. Rosenbloom AL. The management of diabetic ketoacidosis in children. Diabetes Ther. 2010;1:103-120.
4. Savoldelli RD, Farhat SC, Della Manna T. Alternative management of diabetic ketoacidosis in a brazilian pediatric emergency department. Diabetol Metab Syndr. 2010;16:2:41.
5. Wolfsdorf J I, Craig ME, Daneman D, Dunger D, Edge JA, Lee WRW et al. ISPAD clinical practice consensus guidelines 2006-2007 – diabetic ketoacidosis. Pediatric Diabetes. 2007;8:28-43.
6. Wolfsdorf J. The International Society of Pediatric and Adolescent Diabetes guidelines for management of diabetic ketoacidosis: do the guidelines need to be modified? Pediatric Diabetes. 2014;15:277-286.

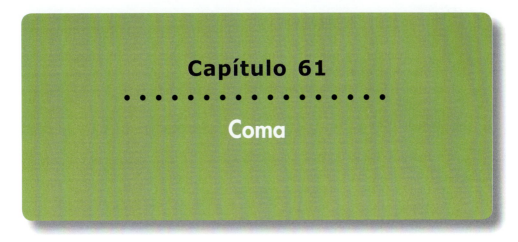

Capítulo 61
Coma

Roberto Tobaldini

Definição

Estado de coma é ausência do conhecimento que o indivíduo tem de si próprio e do ambiente que o cerca, mesmo quando estimulado. Resulta da disfunção ou destruição do sistema ativador reticular ascendente ou de lesões de ambos os hemisférios cerebrais.

Causas

Coma metabólico ou de tratamento imediato (hipoglicemia, infecções do sistema nervoso central, distúrbios metabólicos, intoxicações, uremia, encefalopatia hepática, mal convulsivo, parada cardiorrespiratória, hipóxia); lesões intracranianas rapidamente progressivas (tumores, trauma cranioencefálico, hidrocefalia); coma não progressivo (estável, sem reversão imediata).

Diagnóstico diferencial

1. **Supratentoriais:**
   - Sinais focais iniciais.
   - Deterioração rostrocaudal.
   - Sinais neurológicos têm correlação anatômica.
   - Sinais motores podem ser assimétricos.
   - Ocorre herniação central ou uncal.
2. **Infratentoriais:**
   - Sinais localizatórios precedendo o coma ou coma de instalação súbita.
   - Alterações oculovestibulares.
   - Paralisia de nervos cranianos.
   - Sinais motores assimétricos, padrão respiratório bizarro.
   - Cefaleia, náuseas e vômitos geralmente anteriores ao quadro.
3. **Metabólicas:**
   - Confusão mental e torpor antecedem o coma.

- Sinais motores geralmente simétricos.
- Reflexo fotomotor positivo, exceto coma metabólico: hipóxia, intoxicação, hipotermia, midríase fixa, pupilas fixas/médio fixas, miose com reflexo fotomotor positivo.
- Mioclonias e tremores.
- Depressão de funções do encéfalo; instalação gradual.
- Distúrbios metabólicos.

4. Psiquiátricas:
- Fechamento ativo das pálpebras.
- Reflexos oculocefálicos imprevisíveis.
- Sem alterações respiratórias.
- Não há reflexos patológicos.
- Tônus normal.
- EEG normal.

Tratamento (Figura 61.1)

Avaliação inicial do paciente com história sucinta, porém dirigida à pesquisa etiológica. O objetivo da abordagem inicial é prevenir lesões cerebrais hipóxico-isquêmicas secundárias, herniação cerebral e lesões de medula espinhal.

1. Estabelecer via aérea estável, ventilação e oxigenação (IOT se escala de coma de Glasgow < 8).
2. Estabelecer circulação, acesso venoso e coleta de exames.
3. Manejo da hipertensão intracraniana, se presente.
4. Glicose 25% 2 mL/kg IV, se hipoglicemia.
5. Avaliação neurológica (especialista).
6. Exames específicos (TC/USG/RM crânio, EEG, angiografia, potencial evocado).

Tabela 61.1. Escala de coma de Glasgow/Escala modificada para crianças.

Resposta	Forma	Escore
Abertura ocular	Espontânea	4
	Ordem verbal	3
	Estímulo doloroso	2
	Nenhuma	1
Melhor resposta verbal	Orientado/balbucio	5
	Confuso/choro irritado	4
	Palavras/choro por dor	3
	Sons inteligíveis/gemido	2
	Nenhuma	1
Melhor resposta motora	Movimentação normal	6
	Localiza dor/reage ao toque	5
	Flexão normal/reage à dor	4
	Decorticação	3
	Descerebração	2
	Nenhuma	1
Total		3 a 15

Fonte: Adaptada de Stevens RD, Bhardwaj A, 2006.

Figura 61.1. Fluxograma para abordagem do paciente em coma.

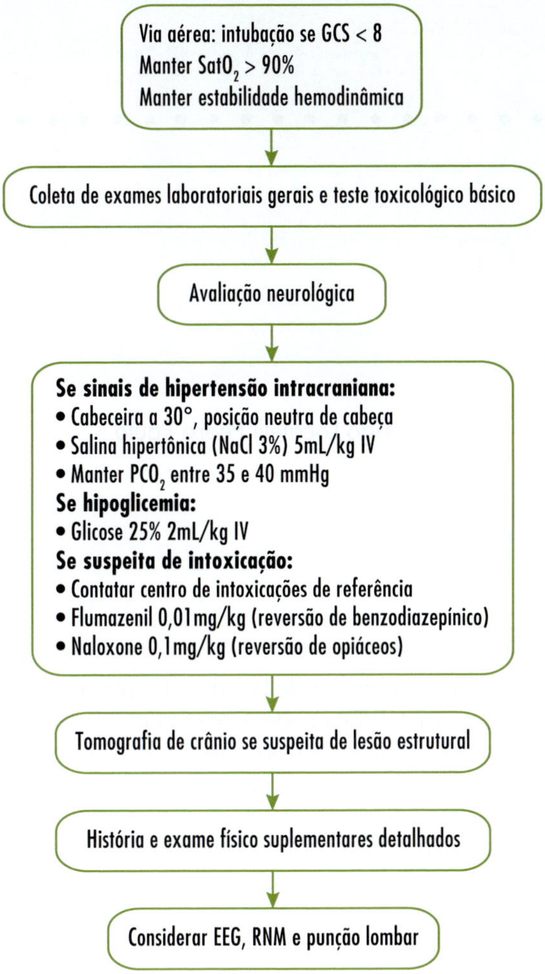

```
┌─────────────────────────────────────────┐
│ Via aérea: intubação se GCS < 8          │
│ Manter SatO₂ > 90%                        │
│ Manter estabilidade hemodinâmica          │
└─────────────────────────────────────────┘
                    ↓
┌─────────────────────────────────────────┐
│ Coleta de exames laboratoriais gerais     │
│ e teste toxicológico básico               │
└─────────────────────────────────────────┘
                    ↓
┌─────────────────────────────────────────┐
│ Avaliação neurológica                     │
└─────────────────────────────────────────┘
                    ↓
┌─────────────────────────────────────────┐
│ Se sinais de hipertensão intracraniana:   │
│ • Cabeceira a 30°, posição neutra de cabeça│
│ • Salina hipertônica (NaCl 3%) 5mL/kg IV  │
│ • Manter PCO₂ entre 35 e 40 mmHg          │
│ Se hipoglicemia:                          │
│ • Glicose 25% 2mL/kg IV                    │
│ Se suspeita de intoxicação:               │
│ • Contatar centro de intoxicações de referência│
│ • Flumazenil 0,01mg/kg (reversão de benzodiazepínico)│
│ • Naloxone 0,1mg/kg (reversão de opiáceos)│
└─────────────────────────────────────────┘
                    ↓
┌─────────────────────────────────────────┐
│ Tomografia de crânio se suspeita de lesão estrutural│
└─────────────────────────────────────────┘
                    ↓
┌─────────────────────────────────────────┐
│ História e exame físico suplementares detalhados│
└─────────────────────────────────────────┘
                    ↓
┌─────────────────────────────────────────┐
│ Considerar EEG, RNM e punção lombar       │
└─────────────────────────────────────────┘
```

Fonte: Adaptada de Stevens RD, Bhardwaj A, 2006.

Referências consultadas

1. Plum F, Posner JB. The diagnosis of stupor and coma. 3rd ed. Philadelphia: F. A. Davis Co.; 1980.
2. Stevens RD, Bhardwaj A. Approach to the comatose patient. Crit Care Med. 2006;34:31-41.
3. Stevens RD, Cadena RS, Pineda J. Emergency neurological life support: approach to the patient with coma. Neurocrit Care. 2015 Dec;23(Suppl 2):S69-75.

Capítulo 62

Distúrbios do Equilíbrio Acidobásico

Rodrigo Locatelli Pedro Paulo

Acidose metabólica

Caracterizada pela redução primária de bicarbonato plasmático [HCO_3^-] ou aumento da carga ácida [H^+]. A acidose metabólica pode ocorrer primariamente por três mecanismos: formação aumentada de ácidos, diminuição da excreção de ácidos ou perda de bicarbonato.

A acidose metabólica inicialmente se divide em dois grupos: as com *anion gap* normal e as com *anion gap* aumentado. Como o plasma é eletricamente neutro, o *anion gap* é a diferença entre os cátions e ânions mais comumente mensurados.

- » **anion gap:** $Na^+ - (Cl^- + HCO_3^-)$;
- » **valor normal:** 8 ± 4 mEq/L.

Causas

1. **Anion gap normal**
   - diarreia, fístulas;
   - acidose tubular renal;
   - uso de inibidores da anidrase carbônica;
   - acidose pós-expansão;
   - insuficiência renal (fase precoce);
   - aminoacidúria.
2. **Anion gap elevado**
   - cetoacidose diabética;
   - insuficiência renal;
   - acidose láctica;
   - rabdomiólise;
   - toxinas (metanol, paraldeído, salicilatos).

Tabela 62.1. Valores de referência.

	Arterial	Venosa
pH	7,38 a 7,42	7,36 a 7,38
PCO_2	38 a 42	43 a 48
PO_2	80 a 100	30 a 50
Bic	22 a 24	25 a 26
BE	−2 ± 2	−2 ± 2

pH < 7,35: acidemia; pH > 7,45: alcalemia; Bic < 22 mmol/l: acidose metabólica; Bic > 26 mmol/l: alcalose metabólica; PCO_2 < 35 mmHg: alcalose respiratória; PCO_2 > 45 mmHg: acidose metabólica.

Fonte: Adaptada de Hsu BS, Lakhani SA, Wilhelm M, 2016.

Terapêutica

» correção da causa de base;
» correção da acidemia;
» administração de bicarbonato: acidose grave pH < 7,1 e Bic < 10 mEq/L.

A quantidade de Bic deve ser calculada da seguinte maneira:

$$Bic = (Bic \text{ desejado} - Bic \text{ plasma}) \times 0,3 \times peso$$

Infundir em 1 hora, preferencialmente em solução isosmolar.

Alcalose metabólica

A alcalose metabólica é caracterizada pelo aumento primário de bicarbonato plasmático com elevação subsequente do pH; como mecanismo compensatório, ocorre hipoventilação alveolar com retenção de CO_2.

A alcalose metabólica pode ser dividida em dois grupos: 1) Salinorresponsiva (Cl urinário < 10 mEq/l) e 2) Salinorresistente (Cl urinário > 10 mEq/l).

Causas

1. **Salinorresponsiva:**
   − vômitos;
   − aspiração gástrica contínua;
   − diarreia perdedora de cloro;
   − diuréticos;
   − alcalose pós-hipercapnia.
2. **Salinorresistente:**
   − terapêutica com glicocorticoides;
   − hiperaldosteronismo;
   − síndrome de Cushing;
   − síndrome de Bartter;
   − hipocalemia grave;
   − uso de diuréticos.

Terapêutica

1. **Salinorresponsiva:**
   - tratamento dirigido para causa básica;
   - reposição hídrica e salina com NaCl.
2. **Salinorresistente:**
   - retirar a causa do excesso de mineralocorticoide;
   - bloquear a atividade mineralocorticoide;
   - corrigir distúrbios hidroeletrolíticos associados (K, Mg).

Acidose respiratória

A excreção inadequada de CO_2 pelos pulmões pode ser aguda ou crônica.

» **Aguda:** hipercapnia e acidemia – para cada 10 mmHg de ↑ de $PaCO_2$ há ↑ de 1 mEq/l de Bic.

» **Crônica:** hipercapnia sem acidemia – para cada 10 mmHg de ↑ de $PaCO_2$ há ↑ de 3 mEq/l de Bic.

Causas

» depressão do SNC (medicamentos, meningite);

» doenças neuromusculares (poliomielite, neuropatias, miopatias, lesão medular);

» obstrução aguda das vias aéreas;

» pneumonias/edema pulmonar;

» doença da parede torácica;

» obesidade extrema.

Terapêutica

» Correção da patologia de base.

» Restauração de uma ventilação alveolar adequada.

» As medidas de correção da acidose respiratória crônica devem ser cautelosas, a diminuição da $PaCO_2$ deve ser lenta para evitar o aparecimento de alcalose metabólica.

Alcalose respiratória

É caracterizada pela excreção pulmonar excessiva de CO_2 com consequente elevação do pH.

Causas

» ansiedade;

» hipóxia;

» alteração do SNC;

» sepse;

» insuficiência hepática;

» ventilação mecânica;

» medicamentos – salicilatos;

» anemia grave;

» embolia pulmonar.

Terapêutica

» Correção da patologia de base.

» Nos pacientes sintomáticos: sedação e analgesia.
» Adequação da ventilação mecânica.

Distúrbios mistos

Caracterizados pela presença simultânea de mais de um processo primário de distúrbio acidobásico. Podem ser diagnosticados gasometricamente por meio de resposta compensatória inadequada diante de um distúrbio acidobásico.

Outro modo de tentar identificar um distúrbio misto sem requerer uso de fórmulas é calcular o "excesso de *anion gap*" e adicionar esse valor calculado ao do valor de bicarbonato:

» excesso de *anion gap* = *anion gap* total – *anion gap* normal;
» excesso de AG + HCO_3^- > 30 = alcalose metabólica;
» excesso de AG + HCO_3^- < 23 = acidose metabólica.

Referências consultadas

1. Carmody JB, Norwood VF. A clinical approach to paediatric acid-base disorders. Postgrad Med J. 2012 Mar;88(1037):143-51.
2. Hsu BS, Lakhani SA, Wilhelm M. Acid-base disorders. Pediatr Rev. 2016 Sep;37(9):361-9.
3. Rice M, Ismail B, Pillow MT. Approach to metabolic acidosis in the emergency department. Emerg Med Clin North Am. 2014 May;32(2):403-20.

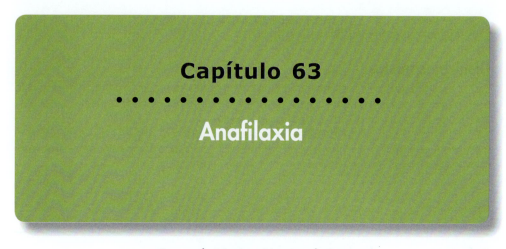

Capítulo 63
Anafilaxia

Fernanda Viveiros Moreira de Sá
Antonio Carlos Pastorino
Cristina Miuki Abe Jacob (*in memoriam*)

Introdução

Anafilaxia é a manifestação mais grave e abrupta (de minutos a horas) entre as reações de hipersensibilidade e pode ser fatal. É desencadeada por alérgenos muitas vezes conhecidos e que fazem parte da rotina de vida dos pacientes, como alimentos ou picadas de insetos. Seu rápido reconhecimento e tratamento correto são fundamentais para a sobrevida do paciente.

Como nem sempre é reconhecida e de notificação não obrigatória, sua prevalência é subestimada, mas parece estar aumentando. Revisão sistemática de 10 estudos europeus sugere uma incidência de 1,5 a 7,9 casos/100 mil pessoas por ano, com prevalência estimada em 0,3%, e taxa de óbitos baixa (< 0,001%). Estudo na América Latina mostra que a maioria dos episódios em crianças é causada por alimentos, seguidos de ferroadas de insetos da família himenóptera (formigas, vespas, abelhas e marimbondos). Látex, medicamentos e vacinas são causas menos comuns de anafilaxia na população pediátrica, mas medicamentos se tornam a causa mais frequente de anafilaxia em pacientes internados.

Diagnóstico

O diagnóstico da anafilaxia tem base em critérios clínicos (Quadro 63.1).

Os exames complementares não são fundamentais; no entanto, podem confirmar a hipótese ou auxiliar nos eventos duvidosos. Qualquer elevação nos níveis séricos de histamina e triptase, além dos valores basais, é consistente com anafilaxia. Os testes alérgicos para detectar IgE específica (testes cutâneos ou séricos) são úteis na investigação ambulatorial, com conotação preventiva, e não são escopo deste capítulo.

Quadro 63.1. Critérios clínicos para diagnóstico de anafilaxia.

Anafilaxia é altamente provável quando um dos três critérios seguintes for preenchido:
1. Início agudo (minutos – horas) com envolvimento de pele e/ou mucosas (p. ex.: urticária generalizada, prurido ou rubor, inchaço de lábios, língua, úvula).
   E, pelo menos, um dos seguintes itens:
   a) Comprometimento respiratório (dispneia, chiado, estridor, broncoespasmo, hipóxia, redução no pico de fluxo expiratório – PEF)
   b) Hipotensão ou sintomas associados à disfunção de órgãos (hipotonia, colapso, síncope, incontinência)
2. Dois ou mais dos seguintes quadros que ocorrem rapidamente após a exposição *a provável alérgeno* para o paciente (minutos – horas):
   a) Envolvimento de pele e/ou mucosas (urticária generalizada, prurido ou rubor, inchaço nos lábios, língua, úvula)
   b) Comprometimento respiratório (dispneia, chiado, estridor, broncoespasmo, hipóxia, redução no PEF)
   c) Hipotensão ou sintomas associados a disfunção de órgãos (hipotonia, colapso, síncope, incontinência)
   d) Sintomas gastrointestinais agudos (cólica, dor abdominal, vômitos)
3. Hipotensão após exposição a *alérgeno conhecido* para o paciente (minutos – horas):
   a) Lactentes e crianças: pressão arterial sistólica (PAS) baixa (específica para a idade) ou ↓ pelo menos 30% da PAS definida como:
   $$< 70 \text{ mmHg entre } 1 \text{ mês e } 1 \text{ ano}$$
   $$< [70 \text{ mmHg} + (2 \times \text{idade})] \text{ entre } 1 \text{ e } 10 \text{ anos}$$
   $$< 90 \text{ mmHg entre } 11 \text{ e } 17 \text{ anos}$$
   b) Adultos: pressão sistólica < 90 mmHg ou queda de pelo menos 30% da PAS basal

Fonte: Pastorino AC, Rizzo MC, Rubini N, Di Gesu RW, Di Gesu GMS, Rosário Filho N et al. Projeto Diretrizes (AMB/CFM). Anafilaxia: Diagnóstico.

Abordagem inicial

Sempre que possível, o médico deverá obter informações rápidas e objetivas (incluindo detalhes das etapas que antecederam o evento) no tocante aos sinais e sintomas e seu tempo de surgimento, à busca do agente desencadeante (medicamentos, exames ou terapias recentes, introdução de novos alimentos na dieta, uso de produtos químicos, picada de insetos, atividades físicas, doenças recentes) e aos antecedentes alérgicos da criança e de seus familiares.

A avaliação clínica deve se iniciar pelos fundamentos da ressuscitação e muitas vezes essa etapa antecede a obtenção dos dados de história:

A) Via aérea: abertura da via aérea.

B) Respiração: ventilação e oxigenação.

C) Circulação.

D) Avaliação da disfunção neurológica.

E) Exposição e avaliação da cabeça aos pés e estimativa de peso.

Um algoritmo de manejo da anafilaxia está ilustrado na Figura 63.1.

Intervenção de primeira linha

» **Epinefrina:** é o fármaco de primeira escolha e deve ser administrada tão logo seja feita a suspeita diagnóstica de anafilaxia. A dose inicial preconizada é de 0,01 mg/kg (máximo de 0,5 mg), de preferência por via intramuscular (IM), na face anterolateral da coxa (absorção mais rápida e níveis plasmáticos mais elevados quando comparados ao uso subcutâneo). Nas formas mais graves ou na demora de recuperação, uma segunda dose pode ser aplicada após 5 a 15 minutos. Pacientes que necessitem de doses repetidas de epinefrina intramuscular podem se beneficiar da administração por via endovenosa. Pode-se considerar epinefrina por via inalatória (2 a 5 mL, 1 mg/mL) se o paciente apresentar edema laríngeo.

Figura 63.1. Algoritmo de tratamento.

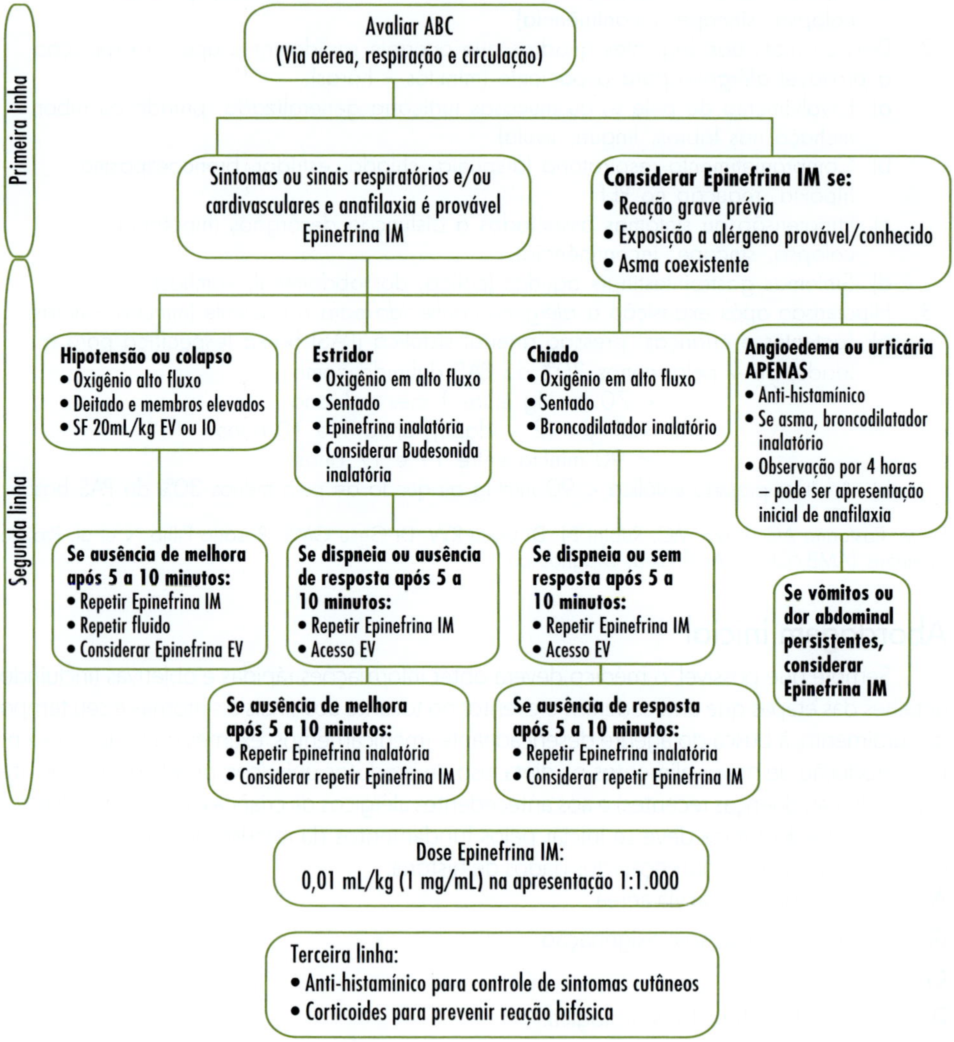

Fonte: Pastorino AC, Rizzo MC, Rubini N, Di Gesu RW, Di Gesu GMS, Rosário Filho N et al. Projeto Diretrizes (AMB/CFM). Anafilaxia: Tratamento.

Intervenções de segunda linha

1. **Remoção do fator desencadeante, se possível:** deve-se identificar e afastar causas que eventualmente perpetuem o estímulo antigênico (medicamentos infundidos na veia, luvas de látex, ferrão do inseto, roupas contaminadas).

2. **Posicionamento do paciente:** se desconforto respiratório, manter paciente sentado. Se comprometimento circulatório, posição supina, com os membros inferiores elevados.

3. **Oxigenoterapia:** deve ser ofertado de acordo com a necessidade e da melhor maneira tolerada pelo paciente (preferencialmente com máscara com reservatório não reinalante). Nos casos graves, é necessário garantir suporte respiratório por meio da ventilação com bolsa autoinflável com reservatório de O_2 ou por meio de ventilação mecânica.

4. **Fluido endovenoso:** deve ser infundido na forma de solução salina, em bolos de 10 a 20 mL/kg, sob pressão, em alguns minutos e repetidas vezes, se necessário, sempre que houver resposta insatisfatória à aplicação da epinefrina, hipotensão arterial à admissão e hipotensão ortostática. Pacientes portadores de cardiopatia ou nefropatia devem ser cuidadosamente monitorados.

5. **Broncodilatador:** nebulização com broncodilatadores como o fenoterol [0,25 mg (1 gota)/3 kg; máximo 10 gotas, em 3 a 5 mL de soro fisiológico] ou o salbutamol (aerossol pressurizado 100 a 200 mcg [1 a 2 jatos] a cada 5 minutos – máximo 10 jatos) pode ser empregada quando houver broncoespasmo associado.

Intervenções de terceira linha

1. **Anti-histamínicos (anti-H1 e anti-H2):** recomendados para o alívio dos sintomas cutâneos da anafilaxia. O fármaco de escolha é a difenidramina (Benadryl®), cuja dose de ataque é de 1 a 2 mg/kg (no máximo 50 mg), IV, lentamente (manutenção de 5 mg/kg/dia, a cada 6 horas; dose máxima de 300 mg/dia), e pode ser associada à ranitidina 1 mg/kg, IV, infundida em 10 a 15 minutos (manutenção de 2 a 4 mg/kg/dia, a cada 8 horas; dose máxima de 200 mg/dia).

2. **Corticosteroide:** pode ser utilizado com o objetivo de prevenir ou melhorar os sintomas prolongados da anafilaxia e a reação bifásica que pode ocorrer de 6 a 8 horas após o início do quadro de anafilaxia. A administração de metilprednisolona, na dose de 1 a 4 mg/kg/dia, a cada 6 horas, por 4 dias, está indicada. Budesonida inalatória em altas doses, pode ser eficaz para melhora do edema de via aérea e pode ser utilizada para pacientes com estridor.

Outros potenciais tratamentos

» **Glucagon:** pode ser administrado nos casos de hipotensão refratária à epinefrina em pacientes betabloqueados. A dose recomendada para crianças é de 20 a 30 mcg/kg, IV, em 5 minutos (máximo de 1 mg/dose), seguida de infusão de 5 a 15 mcg/minuto, titulada de acordo com a resposta clínica. É preciso garantir proteção da via aérea, pois o glucagon provoca vômito.

Monitorização e planejamento da alta

Como a anafilaxia pode cursar com um segundo surto (reação bifásica), a observação clínica se torna fundamental. Um período de 4 a 6 horas seria suficiente para a maioria dos pacientes, sendo necessário período mais longo para os quadros graves, como nos casos com hipotensão ou colapso, quando a monitorização deve ser de 12 a 24 horas.

Na alta hospitalar, o paciente deve ser exaustivamente orientado quanto à recorrência dos sintomas e à necessidade de portar um plano de ação com identificação pessoal, telefones de emergência, fatores precipitantes, sinais clínicos e tratamento. Ele deve ser estimulado a procurar um médico especialista em alergia, pela complexidade do evento e pela possibilidade de tratamento e cura, e orientado a portar dispositivos de autoaplicação de epinefrina (para crianças de 15 a 30 kg: 0,15 mg [EpiPen Jr.® 0,15 mg/0,3 mL] e para crianças maiores de 30 kg: 0,3 mg [EpiPen® 0,3 mg/0,3 mL]).

Referências consultadas

1. Anaphylaxis in children and adolescents. Pediatr Clin North Am. 2019 Oct;66(5):995-1005.
2. Muraro A, Roberts G, Worm M, Bilo MB, Brockow K, Fernandez Rivas M et al. On behalf of EAACI Food Allergy and Anaphylaxis Guidelines Group. Anaphylaxis: guidelines from the European Academy of Allergy and Clinical Immunology. Allergy 2014.
3. Pastorino AC, Rizzo MC, Rubini N, Di Gesu RW, Di Gesu GMS, Rosário Filho N et al. Projeto Diretrizes (AMB/CFM). Anafilaxia: Diagnóstico.
4. Pastorino AC, Rizzo MC, Rubini N, Di Gesu RW, Di Gesu GMS, Rosário Filho N et al. Projeto Diretrizes (AMB/CFM). Anafilaxia: Tratamento.
5. Simons FE, Ardusso LRF, Bilò MB, Cardona V, Ebisawa M, El-Gamal YM et al. International consensus on (ICON) anaphylaxis. WAO Journal 2014;7:1-19.
6. Simons FE. World Allergy Organization survey on global availability of essentials for the assessment and management of anaphylaxis by allergy-immunology specialists in health care settings. Ann Allergy Asthma Immunol 2010;104:405-12.

Capítulo 64

Manejo da Insuficiência Respiratória Aguda

Eliana Paes de Castro Giorno

Definição

Insuficiência respiratória aguda é definida funcionalmente pela incapacidade do sistema respiratório em suprir as demandas metabólicas dos tecidos. Objetivamente, é reconhecida quando ocorre qualquer prejuízo à ventilação ou à oxigenação, identificadas respectivamente pela queda da pressão arterial de oxigênio (PaO_2) abaixo de 60 mmHg ou pela elevação da pressão de dióxido de carbono (CO_2) acima de 50 mmHg ou 20 mmHg acima do basal.

Dados epidemiológicos

Cerca de 20% das admissões hospitalares na faixa etária pediátrica são decorrentes de insuficiência respiratória aguda e, diferentemente do que ocorre em adultos, parte significativa das paradas cardiorrespiratórias é ocasionada por deterioração respiratória.

A incidência de insuficiência respiratória é inversamente proporcional à idade, com dois terços dos casos se concentrando no primeiro ano de vida. Várias particularidades da mecânica respiratória infantil justificam essa predisposição (Quadro 64.1).

Quadro 64.1. Particularidades do sistema respiratório infantil.

A **via aérea** é pequena e, por isso, impõe maior resistência à entrada de ar. Em bebês, parte significativa dessa resistência se localiza nas passagens nasais e nasofaríngea. Além disso, o estreitamento subglótico na laringe em forma de cone nas crianças é um local propenso à obstrução.

A **caixa torácica** é complacente e o **diafragma**, plano e fatigável. Mesmo o máximo esforço respiratório é incapaz de produzir volume corrente adequado quando a complacência pulmonar está reduzida.

Os **músculos intercostais** são fracos e incapazes de erguer a caixa torácica e compensar a diminuição do movimento diafragmático quando este fadigou ou está sendo restringido pela distensão abdominal gasosa.

Fonte: Adaptado de Foronda FAK et al., 2013.

Fisiopatologia

Os mecanismos fisiopatológicos que vão provocar insuficiência respiratória podem, didaticamente, ser divididos em falha de oxigenação e falha de ventilação.

A falha de oxigenação originada no aparelho respiratório pode ser causada por alteração de difusão na membrana alveolocapilar ou, mais classicamente, pela relação desigual entre a ventilação alveolar e o fluxo sanguíneo alveolar (V/Q).

Embora a relação V/Q no pulmão seja fisiologicamente heterogênea, ela é bem regulada e, por isso, a PaO_2 nos indivíduos normais varia no estreito limite entre 85 e 100 mmHg.

Condições patológicas, entretanto, podem desequilibrar essa relação adicionalmente: em um extremo tem-se uma área perfundida, porém não ventilada, em que o ar entra desoxigenado e sai desoxigenado; no outro extremo, tem-se uma área ventilada, porém não perfundida, situação em que a ventilação está sendo perdida.

Já a falha de ventilação ocorre quando o volume minuto – produto da frequência respiratória pelo volume corrente – está diminuído. Na vigência de respiração superficial e/ou bradipneia, o CO_2 não é adequadamente removido, resultando em hipercapnia.

Embora descritos separadamente, a falha da oxigenação e da ventilação frequentemente coexistem na insuficiência respiratória.

Avaliação e conduta

O primeiro passo na abordagem de um paciente em insuficiência respiratória é determinar a urgência de uma intervenção médica. O suporte ventilatório com pressão positiva, seguido de intubação orotraqueal, deve ser prontamente fornecido ao paciente cujos sinais vitais, trabalho respiratório ou nível de consciência indicam iminência de parada cardiorrespiratória. Conforme a insuficiência progride, a musculatura respiratória pode não mais sustentar o trabalho respiratório e iniciar, então, um processo de fadiga, acompanhada de hipoatividade e hipóxia refratária a altas concentrações de oxigênio. Esse cenário descreve a progressão de uma doença respiratória, mas, eventualmente, a insuficiência respiratória pode ter início abrupto, como, por exemplo, em um trauma grave ou numa obstrução de via aérea superior, situações em que também se faz necessário o pronto reconhecimento seguido de suporte, quando indicado.

Uma vez garantidos a patência da via aérea e o suporte ventilatório mais adequado ao paciente, deve-se proceder à avaliação hemodinâmica. A administração de fluidos, de uma maneira geral, deve ser guiada pelo status volêmico do paciente, determinado pela avaliação da frequência cardíaca (FC), pressão arterial (PA), perfusão periférica, diurese e umidade de mucosas. Cabe lembrar, entretanto, que a FC acompanha o trabalho respiratório e a taquicardia é um mecanismo compensatório para manter o aporte de oxigênio às células na vigência de hipoxemia. A perfusão periférica também pode sofrer influência do CO_2, potente vasodilatador. Inicialmente o paciente reage à hipoxemia, de origem não neuromuscular, elevando a frequência respiratória (FR), o que abaixa a capnia. Na evolução, o inverso pode ocorrer, com diminuição da ventilação alveolar seguida de hipercapnia.

A ressuscitação volêmica, portanto, deve ser indicada à luz do contexto clínico e do conjunto de sinais clínicos encontrados. Deve-se objetivar a normovolemia, tratando adequadamente o colapso circulatório, mas evitando, também, o excesso de volume que poderá sobrecarregar adicionalmente o aparelho cardiorrespiratório.

Quando uma intervenção de urgência não é necessária, o manejo consiste em obter história minuciosa e exame físico completo, a fim de identificar as causas, o tipo e os cuidados que serão necessários para que o quadro não evolua desfavoravelmente.

A identificação do problema segundo o tipo é feita classificando o desconforto respiratório em obstrução de vias aéreas superiores (OVAS), obstrução de vias aéreas inferiores (OVAI), doença do parênquima pulmonar ou perda do controle da respiração Quadro 64.2), sendo que mais de um tipo pode ser aplicável ao mesmo paciente.

Quadro 64.2. Diagnósticos diferenciais das doenças que cursam com insuficiência respiratória.

OVAS	OVAI	Doença do parênquima	Perda do controle da respiração
• Laringite • Epiglotite • Traqueíte • Abscesso retrofaríngeo • Corpo estranho • Queimadura	• Asma • Bronquiolite	• Pneumonia • TEP • Atelectasia • Contusão • Hemorragia • SARA	• Polineuropatia • Intoxicação • Doença metabólica • Miopatia • Alteração do SNC

TEP: tromboembolismo pulmonar; SARA: síndrome do desconforto respiratório agudo; SNC: sistema nervosos central.

Fonte: Adaptado de Foronda FAK et al., 2013.

O exame físico direcionado inclui avaliação dos sinais vitais, do trabalho respiratório e da ausculta respiratória.

A taquipneia é um dos mecanismos compensatórios mais precoces, principalmente nas crianças menores, cujas particularidades respiratórias (Quadro 64.1) não favorecem o aumento do trabalho respiratório.

O aumento do trabalho respiratório é expresso pela presença de batimento de asa nasal, retração subesternal e intercostal, gemência e assincronia toracoabdominal. A ausência de sinais de luta em pacientes com doença neuromuscular pode mascarar uma doença respiratória mais grave. Pela fraqueza da musculatura respiratória ou por uma alteração na caixa torácica, esse grupo pode ser incapaz de elevar a FR ou produzir retrações.

A ausculta visa acessar a adequação e simetria na entrada de ar e sons anormais, como estertores, presentes, por exemplo, em doenças alveolares. A presença de sibilos e tempo expiratório prolongado sinalizam obstrução de via aérea inferior, enquanto a presença de estridor inspiratório sinaliza obstrução de via aérea superior.

A oximetria de pulso tem um importante papel como método não invasivo para acessar saturação de oxigênio. Confiar na cianose como sinal clínico de hipoxemia não consiste em boa prática, uma vez que o aparecimento desta é tardio, principalmente em pacientes anêmicos.

A oximetria de pulso também possui algumas limitações e pode fornecer dados falsamente elevados na presença de altas concentrações de carboxi-hemoglobina e falsamente baixos na presença de metemoglobinemia. Ademais ela perde confiabilidade quando a perfusão está lentificada.

Alguns exames complementares podem auxiliar no manejo do paciente em insuficiência respiratória, mas o resultado dos mesmos não deve atrasar intervenções consideradas urgentes. A gasometria arterial acessa acuradamente hipoxemia e hipercapnia, mas valores de CO_2 normais não devem tranquilizar em relação à gravidade do quadro, pois inicialmente o dióxido de carbono pode estar normal ou baixo. A radiografia de tórax pode fornecer dados etiológicos adicionais ou corroborar uma suspeita inicial. A prova de função pulmonar, quando factível, pode trazer informações referentes ao volume de ar mobilizado e à velocidade do fluxo. Permite acessar gravidade e monitorizar resposta ao tratamento.

Os pacientes em insuficiência respiratória devem receber, em geral, oxigênio suplementar, após ter sido assegurado que não há necessidade de ventilação assistida imediata. Diversos dispositivos de oferta de oxigênio, que fornecem concentrações e fluxos variáveis, estão disponíveis (Tabela 64.1). O dispositivo escolhido deve atender ao objetivo de manter a PaO_2 acima de 60 mmHg e a saturação acima de 90%. Pacientes com insuficiência respiratória crônica, entretanto, dependem de hipóxia para manter o *drive* respiratório e, para esses pacientes em específico, ofertar oxigênio pode comprometer o *drive*.

Tabela 64.1. Dispositivos de oferta de oxigênio.

Cateter de O_2	FiO_2 de 24% a 40%, quando utilizado fluxo de 0,1 a 3 L/minuto
Máscara comum	FiO_2 de até 60%, quando utilizado fluxo de 8 L/minuto
Máscara de Venturi	FiO_2 de 23% a 50%, a depender da válvula e do fluxo utilizados
Máscara não reinalante	FiO_2 de 95% a 99%, com fluxo de 10 a 15 L/minuto. Parcialmente não reinalante: FiO_2 de 50% a 90%
Oxitenda®	FiO_2 de até 60%
Capuz	FiO_2 de até 100%

FiO_2: fração inspirada de oxigênio.
Fonte: Adaptada de Foronda FAK et al., 2013.

Quando a hipóxia persiste apesar da oferta passiva de oxigênio, está indicada a assistência às ventilações. A ventilação não invasiva é uma opção aos pacientes que mantêm *drive* adequado, mas com trabalho respiratório aumentado. Não é, todavia, destinada àqueles cujo nível de consciência já se alterou. O CPAP (do inglês, *continuous positive airway pressure*) mantém um determinado nível de pressão de via aérea durante os ciclos respiratórios, prevenindo o colapso alveolar. Já o BiPAP (do inglês, *bilevel positive airways pressure*) fornece dois níveis de pressão: a pressão inspiratória assiste a ventilação, enquanto a expiratória mantém a expansão pulmonar na saída do ar.

O meio mais efetivo de elevar a PaO_2 é via intubação orotraqueal, indicada para aqueles que na avaliação inicial já apresentam sinais de falência respiratória ou para aqueles que persistirem hipoxêmicos ou com ventilação inadequada, apesar das intervenções realizadas.

O objetivo da ventilação mecânica é prover ventilação e oxigenação efetivas com os mínimos parâmetros necessários. Altas pressões, volume corrente elevado, velocidade e frequência de distensão alveolar elevadas e concentração de oxigênio acima de 60%, são fatores associados ao dano difuso alveolar e devem ser evitados, a menos que sejam de fato necessários para garantir a meta primordial de oferta de oxigênio aos tecidos. A injúria pulmonar induzida por ventilação cursa com produção de citocinas, translocação bacteriana e resposta inflamatória sistêmica, podendo agravar o quadro do paciente.

Conclusão

A insuficiência respiratória aguda é a principal causa de óbito nos menores de 5 anos, em parte devido às particularidades do sistema respiratório dos lactentes e crianças jovens. Essas particularidades os tornam suscetíveis à falência dos mecanismos compensatórios, quando acometidos por uma doença pulmonar ou com repercussão pulmonar. Reconhecer e intervir prontamente são determinantes no prognóstico dessas crianças.

Referências consultadas

1. Fayon M et al. Insuffisance respiratoire aiguë. In: Lacroix et al: Urgences et soins intensifs pédiatriques. CHU Sainte Justine; 2007. p. 269-294.
2. Foronda FAK et al. Insuficiência respiratória aguda. In: Schvartsman C et al. Pronto Socorro. Manole; 2013. p. 293-304.
3. MacIntyre NR. Supporting oxygenation in acute respiratory failure. Respir Care, 2013 Jan;58(1):142-50.
4. Nagler J. Pulmonary emergencies. In: Fleisher GR, Ludwig S. Textbook of pediatric emergency medicine. Williams & Wilkins Company; 2010. p. 1067-1098.
5. Nitu ME, Eigan H. Respiratory failure. Pediatrics in Review. 2009;30(12):470-478.
6. Norman C, Staub SC. O sistema respiratório. In: Berne RM, Levy MN. Fisiologia. St Louis, Mosby, 4. ed. 1998. p. 487-555.

Capítulo 65

Intoxicação Exógena
Outras Substâncias Comuns

Denise Swei Lo

Introdução

A abordagem inicial adequada de qualquer intoxicação exógena deve considerar:

1. Avaliação geral do estado neurológico (nível de consciência, agitação, alucinação, mioclonia, convulsão, paralisia, rigidez), sinais vitais (frequência cardíaca, respiratória, pressão arterial, amplitude de pulso, oximetria de pulso, ritmo cardíaco, temperatura, tempo de enchimento capilar), pupilas, hidratação, sintomas gastrointestinais, respiratórios, lesões de mucosas, sangramentos ou outros sintomas.
2. Reconhecimento da substância envolvida (quantidade e tempo decorrido da exposição), se há uma síndrome toxicológica e existência de antídoto específico.
3. Estabilização clínica se risco de morte eminente (vide Capítulo 52 *Ressuscitação Cardiopulmonar Pediátrica*).
4. Contato com centro de intoxicação local para orientação específica, dosagem toxicológica quando possível, notificação e coleta de exames gerais, se necessário.
5. Avaliação se quadro foi intencional, risco de abuso e suicídio.

Incluído para consulta os principais agentes envolvidos em intoxicações e a respectiva conduta a ser tomada (Tabela 65.1).

Tabela 65.1. Intoxicação exógena: substâncias comuns.

Antitérmicos e anti-inflamatórios	Dose tóxica	Manifestações clínicas	
Acetaminofeno (paracetamol)	Acima de 100 mg/kg por mais de um dia ou ingestão aguda de mais de 150 mg/kg	• Estágio I (até 24 horas): assintomático ou náuseas, vômitos, mal-estar • Estágio II (24 a 48 horas): dor em hipocôndrio direito, hepatomegalia, nefrotoxicidade e/ou pancreatite • Estágio III (72 a 96 horas): falência hepática e de múltiplos órgãos • Estágio IV (4 a 14 dias): recuperação	
Ibuprofeno	Acima de 100 mg/kg	• Maioria assintomática, após 4 horas pode apresentar náuseas, vômitos, dor abdominal, cefaleia, sonolência, alteração visual, auditiva, ataxia, tontura • Doses acima de 400 mg/kg: apneia, bradicardia, hipotensão, arritmias, hipotermia, insuficiência renal poliúrica, convulsões e coma	
Ácido acetilsalicílico (AAS)	Acima de 300 mg/kg	• Manifestações clássicas: taquipneia e acidose metabólica; eventual taquicardia • Sintomas iniciais: zumbido, vertigem, náuseas, vômitos, diarreia • Casos graves: febre, alteração de nível de consciência, coma, edema pulmonar não cardiogênico, alterações hematológicas (leucocitose e inibição de função plaquetária), sangramento e óbito	

Exames subsidiários	Tratamento específico
• Nível sérico de acetaminofeno entre 4 e 24 horas da ingestão: a correlação desta dosagem com o tempo pós--ingestão prediz o risco de lesão hepática (nomograma de Rumack-Matthew) • Podem ocorrer a partir do estágio II: elevação de transaminases hepáticas, alargamento do tempo de protrombina, elevação de ureia, creatinina, amilase e lipase	• N-acetilcisteína: administrar de 8 a 10 horas da ingestão: • VO: 140 mg/kg inicial e 17 doses de 70 mg/kg a cada 4 horas • EV: 150 mg/kg na primeira hora, seguido por 50 mg/kg em 4 horas, seguido por 100 mg/kg em 16 horas • Carvão ativado 1 g/kg (máximo de 50 mg) se ingestão for maior que 150 mg/kg e menos de 4 horas de apresentação
• Não são necessários se dose < 100 mg/kg e sintomas leves (náuseas, vômito e dor abdominal) autolimitados em 6 horas • Casos graves: glicemia, sódio, potássio, ureia, creatinina, lactato, gasometria arterial ou venosa (acidose metabólica), hemograma completo, urina tipo I • ECG: arritmias e intervalo QT ou QRS prolongado	• Não há antídoto • Maioria dos quadros leves: antieméticos e antiácidos • Carvão ativado pode ser utilizado se dose ingerida for maior que 100 mg/kg e menos de 1 hora de apresentação • Doses acima de 400 mg/kg: considerar medidas dialisadoras
• Nível sérico de ácido acetilsalicílico preferencialmente 2 a 4 horas após a ingestão (pico de concentração plasmática), monitorizar a cada 2 horas se >30 mg/dL • Gasometria arterial (acidose metabólica com aumento de *anion gap*), sódio, potássio, cloro, glicemia, ureia, creatinina, hemograma e coagulograma • Urina tipo I (monitorização do pH ácido) • Raio X de tórax se hipoxemia ou estertores • ECG (especialmente se hipocalemia)	• Não há antídoto; não realizar lavagem gástrica, se possível; evitar intubação • Carvão ativado pode ser utilizado mesmo após horas de ingestão se houver presença de sintomas de intoxicação • Proteger vias aéreas se houver rebaixamento de nível de consciência • Correção de hipoglicemia e hipocalemia (20 a 40 mEq/L) Alcalinização com bicarbonato de sódio (1 a 2 mEq/kg em bolo EV, manter infusão até nível sérico de AAS < 30 a 40 mg/dL) para manter pH sérico > 7,55 e urinário > 7,5 • Hemodiálise em casos graves, ou se nível sérico de AAS > 100 mg/dL na intoxicação aguda ou > 60 mg/dL na intoxicação crônica

(Continua)

Tabela 65.1. Intoxicação exógena: substâncias comuns (continuação).

Hipoglicemiantes orais	Dose tóxica	Manifestações clínicas	
Sulfonilureias (p. ex.: clorpropamida, glibenclamida) Metformina	Sulfonilureias não são usadas em Pediatria Dose máxima diária de metformina entre 10 e 16 anos: 2 g/dia	• Manifestações de acidose láctica: náuseas, vômitos, dor abdominal, taquicardia, taquipneia, alteração de nível de consciência, hipotensão	

Drogas de ação cardiovascular	Dose tóxica	Manifestações clínicas	
Betabloqueador	– Atenolol: acima de 2 mg/kg ou 100 mg/dia – Carvedilol: acima de 0,75 mg/kg ou 50 mg/dia – Propranolol: acima de 4 mg/kg ou 640 mg/dia	• Manifestações de intoxicação ocorrem geralmente nas primeiras 2 horas após ingestão da droga. Se for droga de liberação prolongada, a toxicidade pode ocorrer até 24 horas da ingesta • Sintomas frequentes: bradicardia e hipotensão • Casos graves: choque cardiogênico, rebaixamento do nível de consciência, convulsão, hipoglicemia e broncoespasmo	
Digitálicos (digoxina)	A dose tóxica é muito próxima à dose terapêutica	• Bradiarritmias, bloqueio cardíaco, sinais de hipoperfusão (confusão mental, dor abdominal, náuseas, vômitos, alterações visuais)	
Bloqueadores de canal de cálcio (nifedipino, amlodipina, verapamil, diltiazem)	A dose tóxica é geralmente mais de 5 vezes a dose habitual	• Bradicardia, hipotensão, sinais de insuficiência cardíaca. O nível de consciência pode estar preservado por efeitos neuroprotetores da droga	

Exames subsidiários	Tratamento específico após ABC
• Dextro ou glicemia • Gasometria arterial ou venosa, lactato, sódio, potássio, ureia, creatinina • ECG • Casos graves: choque com insuficiência renal e hepática	• Carvão ativado se intoxicação aguda • 0,5 a 1 g/kg de glicose em bolo EV, seguido por dieta se não houver contraindicação • Bicarbonato de sódio 1 a 2 mEq/kg pode ser considerado se pH < 7,1 • Hemodiálise em casos graves

Exames subsidiários	Tratamento específico após ABC
• ECG: prolongamento do intervalo PR, bradicardia, prolongamento do QRS e QTc • Dextro ou glicemia • Eletrólitos: sódio, potássio, cálcio, ureia, creatinina	• Carvão ativado se ingestão há menos de 2 horas • Se houver hipotensão: expansão volêmica com soro isotônico • Atropina na bradicardia sintomática: 0,02 mg/kg, mínimo de 0,1 mg EV, que pode ser repetido em 3 a 5 minutos • 0,25 g/kg de glicose se houver hipoglicemia • Outras terapias para hipotensão grave e bradicardia: glucagon, gluconato de cálcio, epinefrina, insulina com glicose, emulsão lipídica
• Nível sérico de digoxina (apesar de toxicidade não estar diretamente relacionada) • ECG seriado • Sódio, potássio (hipercalemia é marcador de toxicidade e preditor de mortalidade), ureia, creatinina • Dextro ou glicemia	• Carvão ativado se ingestão há menos de 2 horas • Atropina na bradicardia sintomática ou bradiarritmia: 0,02 mg/kg, mínimo de 0,1 mg EV • Se houver hipotensão: expansão volêmica com soro isotônico • Se hipercalemia: ideal corrigir com fragmentos Fab
• ECG seriado: prolongamento do intervalo PR, bradiarritmias • Dextro ou glicemia: pode ter hiperglicemia por inibição de liberação de insulina • Sódio, potássio, ureia, creatinina, cálcio iônico • raio X de tórax se sinais de edema pulmonar, hipoxemia ou desconforto respiratório	• Carvão ativado se ingestão há menos de 2 horas • Atropina na bradicardia sintomática ou bradiarritmia: 0,02 mg/kg, mínimo de 0,1 mg EV • Se houver hipotensão: expansão volêmica com soro isotônico • Gluconato de cálcio: 0,5 mEq/kg/h (1 mL/kg/h de gluconato de cálcio a 10%), repetir cálcio iônico a cada 2 horas para evitar hipercalcemia) • Outras terapias para hipotensão grave e bradicardia: glucagon, norepinefrina, insulina com glicose, emulsão lipídica

(Continua)

Tabela 65.1. Intoxicação exógena: substâncias comuns (continuação).

Metais e agentes não farmacológicos	Dose tóxica	Manifestações clínicas
Ferro Formulações: • Gluconato ferroso: 12% de ferro elementar • Sulfato ferroso: 20% de ferro elementar • Fumarato ferroso: 33% de ferro elementar	Acima de 40 mg/kg de ferro elementar	• Fase gastrointestinal: 30 minutos a 6 horas após ingestão. Dor abdominal, vômitos, diarreia, hematêmese, melena. A maioria dos casos resolve-se em até 6 horas • Fase latente: 6 a 24 horas após ingestão • Choque e acidose metabólica: 6 a 72 horas após ingestão. Choque pode ser hipovolêmico por sangramento, distributivo ou cardiogênico • Hepatotoxicidade: 12 a 96 horas após ingestão • Obstrução intestinal: 2 a 8 semanas após ingestão
Chumbo (presente em tintas, pilhas, baterias e contaminação ambiental)		• Maioria assintomática na fase inicial • Sintomas: vômitos intermitentes, anorexia, dor abdominal, irritabilidade ou letargia, cefaleia, convulsão afebril e coma
Hidrocarbonetos (derivados de petróleo como gasolina, querosene, produtos de limpeza, diluentes de pintura, cola, óleos cosméticos, aerossóis etc.)		• Dependendo da quantidade ingerida ou inalada, boa parte pode ser assintomático • Ingestão importante ou aspiração maciça: vômito, tosse, taquidispneia, sibilância, hipoxemia (pneumonite química, hemorragia pulmonar), febre, arritmias ventriculares, sonolência, cefaleia, ataxia, convulsão, coma

Exames subsidiários	Tratamento específico após ABC
• Dosagem de ferro sérico para avaliar toxicidade após 4 horas da ingestão: • Mínima < 350 mcg/dL • Leve a moderada: entre 350 e 500 mcg/dL • Grave > 500 mcg/dL • Alta morbidade e mortalidade se > 1.000 mcg/dL • Sódio, potássio, ureia, creatinina, glicemia • AST e ALT • Gasometria • Coagulograma, hemograma • Tipagem sanguínea em sangramentos • raio X de abdome se ingestão de comprimidos	• Lavagem gástrica se houver presença de comprimidos • Carvão ativado não adsorve bem o ferro • Deferoxamina para casos graves, com acidose metabólica, presença de número significativo de comprimidos no trato gastrointestinal. Dose: 15 mg/kg/h EV, pode ser aumentado até 35 mg/kg/h
• Nível sérico de chumbo: • Detectável < 5mcg/dL. Seguimento ambulatorial • Entre 5 e 14 mcg/dL: repetir exame a cada 3 meses • Entre 15 e 44 mcg/dL: repetir exame em 2 a 4 semanas. raio X de abdome • Entre 45 e 69 mcg/dL: repetir exame em 48 horas. Raio X de abdome, protoporfirina eritrocitária, sódio, potássio, ureia, creatinina, cálcio, magnésio, AST, ALT, ferro, saturação de transferrina, capacidade total de ligação do ferro, urina tipo I • Acima de 70 mcg/dL: repetir exame em 24 horas, exames anteriores, além de TC de crânio se encefalopatia	• Nível sérico de chumbo acima de 70 mcg/dL ou sintomático merece hospitalização • Lavagem gástrica se corpo estranho for visualizado • Quelação deve ser orientada por centro de intoxicação local
• Se assintomático: raio X de tórax após 6 horas do evento • Se sintomático: gasometria, hemograma, glicemia, sódio, potássio, ureia, creatinina, urina tipo I, AST, ALT, raio X de tórax	• Descontaminação externa, não são recomendados lavagem gástrica nem carvão ativado • Alta após 6 horas se assintomático, com oximetria, função cardiopulmonar e raio X de tórax normais • Admissão se inicialmente assintomático e durante 6 horas de observação apresentar alteração cardiorrespiratória ou radiológica • Suporte cardiorrespiratório e neurológico para quadros sintomáticos

(Continua)

Tabela 65.1. Intoxicação exógena: substâncias comuns (continuação).

Metais e agentes não farmacológicos	Dose tóxica	Manifestações clínicas
Cáusticos: ácidos fortes e álcalis (soda cáustica, produtos de limpeza, cosméticos)		• Dependendo da quantidade ingerida e do tipo de substância, boa parte pode ser assintomática, sem lesão oral • Sintomas leves: lesão oral discreta, sem sintomas respiratórios ou gastrointestinais • Sintomas graves: salivação, disfagia, estridor, sibilância, dor retroesternal, abdominal, sinais sistêmicos de perfuração intestinal
Plantas tóxicas (p. ex., comigo-ninguém-pode, bico-de-papagaio, aroeira, copo-de-leite, coroa-de-cristo, mamona, tinhorão, lírio-do-vale, coração-de-maria, urtiga, cogumelos		• O contato pode provocar dor imediata, sensação de queimação e edema de lábios, boca e língua, sialorreia, disfagia, vômitos, dor abdominal, irritação ocular, prurido • Em casos graves pode haver taquicardia, taquipneia, arritmia, acidose metabólica, choque, sangramentos, confusão mental, convulsões, coma

VO: via oral; EV: endovenoso; ECG: eletrocardiograma; AST: aspartato aminotransferase; ALT: alanina aminotransferase.

Fonte: Adaptada de Henretig FM, Paschall R, Donaruma-Kwoh MM, 2009; Mowry JB, Spyker DA, Brooks DE, Zimmerman A, Schauben JL, 2016; Osterhoudt KC, Ewald MB, Shannon M, Henretig FM, 2010; Palmer M, Betz JM. Plants. In: Nelson LS, Lewin NA, Howland MA, Hoffman RS, Goldfrank LR, 2011; Parkar M, Rao S, 2009.

Referências consultadas

1. Henretig FM, Paschall R, Donaruma-Kwoh MM. Child abuse by poisoning. In: Reece R, Christian C (eds.). Child abuse medical diagnosis & management. 3rd ed. Elk Grove Village, IL: American Academy of Pediatrics. 2009. p. 549.
2. Mowry JB, Spyker DA, Brooks DE, Zimmerman A, Schauben JL. 2015 Annual Report of the American Association of Poison Control Centers' National Poison Data System (NPDS). 33rd Annual Report. Clin Toxicol (Phila). 2016 Dec;54(10):924-1109.
3. Osterhoudt KC, Ewald MB, Shannon M, Henretig FM. Toxicologic emergencies. In: Fleisher G, Ludwig S. Textbook of pediatric emergency medicine. 6th ed. Baltimore: Williams & Wilkins; 2010. p.1171-1223.
4. Palmer M, Betz JM. Plants. In: Nelson LS, Lewin NA, Howland MA, Hoffman RS, Goldfrank LR, Flomenbaum NE (eds.). Goldfrank's toxicologic emergencies. 9th ed. New York: McGraw-Hill; 2011. p. 1537.
5. Parkar M, Rao S. Evaluation and management of common childhood poisonings. American Family Physician. 2009;79(5):397-403.

Exames subsidiários	Tratamento específico após ABC
• Se mantiver assintomático após observação: não é necessário realização de endoscopia digestiva • Se sintomático: endoscopia digestiva e estadiamento de lesões. Raio X de tórax	• Descontaminação externa, não são recomendados lavagem gástrica nem carvão ativado • Se assintomático: oferecer líquidos após 2 a 4 horas de observação e alta se continuar bem • Se sintomático: de acordo com grau de lesão esofágica pode ser necessário colocação de sonda nasogástrica ou gastrostomia. Antibióticos na suspeita de perfuração
• Se assintomático e ingestão de planta de baixa toxicidade e em pequena quantidade, não são necessários exames subsidiários • Se sintomático, reconhecer se há uma síndrome toxicológica e as manifestações clínicas para coleta de exames de sistemas comprometidos	• Lavar a pele e ao redor da boca com água e sabão • Reconhecer síndrome toxicológica • Se assintomático e ingestão de pequena quantidade, observação por 6 horas se apresentar sintomas • Analgésicos se apresentar dor • Se sintomático ou ingestão de plantas de alta toxicidade ou em grande quantidade, administrar carvão ativado na primeira hora • Após estabilização, oferecer líquidos frios • Considerar corticosteroides em edema de mucosa oral

PARTE 3 – URGÊNCIA E EMERGÊNCIA

Capítulo 66
Obstrução de Vias Aéreas Superiores

Rodrigo Locatelli Pedro Paulo

Definição

A via aérea superior é o espaço compreendido entre as fossas nasais e a porção extratorácica da traqueia e é dividida em espaços supraglótico e infraglótico. O espaço aéreo supraglótico é a área da faringe acima das cordas vocais e inclui a epiglote; nos lactentes e nas crianças, o espaço supraglótico é menor e o acúmulo de secreção nesta região é mais frequente, podendo causar rápida obstrução das vias aéreas.

O espaço infraglótico é a área da laringe que começa nas cordas vocais e estende-se até a margem inferior da cartilagem cricoide.

Múltiplas afecções acometem esse segmento, determinando quadros obstrutivos que se manifestam com variados sinais e sintomas.

Etiologia

Ver Quadro 66.1.

Quadro clínico

» Estridor:
  - **Inspiratório:** obstrução acima da laringe.
  - **Inspiratório/expiratório:** obstrução abaixo da laringe.
  - **Expiratório:** obstrução na porção intratorácica da traqueia:
    - Retração da musculatura intercostal e de fúrcula.
    - Batimento de asas do nariz.
    - Tosse ladrante/rouquidão: acometimento da região infraglótica.
    - Odinofagia.
    - Posição preferencial: protusão da região mentoniana e hiperextensão cervical.
    - Sinais e sintomas inespecíficos de desconforto respiratório: sudorese, palidez/cianose, agitação/sonolência, taquicardia.

Quadro 66.1. Etiologias das obstruções das vias aéreas superiores.

Congênitas	Adquiridas
1. Anomalias craniofaciais • Sd. de Pierre Robin • Sd. de Treacher Collins • Sd. de Moebius • Sd. de Lange **2. Macroglossia** • Doença de depósito • Sd. de Down • Sd. de Beckwith-Wiedemann • Hipotireoidismo **3. Lesão laringotraqueal** • Laringotraqueomalácia • Estenose subglótica • Fístula traqueoesofágica • Paralisia das cordas vocais • Tumores • Hemangioma/malformações vasculares	**1. Infecção** • Epiglotite • Laringite viral e bacteriana • Abscesso retrofaríngeo • Difteria • Laringotraqueobronquite **2. Trauma** • Externo/pós-intubação/pós-traqueostomia • Queimaduras químicas ou térmicas • Estenose subglótica adquirida **3. Aspiração de corpo estranho** **4. Doenças sistêmicas** • Anafilaxia/laringoespasmo • Laringite espasmódica • Colagenoses **5. Tumores** **6. Disfunção do SNC** • Traumatismo craniano/hipertensão intracraniana • Choque/distúrbios metabólicos • Drogas (álcool, sedativos, opioides)

Sd.: síndrome; SNC: sistema nervoso central.
Fonte: Adaptado de Mandal A, Kabra SK, Lodha R. Indian J, 2015.

Terapêutica

Conduta inicial

1. Estimativa da gravidade da obstrução:
   - **Avaliação clínica.**
   - **Avaliação laboratorial:** gasometria, hemograma, culturas, VHS, PCR.
   - **Avaliação radiológica:** raio X lateral do pescoço, raio X posteroanterior e perfil, fluoroscopia, raio X contrastado, endoscopia.
2. Determinação das características de cada etiologia (Tabela 66.1).
3. Monitoração contínua.
4. Tratamento específico.

Tabela 66.1. Características de cada etiologia.

	Laringite viral	Laringite espasmódica	Difteria	Epiglotite	Corpo estranho	Abcesso retrofaríngeo
Idade	2 meses a 4 anos	3 meses a 3 anos	Todas	3 a 6 anos	1 a 4 anos	Todas
Pródromo	Nenhum ou IVAS	Nenhum ou coriza mínima	Nenhum ou faringite	Nenhum	Nenhum	Faringite

(Continua)

Tabela 66.1. Características de cada etiologia (continuação).

	Laringite viral	Laringite espasmódica	Difteria	Epiglotite	Corpo estranho	Abcesso retrofaríngeo
Início	Gradual	Repentino, noturno	Lento, 2 a 3 dias	Rápido, 4 a 12 horas	Repentino	Gradual
Febre	Baixa	Não	Variável, 37,8 °C a 38,5 °C	Elevada, toxemia	Não	Variável
Estridor	+++	++	+	++	Variável	+
Disfagia	+/–	–	+	+++	+/–	+++
Rouquidão	+	+	+	–	Geralmente	–
Sialorreia	–	–	–	++	Variável	+++
Postura	Deitada	Deitada	Deitada	Sentada	Variável	Variável
Raio X	Estreitamento subglótico (sinal da vela)	Sem utilidade	Sem utilidade	Edema supraglótico (sinal dedo de luva)	Pode visualizar corpo estranho	Alargamento retrofaríngeo
Leucograma	< 10 mil	Normal	> 10 mil DE	> 10 mil DE	Normal	> 10 mil
Cultura	Vírus sincicial respiratório Parainfluenza	–	C. diphtheriae	Haemophilus Tipo B S. pneumoniae	–	S. aureus Streptococcus Anaeróbios

IVAS: infecção das vias aéreas superiores; DE: desvio à esquerda.
Fonte: Adaptada de Mandal A, Kabra SK, Lodha R, 2015.

Conduta específica
Epiglotite aguda

Considerada emergência pediátrica:
» Manter paciente na posição mais confortável possível (evitar decúbito supino).
» Evitar procedimento que possa precipitar súbita obstrução das vias aéreas e exame físico agressivo.
» Não examinar faringe com espátula.
» Deixar a criança próxima aos pais.
» Fornecer O_2 100%.
» Se criança instável (cianose, bradicardia, sonolenta):
    – Ventilar com sistema bolsa-máscara O_2 100%.
    – Laringoscopia de urgência e intubação orotraqueal pelo médico mais experiente da equipe.
» Se criança estável e diagnóstico não conclusivo:
    – Raio X cervical lateral com supervisão médica.
» Se epiglotite altamente provável:

- Laringoscopia e intubação em centro cirúrgico.
- Se houver dificuldade importante na intubação, deve-se obter via aérea por punção transcricotireóidea.

» Após garantida via aérea, colher culturas (HMC, secreção de orofaringe).
» Iniciar antibioticoterapia IV com cobertura para *Haemophilus influenzae* e *Streptococcus pneumoniae*.

Corpo estranho

Mais de 90% das mortes por aspiração de corpo estranho na faixa pediátrica ocorrem em crianças < 5 anos.

» Se paciente estável: procurar serviço de emergência para retirada do corpo estranho em centro cirúrgico.
» Encorajar a criança a continuar tossindo espontaneamente com esforço respiratório, enquanto a tosse é vigorosa.
» A liberação da obstrução das vias aéreas deve ser tentada somente se forem observados sinais de obstrução completa, como tosse ineficaz (sem som), aumento da dificuldade respiratória, estridor, cianose e perda da consciência.
- **Se criança > 1 ano:** realizar manobra de Heimlich (compressões abdominais subdiafragmáticas vigorosas).
- **Se lactente:** recomendado uma combinação de golpes no dorso e compressões torácicas para a liberação da via aérea (pequenas pancadas no dorso enquanto o lactente é segurado em posição prona, com face para baixo sobre o antebraço do socorrista).

» Se o material que causa a obstrução é visível, deve ser removido.
» Se não há respiração espontânea, a via aérea é aberta e realizada respiração de salvamento.
» Se a respiração de salvamento ainda não obtiver sucesso, as manobras para liberação da via aérea devem ser repetidas.
» Ativar o serviço médico de emergência imediatamente caso as manobras para liberação da via aérea não forem efetivas e considerar cricotireotomia.
» Na sala de emergência pode ser realizada tentativa de retirada do corpo estranho com pinça sob visualização direta (laringoscopia).
» Se corpo estranho estiver impactado na via aérea por > 24 horas, utilizar corticoide.
» Se houver infecção pulmonar secundária, antibioticoterapia.

Laringite viral

» Priorizar o máximo conforto ao paciente.
» Estimar gravidade da obstrução.
» Oferecer O_2 100%.
» Grau 1
- Inalação com soro fisiológico.
» A partir do grau 2
- Dexametasona 0,6 mg/kg (IM/IV) em dose única.
- Casos leves ou moderados: considerar budesonida 2 mg INAL como opção.
- Inalação com adrenalina 5 mg; repetir, se necessário, após 30 minutos.
- Considerar intubação se piora do estridor, aumento da retração intercostal e subdiafragmática, cianose, perda da consciência, necessidade frequente de inalação com adrenalina e diminuição das trocas gasosas – hipóxia e hipercapnia.

Laringite espasmódica

» Resolução espontânea em até 6 horas.
» Administração de ar umidificado: boa resposta à inalação com soro fisiológico.
» Caráter recidivante: orientação dos pais.

Referências consultadas

1. American Heart Association. Manual do suporte avançado de vida em pediatria. 2017.
2. Bjornson CL, Johnson DW. Croup in children. CMAJ. 2013 Oct 15;185(15):1317-23.
3. Bjornson CL, Johnson DW. Croup treatment update. Pediatr Emerg Care. 2005;21(12):863-70.
4. Mandal A, Kabra SK, Lodha R. Upper airway obstruction in children. Indian J Pediatr. 2015 Aug;82(8):737-44.

Parte 4

· · · · · · · · · · ·

Alergia e Imunologia

Coordenação

Magda Maria Sales Carneiro Sampaio

Capítulo 67

· · · · · · · · · · · · · · · · · ·

Quando Pensar numa Imunodeficiência Primária?

Magda Maria Sales Carneiro Sampaio

As imunodeficiências primárias (IDP) são um grupo de doenças raras, quase todas monogênicas e bem caracterizadas do ponto de vista genético-molecular. Estima-se que haja mais de 350 defeitos identificados, os quais apresentam grande heterogeneidade quanto à idade de início, gravidade, manifestações clínico-laboratoriais e peculiaridades terapêuticas exigidas por cada doença ou grupo de doenças.

Etiologia

A frequência das IDP na população é ainda desconhecida em nosso país, mas acredita-se que represente um dos grupos de doenças raras mais frequentes. O registro de IDP na França estima que existam 11 casos para cada 100 mil habitantes. Por outro lado, há algumas IDP mais comuns, como a deficiência seletiva de IgA, que acomete aproximadamente 1:1.000 pessoas na população em geral, sendo que apenas parte dos afetados, ainda desconhecida, apresenta manifestações clínicas; e a síndrome de DiGeorge, estimada em aproximadamente 1:4.000 nascidos vivos, sendo a síndrome de microdeleção cromossômica humana mais frequente, na qual grande parte dos acometidos apresenta imunodeficiência de gravidade variável. Aceita-se, assim, que as IDP não são tão raras, e o grande desafio continua sendo o diagnóstico precoce, em particular dos casos graves, que na sua maior parte tem o transplante de células hematopoiéticas como única alternativa para cura.

As IDP cujas doenças mais frequentes e/ou mais graves serão discutidas nos capítulos seguintes deste Manual são atualmente classificadas em oito grandes grupos:

1. **Imunodeficiências combinadas:** afetam a imunidade celular (linfócitos T) e humoral (anticorpos), sendo a imunodeficiência combinada grave (*Severe Combined Immunodeficiency* – SCID) a entidade mais grave entre todas as IDP, sem descrição de pacientes que sobreviveram além dos 2 anos de idade sem transplante de células hematopoiéticas.
2. **Imunodeficiências associadas com achados sindrômicos:** os pacientes deste grupo apresentam alterações em outros sistemas, além das associadas à imunodeficiência. A doença mais comum é a síndrome de DiGeorge, ou síndrome de dele-

ção 22q11.2, cujos afetados também apresentam cardiopatias congênitas graves, hipoparatireoismo (que leva à hipocalcemia) e dismorfismos faciais (Figura 67.1), entre outros sinais. Estima-se que essa deleção ocorra em 5% dos portadores de cardiopatias congênitas, sendo subdiagnosticada em nosso meio. A imunodeficiência decorre de alterações do desenvolvimento do timo.

Figura 67.1. Alguns dismorfismos característicos da síndrome de DiGeorge (SDG).

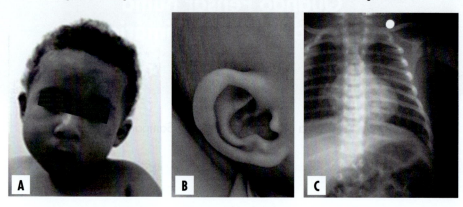

(A) Face alongada, nariz alongado com ponta bulhosa e hipoplasia alar, fendas palpebrais estreitas e microstomia; (B) orelha com baixa implantação, redobrada e com angulação proeminente; (C) radiografia de tórax de lactente com SDG mostrando mediastino superior delgado sem visualização da imagem tímica

Fonte: Fotos extraídas da tese de doutorado da neonatologista dra. Marcília Sierro Grassi – ICr/HCMUSP. Reproduzidas com permissão da família.

3. **Imunodeficiências predominantemente de anticorpos (ou humorais):** representam a maior parte dos diagnósticos feitos a partir dos 2 anos de vida, constituindo mais de 80% das IDP identificadas entre adolescentes e adultos jovens. A imunodeficiência comum variável (Common Variable Immunodeficiency – CVID) é a mais frequente deste grupo e, na maioria dos casos, se inicia após a segunda ou terceira décadas de vida. A agamaglobulinemia ligada ao cromossomo X tem uma importância particular na faixa etária pediátrica. As infecções recorrentes por bactérias encapsuladas, enterovírus e vírus respiratórios são as mais comuns.
4. **Doenças de imunodesregulação:** as síndromes hemofagocítica (HLH) e IPEX (Immunodysregulation Polyendocrinopathy Enteropathy X-linked syndrome) são, neste grupo, as doenças de maior importância para o pediatra.
5. **Defeitos congênitos do número e/ou da função de fagócitos:** decorrente da diminuição da atividade microbicida de polimorfo e mononucleares, a doença granulomatosa crônica (DGC) é a mais estudada neste grupo e uma das mais frequentes no nosso meio.
6. **Defeitos da imunidade inata:** as doenças mais características deste grupo são as que levam à grande susceptibilidade a micobactérias (Mendelian Susceptibility to Mycobacterial Diseases – MSMD) e os defeitos associados aos Toll-like receptors.
7. **Síndromes autoinflamatórias:** grupo crescente, também chamado de febres periódicas, em que a mais conhecida é a febre familiar do Mediterrâneo (decorrente de mutação do gene MEFV), e a mais frequente é a PFAPA (Periodic Fever, Adenitis, Pharyngitis, Aphtous Stomatitis).

8. **Deficiências do complemento:** representam déficits isolados das diferentes proteínas envolvidas nas três vias do sistema de complemento. A rara deficiência de C1q é considerada uma forma monogênica de lúpus eritematoso sistêmico, enquanto deficiências das proteínas do complexo lítico (C5-C9) têm como manifestações clínicas mais importantes formas muito graves de meningites meningocócicas. A deficiência da *mannose binding lectin* parece não ser tão rara.

As manifestações clínicas mais características das IDP são decorrentes da maior susceptibilidade aos agentes infecciosos, ou seja: i) infecções recorrentes; ii) infecções muito graves ou de caráter sistêmico (septicemia, meningite, pneumonia extensa com derrame pleural, abcessos múltiplos, focos múltiplos de osteomielite); iii) infecções por germes oportunistas, incluindo germes atenuados vacinais (ver Quadros 67.1 e 67.2). Além das infecções recorrentes, manifestações clínicas decorrentes de imunodesregulação passaram a ser reconhecidas como parte do quadro clínico das IDP: i) processos autoimunes (25% a 30% dos pacientes com IDP); ii) reações alérgicas graves, em geral associadas a níveis elevados de IgE e hipereosinofilia; iii) reações inflamatórias exacerbadas na ausência de infecção, ou ausência de febre e resposta inflamatória na presença de infecção (Quadro 67.3). Ainda há, em geral, maiores riscos de neoplasias, em especial linfomas e leucemias.

Quadro 67.1. Sinais de alerta para imunodeficiência primária em crianças.

1. Quatro ou mais novas otites no período de 1 ano

2. Duas ou mais sinusites graves no período de 1 ano

3. Uso de antibióticos por 2 meses ou mais com pouco efeito

4. Duas ou mais pneumonias no período de 1 ano

5. Dificuldade para ganhar peso ou crescer normalmente

6. Abcessos recorrentes

7. Estomatite ou candidíase oral ou cutânea por mais de 2 meses

8. Necessidade de antibiótico endovenoso para tratar infecções

9. Duas ou mais infecções sistêmicas, incluindo sepse

10. História familiar de imunodeficiência primária

Fonte: Sinais propostos pela Jeffrey Modell Foundation (http://www.info4pi.org) e adaptados para o português pelo BRAGID.

Quadro 67.2. Sinais de alerta para imunodeficiência primária em adultos.

1. Duas ou mais novas otites no período de 1 ano

2. Duas ou mais sinusites graves no período de 1 ano na ausência de alergia

3. Uma pneumonia por ano por mais de 1 ano

4. Diarreia crônica com perda de peso

5. Infecções virais de repetição (herpes, verrugas ou condiloma)

6. Necessidade do uso de antibiótico endovenoso de repetição para melhora das infecções

(Continua)

Quadro 67.2. Sinais de alerta para imunodeficiência primária em adultos (continuação).

7. Abcessos profundos de repetição na pele ou em órgãos internos

8. Monilíase persistente ou infecção fúngica invasiva

9. Infecção por *Mycobacterium tuberculosis* ou atípica

10. História familiar de imunodeficiência primária

Fonte: Sinais propostos pela Jeffrey Modell Foundation (http://www.info4pi.org) e adaptados para o português pelo BRAGID.

No Quadro 67.3 são listados os sinais de alerta para IDP propostos pela Fundação Jeffrey Modell (JMF), que tem contribuído bastante para diagnósticos mais precoces. No Instituto da Criança há grande preocupação com sinais de IDP em recém-nascidos e lactentes. Sendo as IDP doenças de caráter genético, a história familiar é um dado muito relevante em qualquer faixa etária. Com base em nossa casuística, o ICr decidiu propor sinais de alerta especiais para o primeiro ano de vida, incorporando sinais decorrentes de imunodesregulação, além das cardiopatias congênitas e dados de exames laboratoriais e de imagem simples e largamente disponíveis.

Quadro 67.3. Sinais de alerta para imunodeficiência primária no 1º ano de vida.

1. Infecções graves e/ou recorrentes e/ou persistentes

2. Reações adversas ao BCG ou outras vacinas de germe vivo

3. Processos autoimunes e/ou doença inflamatória, ou febre de longa duração sem detecção de agente infeccioso

4. Lesões cutâneas extensas

5. Diarreia crônica acompanhada de atraso no crescimento

6. Anomalias cardíacas congênitas, em especial defeitos dos vasos da base, com ou sem hipocalcemia

7. Atraso na queda do coto umbilical (> 30 dias)

8. Ausência de sombra de timo na radiografia de tórax

9. Linfocitopenia persistente ou outros tipos de citopenia, ou leucocitose persistente

10. História familiar de imunodeficiência primária ou de morte por infecção nos primeiros meses de vida; consanguinidade

Fonte: Sinais adaptados de Carneiro-Sampaio M, Jacob CM, Leone CR. A proposal of warning signs for primary immunodeficiencies in the first year of life. Pediatr Allergy Immunol. 2011;22(3):345-6.

Na experiência do Instituto da Criança, as IDP mais frequentes diagnosticadas antes dos 2 anos de vida têm sido: SCID, síndrome de DiGeorge (SDG), hipogamaglobulinemia transitória da infância (HTI), doença granulomatosa crônica, linfo-histiocitose hemofagocítica (HLH – por déficit de perfurina na maior parte dos casos), síndrome de Chediak-Higashi e IPEX. Com exceção da HTI e da SDG, o transplante de células hematopoiéticas – o mais precoce possível – representa, hoje, o tratamento para todas as demais IDP mencionadas.

Referências consultadas

1. Carneiro-Sampaio M, Carbonare SB, Rozentraub RB et al. Frequency of selective IgA deficiency among Brazilian blood donors and healthy pregnant women. Allergol Immunopathol (Madr). 1989;17(4):213-6.
2. Carneiro-Sampaio M, Jacob CM, Leone CR. A proposal of warning signs for primary immuno-deficiencies in the first year of life. Pediatr Allergy Immunol. 2011;22(3):345-6.
3. Carneiro-Sampaio M, Moraes-Vasconcelos D, Kokron CM et al. Primary immunodeficiency diseases in different age groups: a report on 1,008 cases from a single brazilian reference center. J Clin Immunol. 2013 May;33(4):716-24.
4. Fischer A, Provot J, Jais JP, Alcais A. Autoimmune and inflammatory manifestations occur frequently in patients with primary immunodeficiencies. J Allergy Clin Immunol. 2017;140(5):1388-93.
5. Grassi MS, Jacob CM, Kulikowaki LD et al. Congenital heart disease as a warning sign for the diagnosis of the 22q11.2 deletion. Arq Bras Cardiol. 2014;103(5):382-90.
6. Jesus AA, Fujihira E, Watase M et al. Hereditary autoinflammatory syndromes: a brazilian multi-center study. J Clin Immunol. 2012;32(5):922-32.
7. Mahlaoui N, Jais JP, Brosselin P et al. Prevalence of primary immunodeficiencies in France is underestimated. J Allergy Clin Immunol. 2017;140:1731-33.
8. Picard C, Bobby Gaspar H, Al-Herz W et al. International Union of Immunological Societies: 2017 Primary Immunodeficiency Diseases Committee Report on Inborn Errors of Immunity. J Clin Immunol. 2018;38:96-128.

Capítulo 68

Imunodeficiências Primárias (IDP) – Desregulação com HLH – Linfo-Histiocitose Hemofagocítica

Ana Paula Beltran Moschione Castro
Bruna Pultrini Aquilante

Existem situações em que a intensa e desregulada ativação do sistema imune pode trazer danos, colocando a vida do paciente em risco, e a linfo-histiocitose hemofagocítica, ou síndrome hemofagocítica *Hemophagocytic Lymphohistiocytosis* – HLH), é uma delas. Trata-se de uma síndrome genética, ou secundária a um estímulo imunológico, que culmina com intensa ativação de citocinas, podendo evoluir com grave dano à medula, ao fígado, ao baço e ao sistema nervoso central. A HLH é um diagnóstico diferencial que deve ser sempre considerado em crianças em sepse na UTI, com inadequada resposta ao tratamento, pois é um raro conjunto de doenças que, em sua forma familiar, autossômica recessiva, pode acometer uma em cada 50 mil crianças.

A base etiopatogênica dessa doença é um defeito permanente ou transitório das células *natural killer* (NK) e dos linfócitos T citotóxicos (LyTCD8$^+$). A incapacidade dessas células em exercer suas funções de lise celular, através da liberação de granzimas e perfurinas (produtos dos grânulos das NK e LyTCD8$^+$) leva à ativação descontrolada de outros setores do sistema imunológico e a uma intensa liberação de citocinas que desencadeia uma permanente e grave inflamação.

A HLH pode ser classificada em:

A) Hereditária: alterações genéticas facilitam a desregulação imunológica. Em geral, as manifestações são bastante precoces, podendo ocorrer nos primeiros meses de vida. Pode haver desencadeantes infecciosos, em especial vírus. Além dos quadros familiares, IDP como síndrome de Griscelli e síndrome de Chediak-Higashi ou doença linfoproliferativa ligada ao X podem desenvolver HLH, o que contribui para um prognóstico desfavorável.

B) Adquirida: processos infecciosos podem desencadear HLH, especialmente infecções virais como Vírus Epstein Barr (EBV), pacientes com malária, leishmaniose ou quadros bacterianos graves. Nesses pacientes, a diminuição da função das células NK e LyTCD8$^+$ é temporária. Em alguns pacientes mais velhos, sem história pregressa de HLH pessoal ou familiar, o diagnóstico pode ser tardio. Além disso, podem ser encontradas variantes genéticas, causando fenótipos variáveis, o que gera sobreposição clínica com as síndromes adquiridas, de forma que, nesses casos, o estudo molecular pode ser importante para diagnóstico adequado. Doenças neoplásicas também podem atuar como desencadeantes, sendo importante considerar essa hipótese e proceder com a investigação.

C) Síndrome de Ativação Macrofágica (SAM): este grupo de pacientes apresenta doenças reumatológicas de base, como lúpus eritematoso sistêmico, artrite idiopática juvenil ou doenças autoinflamatórias. Embora a fisiopatologia não esteja totalmente esclarecida, sabe-se que esses pacientes apresentam processos inflamatórios crônicos e recorrentes, além de poderem apresentar variantes genéticas capazes de facilitar a ativação descontrolada do sistema imunológico. Ainda, a SAM pode ocorrer durante atividade, tratamento ou remissão da doença.

Critérios diagnósticos

Em geral, os sinais para pensar em HLH se aplicam a pacientes internados, com comprometimento de mais de um sistema. Trata-se de quadro grave que pode rapidamente evoluir para insuficiência de múltiplos órgãos. Citopenias, hepatoesplenomegalia e comprometimento do sistema nervoso central são frequentes nesses pacientes. Muitas vezes, a HLH instala-se após introdução de tratamento para fungos, bactérias e vírus, com resposta clínica parcial ou inexistente. Os principais achados clínicos e exames laboratoriais para HLH podem ser visualizados na Tabela 68.1.

Tabela 68.1. Principais alterações observadas em pacientes com síndrome hemofagocítica.

Critério diagnóstico	Valores	Mecanismo envolvido
Febre		Aumento da produção de citocinas
Esplenomegalia		Infiltrado de linfócitos e histiócitos (macrófagos)
Aumento da ferritina	> 500 µg/L	Ativação macrofágica
Citopenias: Hemoglobinas Plaquetas Neutrófilos	≥ 2 linhagens: < 9 g/dL < 100 × 10^3/µL < 1 × 10^3/mm³	Multicausal: supressão por citocinas, aumento da ferritina ou histiócitos ativados
Hipofibrinogenemia ou Hipertrigliceridemia	< 1,5 g/L > 265 mg/dL	Fator ativador de plasminogênio Supressão da ação de lipases por citocinas
Aumento do CD25 solúvel	> 2400 U/mL	Ativação de linfócitos T
Hemofagocitose	Medula óssea	Ativação de macrófagos
Redução ou ausência de função de células NK		Defeito genético ou disfunção transitória
Outros achados		
Aumento de transaminases e bilirrubinas	Infiltrado hepático de linfócitos e histiócitos	
Aumento de DHL (desidrogenase lática)	Morte celular	
Aumento de D dímero	Aumento da fibrinólise	
Aumento de células e proteínas no líquor	Infiltrado celular em SNC	

Fonte: Adaptada de Janka e Lehmberg, 2014.

Para o diagnóstico de HLH, é importante que o paciente apresente **cinco** dos **oito** critérios iniciais (febre, esplenomegalia, bicitopenia, aumento de ferritina, diminuição de fibrinogênio ou aumento de triglicérides, aumento de CD25 solúvel, diminuição da citotoxicidade de NK). As demais apresentações clínicas ou laboratoriais, embora presentes na HLH, não fazem parte dos critérios diagnósticos.

Tratamento

O tratamento baseia-se nas recomendações do protocolo HLH 2004, mas deve ser individualizado e, sempre que necessário, um centro de referência em tratamento de HLH deve ser consultado. Baseia-se em intensa imunossupressão, devendo ser ponderada imunossupressão mais branda em pacientes com processo infeccioso grave. Em geral, o tratamento se inicia com corticoterapia em altas doses associada à ciclosporina e etoposide. As primeiras oito semanas de tratamento são fundamentais, pois as taxas de mortalidade nesse período são bastante elevadas. Nos casos de comprometimento de sistema nervoso central com baixa resposta à terapêutica inicial, tratamento por via intratecal pode ser utilizado. Medicamentos como globulina antitimocítica ou inibidores de CD25 podem ser recomendados de acordo com a evolução do quadro e com a experiência do serviço. O transplante de células hematopoéticas é a melhor alternativa para pacientes com HLH de etiologia genética, com sobrevida de 55%. Em pacientes com HLH adquirida, a retirada do agente desencadeante e tratamento adequado são suficientes, além de possibilitarem que o paciente permaneça livre de recaídas.

Referências consultadas

1. Henter JI, Horne A, Aricó M et al. HLH-2004: Diagnostic and therapeutic guidelines for hemophagocytic lymphohistiocytosis. Pediatr Blood Cancer. 2007 Feb;48(2):124-31.
2. Janka GE, Lehmberg K. Hemophagocytic syndromes: an update. Blood Ver. 2014;28(4):135-42.
3. Janka GE. Familial and acquired hemophagocytic lymphohistiocytosis. Annu Rev Med. 2012; 63:233-46.
4. Rebecca A, Marsh MB, Talano JJ et al. Histiocyte Society Salvage Therapy Working Group. Therapy for refractory hemophagocytic lymphohistiocytosis: a review of the published experience. Pediatr Blood Cancer 2017;64:e26308.

Capítulo 69

Tratamento das Imunodeficiências – Abordagem Geral e Antibióticos Profiláticos

Mayra de Barros Dorna
Antonio Carlos Pastorino
Cristina Miuki Abe Jacob (*in memoriam*)

As imunodeficiências primárias (IDP) podem desencadear um número aumentado de infecções. Para prevenção, podem ser necessárias medidas terapêuticas, como reposição de gamaglobulina, uso de antimicrobianos profiláticos ou transplante de células hematopoiéticas, além de cuidados gerais a fim de reduzir a exposição a potenciais agentes infecciosos. Esses cuidados devem ser individualizados, de acordo com o comprometimento imunológico de cada paciente, mas algumas orientações podem ser aplicadas à maioria dos casos.

Cuidados gerais com higiene pessoal, água e alimentos

Deve-se orientar quanto à importância do banho e da lavagem das mãos de maneira correta (ou ao menos o uso de álcool-gel), especialmente: antes das refeições ou do preparo de alimentos; após usar o banheiro ou trocar fraldas; após tossir ou assoar o nariz; após qualquer contato com potenciais fontes de infecção.

A água para consumo deve ser tratada, filtrada e fervida, evitando-se água de poços ou de origem desconhecida. Frutas, verduras e legumes devem ser higienizados em solução de hipoclorito, e o consumo de verduras cruas deve ser evitado. Carnes e ovos devem ser bem cozidos. Para pacientes com imunodeficiência combinada grave (*Severe Combined Immunodeficiency* – SCID), a liberação do aleitamento materno deve ocorrer apenas após o conhecimento do *status* infeccioso para citomegalovírus da mãe e da criança.

Cuidados com a pele, ferimentos e cavidade oral

Alguns pacientes com IDP apresentam eczemas cutâneos, o que facilita a ocorrência de infecções em sítios mais profundos. Nesses casos, deve ser instituído tratamento clínico associado ao uso de antissépticos tópicos, inclusive nos ferimentos. Algumas IDP predispõem a infecções em cavidade oral, como gengivites e periodontites, que podem levar à perda precoce dos dentes e servir como foco de disseminação bacteriana. Por isso, a higiene de dentes e da cavidade oral é fundamental. Deve-se evitar alimentos muito duros, ácidos ou apimentados, produtos abrasivos e pastas de dente com clareadores potentes, devido ao risco de úlceras que podem infectar. Além disso, devemos considerar a necessidade de profilaxia antimicrobiana na realização de procedimentos dentários.

Atividades físicas, lazer e animais de estimação

Atividades físicas e lazer são muito importantes, no entanto, pacientes com IDP não devem praticar atividades com risco de inalação de fungos, tais como jardinagem e atividades com solo, remoção de carpetes, limpeza de locais como garagens e porões, devendo a natação ficar restrita a piscinas cloradas. Pacientes com plaquetopenia ou esplenomegalia devem evitar atividades de contato ou com risco de queda.

Em relação aos animais, muitos podem ser portadores de infecções e parasitoses que podem ser transmitidas a seres humanos. Além disso, algumas vacinas com agentes vivos administradas aos animais têm o potencial de causar infecções ao paciente com IDP. Alguns pacientes devem evitar o contato com animais de fazenda e filhotes de cachorro e gato, para prevenção contra o *Cryptosporidium*.

Escola e ambientes públicos

Pacientes com imunodeficiências graves como SCID devem permanecer isolados do contato não familiar, em especial de crianças pequenas, com atenção especial em irmãos que frequentam a escola.

Dos pacientes com condições imunológicas para ir à escola, preferir as com menor número de crianças. Também deve-se alertar a escola sobre a susceptibilidade do paciente às infecções e pedir que notifiquem doenças e surtos que ocorram, para providenciar a proteção do paciente.

Esses pacientes devem evitar o contato com pessoas com doenças infecciosas, com especial cuidado em períodos de surtos de doenças como gripe e meningite, evitando lugares públicos, de aglomeração e até mesmo a escola.

Vacinas

Para a vacinação, devemos sempre considerar a capacidade de resposta à vacina, a interferência de tratamentos com gamaglobulina ou imunossupressores e os eventuais riscos. O maior deles está presente em vacinas de agentes vivos, para as quais é preciso solicitar orientações específicas ao imunologista do paciente. Cuidadores e familiares devem, de modo geral, receber as imunizações orientadas pelo calendário vacinal, porém as vacinas contendo agentes vivos podem ser uma fonte de transmissão de infecções a esse indivíduo. Recomenda-se a vacinação anual contra influenza com vacina inativada para todos os contactantes de pacientes com IDP.

As vacinas contra sarampo, caxumba, rubéola e varicela podem ser administradas nos contactantes, exceto em suspeitas de SCID ou síndrome de DiGeorge (SDG) completo, em que existe ausência de timo, linfopenia T grave e defeito da função de linfócitos T, pois há possibilidade de o contactante desenvolver vesículas e, assim, a transmissão do vírus torna-se viável. Em caso de varicela no contactante (vacinal ou selvagem), o paciente deverá ser isolado e receber imunoglobulina contra varicela-zóster rapidamente. Se o próprio paciente desenvolver varicela, deverá ser tratado com aciclovir intravenoso.

A vacinação com poliovírus atenuado (oral) deve ser substituída pela vacina inativada em contactantes de pacientes com contraindicação à vacina oral, como deficiência de IgA, imunodeficiência comum variável, agamaglobulinemia, SCID, SDG, síndrome de Wiskott-Aldrich, síndrome Hiper IgM ligado ao X, entre outras.

Hemoderivados

Caso um paciente com imunodeficiência precise de transfusão, o banco de sangue deve ser notificado. Nos pacientes com imunodeficiências combinadas ou celulares, bem como em outros defeitos de células T, devem ser solicitados hemoderivados de doadores CMV negativos. A irradiação, capaz de inativar os linfócitos desse produto, evita a ocorrência da doença do enxerto *versus* hospedeiro, e é especialmente importante em pacientes com imunodeficiências celulares e combinadas.

Antibióticos profiláticos

Mesmo pacientes em uso de gamaglobulina endovenosa e os submetidos a transplante de medula óssea podem necessitar de antibióticos, antifúngicos e mesmo antivirais profiláticos para manter sua sobrevivência. O Quadro 69.1 mostra as principais imunodeficiências nas quais os antimicrobianos profiláticos devem ser utilizados, apesar dos baixos graus de evidências demonstradas em algumas orientações.

Quadro 69.1. Profilaxia antimicrobiana sugerida para pacientes com IDP.

Imunodeficiência combinada grave (SCID)
SMX-TMP (25 mg/kg/dia SMX) 1 vez ao dia – 3 vezes por semana Fluconazol (6 mg/kg/dia) ou Itraconazol (10 mg/kg/dia) – diariamente Considerar: Aciclovir (20 mg/kg/dose 3 vezes ao dia) e Palivizumabe (15 mg/kg – IM)
Hiper-IgM
SMX-TMP (25 mg/kg/dia SMX) 3 vezes por semana
Doença granulomatosa crônica (DGC)
SMX-TMP (25 mg/kg/dia SMX) de 12 em 12 horas – em uso contínuo Itraconazol (10 mg/kg/dia) – em uso contínuo
Neutropenias congênitas
SMX-TMP ou Penicilina oral
Deficiências do complemento
Penicilina oral
Agamaglobulinemia e imunodeficiência comum e variável
SMX-TMP (5 mg/kg TMP ou 25 mg/kg SMX) todos os dias ou Azitromicina – em pacientes com bronquiectasias
SMX-TMP Sulfametoxazol-Trimetoprim

Fonte: Adaptado de Aguilar, 2014 e Kuuvilla, 2013.

Referências consultadas

1. Aguilar C, Malphettes M, Donadieu J et al. Prevention of infections during primary immunodeficiency. Clin Infect Dis. 2014;59(10):1462-70.

2. Blaese RM, Stiehm ER, Bonilla FA, Younger ME. Immune Deficiency Foundation Patient & Family Handbook for Primary Immunodeficiency. 5. ed. 2013. p. 46-145.
3. Davies EG, Thrasher AJ. Update on the hyper immunoglobulin M syndromes. Br J Haematol. 2010;149(2):167-80.
4. Husebye ES, Perheentupa J, Rautemaa R, Kämpe O. Clinical manifestations and management of patients with autoimmune polyendocrine syndrome type I. J Intern Med. 2009;265(5):514-29.
5. Kuruvilla M, De La Morena MT. Antibiotic prophylaxis in primary immune deficiency disorders. J Allergy Clin Immunol Pract 2013;1(6):573-82.
6. Medical Advisory Committee of the Immune Deficiency Foundation; Shearer WT, Fleisher TA, Buckley RH et al. Recommendations for live viral and bacterial vaccines in immunodeficient patients and their close contacts. J Allergy Clin Immunol. 2014;133(4):961-6.
7. Pachlopnik SJ, Güngör T, Seger R. Modern management of primary T-cell immunodeficiencies. Pediatr Allergy Immunol. 2014; 25(4):300-13.
8. Papadopoulou-Alataki E, Hassan A, Davies EG. Prevention of infection in children and adolescents with primary immunodeficiency disorders. Asian Pac J Allergy Immunol. 2012;30(4):249-58.
9. Seger RA. Chronic granulomatous disease: recent advances in pathophysiology and treatment. Neth J Med. 2010 Nov;68(11):334-40.

Capítulo 70

Imunodeficiências Secundárias

Mariana Machado Forti Nastri
Beni Morgenstern
Wanessa Rodrigues Fontenele de Oliveira
Daniel Brunno Airemoraes Sousa

O sistema imunológico pode ser alterado por várias doenças, medicações ou condições do organismo. As imunodeficiências secundárias (IDS), assim como as primárias, acarretam aumento na incidência de infecções, neoplasias ou doenças autoimunes em diferentes órgãos ou sistemas. O Quadro 70.1 mostra as principais IDS. A infecção pelo HIV será abordada no Capítulo 87 *Manejo da Criança Exposta ao Vírus da Imunodeficiência Humana (HIV)*.

Quadro 70.1. Principais condições associadas a imunodeficiências secundárias.

Causas	Exemplos
1. Alterações metabólicas	• Insuficiência renal/diálise • Diabetes melito • Insuficiência hepática/cirrose • Alterações nutricionais/desnutrição
2. Fatores traumáticos	• Esplenectomia/asplenia/hiposplenia • Queimaduras • Cirurgias
3. Agentes infecciosos	• Infecções bacterianas • Infecções virais (HIV, sarampo, mononucleose) • Infecções parasitárias
4. Doenças mieloproliferativas	• Leucemias • Linfomas • Doença de Hodgkin • Mieloma múltiplo • Tumores sólidos

(Continua)

Quadro 70.1. Principais condições associadas a imunodeficiências secundárias (continuação).

Causas	Exemplos
5. Doenças com perda proteica	• Síndrome nefrótica • Enteropatia perdedora de proteína • Linfangiectasia intestinal
6. Agentes terapêuticos	• Quimioterápicos citotóxicos • Corticoides • Agentes biológicos (globulina antitimocítica, monoclonais, imunoglobulina endovenosa) • Ciclosporina • Anticonvulsivantes (fenitoína) • Talidomida e dapsone
7. Exposição ambiental	• Radiação (ionizante e ultravioleta) • Agentes químicos tóxicos
8. Doenças genéticas	• Síndrome de Down • Outras alterações genéticas com ID
8. Outros	• Exercício físico/estresse • Gravidez • Envelhecimento • Transfusão sanguínea alogênica

Fonte: Forti MM, Morgenstern B, Oliveira WRF, Sousa DBA, 2019.

Asplenia

Incluem-se aqui pacientes com asplenia cirúrgica, funcional e congênita. Esplenectomia pode ser realizada em pacientes saudáveis pós-trauma ou em pacientes com doenças hematológicas ou imunológicas com tal necessidade (esferocitose hereditária, púrpura trombocitopênica imunológica [PTI], hiperesplenismo ou doença falciforme). A asplenia funcional ocorre na anemia falciforme em torno do primeiro ano de vida. Hipoesplenismo pode ocorrer em doença do enxerto contra hospedeiro (GVHD) crônico pós-transplante de medula óssea, doença celíaca grave e infecções não tratadas pelo HIV. Asplenia congênita é rara e, em geral, associada a outras anomalias.

O risco de sepse pós-esplenectomia varia, sendo baixo em indivíduos saudáveis póstrauma, intermediário em pacientes com esferocitose hereditária ou PTI e alto em pacientes com beta-talassemia, anemia falciforme ou hipertensão portal. Por idade, o risco é maior em menores de 5 anos, especialmente em bebês com asplenia, cirúrgica ou congênita. O risco de morrer é maior no primeiro ano pós-esplenectomia.

O patógeno mais comum em pacientes esplenectomizados é o *S. pneumoniae*. Após a introdução da vacina conjugada para pneumococo 7-valente, as taxas de doença pneumocócica invasiva em pacientes com doença falciforme sofreram redução drástica.

Como prevenção de sepse, são importantes educação, vacinação, antibioticoterapia profilática e introdução precoce de antibiótico nos episódios febris. Vacinação contra pneumococos, *Haemophilus influenzae* tipo B, meningococo e vírus influenza é recomendada para os pacientes aspblênicos. A antibioticoterapia profilática é recomendada em grupos selecionados, entre eles crianças aspblênicas menores de 5 anos e em pacientes que sobreviveram a um episódio de sepse pós-esplenectomia. Deve-se suspeitar de sepse em qualquer paciente aspblênico que se apresente com doença grave ou doença febril. Pela possibilidade de infecção fulminante, a administração de antimicrobiano deve ser imediata, para impedir o desenvolvimento de sepse clínica.

Drogas imunossupressoras

A imunodeficiência secundária ao uso crônico de drogas é cada vez mais frequente na pediatria e vários medicamentos podem alterar o sistema imunológico. As principais medicações com efeitos imunossupressores usadas em pediatria serão abordadas a seguir.

Corticoides

O corticoide (CE) age na imunidade inata e adquirida por meio da inibição da ação do linfócito B e T, suprimindo a ação dos fagócitos e reduzindo a adesão dos leucócitos no endotélio vascular, prejudicando a resposta imunológica e inflamatória à infecção. As alterações imunológicas mais descritas são leucocitose neutrofílica, acompanhada por reduções drásticas na circulação de eosinófilos, monócitos e linfócitos.

Doses menores que 2 mg/kg/dia de prednisona em crianças e inferior a 40 mg/dia em adultos são consideradas baixas dosagens de CE. Quanto mais alta a dose de CE sistêmico, maior o risco de infecção por agentes bacterianos, virais e fúngicos O mecanismo de imunossupressão relacionado ao CE é dose-dependente. A pulsoterapia pode ter efeitos imunossupressores rápidos; por outro lado, terapias tópicas e inalatórias não tendem a ter o mesmo efeito.

O uso crônico de CE pode fazer com que os pacientes não manifestem sinais e sintomas clássicos de infecção, prejudicando o diagnóstico precoce das infecções. O uso contínuo de até 10 a 14 dias não leva à inibição do eixo hipotálamo-hipófise-adrenal, podendo ser suspendido de forma abrupta.

Ciclosporina

Muito usada como imunossupressor após transplantes, age inibindo a secreção de citocinas pelos linfócitos B e a ação dos linfócitos T (LT) e das células apresentadoras de antígenos. Seu uso contínuo geralmente não está associado à leucopenia e/ou linfopenia. As principais infecções relacionadas ao seu uso crônico são virais, principalmente o citomegalovírus, pneumonias bacterianas e sepse.

Tacrolimo

Macrolídeo que inibe a ação da calcineurina, usado para evitar rejeição de transplantes de órgãos sólidos. Comparado à ciclosporina, tem maior risco de sepse de origem fúngica, e também na reativação de vírus latente. Suas apresentações tópicas não devem ser usadas em locais com possíveis infecções bacterianas, fúngicas ou virais.

Metotrexato

Seu mecanismo de ação é a inibição da síntese de nucleotídeos, prejudicando a divisão celular. Doses acima de 20 mg/m^2 podem suprimir a medula óssea, reduzindo as linhagens celulares. Em dose abaixo de 20 mg/m^2, tem relação com a queda da produção de anticorpos, com poucas complicações clínicas.

Anticonvulsivantes

O uso crônico de anticonvulsivantes, principalmente fenitoína, carbamazepina, ácido valproico, oxcarbazepina, clorpromazina e lamotrigina, está associado à hipogamaglobulinemia (IgG, IgM e/ou IgA). Se os níveis de imunoglobulinas forem muito baixos, pode ser necessária a troca da medicação de primeira escolha.

Desnutrição

A desnutrição interfere no crescimento e desenvolvimento das crianças, podendo, inclusive, afetar o sistema imunológico. Em crianças malnutridas, o número de leucócitos, a mobilização de fagócitos para o foco inflamatório, a fagocitose e a digestão intracelular estão prejudicados, comprometendo a primeira linha de defesa. A resposta às vacinas é prejudicada em desnutridos graves, mas suficiente para obter proteção na maioria das vezes.

Os defeitos do sistema imune englobam anergia cutânea, diminuição da função de LT e decréscimo da função fagocítica. Outras anormalidades incluem redução do número de LT circulante, aumento do número de células *natural killer* (NK) e níveis séricos de imunoglobulinas variáveis (podendo ser normais ou aumentados), porém com resposta de anticorpos específica reduzida. Os órgãos linfoides primários e secundários mostram-se atrofiados, relativamente depletados de células, e os folículos linfoides estão reduzidos.

A função de barreira da pele e das mucosas é a primeira linha de defesa do sistema imunológico. Estudos sobre a mucosa intestinal dessas crianças mostram afinamento da mucosa, alteração das vilosidades, infiltração de linfócitos e colonizado por maior número de bactérias e com padrão de flora comensal alterado, podendo predispor à translocação bacteriana. A secreção de ácido gástrico é reduzida, favorecendo colonização bacteriana do estômago.

Assim, a função imunológica é mais uma das várias ligações entre desnutrição, infecções e aumento da mortalidade.

Síndrome de Down

A síndrome de Down (SD) é a doença genética mais prevalente no mundo, com incidência no Brasil variando de 1:650 a 1:1.000 nascidos vivos. Esses pacientes apresentam uma maior frequência de infecções, em geral do trato respiratório alto, associadas à maior gravidade e duração, comparados com crianças sem síndrome de Down. Atribui-se tal quadro a inúmeros fatores, em especial deficiências do sistema imune, além de outras condições, anatômicas e funcionais.

Diversas alterações imunológicas são evidenciadas em pacientes com SD, como:

» timo reduzido e com alterações estruturais e funcionais em relação a controles normais da mesma faixa etária;
» contagem reduzida de linfócitos T e B;
» resposta proliferativa reduzida a mitógenos, associada à produção diminuída de anticorpos em resposta a imunizações (em especial vacinas polissacarídicas;
» redução da quantidade de IgA e na quimiotaxia de neutrófilos.

O sistema imunológico também apresenta sinais de envelhecimento acelerado, como o incremento dos mecanismos de apoptose, a menor liberação de células T virgens para a periferia e o aumento relativo do número de células NK, favorecendo ainda mais a imunodeficiência progressiva nesses indivíduos.

Fatores não imunológicos podem contribuir para a maior incidência de infecções no trato respiratório, especialmente: maior prevalência de laringo e traqueomalácia, hipoplasia da região média da face e mandíbula, macroglossia, hipertrofia relativa de tonsilas e adenoides, anormalidades de canal auricular, entre outros.

Diabetes melito

A maioria das alterações imunológicas no diabetes melito deve-se à disfunção de neutrófilos que parece estar diretamente relacionada ao nível de hiperglicemia. As infecções mais características são candidíase, zigomicoses (mucormicose) e otite maligna por *P. aeruginosa*.

Referências consultadas

1. Black RE, Victora CG, Walker SP et al. Maternal and child undernutrition and overweight in low-income and middle income countries. Lancet. 2013;382:427-51.
2. Cain DW, Cidlowski JA. Immune regulation by glucocorticoids. Nat Rev Immunol. 2017 Apr;17(4):233-47.
3. Pastorino AC, Jacob CMA. Alergia e imunologia para o pediatra. 2. ed. Barueri: Manole; 2010. p. 155-69.
4. Ram G, Chinen J. Infections and immunodeficiency in Down syndrome. Clin Exp Immunol. 2011;164:9-16.
5. Randomised trial comparing tacrolimus (FK506) and cyclosporin in prevention of liver allograft rejection. European FK506 Multicentre Liver Study Group. Lancet. 1994;344:423.
6. Rubin LG, Schafnner W. Care of the asplenic patient. N Engl J Med. 2014;372:349-56.
7. Rytter MJH, Kolte L, Briend A et al. The immune system in children with malnutrition – a systematic review. PLoS ONE. 2014;9:1-19.
8. Schreiber SL, Crabtree GR. The mechanism of action of cyclosporin A and FK506. Immunol Today. 1992;13:136.
9. Silva RPP, Macedo EMC, Tomiya MTO, Castro CMMB. Immune response of severe malnutrition children treated according to the protocol of the World Health Organization. Nutr Hosp. 2015;32(2):638-44.
10. Teo EC, Chew Y, Phipps C. A review of monoclonal antibody therapies in lymphoma. Crit Rev Oncol Hematol. 2016;97:72.

Capítulo 71

• • • • • • • • • • • • • • • •

Deficiências Humorais, Síndromes Poliglandulares e Ataxia Telangiectasia

Antonio Carlos Pastorino
Cristina Miuki Abe Jacob (*in memoriam*)

Deficiências predominantes de anticorpos

Defeitos da imunidade humoral são decorrentes de falha de produção de anticorpos por defeitos nos linfócitos B (LyB) ou por falhas de interação entre linfócitos T (LyT) e LyB. As deficiências humorais determinam infecções de repetição, principalmente das vias respiratórias por bactérias encapsuladas, entre outras.

Diante da suspeita, deve-se determinar os níveis séricos de imunoglobulinas, subclasses de IgG e as sorologias para anticorpos específicos. A dosagem de anticorpos antes e após desafios antigênicos (vacinações) também pode ser útil. É importante lembrar que ocorre passagem placentária da IgG no último trimestre e, ao nascer, a criança tem níveis de IgG próximos aos da mãe, com diminuição gradativa, sendo os níveis mais baixos entre o 4º e 6º mês de vida (hipogamagobulinemia fisiológica). Os níveis aumentam gradativamente nos primeiros 3 anos de vida atingindo os níveis de adulto no início da adolescência. Por isso, o diagnóstico definitivo de algumas deficiências humorais, como a de IgA, só pode ser realizado após os 4 anos de vida.

Principais imunodeficiências humorais

Agamaglobulinemias

A agamaglobulinemia ligada ao X (XLA) é decorrente de defeitos na tirosina-quinase de Bruton (BTK), essencial para a maturação dos LyB, bloqueando-a no nível de pré-B. O quadro clínico é caracterizado por infecções bacterianas do trato respiratório com início entre o 6º e 18º mês de vida, especialmente em meninos (80% dos casos são formas ligadas ao X). Nos quadros mais graves pode-se desenvolver meningoencefalite por enterovírus e poliomielite associada à vacina. pacientes portadores dessa imunodeficiência apresentam níveis de imunoglobulinas muito reduzidos (< 200 mg/dL), tecidos linfoides muito diminuídos ou inexistentes pela ausência de centros germinativos enquanto LyB (CD19/CD20) estão ausentes ou muito diminuídos (< 1% a 2%). A resposta de anticorpos (IgG) a antígenos vacinais é deficiente ou ausente, e o título de isohemaglutininas (IgM anti-A e/ou anti-B dos grupos sanguíneos) é baixo. Neutropenia pode estar presente em 15% a 25% dos casos. Menos frequentemente podem apresentar quadros autoimunes, como artrite reumatoide, poliartrite asséptica e dermatomiosite, além de processos malignos linforreticulares e gastrointestinais.

O tratamento inclui a reposição de imunoglobulinas, por via endovenosa na dose de 300 a 600 mg/kg a cada 3 a 4 semanas ou, mais recentemente, por via subcutânea, além de tratamento precoce e adequado de infecções.

Hipogamaglobulinemia transitória da infância

Considerada uma acentuação e um prolongamento da hipogamaglobulinemia "fisiológica" da infância, a hipogamaglobulinemia transitória da infância (HTI) é definida por níveis baixos de IgG acompanhado de infecções bacterianas e virais de repetição, principalmente do trato respiratório, com resolução espontânea até os 4 anos de idade. A grande maioria desses pacientes tem produção normal de anticorpos específicos, com raras infecções graves. A suspeita é feita em pacientes com hipogamaglobulinemia, após exclusão de outras causas, enquanto o diagnóstico de certeza ocorre, retrospectivamente, após a normalização dos níveis de IgG. O tratamento, na maioria dos pacientes, consiste no uso adequado de antibioticoterapia. Em casos muito graves, a reposição de imunoglobulinas pode ser necessária.

Deficiência de imunoglobulina A

A deficiência de imunoglobulina A (DIgA) é a imunodeficiência primária mais comum e inclui pacientes assintomáticos. Apenas 1/3 dos pacientes podem apresentar sintomas como infecções sinopulmonares de repetição, doenças autoimunes, infecções, transtornos intestinais como doença celíaca e doença inflamatória intestinal, doenças alérgicas e reações anafiláticas nas transfusões. O diagnóstico é realizado em crianças maiores de 4 anos com IgA sérico abaixo de 7 mg/dL, com níveis normais de IgG e IgM, inclusive os específicos para vacinas, e outras causas de hipogamaglobulinemia descartadas. Vários medicamentos já foram descritos como causadores de redução nos níveis de IgA, como anticonvulsivantes (fenitoína, ácido valproico, carbamazepina), D-penicilamina, sais de ouro, captopril, sulfasalazina e ciclosporina. Na maioria das vezes, os pacientes não necessitam receber gamaglobulina endovenosa, a não ser que haja associação com deficiência de subclasses de IgG2 ou de anticorpos antipolissacárides. Deve-se evitar as vacinas de pólio oral, BCG e febre amarela, especialmente quando associada à deficiência de IgG2. Não há recomendação de antibioticoterapia profilática na grande maioria dos casos. No seguimento dos pacientes com DIgA, está recomendada a pesquisa regular de autoimunidade, giardíase e de tumores, além de monitorar a possibilidade da evolução da DIgA para imunodeficiência comum variável.

Imunodeficiência comum variável

A imunodeficiência comum variável (ICV) é a segunda imunodeficiência primária mais comum (1:25.000 a 1:100.000), caracterizada por níveis baixos (menores que dois desvios-padrão da média para a idade) de pelo menos duas classes de imunoglobulinas: IgG e/ou IgA e/ou IgM. O número de LyB está normal ou levemente diminuído, e a produção de anticorpos específicos em resposta à exposição natural ou imunização está reduzida ou ausente. A imunidade celular está comprometida em 50% dos pacientes (caracterizando-se por inversão da relação CD4/CD8 tanto por diminuição de linfócitos T CD4[+] como por aumento de linfócitos T CD8[+]), e testes de hipersensibilidade cutânea (PPD, tricofitina, candidina) são negativos. O quadro clínico de infecções sinopulmonares de repetição e/ou diarreia inicia-se em qualquer idade, mas apresenta dois picos: o primeiro entre 5 e 10 anos e o segundo na segunda ou terceira décadas de vida. Cerca de 20% dos pacientes apresentam doenças autoimunes associadas, como anemia hemolítica autoimune, púrpura trombocitopênica idiopática, gastrite atrófica, anemia perniciosa e vitiligo. Processos malignos também têm incidência aumentada, em especial linfoma e câncer gástrico.

O diagnóstico da ICV é confirmado em pacientes com hipogamaglobulinemia em que outras causas de hipogamaglobulinemia bem definidas foram afastadas, inclusive hipogamaglobulinemias secundárias.

O tratamento da ICV é o mesmo da agamaglobulinemia: imunoglobulina endovenosa na dose de 300 a 600 mg/kg a cada 3 a 4 semanas associado à antibioticoterapia, se necessário.

Síndromes autoimunes poliglandulares

As síndromes autoimunes poliglandulares (SAP) são um grupo de doenças autoimunes raras, onde coexistem pelo menos duas doenças autoimunes do sistema endócrino e/ou não endócrino, associadas, em alguns casos, à imunodeficiência. São conhecidos algumas SAP monogênicas, como a SAP tipo 1 ou APECED (poliendocrinopatia autoimune, candidíase e distrofia ectodérmica) e a imunodisfunção com poliendocrinopatia, enteropatia, ligada ao X (IPEX), além de outras doenças poligênicas, como a SAP tipos 2, 3 e 4. Outro quadro é a síndrome autoimune linfoproliferativa (ALPS).

» **SAP tipo 1 (OMIM 240300):** mutação no gene regulador de autoimunidade (*AIRE – autoimune regulator gene*) no *locus* 21q.22.3, que desencadeia a perda da tolerância central com consequente aparecimento de linfócitos T, com maior potencial autorreativo na periferia. Doença autossômica recessiva com incidência inferior a 1 caso em 100 mil indivíduos/ano e que tem como primeira manifestação, ainda na infância ou no início da adolescência, o hipoparatireoidismo ou a candidíase mucocutânea crônica, resistente à terapêutica usual. A insuficiência adrenal se desenvolve após os 10 a 15 anos de idade, com presença de autoanticorpos. Hipogonadismo primário pode ocorrer em até 60% dos casos, e má absorção e outras doenças gastrintestinais em 25% deles, com autoanticorpos contra enzimas intestinais. Na APECED raramente são descritos tireoidite autoimune, anemia perniciosa, hepatite, alopecia, vitiligo, diabetes melito e Doença de Graves.

Ataxia telangiectasia

Ataxia telangiectasia (AT) é uma doença resultante de mutações no gene *ATM*, responsável por reparos no DNA, o que facilita a instabilidade cromossômica, aumentando, inclusive, a susceptibilidade a tumores. A herança é autossômica recessiva, com incidência estimada entre 1/20.000 a 1/100.000 nascidos vivos. Os sintomas são progressivos desde os primeiros anos de vida, sendo os comprometimentos neurológico e imunológico os mais relevantes. Um achado laboratorial comum é a elevação da alfafetoproteína sérica.

As alterações em sistema nervoso são principalmente motoras e degenerativas, e as manifestações iniciais podem ser percebidas quando a criança inicia a deambulação, em especial com uma progressiva ataxia cerebelar. Alterações de marcha, postura e tônus muscular são frequentes e podem estar associadas à apraxia oculomotora (movimentos involuntários dos olhos), que dificulta a visão. A fala também pode ficar prejudicada, decorrente da disartria. Apesar da dificuldade de avaliação, a função cognitiva desses pacientes está, em geral, preservada, assim como a audição.

O sistema imunológico é frequentemente comprometido, especialmente a imunidade humoral, responsável pela resposta a diversos processos infecciosos. Cerca de 2/3 dos pacientes com AT apresentam deficiência IgA. Frequentemente há diminuição do número de LyT, e a resposta vacinal pode ficar prejudicada. Pode ser necessária reposição de gamaglobulina por via endovenosa e antibioticoterapia profilática, devendo receber as vacinas próprias para idade, com destaque a gripe e pneumonia. A maior causa de morbimortalidade nesses pacientes corresponde a doença pulmonar progressiva causada pela associação de infecções recorrentes, pneumonias aspirativas e processos intersticiais com fibrose. O estado nutricional dos pacientes pode ser comprometido por dificuldades na deglutição que impedem a adequada ingestão calórica e proteica.

Além disso, a instabilidade cromossômica gerada pelas mutações no gene *ATM* pode facilitar o desenvolvimento de neoplasias. Cerca de 10% a 30% dos pacientes apresenta algum tipo de câncer, sendo linfomas e leucemias os mais frequentes. Recomenda-se fortemente evitar a exposição à radiação.

Referências consultadas

1. Ballow M, Notarangelo L, Grimbacher B, Cunningham-Rundles C et al. Immunodeficiencies. Clin & Exper Immunol. 2009;158:14-22.
2. Ballow M. Primary immunodeficiency disorders: antibody deficiency. J Allergy Clin Immunol. 2002;109(4):581-91.
3. Jolles S. The variable in common variable immunodeficiency: a disease of complex phenotypes. J Allergy Clin Immunol Pract. 2013;1(6):545-56.
4. Kahaly GJ. Polyglandular autoimmune syndromes. Eur J Endocrinol. 2009;161(1):11-20.
5. Keles S, Artac H, Kara R et al. Transient hypogammaglobulinemia and unclassified hypogamma-globulinemia: similarities and differences. Pediatr Allergy Immunol. 2010;21(5):843-51.
6. Michels AW, Gottlieb PA. Autoimmune polyglandular syndromes. Nat Rev Endocrinol. 2010;6(5):270-7.
7. Rothblum-Oviatt C, Wright J, Lefton-Greif MA et al. Ataxia telangectasia: a review. Orphanet J Rare Diseases. 2016;11:159.

Capítulo 72

Doença Granulomatosa Crônica e Outras Imunodeficiências Primárias de Fagócitos

Antonio Carlos Pastorino
Cristina Miuki Abe Jacob (*in memoriam*)

Defeitos congênitos de número e/ou função de fagócitos

Os fagócitos são células fundamentais da defesa inata. Ao fagocitar antígenos, processá-los e apresentá-los aos LyT, dá-se início ao processo de destruição do agente infeccioso, bem como à resposta imune adaptativa. Quando estimulados por interleucinas de linfócitos, os fagócitos atuam como auxiliares dessa resposta, potencializando a resposta microbicida por meio da produção de reagentes intermediários de O_2, mecanismo efetor importante na defesa contra bactérias e fungos. As deficiências em seu número e/ou função podem levar a infecções ainda no período neonatal, geralmente graves tanto na pele quanto em trato respiratório e gastrintestinal. Os agentes infecciosos mais frequentes nessas IDP são aqueles que dependem do fagócito para sua destruição (*S. aureus*, *S. epidermidis*, *S. viridans*, alguns bacilos gram-negativos e fungos).

Neutropenia cíclica e neutropenia congênita grave (síndrome de Kostmann)

Em geral, considera-se 1.500 neutrófilos/mm^3 o limite inferior da normalidade para adultos e crianças na maioria das populações. A neutropenia pode ser classificada em leve (1.000 a 1.500 células/mm^3), moderada (500 a 1.000 células/mm^3) ou grave (menos de 500 células/mm^3), ou, ainda, em formas congênitas ou adquiridas.

Neutropenia congênita grave (síndrome de Kostmann)

Patologia rara (1 a 2 casos por milhão) caracterizada por neutropenia grave, com contagem de neutrófilos geralmente abaixo de 200 células/mm^3, sendo tipicamente evidenciada parada de maturação dos neutrófilos no estágio promielócito/mielócito. Sua herança pode ser autossômica dominante, autossômica recessiva ou esporádica. Manifesta-se por infecções bacterianas graves e de início precoce, normalmente nos primeiros 3 meses de vida. Infecções de pele e partes moles, otite média, pneumonia, gengivite, infecções do trato urinário e abscessos (hepáticos, perianais e genitais) são comuns. Onfalite no período neonatal pode ser a primeira manifestação. O tratamento é realizado pela administração de G-CSF recombinante (fator de estimulação e crescimento de colônia de granulócitos) por via subcutânea, que reduz de maneira significativa a morbimortalidade por infecção e melhora a qualidade de vida dos pacientes. A maioria dos pacientes responde a doses de 3 a 10 mg/kg/dia, mas pode variar de 1 a 120 μg/kg.

Neutropenia cíclica

É uma patologia rara caracterizada por oscilações regulares na contagem absoluta de neutrófilos, cujo número varia de valores normais a níveis muito baixos, geralmente menores que 200 mm^3 e posterior recuperação no número dessas células. Os episódios de neutropenia costumam ocorrer a cada 21 dias (podendo variar de 12 a 36 dias) e duram cerca de 3 a 10 dias. A maioria dos pacientes apresenta infecções leves de pele e cavidade oral (úlceras orais, gengivite, faringites e amidalites) na infância. Geralmente é considerada uma condição benigna, mas traz consigo a possibilidade de infecções de maior gravidade. Em casos de neutropenias mais intensas e duradouras, podem ocorrer infecções mais graves. O diagnóstico é realizado pela contagem de neutrófilos, duas vezes na semana, por seis semanas consecutivas. Durante os períodos de neutropenia, podem ser evidenciadas monocitose, linfocitose e eosinofilia, além de, ocasionalmente, plaquetoses compensatórias. O tratamento é realizado com G-CSF capaz de aumentar a contagem de neutrófilos, reduzindo o número e a gravidade das infecções.

Doença granulomatosa crônica

A doença granulomatosa crônica (DGC) é uma doença rara (1:200.000 a 250.000 nascidos vivos) cujos pacientes apresentam mutações em um dos genes responsáveis por codificar as proteínas do complexo enzimático NADPH oxidase. As alterações na NADPH-oxidase implicam em defeito na produção de intermediários reativos de oxigênio, importantes na destruição de microrganismos fagocitados. O superóxido é um agente antimicrobiano e precursor de potentes agentes oxidantes essenciais para a morte microbiana, que se encontram deficientes, comprometendo a capacidade microbicida do fagócito a microrganismos intracelulares. O modo de herança pode ser ligado ao X (gene *CYBB*, 2/3 dos casos) ou autossômico recessivo.

A suspeita clínica pode ser feita a partir da história familiar positiva (incluindo morte precoce de crianças sem explicação) associada a infecções graves de início precoce (antes do primeiro ano de vida), especialmente em meninos, mas que pode iniciar até no adulto, em casos autossômicos recessivos. Os quadros infecciosos podem atingir pele, gânglios, olhos, pulmões, órgãos internos, ossos e tendem à formação de abscessos. Os agentes infecciosos mais frequentes são *Staphylococcus*, *Serratia marcescens*, *Burkholderia cepacia*, *Nocardia* e fungos (em especial o *Aspergillus*), entre outros. Na DGC, o tratamento definitivo é o transplante de células tronco hematopoiéticas. Enquanto isso, o tratamento deve basear-se no controle dos processos infecciosos, com tratamento precoce e agressivo com antibióticos e/ou antifúngicos pela via endovenosa de forma prolongada, especialmente em relação a esses microrganismos. Abscessos hepáticos podem ocorrer em até 35% dos casos e merecem atenção especial em relação à sua drenagem cirúrgica e ao uso de antibióticos por tempo prolongado.

O diagnóstico da DGC se baseia no estudo da função dos fagócitos, que se encontra reduzida na sua capacidade de produzir radicais de oxigênio, sendo usados o teste de redução do corante NBT (*nitroblue tetrazolium*) e o teste de redução da di-hidrorodamina (DHR) pela citometria de fluxo. Outros achados incluem: hipergamaglobulinemia devido ao processo inflamatório crônico, anemia e elevação das provas de atividade aguda (VHS e PCR).

Estão indicados como profiláticos o sulfametoxazol-trimetoprim (SMZ-TMP) na dose de 5 mg/kg/dia de trimetoprim, e o itraconazol na dose de 100 mg/dia em menores de 13 anos e 200 mg/dia em maiores de 13 anos ou com menos de 50 kg. Essa conduta profilática modificou o prognóstico e a evolução dos pacientes com DGC, com melhora dos processos infecciosos.

Outros achados frequentes na DGC incluem complicações inflamatórias crônicas na pele, intestinais e genitourinárias, especialmente doença inflamatória intestinal e granulomas em vários órgãos, muitas vezes tratados com baixas doses de corticosteroides via oral (prednisona: 1 mg/kg/dia por 1 a 2 semanas), com manutenção de doses menores por 1 a 2 meses.

O transplante de células hematopoiéticas tem sido utilizado em diversos centros e considerado curativo na DGC, com maior sucesso em crianças do que adultos, podendo apresentar bons resultados em até 90% dos casos.

A alimentação deve priorizar alimentos cozidos e dieta laxante, para evitar abscessos perirretais. Na higiene corporal, deve-se promover lavagem cuidadosa de ferimentos com água e sabão. Pacientes com DGC estão proibidos de manusear a terra e praticar jardinagem com adubos orgânicos, e devem evitar nadar em piscinas aquecidas ou com águas salobras, pela possibilidade de aspiração do *Aspergillus*. Cuidados gerais, como promover vacinação de rotina com vacina de vírus vivos atenuados e influenza e contraindicar a vacinação da BCG, também são pontos importantes do tratamento desses pacientes.

Referências consultadas

1. Berg JM, Van Koppen E, Åhlin A et al. Chronic granulomatous disease: the european experience. PLoS ONE. 2009 4(4):e5234.
2. Gallin JI, Alling DW, Malech HL et al. Itraconazole to prevent fungal infections in chronic granulomatous disease. N Engl J Med. 2003;348:2416-22.
3. Holland SM. Chronic granulomatous disease. Clinic Rev Allerg Immunol. 2010;38:3-10.
4. Margolis DM, Melnick DA, Alling DW, Gallin JI. Trimethoprim-sulfamethoxazole prophylaxis in the management of chronic granulomatous disease. J Infect Dis. 1990;162:723-6.

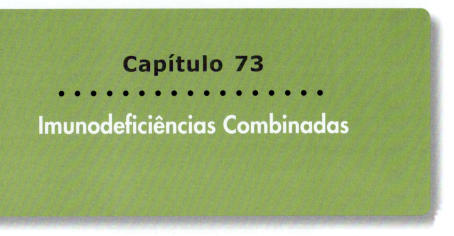

Capítulo 73
Imunodeficiências Combinadas

Mayra de Barros Dorna

Introdução

As imunodeficiências de células T ou linfócitos T são doenças determinadas por defeitos primários do desenvolvimento, sobrevida ou função desse grupo de células, interferindo de diversas maneiras em suas funções, com implicações na gravidade e precocidade dos sintomas. Devido às interações entre os linfócitos T com outras células do sistema imunológico, como linfócitos B e monócitos, defeitos nos linfócitos T podem implicar no funcionamento inadequado de outros setores da imunidade, determinando o que as chamadas imunodeficiências combinadas (IDC).

Na classificação das imunodeficiências primárias (IDP), as combinadas compreendem um grande número de patologias, agrupadas de acordo com a gravidade do comprometimento imunológico. Nesses pacientes, o início das manifestações clínicas costuma ser precoce, incluindo baixo ganho ponderoestatural, infecções graves e/ou de repetição em diversos sítios e por todos os tipos de agentes infecciosos, incluindo agentes vacinais atenuados e oportunistas. O principal conjunto de doenças desse grupo são as imunodeficiências combinadas graves (*Severe Combined Immunodeficiency* – SCID).

Imunodeficiências Combinadas Graves

São um grupo heterogêneo de imunodeficiências raras, com prevalência estimada em 1:100.000, a partir de diferentes defeitos genéticos.

Clinicamente, as SCID manifestam-se por infecções graves e/ou recorrentes por bactérias, vírus e fungos, agentes oportunistas e agentes vacinais atenuados, podendo ser infecções de início muito precoce e com alta mortalidade nos primeiros anos de vida. Infecções persistentes podem determinar diarreia crônica, candidíase mucocutânea e déficit ponderoestatural. Reações adversas à BCG são frequentes, disseminadas e associadas à grande mortalidade.

Laboratorialmente, apresentam diminuição muito acentuada de linfócitos T (em geral, menos que 300 linfócitos T CD3$^+$/μL), que pode ser acompanhada de maneira variável por diminuição de linfócitos B/ou de células *natural killer* (NK). A acentuada diminuição no número de linfócitos T tende a determinar importante linfopenia no hemograma, mas a ausência de linfopenia no exame não exclui as SCID, visto que linfócitos B e NK podem apresentar-se aumentados e, mais raramente, pode haver passagem de linfócitos T de origem materna ou expansão clonal de linfócitos próprios. Além do número reduzido, esses linfócitos T não apresentam adequada proliferação em ensaios de linfoproliferação, ou cultura de linfócitos, refletindo sua incapacidade funcional. Há também intensa redução das concentrações séricas de todas as classes de imunoglobulinas (IgG, IgM, IgA e IgE) e ausência da produção de anticorpos específicos em resposta às vacinas ou infecções, mesmo nos casos em que a contagem de linfócitos B é normal. Radiograficamente, a ausência de imagem tímica em exames como radiografia, tomografia ou ecocardiograma é um sinal de alarme.

A presença ou ausência dos linfócitos T, B e NK na imunofenotipagem de linfócitos sugere determinados defeitos genéticos que podem, então, ser confirmados por pesquisa da mutação nos genes específicos (Tabela 73.1).

Tabela 73.1. Defeitos genéticos que determinam as SCID e seus padrões na imunofenotipagem de linfócitos.

T⁻ B⁺ NK⁺	T⁻ B⁺ NK⁻	T⁻ B⁻ NK⁺	T⁻ B⁻ NK⁻
Deficiência de IL7Rα	Deficiência de γc	Deficiência de RAG 1	Deficiência de adenosina deaminase (ADA)
Deficiência de CD45	Deficiência de JAK3	Deficiência de RAG 2	
Deficiência de CD3δ		Deficiência de DLRE1C (Artemis)	
Deficiência de CD3ζ		Deficiência de DNA-PKcs	
Deficiência de coronina-1A		Disgenesia reticular (deficiência de AK2)	

Fonte: Adaptada de Picard et al. 2015.

Sobre o tratamento definitivo, dada a gravidade e alta mortalidade, esses pacientes necessitam de transplante precoce de células-tronco hematopoiéticas. Uma alternativa em estudo para pacientes que não tenham doadores compatíveis é a terapia gênica, disponível em poucos centros especializados e para alguns defeitos genéticos. O princípio da terapia gênica é a correção do defeito genético causador da IDP por meio da inserção de uma cópia normal do gene que se encontra alterado em células-tronco hematopoiéticas CD34+ do próprio paciente, utilizando-se de vetores virais. No caso de SCID por deficiência de ADA, pode-se realizar a reposição de PEG-ADA como terapêutica temporária até o transplante.

Enquanto aguardam o tratamento definitivo, os pacientes com SCID devem ser cercados de cuidados para prevenção de infecções e complicações não infecciosas:

» Cuidados gerais de higiene, como lavagem de mãos.
» Cuidados com água e alimentos, evitando-se alimentos crus.
» Atenção especial ao suporte nutricional.
» Não frequentar lugares públicos, e mesmo o contato com seus familiares deve ser limitado, evitando o contato com outras crianças pequenas.
» Durante a internação hospitalar devem permanecer em isolamento.
» Reposição de gamaglobulina e profilaxia contra vírus sincicial respiratório com palivizumab.
» Profilaxia contra o *P. jirovecii* com sulfametoxazol-trimetoprim. Considerar profilaxia antifúngica e antiviral.

» Profilaxia para pacientes que receberam BCG e vigilância quanto ao desenvolvimento de reações adversas à vacina.

» Vigilância infecciosa, especialmente para vírus, com alto nível de suspeição com introdução precoce de tratamento.

» Não vacinar com agentes vivos pelo risco de complicações infecciosas. Vacinas de agentes inativados não são administradas pela incapacidade de resposta.

» Hemoderivados devem ser provenientes de doadores CMV negativos e irradiados, para evitar a ocorrência da doença do enxerto contra hospedeiro (GVHD).

» Familiares e contactantes devem ser vacinados para influenza, devem substituir por vacina contra poliomielite para inativada e não devem ser vacinados contra varicela pelo risco de transmissão caso desenvolvam vesículas.

Devido à gravidade desses pacientes, a triagem neonatal tem sido realizada em diversos centros com o intuito de identificá-los precocemente, antes das complicações clínicas, favorecendo o tratamento precoce e a boa evolução. Essa triagem é realizada no teste do pezinho, por meio da quantificação dos TREC (*T cell receptor excision circles*), fragmentos circulares de DNA produzidos durante o processo de amadurecimento dos linfócitos T, ausentes ou muito reduzidos nos pacientes com SCID.

Outro subgrupo são as imunodeficiências combinadas, consideradas menos graves e que compreende 29 diferentes doenças de acordo com a última classificação. Dentro desse subgrupo destacamos a síndrome de Omenn, decorrente de mutações hipomórficas em genes que causam SCID (*RAG1*, *RAG2*, *Artemis*, *IL7Rα*, *RMRP*, *ADA*, *DNA ligase 4*, *IL2Rγ*, *AK2*), ou seja, mutações que permitem alguma função do gene, com desenvolvimento residual de células T autólogas. A consequência disso é a presença de células T (em geral T CD3$^+$ ≥ 300/μL), porém com um repertório restrito, que sofrem expansão clonal e apresentam diminuição de função. Esses pacientes apresentam eritrodermia, eosinofilia, adenopatias, hepatoesplenomegalia, IgE elevada com diminuição das demais imunoglobulinas e predisposição a infecções graves e/ou recorrentes, bem como manifestações granulomatosas e autoimunes. Pacientes com síndrome de Omenn recebem tratamento semelhante aos pacientes com SCID, além do tratamento das complicações autoimunes, granulomatosas e linfoproliferativas que possam apresentar.

Um terceiro subgrupo é composto por numerosas doenças em que a imunodeficiência combinada se apresenta acompanhada de outras características, ou síndromes. Fazem parte desse subgrupo: a síndrome de Wiskott-Aldrich, defeitos de reparo do DNA (síndrome de Bloom, ataxia-telangiectasia, síndrome ICF), defeitos tímicos com outras anomalias congênitas (síndrome de DiGeorge [SDG] e síndrome CHARGE), displasias imuno-ósseas (hipoplasia de cabelo e cartilagem, síndrome Schimke), síndromes hiper IgE entre outras. Dentre elas, destacamos a SDG devido à sua alta prevalência, ocorrendo em cerca de 1:4.000 nascimentos.

A SDG é decorrente de deleções na região cromossômica 22q11.2. Essa alteração leva a um amplo espectro fenotípico que inclui defeitos no desenvolvimento das terceira e quarta bolsas faríngeas, resultando em anomalias cardíacas. As anomalias mais comuns são as malformações conotruncais, como tetralogia de *Fallot*, interrupção do arco aórtico, persistência do truncus arterioso e anomalias do arco aórtico. Uma complicação precoce e que deve servir de alerta nos primeiros meses de vida é a hipocalcemia por hipoparatiroidismo, mas vale ressaltar que sua ocorrência pode ser mais tardia. Características adicionais incluem anomalias faciais (especialmente boca pequena, nariz tubular e alterações das orelhas), renais, oftalmológicas, alterações de fala e de audição, anormalidades psiquiátricas e de comportamento. As alterações imunológicas são bastante variáveis, em sua grande maioria leves a moderadas, e decorrem da hipoplasia ou aplasia tímica, o que interfere no desenvolvimento dos linfócitos T. Os linfócitos B encontram-se em número normal, porém a produção de imunoglobulinas pode estar prejudicada em decorrência dos defeitos de desenvolvimento das células T. Em um pequeno grupo (menos de 1% dos casos), o desenvolvimento de células T pode estar gravemente comprometido, de modo que esses pacientes comportam-se clinicamente como pacientes com SCID e devem ser tratados com todos os cuidados descritos para esse grupo, além dos cuidados referentes às suas condições associadas, até o tratamento definitivo, que é o transplante de timo. Os demais pacientes receberão tratamento de acordo com o tipo e a gravidade do acometimento imunológico (reposição de gamaglobulina, profilaxia antimicrobiana). Também são descritos fenômenos autoimunes, como plaquetopenia, anemia hemolítica, tireoidite, artrite e hepatite. Devido ao grande espectro fenotípico e ao grande número de condições clínicas associadas, esses pacientes necessitam de acompanhamento multidisciplinar precoce para garantir melhor qualidade de vida.

Referências consultadas

1. Blaese RM, Stiehm ER, Bonilla FA, Younger ME. Immune Deficiency Foundation Patient & Family Handbook for Primary Immunodeficiency. 5. ed. 2013. p. 46-145.
2. Marciano BE, Huang CY, Joshi G et al. BCG vaccination in patients with severe combined immunodeficiency: complications, risks, and vaccination policies. J Allergy Clin Immunol. 2014;133(4):1134-41.
3. McDonald-McGinn DM, Sullivan KE. Chromosome 22q11.2 deletion syndrome (DiGeorge syndrome/velocardiofacial syndrome). Medicine (Baltimore). 2011;90(1):1-18.
4. Pachlopnik SJ, Güngör T, Seger R. Modern management of primary T-cell immunodeficiencies. Pediatr Allergy Immunol. 2014;25(4):300-13.
5. Papadopoulou-Alataki E, Hassan A, Davies EG. Prevention of infection in children and adolescents with primary immunodeficiency disorders. Asian Pac J Allergy Immunol. 2012;30(4):249-58.
6. Picard C, Al-Herz W, Bousfiha A et al. Primary immunodeficiency diseases: an update on the classification from the International Union of Immunological Societies Expert Committee for Primary Immunodeficiency 2015. J Clin Immunol. 2015;35(8):696-726.
7. Shearer WT, Dunn E, Notarangelo LD et al. Establishing diagnostic criteria for severe combined immunodeficiency disease (SCID), leaky SCID, and Omenn syndrome: the Primary Immune Deficiency Treatment Consortium experience. J Allergy Clin Immunol. 2014;133(4):1092-8.

Capítulo 74

Tratamento das Imunodeficiências – Imunoglobulina Humana (IGH)

Antonio Carlos Pastorino

O uso de imunoglobulina humana (IGH) tem se expandido além da terapia de reposição nas imunodeficiências e inclui seu uso em uma variedade de doenças inflamatórias e autoimunes. Inicialmente, foi usada por Bruton em 1952 no tratamento de agamaglobulinemia, mas atualmente sua utilização em várias imunodeficiências primárias ou secundárias, além de doenças reumáticas, gastrintestinais e autoimunes tem ganhado importância crescente. As imunodeficiências primárias (IDP) são um grupo de doenças genéticas raras (mais de 200 tipos) com grande susceptibilidade a infecções, sendo as relacionadas aos defeitos de anticorpos as mais frequentes (50% de todas as IDP) e onde a grande maioria se beneficia da reposição com gamaglobulina humana.

Existem vários tipos de gamaglobulinas de uso endovenoso, intramuscular e subcutâneo com características próprias variando em sua atividade biológica, eficácia, tolerabilidade e preparo. Apresentam em comum o preparo a partir de 3 mil a 10 mil doadores saudáveis, que deve passar por várias etapas que incluem purificação, estabilização e inativação viral, com preservação de sua ação protetora original. Basicamente, as apresentações de IGH contêm imunoglobulinas da classe IgG, com traços de IgA e IgM, e distribuição das subclasses de IgG que se assemelha às concentrações em nosso organismo (IgG1 = 55% a 60%; IgG2 = 25% a 35%; IgG3 = 3% a 7% e IgG4 = 1% a 7%), não apresentando indicação para o uso em pacientes com deficiências exclusivas de IgA e/ou IgM. As concentrações variam de 5% a 10% para as aplicações endovenosas e de 16% a 20% nas IGH de uso subcutâneo, em apresentações líquidas ou liofilizadas, contendo quantidades variáveis por frasco ampola (de 0,5 a 6 g frasco-ampola).

As indicações do uso de IGH aprovadas pelo Food and Drug Administration (FDA) incluem:

» IDP – Defeitos na produção de anticorpos por ausência de linfócitos B ou produção ineficiente de anticorpos: agamaglobulinemia, hipogamaglobulinemia comum variável e outras hipogamaglobulinemias primárias, imunodeficiências combinadas nas quais a produção de anticorpos está reduzida.

» Púrpura trombocitopênica idiopática, HIV em crianças, transplante de medula óssea, doença de Kawasaki, síndrome de Guilain-Barré, leucemias, sepse grave, entre outros.

Seu principal mecanismo de ação é fornecer quantidades adequadas de anticorpos maduros e com boa afinidade contra um grande número de patógenos. Também se ligam a vários antígenos, ativam complemento, se ligam ao complemento e a vários receptores Fc. Já os mecanismos de ação na modulação imune permanecem desconhecidos, sendo propostos a modulação da expressão e função dos receptores nos leucócitos e células endoteliais, interferência na ativação do complemento e produção de citocinas, efeitos na ativação e função dos linfócitos T e B.

As diferentes composições e concentrações das IGH podem afetar a tolerabilidade e várias características devem ser consideradas na indicação do produto: volume, conteúdo de sódio, tipo de açúcar presente, osmolaridade, pH e conteúdo de IgA. Pacientes no período neonatal, idosos, renais crônicos e cardiopatas devem ser avaliados para a escolha mais adequada do produto a ser utilizado. Na prevenção ou redução da formação de agregados de IgG, vários açúcares são adicionados em diferentes formulações, tais como: sorbitol, glicose, maltose ou sucrose, sendo este último o mais relacionado a eventos adversos renais (insuficiência renal aguda, nefrose osmótica). Em algumas preparações, sua estabilização é realizada com o aminoácido glicina e não contém nenhum açúcar. Assim, em pacientes com insuficiência renal a recomendação é para o uso de IGH com baixa osmolaridade e livre de açúcares em sua composição.

As doses usuais utilizadas para reposição de IGH pela via endovenosa nas diferentes IDP variam de 300 a 800 mg/kg a cada 2 a 4 semanas, lembrando que a meia-vida das IGH varia de 21 a 28 dias com a finalidade de manter os níveis séricos de IgG acima de 500 mg/dL. A administração endovenosa se faz em hospital-dia, de preferência com bomba de infusão por 3 a 6 horas.

Muitos pacientes necessitam doses maiores para manter valores de IgG sérica > 700 mg/dL ou em níveis clinicamente funcionais, no qual o paciente reduz o número e a gravidade das infecções.

Pacientes que apresentam valores iniciais de IgG abaixo de 100 mg/dL podem se beneficiar de administração de 2 ou, no máximo, 3 doses de IGH endovenosa com intervalos de poucos dias para atingir rapidamente os níveis séricos desejados.

Para o uso subcutâneo se preconiza doses de 50 a 200 mg/kg por semana se a infusão for de IGH com concentrações de 10% a 16,5%. As doses recomendadas para efeitos imunomoduladores ou anti-inflamatórios são maiores, atingindo até 2 g/kg por 2 a 5 dias mensalmente, ou até o controle da atividade da doença de base.

Os eventos adversos da infusão de IGH são variáveis, de 0,6% a 30%, e podem ser maiores na presença de infecções, nas primeiras infusões ou nas trocas de produtos. Atingem valores mais altos nas infusões endovenosas e dependem da velocidade de infusão e da presença de agregados nas preparações liofilizadas diluídas antes das infusões. Na tentativa de se minimizar esses efeitos adversos, são preconizadas velocidades menores de infusão no início da infusão e crescentes à medida que o paciente não apresente reações. Dentre as reações consideradas comuns e leves são descritos: cefaleia, febre e calafrios, dor lombar, astenia, náuseas e vômitos, prurido, rubor, entre outros. Raramente são descritas enxaqueca, meningite asséptica, dispneia, dor torácica, insuficiência renal e, mais raramente, anafilaxia sistêmica. Nos casos de reações leves, a infusão e administrados anti-histamínicos e corticoide devem ser suspensos; nos casos de anafilaxia, manter permeabilidade da via aérea, utilizar epinefrina, anti-histamínicos, corticoide e fluidoterapia, a critério médico. O reinício da infusão da gama EV deverá ser reavaliado a critério médico.

Muitas vezes as reações adversas justificam a mudança da marca da IGH utilizada e, até mesmo, a via de administração, sendo a via subcutânea a de menor percentual de reações.

Referências consultadas

1. Carvalho BTC, Condino-Neto A, Sole D, Filho NR. I Consenso Brasileiro sobre o Uso de Imuno-globulina Humana em Pacientes com Imunodeficiências Primárias. Rev Bras Alerg Immunopatol. 2010;10:104-16.
2. Condino-Neto A, Costa-Carvalho BT, Grumach AS et al. Guidelines for the use of human immu-noglobulin therapy in patients with primary immunodeficiencies in Latin America. Allergol Immu-nopathol (Madr). 2014;42(3):245-60.
3. Garcia-Loret M, McGhee S, Chatila TA. Immunoglobulin replacement therapy in children. Immu-nol Allergy Clin North Am. 2008;28(4):833-49.
4. Lingman-Framme J, Fasth A. Subcutaneous immunoglobulin for primary and secondary immu-nodeficiencies: an evidence-based review. Drugs. 2013;73(12):1307-19. doi: 10.1007/s40265-013-0094-3.
5. Orange JS, Hossny EM, Weiler CR et al. Use of intravenous immunoglobulin in human disease: a review of evidence by members of the Primary Immunodeficiency Committee of the Ameri-can Academy of Allergy, Asthma and Immunology. J Allergy Clin Immunol. 2006;117(Suppl. 4):S525-35.
6. Saeedian M, Randhawa I. Immunoglobulin replacement therapy: a twenty-year review and current update. Int Arch Allergy Immunol. 2014;164(2):151-66. doi: 10.1159/000363445.
7. Schroeder Jr HW, Dougherty CJ. Review of intravenous immunoglobulin replacement therapy trials for primary humoral immunodeficiency patients. Infection. 2012;40(6):601e611.

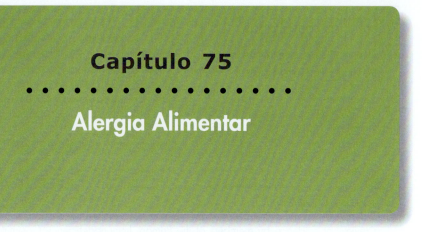

Capítulo 75
Alergia Alimentar

Cristina Miuki Abe Jacob (*in memoriam*)
Ana Paula Beltran Moschione Castro
Andrea Keiko Fujinami Gushken
Glauce Hiromi Yonamine

Denomina-se reação adversa aos alimentos qualquer reação anormal desencadeada pela ingestão de alimentos ou aditivos alimentares, e podem ser classificadas em imunomediadas e não imunomediadas. No primeiro grupo encontram-se as doenças metabólicas (p. ex., intolerância à lactose), farmacológicas, tóxicas, outras, não definidas, idiopáticas. No segundo grupo encontra-se a Alergia Alimentar (AA), que é definida como uma reação adversa desencadeada por uma resposta imunológica específica que ocorre de forma reprodutível após exposição a determinado alimento. Pode ser mediada por imunoglobulina E (IgE) (p. ex., urticária, síndrome da alergia oral), não IgE mediada (enteropatia induzida por proteína alimentar), mista (esofagite eosinofílica) ou mediada por células (dermatite de contato) (Figura 75.1).

Figura 75.1. Esquema simplificado das principais apresentações de reações adversas a alimentos.

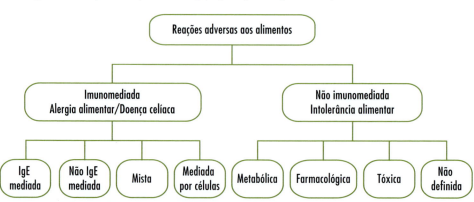

Fonte: Guidelines for the Diagnosis and Management of Food Allergy. NIAID-Sponsored Expert Panel 2010.

Na última década, foi observado um aumento da prevalência da AA, acometendo cerca de 8% das crianças com até 3 anos de idade. Os alimentos capazes de estimular resposta imunológica apresentam, em sua maioria, características específicas, sendo estes os mais envolvidos na AA: leite de vaca, soja, ovo, amendoim, trigo, frutas oleaginosas, peixe e crustáceos. De maneira geral, as AA ao leite, ovo, trigo e soja desaparecem durante a infância, enquanto as reações ao amendoim, frutas oleaginosas e frutos do mar costumam ser mais duradouras, podendo permanecer por toda a vida.

Manifestações clínicas

As manifestações clínicas dependerão do mecanismo imunológico envolvido (Quadro 75.1). Reações mediadas pela IgE são mais frequentes e caracterizam-se pela rápida instalação (início em minutos até 2 horas após a ingestão da proteína), enquanto reações imunológicas não mediadas por IgE são mais tardias (horas ou dias). São possíveis as reações mistas, que envolvem os dois mecanismos. Frequentemente, há confusão de manifestações clínicas decorrentes de AA com intolerância, como intolerância à lactose por deficiência da lactase.

Quadro 75.1. Principais sinais e sintomas relacionados à AA.

Mecanismo imunológico	Síndromes	Características clínicas
Mediado por IgE	Urticária/Angioedema	Desencadeada pela ingestão ou contato direto
	Rinoconjuntivite/Asma	Acompanha as induzidas por alimentos, **mas raramente isoladamente**, pois pode ser desencadeada por inalação de proteínas alimentares
	Anafilaxia	Rapidamente progressiva, envolve múltiplos sistemas. Cerca de 1/3 tem um **curso bifásico**: os sintomas podem retornar de 1 a 8 horas após o início do quadro
	Anafilaxia induzida pelo exercício	É desencadeada pela ingestão do alimento seguida de exercício físico
	Síndrome da Alergia Oral	Prurido, leve edema e eritema confinados à região oral e perioral
Misto	Dermatite atópica (DA)	Associada com AA em 30% a 40% das crianças com DA moderada e grave
	Esofagite e gastroenteropatia eosinofílicas	Sintomas variam de acordo com o local e o grau de inflamação eosinofílica
	Asma	Rara como sintoma isolado, mas presente na maioria das reações sistêmicas
Mediado por células	Coloproctite alérgica	Fezes com muco e sangue, sem comprometimento do estado nutricional
	Enterocolite induzida por proteína	Exposição crônica: vômitos, diarreia, desidratação até 2 horas após a ingestão
	Hemossiderose pulmonar	Anemia, pneumonias e infiltrados pulmonares recorrentes

Fonte: Solé D et al., 2012.

Diagnóstico de alergia alimentar

O diagnóstico de AA baseia-se essencialmente na cuidadosa anamnese a partir da qual será avaliada a necessidade de solicitar exames complementares.

Anamnese

História clínica detalhada e exame físico completo são fundamentais. Ao final da avaliação, podemos definir qual o alimento envolvido, se o sintoma é atribuído a alergia e se esses sintomas recorrem em exposições subsequentes. A quantidade do alimento que desencadeou a reação e o tipo de processamento podem ajudar a definir qual o mecanismo imunológico envolvido. Manifestações IgE mediadas podem ocorrer com quantidades mínimas do alérgeno, enquanto as não IgE mediadas exigem uma quantidade maior do alimento. Outro dado importante é o intervalo entre a ingestão dos alimentos e o início dos sintomas. Com raras exceções, sintomas relacionados a mecanismos IgE mediados devem ocorrer duas horas após a ingestão do alimento, já as não IgE mediadas tem desencadeamento mais tardio (horas ou dias). Fatores de risco associado aos sintomas de alergia devem ser considerados, destacando-se infecção, atividade física, ingestão de álcool ou uso de anti-inflamatórios. A pesquisa de antecedentes pessoais e familiares de atopia é essencial.

Exames complementares

Os que auxiliam na detecção do alimento envolvido na gênese dos sintomas são a pesquisa da IgE específica *in vivo* (*prick test*) e *in vitro*. É fundamental ressaltar que esses exames avaliam a sensibilização, não sendo sinônimo de alergia, e a correlação clínica deve ser realizada pelo médico. Em pacientes com sintomas tardios, ou nas AA de mecanismo misto, pode-se realizar o teste de contato atópico. Os testes de provocação podem ser indicados.

Teste cutâneo de leitura imediata (prick test)

Consiste na aplicação de extratos padronizados das proteínas dos alimentos no antebraço com o auxílio de um puntor padronizado, fazendo uma leve pressão sobre a epiderme. O valor preditivo positivo é baixo (45%), pois demonstra apenas a presença de sensibilização, e não necessariamente alergia ao alimento testado, apesar do elevado valor preditivo negativo (90%), sendo excelente para excluir o diagnóstico de AA IgE mediada. São positivas as reações com pápula de diâmetro médio > 3 mm, desde que se mantenha diferença mínima de 2 mm em relação ao controle negativo. Existe uma variação do teste chamado *prick to prick*, onde se utilizam os alimentos *in natura*. A interpretação é a mesma. Os testes de puntura não devem ser realizados nas seguintes condições:

» **Uso de anti-histamínicos:** pela interferência nos testes. Recomenda-se suspensão da medicação por uma semana antes do teste. Antidepressivos também podem alterar a resposta ao teste.
» **Presença de dermografismo:** a hiper-reatividade cutânea pode gerar falsos-positivos.
» **Presença de lesões cutâneas extensas:** como na dermatite atópica ou nos distúrbios graves de coagulação.
» **Reações anafiláticas:** sua indicação deve ser cuidadosa, pois embora raro esse sintoma já foi descrito na realização do teste.

Pesquisa de IgE sérica específica in vitro

Representa o mesmo significado do *prick test*, sendo o sistema ImmunoCAP® o ensaio mais sensível e reprodutível. Apesar deste ensaio não mais utilizar radioisótopos, o termo "RAST" ainda é utilizado na prática clínica. Esse teste não tem as mesmas contraindicações do teste de puntura. Apresenta elevado valor preditivo negativo, mas se positivo, assim como o *prick test*, indica apenas sensibilização. Não há valor de corte definido para positividade do teste, mas quanto maior o valor, maior a chance de reação.

Teste de contato atópico

Consiste na aplicação de alérgenos alimentares no dorso do paciente. O contato da proteína com a pele do indivíduo estimula linfócitos T, com aparecimento de hiperemia, pápula e/ou vesículas. Embora pareça promissor, o teste de contato atópico ainda necessita de padronização quanto ao tipo e quantidade do alérgeno e veículo utilizado. Alguns estudos afirmam que esse teste poderia ser útil na avaliação de pacientes com dermatite atópica e esofagite eosinofílica.

Components resolved diagnostic (CRD)

A evolução do conhecimento dos alérgenos, sua identificação e sequenciamento permitiu que se criassem extratos mais purificados ou mais direcionados ao diagnóstico de alergia, em especial AA. Assim, surgiram os componentes para auxílio no diagnóstico, ou CRD. Podem ser solicitados, por exemplo, por meio da técnica de ImmunoCAP, sendo a ovoalbumina, ovomucoide, caseína e ômega-5 gliadina os principais exemplos. Assim, esse teste é capaz de auxiliar no diagnóstico de reações cruzadas entre alimentos diferentes, mas que possuem proteínas comuns. Também são úteis na avaliação da gravidade (ovomucoide), do prognóstico ou evolução da AA. Recentemente, alérgenos recombinantes têm sido utilizados no CRD, permitindo maior acurácia a esse teste.

Testes de provocação oral (TPO)

Representam parte fundamental da investigação diagnóstica em AA, além de úteis na avaliação da tolerância, para AA mediadas por IgE ou não. Deve-se ter pessoal e ambiente adequados para o atendimento de anafilaxia, que pode ocorrer nos casos mediados pela IgE, mesmo naqueles pacientes sem história prévia. Antes dos TPO, o paciente e seus familiares devem ser orientados para exclusão do alimento por, no mínimo, sete dias, bem como de medicamentos que possam interferir na avaliação do teste. O TPO pode ser realizados de três maneiras:

» **Provocação aberta:** o alimento, previamente conhecido, é oferecido ao paciente. Indicado se os sintomas referidos são objetivos e sem gravidade, ou se há fortes evidências do teste ser negativo.

» **Teste simples-cego:** o alimento é oferecido ao paciente com uma fase placebo. Nesse caso, o paciente e seus familiares desconhecem em que momento o alimento é oferecido. Indicado nos casos em que os pacientes e/ou familiares julgam que determinado alimento desencadeia reações, sendo necessário mascará-lo para que não haja reações referidas apenas pela expectativa de sua ingestão.

» **Teste de provocação duplo-cego placebo controlado:** o alimento é oferecido ao paciente com uma fase placebo. Nesse caso, o médico, o paciente e os familiares desconhecem em que momento o alimento é oferecido. A preparação dos alimentos a serem testados deve ser realizada de maneira cuidadosa, que pode ser administrada de forma liofilizada ou oculta em preparações que não permitam sua identificação. Esse teste deve ser usado quando houver dúvidas com relação ao alimento suspeito das reações e para fins acadêmicos, já que representa o padrão ouro para diagnóstico de AA.

Tratamento da criança com alergia alimentar

As bases do tratamento da AA são a exclusão total do alérgeno e a garantia do adequado desenvolvimento nutricional do paciente. Para tal, é importante orientação de todos os envolvidos, para evitar escapes e para reconhecimento adequado de sintomas, para adequado encaminhamento ao tratamento. As orientações gerais incluem:

» **Leitura de rótulos:** não apenas de alimentos, mas de cosméticos, medicamentos e produtos que possam conter alérgenos (p. ex., proteínas do leite, de ovo). A leitura deve ser feita não só na compra, mas na armazenagem e no ato da utilização, pois detalhes podem escapar em uma única leitura. O conhecimento de termos que possam significar o alérgeno em questão também deve ser informado ao paciente e seus familiares, evitando, assim, o consumo inadvertido dessas substâncias (Quadro 75.2). Orientar também quanto à consulta dos serviços de atendimento ao consumidor das indústrias, quando houver dúvidas.

» **Risco da contaminação cruzada:** no preparo dos alimentos junto com o significado de expressões como "pode conter", "contém traços de", "produzido em uma fábrica que também processa/usa", "produzido no mesmo equipamento".

» **Risco de inalação:** quando o alimento é preparado na presença do paciente.

» **Ambientes de risco:** restaurantes, festas infantis, escolas, viagens e casas de amigos.

» **Pacientes anafiláticos:** precisam de orientações específicas: ter sempre à mão um plano de emergência, telefones de contato, orientação quanto ao uso de adrenalina autoinjetora e reforçar a necessidade de uma identificação junto ao paciente do fato deste ser portador de anafilaxia ao alimento. Instruir o paciente, familiares e cuidadores ao uso de adrenalina autoinjetora e a conduta de procura imediata ao serviço de saúde mais próximo após a aplicação dessa medicação, ressaltando-se o risco de recidiva da reação anafilática.

Quadro 75.2. Termos relacionados aos principais alérgenos alimentares e observações.

Alimentos	Evitar alimentos que contenham qualquer um dos seguintes ingredientes	Observações
Leite de vaca	Caseína, caseinato, lactoalbumina, lactoglobulina, lactose, proteína do soro (*whey protein*), proteína hidrolisada do leite	Podem significar leite: aromatizante, sabor ou aroma natural (creme de coco, creme bavária, manteiga, margarina, caramelo, queijo) Não significam leite e podem ser consumidos: lactato de cálcio ou de sódio, estearoil lactilato de cálcio ou de sódio, manteiga de cacau, leite de coco e cremor tártaro
Ovo	Albumina, globulina, ovoalbumina, ovomucoide, ovomucina	Podem significar ovo: aroma artificial e natural
Soja	Proteína vegetal texturizada	Podem significar soja: proteína vegetal, caldo vegetal, amido vegetal, carne vegetal, goma vegetal, aromatizante natural e artificial Na grande maioria dos casos, a lecitina de soja e o óleo de soja não precisam ser excluídos
Trigo	Glúten, farinha, farelo, semolina, farinha de rosca	Podem significar trigo: cuscuz, amido, amido gelatinizado, proteína vegetal hidrolisada, goma vegetal

Fonte: Adaptado de FAAN, CoFAR.

Conduta nutricional

Para cada alimento excluído, devem-se avaliar as potenciais deficiências nutricionais (macro e micronutrientes) e orientar a substituição apropriada. A exclusão de leite, ovo, soja ou trigo pode ser um importante desafio, comprometendo a qualidade de vida da criança, pois esses alimentos estão presentes no nosso consumo cotidiano. Para crianças em amamentação, o aleitamento deve ser estimulado e mantido. A dieta de exclusão do(s) alérgeno(s) envolvido(s) deve ser instituída para a mãe, avaliando-se a eventual necessidade de suplementação de micronutrientes.

Em crianças abaixo de um ano de idade, não amamentadas e que apresentem alergia à(s) proteína(s) do leite de vaca (APLV), recomenda-se o uso de fórmulas especiais, as quais podem ser a base de proteína isolada da soja, proteínas extensamente hidrolisadas (com ou sem lactose) ou a base de aminoácidos, de acordo com a indicação clínica (Figura 75.2).

Para crianças maiores com APLV, bebidas à base de soja fortificadas podem ser boas alternativas, pois contêm quantidades apropriadas de proteínas e gorduras. Outras bebidas alternativas (p. ex., a base de arroz, avelã etc.) apresentam baixo conteúdo proteico e de gorduras, sendo indicadas para uso culinário, e não como substituição do leite. Sempre que necessário, deve-se realizar suplementação de micronutrientes. Por exemplo, crianças com APLV podem necessitar de suplementação de cálcio e/ou vitamina Dl. Contudo, é importante lembrar que alguns suplementos podem conter proteínas ou traços do leite de vaca em sua formulação.

Figura 75.2. Fluxograma de diagnóstico e tratamento da alergia ao leite de vaca em lactentes.

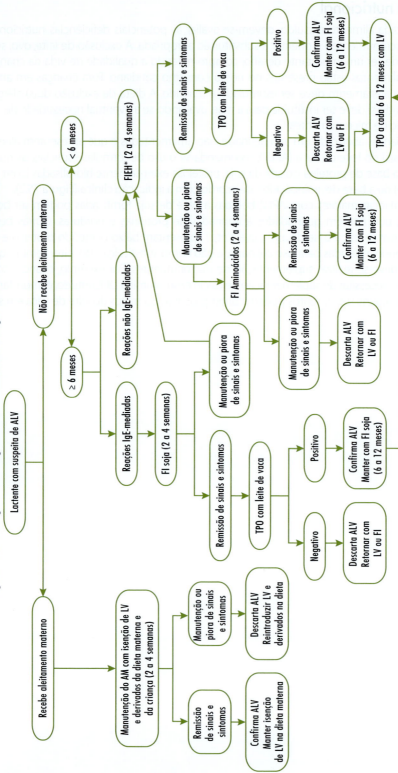

*Na ausência de intolerância à lactose, preferir as fórmulas infantis extensamente hidrolisadas com lactose.
ALV: alergia ao leite de vaca; FIAAA: fórmula infantil à base de aminoácidos; FIEH: fórmula infantil extensamente hidrolisada; FI soja: fórmula infantil de proteína de soja; LV: leite de vaca; TPO: teste de provocação oral; AM: aleitamento materno.
Fonte: Solé D et al., 2012, adaptada de Fiocchi A et al. e Koletzko S et al.

Referências consultadas

1. Canonica GW, Ansotegui IJ, Pawankar R et al. WAO-ARIA-GA2LEN Task Force. A WAO-ARIA-GA²LEN consensus document on molecular-based allergy diagnostics. World Allergy Organ J. 2013;6(1):17. doi: 10.1186/1939-4551-6-17.
2. Consenso Brasileiro sobre Alergia Alimentar: 2007. Rev Bras Alerg Imunopatol. 2008;31(2).
3. Consortium of Food Allergy Research (CoFAR). [Acesso em 26 dez. 12]. Disponível em: web. emmes.com/study/cofar/.
4. Food Allergy and Anaphylaxis Network (FAAN). [Acesso em 26 dez. 12]. Disponível em: www. foodallergy.org.
5. Groetch M, Nowak-Wegrzyn A. Practical approach to nutrition and dietary intervention in pediatric food allergy. Pediatr Allergy Immunol. 2013;24(3):212-21.
6. Guidelines for the diagnosis and management of food allergy in the United States: report of the NIAID-sponsored expert panel. J Allergy Clin Immunol. 2010;126(6 Suppl):S1-58.
7. Gushken AKF, Castro APM, Yonamine GH et al. Double-blind, placebo-controlled food challenge test in Brazilian children: adaptation for the clinical practice. Allergo Immunophatol (Madri). 2013;41(2):94-10.
8. Mofidi S. Nutritional management of pediatric food hypersensitivity. Pediatrics. 2003;111:1645-53.
9. Solé D, Amancio OMS, Jacob CMA et al. Guia prático de diagnóstico e tratamento da alergia às proteínas do leite de vaca mediada pela imunoglobulina E. Rev Bras Alerg Imunopatol. 2012;35(6):204-33.

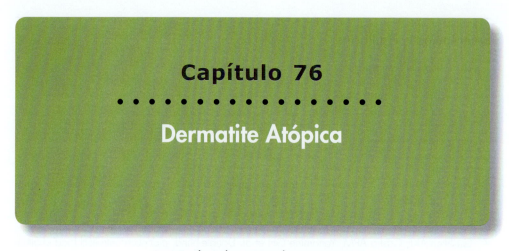

Capítulo 76
Dermatite Atópica

Ana Paula Beltran Moschione Castro

A dermatite atópica (DA) se caracteriza como a doença crônica cutânea mais frequente em crianças (4% a 20% das crianças no mundo todo) e sua complexidade muitas vezes frustra as expectativas da família e do médico. Para minimizar essa frustração, deve-se compreender seu caráter crônico e oferecer à família a parceria no controle, além de ser metódico na abordagem, cobrar de maneira ativa os cuidados gerais e discutir os resultados e expectativas. A DA é uma doença característica da infância: 85% dos pacientes apresentam as manifestações iniciais nos primeiros cinco anos de vida e apenas 2% dos casos novos ocorrem acima dos 45 anos de idade, porém cerca de 40% dos pacientes com DA mantêm os sintomas na vida adulta. Além da pele, a prevalência de asma nos pacientes com DA pode variar de 50% a 80%.

A DA apresenta caráter hereditário, chegando à prevalência de 68% em pacientes filhos de pais com DA. Aceita-se, hoje, que as doenças alérgicas resultem de herança multifatorial associada a componentes ambientais. Na DA, as principais alterações genéticas recaem sobre a integridade da barreira cutânea e as alterações imunológicas.

Fisiopatologia

Danos à barreira cutânea implicam desestabilização da adesão celular, maior inserção de agentes agressores e exacerbação de processos inflamatórios ou infecciosos. A integridade do estrato córneo (EC) depende dos lipídios intercelulares, dos lipídios oriundos das glândulas sebáceas e do fator umectante natural (*natural mosturizing factors* – NMF). O pH da pele, mais ácido, se apresenta mais neutro nesses pacientes e pode haver prejuízo na ação de enzimas necessárias à manutenção da integridade da pele. A coçadura leva à destruição de sua organização tecidual e estimula a produção de citocinas inflamatórias. Há diminuição da síntese de peptídeos antimicrobianos (catelicidinas e defensinas). Na DA, sua ausência pode facilitar a instalação de infecções por estafilococos, varicela e herpes simples. Tais alterações podem contribuir para maior suscetibilidade também a irritantes e alérgenos, exacerbação do prurido e diminuição da capacidade de retenção de água.

Na patogênese da DA, é evidente o envolvimento do sistema imunológico, com componentes da imunidade inata e adquirida, com alterações mesmo na pele sã. Há uma desregulação imunológica que facilita a ação de linfócitos T (LyT) do tipo Th2, migração de eosinófilos e dano epitelial. As células dendríticas, importantes no reconhecimento antigênico, apresentam alterações nesses pacientes. A perpetuação do processo inflamatório aumenta a liberação de histamina e citocinas, contribuindo para a piora do prurido e para a perda da integridade cutânea, dois sinais maiores da DA.

Fatores desencadeantes

Entre os fatores que deflagram ou perpetuam o processo inflamatório, destacam-se:

» **Agentes infecciosos:** especialmente o *Staphylococcus aureus*, (coloniza até 90% da pele dos pacientes com DA). Toxinas dessa bactéria atuam como superantígenos, estimulando de forma policlonal LyT. Também há influência sobre as células apresentadoras de antígeno (APC) e eosinófilos, com liberação de toxinas e dano citotóxico em queratinócitos. Em menor escala, fungos como a *Malassezia furfur* podem contribuir para a piora dos quadros de DA, principalmente no couro cabeludo e na nuca.

» **Alérgenos alimentares:** é um tema controverso. Uma anamnese detalhada será fundamental na suspeita do envolvimento de um alérgeno alimentar na piora da DA. Alérgenos alimentares podem contribuir para a exacerbação dos sintomas de DA em até 30% dos casos graves, principalmente menores de 3 anos. A sensibilização pode ocorrer por meio da ingestão do alimento, que pode, inclusive, ser apresentado ao paciente por intermédio do leite materno ou, possivelmente, do contato dos alimentos com a pele. A retirada do alimento suspeito pode ajudar no controle da DA, mas é um quadro multifatorial e outros mecanismos imunopatológicos estão envolvidos.

» **Aeroalérgenos:** o ácaro da poeira doméstica recebe maior destaque na exacerbação da DA, podendo haver melhora da doença com adequadas medidas de controle ambiental.

» **Fatores emocionais:** 40% a 70% dos pacientes citam o fator emocional como um desencadeante da crise, com grande perda da qualidade de vida. Na DA, a condição da pele do paciente correlaciona-se com ansiedade, tensão, estresse, depressão, frustração e agressão. A privação do sono, por vezes ocasionada pelo prurido noturno, gera ruptura da dinâmica familiar e escolar. O prurido intenso e incontrolável causa desconforto no convívio social e escolar do paciente.

» **Irritantes:** sudorese excessiva, produtos abrasivos e ressecamento intenso da pele podem comprometer a integridade da barreira, alterar o pH da pele e facilitar o desencadeamento de prurido e piora da dermatite.

Quadro clínico e diagnóstico

As manifestações clínicas da dermatite atópica constituem o principal elemento diagnóstico. Em 1994, o Comitê Britânico de Dermatologia adaptou os clássicos critérios de Hanifin e Rajka, 1980. Porém, por não ser tão adequado para pacientes menores de dois anos, idade comum para o diagnóstico de DA, em 2003 uma nova revisão e adaptação desses critérios foi realizada, sendo os critérios mais atualizados.

Apresentações essenciais, sem as quais o diagnóstico de DA não se faz.

» **Prurido.**

» **Eczema:** se apresenta de forma crônica ou recidivante e pode evoluir de diversas maneiras e distribuições ao longo da vida: agudo, subagudo ou crônico:

- **agudo:** presença de exsudato e/ou microvesículas crostosas;
- **subagudo:** espessamento, palidez, descamação, placas eritematosas escoriadas;
- **crônico:** liquenificação, ressecamento, descamação, pápulas com escoriações, ausência de pelos.

» **Distribuição característica das lesões:** a morfologia e distribuição das lesões cutâneas variam de acordo com a idade, raramente iniciando nos primeiros 3 meses de vida. Durante a infância, há maior envolvimento de face e de superfície extensora, enquanto na adolescência as lesões acometem mais as áreas de flexura. Na fase adulta, a distribuição pode variar, com predomínio em região flexora e manifestações isoladas de mãos e punhos.

» **Apresentações importantes:** embora relevantes e frequentes, não ocorrem em todos os pacientes. Destacam-se: início precoce da doença, história familiar ou pessoal de atopia, IgE elevada e xerose cutânea.

» **Manifestações associadas:** são frequentes, mas tão inespecíficas que não são suficientes para sustentar o diagnóstico. Destacam-se: dermografismo branco (resposta vascular atípica e palidez facial), queratose pilar, ptiriase alba, hiperlinearidade palmar, ictiose, lesões periorbitárias e queilites, liqueinificação, presença de lesões secundárias à coçadura (prurigo).

» **Diagnósticos diferenciais que devem ser excluídos:** escabiose, dermatite seborreica, dermatite de contato, ictiose. Alguns pacientes podem apresentar concomitância dessas doenças. Outros diagnósticos, como linfoma de células T, psoríase, fotodermatoses, imunodeficiências e eritrodermia de outras causas também devem ser afastados.

Exames laboratoriais

Os exames laboratoriais a serem realizados na avaliação de pacientes com dermatite atópica atendem a duas demandas específicas: avaliar fatores desencadeantes associados ou descartar outras doenças.

Uma concisa revisão sobre estes exames permite concluir que:

» Na pesquisa de IgE específica para alimentos há um elevado valor preditivo negativo, mas baixo valor preditivo positivo; observa-se um grande número de exames falso positivos. É importante ter atenção a qual exame solicitar, qual alérgeno, baseado na anamnese, pois uma vez o resultado positivo, será necessária exclusão com obrigatória posterior reintrodução para não incorrer em dietas de exclusão desnecessárias.

» A avaliação de colonização por *S. aureus* e o perfil de sensibilidade pode ser útil em pacientes com DA graves que necessitam antibioticoterapia, o que possibilitará uma escolha mais assertiva em casos moderados a graves, evitando o uso abusivo de antibióticos.

» A biópsia de pele é indicada quando há dúvidas no diagnóstico, especialmente nos casos moderados ou graves.

Tratamento

A abordagem terapêutica em DA envolve a educação quanto a sua cronicidade e caráter recidivante, aos fatores desencadeantes e ao tratamento medicamentoso. Uma proposta de tratamento discutida com a família pode auxiliar na adesão ao tratamento.

Os pilares do tratamento da dermatite atópica incluem:

» afastamento dos fatores desencadeantes;
» restauração da barreira cutânea;
» controle da Inflamação;
» controle do prurido.

Afastar fatores desencadeantes

Fatores que agridam a barreira cutânea, como sudorese intensa, produtos que causem irritação na pele como soluções alcoólicas ou com ingredientes que causem abrasão. Extremos de temperatura também devem ser evitados.

- » **Alérgenos alimentares:** caso haja a suspeição de uma alergia alimentar, seguindo os fatores de risco previamente discutidos, afastar os alérgenos por um período de 4 a 6 semanas, mantendo os cuidados gerais com a pele. Caso haja correlação com o alimento, deve ser verificada uma melhora clínica relevante. Caso confirmado, é recomendada a reintrodução do alimento e avaliação do desfecho. Confirmar essa correlação é fundamental, pois pacientes que permanecem em exclusão por tempo prolongado podem apresentar reações alérgicas mediadas por IgE não se justificando exclusões desnecessárias.
- » **Alérgenos ambientais:** ambientes repletos de poeira podem estar relacionados ao agravamento da dermatite atópica. Há estudos que descrevem a melhora dos pacientes após imunoterapia específica com ácaros da poeira domiciliar.
- » **Agentes infecciosos:** em especial o *S. aureus*, devem ser sempre motivo de desconfiança quando a pele dos pacientes com DA permanece hiperemiada, exsudativa e de difícil controle. Entretanto, a imediata administração de antibióticos deve ser evitada pelo risco maior de aumento da resistência bacteriana. Uma alternativa é a utilização regular de banhos antissépticos diluídos que incluam, por exemplo, hipoclorito de sódio (2 mL de solução a 2,5% em 1 litro de água). A aplicação desses banhos duas vezes por semana trouxe melhora aos pacientes e fica como recomendação em algumas diretrizes. Agentes como herpes simples e *Malassezia* podem infectar a pele dos pacientes e demandam tratamentos específicos.
- » **Estresse:** um importante e complexo fator deve ser sempre pesquisado e considerado. A abordagem deve ser cuidadosa, mas assertiva. Grupos de pacientes ajudam bastante a minimizar as frustações e a ajustar expectativas.

Restauração da barreira cutânea

Aqui incluem-se medidas que minimizem sua agressão e que reponham elementos necessários à integridade da pele.

- » **Banho:** é um momento fundamental para remoção de detritos, hidratação e equilíbrio da pele. Eles devem ser mais mornos e a duração não deve exceder 7 a 10 minutos, preferivelmente, mas não obrigatoriamente, de banheira.
- » **Sabonetes:** evite o uso excessivo e oriente sabonetes de pH mais próximo a 5, evitando sabonetes com pH alcalino ou neutro, ou com elevada concentração de detergentes.
- » **Emolientes:** melhoram o ressecamento, reduzem o prurido, otimizam a ação da corticoterapia, minimizam o contato com irritantes, poupam corticosteroide tópicos e a inflamação.
- » **Hidratante:** um hidratante cosmeticamente aceitável, hipoalergênico, sem fragrância e não comedogênico, duradouro, facilmente absorvível e de custo acessível para que seja utilizado abundantemente. Há vários tipos possíveis de hidratantes: os oclusivos, que diminuem a perda transepidérmica de água; os que apresentam poder de retenção hídrica e os funcionais que contém substância que integram a barreira cutânea e promovem sua restauração.

Controle da inflamação

Outro ponto fundamental no tratamento da DA. Medicamentos como corticosteroides e inibidores da calcineurina (ambos de uso tópico) têm papel importante no manejo da doença.

Os corticosteroides tópicos inibem a atividade das células dendríticas e dos linfócitos, diminuindo a síntese de interleucinas. Controlam os sintomas da DA, mas podem apresentar efeitos colaterais, especialmente locais.

Deve ser feito esclarecimento do local de sua aplicação e do número de vezes de sua utilização (uma ou duas vezes ao dia, longe do período de hidratação) e enfatizando a duração, que pode ser muito variada, podendo ser adotados esquemas de manutenção em dias alternados, com bom cuidado da lesão e diminuição de efeitos adversos.

Recomenda-se a utilização de corticosteroides de baixa ou média potência em região genital, face e as regiões de dobras como axilas e virilha, por apresentarem elevadas taxas de absorção (Quadro 76.1).

Quadro 76.1. Potência decrescente dos principais corticosteroides tópicos.

Grupo I Dipropionato de betametasona p/c Propionato de clobetasol p/c Propionato de halobetasol p/c	
Grupo II Fluocinonida (0,05%) p/c Halcinonida (0,1%) c Furoato de mometasona (0,1%) p+	**Grupo V** Acetonida de fluocinolona c Valerato de hidrocortisona (0,2%)
Grupo III Valerato de betametasona (0,1%) p Halcinonida 0,1% p Propionato de fluticasona 0,005% p	**Grupo VI** Desonida p/c/l Prednicarbato
Grupo IV Furoato de mometasona 0,1% Acetonida de triancinolona 0,1% p/c Acetonida de fluocinolona 0,025% p	**Grupo VII** Hidrocortisona 1% p/c Dexametasona Metilprednisolona 1%

p: pomada; c: creme; l: loção.
Fonte: Adaptado de Eichenfield et al., 2014.

Deve-se usar sempre a menor potência possível, mas não sempre os de baixa potência. Nas lesões moderadas ou graves, deve-se optar por uma terapêutica de moderada potência, com resultados mais rápidos e menor o tempo de uso.

» **Terapêutica proativa:** a aplicação é mantida duas vezes por semana na lesão, por tempo prolongado (até 12 semanas). Essa estratégia pode minimizar as reagudizações, e também pode ser utilizada com inibidores de calcineurina.

» **Efeitos colaterais:** atrofia cutânea, estrias, alterações de pigmentação, fragilidade vascular e erupção acneiforme. Efeitos sistêmicos como alteração do eixo hipotálamo-hipófise-adrenal são raros e, em geral, relacionados à utilização em áreas extensas por períodos prolongados.

Imunomoduladores tópicos

Atuam inibindo a calcineurina. São dois disponíveis para uso tópico: o pimecrolimo (pode ser indicado a partir dos 3 meses de idade e tem uma única apresentação, em concentração de 1%) e o tacrolimo (indicado a partir dos 2 anos de idade, em apresentações contendo 0,03% e 0,1% da droga). Devem ser aplicados duas vezes ao dia, sempre utilizando protetor solar.

Apresentam redução dos escores de gravidade e do tempo de aparecimento de novas lesões e, como não apresentam os mesmos efeitos colaterais que a corticoterapia, podem ser utilizados em locais considerados de risco para efeitos adversos dos corticosteroides, como face e genitais.

Controle do prurido

O manejo adequado do prurido ainda não está bem estabelecido, sem comprovação de benefícios claros relacionados às terapêuticas. Embora a utilização de anti-histamínicos seja frequente na DA, seus benefícios clínicos não foram adequadamente comprovados. Os anti-histamínicos de primeira geração, por causarem sedação, podem apresentar algum benefício no controle da DA, pois minimizam os episódios de coçadura à noite. Seu uso pode ser limitado pela sonolência durante o dia, dificultando o aprendizado escolar ou prejudicando o trabalho em pacientes mais velhos. Os anti-histamínicos de segunda geração, com efeitos sedativos bem reduzidos, podem ser recomendados a escolares e adolescentes.

Tratamento avançado

Na ausência de resposta adequada, o paciente deve ser reavaliado quanto à adesão e à dificuldade de eliminação de fatores desencadeantes. Alternativas como uso de ciclosporina e fototerapia apresentam evidências de melhora da DA. Outros imunossupressores também têm sido utilizados, como azatioprina, metotrexato e micofenolato mofetil. Uma vez iniciado o tratamento avançado, o paciente ainda deve persistir com cuidados gerais para manutenção da integridade da barreira cutânea. A utilização de imunobiológicos também parece ter lugar no cuidado de pacientes com dermatite atópica grave, especialmente entre adolescentes e adultos. Bloqueadores da ação de citocinas têm sido avaliados com resultados bastante promissores. Em alguns casos, a internação do paciente contribui para melhora dos sintomas. Nas crises agudas, o uso de bandagens umedecidas podem ser úteis no controle do prurido e restauração da barreira.

Finalmente, a dermatite atópica é uma doença intrigante e desafiadora, mas poder melhorar a vida dos pacientes e sua família movimenta os estudos clínicos e a prática diária do consultório.

Referências consultadas

1. Eichenfield LF, Stein Gold LF. Addressing the immunopathogenesis of atopic dermatitis: advances in topical and systemic treatment. Semin Cutan Med Surg. 2017 Mar;36(2 Suppl 2):S45-S48.
2. Eichenfield LF, Tom WL, Berger TG et al. Guidelines of care for the management of atopic dermatitis: section 2. Management and treatment of atopic dermatitis with topical therapies. J Am Acad Dermatol. 2014 Jul;71(1):116-32.
3. Eichenfield LF, Tom WL, Chamlin SL et al. Guidelines of care for the management of atopic dermatitis: section 1. Diagnosis and assessment of atopic dermatitis. J Am Acad Dermatol. 2014 Feb;70(2):338-51.
4. Galli E, Neri I, Ricci G et al. Consensus Conference on Clinical Management of Pediatric Atopic Dermatitis. Ital J Pediatr. 2016 Mar 2;42:26.
5. Irvine AD, Eichenfield LF, Friedlander SF, Simpson EL. Review of critical issues in the pathogenesis of atopic dermatitis. Semin Cutan MedSurg. 2016 Jun;35(5 Suppl):S89-91.
6. Mendes BR, Shimabukuro DM, Uber M, Abagge KT. Avaliação crítica do pH dos sabonetes infantis. J. Pediatr. 2016 May/June;92(3).
7. Sidbury R, Davis DM, Cohen DE et al. Guidelines of care for the management of atopic dermatitis: section 3. Management and treatment with phototherapy and systemic agents. J Am Acad Dermatol. 2014 Aug;71(2):327-49.
8. Weidinger S, Novak N. Atopic dermatitis. Lancet. 2016 Mar 12;387(10023):1109-22.

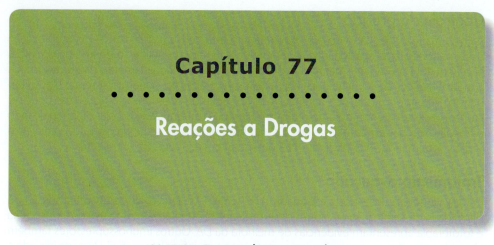

Capítulo 77
Reações a Drogas

Verônica Tavares de Lima Morales
Cristina de Jesus Nunes dos Santos
Heloisa Tabet Alvarez
Ana Paula Beltran Moschione Castro

As reações adversas a drogas (RAD) são frequentes na prática clínica diária. Estima-se que sejam responsáveis por 2% a 6% das internações hospitalares, com elevados níveis de morbidade e mortalidade.

Denomina-se RAD qualquer efeito indesejável de um medicamento. Ocorrem em aproximadamente 1,5% dos pacientes em uso ambulatorial de fármacos e 10% em uso hospitalar.

São classificadas em dois tipos:

» **Tipo A (85% a 90% dos casos):** previsíveis, diretamente relacionadas aos efeitos da droga e podem acometer qualquer indivíduo. Incluem efeitos colaterais e secundários, toxicidade e interações medicamentosas. Por exemplo: sonolência com uso de anti-histamínicos de 1ª geração.

» **Tipo B (ou de hipersensibilidade):** geralmente imprevisíveis, sem relação com os efeitos dos medicamentos e acometem apenas um grupo suscetível de pacientes. São subdivididas em:
   – **intolerância:** efeitos tóxicos da droga manifestam-se com doses habituais ou baixas e toleradas pela população normal;
   – **idiossincrasia:** feitos diferentes das toxicidades conhecidas, muitas vezes dependentes de susceptibilidade genética, como hipersensibilidade a anti-inflamatórios não esteroidais (AINE);
   – **imunológicas (ou alérgicas):** desencadeadas por mecanismo imunológico específico, como alergia a penicilinas, por exemplo. São divididas em: imediatas (até 1 hora após a exposição à droga), em que anticorpos da classe IgE geralmente são os responsáveis pela reação; e tardias (início após 1 hora do contato com o alérgeno), em geral mediadas por células (linfócitos T).

Nos pacientes pediátricos, as reações de hipersensibilidade (tipo B) são menos frequentes que nos adultos. O superdiagnóstico é comum, usualmente por confusão com infecções virais. O diagnóstico adequado evita a troca de medicamentos por opções menos efetivas, mais danosas, muitas vezes mais caras e as exclusões extensas e desnecessárias.

Diagnóstico

O diagnóstico das reações de hipersensibilidade a medicamentos inicia-se por realização de história detalhada (Quadro 77.1), procurando-se estabelecer um nexo de causalidade entre as drogas suspeitas e a reação ocorrida. Quando os sintomas não parecem ser relacionados à ingestão de determinado medicamento, encerra-se a investigação e seu uso é liberado. Para drogas ao menos possivelmente relacionadas à reação, a classificação clínica em reação imunológica imediata/tardia ou não imunológica guia a escolha dos testes específicos (Quadro 77.2). Em alguns casos, embora a história clínica já seja, por si só, capaz de definir o diagnóstico, utilizam-se testes para oferecer uma droga alternativa segura ou evitar restrições desnecessárias.

Quadro 77.1. Investigação inicial de reação de hipersensibilidade a medicamento.

Identificação do paciente e idade

Sobre as drogas ou produtos em uso no momento da reação (todos)
- Nome e classe, tempo de uso, dose, frequência, apresentação, via de administração
- Uso anterior ou subsequente (da própria droga ou de drogas da mesma classe)

Relacionados à reação
- Manifestações clínicas (checar fotos, quando disponíveis)
- Intervalo entre uso da medicação e início dos sintomas, momento de suspensão da medicação (linha do tempo)
- Tratamento administrado, local onde recebeu tratamento, evolução e resposta

Antecedentes pessoais
- Reações semelhantes com a droga, reações com outras drogas
- Alergias, reações a vacinas
- Doenças concomitantes ou anteriores

Cofatores
- Atividades no momento da reação: exercício, alimentação, exposição solar
- Infecções concomitantes
- Período do ciclo menstrual (quando aplicável)

Fonte: Demoly P, Adkinson NF, Brockow K, Castells M, Chiriac AM et al. International Consensus on drug allergy. Allergy. 2014 Apr;69(4):420-37.

Quadro 77.2. Tipo de reação envolvida *versus* teste diagnóstico.

Reações imunológicas	Tipo de teste diagnóstico
Imediatas (até 1 hora após contato): urticária, angioedema, desconforto respiratório, rinite, náuseas, vômitos, dor abdominal, hipotensão, perda de consciência	Testes *in vitro*: Dosagem de IgE específica, teste de ativação de basófilos* Testes *in vivo*: Teste de puntura, teste intradérmico de leitura imediata e teste de provocação

(Continua)

Quadro 77.2. Tipo de reação envolvida *versus* teste diagnóstico (continuação).

Reações imunológicas	Tipo de teste diagnóstico
Tardias (início após 1 hora): exantemas maculopapulares, dermatites de contato, erupções fixas à droga, exantemas bolhosos (**síndrome de Stevens-Johnson**, necrólise epidérmica tóxica), DRESS (erupção à droga com eosinofilia e sintomas sistêmicos), pustulose exantemática generalizada aguda, hepatite, nefrite, pneumonite, citopenias, vasculite	Testes *in vitro*: Teste de transformação de linfócitos* Testes *in vivo*: Teste de contato, teste intradérmico de leitura tardia, teste de provocação
Reações não imunológicas	Teste de provocação

* Disponíveis apenas em ambiente de pesquisa.

Fonte: Demoly P, Adkinson NF, Brockow K, Castells M, Chiriac AM et al. International Consensus on drug allergy. Allergy. 2014 Apr;69(4):420-37.

Tratamento

Suspensão das drogas suspeitas, uso de medicação sintomática para controle da reação aguda e uso de drogas alternativas sem reatividade cruzada em situações futuras. Protocolos de dessensibilização são restritos a drogas imprescindíveis e insubstituíveis.

Situações específicas

» **Alergia a antibióticos betalactâmicos:** a alergia à betalactâmicos é a mais comum dentre as alergias à antibióticos. Inclui as penicilinas, cefalosporinas, os carbapenêmicos e monobactans. As reações podem ser tanto imediatas quanto tardias. Nas imediatas, anticorpos específicos podem ser direcionados a determinantes alergênicos formados a partir do anel betalactâmico (comum a todo o grupo), bem como às cadeias laterais (variáveis entre os componentes do grupo). A investigação inicia-se com dosagem de IgE sérica específica (disponível para penicilina, amoxicilina e ampicilina) e, preferencialmente, teste de puntura com benzilpenicilina, aminopenicilina e β-lactâmico suspeito. Caso sejam negativos, realiza-se teste intradérmico. Em caso de algum resultado positivo, confirma-se o diagnóstico. Testes cutâneos ou dosagem de IgE sérica negativos não afastam alergia, devendo-se prosseguir à realização de teste de provocação oral (TPO – padrão-ouro).

Para as reações tardias, também se realizam os testes cutâneos, acrescentando-se leitura tardia ao teste intradérmico (48 horas). Em caso negativo, deve ser realizado TPO. No caso de confirmação de alergia a um antibiótico betalactâmico, a escolha de uma alternativa segura algumas vezes envolve a realização de testes cutâneos/provocação oral, considerando-se as semelhanças estruturais entre as drogas.

» **Hipersensibilidade a anti-inflamatórios não esteroidais (AINE):** os AINE são os medicamentos mais comumente envolvidos em reações de hipersensibilidade. Agem por inibição das enzimas cicloxigenases. As reações mais frequentes são desencadeadas por um mecanismo não imunológico. Há um defeito intrínseco no metabolismo do ácido araquidônico, com desvio para a via das lipoxigenases, acúmulo de leucotrienos e outros mediadores vasoativos. Nesse caso, há reatividade cruzada entre todas as drogas da classe que compartilham a via metabólica. As reações manifestam-se como urticária, angioedema e broncoespasmo, e tendem a ser mais fortes com o aumento da potência de inibição da enzima cicloxigenase 1 (Quadro 77.3). Doenças pré-existentes como asma e urticária crônica podem ser exacerbadas por uso de AINE.

Quadro 77.3. Classificação dos AINE quanto à sua capacidade de inibição das enzimas cicloxigenases (COX) 1 e 2.

Capacidade de inibição das COX	Tipo de AINE
Fortes inibidores da COX 1	Ácido acetilsalicílico, dipirona, fenilbutazona, oxifenilbutazona, piroxicam, diclofenaco, indometacina, etodolaco, ácido mefenâmico, ibuprofeno, naproxeno, cetoprofeno, cetorolaco
Fracos inibidores da COX 1	Paracetamol, meloxicam, nimesulida
Inibidores seletivos da COX 2	Rofecoxibe, celecoxibe, etoricoxibe

Fonte: Demoly P, Adkinson NF, Brockow K, Castells M, Chiriac AM et al. International Consensus on drug allergy. Allergy. 2014 Apr;69(4):420-37.

Mais raramente, os AINE são capazes de desencadear reações por mecanismo imunológico, imediata ou tardia. Nessas situações, geralmente um AINE é o responsável pela reação, não havendo reatividade cruzada com os demais componentes do grupo.

A história da reação é de grande importância, uma vez que os testes cutâneos e laboratoriais são válidos apenas para reações imunológicas. O TPO é padrão-ouro para todos os tipos de reações, tendo valor diagnóstico, e também para oferecer um medicamento alternativo. O paracetamol na dose máxima de 500 mg e os inibidores seletivos da COX-2 são geralmente tolerados, sendo as opções de escolha para testes como drogas alternativas nesses pacientes.

» **Anafilaxia perioperatória:** as substâncias de maior risco são os bloqueadores neuromusculares, seguidos pelo látex e pelos antibióticos. A ficha anestésica completa, com anotação das drogas utilizadas e os horários administrados, é necessária para se estabelecer uma investigação diagnóstica. Todas as drogas utilizadas no procedimento devem ser investigadas. Para antibióticos e AINE, o diagnóstico é feito conforme os protocolos descritos anteriormente. A sensibilização a agentes anestésicos é investigada por meio de testes cutâneos com diluições específicas. Para o látex, há dosagem de IgE sérica específica e teste de puntura. Se negativos, realiza-se teste de provocação. Pacientes com antecedentes de espinha bífida, múltiplas cirurgias e profissionais de saúde apresentam maior risco para a alergia. Caso seja confirmada a alergia, é importante avaliar possibilidade de reação cruzada com algumas frutas.

» **Alergia a anestésicos locais:** reações alérgicas a anestésicos locais são raras. Seus efeitos adversos são, muitas vezes, decorrentes da injeção intravascular inadvertida, absorção sistêmica de epinefrina usada como adjuvante ou síncope vasovagal causada pela ansiedade do procedimento. Os anestésicos locais são separados em dois grupos de acordo com sua estrutura química: grupo amida (lidocaína, bupivacaína, mepivacaina) e grupo éster (benzocaína, procaína, novocaína). Reações cruzadas são frequentes entre os anestésicos do grupo éster, o que não ocorre no grupo amida. Assim, caso o anestésico envolvido seja do grupo éster, recomenda-se testes com um anestésico do grupo amida. Se a reação ocorrer com o grupo amida, pode-se utilizar um éster ou outro anestésico do grupo amida. Existe a possibilidade de realização de testes de provocação para esclarecimento do quadro. Resultados negativos sugerem risco igual à população geral.

» **Farmacodermias graves:** as farmacodermias podem apresentar evolução para quadros de maior gravidade com grande morbimortalidade (Tabela 77.1). Entre essas entidades encontram-se a síndrome de Steven-Johnson (SSJ) e a necrólise epidérmica tóxica (NET), que se caracterizam por lesões de pele com descolamento da epiderme e lesões em mucosa. Diferenciam-se pela extensão do acometimento cutâneo. A DRESS (*Drug Reaction with Eosinophilia and Systemic Symptoms*), também chamada de síndrome de hipersensibilidade sistêmica à droga, é uma reação incomum, mas potencialmente fatal, caracterizada por envolvimento de múltiplos órgãos, eosinofilia, febre, linfadenopatia e artralgia. A pustulose exantemática generalizada aguda (PEGA) caracteriza-se por pústulas com menos de 5 mm de diâmetro, estéreis e não foliculares, principalmente em pescoço, axilas, tronco e extremidades superiores, evoluindo para descamação, insuficiência renal transitória e hipocalemia.

Tabela 77.1. Farmacodermias graves.

	SSJ/NET*	SHD(DRESS)*	PEGA*
Início	1 a 3 semanas	2 a 6 semanas	48 horas
Pele	• Bolhas • Comprometimento de mucosas • Descolamento da epiderme (Sinal de Nikolski) • SSJ < 10% • NET > 30%	Exantema mobiliforme	Pústulas e micropústulas bolhosas e estéreis
Comprometimento sistêmico	Ver como um grande queimado	Adenopatia/ nefrite/ pneumonite/ cardite	Hipocalemia/ Insuficiência renal transitória
Eosinofilia	Ausente/leve	Muito elevada	Ausente/leve
Drogas geralmente envolvidas	Sulfas/Alopurinol/ Carbamazepina/AINES/ aminopenicilinas	Anticonvulsivantes	Antibióticos, Anticonvulsivantes, AINES, IECA e Diltiazen

IECA: Inibidor da enzima conversora da angiotensina; SSJ: Síndrome de Stevens-Johnson; NET: necrólise epidérmica tóxica; DRESS: drug rash with eosinophilia and systemic symptoms (erupção à droga com eosinofilia e sintomas sistêmicos); PEGA: pustulose exantemática generalizada aguda; SHD: síndrome de hipersensibilidade à droga.

Fonte: Demoly P, Adkinson NF, Brockow K, Castells M, Chiriac AM et al. International Consensus on drug allergy. Allergy. 2014 Apr;69(4):420-37.

Referências consultadas

1. Bircher AJ, Scherer K. Delayed cutaneous manifestation of drug hypersensitivity. Med Clin North Am. 2010;94(4):711-25.
2. Blanca M, Romano A, Torres MJ et al. Update on the evaluation of hypersensitivity reactions to betalactams. Allergy. 2009;64(2):183-93.
3. Bulisani AC, Sanches GD, Guimarães HP et al. Stevens-Johnson Syndrome and Toxical Epidermal Necrolysis in Intensive Care Medicine. Rev Bras Ter Intensiva. 2006;18(3):292-7.
4. Demoly P, Adkinson NF, Brockow K, Castells M, Chiriac AM et al. International Consensus on drug allergy. Allergy. 2014 Apr;69(4):420-37.
5. Kowalski ML, Makowska JS, Blanca M et al. Hypersensitivity to nonsteroidal anti-inflammatory drugs (NSAIDs) – classification, diagnosis and management: review of the EAACI/ENDA and GA2LEN/HANNA. Allergy. 2011;66(7):818-29.
6. Mertes PM, Tajima K, Regnier-Kimmoun MA et al. Perioperative anaphylaxis. Med Clin N Am. 2010;94(4):761-89.
7. Torres MJ, Barrionuevo E, Kowalski M, Blanca M. Hypersensitivity reactions to nonsteroidal anti-inflammatory drugs. Immunol Allergy Clin North Am. 2014;34(3):507-24.

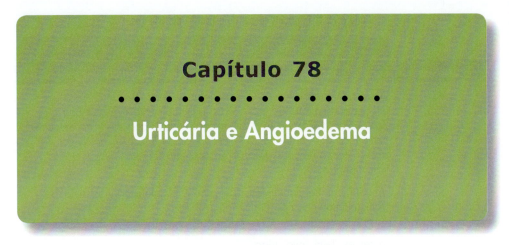

Capítulo 78
Urticária e Angioedema

Cleonir de Moraes Lui Beck
Rejane Rimazza Dalberto Casagrande
Antonio Carlos Pastorino

Introdução

A urticária é uma doença comum, que afeta até 25% da população em algum momento da vida, variando de 2,1% a 6,7% em crianças. É caracterizada pelo desenvolvimento de pápulas, angioedema ou ambos, tendo como diferencial outras condições médicas, nas quais as lesões de pele podem ocorrer apenas como sintoma, como na anafilaxia, em síndromes autoinflamatórias, ou no angioedema hereditário.

O mecanismo fisiopatológico básico tem o mastócito como principal célula efetora. Nas reações clássicas de hipersensibilidade imediata tipo I, o alérgeno se junta à IgE alérgeno-específica, que se liga ao receptor de alta afinidade da superfície dos mastócitos que, ativados, liberam histamina e outros mediadores, provocando ativação de nervos sensoriais, vasodilatação, e inflamação local. Tais alterações levam ao eritema, ao extravasamento de plasma com edema da epiderme e ao recrutamento de células para as lesões. Além desse mecanismo básico, outros podem estar envolvidos, como a ativação de mastócitos por IgG (nas urticárias autoimunes) e os estímulos não imunológicos, como opiáceos e desencadeantes físicos.

Quadro clínico

A lesão característica da urticária é a pápula, caracterizada por edema central de tamanho variável, cercado por eritema, associada a prurido ou sensação de queimação. Tem caráter fugaz e migratório, geralmente com resolução em até 24 horas.

A urticária pode ser classificada em aguda, com duração de menos de 6 semanas, ou crônica, que duram mais de 6 semanas. O principal desencadeante é infeccioso, especialmente infecções virais. As diversas outras causas são apresentadas no Quadro 78.1. As doenças onde a urticária pode estar presente como parte de suas manifestações clínicas estão apresentadas no Quadro 78.2.

Quadro 78.1. Principais causas de urticárias em crianças.

Causas	Urticária	
	Aguda	Crônica
Infecções	Vírus: principalmente infecções respiratórias Bactérias: *Streptococcus* β *hemolítico, Mycoplasma pneumonie*, infecções do trato urinário	Vírus: principalmente o Epstein-Barr Bactérias: *Staphylococcos, Streptococcos, Helicobacter pylori, Escherichia coli* Parasitas: *Blastocystis hominis*
Drogas	Antibióticos betalactâmicos (penicilinas e cefalosporinas) e sulfas Anti-inflamatórios não hormonais (AINE) Anticonvulsivantes	
Alimentos	Lactentes: leite, ovo, trigo, soja e amendoim Crianças maiores: peixe e frutos do mar, nozes e castanhas	Pseudoalérgenos, aminas vasoativas que podem degranular mastócitos diretamente (p. ex., corantes, conservantes e adoçantes)
Autorreatividade		Associada à presença de autoanticorpos contra a cadeia alfa do receptor de alta afinidade para IgE e contra a própria IgE
Físicas		• Dermografismo (surgem em 1 a 5 minutos) • Colinérgica (aumento da temperatura corporal, como banho quente) • Aquagênica (água não fria ou quente) • Ao frio (ar, água, localizado) • Solar (ultravioleta, luz visível) • De pressão tardia (surgem em 3 a 8 horas) • Vibratória • Induzida por exercício • Contato ao calor (calor localizado)

Fonte: Adaptado de Tsakok T, Du Toit G, Flohr C. Pediatric urticaria. Immunol Allergy Clin North Am. 2014;34(1):117-39.

Quadro 78.2. Doenças em que a urticária pode estar associada, sem ser diretamente causal.

Associações	Doenças	Observações
Autoimunes	• Tireoidite • Lúpus eritematoso sistêmico • Doença celíaca • Artrite reumatoide juvenil • Diabetes tipo I	• A urticária parece estar associada a essas doenças e não ser diretamente causal • Geralmente se apresenta como vasculite urticariforme
Oncológicas	• Linfoma • Leucemia • Outras	• Pode ser o primeiro sinal da doença

Fonte: Adaptado de Tsakok T, Du Toit G, Flohr C. Pediatric urticaria. Immunol Allergy Clin North Am. 2014;34(1):117-39.

O angioedema é caracterizado por edema súbito e pronunciado na hipoderme e subcutâneo, por vezes eritematoso, com envolvimento frequente das mucosas, podendo ser acompanhado de dor. Sua resolução é mais lenta, com duração de até 72 horas. Essas características estão resumidas no Quadro 78.3.

Quadro 78.3. Características das lesões de urticária e angioedema.

	Urticária	Angioedema
Patologia	Vasodilatação +++, Edema local. Infiltrado perivascular de eosinófilos, monócitos e linfócitos T	Edema +++, vasodilatação +/−. Pouco infiltrado celular exceto no angioedema alérgico (Eo)
Localização	Somente pele	Pele e mucosas
Duração	Transitória (< 24 horas)	Transitória (24 a 72 horas)
Coloração	Vermelhas	Rosadas ou cor da pele
Prurido	Sempre	Presente ou não
Dor, amortecimento	Raro	Comum

Fonte: Adaptado de Kaplan AP, Greaves MW. Angioedema. J Am Acad Dermatol. 2005;53(3):373-88; quiz 89-92.

Causas de apresentação de angioedema de forma isolada

» **Angioedema hereditário:** por deficiência ou disfunção do inibidor de C1-esterase, bradicinina dependente.
» **Angioedema adquirido:** raro, causado por autoanticorpos contra o inibidor de C1-esterase, também bradicinina dependente.
» **Angioedema:** devido inibidores da enzima conversora de angiotensina.
» **Angioedema:** de causas desconhecidas.

Sinais de alerta para angioedema hereditário (bradicinina dependente)

» Edema intenso sem agente claramente definido.
» Dor abdominal associada ou recorrente.
» Episódios de edema não pruriginosos envolvendo extremidades, abdome, trato gênito urinário, face, orofaringe, laringe ou combinação destes.
» Longa duração, piorando por 24 horas, com remissão lenta, de 48 a 72 horas ou mais, podendo o edema mudar de localização.
» Ausência de resposta aos anti-histamínicos, corticosteroides e adrenalina.
» História familiar positiva.

Diagnóstico

Uma história clínica detalhada é o elemento mais importante da avaliação diagnóstica da urticária e do angioedema. Por meio dela é possível classificar a urticária, avaliar possíveis fatores desencadeantes e doenças sistêmicas associadas. As principais perguntas que devem ser lembradas na história de pacientes com urticária estão apresentadas no Quadro 78.4.

Quadro 78.4. Anamnese direcionada aos casos de urticária.

Tempo de início da doença	Implantes cirúrgicos e eventos durante cirurgia
Frequência e duração das lesões	Reação a picadas de insetos
Variação durante dia/noite	Indução por agentes físicos como pressão, frio, calor ou exercícios
Correlação com alimentos: avaliar tipo de alimento, local de consumo, intervalo entre consumo e aparecimento dos sintomas	Uso de medicamentos: AINE, betabloqueadores, IECA, vacinas, hormônios, laxantes, gotas oculares ou otológicas, medicações alternativas, vitaminas
História pessoal, prévia ou concomitante, de alergias, infecções e doenças autoimunes	Terapia prévia utilizada e resposta ao tratamento
Angioedema associado	Forma, tamanho e distribuição das lesões
Sintomas associados às lesões como prurido, dor, queimação	Ocorrência em fins de semana, férias ou viagens
História familiar de urticária e atopia, angioedema recorrente, doenças autoimunes e da tireoide	Tipo de atividade profissional e de lazer
Relação com ciclo menstrual	Estresse
Exposição a inalantes e tabagismo	Qualidade de vida em relação a urticária
Exposição ao látex	Doenças psiquiátricas e psicossomáticas

Fonte: Adaptado de Zuberbier T, Aberer W, Asero R, Bindslev-Jensen C, Brzoza Z, Canonica GW et al. The EAACI/GA; LEN/EDF/WAO Guideline for the definition, classification, diagnosis, and management of urticaria: the 2013 revision and update. Allergy. 2014;69(7):868-87.

Após a coleta de dados relevantes na história clínica do paciente, o segundo passo é o exame físico completo, onde é importante avaliar:

» **Lesões:** características, para confirmação do diagnóstico e excluir diagnósticos diferenciais, como dermatite de contato, dermatite atópica, prurigo estrófulo, exantema viral e eritema multiforme.

» **Presença de urticária vasculítica:** caracterizada por lesões fixas com duração maior de 24 horas e que podem deixar hiperpigmentação na pele após sua resolução.

» **Achados que sugiram doenças sistêmicas:** como hepatomegalia, esplenomegalia, linfadenopatia, edemas articulares e tamanho da tireoide.

» **Dermografismo:** se o paciente não estiver em uso de anti-histamínico por pelo menos dois dias, realizar pressão linear na pele com objeto rombo e observar a formação de lesão elevada, linear, avermelhada e pruriginosa no local. Sugestivo de urticárias com desencadeantes físicos.

História e exame físico são determinantes nos exames complementares. Os exames laboratoriais ou testes complementares devem ser solicitados de acordo com o subtipo da urticária suspeita, e estão descritos no Quadro 78.5.

Quadro 78.5. Principais tipos de urticária e exames diagnósticos.

Tipos	Subtipos	Testes de rotina	Testes se suspeita clínica
Urticária espontânea	Aguda	Nenhum	Pesquisa de IgE sérica ou teste de puntura
	Crônica	HMG, VHS, PCR Suspensão de medicamentos	Pesquisa de *Helicobacter pylori*, pesquisa de parasitas nas fezes, hormônios tireoidianos e anticorpos anti-tireoide, FAN, testes IgE específica sérica ou testes de puntura, exclusão de pseudoalérgenos da dieta por 3 semanas
Urticária física	Dermografismo	Provocar dermografismo	Se suspeita de doença sistêmica HMG, VHS e PCR
	Tardia de pressão	Teste de pressão 7 a 10 kg e nadar por 10 minutos	Nenhum
	Ao frio	Teste de provocação com gelo	HMG, VHS, PCR e crioproteínas. Afastar infecções, crioglobulinemia
	Ao calor	Mergulhar braço em água quente (42 graus)	Nenhum
	Solar	Exposição a raios UV de diferentes comprimentos de ondas	Afastar outras dermatoses fotossensíveis
Outros tipos de urticária	Aquagênica	Compressas molhadas à temperatura ambiente aplicadas na região dorsal por cerca de 20 minutos	Nenhum
	Colinérgica	Provocação com banho quente e exercício	Nenhum
	Urticária de contato	Testes de contato e puntura, se suspeita de alérgenos alimentares, produtos químicos ou látex	Nenhum

Fonte: Adaptado de Zuberbier T, Aberer W, Asero R, Bindslev-Jensen C, Brzoza Z, Canonica GW et al. The EAACI/GA; LEN/EDF/WAO Guideline for the definition, classification, diagnosis, and management of urticaria: the 2013 revision and update. Allergy. 2014;69(7):868-87.

Nos casos de urticária vasculítica, sempre solicitar a biópsia de pele, que irá evidenciar uma vasculite leucocitoclástica. O hemograma completo, VHS, CH50, C3 e C4, também deve ser solicitado. Se complemento diminuído, avaliar possível associação com lúpus eritematoso sistêmico, síndrome de Sjögren e crioglobulinemia.

Nos pacientes com suspeita de angioedema hereditário, o nível sérico de C4 deve ser solicitado, por ser um bom teste de triagem, mesmo no período entre crises, mas a dosagem do inibidor de C1-esterase deve ser realizada para confirmação diagnóstica.

Tratamento

Urticária aguda

A questão mais importante e que mais angustia na emergência é distinguir a urticária aguda da urticária como primeira manifestação da anafilaxia; a anafilaxia é abordada no Capítulo 63 da seção de emergências.

Os objetivos no tratamento da urticária aguda sem anafilaxia são proporcionar conforto e rápida resolução do prurido com o tratamento sintomático e avaliar os possíveis fatores desencadeantes para evitar sua recorrência.

Os principais medicamentos utilizados são os anti-histamínicos:

» **Endovenoso:** difenidramina: 0,5 a 1,25 mg/kg/dose (máx. 50 mg/dose) IV/IM 6 em 6 horas.
» **Orais:** os anti-histamínicos de segunda geração são os medicamentos mais recomendados, por serem seguros e apresentarem boa eficácia clínica, conforme Tabela 78.1. Os de primeira geração devem ser desencorajados em crianças devido aos seus efeitos colaterais e ausência de resposta satisfatória em estudos de eficácia.

Nos pacientes que não respondem ao uso dos anti-histamínicos isoladamente, ou quando a apresentação da doença aguda é grave com angioedema associado e envolvimento cutâneo extenso, o corticoide oral é um tratamento alternativo recomendado (prednisolona ou prednisona, 1 mg/kg/dia por 3 dias).

Tabela 78.1. Doses das principais drogas utilizadas no tratamento de urticária.

Droga	Idade do paciente	Dose
Cetirizina	2 a 6 anos	2,5 a 5 mg, 1 vez ao dia
	Maiores de 6 anos	5 a 10 mg, 1 vez ao dia
Levocetirizina	2 a 6 anos	1,25 mg, 2 vezes ao dia
	6 a 12 anos	2,5 a 5 mg, 1 vez ao dia
	Maiores de 12 anos	2,5 a 5 mg, 1 vez ao dia
Loratadina	2 a 6 anos	5 mg, 1 vez ao dia
	Maiores de 6 anos	10 mg, 1 vez ao dia
Fexofenadina	6 meses a 2 anos	15 mg, 2 vezes ao dia
	2 a 11 anos	30 mg, 2 vezes ao dia
	Maiores de 12 anos	60 mg, 2 vezes ao dia
Desloratadina	6 a 11 meses	1 mg, 1 vez ao dia
	1 a 5 anos	1,25 mg, 1 vez ao dia
	6 a 11 anos	2,5 mg, 1 vez ao dia
	Maiores de 12 anos	5 mg, 1 vez ao dia

Fonte: Adaptada para o Brasil, de Pite H et al., 2013.

Urticária crônica

O tratamento da urticária crônica consiste principalmente em cuidados básicos para evitar o aparecimento das urticárias, sendo: evitar estímulos físicos que induzam a urticária, tratamento das infecções, tratamento das doenças sistêmicas associadas, modificações na dieta se identificado alérgeno alimentar, dieta livre de aditivos se suspeita pela história clínica e suspensão dos medicamentos suspeitos.

Tratamento sintomático primeira linha

Anti-histamínicos de segunda geração não sedantes, caso os sintomas persistam após 2 semanas de tratamento, o aumento da dose (2 a 4 vezes a dose usual) está indicada.

Tratamento alternativo nos casos de urticária severa refratária

Os corticoides orais estão indicados nas exacerbações da urticária crônica, devendo ser utilizados por períodos curtos, no máximo de 10 dias, com objetivo de diminuir a duração e atividade da doença.

Nos pacientes com sintomas persistentes após 4 semanas apesar do tratamento co: doses altas de anti-histamínicos, outras drogas podem ser associadas:

- » **ciclosporina**;
- » **omalizumab (anti-IgE):** pode ser opção em casos como urticária colinérgica, ao frio e solar;
- » **montelucaste:** pode ser usado em crianças, apesar de poucos estudos que avaliam sua eficácia quando adicionado à terapia anti-histamínica.

Referências consultadas

1. Bork K. Angioedema. Immunol Allergy Clin North Am. 2014;34(1):23-31.
2. Kaplan AP, Greaves MW. Angioedema. J Am Acad Dermatol. 2005;53(3):373-88; quiz 89-92.
3. Lima S, Rodrigues C, Camelo-Nunes I, Solé D. Urticárias físicas: revisão. Rev Bras Alerg Imunopatol. 2008; 31(6):220-26.
4. Pite H, Wedi B, Borre LM et al. Management of childhood urticaria: current knowledge and practical recommendations. Acta Derm Venereol. 2013;93:500-08.
5. Tsakok T, Du Toit G, Flohr C. Pediatric urticaria. Immunol Allergy Clin North Am. 2014;34(1):117-39.
6. Zuberbier T, Aberer W, Asero R et al. The EAACI/GA LEN/EDF/WAO Guideline for the definition, classification, diagnosis, and management of urticaria: the 2013 revision and update. Allergy. 2014;69(7):868-87.
7. Zuraw BL, Bernstein JA, Lang DM et al. A focused parameter update: hereditary angioedema, acquired C1 inhibitor deficiency, and angiotensin-converting enzyme inhibitor-associated angioedema. J Allergy Clin Immunol. 2013;131(6):1491-3.

Urticária crônica

O tratamento da urticária crônica consiste principalmente em cuidados básicos, para evitar o aparecimento das urticárias, sendo: evitar estímulos físicos que influam a urticária, tratamento das infecções, tratamento das doenças sistêmicas associadas, modificações na dieta se identificado alérgeno alimentar, dieta livre de aditivos se suspeita pela história clínica e suspensão dos medicamentos suspeitos.

Tratamento sintomático primeira linha

Anti-histamínicos de segunda geração não sedantes; caso os sintomas persistam após 2 semanas de tratamento, o aumento da dose (2 a 4 vezes a dose usual) está indicada.

Tratamento alternativo nos casos de urticária severa refratária

Os corticoides orais estão indicados nas exacerbações da urticária crônica devendo ser utilizados por períodos curtos, no máximo de 10 dias, com objetivo de diminuir a duração e severidade da doença.

Nos pacientes com sintomas persistentes após 4 semanas apesar do tratamento com doses altas de anti-histamínicos, outras drogas podem ser associadas:

» **ciclosporina**.
» **omalizumab (anti-IgE)**: pode ser indicado em casos como urticária colinérgica, ao frio e solar.
» **montelucaste**: pode ser usado em conjunto, apesar de poucos estudos que avaliaram a eficácia quando adicionado à terapia anti-histamínica.

Referências consultadas

Parte 5

• • • • • • • • • • •

Adolescência

Coordenação

Clovis Artur Almeida da Silva

Parte 5

Adolescência

Coordenação

Clovis Artur Almeida da Silva

Capítulo 79

A Consulta do Adolescente

Benito Lourenço

O médico residente de Pediatria pode se deparar com certos desafios impostos pelo atendimento de adolescentes, seja pelo seu caráter inaugural (muitos não tiveram contato com a clientela nessa faixa de idade durante a graduação) ou pela demanda específica que esses indivíduos em plena transformação biopsicossocial trazem às consultas. Pretende-se aqui oferecer uma literatura de apoio para que o contato com os adolescentes possa transcorrer da melhor maneira possível.

São considerados adolescentes os indivíduos entre os 10 e os 19 anos de idade (definição de adolescência pela Organização Mundial de Saúde – OMS) e que passam por marcantes transformações corporais, psíquicas e sociais durante essa década de vida.

No tocante às alterações físicas, a puberdade traz ao indivíduo a maturação sexual e o estirão puberal, o rápido e intenso crescimento esquelético. Nos aspectos psíquicos, o adolescente vivencia mudanças na maneira de pensar e de agir, se intelectualiza, passa por marcantes transformações cerebrais e adquire pensamento abstrato. E, por fim, a crise social é vivida pelo adolescente à medida que ele se despede de seu papel de criança e vai se reposicionando progressivamente na sociedade como adulto. Todas essas alterações devem ser bem compreendidas pois elas interferem e transbordam nos atendimentos e consultas dos adolescentes.

Princípios éticos da consulta do adolescente

Não existe um modelo único e universal que sistematize o atendimento dos adolescentes; cada serviço se adapta diante de suas especificidades e das características de sua clientela. Entretanto, há princípios éticos ligados ao exercício da Medicina do Adolescente que devem ser respeitados em qualquer tipo de atendimento e se referem à privacidade, confidencialidade, respeito à autonomia, percepção da maturidade e capacidade de julgamento do cliente adolescente.

A privacidade envolve um contrato entre o adolescente, a família e o médico no qual é oferecido ao primeiro um ambiente privativo de consulta. Muitas vezes, apenas com a garantia da privacidade pode-se fazer prevenção de fato, por meio de orientações, prescrições e abordagens de situações de risco que não seriam expostas se a privacidade não fosse respeitada durante a consulta. Por outro lado, com a privacidade não se deseja alijar a família ou diluir sua responsabilidade nos cuidados à saúde do adolescente, havendo um estímulo constante ao diálogo entre ambos, mesmo no espaço privado de consulta: optar pela privacidade não é sonegar aos pais o direito de participar das vivências do adolescente.

A confidencialidade é direito do adolescente, reconhecido e ressalvado no Código de Ética Médica, o que garante a ele o direito ao sigilo. Torna-se importante referir que a confidencialidade não é um princípio com base no "escondido", mas sim na proposta que vem reforçar o reconhecimento do indivíduo adolescente como sujeito protagonista de suas ações, apoiadas em escolhas responsáveis; a família será a grande aliada para a sustentação desta abordagem.

Existe certa preocupação entre alguns médicos a respeito da aceitação por parte dos pais das particularidades da consulta de seus filhos adolescentes. O temor da não compreensão ou a relutância em não oferecer ao adolescente um espaço privativo de conversa por medo da desaprovação dos pais não encontra respaldo na literatura. Os genitores esperam mais do que apenas a verificação de peso e estatura de seus filhos ou discussões sobre alimentação ou prática de atividade física. Os estudos demonstram que pais identificam necessidades específicas de discussão de seus filhos com seus médicos e as oportunidades de privacidade e confidencialidade são compreendidas para esse fim.

Etapas da consulta

Na Unidade de Adolescentes do Instituto da Criança do Hospital das Clínicas da Faculdade de Medicina da Universidade de São Paulo (ICr-HCFMUSP), adota-se uma metodologia de atendimento do adolescente constituída por "tempos" ou etapas (Figura 79.1). Assim, em uma primeira avaliação ("caso novo"), o adolescente é atendido em uma consulta formatada em três etapas:

» **Etapa 1:** acolhimento do adolescente e de sua família. Nesse momento são explicadas as regras e as etapas do atendimento, os princípios e a finalidade do atendimento hebiátrico e seus diferenciais com o atendimento infantil, e são apresentados os conceitos de privacidade e confidencialidade. Essa apresentação das "regras do jogo" é fundamental para circunscrever a proposta de seguimento clínico que está se iniciando. Essa etapa é finalizada com esclarecimento de dúvidas que, eventualmente, podem persistir por parte dos pais ou do próprio adolescente. Em virtude de características próprias do desenvolvimento, eventualmente ainda alicerçadas em um pensamento concreto e aliadas a uma percepção distanciada do risco, é desejável que o médico seja claro em suas explicações e exemplifique, em particular, situações relacionadas à necessidade da quebra de sigilo. Dessa maneira, futuros impasses em situações que o sigilo deverá ser rompido serão atenuados pela lembrança das "regras do jogo" previamente estabelecidas. É também nesse momento inicial que se instala um importante campo de observação sobre a maturidade do adolescente e as características de sua relação com seus pais, informações importantes para a condução das etapas seguintes do atendimento.

» **Etapa 2:** entrevista com a família. A entrevista com a família permite o entendimento da dinâmica, da estruturação familiar e o esclarecimento sobre dados pregressos da saúde do adolescente. É importante que o profissional perceba as expectativas dos pais ao trazer seus filhos para o atendimento. Essa conversa pode acontecer na presença ou não do adolescente. Na Unidade de Adolescentes do ICr-HCFMUSP, tem-se preferido o atendimento dos pais em momento privativo, criando-se um espaço de escuta de informações que poderiam não emergir na presença do jovem. Mais que isso, é um espaço de estabelecimento de uma relação de confiança entre os pais e o médico que, a partir daquele momento, atenderá seus filhos sozinhos. O possível mal-estar do adolescente gerado por essa metodologia é minimizado quando o profissional deixa claro qual a justificativa desse procedimento.

» **Etapa 3:** consulta com o adolescente. O atendimento do adolescente desacompanhado oferece a oportunidade de estimulá-lo a falar de suas dúvidas e anseios em ambiente sigiloso e, de maneira progressiva, torná-lo responsável sobre sua saúde e pela condução de aspectos de sua vida. O profissional de saúde não deve ficar restrito à obtenção de informações sobre o motivo focal que levou o adolescente ao serviço de saúde, mas sim, conhecer o cliente de modo integral.

Figura 79.1. Atendimento ambulatorial de adolescentes adotado no ICr-HCFMUSP.

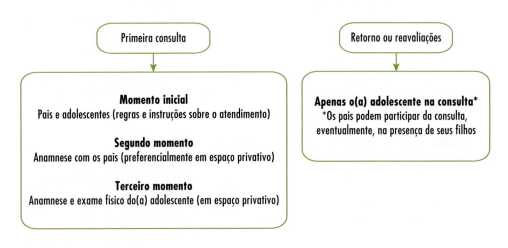

Fonte: Equipe ICr-HCFMUSP.

É natural que a primeira consulta de um adolescente seja mais longa; atenção integral exige disponibilidade e tempo. Para os pacientes que já estejam vinculados ao serviço, que participam dos atendimentos em consultas de retorno, o atendimento pode ser realizado somente com o adolescente. O espaço de escuta da família é sempre aberto; porém, quando realizado, ocorre na presença do adolescente. O respeito à autonomia e aos princípios éticos que norteiam o atendimento hebiátrico não contempla as "conversas de corredor" ou "segredos" trocados entre familiares e médicos sem o conhecimento do adolescente. A participação da família é altamente desejável, com os limites bem claros e que o jovem, sempre que possível, seja estimulado a envolver sua família na discussão de seus problemas. Ignorar o envolvimento familiar nas questões do adolescente pode ocasionar a demora em resolvê-las. O profissional pode ser um facilitador do processo de diálogo entre pais e adolescentes.

Relação médico/adolescente

Atenção especial deve ser dada à qualidade da relação comunicativa entre o binômio profissional-adolescente. A linguagem deve ser clara e objetiva, respeitando-se a maturidade cognitiva do paciente, no contexto de uma postura desprendida do modelo pediátrico utilizado no atendimento de crianças. A relação pediátrica médico/pais da criança é substituída por um vínculo mais complexo médico/adolescente/pais do adolescente.

A habilidade da escuta é fundamental para o entendimento das questões apresentadas pelo adolescente e sua família. A entrevista é um exercício de comunicação interpessoal que engloba a comunicação verbal e a não verbal. Para muito além das palavras, deve-se estar atento às emoções, gestos, postura, tom de voz e expressão facial do cliente.

Dessa maneira, o silêncio, o aparente descompromisso ou o desconforto evidenciado por posturas displicentes podem camuflar a dificuldade de lidar com o novo. Queixas aparentemente simples podem esconder outras questões que o adolescente não consegue expressar. A postura empática do profissional permite uma melhor aproximação do adolescente com seu médico, facilitando a abordagem de temas mais complexos como, por exemplo, sexualidade e comportamentos de risco. Além disso, sugere-se que tópicos mais difíceis sejam abordados de modo gradativo e em momentos mais oportunos.

Durante a anamnese podem surgir barreiras de comunicação. Além de reconhecê-las e tentar superá-las, o profissional deverá explorar as razões que determinam esse comportamento, quer sejam do paciente/família, quer sejam do próprio médico.

Deve-se ter cuidado para que preconceitos e leituras comportamentais estereotipadas não interfiram na relação entre o adolescente e o médico. E este último deve aceitar o adolescente e estar isento de julgamentos quanto às diferenças étnicas, religiosas, posições sociais, questões de gênero e estilos de vida.

A acolhida deve ser cordial e compreensiva, para que o adolescente se sinta valorizado e à vontade com o profissional. Uma acolhida hostil, que imponha uma série de exigências, pode afastar o adolescente, perdendo-se a oportunidade de adesão ao serviço.

Considerações sobre o exame físico do adolescente

O exame físico é o procedimento que apresenta maior grau de dificuldade para o profissional de saúde pouco habilitado. Isso decorre das escassas discussões proporcionadas pelo *curriculum* médico sobre esta habilidade, além do desconforto causado ao profissional pela necessidade de manipulação do corpo de um indivíduo questionador e crítico em pleno desenvolvimento físico e sexual. Dadas estas dificuldades, muitos profissionais optam por não realizar o exame físico completo, resultando em oportunidades perdidas no diagnóstico de problemas de saúde, a exemplo de varicocele, criptorquidia, escoliose, entre outros.

A privacidade deve ser mantida também durante o exame físico. Em relação à presença de outros membros da equipe de saúde durante o exame físico, a flexibilidade e a ética deverão nortear o atendimento de adolescentes em instituições públicas, privadas ou consultórios particulares.

A prévia explicação sobre como será realizado o exame físico é importante para tranquilizar o adolescente e diminuir seus temores. A adoção de um recurso gráfico que mostre a evolução da maturação sexual e sua relação com o crescimento esquelético pode, por exemplo, auxiliar na compreensão da importância do exame genital.

Além da ansiedade frente ao manuseio do corpo, não raro o adolescente encontra-se ansioso ante a perspectiva de achados anormais. Assim, é desejável que o profissional responda a essa expectativa revelando o que está normal durante a avaliação. O exame físico constitui uma oportunidade de continuação da anamnese; não raramente, muitas informações emergem do diálogo que se estabelece durante a avaliação dos diversos sistemas orgânicos.

No exame físico, é desejável que o adolescente não esteja despido por completo. Realiza-se o exame em dois tempos: acima e abaixo da cintura, lembrando-se de manter coberta a área não examinada. Outra alternativa seria o uso de aventais para o adolescente e de luvas para o médico, o que confere um sentido profissional, reduzindo os constrangimentos do contato corporal. Um dos momentos mais embaraçosos para o cliente é o ato de despir-se; deve-se, então, atentar para o fato de não manter contato visual nessa etapa. Estratégias como sair da sala ou realizar anotações no prontuário podem ser adotadas.

O exame físico é um procedimento que requer do profissional, além do conhecimento científico, habilidade técnica e de comunicação para se aproximar do cliente em pleno desenvolvimento de seu pudor. No momento de transformações puberais, reformula-se a imagem (ou esquema) corporal. A emergência dos caracteres sexuais secundários desorganiza a imagem e a identidade infantis. O adolescente adquire, agora, um novo *status* e, com o término da puberdade, tem como tarefa psíquica redefinir seu papel e identidade sexual.

Nesse contexto, num corpo em transformação, emerge o pudor característico desse momento. O pudor como sentimento não se caracteriza somente por estar ou mostrar-se nu, mas se constitui numa emoção circunstancial, caracterizada pela condição e pela situação que se encontra o sujeito quando seu corpo é submetido à manipulação indesejada ou objeto da palavra do outro. Assim, abordar o pudor apenas pelo viés da exposição corporal ou genital é uma maneira reducionista de tratá-lo. Neste sentido, mais do que a preocupação do profissional com o exame genital, deve-se atentar a todo o processo de aproximação do exame físico do adolescente, desde os triviais momentos de tirar os sapatos para a realização da antropometria ou expor o tórax para a ausculta cardíaca de um jovem.

Uma das características marcantes do exame físico é o seu ritual, cujo *script* deve ser seguido à risca e com precisão de detalhes, não sendo diferente do realizado em qualquer outra faixa etária. Entretanto, o exame físico não pode tornar-se um procedimento automático, sem a preocupação de identificar se o cliente está pronto, em condições para ser examinado naquele momento. Deve-se compreender o exame físico do adolescente em uma dimensão com um significado particular, onde podem emergir sentimentos diversos tais como satisfação, alegria, tranquilidade, confiança, vergonha, constrangimento e tensão.

Sabe-se que o processo de aproximação do adolescente com seu médico durante toda a consulta pode não ocorrer de maneira linear e tranquila; daí ser necessário, muitas vezes, parar, refletir e até mesmo retroceder para que o cuidado efetivo seja alcançado.

Conclusões

Num ambiente acolhedor ao jovem e com profissionais que representem figuras adultas, capacitadas, empáticas e que sirvam de referência ao adolescente, propiciam-se as melhores condições para o estabelecimento do grande eixo estruturante para a atenção à saúde dessa faixa etária: o bom vínculo. Permeada pelos preceitos bioéticos, o atendimento dos adolescentes é, sim, uma tarefa complexa e desafiadora. Entretanto, cuidar dos adolescentes pode ser gratificante pela possibilidade de o profissional atuar em uma fase de mudanças e transformações marcantes. Nesse momento particular de desenvolvimento, onde comportamentos são estabelecidos e cristalizados, forja-se um espaço de promoção de hábitos saudáveis que podem perpetuar-se para a idade adulta. Confere-se, assim, ao médico de adolescentes, um papel importante nesse processo de educação em saúde.

Referências consultadas

1. Queiroz, LB. A medicina de adolescentes no Estado de São Paulo de 1970 a 1990: uma dimensão histórica [dissertação de mestrado]. São Paulo: Faculdade de Medicina, Universidade de São Paulo; 2011.
2. Saito MI, Leal MM. A sexualidade na adolescência. Pediatria (São Paulo) 2003;2(1/2):36-42.
3. Conselho Federal de Medicina. Código de Ética Médica. Resolução CFM n. 1931/2009. [Acesso em 20 out. 2014]. Disponível em: http://www.portalmedico.org.br/novocodigo/integra.asp.
4. Cohall AT, Cohall R, Ellis JA et al. More than heights and weights: what parents of urban adolescents want from health care providers. J Adolesc Health. 2004;34:258-261.
5. Grossman E, Ruzany MH, Taquette SR. A consulta do adolescente e jovem. In: Ministério da Saúde. Secretaria de Atenção à Saúde. Departamento de Ações Programáticas Estratégicas. Saúde do adolescente: competências e habilidades. Brasília, DF: Editora MS; 2008. p. 41-46. (Série B: Textos Básicos de Saúde).
6. Ruzany MH, Szwarcwald CL. Oportunidades perdidas de atenção integral ao adolescente: resultados de estudo-piloto. Adolesc Latinoam. 2000;2:26-35.

Capítulo 80

Avaliação Puberal

Benito Lourenço
Lígia Bruni Queiroz

Denomina-se puberdade o conjunto de modificações morfológicas e funcionais que ocorrem durante a adolescência e que culminam com o início da capacidade reprodutiva. Dessa maneira, ocorre o surgimento dos caracteres sexuais secundários, o estirão de crescimento e as modificações da composição e da forma do corpo. Com exceção do período fetal, não há nenhuma outra fase no desenvolvimento do ser humano em que o crescimento em altura e as mudanças na composição corpórea sejam tão intensos e rápidos como na puberdade. O estirão puberal dura cerca de 3 a 4 anos e representa ganho de aproximadamente 20% da estatura e 50% do peso adultos do indivíduo.

A monitorização e o acompanhamento da evolução dos sinais puberais constitui-se, portanto, em uma ação básica do médico que atende e acompanha o adolescente no consultório. A identificação das transformações e a análise desses fenômenos relacionando-os à idade do paciente e à velocidade de progressão permitem a constatação da normalidade e a identificação precoce de agravos que merecem intervenções oportunas.

A adolescência constitui-se em um momento particular em que vários fenômenos normais podem ser questionados. Altura, peso, desenvolvimento muscular, genital e de mamas e primeiras menstruações são exemplos de tópicos frequentemente trazidos à consulta pelo adolescente por meio de dúvidas ou preocupações. Cabe ao profissional que os atende conhecer a normalidade da evolução puberal e manter-se atento ao papel educador que tem na consulta.

A puberdade se inicia após a reativação de neurônios hipotalâmicos, que secretam, de uma maneira pulsátil específica, o hormônio liberador de gonadotrofinas (GnRH). A secreção desse hormônio resulta na consequente liberação também pulsátil dos hormônios luteinizante (LH) e folículo-estimulante (FSH) pela glândula hipófise. Isso ocorre inicialmente durante o sono e, mais tarde, estabelece-se em ciclo circadiano.

O crescimento e o desenvolvimento são eventos geneticamente programados, da concepção ao amadurecimento completo, porém fatores inerentes ao próprio indivíduo (constitucionais ou intrínsecos), e outros, representados por circunstâncias ambientais, podem induzir modificações nesse processo. Fatores climáticos, socioeconômicos, hormonais, psicossociais e, sobretudo, nutricionais são alguns dos interferentes do processo de crescimento e desenvolvimento.

Uma característica própria da puberdade é a sua variabilidade. A idade cronológica não se constitui como um bom indicador para a avaliação de adolescentes. É comum que adolescentes de diferentes grupos etários se encontrem no mesmo estágio de desenvolvimento. Daí a necessidade da utilização de critérios de maturidade fisiológica para o acompanhamento do desenvolvimento puberal.

De maneira didática, considera-se que a puberdade é caracterizada, fundamentalmente, pelos seguintes eventos:

» crescimento esquelético;
» alteração da forma e composição corporal;
» desenvolvimento dos órgãos e sistemas;
» desenvolvimento das gônadas e das características sexuais secundárias.

Crescimento esquelético

Na adolescência, observa-se um intenso crescimento do esqueleto, denominado estirão puberal. Para a compreensão de tal fenômeno, faz-se necessária a análise da curva de velocidade de crescimento (VC) habitual do ser humano (Figura 80.1), na qual os ganhos de altura no tempo são projetados em função da idade. A unidade de VC é "centímetros por ano (cm/ano)".

Figura 80.1. Curva de velocidade de crescimento expressa pela idade.

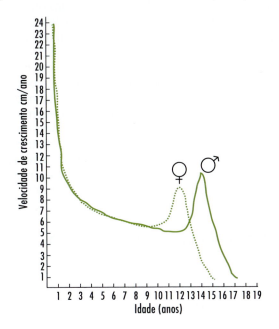

Fonte: Unidade de Adolescentes do ICr-HCFMUSP.

O crescimento esquelético ocorre de maneira não linear, com velocidades variáveis de acordo com a fase da vida e suscetíveis a influências externas, como oferta alimentar, aspectos psicossociais e ambientais, bem como à ação hormonal predominante em cada fase. Entretanto, a análise da curva de VC permite a identificação de três momentos fundamentais do crescimento humano:

» **Fase 1 (lactância):** fase de crescimento rápido, porém desacelerado. A velocidade de crescimento do primeiro ano de vida é a mais alta da vida extrauterina (cerca de 25 cm/ano), reduzindo-se abruptamente nos dois primeiros anos de vida.

» **Fase 2 (infância propriamente dita):** fase de crescimento lento, mais estável e constante. A velocidade média varia de 4 a 6 cm/ano.

» **Fase 3 (puberdade):** ocorre novamente uma fase de crescimento rápido, com aceleração e posterior desaceleração até, finalmente, o término do processo de crescimento. O estirão de crescimento ou estirão puberal é composto, portanto, pelo período de aceleração da VC até atingir um valor de pico (PVC) e uma subsequente desaceleração até o término do crescimento. O PVC no sexo masculino pode chegar a valores de 10 a 12 cm/ano e, no sexo feminino, 8 a 10 cm/ano. O estirão puberal em meninas ocorre aproximadamente dois anos antes que nos meninos. Outro ponto importante a ser lembrado é que, nas meninas, o PVC ocorre, em média, 6 meses antes da menarca.

Deve-se lembrar que o fenômeno do crescimento é altamente vulnerável a agravos e doenças crônicas, sendo que a desaceleração do ganho estatural pode representar manifestação de uma condição patológica subjacente. A VC comprometida alerta para a possibilidade de algum problema no crescimento. A monitorização da VC, portanto, representa estratégia fundamental do médico na supervisão rotineira de saúde. Para que uma velocidade de crescimento seja adequadamente calculada e interpretada, deve-se respeitar um intervalo mínimo de 4 meses entre as medidas para a sua obtenção.

Como o cálculo da velocidade depende da correta aferição da estatura em dois momentos distintos, alguns cuidados básicos devem ser tomados durante a antropometria. O adolescente deve ser posicionado de pé, ereto, imóvel, com os braços estendidos ao longo do corpo e com a cabeça mantida no plano de Frankfurt (plano retificado entre órbita inferior e meato acústico). A nuca, os ombros, as nádegas e os calcanhares deverão permanecer encostados no centro do estadiômetro, devendo os joelhos permanecerem unidos.

O estirão puberal não ocorre de maneira uniforme. Inicia-se pelos membros, seguindo uma direção distal-proximal, ou seja, pés e mãos inicialmente, seguindo-se pernas e membros superiores, conferindo ao corpo do adolescente um aspecto desarmônico ou de desproporcionalidade, que volta a ser harmônico e proporcional ao término do estirão, após o crescimento do tronco, principal responsável pela estatura final do indivíduo.

O crescimento ósseo ocorre durante a puberdade, mas a mineralização óssea demora um pouco mais. Como exemplo, o pico de mineralização óssea em meninas ocorre em torno da idade da menarca. Aproximadamente a metade do cálcio total do corpo é estabelecida durante a puberdade.

Alteração da forma e da composição corporal

Na puberdade, são estabelecidas as distintas formas corporais masculinas e femininas (dimorfismo sexual), resultante do desenvolvimento esquelético, muscular e do tecido adiposo. A forma do corpo de um bebê ou de uma criança não permite a diferenciação masculino/feminino, aspecto que se torna nítido durante a puberdade. O depósito de gordura nas meninas ocorre principalmente na região das mamas e dos quadris, conferindo ao corpo o aspecto característico da forma feminina. Nos homens, o crescimento do diâmetro biacromial (entre ombros), conferindo relação biacromial/bi-ilíaco elevada, associado ao desenvolvimento muscular na região da cintura escapular, define a forma masculina.

Desenvolvimento de todos os órgãos e sistemas

Com exceção do tecido linfoide, que apresenta involução progressiva a partir da adolescência, todos os órgãos e sistemas se desenvolvem durante a puberdade, sobretudo os sistemas cardiocirculatório e respiratório. O aumento da capacidade física observado na puberdade é mais marcante no sexo masculino e é resultante do desenvolvimento do sistema cardiorrespiratório, das alterações hematológicas (aumento da eritropoese) e do aumento da massa muscular, da força e da resistência física.

Desenvolvimento gonadal e das características sexuais secundárias

Esse conjunto de modificações é desencadeado e regulado por um complexo mecanismo neuroendócrino ainda não completamente esclarecido. Nota-se a influência de fatores hereditários nos eventos puberais, sobretudo no tocante à variabilidade de tais fenômenos e à sua magnitude, a exemplo das características de pilosidade, tamanho das mamas e idade de ocorrência da primeira menstruação. Sob condições ambientais favoráveis, grande parte das variações do crescimento físico na adolescência será ditada predominantemente por fatores genéticos.

Os eventos puberais no sexo feminino iniciam-se mais precocemente quando comparados ao sexo masculino, cerca de um a dois anos antes. A primeira manifestação puberal nas meninas é o desenvolvimento do broto ou botão mamário (telarca). No sexo masculino, o início clínico da puberdade é marcado pelo aumento do volume testicular, ao atingir quatro centímetros cúbicos (mililitros), o que é raramente percebido pelo próprio adolescente. Na prática clínica, a medida do volume testicular e o acompanhamento de seu desenvolvimento podem ser realizados com auxílio de um orquidômetro (Figura 80.2).

Figura 80.2. O orquidômetro de Prader é o dispositivo mais utilizado para a aferição do volume testicular. Trata-se de um conjunto de 12 modelos elipsoidais com volumes de 1 a 25 mL. Na avaliação do volume testicular, o médico palpa o testículo com uma das mãos, enquanto segura o orquidômetro com a outra, procurando o modelo que mais se aproxime do volume do testículo palpado.

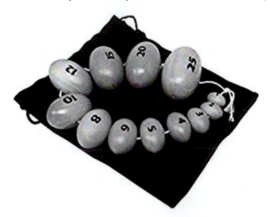

Fonte: Acervo da autoria.

A sequência do desenvolvimento das características sexuais secundárias no adolescente foi sistematizada por Tanner, em 1962 (Figuras 80.3, 80.4 e 80.5). Esse autor descreveu estágios de maturação sexual que são classificados à inspeção durante o exame físico e variam do Estágio 1 (infantil) ao 5 (adulto), considerando-se o desenvolvimento mamário (M) e a pilosidade pubiana (P) para o sexo feminino e o desenvolvimento da genitália externa (G) e da pilosidade pubiana (P) para o sexo masculino. A aplicação das pranchas (modelos gráficos) e da classificação de Tanner fazem parte da rotina de avaliação clínica do adolescente, possibilitando a identificação do estágio de maturação sexual em que ele se encontra e sua correlação com outros eventos da puberdade.

Figura 80.3. Estadiamento puberal de Tanner para aspecto mamário.

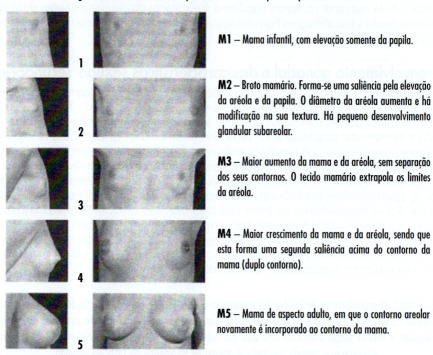

M1 – Mama infantil, com elevação somente da papila.

M2 – Broto mamário. Forma-se uma saliência pela elevação da aréola e da papila. O diâmetro da aréola aumenta e há modificação na sua textura. Há pequeno desenvolvimento glandular subareolar.

M3 – Maior aumento da mama e da aréola, sem separação dos seus contornos. O tecido mamário extrapola os limites da aréola.

M4 – Maior crescimento da mama e da aréola, sendo que esta forma uma segunda saliência acima do contorno da mama (duplo contorno).

M5 – Mama de aspecto adulto, em que o contorno areolar novamente é incorporado ao contorno da mama.

Fonte: Adaptada de Tanner JM, 1962.

Figura 80.4. Estadiamento puberal de Tanner para aspecto genital masculino.

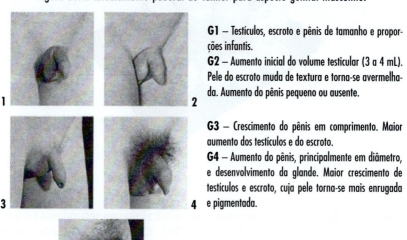

G1 – Testículos, escroto e pênis de tamanho e proporções infantis.
G2 – Aumento inicial do volume testicular (3 a 4 mL). Pele do escroto muda de textura e torna-se avermelhada. Aumento do pênis pequeno ou ausente.

G3 – Crescimento do pênis em comprimento. Maior aumento dos testículos e do escroto.
G4 – Aumento do pênis, principalmente em diâmetro, e desenvolvimento da glande. Maior crescimento de testículos e escroto, cuja pele torna-se mais enrugada e pigmentada.

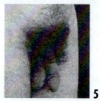

G5 – Desenvolvimento completo da genitália, que assume características adultas.

Fonte: Adaptada de Tanner JM, 1962.

Figura 80.5. Estadiamento puberal de Tanner para pelos pubianos.

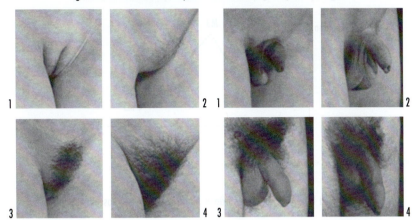

P1 – Ausência de pelos pubianos. Pode haver uma leve penugem, semelhante à observada na parede abdominal.
P2 – Aparecimento de pelos longos e finos, levemente pigmentados, lisos ou pouco encaracolados, ao longo dos grandes lábios e na base do pênis.
P3 – Maior quantidade de pelos, agora mais grossos, escuros e encaracolados, espalhando-se esparsamente na região pubiana.
P4 – Pelos do tipo adulto, cobrindo mais densamente a região pubiana, mas sem atingir a face interna das coxas.
Obs. Algumas pessoas apresentam extensão dos pelos pela linha alba, acima da região pubiana, constituindo o estágio **P6**.

Fonte: Adaptada de Tanner JM, 1962.

Correlação entre maturação sexual e estirão puberal

As diferentes fases do estirão de crescimento se relacionam de maneira peculiar com outros fenômenos da puberdade, como a maturação sexual, de maneira que o estadiamento puberal permite a estimativa do momento de crescimento esquelético do adolescente.

No sexo feminino, o início da puberdade (M2) coincide com o início do estirão puberal em sua fase de aceleração, atingindo o máximo da velocidade de crescimento em M3 e desacelerando em M4, momento em que geralmente ocorre a menarca. No sexo masculino, o início da puberdade (G2) ocorre ainda em um momento de velocidade de crescimento estável ou pré-puberal. A aceleração do crescimento geralmente ocorre no estágio de G3 e o pico de velocidade de crescimento, em G4, quando se inicia a desaceleração do crescimento. Essa diferença na característica do estirão puberal entre o sexo masculino e o feminino justifica, em parte, a estatura final do homem ser maior que a da mulher, uma vez que eles permanecem mais tempo na fase de crescimento pré-puberal. Outro aspecto que justifica a diferença de estatura entre os sexos é a magnitude da velocidade de crescimento, ocorrendo um pico de 10 a 12 cm/ano no sexo masculino, comparado aos 8 a 10 cm/ano no sexo feminino.

As correlações entre a velocidade de crescimento (estirão puberal) e a maturação sexual (estágios de maturação de Tanner) encontram-se esquematizadas nas Figuras 80.6 e 80.7.

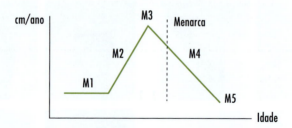

Figura 80.6. Correlação Estirão × Maturação – sexo feminino.

Fonte: Unidade de Adolescentes do ICr-HCFMUSP.

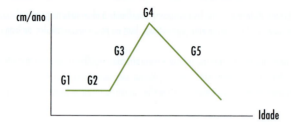

Figura 80.7. Correlação Estirão × Maturação – sexo masculino.

Fonte: Unidade de Adolescentes do ICr-HCFMUSP.

Marcos puberais de referência

As idades em que acontecem os eventos puberais apresentam ampla variação individual. Na população brasileira, a telarca ocorre em média aos 9,7 anos (± 3 anos). Este valor aproxima-se dos recentes trabalhos estrangeiros que apontam a média de entrada puberal feminina aos 10,5 anos.

A menarca é um evento tardio no desenvolvimento puberal. Além de seu contexto biológico, social e psíquico, a menarca tem relevante importância como marco do crescimento e desenvolvimento humano e é o indicador de maturidade sexual mais usado. A variabilidade da data da primeira menstruação envolve características genéticas e influência ambiental, com interações complexas. A menarca ocorre cerca de 2 anos após o início da puberdade (M2), geralmente no estágio M4 de Tanner, portanto, em época de desaceleração do crescimento. O crescimento é limitado em média a 4 a 6 cm nos 2 a 3 anos após a menarca. A idade média de ocorrência da menarca é de 12,2 anos (± 2,4 anos). A menarca costuma ocorrer 2,6 anos após a telarca.

A idade média do início do aumento testicular é de 10,9 a 11,5 anos. Nota-se que esse aumento precede o aumento peniano, motivo clássico de preocupação comum entre os meninos. A ejaculação também é um evento tardio no desenvolvimento puberal masculino, ocorrendo logo após o pico de velocidade de crescimento; pode se manifestar inicialmente com emissões noturnas involuntárias.

O crescimento dos pelos axilares e faciais se segue ao dos pelos pubianos. A mudança vocal, decorrente do aumento da laringe por ação androgênica, ocorre tardiamente no processo puberal masculino.

A ginecomastia é também um evento comum em metade dos meninos adolescentes. Conceitua-se como o aumento glandular da mama masculina que, clinicamente, é caracterizada na palpação por um disco de consistência firme, subareolar e móvel, não aderente à pele ou ao tecido subjacente. Deve ser diferenciada da lipomastia ou adipomastia, presente em meninos obesos, que é o aumento mamário em razão do aumento do tecido gorduroso; esse geralmente é bilateral e de consistência amolecida à palpação. A ginecomastia puberal tem pico de incidência por volta dos 13 aos 14 anos, coincidindo com o estágio G3 de Tanner, e desaparece espontaneamente em menos de um ano na metade dos casos, podendo persistir até cerca de 18 meses.

Referências consultadas

1. Abassi V. Growth and normal puberty. Pediatrics. 1998;(102) 507-511.
2. Bordini B, Rosenfield RL. Normal pubertal development: part 1: the endocrine basis of puberty. Pediatr Rev. 2011;(32):223-229.
3. Bordini B, Rosenfield RL. Normal pubertal development: part 2: clinical aspects of puberty. Pediatr Rev. 2011;(32)281-292.
4. Castilho SD, Barros Filho AA. Crescimento pós-menarca. Arq Bras Endocrinol Metab. 2000;(44):195-204.
5. Colli AS. Maturação sexual na população brasileira: limites de idade. J Pediatr. 1986;(60):173-5.
6. Laron Z. Age at first ejaculation (spermarche) – the overlooked milestone in male development. Pediatr Endocrinol Rev. 2010;7:256.
7. Leal MM, Silva LEV. Crescimento e desenvolvimento puberal. In: Saito MI, Silva LEV, Leal MM. Adolescência: prevenção e risco. 3 ed. São Paulo: Atheneu; 2014. p. 47-62.
8. Magarey AM, Boulton TJ, Chatterton BE et al. Bone growth from 11 to 17 years: relationship to growth, gender and changes with pubertal status including timing of menarche. Acta Paediatr. 1999;88:139.
9. Marshall WA, Tanner JM. Variations in pattern of pubertal changes in girls. Arch dis child. 1969;(44):291-303.
10. Marshall WA, Tanner JM. Variations in pattern of pubertal changes in boys. Arch dis child. 1970;(45):13-23.
11. Susman EJ, Houts RM, Steinberg L, et al. Longitudinal development of secondary sexual characteristics in girls and boys between ages 91/2 and 151/2 years. Arch Pediatr Adolesc. Med. 2010;164:166.
12. Tanner JM. Growth at adolescence. Oxford: Blackwell; 1962.

Capítulo 81

Aspectos sobre Saúde Sexual e Reprodutiva na Adolescência

Benito Lourenço

Direitos sexuais e reprodutivos

A atenção em saúde sexual e em saúde reprodutiva deve ser ofertada observando-se como princípio o respeito aos direitos sexuais e aos direitos reprodutivos. Esses direitos são básicos à vida digna; portanto, são Direitos Humanos, já reconhecidos em leis nacionais e documentos internacionais. Pressupõe-se que os Direitos Humanos são universais, inerentes à condição de pessoa, e não relativos a peculiaridades sociais e culturais de uma dada sociedade. Nas duas últimas décadas, grandes avanços ocorreram na legislação e nas políticas internacionais e nacionais sobre a compreensão desse tema na adolescência; assim, hoje os adolescentes são considerados como sujeitos desses direitos.

O Estatuto da Criança e do Adolescente (ECA) possui um capítulo especial que trata dos direitos à vida e à saúde e, no seu artigo 11, estabelece: "É assegurada a atenção integral à criança e ao adolescente, por meio do Sistema Único de Saúde, garantindo o acesso universal e igualitário às ações e serviços para promoção e recuperação da saúde". O ECA, que consolida os direitos básicos da população infantojuvenil, claramente dispõe a doutrina da proteção integral, determinando a natureza tutelar dos direitos ali elencados, que predominarão sobre qualquer outro que possa prejudicá-lo. Dessa maneira, no que se refere ao adolescente, qualquer exigência, como a obrigatoriedade da presença de um responsável para acompanhamento no serviço de saúde, que possa afastar ou impedir o exercício pleno pelo adolescente de seu direito fundamental à saúde e à liberdade, constitui lesão ao direito maior de uma vida saudável.

Portanto, constituem-se direitos fundamentais do adolescente a privacidade, a preservação do sigilo e o consentimento informado. Na assistência à saúde, isso se traduz, por exemplo, no direito do adolescente de ter privacidade durante uma consulta, com atendimento em espaço reservado e apropriado, e de ter assegurada a confidencialidade, ou seja, a garantia de que as questões discutidas durante uma consulta ou uma entrevista não serão informadas a seus pais ou responsáveis sem a sua autorização (consentimento informado). Esses direitos fundamentam-se no princípio da autonomia e, sem dúvida, favorecem a abordagem de temas relacionados à saúde sexual e reprodutiva.

Diversos códigos de ética profissionais e o próprio código penal expressamente determinam o sigilo profissional, independentemente da idade da pessoa sob atenção, prevendo sua quebra apenas nos casos de risco de vida ou outros riscos relevantes para a própria pessoa ou para terceiros. O Código de Ética Médica, por exemplo, considerando que a revelação de determinados fatos para os responsáveis legais pode acarretar consequências danosas à saúde do jovem e a perda da confiança na relação com a equipe de saúde, estabelece, em seu artigo 74, que é vedado ao médico "revelar sigilo profissional relacionado a paciente menor de idade, inclusive a seus pais ou representantes legais, desde que o menor tenha capacidade de discernimento, salvo quando a não revelação possa acarretar dano ao paciente".

A assistência à saúde reprodutiva é definida como a constelação de métodos, técnicas e serviços que contribuem para a saúde e o bem-estar reprodutivo, prevenindo e resolvendo problemas de saúde reprodutiva. Isso incluiria também a saúde sexual, cuja finalidade é a intensificação das relações vitais e pessoais e não simples aconselhamento e assistência relativos à reprodução e a infecções sexualmente transmissíveis.

O Quadro 81.1 apresenta os direitos sexuais e reprodutivos que devem ser abordados nos atendimentos com a população de adolescentes e jovens.

Quadro 81.1. Direitos sexuais e reprodutivos.

- Direito de escolher se quer ou não quer ter relação sexual
- Direito das pessoas decidirem, de modo livre e responsável, se querem ou não ter filhos, quantos filhos desejam ter e em que momento de suas vidas
- Direito de acesso a informações, meios, métodos e técnicas para ter ou não ter filhos
- Direito de exercer a sexualidade e a reprodução livre de discriminação, imposição e violência
- Direito de viver e expressar livremente a sexualidade sem violência, discriminações e imposições, e com total respeito pelo corpo do(a) parceiro(a)
- Direito de escolher o(a) parceiro(a) sexual
- Direito de viver plenamente a sexualidade, sem medo, vergonha, culpa e falsas crenças
- Direito de viver a sexualidade, independentemente de estado civil, idade ou condição física
- Direito de expressar livremente sua orientação sexual: heterossexualidade, homossexualidade, bissexualidade
- Direito de ter relação sexual independentemente da reprodução
- Direito ao sexo seguro para prevenção da gravidez e de infecções sexualmente transmissíveis e HIV
- Direito a serviços de saúde que garantam privacidade, sigilo e um atendimento de qualidade, sem discriminação
- Direito à informação e à educação sexual e reprodutiva

Fonte: Villela W, Arilha M, 2003.

Sexualidade e adolescência

O processo de prevenção à gravidez na adolescência é complexo e dinâmico e a população de adolescentes e jovens com acesso a uma fonte confiável de informações, aconselhamento e apoio está melhor capacitada ao exercício mais saudável e responsável da sexualidade.

A Pesquisa sobre Comportamento, Atitudes e Práticas Relacionadas às Doenças Sexualmente Transmissíveis (DST) e Aids (PCAP-2008) do Ministério da Saúde, publicada em 2011, identificou que a vida sexual dos adolescentes começa cedo – 26,8% tiveram relações sexuais antes dos 15 anos. Outro grande estudo, Comportamento Sexual e Percepções da População Brasileira Sobre HIV/Aids, realizado em 2005, demonstrou que a proporção de brasileiros na faixa etária entre 16 e 19 anos e sexualmente ativos alguma vez na vida foi de 61,6% e a idade média de início da vida sexual foi de 14,9 anos.

Esses dados apontam para um fato incontestável: os pediatras encontram, em sua prática, jovens que necessitam de atenção e cuidados em relação à prevenção de gravidez e de infecções sexualmente transmissíveis. O comportamento nas primeiras relações sexuais estabelece padrões comportamentais que podem permanecer por toda a vida. Dessa maneira, o papel do profissional de saúde, nesse momento, reveste-se de particular importância. Entretanto, a despeito da necessidade do médico reconhecer a atividade sexual do seu paciente, não são todos os pediatras que abordam temas relacionados à saúde reprodutiva nas consultas de rotina: cerca de 40% dos pediatras não abordam assuntos relacionados a estratégias de proteção nos atendimentos de adolescentes.

A compreensão básica do desenvolvimento do adolescente é fundamental para o entendimento das questões que permeiam a sexualidade nessa faixa etária. A adolescência representa uma etapa crucial do processo de crescimento e desenvolvimento cuja marca registrada é a variedade de eventos modificadores de ordem biológica, psicológica e social, em uma vivência de transformações pessoais e únicas inseridas nas mais diferentes culturas. Considerando a especificidade do adolescente em seus aspectos do desenvolvimento da sexualidade, com suas particularidades decorrentes da carga afetiva hiperdimensionada, com um padrão de passionalidade na vivência das relações amorosas, das inseguranças, bem como de expectativas pouco realistas e imaturas sobre o amor e o sexo, configura-se uma das tarefas mais importantes do médico a abordagem preventiva e de promoção da saúde reprodutiva dos adolescentes. Para os profissionais que atendem adolescentes, este é um período no qual se concentram significativas discussões e propostas na busca dos melhores caminhos para seu bom e proveitoso transcurso.

A abordagem do adolescente deve considerar a adequação de aspectos de linguagem e entendimento para cada etapa do desenvolvimento, considerando a percepção dos riscos e da vulnerabilidade de cada jovem. Embora a evolução e o exercício da sexualidade na adolescência possam, por vezes, caracterizar-se por uma vivência saudável, responsável e segura, podem também constituir-se em risco de grau variável à saúde e à realização de projetos de vida quando têm como consequências traumas de ordem psicossexuais, gravidez não planejada, aborto ou Aids, estes últimos com seus custos não apenas biológicos, mas também psíquicos e sociais.

Na condução das orientações preventivas para os adolescentes, é importante considerar:

» A busca da identidade com questionamentos dos padrões familiares e, portanto, da autoridade dos pais, associada à ideia de invulnerabilidade que, ao lado da necessidade premente de experimentação, faz com que os jovens se arrisquem em desafios por vezes inconsequentes.

» O marcante vínculo e a suscetibilidade para com o grupo que proporciona a noção de força que vem dos pares; para serem aceitos, os adolescentes assumem atitudes para as quais, muitas vezes, não estão preparados.

» A vivência temporal singular à essa faixa etária, em que se misturam ansiedade, desejo de viver tudo rápida e intensamente, não havendo espaço para a espera ou julgamentos, e um certo afrouxamento das noções de passado e futuro, com consequente dificuldade em assumir propostas preventivas.

» A evolução da sexualidade, que promove o exercício da genitalidade e os coloca frente a frente com seus impulsos sexuais.

O profissional deve estar preparado, portanto, para o desafio de orientar um ser ávido por experimentar o novo, destemido por se julgar invulnerável e imaturo ou amador para lidar com o impulso sexual, marcado pela genitalidade, em um corpo renovado por mudanças marcantes.

A orientação de proteção nessa fase da adolescência inicial é desafiadora: como o profissional pode ficar menos atento a esses temas na consulta, a adolescente pode ficar constrangida ou amedrontada de falar de suas vivências e explicitar suas dúvidas com o médico. Suas características cognitivas dificultam o planejamento futuro, em razão de seu pensamento mais concreto.

Abordagens facilitadoras para essa discussão, como expressões do tipo "Muitas adolescentes me trazem dúvidas ou preocupações sobre sexo... você tem alguma?" ou "Muitos de meus pacientes já estão começando a se relacionar com outros adolescentes... você já ficou com alguém?", podem ajudar o médico, que deve, posteriormente, qualificar a vulnerabilidade de seu paciente. Na adolescência média, a frequência de relações sexuais aumenta concomitantemente ao início da evolução do pensamento abstrato, o que permite certo grau de planejamento e antecipação, embora as decisões ainda sejam tomadas "no momento" e as repercussões somente sejam percebidas em longo prazo, após realização da ação. Nesse momento, ainda há necessidade de informações concretas e suporte para o desenvolvimento de um comportamento de prevenção. Na adolescência tardia, o maior desenvolvimento do pensamento abstrato facilita sobremaneira as orientações preventivas, ainda que os adolescentes mantenham um comportamento mais impulsivo e sejam menos capazes de adiar sensações gratificantes, quando comparados à população adulta.

Orientação contraceptiva na adolescência

O método contraceptivo ideal não existe: seria aquele de ação reversível, 100% eficaz, totalmente isento de contraindicações e efeitos colaterais, de fácil utilização, que pudesse ser utilizado a qualquer hora e sem necessidade de supervisão médica, que fosse independente da atividade sexual e da motivação para seu uso, de baixo custo e fácil acesso e que também protegesse contra as infecções transmitidas sexualmente. Embora somente a abstinência garanta a ausência de qualquer tipo de risco relacionado à atividade sexual, a orientação que apenas nela se fundamenta mostra-se falha, considerando o início da atividade sexual precoce de muitos jovens e o contexto social pós-moderno. Ainda assim, é papel do médico que atende adolescentes discutir com seu jovem paciente, em bases éticas e destituídas de julgamentos pré-concebidos, o melhor momento para o início da atividade sexual.

Diante da indicação de prescrição de um anticoncepcional, vários aspectos devem ser considerados na escolha do método contraceptivo mais adequado ao paciente adolescente. O primeiro ponto a ser considerado é que grande parte dos adolescentes traz conceitos preestabelecidos, alguns dos quais podem ser errôneos, relacionados a mitos, efeitos adversos, riscos e benefícios, preconceitos muitas vezes relacionados a ideias dos pares ou aprendidos nas diversas mídias de informação. É importante que a orientação do profissional se inicie com a consideração dessas ideias. Nenhum manejo contraceptivo será completo se desconsiderar a opinião trazida pelo paciente.

O Quadro 81.2 relaciona pontos importantes a serem considerados na escolha de uma estratégia contraceptiva para os adolescentes.

Quadro 81.2. Aspectos a considerar na escolha da estratégia contraceptiva na adolescência.

- Maturidade psicológica e cognitiva do adolescente
- Grau de escolaridade e capacidade de compreensão das orientações
- Capacidade do adolescente de identificar as situações de risco vivenciadas e possíveis consequências
- Existência de parceiro estável e participante da escolha anticoncepcional
- Frequência das relações
- Grau de motivação para a prática contraceptiva tanto da adolescente quanto do parceiro
- Significado pessoal e sociocultural de uma eventual gravidez e expectativas relacionadas ao papel de parceira/gestante e/ou papel de mãe
- Experiências anteriores com métodos anticoncepcionais
- Existência de gestação e/ou aborto prévios
- Conhecimento e opinião da adolescente (e do parceiro) sobre os métodos anticoncepcionais
- Opinião dos pais ou responsáveis a respeito do uso de anticoncepcionais por adolescentes
- Conhecimento dos pais ou responsáveis acerca das práticas sexuais
- Barreiras para a utilização de métodos anticoncepcionais na família
- Opinião do grupo a respeito dos métodos anticoncepcionais
- Crenças religiosas
- Avaliação clínica da adolescente e existência de contraindicações ao uso de determinado método
- Disponibilidade, custo e facilidade de aquisição do método de proteção escolhido
- Acessibilidade aos serviços de saúde
- Taxa de eficácia de cada método

Fonte: Adaptado do Caderno de Atenção Básica: Saúde Sexual e Saúde Reprodutiva da Unidade de Adolescentes do ICr-HCFMUSP.

A eficácia de cada método deve ser considerada na sua escolha. A eficácia é classificada como "uso perfeito", que é a taxa de ocorrência de gravidez após 1 ano de uso consistente e correto, ou "uso típico", taxa quando do uso real do método, com as possibilidades de falhas. Nesse sentido, os adolescentes comportam-se como usuários típicos de um método, e não como usuários ideais. Não se deve esquecer, no entanto, que qualquer método anticoncepcional é mais eficaz do que a ausência de um método.

A escolha da estratégia contraceptiva, que deve estar alicerçada no conceito da "dupla proteção" (gravidez e infecções sexualmente transmissíveis), constitui-se em uma decisão conjunta do médico e de seu paciente, em que as orientações e advertências sejam fornecidas de maneira clara e objetiva. Inúmeras vezes, o profissional opta pela orientação de uma estratégia que combine dois métodos de proteção, como a utilização de um método de barreira com um anticoncepcional oral ou a utilização de um método de barreira com a anticoncepção de emergência para os acidentes contraceptivos. A cada atendimento do adolescente, tem-se a oportunidade de avaliar a adesão à estratégia prescrita, a satisfação do paciente e a ocorrência de efeitos adversos, sanar dúvidas e conversar sobre as preocupações.

Preservativo

Quando usado corretamente em todas as relações sexuais, o preservativo reduz significativamente o risco de gravidez e de infecções sexualmente transmissíveis. Sua eficácia está diretamente relacionada à motivação, habilidade e adesão. A falha do método está, na maioria das vezes, ligada ao não uso em todas as relações sexuais, à colocação inadequada ou colocação em um momento tardio da relação sexual (após contato genital). Considerando que o preservativo costuma ser o método utilizado nas primeiras relações sexuais dos adolescentes e seu uso possa ser influenciado por ambos os parceiros, a participação masculina é essencial para a sua utilização. Na prática clínica, mesmo quando o adolescente diz já saber "tudo sobre camisinha", fato bastante comum pela grande disseminação de informações na escola e na mídia, devem-se ressaltar e discutir as informações sobre o momento para a sua colocação, a importância da verificação da data de validade, armazenamento, transporte, disponibilidade e orientações técnicas quanto ao uso. Paralelamente, torna-se fundamental construir e reforçar as habilidades de negociação sobre o uso do preservativo.

O medo, frequentemente relatado pela adolescente, de que o preservativo masculino possa romper e disso resulte uma gravidez pode ser minimizado pela adequada orientação, prescrição ou até fornecimento prévio do anticoncepcional de emergência para um eventual caso de acidente contraceptivo.

O anticoncepcional combinado oral (ACO)

O ACO, ou "pílula anticoncepcional", é o método mais conhecido e talvez, por isso, seja a solicitação inicial da maioria das adolescentes. Existe um grande número de medicamentos comercialmente disponíveis e, a cada dia, novos produtos são lançados no mercado. Basicamente, o ACO é composto por um componente estrogênico (etinilestradiol) e um progestágeno. Tanto o estrógeno quanto o progestágeno atuam impedindo a ovulação, por meio de uma retroalimentação negativa sobre o eixo hipotálamo-hipófise-gonadal. As doses de etinilestradiol variam comercialmente de 15 a 50 mcg. Na prática, a preferência é sempre por doses abaixo de 35 mcg ("baixa dosagem"), para evitar os efeitos adversos e os riscos associados a altas doses estrogênicas. Os progestágenos são caracteristicamente diferenciados por "gerações"; os mais utilizados são os de segunda e terceira gerações (levonorgestrel, desogestrel e gestodeno) e os de quarta geração (drospirenona). Cada progestágeno apresenta diferentes propriedades farmacológicas; a maioria deriva de um precursor androgênico, com exceção da drospirenona, que deriva da espironolactona. Os progestágenos de terceira e quarta gerações foram criados com o objetivo de produzir a progestina ideal, que tivesse os benefícios da progesterona, sem os efeitos androgênicos, como acne e retenção hídrica.

Na adolescência, de modo geral, opta-se pelas apresentações monofásicas (dosagem hormonal semelhante em todas as pílulas), por não se perceber vantagens nos bifásicos e trifásicos, que podem ter sua eficácia diminuída caso as pílulas sejam ingeridas na sequência errada. Diante da grande disponibilidade de opções, a melhor pílula é aquela com a qual o profissional tem familiaridade e conhecimento, sendo eventualmente necessários alguns ajustes de doses nos primeiros 3 meses de uso caso algum desconforto ocorra, como náuseas, retenção hídrica ou escapes de sangramento.

O ACO é eficaz, de ação reversível e com opções de baixo custo; mas não previne contra as DST, problema resolvido com o uso concomitante de preservativo. Quanto aos efeitos colaterais, o grande número de estudos e os anos de utilização fornecem certeza sobre a segurança do uso de ACO nessa faixa etária, desde que utilizados adequadamente e respeitadas suas contraindicações. Os critérios de elegibilidade para a prescrição de anticoncepcionais da Organização Mundial da Saúde, publicados em 2009, apontam contraindicações absolutas ao uso de ACO, resumidas no Quadro 81.3:

Quadro 81.3. Principais contraindicações do anticoncepcional combinado oral.

- Múltiplos fatores de risco associados para doença arterial e cardiovascular (idade avançada, tabagismo, diabetes e hipertensão)

- Hipertensão arterial (sistólica maior ou igual a 160 mmHg ou diastólica maior ou igual a 100 mmHg)

- Doença vascular

- Fenômenos tromboembólicos venosos pregressos ou atuais, acidente vascular cerebral ou alto risco para essas condições, como mutações trombogênicas conhecidas

- Cardiopatia isquêmica atual ou pregressa

- Cirurgia de grande porte com imobilização prolongada

- Doença cardíaca valvular complicada (hipertensão pulmonar, risco de fibrilação atrial, história de endocardite)

- Lúpus sistêmico eritematoso com anticorpos antifosfolípides positivos

- Migrânea com aura

- Certeza ou suspeita de câncer de mama ou de outras neoplasias hormônio-dependentes

- Hepatopatia aguda ou crônica (cirrose e tumores de fígado)

- Diabetes com evidência de nefropatia, retinopatia, neuropatia, doença vascular ou com mais de 20 anos de evolução

- Tabagista com idade maior ou igual a 35 anos (15 cigarros ou mais/dia)

Fonte: Unidade de Adolescentes do ICr-HCFMUSP.

A existência de outras doenças crônicas ou o uso contínuo de medicações que podem interagir com a pílula são situações em que se deve considerar a relação risco/benefício do ACO. Embora o tromboembolismo seja uma complicação muito rara dos ACO de baixa dosagem, orienta-se quanto às situações clínicas que sugiram o problema, quando, então, a adolescente deverá procurar imediatamente um atendimento médico: dor abdominal grave, dor torácica grave com tosse e dificuldade respiratória, cefaleia intensa, dor intensa na perna, perda ou comprometimento de visão.

Recente preocupação tem sido dispensada aos potenciais efeitos das pílulas contraceptivas sobre a densidade mineral óssea. Embora sejam escassos os trabalhos existentes, particularmente na população adolescente, e dúvidas persistam sobre o significado clínico futuro de uma redução da densidade mineral óssea, tem-se evitado a utilização de ACO com doses muito reduzidas de etinilestradiol (20 mcg ou menos) nas adolescentes que têm outros fatores de risco para diminuição de massa óssea ou que sejam muito novas e ainda não tenham atingido o pico de ganho de massa óssea. Além disso, revisões recentes demonstram que pílulas com 20 mcg ou menos de estrógeno estão mais associadas com irregularidade menstrual e escapes se comparadas com as de maior dosagem, prejudicando a adesão ao método. Esses dados reforçam o motivo pelo qual pílulas de 30 mcg têm sido as de escolha para o início do uso. A apresentação mais comumente disponibilizada na rede pública contém 30 mcg de etinilestradiol e 0,15 mg de levonorgestrel, associação bastante segura para utilização por essa faixa etária.

Para a prescrição do ACO, são pré-requisitos a realização de uma anamnese cuidadosa e exame físico completo, com atenção especial para aferição da pressão arterial e detecção de contraindicações à prescrição do método. A avaliação ginecológica em mulheres assintomáticas não é pré-requisito para o início do uso do ACO.

O ACO pode ser iniciado em qualquer momento do ciclo menstrual. As adolescentes devem ser orientadas, entretanto, de que sua introdução fora dos primeiros 5 dias do ciclo não garante a proteção imediata e completa do método. Desse modo, a paciente deve atentar para o uso de uma maneira adicional de proteção nos primeiros 7 dias de uso. A introdução precoce do uso do método contraceptivo (*quick start* ou *start now*) tem sido uma estratégia muito utilizada, em vez da clássica postura de se aguardar o início do próximo ciclo menstrual. Sugere-se o primeiro retorno após 1 mês do início do ACO, sendo a periodicidade posterior individualizada para cada paciente.

Não se deve esquecer que o uso de anticoncepcional é muito mais do que simplesmente a ingestão de uma pílula e envolve questões morais, éticas, religiosas, preconceitos e segredo. Devem ser discutidos com a adolescente os aspectos práticos da utilização do método: como vai adquirir, onde vai guardar (principalmente em caso de não conhecimento dos pais), a que horas tomar, o que fazer se esquecer ou em caso de vômitos ou diarreia. A baixa dosagem hormonal das pílulas atuais, que garante a segurança do seu uso, também exige que sejam tomadas regularmente a cada 24 horas. Não raramente, as adolescentes esquecem-se de tomar a pílula, observando-se, na prática, melhor adesão quando ela tem o apoio do seu parceiro ou dos pais. Os adolescentes que usam esse método podem ser orientados sobre estratégias facilitadoras para o uso diário, como o acoplamento da tomada da pílula a uma atividade rotineira (como escovação dos dentes) ou a adoção de ferramentas tecnológicas (aplicativos para celulares que lembram da tomada da pílula).

Anticoncepção de emergência (AE)

A AE é considerada um mecanismo legítimo, bem compreendido ética e tecnicamente, para inibir os problemas decorrentes da gravidez não planejada e do aborto provocado entre adolescentes e jovens. A AE é definida como a utilização de um fármaco ou dispositivo para evitar a gravidez após uma atividade sexual desprotegida. A estratégia hoje mais utilizada e aprovada pelo Ministério da Saúde, disponível em nosso país, envolve a administração oral de pílula contendo levonorgestrel, em dose única de 1,5 mg. A eficácia da contracepção de emergência pode ser assim sumarizada: se 100 meninas adolescentes tiverem relação sexual desprotegida durante o período fértil, cerca de 8 engravidarão; o uso correto da AE reduzirá esse número para duas gravidezes.

A AE está indicada em situações de emergência, assim consideradas:

» Casos de violência sexual, na ausência de um método de proteção confiável.
» Quando houve um acidente contraceptivo ou o uso errôneo de um método anticoncepcional.
» Quando nenhum método foi utilizado.

Pode ser oferecida independentemente do dia do ciclo em que a mulher esteja. Embora a OMS atualmente endosse o uso do levonorgestrel como estratégia de AE em até 120 horas, dados recentes demonstram maior probabilidade de falha do método quando administrado após 72 horas quando comparado à administração mais precoce (< 72 horas). Assim, idealmente, a AE deve ser ingerida nas primeiras 12 a 24 horas após o acidente contraceptivo.

Seu mecanismo de ação é fundamentalmente a inibição da ovulação, impedindo o pico de hormônio luteinizante (LH), necessário para que ocorra a liberação do óvulo pela gônada. Age, portanto, previamente à fertilização do óvulo. Dessa maneira, não é método abortivo, e uma série de trabalhos aponta nenhuma ação após a fecundação.

O Conselho Federal de Medicina (CFM), considerando que a AE não provoca danos nem interrompe a evolução de uma gravidez, por meio da Resolução CFM n. 1.811/2006, estabeleceu normas éticas para a utilização da AE, deliberando que cabe ao médico a responsabilidade pela indicação e prescrição como medida de prevenção de gravidez não planejada em todas as etapas da vida. A Sociedade Brasileira de Pediatria (SBP) e a Federação Brasileira de Ginecologia e Obstetrícia (FEBRASGO) corroboram essa indicação.

Embora os critérios de elegibilidade para a prescrição de métodos contraceptivos da Organização Mundial da Saúde apontem contraindicações para o uso de pílulas combinadas para algumas condições clínicas, estas não se aplicam para a AE.

Uma importante estratégia que pode melhorar o acesso a CE é a provisão antecipada. Adolescentes que são bem orientados sobre o que fazer diante de acidentes contraceptivos e têm sua prescrição de CE realizam mais corretamente e precocemente (com maior eficácia) essa estratégia de proteção. A orientação sobre AE deve ser parte da orientação anticoncepcional como um todo, tendo-se o cuidado para que o acesso a essa informação não encoraje a prática de sexo inseguro e desestimule o uso de um anticoncepcional mais eficaz de maneira regular.

Conclusões

A orientação sexual e contraceptiva deve envolver noções de direitos, liberdade de escolha, responsabilidade e incluir reflexão sobre as singularidades de cada indivíduo e sobre os fatores protetores e de risco aos quais ele está submetido. O trabalho educativo não se limita a informações sobre a fisiologia; é um processo que tem como base o resgate do sujeito e a promoção da autoestima. Dessa maneira, é importante criar um espaço na consulta no qual o adolescente possa, por meio de um processo reflexivo, perceber-se como um indivíduo responsável pelo seu corpo e pela sua vontade, capaz de identificar, e só assim minimizar, as situações de risco às quais se expõe.

Referências consultadas

1. American Academy of Pediatrics. Committee on Adolescence. Emergency contraception. Pediatrics. 2012;130(6):1174-82.
2. Hartman LB, Monasterio E, Hwang LY. Adolescent contraception: review and guidance for pediatric clinicians. Curr Probl Pediatr Adolesc Health Care. 2012;42(9):221-63.
3. Henry-Reid LM, O'Connor KG, Klein JD, Cooper E, Flynn P, Futterman DC. Current pediatrician practices in identifying high-risk behaviors of adolescents. Pediatrics. 2010;125(4):e741-7.
4. Ministério da Saúde. Secretaria de Atenção à Saúde. Área de Saúde do Adolescente e do Jovem. Marco Legal: saúde, um direito de adolescentes. Brasília: Ministério da Saúde; 2005. 60 p.
5. Ministério da Saúde. Secretaria de Atenção à Saúde. Departamento de Atenção Básica. Cadernos de Atenção Básica: Saúde sexual e saúde reprodutiva. Brasília: Ministério da Saúde; 2010. 300 p.

6. Ministério da Saúde. Secretaria de Vigilância em Saúde. Departamento de DST, Aids e Hepatites virais. Pesquisa de conhecimentos, atitudes e práticas na população brasileira de 15 a 64 anos, 2008. Brasília: Ministério da Saúde; 2011.

7. Paiva V, Calazans G, Venturi G, Dias R; Grupo de Estudos em População, Sexualidade e Aids. Idade e uso de preservativos na iniciação sexual de adolescentes brasileiros. Rev. Saúde Pública. 2008;42(Suppl 1):45-53.

8. Villela W, Arilha, M. Sexualidade, gênero e direitos sexuais e reprodutivos. In: Berquó E (org.). Sexo & Vida: panorama da saúde reprodutiva no Brasil. Campinas, SP: Editora da Unicamp; 2003. p. 95-145.

Parte 6

• • • • • • • • • • •

Infectologia Pediátrica

Coordenação

Magda Maria Sales Carneiro Sampaio

Parte 6

. . . .

Infectologia Pediátrica

Coordenação

Magda Maria Sales Carneiro Sampaio

Capítulo 82

Febre sem Sinais Localizatórios

Nadia Litvinov
Constance Dell Santo Vieira Schuwartz
Maria Fernanda Bádue Pereira

Introdução

Febre sem sinais de localização (FSSL) é a denominação de febre de início agudo e duração menor que 7 dias, sem causa definida.

A maioria das crianças com FSSL possui infecção de origem viral, benigna e autolimitada. O desafio em FSSL é distinguir as crianças com infecção viral e benigna daquelas com bacteremia oculta ou doença bacteriana invasiva (DBI), como pneumonia, meningite, infecção do trato urinário e osteomielite.

Bacteremia oculta refere-se à presença de bactéria em hemocultura em criança com FSSL em bom estado geral.

O risco de bacteremia oculta e DBI reduz com o avanço da idade. Os lactentes jovens têm maior risco destes eventos em razão da imaturidade do sistema imune.

O manejo da FSSL em crianças tem base no risco para bacteremia oculta e DBI em cada faixa etária. Os limites precisos entre os grupos etários ainda permanecem em discussão.

A estratificação tradicional é a seguinte: neonatos (menores de 28 dias), lactentes jovens (29 a 90 dias) e lactentes e pré-escolares (3 a 36 meses).

Independentemente da idade, crianças com aparência toxêmica (Quadro 82.1) devem ser hospitalizadas e tratadas como possível sepse ou meningite, o que inclui coleta de exame de urina, cultura de sangue e urina, hemograma, além de radiografia e investigação do sistema nervoso central de acordo com os dados clínicos.

A avaliação de toxemia é baseada em alterações nos sinais vitais, presença de desidratação, mudança em cor e turgor de pele, má perfusão capilar, letargia ou irritabilidade (Quadro 82.1). O exame físico deve ser realizado novamente após redução da temperatura corpórea, já que a febre *per si* pode causar taquicardia. Em crianças capazes de deambular, a observação da marcha pode fornecer dados sugestivos de alterações neurológicas ou osteoarticulares. Presença de petéquias em criança com algum sinal de toxemia sinaliza atenção para meningococcemia.

Quadro 82.1. Fatores preditores de doença grave.

- Convulsão
- Dificuldade na alimentação
- Rebaixamento do nível de consciência
- Letargia
- Cianose
- Má perfusão capilar
- Taquipneia
- Gemência

Fonte: Adaptado de Van den Bruel et al., 2010.

Neonatos (menores de 28 dias)

As taxas de bacteremia oculta nesta faixa etária são as mais altas e variam de 12% a 28%, mesmo após as estratégias de vacinação. Apesar dos neonatos poderem adquirir infecções da comunidade, eles são de alto risco para as infecções causadas por bactérias de sepse neonatal tardia (*Streptococcus* do grupo B, *Escherichia coli* e *Listeria monocytogenes*).

Os neonatos com FSSL devem ser hospitalizados, deve-se coletar exames e culturas de sangue, urina e liquor, e iniciar antibioticoterapia empírica. Pesquisa de enterovírus e herpes simples vírus no liquor deve ser considerada. Cultura de fezes e radiografia de tórax devem ser avaliadas caso a caso, de acordo com sintomas clínicos. A terapia empírica deve ser ampicilina e cefotaxima ou ampicilina e gentamicina, esta última combinação somente em casos em que se excluiu meningite. Aciclovir deve ser incluído se suspeita de infecção por vírus da herpes simples, como na presença de convulsão, hipotensão, elevação de transaminases, pleocitose em liquor ou história materna de herpes genital, especialmente no momento do parto.

Neonatos em bom estado geral, com exames iniciais normais podem receber alta caso o resultado inicial de culturas seja negativo.

Lactentes jovens (29 a 90 dias)

As taxas de bacteremia oculta nesta fase são de 1% a 3%. Os micro-organismos a serem considerados incluem bactérias do período neonatal (*Escherichia coli*, *Streptococcus* do grupo B, *Listeria monocytogenes*) e as presentes nas faixas etárias maiores (*Salmonella enteritidis*, *Neisseria meningitidis*, *Streptococcus pneumoniae*, *Haemophilus influenzae* tipo B e *Staphylococcus aureus*). Pielonefrite é a infecção bacteriana grave mais comum nesta faixa etária, com maior prevalência em meninos não circuncisados ou crianças com malformação de trato genitourinário.

Diversos critérios de risco foram propostos para avaliar as crianças nesta faixa etária a fim de direcionar a conduta (Quadro 82.2). Os critérios de Philadelphia e Pittsburgh são os mais tradicionais, por incluírem coleta de liquor para classificar as crianças de alto ou baixo risco para DBI. Crianças de 1 a 3 meses com critérios de baixo risco podem ser acompanhadas ambulatorialmente, desde que o envolvimento dos pais e o seguimento sejam garantidos.

Caso a criança preencha os critérios de risco para DBI e a conduta adotada seja a hospitalização e a antibioticoterapia endovenosa, deve-se coletar culturas de sangue, urina e líquen a fim de identificar o foco infeccioso e não mascarar síndromes clínicas.

Quadro 82.2. Critérios de baixo risco em crianças de 29 a 90 dias com febre sem sinais de localizatórios.

Rochester (Dagan, 1985) – 0 a 90 dias de vida:
- Previamente hígida (nascida a termo, sem uso de antibióticos, sem complicações perinatais, sem comorbidades) e com exame físico normal
- Leucócitos: entre 5.000 e 15.000/mm^3
- Formas jovens: < 1.500/mm^3
- Sedimento urinário: < 10 leucócitos/campo
- Fezes: < 5 leucócitos/campo se diarreia

Boston (Baskin, 1992) – 30 a 90 dias de vida:
- Criança em bom estado geral, exame físico normal e com cuidador disponível ao telefone
- Leucócitos: < 20.000 células/μL
- Urina: esterase leucocitária negativa
- Liquor: leucócitos < 10 mL
- Radiografia: sem infiltrado

Philadelphia (Baker, 1999) – 30 a 60 dias de vida:
- Criança em bom estado geral e exame físico normal
- Leucócitos: < 15.000 células/μL, bastões/total de neutrófilos < 0,2
- Urina: < 10 leucócitos por campo, sem bactéria na coloração de Gram
- Liquor: < 8 leucócitos/μL; sem bactéria na coloração de Gram
- Radiografia de tórax sem infiltrado
- Fezes com poucos ou nenhum leucócito

Pittsburgh (Herr, 2001) – 0 a 60 dias de vida:
- Recém-nascido a termo, sem comorbidades, sem hospitalizações prévias ou uso de antibióticos no período perinatal ou nos últimos 7 dias, sem irmão com antecedente de infecção por *Streptococcus* do grupo B
- Criança em bom estado geral e com exame físico normal
- Sem infecção focal (exceto otite média)
- Leucócitos: 5.000 a 15.000/μL e número absoluto de bastonetes < 1.500/μL
- Urina: 9 leucócitos/μL e sem bactéria na coloração de Gram
- Liquor: 5 leucócitos/μL e sem bactéria na coloração de Gram
- Radiografia de tórax sem infiltrado em crianças com sinais e sintomas respiratórios
- Fezes: 5 leucócitos/campo em pacientes com diarreia

Fonte: Adaptado de Marques et al., 2017.

Se o lactente for de baixo risco para DBI, o acompanhamento pode ser ambulatorial, com ou sem antibioticoterapia parenteral (intramuscular).

No caso do uso de antibiótico, deve-se coletar culturas de sangue, urina e líquen. Na opção pelo acompanhamento ambulatorial sem intervenção com antibióticos, pode-se coletar apenas exame de urina tipo I e urocultura, já que infecção do trato urinário é a infecção bacteriana mais frequente em FSSL; nesta situação, a reavaliação clínica deve ser diária.

Quando necessário, o antibiótico recomendado é uma cefalosporina de terceira geração, a ceftriaxona. Nos casos de meningite, usar a dose de 100 mg/kg/dia; naqueles em que se excluiu meningite, 50 mg/kg/dia.

Lactentes e pré-escolares (3 a 36 meses)

Nesta faixa etária o risco de doença bacteriana invasiva é menor. Dados anteriores à vacinação apontavam incidência de doença pneumocócica invasiva de 3% em pacientes com temperatura ≥ 39 ºC. Em crianças vacinadas, este número é < 1%.

Em vista do muito baixo risco desta população, nas crianças sem aparência toxêmica é aceitável a observação clínica sem antibioticoterapia ou exames laboratoriais, desde que se garanta o seguimento com reavaliação a cada 24 horas. Em caso de temperatura maior que 39 ºC, é recomendada urinálise e urocultura em crianças de alto risco para infecção urinária (meninas, meninos não circuncidados com idade inferior a 2 anos, meninos circuncidados com idade inferior a 6 meses, criança com antecedente de infecção do trato urinário).

Conclusões

Neonato com FSSL e crianças de qualquer faixa etária com sinais de toxemia devem ser abordados com enfoque completo para sepse até que infecção grave seja excluída. Crianças de 1 a 3 meses devem ter conduta individualizada, de acordo com os critérios de risco. Crianças maiores de três meses em regiões com alta cobertura vacinal (> 80%) podem ter conduta expectante desde que em bom estado geral.

Referências consultadas

1. Arora R, Mahajan P. Evaluation of child with fever without source: review of literature and update. Pediatric Clin North America. 2013;60(5):1049-1062.
2. Baker MD, Bell LM, Avner JR. The efficacy of routine outpatient management without antibiotics of fever in selected infants. Pediatrics. 1999;103:627-631.
3. Baraff LJ et al. Practice guideline for the management of infants and children 0 to 36 months of age with fever without source. Pediatrics. 1993;92(1):1-12.
4. Baraff LJ. Management of infants and young children with fever without source. Pediatric Annals. 2008;37(10).
5. Baskin MN, O'Rourke EJ, Fleisher GR. Outpatient treatment of febrile infants 28 to 89 days of age with intramuscular ad-ministration of ceftriaxone. J Pediatr. 1992;120(1):22-27.
6. Dagan R, Poell KR et al. Identification of infants unlikely to have serious bacterial infection although hospitalized for sus-pected sepsis. J Pediatr. 1985;107(6):855-860.
7. Greenhow TL, Hung YY, Herz AM. Changing epidemiology of bacteremia in infants aged 1 week to 3 months. Pediatrics 2012;129:e590-e596.
8. Hamilton JL, John SP. Evaluation of fever in infants and young children. Am Family Physician. 2013;87(4):254-260.
9. Herr SM,Wald ER, Pitetti RD, Choi SS. Enhanced urinalysis improves identification of febrile infants ages 60 days and younger at low risk for serious bacterial illness. Pediatrics. 2001;108(4):866-871.
10. Marques HHS, Sakane PT. Infectologia. Coleção Pediatria. Instituto da Criança – Hospital das Clínicas. 2. ed. Manole; 2017.
11. Mekitarian Filho E, Carvalho WB. Current management of occult bacteremia in infants. J Pediatr. 2015;91:S61-6.
12. Mintegi S, Gomez B, Martinez-Virumbrales L et al. Outpatient management of selected young febrile infants without antibiotics. Arch Dis Child. 2017;102:244-249.

13. Nield LS, Kamat D. Fever without a focus. In: Kliegman RM, Stanton BF, St Geme JW, Schor NF. Nelson Textbook of Pedia-trics. 20th ed. Philadelphia PA: Elsevier; 2016. p. 1280-1287.
14. Shapiro E. Fever without localizing signs. In: Long S, Pickering LK et al. Principles and practice of pediatric infectious di-seases. 4th ed. Philadelphia PA: Elsevier; 2012. p. 114-117.
15. Van den Bruel A et al. Diagnostic value of clinical features at presentation to identify serious infection in children in developed countries: a systematic review. Lancet. 2010;375(9717):834-845.

Capítulo 83

· · · · · · · · · · · · · · · · · ·

Febre de Origem Indeterminada (FOI)

Camila Sanson Yoshino de Paula
Heloisa Helena de Sousa Marques

No Instituto da Criança do HC-FMUSP são utilizados os seguintes critérios para a definição de febre de origem indeterminada (FOI) (Quadro 83.1):

Quadro 83.1. Definição de febre de origem indeterminada em crianças.

- Temperatura axilar > 37,3 °C em várias ocasiões

- Duração superior a 2 semanas

- Exame físico com achados inespecíficos

- Confirmada em pelo menos 3 dias de internação

- Exames de triagem inconclusivos: hemograma, provas de fase aguda (VHS e proteína C reativa), urina tipo I e urocultura, reação de Mantoux e radiografia de tórax

VHS: velocidade de hemossedimentação.
Fonte: Departamento de Infectologia Pediátrica, ICr-HCFMUSP.

O diagnóstico e manejo de pacientes com FOI requer uma extensa revisão da história clínica, sinais ou sintomas associados e antecedentes pessoais e familiares para definir as causas mais prováveis de febre, a fim de dirigir a investigação.

Etiologia

As causas diferem segundo a faixa etária, mas a infecção predomina em todas. Os processos infecciosos mais comuns são virais, incluindo CMV, EBV, HBV, HCV e HIV, além de infecções crônicas de vias aéreas (otite crônica, rinossinusite, mastoidite). Ainda, infecção do trato urinário, abscessos profundos, osteomielite, endocardite bacteriana, doença de arranhadura do gato, infecções odontológicas, infecções por micobactérias, toxoplasma, leishmania, salmonela, riquétsia, fungos, brucelose e fase aguda da esquistossomose.

Nas colagenoses os destaques são a artrite reumatoide juvenil, o lúpus eritematoso e a febre reumática, mais frequentes em idade escolar. Dentre as causas oncológicas, as principais são: leucemia, linfoma, neuroblastoma e retinoblastoma.

Outras causas incluem: doença inflamatória intestinal, enterite regional, displasia ectodérmica, sarcoidose, doença de Kawasaki, febre por fármaco, corpo estranho (cateter) e febre factícia.

A avaliação inicial compreende anamnese completa, exame físico e exames laboratoriais e de imagem (Quadro 83.2).

Quadro 83.2. Roteiro para investigação inicial de febre de origem indeterminada.

História clínica	• Padrão da febre: contínua, intermitente ou remitente. Início insidioso ou abrupto. Valor da temperatura. Resposta da febre a antitérmicos • Sinais/sintomas associados: sudorese, calafrios, gemência, alterações do nível de consciência e comportamento, emagrecimento, sintomas gastrointestinais, alterações osteoarticulares, presença de exantemas
Antecedentes	• Procedência, viagens (ou contato com pessoas que viajaram), contato com pessoas doentes ou animais, história de picadas de inseto, uso de medicações, vacinação, história de patologias prévias, ingestão de carnes cruas
Exame físico	• Deve ser minucioso, com avaliação de todos os sistemas, aferição de sinais vitais, com atenção para presença de úlceras orais, exantema, anormalidades articulares e linfonodos. Avaliação de fundo de olho
Exames laboratoriais e de imagem	• Hemograma, hemocultura (pelo menos duas amostras coletadas de locais diferentes), proteína C reativa, velocidade de hemossedimentação, urina I/ urocultura, função hepática e renal, raio X de tórax e PPD • **Os exames devem ser solicitados de acordo com anamnese e exame físico**

Fonte: Adaptado de Long et al., 2012.

Caso os resultados laboratoriais e de imagem do paciente não sejam conclusivos e a febre persista, será necessário, após o período de observação ambulatorial, ou em qualquer momento se houver piora clínica, indicar internação para comprovar presença da febre e para melhor avaliação. A partir desse momento, serão pesquisadas outras doenças infecciosas, doenças reumatológicas ou oncológicas (Quadro 83.3). Os exames que podem ser indicados são:

Quadro 83.3. Roteiro complementar de investigação de febre de origem indeterminada.

Exames laboratoriais	Hemograma, três amostras de hemocultura (inclui cultura aeróbia, anaeróbia e fungos), sorologia/ PCR/ antigenemia, de acordo com a história e exame físico do paciente (CMV, EBV, HIV, toxoplasmose, toxocaríase, bartonelose etc.), fator reumatoide, fator antinúcleo, eletroforese de proteínas, avaliação da imunidade celular e humoral, PPF e cultura de fezes
Exames de imagem	Ultrassonografia de abdome, ecocardiograma, radiografia de seios da face, mastoide e de ossos longos, mielograma com mielocultura, pesquisa de BAAR e cultura para micobactéria (escarro/lavado gástrico), coleta de liquor (se houver necessidade) Tomografia de tórax e abdome (caso paciente com sinais ou sintomas compatíveis)

PCR: reação em cadeia de polimerase, CMV: citomegalovírus, EBV: Epstein-Barr vírus; BAAR: bacilo ácido-álcool resistente.

Fonte: Adaptado de Long et al., 2012.

Na persistência de febre e sem achados nos exames que indiquem para um diagnóstico, rever anamnese e exame físico com o objetivo de procurar novos indícios para identificar a causa da febre. Na maioria dos casos, não há indicação de introdução de antibiótico empírico até identificação do diagnóstico do paciente.

Referências consultadas

1. Feigin RD, Cherry J, Demmler-Harrison GJ, Kaplan SL. Textbook of pediatric infectious diseases. 6th ed. Expert Consult; 2009.
2. Freire LMS. Diagnóstico diferencial em pediatria. Guanabara Koogan; 2008.
3. Long SS, Pickering LK, Prober CG. Principles and practice of pediatric infectious disease. Elsevier; 2012.
4. Marques HHS, Sakane PT, Baldacci ER. Infectologia. Coleção Pediatria. Instituto da Criança – Hospital das Clínicas. 2. ed. Manole; 2017.

Capítulo 84

Doenças Exantemáticas

Maria Fernanda Bádue Pereira
Heloisa Helena de Sousa Marques

As doenças exantemáticas são comuns na infância e diversos vírus e bactérias podem causar exantema. Queimadura solar, picadas de inseto, reações alérgicas e fotossensibilidade são diagnósticos diferenciais. A Tabela 84.1 apresenta as principais doenças exantemáticas e suas particularidades.

Doença de Kawasaki, mononucleose infecciosa e dengue foram abordadas em capítulos à parte.

Tabela 84.1. Doenças exantemáticas na infância.

Doença e etiologia	Transmissão e PI	Quadro clínico
Eritema infeccioso *Parvovírus B19*	Secreção respiratória, sangue ou derivados, vertical (hidropsia fetal) PI: 4 a 14 dias (até 21 dias)	Eritema em bochechas ('face esbofeteada'), eritema rendilhado ou EMP simétrico e pruriginoso em tronco e membros. Eritemas atípicos podem ocorrer Fotossensibilidade Mialgia, mal-estar, cefaleia Febre em 15% a 30% dos casos
Exantema súbito *Herpes vírus 6 e 7*	Secreção salivar PI: 9 a 10 dias	Febre alta por 3 a 7 dias, que precede o exantema. EMP inicia em tronco e evolui para cabeça e extremidades com duração de 2 a 3 dias Irritabilidade e adenopatia cervical Frequente em menores de dois anos de idade
Rubéola *Vírus da rubéola (Togavírus)*	Secreção respiratória ou vertical (Sd. rubéola congênita) PI: 14 a 21 dias (rubéola pós-natal)	EMP morbiliforme e não confluente, início em face e evolução para tronco. Pode ocorrer adenopatia, artralgia, conjuntivite, mal-estar e febre baixa
Enterovírus não pólio *Coxsackie e parechovirus*	Fecal-oral, respiratória, vertical PI: 3 a 6 dias	Doença febril. EMP e/ou vesicular, generalizado ou em mãos, pés e boca Pode ocorrer febre, herpangina, encefalite, uveíte, conjuntivite ou miopericardite

Diagnóstico	Tratamento	Isolamento e prevenção
Clínico Sorologia: método de escolha em imunocompetentes PCR: método de escolha em imunossuprimidos	Sintomático	Hospitalizados: crise aplástica transitória – precaução de gotículas por 7 dias Crise aplástica, *papular--purpuric gloves and socks syndrome* e imunossuprimidos com infecção crônica e anemia, precaução de gotículas (respiratório) durante toda internação
Clínico: paciente imunocompetente Sorologia e PCR (secreção salivar, sangue e LCR)	Sintomático	Hospitalizados: precauções padrão
Clínico Sorologia: método diagnóstico mais utilizado nos casos de rubéola pós-natal PCR (sangue, urina, secreção orofaríngea)	Sintomático	Hospitalizados: isolamento respiratório no período de transmissão (até 7 dias após surgimento do EMP) Creche e escola: não frequentar no período de transmissão Rubéola congênita: isolamento hospitalar e/ou não frequência a creche até 1 ano de idade ou 2 culturas negativas colhidas a partir de 3 meses de idade, com 1 mês de intervalo entre elas
Clínico Cultura ou PCR em fezes, urina, sangue, LCR, biópsia de lesão, *swab* orofaringe	Sintomático	Hospitalizados: precaução de contato no período da doença

(Continua)

Tabela 84.1. Doenças exantemáticas na infância (continuação).

Doença e etiologia	Transmissão e PI	Quadro clínico
Sarampo *Vírus do sarampo (Mixovírus)*	Secreção respiratória PI: 8 a 12 dias	Febre, tosse, coriza, conjuntivite EMP morbiliforme, confluente progressão craniocaudal e descamação furfurácea Manchas de Koplik (manchas pequenas, vermelhas, com centro azul-claro na cavidade oral)
Varicela *Vírus varicela-zóster*	Secreção respiratória e contato direto, vertical PI: 10 a 21 dias	Exantema com lesões maculopapulares e vesiculares ao mesmo tempo, com evolução para crostas acompanhado de febre e prurido Complicações: infecção bacteriana de pele, choque tóxico, pneumonia, encefalite, ataxia cerebelar aguda

Diagnóstico	Tratamento	Isolamento e prevenção
Clínico e sorológico PCR (urina, sangue, secreção naso ou orofaringe)	Sintomático	Hospitalizados: isolamento respiratório até 4 dias após surgimento do exantema ou todo período da doença para os imunossuprimidos Imunoglobulina: indicada nos primeiros 6 dias após exposição para os contatos íntimos, suscetíveis, em que a vacina é contraindicada (gestante, imunossuprimidos ou menores de 11 meses): 0,25 mL/kg em imunocompetentes; 0,5 mL/kg em imunossuprimidos (máx. 15 mL), intramuscular
Clínico Sorologia: aumento de IgG entre fase aguda e convalescença confirma em imunocompetente Pesquisa do vírus (cultura celular ou PCR) no líquido de vesículas, biópsia da lesão ou LCR: imunossuprimidos	Aciclovir EV em imunossuprimidos, RN e graves (10 a 12 mg/kg/dose de 8 em 8 horas, infusão > 1 hora), por 7 a 10 dias Aciclovir VO pode ser usado para imunocompetentes com doença primária (20 mg/kg de 6 em 6 horas, até 3.200 mg/dia), por 5 a 7 dias	Hospitalizados: isolamento respiratório e de contato até todas as lesões estarem em crostas Afastar da creche e escola até todas as lesões estarem em crostas Vacina vírus vivo disponível; aplicar após exposição, até 3 a 5 dias, em pessoas sem contraindicação para vacina Indicação de VZIG (até 96 horas após contato): imunodeprimidos sem história prévia de doença, gestantes suscetíveis, RN de mãe que apresentava varicela entre 48 horas antes e 5 dias após o parto, prematuros > 28 semanas cuja mãe não teve varicela e todos os menores de 28 semanas. Para estes pacientes, na ausência de VZIG ou > 96 horas de contato: usar aciclovir 20 mg/kg a cada 6 horas, máximo: 3.200 mg/dia, VO

(Continua)

PARTE 6 – INFECTOLOGIA PEDIÁTRICA

Tabela 84.1. Doenças exantemáticas na infância (continuação).

Doença e etiologia	Transmissão e PI	Quadro clínico	
Escarlatina *Streptococcus pyogenes*	Secreção respiratória PI: 1 a 7 dias	Início agudo, febre alta, cefaleia, vômitos, mal-estar, anorexia EMP confluente, áspero Sinais de Pastia e Filatov presentes O exantema esvaece e descama após 5 a 7 dias Amigdalite, faringite, língua em framboesa	
Febre maculosa *Rickettsia rickettsii*	Carrapatos: vetores e reservatórios da bactéria Transmissão por picada de carrapato infectado (por mais de 4 a 6 horas na pele) PI: 2 a 14 dias	Início abrupto, cefaleia, febre elevada, mialgia intensa e prostração seguida de EMP, predominante nas regiões palmar e plantar, o qual pode evoluir para petéquias, equimoses e hemorragias	

Diagnóstico	Tratamento	Isolamento e prevenção
Clínico: púrpura fulminante Diagnóstico provável: prova do látex e/ou imunoeletroforese cruzada (liquor e soro) Confirmatório: isolamento em cultura ou PCR positivo para *Neisseria meningitidis* em sítio estéril	Medidas para choque ATB empírica: ceftriaxona 100 mg/kg/dia, de 12 em 12 horas Após confirmação microbiológica: penicilina G 300.000 U/kg/dia, a cada 4 a 6 horas, máximo de 12 milhões por dia Duração do tratamento: 5 a 7 dias	Hospitalizados: isolamento respiratório por 24 horas após início de ATB Quimioprofilaxia para contatos: • domiciliares • de creche ou pré-escola com contato com o caso índice nos últimos 7 dias pré-doença • que entraram em contato com secreção do caso índice (manobras de reanimação sem máscara, beijo, objetos pessoais) nos 7 dias pré-doença Rifampicina; < 1 mês de vida: 5 mg/kg, de 12 em 12 horas, 2 dias; > 1 mês de vida: 10 mg/kg, 12 em 12 horas, 2 dias • Alternativas: ciprofloxacino, ceftriaxona ou azitromicina

PARTE 6 – INFECTOLOGIA PEDIÁTRICA

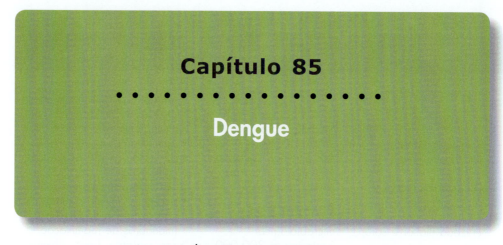

Capítulo 85

Dengue

Leiliane Ferreira Sampaio
Vera Lucia Moysés Borrelli
Nadia Litvinov

A dengue é causada por vírus do gênero Flavivírus, família *Flaviviridae* (arbovírus), com manifestações clínicas variadas, desde leve doença febril aguda até quadros graves com ocorrência de choque. Há quatro sorotipos conhecidos do vírus da dengue e sua transmissão ocorre pela picada do mosquito *Aedes aegypti*.

É um sério problema de saúde pública. Estima-se que 50 a 100 milhões de pessoas/ano sejam diagnosticadas no mundo; no Brasil, a partir de 2006, vários estados reportam aumento de casos graves em menores de 15 anos.

A apresentação clássica se inicia após um período de incubação de 4 a 7 dias. Cefaleia, dor retro-orbitária, articular, muscular e abdominal, vômitos e/ou exantema (50% dos casos) e linfonodomegalia podem ocorrer, mas nem sempre estão presentes. Em crianças, os sinais e sintomas são mais inespecíficos e o diagnóstico da doença é clínico e laboratorial, sendo que o diferencial entre outras infecções comuns da infância pode ser difícil. O hemograma pode mostrar leucopenia, com linfocitose e trombocitopenia. O diagnóstico pode ser firmado por isolamento do vírus, testes sorológicos ou métodos moleculares.

» **Sorologias:** detecção de anticorpos produzidos primariamente contra proteínas do envelope viral.
» **Detecção do vírus:**
   – **Genoma viral por RT-PCR:** sensibilidade entre 80 e 90% e mais de 95% de especificidade.
   – **NS1 ELISA:** a detecção da proteína 1 não estrutural do genoma (NS1) é uma boa ferramenta para o diagnóstico das infecções agudas.
   – **Isolamento viral por culturas:** em células ou em mosquitos vivos.

O uso dos testes diagnósticos é altamente associado com o tempo de sintomas, conforme os Gráficos 85.1 e 85.2.

Gráfico 85.1. Dengue: positividade dos testes diagnósticos por dia após o início dos sintomas.

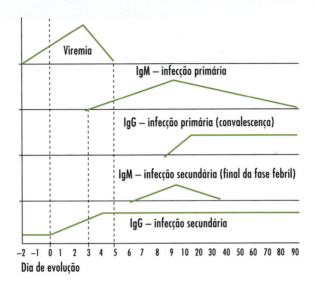

Fonte: Adaptado de Opas. Dengue – Guias de Atención para enfermos en la región de las Américas. La Paz, Bolívia, 2010.

Gráfico 85.2. Dengue: detecção viral no Brasil por meio de antígeno NS1, genoma viral por PCR e isolamento viral.

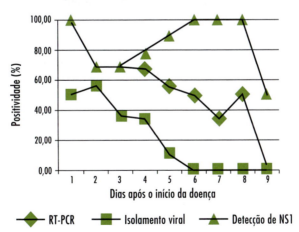

Fonte: Modificado de Castro-Jorge LA, Machado PRL, Fávero CA, Borges MCP, Luzia MR, Oliveira RM et al. 2010.

Tabela 85.1. Principais diferenças entre dengue, zika e chikungunya.

Sinais e sintomas	Dengue	Zika	Chikungunya
Febre	++++	+	+++
Mialgia/artralgia	+++	++	++++
Exantema maculopapular	++	+++	+++
Dor retro-orbital	++	++	+
Hiperemia conjuntival	−	+++	+
Linfadenopatia	++	+	++
Hepatomegalia	−	−	+++
Leucopenia/trombocitopenia	+++	+	+++
Choque	+	−	−

− ausente; +: 0% a 25%; ++: 26% a 50%; +++: 51% a 75%; ++++: 76% a 100%.

Fonte: Adaptada de Brasil. Ministério da Saúde. Secretaria de Vigilância em Saúde. Departamento de Vigilância das Doenças Transmissíveis. Dengue: diagnóstico e manejo clínico: adulto e criança [recurso eletrônico]/Ministério da Saúde, Secretaria de Vigilância em Saúde, Departamento de Vigilância das Doenças Transmissíveis. 5. ed. Brasília: Ministério da Saúde; 2016.

Conduta

A dengue é uma doença dinâmica que pode evoluir para remissão dos sintomas ou agravar-se, exigindo constante reavaliação e observação.

A maior parte dos casos graves ocorre pelo extravasamento plasmático, portanto, a observação cuidadosa e o uso racional de líquidos intravenosos são essenciais; a ressuscitação do choque só é requerida em uma pequena parte dos casos. Com a intenção de prevenir gravidade e reduzir a mortalidade por dengue, propõe-se um fluxograma de classificação e manejo conforme os riscos e a presença de sinais de alarme que estão relacionados a quadros graves. Desta forma, pacientes sem fatores de risco ou sinais de alarme podem ser conduzidos ambulatorialmente e pacientes com risco ou sinais de alarme devem ser hospitalizados.

A classificação de risco da dengue de acordo com os sinais e sintomas está descrita no fluxograma (Figura 85.1) e Quadros 85.1 e 85.2.

Figura 85.1. Classificação de dengue e conduta.

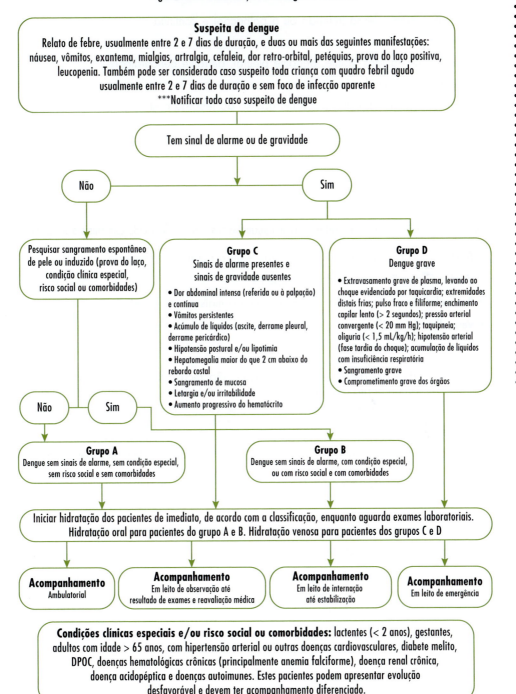

Fonte: Ministério da Saúde, 2016.

Quadro 85.1. Sinais de alarme na dengue.

a. Dor abdominal intensa (referida ou à palpação) e contínua

b. Vômitos persistentes

c. Acúmulo de líquidos (ascite, derrame pleural, derrame pericárdico)

d. Hipotensão postural e/ou lipotimia

e. Hepatomegalia maior do que 2 cm abaixo do rebordo costal

f. Sangramento de mucosa

g. Letargia e/ou irritabilidade

h. Aumento progressivo do hematócrito

Fonte: Ministério da Saúde, 2016.

Quadro 85.2. Classificação em cores de risco em pacientes com dengue de acordo com sinais e sintomas.

• **Azul:** Grupo A – atendimento de acordo com o horário de chegada

• **Verde:** Grupo B – prioridade não urgente

• **Amarelo:** Grupo C – urgência, atendimento o mais rápido possível

• **Vermelho:** Grupo D – emergência, paciente com necessidade de atendimento imediato

Fonte: Ministério da Saúde, 2016.

Outras indicações para internação hospitalar são: recusa na ingesta de alimentos e líquidos, comprometimento respiratório, plaquetas < 20.000/mm³, impossibilidade de seguimento ou retorno à unidade de saúde, comorbidades descompensadas e outras situações a critério clínico. A maioria das crianças pode ser tratada em casa, desde que o acesso ao hospital seja fácil, recomendando aos pais retorno imediato caso apareçam sinais de alerta. Deve-se estimular a hidratação oral, medicar a febre com paracetamol e não usar aspirina ou ibuprofeno (NSAID), que podem agravar sangramentos.

Notificar à Vigilância Epidemiológica todo caso suspeito de dengue, sendo imediata a notificação das formas graves da doença.

Referências consultadas

1. Brasil. Ministério da Saúde. Secretaria de Vigilância em Saúde. Departamento de Vigilância das Doenças Transmissíveis. Dengue: diagnóstico e manejo clínico: adulto e criança [recurso eletrônico]/Ministério da Saúde, Secretaria de Vigilância em Saúde, Departamento de Vigilância das Doenças Transmissíveis. 5. ed. Brasília: Ministério da Saúde; 2016.
2. Castro-Jorge LA, Machado PRL, Fávero CA, Borges MCP, Luzia MR, Oliveira RM et al. Clinical evaluation of the NS1 antigen-capture ELISA for early diagnosis of dengue virus infection in Brazil. J Med Virology. 2010;82(8):1400-1405.
3. Centers for Disease Control and Prevention (CDC). Laboratory Guidance and Diagnostic Testing. Dengue [homepage] – Centers for Disease Control and Prevention (CDC). 2012. Disponível em: http://www.cdc.gov/Dengue/clinicalLab/laboratory.html.
4. Marques HHS, Sakane PT, Baldacci ER. Infectologia. Coleção Pediatria. Instituto da Criança – Hospital das Clínicas. 2. ed. Manole; 2017.
5. World Health Organization. Pocket book of hospital care for children. 2nd ed. 2013.

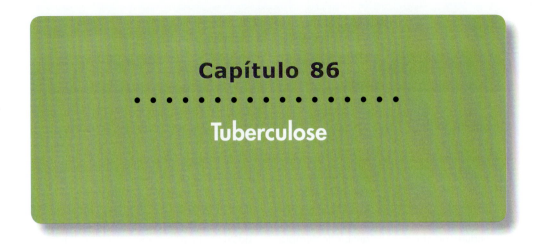

Capítulo 86

Tuberculose

Camila Sanson Yoshino de Paula
Heloisa Helena de Sousa Marques

Uma das mais antigas doenças do mundo, a tuberculose (TB) permanece na atualidade como importante causa de morbimortalidade. Segundo o Ministério da Saúde, em 2018 houve 72.788 casos novos de tuberculose no Brasil (34,8/100.000 habitantes), com coeficiente de mortalidade de 2,2/100.000 habitantes.

É causada pela *Mycobacterium tuberculosis*, transmitida por gotículas contendo bacilos eliminados por portadores da doença pulmonar através de tosse, espirro ou fala. A principal fonte de infecção em crianças é o contato familiar com adulto bacilífero. Nos alvéolos pulmonares, os bacilos são fagocitados por macrófagos, monócitos e células dendríticas. Ocorre multiplicação e disseminação linfo-hematogênica com formação do complexo primário (foco pulmonar – granuloma, linfangite e foco ganglionar – geralmente mediastinal). Na maioria dos casos, o complexo primário evolui para cura. Entretanto, em 5% a 10% o foco primário pode evoluir para lesão parenquimatosa (com ou sem envolvimento pleural) ou permanecer quiescente durante anos.

A forma pulmonar é a mais comum. Os sintomas mais comuns são: tosse persistente, febre, perda ou redução do ganho ponderal e sudorese noturna. Pode apresentar-se nas formas primária (primoinfecção, mais comum nas crianças), pós-primária (reativação endógena ou reinfecção, comum em adolescentes e adultos jovens) ou miliar. As manifestações extrapulmonares estão relacionadas ao órgão acometido. As principais formas são: ganglionar (principal forma extrapulmonar em crianças e pacientes HIV), pleural, meningoencefálica, pericárdica e óssea.

O diagnóstico de tuberculose pulmonar em crianças é baseado em anamnese (incluindo história epidemiológica), exame físico, PPD (teste tuberculínico), radiografia de tórax, microbiologia e métodos moleculares. A caracterização do PPD, do raio X do tórax e o diagnóstico etiológico estão descritos na Tabela 86.1.

Devido às dificuldades no diagnóstico da TB pulmonar em crianças, o Ministério da Saúde orienta o uso de um sistema de pontuação desenvolvido por Sant'Anna et al., com atualização em 2019, demonstrado na Tabela 86.2.

Tabela 86.1. Caracterização do PPD, radiografia do tórax e o diagnóstico etiológico da tuberculose pulmonar.

PPD	Radiografia do tórax	Diagnóstico etiológico

• aplicação de tuberculina via intradérmica em antebraço
• leitura: maior diâmetro transversal da enduração da lesão (em 48 a 72 horas)
• sugestivo de infecção:
  • ≥ 5 mm até 9 mm: 5 pontos
  • ≥ 10 mm: 10 pontos
	• pneumonias com evolução lenta e que não respondem à antibioticoterapia
	• adenomegalias hilares e/ou paratraqueais
	• infiltrado nodular difuso (miliar)
		• BAAR + cultura micobactérias (sempre pedir cultura em todos os espécimes, pois a sensibilidade da cultura é maior do que baciloscopia)
		• pelo menos 2 amostras
		• geralmente negativo em crianças (paucibacilares)
		• pode ser realizado em escarro, lavado gástrico, lavado broncoalveolar, líquido pleural, urina, liquor, sangue, medula óssea e material de biópsia
		• testes moleculares para M. tuberculosis (PCR) podem ser úteis no diagnóstico por elevada especificidade e valores preditivos positivos
		• Xpert® MTB/RIF: PCR já disponível para o SUS que detecta *M. tuberculosis* e sua resistência à rifampicina

Fonte: Brasil. Ministério da Saúde.

Tabela 86.2. Sistema de pontuação para o diagnóstico de tuberculose pulmonar na criança.

Quadro clínico-radiológico		Contato com adulto com TB	Teste tuberculínico	Estado nutricional
Febre ou sintomas como tosse, adinamia, expectoração, emagrecimento e sudorese por 2 semanas ou mais **15 pontos**	Adenomegalia ou padrão miliar **e/ou** Condensação ou infiltrado (com ou sem escavação) por 2 semanas ou mais, inalterado **e/ou** evoluindo com piora ou sem melhora com antibióticos comuns **15 pontos**	Próximo, nos últimos 2 anos **10 pontos**	Igual ou maior de **10 mm** **10 pontos**	Desnutrição grave (peso abaixo do percentil 10) **5 pontos**

(Continua)

Tabela 86.2. Sistema de pontuação para o diagnóstico de tuberculose pulmonar na criança (continuação).

Quadro clínico-radiológico		Contato com adulto com TB	Teste tuberculínico	Estado nutricional
Assintomático ou com sintomas há menos de 2 semanas **0 pontos**	Condensação ou infiltrado de qualquer tipo por pelo menos 2 semanas ou mais **5 pontos**	Ocasional ou negativo **0 pontos**	Entre 5 e 9 mm **5 pontos**	Peso acima do p10 **0 pontos**
Infecção respiratória com melhora após uso de antibióticos para germes comuns ou sem antibiótico **-10 pontos**	Radiografia normal **-5 pontos**		Menor de 5 mm **0 pontos**	

≥ 40 pontos: diagnóstico muito provável; 30 a 35 pontos: diagnóstico possível; < 25 pontos: diagnóstico pouco provável.

Fonte: Brasil. Ministério da Saúde.

Tratamento

Demonstrado nas Tabelas 86.3 e 86.4 de acordo com a faixa etária.

Tabela 86.3. Esquema de tratamento de tuberculose pulmonar para menores de 10 anos.

Fases do tratamento	Fármacos	Peso do paciente						
		Até 20 kg	≥ 21 a 25 kg	≥ 26 a 30 kg	≥ 31 a 35 kg	≥ 36 a 39 kg	≥ 40 a 44 kg	≥ 45 kg
		mg/kg/dia	mg/dia	mg/dia	mg/dia	mg/dia	mg/dia	mg/dia
2 RHZ Fase de ataque	R	–	300	450	500	600	600	600
	H	10 (7 a 15)	200	300	300	300	300	300
	Z	35 (30 a 40)	750	1.000	1.000	1.500	1.500	2.000
4 RH Fase de manutenção	R	15 (10 a 20)	300	450	500	600	600	600
	H	10 (7 a 15)	200	300	300	300	300	300

R: rifampicina; H: isoniazida; Z: pirazinamida.
Fonte: Brasil. Ministério da Saúde.

Tabela 86.4. Esquema de tratamento de tuberculose pulmonar para adolescentes e adultos.

Regime	Fármacos	Faixa de peso	Unidade/dose	Meses
2 RHZE Fase intensiva	RHZE 150/75/ 400/275 Comprimido em doses fixas combinadas	20 a 35 kg	2 comprimidos	2
		36 a 50 kg	3 comprimidos	
		51 a 70 kg	4 comprimidos	
		Acima de 70 kg	5 comprimidos	
4 RH Fase de manutenção	RH 300/150 ou 150/75 Comprimido em doses fixas combinadas	20 a 35 kg	1 comprimido 300/150 mg ou 2 comprimidos 150/75 mg	4
		36 a 50 kg	1 comprimido 300/150 mg + 1 comprimido de 150/75 mg ou 3 comprimidos 150/75 mg	
		51 a 70 kg	2 comprimidos 300/150 mg ou 4 comprimidos 150/75 mg	
		Acima de 70 kg	2 comprimidos 300/150 mg + 1 comprimido de 150/75 mg ou 5 comprimidos 150/75 mg	

R: rifampicina; H: isoniazida; Z: pirazinamida; E: etambutol.
Fonte: Brasil. Ministério da Saúde.

As crianças com diagnóstico de tuberculose, infectadas pelo HIV ou com desnutrição, devem receber também Piridoxina – vitamina B6 na dose de 5 a 10 mg/dia.

Controle dos contatos

Contato é definido como toda pessoa que convive com paciente com tuberculose ativa. Os contatos devem ser investigados para tuberculose latente (paciente sem doença ativa, porém com infecção pelo *M. tuberculosis*) e quando identificados, devem ser tratados com isoniazida por 6 a 9 meses, na dose de 5 a 10 mg/kg (dose máxima diária de 300 mg/dia). Para investigação, apresenta-se os fluxogramas (Figuras 86.1 e 86.2) do Ministério da Saúde para crianças e adolescentes.

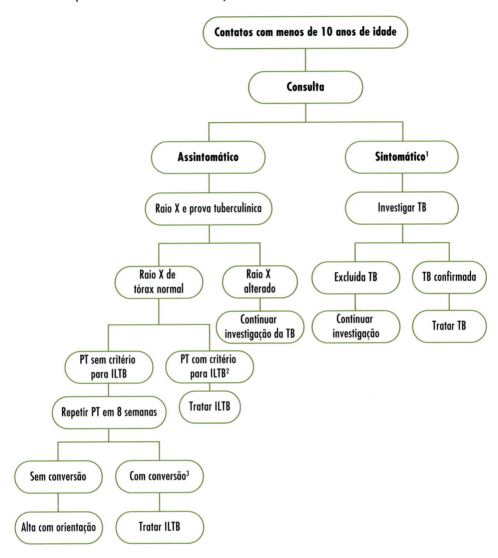

Figura 86.1. Fluxograma de atendimento de contatos com tuberculose preconizado pelo Ministério da Saúde dividido por faixa etária (menos de 10 anos de idade).

[1] Usar sistema de pontuação; [2] PT ≥ 5 mm independentemente do tempo decorrido da vacinação por BCG; [3] Quando há um incremento de pelo menos 10 mm em relação a PT anterior. Vale lembrar que a PT estimula a resposta imune à BCG realizada ao nascimento, por isso a necessidade desse incremento na PT após uma avaliação inicial.
PT: teste tuberculínico; ILTB: tuberculose latente; TB: tuberculose.
Fonte: Brasil. Ministério da Saúde.

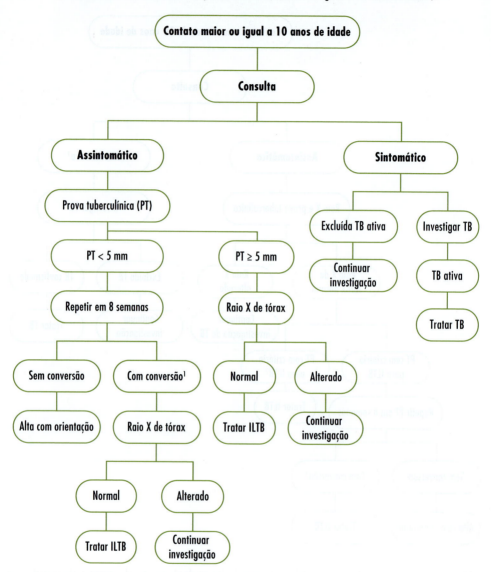

Figura 86.2. Fluxograma de atendimento de contatos com tuberculose preconizado pelo Ministério da Saúde dividido por faixa etária (maior ou igual a 10 anos de idade).

[1] Quando há um incremento de pelo menos 10 mm em relação a PT anterior. Vale lembrar que a PT estimula a resposta imune à BCG realizada ao nascimento, por isso a necessidade desse incremento na PT após uma avaliação inicial.
PT: Teste tuberculínico; ILTB: tuberculose latente; TB: tuberculose.
Fonte: Brasil. Ministério da Saúde.

Referências consultadas

1. Boletim epidemiológico Brasil Livre da Tuberculose: evolução dos cenários epidemiológicos e operacionais da doença. 2019 [acesso em nov. 2019]. Secretaria de Vigilância em Saúde – Ministério da Saúde. Disponível em: https://portalarquivos2.saude.gov.br/images/pdf/2019/marco/22/2019-009.pdf.
2. Brasil. Ministério da Saúde. Secretaria de Vigilância em Saúde. Departamento de Vigilância das Doenças Transmissíveis. Manual de recomendações para o controle da tuberculose no Brasil. Ministério da Saúde, Secretaria de Vigilância em Saúde, Departamento de Vigilância das Doenças Transmissíveis. Brasília: Ministério da Saúde; 2019 [acesso em nov. 2019]. Disponível em: http://bvsms.saude.gov.br/bvs/publicacoes/manual_recomendacoes_controle_tuberculose_brasil_2_ed.pdf.
3. Brasil. Ministério da Saúde. Secretaria de Vigilância em Saúde. XPERT® MTB/RIF no diagnóstico da tuberculose pulmonar. Boletim brasileiro de avaliação de tecnologias em saúde. 2011.
4. Marques HHS, Sakane PT. Infectologia. Coleção Pediatria. Instituto da Criança – Hospital das Clínicas. 2. ed. Manole; 2017.
5. Sant'Anna CC. Tuberculose na infância e na adolescência. Atheneu; 2002.

Capítulo 87

· · · · · · · · · · · · · · · · ·

Manejo da Criança Exposta ao Vírus da Imunodeficiência Humana (HIV)

Heloisa Helena de Sousa Marques
Maria Fernanda Bádue Pereira

No Brasil, de 1980 a 2018, foram notificados 17.128 casos de aids em crianças menores de 5 anos de idade. O principal modo de aquisição das crianças (92,6%) foi a transmissão vertical, com redução significativa na última década, de 764 casos/ano, em 2003, para 75 casos/ano em 2013. A taxa de detecção de casos de aids em menores de 5 anos, indicador utilizado no Brasil para monitorar a transmissão vertical do HIV, reduziu de 3,5 casos novos/100 mil habitantes em 2007 para 2 casos novos/100 mil habitantes em 2017.

Tais resultados demonstram a importância da implementação de uma política preventiva para redução da transmissão vertical da doença. O adequado tratamento de gestantes infectadas pelo vírus associado ao uso correto da profilaxia no recém-nascido (RN) e a contraindicação do aleitamento materno diminuem drasticamente a incidência de infecção na criança exposta. Quando todas as medidas preventivas são adotadas, a chance de transmissão vertical cai para menos de 1%.

As crianças nascidas de mães infectadas pelo HIV idealmente devem ser atendidas em unidades especializadas, pelo menos até a definição de seu diagnóstico.

Cuidados imediatos com o RN

1. **Na sala de parto:** limpeza de sangue e secreções com compressas macias; evitar aspiração e, se indicada, realizar com delicadeza, para prevenir traumatismos. Banho imediato.
2. Iniciar zidovudina (AZT), solução oral, até 12 horas após o nascimento, preferencialmente nas primeiras 4 horas.
3. **Em crianças expostas ao HIV cujas mães não fizeram uso de terapia antirretroviral durante o pré-natal ou têm carga viral maior que 1.000 cópias/mL no último trimestre de gestação:** acrescentar nevirapina (NVP) ao esquema de profilaxia, com início o mais precoce possível nas primeiras 48 horas de vida.
4. É recomendado o alojamento conjunto em período integral e não amamentação, com uso de fórmula infantil.

5. Anotar no resumo de alta do RN as informações do pré-natal, condições do parto, o tempo de uso do AZT injetável na mãe, o tempo, dose e periodicidade de início de AZT xarope e da NVP para o RN, assim como as mensurações antropométricas e o alimento fornecido à criança, além de outras informações relevantes relativas ao nascimento, em papel timbrado da maternidade e encaminhar ao serviço especializado (SAE).
6. Agendamento de consulta em serviço especializado para seguimento de crianças expostas ao HIV, preferencialmente entre 15 e 30 dias a contar do nascimento.
7. Preencher as fichas de notificação da "Criança exposta ao HIV" e enviá-las ao serviço de vigilância epidemiológica competente.

Quimioprofilaxia antirretroviral (ARV)

A Tabela 87.1 resume as indicações de uso de ARV e a posologia recomendada.

Tabela 87.1. Indicação de quimioprofilaxia antirretroviral no recém-nascido para profilaxia da transmissão vertical do HIV.

Indicação	ARV	Posologia	Duração total
Uso de ARV no pré-natal e periparto, com CV < 1.000 cópias/mL no 3° trimestre	AZT (VO)	• RN com 35 semanas de IG ou mais: 4 mg/kg/dose, de 12 em 12 horas • RN entre 30 e 35 semanas de IG: 2 mg/kg/dose, de 12 em 12 horas por 14 dias e 3 mg/kg/dose de 12 em 12 horas a partir do 15° dia • RN com menos de 30 semanas de IG: 2 mg/kg/dose, de 12 em 12 horas	4 semanas

• Não utilização de ARV durante a gestação, independente do uso de AZT periparto
ou
• Uso de ARV durante gestação, mas CV desconhecida ou > 1.000 cópias/mL no 3° trimestre
	AZT (VO) + NVP (VO)	AZT:
		• Seguir posologia descrita anteriormente
		
		NVP:
		• Peso de nascimento:
		  • > 2 kg: 12 mg/dose (1,2 mL)
		  • 1,5 a 2 kg: 8 mg/dose (0,8 mL)
		  • < 1,5 kg: não usar NVP
			AZT:
			4 semanas
			
			NVP:
			1ª dose: primeiras 48 horas de vida
			2ª dose: 48 horas após 1ª dose
			3ª dose: 96 horas após 2ª dose

ARV: antirretroviral; CV: carga viral HIV; IG: idade gestacional; AZT: zidovudina; NVP: nevirapina; RN: recém-nascido; VO: via oral.

Fonte: Protocolo clínico e diretrizes terapêuticas para manejo da infecção pelo HIV em crianças e adolescentes. Brasília. Ministério da Saúde, 2018.

Excepcionalmente, quando a criança não tiver condições de receber o medicamento por via oral ou sonda enteral, pode ser utilizado o AZT injetável nas seguintes doses (neste caso não se associa NVP, mesmo quando indicado, pois a mesma só está disponível em apresentação oral):

- » **RN ≥ 35 semanas de IG:** 3 mg/kg, IV de 12 em 12 horas;
- » **RN 30 a 35 semanas de IG:** 1,5 de IG mg/kg, IV de 12 em 12 horas nos primeiros 14 dias de vida e 2,3 mg/kg, 12 em 12 horas a partir do 15º dia;
- » **RN < 30 semanas de IG:** 1,5 de IG mg/kg, IV, de 12 em 12 horas.

Para RN de mães multirresistentes, considerar o AZT associado a outros ARV, de acordo com o perfil de resistência materno, após discussão com especialista.

Em relação ao acompanhamento laboratorial destes pacientes, devem ser coletados, ainda na maternidade ou na 1ª consulta ambulatorial, os seguintes exames:

- » hemograma;
- » provas de lesão hepática (TGO, TGP, GGT e FA);
- » glicemia;
- » sorologias para toxoplasmose, rubéola, citomegalovírus e herpes simples, sífilis, HBV, HCV e HTLV1/2.

Recomenda-se que toda criança exposta ao HIV receba profilaxia com sulfametoxazol-trimetoprima a partir de 4 a 6 semanas de idade, até duas cargas virais menores que o limite de detecção, sendo que a primeira carga viral HIV (CV-HIV) deve ser realizada 2 semanas após término da quimioprofilaxia com AZT e a segunda CV-HIV, 6 semanas após término da quimioprofilaxia.

Lactente exposto ao HIV no período pós-natal (via aleitamento materno)

Em situações de diagnóstico da infecção pelo HIV materno no período de amamentação, deve-se orientar interrupção imediata da amamentação, realização do exame diagnóstico da infecção pelo HIV na criança (nos menores de 18 meses, deve-se realizar CV-HIV; nos maiores de 18 meses, pode-se realizar método sorológico) e o início da profilaxia pós-exposição ao HIV (PEP) simultaneamente à investigação diagnóstica. Verificar protocolo clínico e diretrizes terapêuticas para manejo da infecção pelo HIV em crianças e adolescentes e manual de PEP, Ministério da Saúde, no endereço eletrônico aids.gov.br

Referências consultadas

1. Boletim epidemiológico – Aids e DST – até semana epidemiológica. 26. ed. Brasília: Ministério da Saúde; 2013. Ano II, n. 1.
2. Boletim epidemiológico – HIV Aids 2018. Brasília: Ministério da Saúde; 2018. v. 49, n. 53.
3. Protocolo clínico e diretrizes terapêuticas para manejo da infecção pelo HIV em crianças e adolescentes. Brasília: Ministério da Saúde; 2018.
4. Protocolo clínico e diretrizes terapêuticas para profilaxia pós-exposição (PEP) de risco à infecção pelo HIV, IST e hepatites virais. Ministério da Saúde. Secretaria de Vigilância em Saúde. Departamento de Vigilância, Prevenção e Controle das Infecções Sexualmente Transmissíveis do HIV/Aids e das Hepatites Virais. Brasília: Ministério da Saúde; 2018.

Capítulo 88

• • • • • • • • • • • • • • • •

Manejo da Criança Infectada pelo Vírus da Imunodeficiência Humana (HIV)

Giuliana Stravinskas Durigon
Heloisa Helena de Sousa Marques
Maria Fernanda Bádue Pereira

Foram descritos três padrões de evolução da história natural da doença em crianças. O primeiro, denominado de progressão rápida (20% a 30% das crianças não tratadas), que evoluem com quadros graves no primeiro ano de vida e podem morrer antes dos 4 anos. O segundo, chamado de progressão normal, é mais lento e abrange a maioria (70% a 80%) dos casos. Nesses pacientes o desenvolvimento dos sintomas pode se iniciar na idade escolar ou mesmo na adolescência, com tempo médio de sobrevida de 9 a 10 anos. O terceiro padrão da doença ocorre em uma porcentagem pequena das crianças infectadas no período perinatal (< 5%) e é chamado de progressão lenta, com progressão mínima ou nula da doença com contagem normal de linfócitos T $CD4^+$.

O diagnóstico preciso possibilitará manejo adequado das crianças com infecção pelo HIV, resultando em melhoria do tempo e qualidade da sobrevida através da indicação de TARV, intervenções profiláticas e orientação nutricional.

O diagnóstico da infecção pelo HIV em crianças é orientado de acordo com a faixa etária, resumido a seguir.

Crianças com idade inferior ou igual a 18 meses

A primeira carga viral deve ser coletada com 4 a 6 semanas de vida. Se houver vírus detectável, deve-se coletar nova amostra imediatamente. Se a primeira for negativa, deve-se repetir a coleta após 4 semanas do primeiro exame. Duas cargas virais positivas indicam infecção pelo HIV. A criança com duas cargas virais negativas, sendo a segunda carga viral coletada após 4 semanas da primeira e após 6 semanas do término da quimioprofilaxia, é considerada sem indícios de infecção pelo HIV.

A carga viral (RNA viral) é um teste quantitativo que permite a quantificação de partículas virais dos subtipos do HIV circulantes no país.

Recomenda-se documentar a não infecção com sorologia anti-HIV após os 18 meses de vida. Deve-se ter cautela na interpretação de resultados positivos até os 24 meses de idade, por possibilidade de persistência de anticorpos maternos circulantes.

Crianças com idade superior a 18 meses

As maiores de 18 meses serão consideradas "não infectadas" com uma amostra não reagente, utilizando-se uma das metodologias que detecta anticorpos anti-HIV-1, incluindo o tipo O, e anticorpos anti-HIV-2, no geral teste ELISA, denominado *Etapa I*.

Em amostras reagentes em teste de Etapa I, segue-se um teste confirmatório – Etapa II –, em geral pelo método de *western blotting*. No caso de resultado reagente nas duas etapas, uma segunda amostra deverá ser coletada e submetida apenas à Etapa I para comprovação do diagnóstico laboratorial. O diagnóstico de "criança infectada" será dado para paciente com ambos os testes positivos.

Diagnóstico clínico e imunológico

A classificação imunológica da infecção pelo HIV é a elaborada pelo Centers for Disease Control and Prevention (CDC) desde 1994 e atualizada em 2016. As categorias imunológicas são definidas através da contagem dos linfócitos CD4, tanto em número absoluto como porcentual (Tabela 88.1).

Tabela 88.1. Categorias imunológicas da infecção pelo HIV baseadas em contagem absoluta ou percentual de linfócitos CD^{4+}.

Categoria imunológica	Idade		
	< 12 meses	1 a 5 anos	6 a 12 anos
Ausência de imunodepressão – *Classe 1*	≥ 1.500 (≥ 34%)	≥ 1.000 (≥ 30%)	≥ 500 (≥ 26%)
Imunodepressão moderada – *Classe 2*	750 a 1.499 (26% a 33%)	500 a 999 (22% a 29%)	200 a 499 (14% a 25%)
Imunodepressão grave – *Classe 3*	< 750 (< 26%)	< 500 (< 22%)	< 200 (< 14%)

Fonte: Adaptada de Centers for Disease Control and Prevention (2019).

A apresentação clínica destas crianças depende da oportunidade de expressão das diversas complicações, infecciosas ou não, divididas em quatro categorias, apresentadas no Quadro 88.1.

Quadro 88.1. Categorias clínicas da infecção pelo HIV em crianças.

- **Categoria N:** não sintomáticas ou apenas uma das condições da categoria A

- **Categoria A:** sintomas leves, com presença de duas ou mais das seguintes condições: linfonodomegalia, hepatomegalia, esplenomegalia, dermatite, parotidite crônica e infecções persistentes ou recorrentes de vias aéreas superiores

- **Categoria B:** sintomatologia moderada, com a presença de: alterações hematológicas, com destaque para plaquetopenia; infecção bacteriana invasiva; candidíase oral persistente, cardiomiopatia, diarreia crônica, hepatite, citomegalovirose (início < 1 mês), estomatite por herpesvírus (> 2 episódios/1 ano); herpes-zóster (2 episódios ou mais do que 1 dermátomo), pneumonia intersticial linfocítica, febre persistente; varicela disseminada ou complicada

(Continua)

Quadro 88.1. Categorias clínicas da infecção pelo HIV em crianças (continuação).

- **Categoria C:** sintomas graves, como infecções bacterianas graves, múltiplas ou recorrentes; candidíase esofágica ou pulmonar; criptosporidiose ou isosporíase com diarreia > 1 mês, encefalopatia pelo HIV, *wasting syndrome* (síndrome de emaciação); infecções oportunistas: neurocriptococose, neurotoxoplasmose, citomegalovirose disseminada, micobacterioses, pneumonia por *P. carinii*; tumores (linfomas são mais frequentes) etc.

Fonte: Adaptado de Centers for Disease Control and Prevention (2019).

Aspectos gerais do tratamento das crianças com infecção pelo HIV

O cuidado das crianças com infecção confirmada pelo HIV pode ser subdividido em 3 tópicos: a) terapêutica antirretroviral (TARV); b) intervenções profiláticas; c) calendário de vacinações. Esses tópicos podem ser encontrados na última versão do Protocolo Clínico e Diretrizes Terapêuticas para Manejo da Infecção pelo HIV em Crianças e Adolescentes, do Ministério da Saúde do Brasil de 2018, no endereço eletrônico aids.gov.br.

A) **Tratamento antirretroviral:** recomenda-se que, antes do início da TARV em crianças, seja sempre solicitado o teste de genotipagem do HIV, não sendo necessário aguardar o seu resultado para o início da TARV. O tratamento está indicado para todas as crianças e adolescentes infectados pelo HIV e deve ser introduzido levando em conta as características das drogas (interações medicamentosas, apresentações pediátricas, eventos adversos), condições clínicas, laboratoriais e o contexto familiar e social em que a criança se insere. A terapia é na maioria das vezes composta por pelo menos três drogas antirretrovirais, em geral 2 drogas da classe de inibidores da transcriptase reversa análogo de nucleosídeo (ITRN), com uma droga da classe dos inibidores de protease (IP) ou dos inibidores da integrase (INI) ou dos inibidores da transcriptase reversa não análogo de nucleosídeo (ITRNN).

B) **Intervenções profiláticas (Pneumonia por *Pneumocystis jirovecii*):** a pneumonia por *P. jirovecii* é a mais frequente infecção oportunista em crianças com AIDS, sendo a faixa etária de maior risco entre 3 e 6 meses de idade. A doença pode se manifestar de uma maneira rápida e levar a óbito por insuficiência respiratória aguda, justificando uma profilaxia primária. A recomendação atual é que todas as crianças, a partir de 6 semanas de idade, recebam profilaxia até completar 1 ano, exceto quando a infecção pelo HIV possa ser afastada. A partir de 1 ano de idade ela será indicada segundo a contagem de células CD4, sendo a droga de escolha o sulfametoxazol-trimetoprima.

C) **Calendário de vacinação:** este calendário deve ser adaptado às circunstâncias operacionais e epidemiológicas quando necessário. Deve ser aplicado em sua totalidade às crianças comprovadamente infectadas pelo HIV, as quais devem receber todos os imunobiológicos, com exceção das vacinas contra tuberculose (BCG), vacinas de vírus vivos atenuados (sarampo, varicela, entre outras), quando sintomáticas e/ou com imunodepressão estabelecida.

Conclusões

Passadas mais de 3 décadas desde o início da epidemia de aids, são inquestionáveis os avanços obtidos com o uso da TARV. Pode-se observar melhoria da morbidade, mortalidade e da qualidade de vida das pessoas infectadas pelo HIV e a redução da transmissão vertical do HIV para as crianças nascidas de mães soropositivas.

O uso disseminado de tratamento ARV associado a um diagnóstico precoce da infecção foi determinante para a melhora na sobrevida e morbidade dessas crianças.

Referências consultadas

1. Barnhat HX, Cadwell MB, Thomas P, Mascola L, Ortiz I, Hsu HW et al. Natural history of human immunodeficiency virus disease in perinatally infected children: An analysis from the Pediatric Spectrum on Disease Project. Pediatrics. 1998;102:1064-86.
2. Boletim epidemiológico – HIV Aids 2018. Brasília: Ministério da Saúde; 2018. v. 49, n. 53.
3. Centers for Disease Control and Prevention (CDC). Revised classification system for human immunodeficiency virus infection in children less than 13 years of age. MMWR. 1994;43(RR-12):1-10.
4. Marques HHS, Litvinov N. Manejo do HIV perinatal. In: Sociedade Brasileira de Pediatria; Procianoy RS, Leone CR (orgs.). PRORN Programa de Atualização em Neonatologia: Ciclo 11. Porto Alegre: Artmed/Panamericana; 2014. p. XX-XX. (Sistema de Educação Médica Continuada a Distância, v. 3).
5. Protocolo clínico e diretrizes terapêuticas para manejo da infecção pelo HIV em crianças e adolescentes. Brasília: Ministério da Saúde; 2018.
6. Terms, definitions, and calculations used in CDC HIV surveillance publications [acesso em 20 nov. 2019]. Disponível em: https://www.cdc.gov/hiv/pdf/statistics/systems/nhbs/cdc-hiv-terms-surveillance-publications-2014.pdf.

Capítulo 89

Adenomegalias

Nadia Litvinov
Heloisa Helena de Sousa Marques

Linfonodomegalias, principalmente cervicais, são motivo frequente de consultas médicas e podem ser achados comuns no exame físico da criança. Na maioria das vezes são benignas, mas podem representar doenças graves. O tecido linfoide, incluindo o timo, é significativamente maior em bebês e crianças do que em adultos; por isso, a resposta das crianças a antígenos infecciosos ou neoplásicos é muito mais rápida, abundante e até exagerada. O desafio consiste em evitar investigações agressivas e fazer um diagnóstico preciso e rápido quando necessário.

A definição de adenomegalia depende da localização e do tamanho do linfonodo. Linfonodos epitrocleares até 0,5 cm, inguinal até 1,5 cm, cervical 1,5 a 2 cm e os outros locais até 1 cm são considerados normais. A Tabela 89.1 resume as frequências e localizações mais comuns de linfonodos na faixa etária pediátrica.

Tabela 89.1. Frequência e localização de linfonodos palpáveis em crianças saudáveis, por faixa etária.

Linfonodo palpável	Neonato	Até 2 anos	> 2 anos
Cervical	+	++	++
Retroauricular	–	+	–
Occipital	–	++	+
Submandibular	–	+	++
Supraclavicular	–	–	–
Axilar	+	+++	+++
Epitroclear	–	–	–
Inguinal	–	+++	+++
Poplíteo	–	–	–
Nenhum	++	++	++

+++ presente > 50% crianças; ++ presente 25% a 50%; + presente 5% a 25%; – presente < 5%.
Fonte: Adaptada de Jackson et al., 2012 e Thorell et al., 2012.

As adenopatias febris podem ser localizadas ou generalizadas. As adenopatias regionais muitas vezes são causadas por infecções localizadas na região de drenagem anatômica, enquanto as adenomegalias generalizadas podem ser a expressão de várias doenças de etiologia infecciosa ou não infecciosa, maligna ou benigna.

Etiologia

» **Linfonodomegalias generalizadas:** HIV, micobacterioses, síndromes mono-símiles (mononucleose, citomegalovirose, toxoplasmose, parvovírus, herpes 6, infecções fúngicas disseminadas (paracoccidioidomicose, histoplasmose), micoplasma, *legionella*, doenças exantemáticas (rubéola, varicela, sarampo), dengue, chikungunya, calazar, esquistossomose, Chagas, sífilis secundária, febre tifoide, reação a drogas, doenças reumatológicas, doença granulomatosa crônica.

» **Linfonodomegalias localizadas:** o Quadro 89.1 apresenta causas de linfadenopatias de acordo com a região acometida.

Quadro 89.1. Causas mais comuns e menos comuns de linfonodomegalias localizadas.

Grupo de linfonodos	Causas mais comuns	Causas menos comuns
Occipital	Infecções do couro cabeludo, picada de inseto e seborreia	Rubéola e LLA
Auricular posterior	Rubéola e roséola	
Pré-auricular	Infecção de mucosa ocular, síndrome oculoglandular	Doença da arranhadura do gato (DAG), tularemia, listeriose
Submentoniano	Infecções da cavidade oral	
Submandibular	Infecções dentais e gengivais	
Cervical anterior	IVAS, infecções de faringe, cavidade oral, cabeça e pescoço, adenite bacteriana, EBV, CMV, tuberculose, DAG	Doença de Kawasaki, tularemia, micobacterioses, toxoplasmose, linfomas, sarcoidose
Cervical posterior	Toxoplasmose, EBV, rubéola	
Supraclavicular	Linfoma ou metástase tumoral	
Axilar	DAG, infecções da pele do braço	Brucelose, peste, doença da mordida do rato, toxoplasmose, doenças reumatológicas da mão e cotovelo
Epitroclear	Doenças virais, sarcoidose, tularemia, sífilis secundária, infecções da mão	DAG, doenças reumatológicas da mão ou punho
Inguinal	Herpes genital, sífilis, infecções gonocócicas, linfomas, infecções de pele na perna	Peste, linfogranuloma venéreo
Poplítea	Infecções locais	

DAG: doença da arranhadura do gato; LLA: leucemia linfoide aguda.
Fonte: Adaptado de Jackson et al., 2012 e Thorell et al., 2012.

Na investigação diagnóstica, os dados de história, epidemiologia e exame físico minucioso são de suma importância. Deve-se atentar para dados como duração e alteração no tamanho do linfonodo, sintomas constitucionais (emagrecimento, febre, anorexia, mal-estar), exantemas e lesões de orofaringe e pele. A evolução arrastada pode sugerir diagnóstico de tuberculose ou linfoma e a presença de febre aguda e de curta duração sugere etiologia infecciosa. Dados epidemiológicos, como exposição à tuberculose, animais domésticos, viagens, picadas de insetos, transfusões sanguíneas, exposição a drogas ou ao HIV, também são muito pertinentes à investigação. No exame físico, deve-se atentar às características dos linfonodos, outras cadeias linfonodais, mucosas e presença de exantema e lesões de pele, ao estado geral e presença de hepatoesplenomegalia. Exames laboratoriais e de imagem podem ajudar na confirmação do diagnóstico: hemograma completo, provas de fase aguda (PCR e VHS), sorologias (mononucleose, toxoplasmose, citomegalovírus, doença da arranhadura do gato, HIV, entre outras), culturas, PPD, RX tórax (aumento do mediastino), USG dos linfonodos (presença de abscesso) e biópsia dos linfonodos. A Tabela 89.2 apresenta as características dos linfonodos segundo a doença.

Tabela 89.2. Características dos linfonodos segundo os tipos de doenças.

Características	Doença bacteriana		Doença viral	Doença maligna
	Aguda	Crônica		
Tamanho	+++	+++	+	++/+++
Eritema	+++	++	–	++
Fibroelasticidade	+++	++	+	–
Consistência	Macio/firme	Firme	Macio	Firme/elástico
Confluentes	++	++	–	++
Aderido a planos profundos	+++	+	–	–
Flutuação	+++	+++		
Associado à celulite	+++	+	–	–
Unilateral	+++	+++	–	+

+++ comumente presente; ++ menos comum; + ocasional; – raro.
Fonte: Adaptada de Jackson et al., 2012, e Thorell et al., 2012.

Manejo e tratamento

» **Linfonodomegalias generalizadas:** solicitar hemograma, PCR e VHS, PPD, sorologias para infecções virais e raio X do tórax. Em caso de linfonodomegalia hilar, considerar o diagnóstico de tuberculose, sarcoidose e linfoma. Citopenias sem evidência de infecção viral deverão ser investigadas com mielograma. Se diagnóstico incerto, ampliar investigação com sorologias para fungos, HIV e toxoplasmose. Após 4 semanas, se não houver elucidação diagnóstica e o paciente apresentar piora do quadro, sugere-se realizar biópsia do linfonodo mais alterado.

» **Linfonodomegalia cervical e axilar:** as cervicais acompanhadas de sinais e sintomas infecciosos devem ser tratadas com antibiótico por 10 a 14 dias; a terapia empírica deve cobrir os patógenos mais comuns (*Streptococcus* do grupo A e *Estafilococos aureus*): cefalosporinas de primeira geração ou amoxicilina com clavulanato. Linfonodos menores que 2 cm sem sinais e sintomas de infecção podem ser observados por 14 dias.

Linfonodomegalias com mais de 2 cm devem ser investigadas com culturas, sorologias para mononucleose, CMV, herpes simples, herpes 6 e PPD. Caso não haja resposta ao antibiótico ou apresente evolução insidiosa e prolongada, a investigação deve ser ampliada com exames de imagem, outras sorologias, mielograma e biópsia, se necessário.

Na linfonodomegalia axilar direita, lembrar da possibilidade de reação à BCG em lactentes jovens.

Referências consultadas

1. Freire LMS, Vasconcellos MC. Adenomegalias. In: Freire LMS. Diagnóstico diferencial em pediatria. Rio de Janeiro: Guanabara Koogan; 2008.
2. http://www.uptodate.com/contents/peripheral-lymphadenopathy-in-children-evaluation-and-diagnostic.
3. Jackson MA, Chesney PJ. Lymphatic system and generalized lymphadenopathy. In: Long S. Principles and practice of pediatric infectious diseases. 4th ed. Elsevier; 2012.
4. Jackson MA, Chesney PJ, Fitch SJ. Mediastinal and hilar lymphadenopathy. In: Long S. Principles and practice of pediatric infectious diseases. 4th ed. Elsevier; 2012.
5. Marques HHS, Sakane PT. Infectologia. Coleção Pediatria Instituto da Criança – Hospital das Clínicas. 2. ed. Manole; 2017.
6. Myers AL, Jackson MA. Localized lymphadenitis, lymphadenopathy and lymphangitis. In: Long S. Principles and practice of pediatric infectious diseases. 4th ed. Elsevier; 2012.
7. Niedzielska G, Kotowski M, Niedzielski A, Dybiec E, Wieczorek P. Cervical lymphadenopathy in children – incidence and diagnostic management. Int J Pediatr Otorhinolaryngol. 2007;71(1):51.
8. Thorell EA. Cervical lymphadenitis and neck infections. In: Long S. Principles and practice of pediatric infectious diseases. 4th ed. Elsevier; 2012.

Capítulo 90

Hepatoesplenomegalia Febril de Causa Infecciosa

Giuliana Stravinskas Durigon

Muitas infecções manifestam-se com hepatoesplenomegalia febril. O diagnóstico sindrômico, apesar de simples, abrange etiologias distintas.

Na maioria das vezes é um achado de exame físico na avaliação da criança febril. O fígado é avaliado abaixo do rebordo costal direito, na linha hemiclavicular; suas dimensões normais são: até 3 cm em neonatos; até 2 cm em crianças de até 10 anos; e não palpável a partir dessa idade. O baço é avaliado abaixo do rebordo costal esquerdo, podendo atingir até 2 cm nos primeiros 10 anos de vida e não mais palpável após essa idade. Exames de imagem abdominal como ultrassonografia, tomografia computadorizada e ressonância nuclear magnética podem auxiliar na melhor caracterização do quadro, evidenciando presença de abscessos, cistos, tumorações, hipertensão portal, outras adenomegalias adjacentes, entre outros achados relevantes.

A história clínica, com ênfase em dados epidemiológicos de exposição a patógenos específicos, e o restante do exame físico deve guiar a escolha de análises laboratoriais específicas. A investigação laboratorial inicial deve incluir: hemograma completo, avaliação hepática (ALT e AST; gama GT; bilirrubinas totais e frações, coagulograma, albumina), provas de fase aguda (velocidade de hemossedimentação e proteína C reativa) e exame de urina tipo I. Sorologias, culturas, pesquisas virais, mielograma, PPD, punções e biópsias e avaliações de outros órgãos e sistemas devem ser direcionados para cada situação, a depender da anamnese, exame físico e resultado de exames laboratoriais iniciais.

O diagnóstico diferencial deve ser realizado com etiologias não infecciosas, como neoplasias (leucemia e linfoma), síndromes autoinflamatórias (colagenoses) e autoimunes (síndrome hemofagocítica), doenças de depósito (doença de Gaucher) e doenças hematológicas (anemias hemolíticas). O Quadro 90.1 demonstra as principais causas infecciosas de hepatoesplenomegalia em relação ao agente etiológico, método diagnóstico específico, achados complementares frequentes e tratamento.

Quadro 90.1. Principais causas infecciosas de hepatoesplenomegalia: agente etiológico, método diagnóstico específico, achados complementares frequentes e tratamento.

Agente etiológico	Diagnóstico confirmatório	Achados complementares frequentes	Tratamento
Vírus			
Vírus Epstein-Barr	Sorologia; PCR	Edema palpebral; exantema, faringite; atipia linfocitária	Sintomático
Citomegalovírus	Sorologia; PCR	Faringite; exantema, atipia linfocitária	Sintomático ganciclovir[a]
Vírus da imunodeficiência humana (HIV)	Sorologia; carga viral	Adenomegalias; desnutrição; outras infecções; linfopenia	Antirretrovirais
Herpes vírus tipos 1, 6 e 7	Sorologia; PCR	Exantema; vesículas; meningoencefalite	Aciclovir[b]
Eritrovírus humano B19	Sorologia; PCR	Exantema típico; anemia; artralgia	Sintomático; IVIG[b]
Vírus do sarampo	Sorologia; PCR	Exantema típico; conjuntivite; Koplik	Sintomático
Vírus da rubéola	Sorologia; PCR	Congênita; exantema; linfonodo retroauricular	Sintomático
Hepatites virais (HAV)	Sorologia; PCR	Injúria hepática; icterícia; diarreia	Sintomático
Hepatites virais (HBV, HCV e outras)	Sorologia; PCR	Injúria hepática; icterícia; transfusões, drogas	Antivirais[c]
Febre faringoconjuntival (adenovírus)	IFI; PCR	Faringite; conjuntivite; quadro respiratório	Sintomático
Enterovírus	Sorologia; PCR	Exantema; serosites; meningoencefalite	Sintomático IVIG[b]
Dengue	Sorologia; PCR; NS1 (até 3 dias)	Exantema; cefaleia; dor retro-ocular; Ht elevado; plaquetopenia	Sintomático
Bactérias			
Sífilis (*Treponema pallidum*)	VDRL; sorologia	Congênita; abuso sexual	Penicilina cristalina
Leptospirose (*Leptospira* spp.)	Sorologia; cultura	Contato com ratos; água contaminada	Penicilina cristalina

(Continua)

Quadro 90.1. Principais causas infecciosas de hepatoesplenomegalia: agente etiológico, método diagnóstico específico, achados complementares frequentes e tratamento (continuação).

Agente etiológico	Diagnóstico confirmatório	Achados complementares frequentes	Tratamento
Bactérias			
Doença da arranhadura do gato (*Bartonella henselae*)	Sorologia; PCR	Contato com gatos	Sintomático azitromicina[b]
Febre tifoide (*Salmonella typhi*)	Cultura; sorologia; reação de Widal	Água e alimentos contaminados; contato anfíbios e répteis	Ceftriaxona; Quinolona; SMT-TMP
Tuberculose (*Mycobacterium tuberculosis*)	pBAAR, cultura, PCR; PPD	Contato com bacilíferos	RIP ou RIPE
Febre maculosa (*Rickettsia rickettsii*)	Cultura; sorologia; PCR	Carrapatos; exantema; cefaleia; mialgia	Cloranfenicol; doxiciclina
Brucelose (*Brucella melitensis*)	Cultura; PCR; sorologia	Ingestão de alimentos não pasteurizados	SMT-TMP + rifampicina
Escarlatina (*Streptococcus pyogenes*)	Cultura; ASLO; teste rápido	Exantema típico em "lixa"; enantema	Amoxacilina; penicilina benzatina ou cristalina
Endocardite bacteriana (*Staphylococcus aureus*; *Streptococcus* spp.; *Enterococcus* spp.)	Cultura	Ecocardiograma: vegetação; cirurgia cardíaca prévia	Oxacilina + gentamicina
Fungos			
Histoplasmose disseminada (*Histoplasma capsulatum*)	Cultura; sorologia (ID e CI)	Região endêmica; Exposição a morcegos e aves; eosinofilia	Anfotericina B; itraconazol
Paracoccidioidomicose juvenil (*Paracoccidioidis brasiliensis*)	Histopatológico; cultura; sorologia (ID e CI)	Região endêmica; eosinofilia	Anfotericina B; itraconazol; SMT-TMP
Protozoários			
Toxoplasmose (*Toxoplasma gondii*)	Sorologia; PCR	Exposição a gatos; coriorretinite; ingestão de carne crua	Sintomático Sulfadiazina + pirimetamina + ácido folínico[b]

(Continua)

Quadro 90.1. Principais causas infecciosas de hepatoesplenomegalia: agente etiológico, método diagnóstico específico, achados complementares frequentes e tratamento (continuação).

Agente etiológico	Diagnóstico confirmatório	Achados complementares frequentes	Tratamento
Protozoários			
Leishmaniose visceral (*Leishmania* spp.)	Visualização direta (mielograma); cultura; PCR, antígeno rK39	Região endêmica; esplenomegalia volumosa; pancitopenia	Anfotericina B lipossomal; glucantima
Doença de Chagas (*Trypanosoma cruzi*)	Sorologia	Região endêmica; contato com vetor	Benzonidazol
Abscesso amebiano (*Entamoeba histolytica*)	Cultura; PPF	USG de abdome	Metronidazol
Malária (*Plasmodium* spp.)	Visualização direta; gota espessa	Região endêmica; anemia; febre típica	Cloroquina + primaquina (*P. vivax*) Arteméter + lumefantrina (*P. falciparum*)
Helmintos			
Esquistossomose (*Schistosoma mansoni*)	Pesquisa de ovos nas fezes (Kato-Katz); sorologia	Região endêmica; "lagoas de coceira"	Praziquantel; oxamniquina
Toxocaríase (*Toxocara canis* e *Toxocara cati*)	Sorologia	Eosinofilia; exposição a gato ou cachorro	Albendazol; tiabendazol
Parasitoses intestinais (*Ascaris lumbricoides*; *Necator americanus*, *Ancylostoma duodenale*, *Strongyloides stercoralis*)	PPF	Condições precárias de saneamento	Albendazol; mebendazol

[a]: imunodeprimidos; [b]: casos graves; [c]: de acordo com cada caso e faixa etária.
PCR: reação em cadeia da polimerase; IVIG: imunoglobulina humana intravenosa; HAV; vírus hepatite A; HBV; vírus hepatite B; HCV: vírus hepatite C; IFI: imunofluorescência indireta; NS1: antígeno precoce dengue; Hto: hematócrito; SMT-TPM: sulfametoxazol-trimetoprima; BK: bacilo de Koch; RIP: rifampicina + isoniazida + pirazinamida; RIPE: rifampicina + isoniazida + pirazinamida + etambutol; ASLO: antiestreptolisina O; ID: imunodifusão; CI: contraimunoensaio; PPF: protoparasitológico de fezes.

Fonte: Adaptado de Marques et al., 2017.

Referências consultadas

1. American Academy of Pediatrics. In: Pickering LK, Baker CJ, Kimberlin DW, Long SS (eds.). Red Book: 2012 Report of the Committee on Infectious Diseases. Elk Grove Village, IL: American Academy of Pediatrics; 2012.
2. Jackson MA, Chesney PJ. Lymphatic system and generalized lymphadenopathy. In: Long SS, Pickering LK, Prober CG. Principles and practice of pediatric infectious diseases – communicable diseases in children. 4th ed. Londres: Elsevier; 2012. p. 129-133.
3. Marques HHS, Sakane PT. Infectologia. Coleção Pediatria. Instituto da Criança – Hospital das Clínicas. 2. ed. Manole; 2017.
4. Pimentel AM, Régis Filho JM. Hepatoesplenomegalias. In: Freire LMS. Diagnóstico diferencial em pediatria. Rio de Janeiro: Guanabara Koogan; 2008. p. 580-591.
5. The Sanford Guide to Antimicrobial Therapy 2012. Sperryville, VA: Antimicrobial Therapy; 2012.

Capítulo 91

Vírus Sincicial Respiratório e Influenza

Giuliana Stravinskas Durigon

Vírus Sincicial Respiratório Humano (VSR)

O VSR é o principal causador de infecção do trato respiratório inferior (ITRI) em menores de 1 ano e o principal agente relacionado à bronquiolite. Metade das crianças apresenta pelo menos uma infecção até o primeiro ano de vida e 100% até o terceiro ano. Estima-se a taxa de mortalidade de 0,3 a 2,1% nos diversos países.

É um vírus envelopado, de RNA de fita simples. A imunidade induzida pela primoinfecção é limitada, sendo as reinfecções frequentes. A transmissão é através de contato, com inoculação no nariz e nos olhos. No ambiente hospitalar deve-se adotar isolamento de contato.

A sazonalidade é bem marcada, geralmente nos meses de outono e inverno. No Brasil existem diferenças no padrão de circulação do vírus nas principais regiões do país, com picos de circulação entre janeiro e junho.

O tratamento padrão é de suporte clínico, com hidratação, nebulização das vias aéreas e oxigenoterapia. Até 3% dos menores de um 1 de idade com bronquiolite necessitam de hospitalização.

A prevenção pode ser feita através de imunização passiva com anticorpos monoclonais específicos – o palivizumabe. A dose é de 15 mg/kg, com aplicações intramusculares mensais durante a estação do VSR. A eficácia é em torno de 50% na redução de hospitalizações relacionadas ao VSR. Em 2013, o Ministério da Saúde liberou o uso do palivizumabe em todo território nacional para pacientes específicos: crianças menores de 1 ano que nasceram prematuras, com idade gestacional menor ou igual a 28 semanas, e crianças com até 2 anos de idade com doença pulmonar crônica ou cardiopatia congênita com repercussão hemodinâmica.

Vírus influenza

São vírus envelopados, compostos de RNA de fita simples, apresentando três tipos: A, B e C. Na superfície, expressam a hemaglutinina (HA), responsável pela adsorção e penetração do vírus, e a neuraminidase (NA), que atua na liberação viral e disseminação para o trato respiratório.

As principais cepas circulantes atualmente são H1N1 e H3N2 e influenza B. Tem maior circulação nos meses de inverno, causando surtos epidêmicos anuais. Alterações antigênicas menores do tipo *drift* causam surtos epidêmicos sazonais, mantendo a circulação viral ao longo das décadas. Mutações maiores do tipo *shift*, com novos segmentos genéticos, são mais raras e associadas às pandemias, como a de 2009, com o H1N1.

A transmissão é respiratória e por fômites em superfícies contaminadas. Aproximadamente 7% das crianças menores de 5 anos apresentam quadros graves ou são hospitalizadas. A mortalidade é, em média, de 0,6%.

A manifestação clínica principal é febre de início súbito, com calafrios, tosse não produtiva, cefaleia, adinamia e mialgia difusa, caracterizando quadro gripal típico. Nos lactentes, os sintomas são inespecíficos do trato respiratório ou apresenta-se como FSSL, sendo o diagnóstico diferencial o de bacteremia oculta.

O tratamento pode ser realizado com medicação sintomática e antivirais específicos. Os mais utilizados são os inibidores da NA – oseltamivir (oral) e zanamivir (inalatório) – conforme Tabela 91.1.

Tabela 91.1. Inibidores da neuraminidase.

Fármaco	Faixa etária		Tratamento
Fosfato de oseltamivir (Tamiflu®)	Adulto		75 mg de 12 em 12 horas, 5 dias
	Criança maior de 1 ano de idade	≤ 15 kg	30 mg de 12 em 12 horas, 5 dias
		15 a 23 kg	45 mg de 12 em 12 horas, 5 dias
		23 a 40 kg	60 mg de 12 em 12 horas, 5 dias
		> 40 kg	75 mg de 12 em 12 horas, 5 dias
	Criança menor de 1 ano de idade	0 a 8 meses	3 mg/kg/dose, de 12 em 12 horas, 5 dias
		9 a 11 meses	3,5 mg/kg/dose, de 12 em 12 horas, 5 dias
Zanamivir (Relenza®)	Adulto		10 mg (2 inalações de 5 mg), de 12 em 12 horas, 5 dias
	Criança	≥ 7 anos	

Fonte: GSK/Roche e CDC adaptado (2011; [2017]).

A prevenção pode ser realizada através de vacinas. No Brasil, duas são mais utilizadas: 1) vacina trivalente inativada, constituída por dois subtipos de influenza A (H1N1 e H3N2) e um B, que são atualizados anualmente e 2) vacina tetravalente inativada, constituída por dois subtipos de influenza A (H1N1 e H3N2) e dois subtipos de B. Ambas são aprovadas para crianças a partir de 6 meses de vida, com doses anuais. A Sociedade Brasileira de Pediatria recomenda a vacinação contra influenza para todas as crianças maiores de 6 meses de idade. O Ministério da Saúde fornece a vacina para os grupos de alto risco e crianças entre 6 meses e 6 anos incompletos.

Referências consultadas

1. Berezin EN, Migowiski E, Safadi MAP, Leite RD, Rodrigues da Cruz C, Guimarães PC et al. Calendário vacinal: manual 2011/2012. Sociedade Brasileira de Pediatria. Departamento de Infectologia. 2011. p. 1-6.

2. Clark N, Lynch J. Influenza: epidemiology, clinical features, therapy, and prevention. Semin Respir Crit Care Med. 2011;32(04):373-392.
3. Committee on Infectious Diseases. Modified recommendations for use of palivizumab for prevention of respiratory syncytial virus infections. Pediatrics. 2009;124(6):1694-1701.
4. Mejías A, Chávez-Bueno S, Jafri HS, Ramilo O. Respiratory syncytial virus infections: old challenges and new opportunities. Pediatr Infect Dis J. 2005;24(11 Suppl):S189-96, discussion S196-7.
5. Ministério da Saúde. Secretaria de Vigilância em Saúde. Protocolo de tratamento de influenza. Brasília, DF: Ministério da Saúde; 2017.
6. Nair H, Brooks WA, Katz M, Roca A, Berkley JA, Madhi SA et al. Global burden of respiratory infections due to seasonal influenza in young children: a systematic review and meta-analysis. Lancet. 2011;378(9807):1917-1930.
7. Nair H, Nokes J, Gessner BD, Dherani M, Madhi SA, Singleton RJ et al. Global burden of acute lower respiratory infections due to respiratory syncytial virus in young children: a systematic review and meta-analysis. Lancet. 2010;375(9725):1545-1555.

Capítulo 92

Meningoencefalites

Mariana Freire Rodamilans
Maria Fernanda Bádue Pereira

Definição

A meningite é a doença inflamatória das leptomeninges. Quando acomete o encéfalo, chama-se meningoencefalite. A maioria é de etiologia infecciosa, sendo os vírus os agentes mais frequentes, principalmente os enterovírus. Encefalite por vírus *herpes simplex* pode ocorrer, principalmente no período neonatal ou em adolescentes e adultos. Das bactérias, predominam *Neisseria meningitidis* e *Streptococcus pneumoniae*. Nos recém-nascidos os agentes bacterianos relacionados ao canal de parto (*Streptococcus agalactiae* e bacilos Graminegativos) e *Listeria monocytogenes* também têm importância. A proporção de casos por *Haemophilus influenzae* tipo b reduziu notoriamente após a introdução da vacina contra este agente em todo o mundo.

Manifestações clínicas

A tríade clássica (cefaleia, vômitos e febre), de início agudo ou insidioso, é mais frequente em crianças pré-escolares e escolares. Os sinais de irritação meníngea (rigidez da nuca, sinais de Kernig, Lasègue e Brudzinski) costumam estar presentes ao exame físico. Em recém-nascidos e lactentes, os sintomas frequentemente são inespecíficos, chamando atenção para o diagnóstico: irritabilidade, vômitos, inapetência ou recusa alimentar, letargia, dificuldade respiratória e febre ou hipotermia. Os sinais meníngeos são incomuns nessa faixa etária, e o aumento da pressão intracraniana se traduz por abaulamento das fontanelas.

Manifestações sistêmicas são mais comuns no curso das meningites bacterianas, destacando-se toxemia, artralgias, mialgias, petéquias ou púrpura e choque, principalmente na doença meningocócica. Alteração da consciência, convulsões e sinais neurológicos focais são consequências de comprometimento encefálico, comuns em meningoencefalites herpéticas, nas quais a evolução pode ser fulminante. Evolução subaguda e história de contato com portadores de tuberculose devem chamar a atenção para a possibilidade de meningite tuberculosa.

Diagnóstico

Baseia-se na história clínica, exame físico, epidemiologia e nos exames complementares, principalmente análise do liquor: celularidade, concentração de glicose e proteína, coloração de Gram, cultura, látex e PCR para herpes vírus ou enterovírus nas suspeitas de causa viral. Em casos de evolução subaguda ou com comprometimento de pares cranianos ou com vínculo epidemiológico para tuberculose, solicitar no liquor os seguintes exames: adenosina deaminase, pesquisa de bacilo álcool-ácido resistente (pBAAR), cultura e reação em cadeia polimerase para *Mycobacterium tuberculosis*. As principais diferenças dos parâmetros liquóricos por patógenos estão descritos na Tabela 92.1. Em caso de suspeita de hipertensão intracraniana ou alterações neurológicas focais, tomografia de crânio deverá ser realizada antes da punção lombar.

Tabela 92.1. Principais alterações liquóricas por patógeno nas meningites.

	Leucócitos/μL	% PMN	Glicose	Proteínas (mg/dL)	Probabilidade de encontrar o agente
Bacteriana	> 500	> 80	< 2/3 sérica	> 100	70%
L. Monocytogenes	> 100	50	Normal	> 50	30%
Bacteriana parcialmente tratada	> 100	50	Normal	> 70	60%
Viral	10 a 1.000	Precoce: > 50 Tardio: < 20	Normal	< 100*	Não aplicável
Tuberculosa	50 a 500	< 30	< 2/3 sérica	> 100	Raro

Parâmetros normais: 0 a 4 leucócitos/μL; glicose: 2/3 da sérica; proteínas 40 mg/dL; PMN: polimorfonucleares.
*Proteína pode variar entre 100 e 200 mg/dL em alguns casos de meningite viral.
Fonte: Adaptada de Faria et al., 2010.

Tratamento

Nos quadros virais, tratam-se apenas os sintomas, com exceção da meningoencefalite herpética, em que há indicação de uso do aciclovir endovenoso precocemente (10 a 15 mg/kg/dose de 8 em 8 horas, durante 14 a 21 dias, ou 20 mg/kg/dose de 8 em 8 horas por 21 dias em neonatos). Na suspeita de meningite bacteriana, o antibiótico empírico inicial de escolha é o ceftriaxona 100 mg/kg/dia a cada 12 horas ou cefotaxima 300 mg/kg/dia a cada 8 horas. Nos menores de 3 meses, deve-se associar ampicilina (200 a 400 mg/kg/dia 4 vezes por dia). Uma vez que o agente etiológico seja definido, a terapêutica de escolha e o seu tempo de duração podem ser direcionados.

Em revisão recente da literatura, o National Institute for Health and Clinical Excellence (NICE) recomenda o uso de dexametasona (0,15 mg/kg/dose, dose máxima de 10 mg, 4 vezes por dia por 4 dias) para meningite bacteriana suspeita ou confirmada, preferencialmente iniciado antes ou concomitante à primeira dose de antibiótico e, no mais tardar, 12 horas após. Esta conduta visa redução do risco de perda auditiva.

Em casos de suspeita de meningite por *Mycobacterium tuberculosis*, seguir tratamento conforme Manual de Tuberculose, Ministério da Saúde, 2. ed. 2019.

Referências consultadas

1. Bamberger DM. Diagnosis, initial management, and prevention of meningitis. Am Fam Physician. 2010;15,82(12):1491-8.
2. Castelo GB. Meningites e meningoencefalites. In: Schvartsman C, Reis AG, Farhat SCL (coord.). Pronto-Socorro. São Paulo: Manole; 2013. (Série Pediatria – Instituto da Criança Hospital das Clínicas).
3. Faria SM, Farhat CK. Meningoencefalites. In: Freire LMS (org.). Diagnóstico diferencial em pediatria. Guanabara-Koogan; 2008. p. 592-597.
4. Long SS, Pickering LK, Prober CG. Principles and practice of pediatric infectious diseases. 4th ed. Elsevier; 2012.
5. Manual de recomendações para o controle da tuberculose no Brasil. Ministério da Saúde, Secretaria de Vigilância em Saúde, Departamento de Vigilância das Doenças Transmissíveis. 2. ed. Brasília: Ministério da Saúde; 2019.
6. Marques HHS, Sakane PT. Infectologia. Coleção Pediatria. Instituto da Criança – Hospital das Clínicas. 2. ed. Manole; 2017.
7. Ramachandran TS. Aseptic meningitis [acesso em 13 abr. 2014]. Disponível em: http://emedicine.medscape.com/article/1169489-overview.
8. Visinti C et al. Management of bacterial meningitis and meningococcal septicaemia in children and young people: summary of NICE guidance. BMJ. 2010;340:c3209.

Capítulo 93

Infecções Fúngicas em Pediatria

Anna Carlota Mott Barrientos Brandi
Nadia Litvinov

Os fungos estão presentes no meio ambiente, podendo colonizar e infectar os seres humanos a partir do contato, aspiração ou inoculação direta. Podem causar desde doenças leves e superficiais, como as micoses cutâneas, até doenças invasivas e disseminadas com alta taxa de morbimortalidade. Dentre estas últimas, destacam-se as micoses endêmicas (no Brasil, paracoccidioidomicose, histoplasmose e criptococose) e as infecções fúngicas invasivas (IFI) oportunistas (por cândidas, *Aspergillus*, *Mucorales*, *Fusarium*, entre outros). Estas últimas estão comumente associadas a pacientes internados em UTI e/ou portadores de doenças crônicas ou com comprometimento imunológico, principalmente aqueles com doença onco-hematológica em uso de quimioterapia. O diagnóstico das IFI configura um grande desafio na prática médica, visto que a positividade das hemoculturas para fungos, especialmente os filamentosos, é muito baixa. Na maioria dos casos, a suspeita diagnóstica é feita com base em dados clínicos e radiológicos e, às vezes, confirmada com culturas de outros materiais com lavado broncoalveolar ou biópsia de lesão. Outros recursos diagnósticos que podem ser utilizados são as sorologias (mais usada para fungos endêmicos), a galactomanana e a betaglucana.

Devido à grande variedade de fungos patogênicos, as principais micoses invasivas, superficiais e endêmicas, serão resumidas nas Tabelas 93.1, 93.2 e 93.3.

Tabela 93.1. Principais infecções fúngicas invasivas: espécies, manifestação clínica, grupo de risco e tratamento.

Doença e espécies	Manifestação clínica	Pacientes de risco	Tratamento
Aspergilose Espécies: A. fumigatus, A. flavus, A. niger, A. terreus e A. nidulans	Aspergilose pulmonar invasiva, sinusite, traqueobronquite, infecção disseminada com envolvimento do baço, fígado e/ou acometimento de SNC	Pacientes em uso de quimioterapia, neutropênicos, submetidos a TCTH, portadores de doenças neoplásicas e imunodeficiência primária ou secundária*	Voriconazol** é primeira escolha no tratamento de aspergilose invasiva Anfo B (1 mg/kg/dia) ABL (3 a 5 mg/kg/dia) também são opções
Candidíase Espécies: Candida albicans, Candida glabrata, Candida tropicalis, Candida krusei, Candida parapsilosis	Candidíase esofágica, fungemia com envolvimento hepático/baço, sepse, pneumonia, candidíase cutânea, endoftalmite	Pacientes prematuros, internados em UTI, oncológicos, transplantados, portadores de imunodeficiência primária ou secundária	Anfo B (1 mg/kg/dia) e equinocandinas (caspofungina 70 mg/m² ataque e 50 mg/m² depois e micafungina 4 a 12 mg/kg/dia) Só para C. albicans: fluconazol (3 a 6 mg/kg/dia até 12 mg/kg em infecções graves) Obs.: retirar cateter
Fusariose Espécies: Fusarium sp.	Lesões de pele, fungemia, sinusite, pneumonia	Pacientes em uso de quimioterapia, neutropênicos ou submetidos a TCTH	Pouca resposta aos antifúngicos, alta mortalidade: Voriconazol** e/ou ABL (5 mg/kg/dose)
Zigomicose Espécies: Absidia corymbifera, Rhizomucor pusillus, Rhizopus arrhizus	Infecção rinocerebral, pneumonia, sinusite, abscesso SNC, infecção disseminada, lesões de pele	Pacientes em uso de quimioterapia, neutropênicos, submetidos a TCTH, portadores de diabetes melito ou prematuros	ABL (5 a 7 mg/kg/dia) ou Anfo B Obs.: considerar intervenção cirúrgica em casos refratários

SNC: sistema nervoso central; UTI: unidade de terapia intensiva; TCTH: transplante de células tronco-hematopoiéticas; Anfo B: anfotericina B desoxicolato; ABL: anfotericina B liposssomal.
* síndrome da imunodeficiência adquirida.
** dose Voriconazol: Idade < 12 anos e < 50 kg: **EV** dose de ataque de 9 mg/kg/dose de 12 em 12 horas no primeiro dia e depois 4 a 8 mg/kg/dose de 12 em 12 horas; **VO**: 9 mg/kg/dose de 12 em 12 horas (dose máx. 350 mg); Adultos: **EV** dose de ataque 6 mg/kg/dose de 12 em 12 horas e manutenção 4 mg/kg/dose de 12 em 12 horas; **VO**: > 40 kg: 400 mg/dose de 12 em 12 horas no primeiro dia e 200 mg/dose de 12 em 12 horas depois; < 40 kg: 200 mg/dose de 12 em 12 horas de dose de ataque e 100 mg/dose de 12 em 12 horas depois. Realizar monitorização de nível sérico.

Fonte: Tabela modificada a partir de Aquino et al., 2011.

Tabela 93.2. Principais micoses superficiais: manifestação clínica e tratamento.

Doença e espécies	Manifestação clínica	Tratamento tópico	Tratamento sistêmico
Tinha do corpo *Microsporum canis*	Lesões pruriginosas, descamativas, com bordas eritematopapulosas, de aspecto anular	Miconazol 2%, clotrimazol 1%, terbinafina 1%, cetoconazol 2% nistatina, 2 vezes ao dia, 4 a 6 semanas. Manter mais 2 semanas após a cura	Não é necessário
Tinha do couro cabeludo *Microsporum canis Trichophyton tonsurans*	Áreas de alopecia em tonsura e descamação do couro cabeludo; pode evoluir com secreção purulenta e adenopatia reacional	Cetoconazol 2%, xampu, até a cura completa	Itraconazol, fluconazol, 5 mg/kg/dia, 2 a 12 semanas Itraconazol 5 mg/kg/dia, 1 semana/mês por 3 a 4 meses Terbinafina, 3 a 6 mg/kg/dia, 8 semanas Griseofulvina* 10 a 20 mg/kg/dia, 6 a 12 semanas
Onicomicose (Tinha ungueal) *Trichophyton rubrum* ou *T. mentagrophytes*; *Epidermophyton floccosum* Pode ser causada por *Candida*	Acomete a lâmina da unha. Trauma e umidade nos pés favorecem a infecção	Esmaltes com amorolfina ou ciclopirox olamina, semanal, até a cura clínica	Itraconazol, fluconazol, 5 mg/kg/dia, 2 a 12 semanas Pulso: 5 mg/kg/dia, 1 semana/mês por 3 a 4 meses (itraconazol) ou dose única semanal por 6 a 12 meses (fluconazol) Terbinafina, 3 a 6 mg/kg/dia, 8 semanas Griseofulvina,* 10 a 20 mg/kg/dia, 6 a 12 semanas
Candidíase cutânea, perineal e oral *C. albicans*, *C. Tropicalis*, *C. Krusei*, *C parapsilosis*	Oral: placas esbranquiçadas sobre base eritematosa que desprendem facilmente Perineal: *rash* eritematoso com pápulas e placas eritematosas confluentes	Miconazol, clotrimazol ou nistatina solução por 7 a 14 dias	Tratamento oral somente em pacientes imunodeprimidos
Pitiríase versicolor *Malassezia furfur*	Máculas bem delimitadas, de coloração variável, em áreas seborreicas, como tronco, braços, face e abdome	Sulfeto de selênio 2,5%, xampu, 2 a 3 semanas, ou cetoconazol 2%, xampu, 3 dias	Para casos extensos: terbinafina, 3 a 6 mg/kg/dia, 2 a 3 semanas ou cetoconazol** 5 mg/kg/dia, 2 a 3 semanas

* vem sendo substituída pelos azóis em tratamento mais prolongado.
** muito pouco utilizado atualmente devido sua hepatotoxicidade.

Fonte: Tabela modificada a partir de Aquino et al., 2011.

Tabela 93.3. Principais micoses endêmicas: manifestação clínica, diagnóstico e tratamento.

Doença e espécies	Manifestação clínica	Diagnóstico	Tratamento
Paracoccidioidomicose *Paracoccidioides brasiliensis* Transmissão: inalação de esporos em solo, madeira e poeira	Forma aguda ou juvenil: ocorre em crianças e adultos jovens. Evolução rápida e disseminada, linfonodomegalia, manifestações digestivas e pulmonares, hepatoesplenomegalia, envolvimento osteoarticular e lesões cutâneas	Microscopia direta e/ou cultura de amostras (aspirado de linfonodo, raspado da lesão e secreção pulmonar) Teste de imunodifusão direta*	Formas graves: Anfo B (1 mg/kg/dia) até a remissão dos sintomas, seguida de itraconazol 100 a 200 mg/dia) por períodos variáveis, conforme evolução de cada caso
Histoplasmose *Histoplasma capsulatum* Transmissão: Inalação de esporos em celeiros e de fezes de aves e morcegos	Maioria subclínica, como tosse, broncoespasmo, adenomegalia, eritema multiforme ou nodoso Forma disseminada: febre, hepatoesplenomegalia e pancitopenia (ocorre em imunodeprimidos e crianças pequenas)	Microscopia direta e/ou cultura de amostras (LCR, M.O., secreção pulmonar, sangue e urina) Reação de fixação do complemento* Teste de imunodifusão direta*	Formas graves: Anfo B (3 a 5 mg/kg/dia) ou ABL (5 mg/kg/dia) 4 a 6 semanas, seguido de itraconazol ou fluconazol por até 3 meses
Criptococose *Cryptococcus neoformans* Transmissão: Inalação de esporos em solo contaminado com fezes de pombos	Forma subclínica, infecção pulmonar Forma disseminada: meningoencefalite e pneumonia (em pacientes imunodeprimidos)	Cultura de amostra estéreis (LCR e sangue) Microscopia direta com coloração por tinta da china** Aglutinação pelo látex*** em LCR	Meningite: Anfo B (0,5 a 0,8 mg/kg/dia) + flucitosina (25 mg/kg 6/6 h) ou fluconazol 2 a 4 semanas. Manutenção com fluconazol 6 a 12 meses Pulmonar leve/moderado: fluconazol

LCR: líquido cefalorraquidiano; M.O.: medula óssea; Anfo B: anfotericina b desoxicolato; ABL: anfotericina B lipossomal.
* dosagem de anticorpos específicos, apresentam alta especificidade, porém com baixa sensibilidade, podendo apresentar resultados falso negativos.
** tão específico quanto a cultura
*** pode ser usado para controle de tratamento
Fonte: Tabela modificada a partir de Aquino et al., 2011.

Referências consultadas

1. Litvinov N, Barrientos ACM, Aquino MZ. Infecções fúngicas em pediatria. In: Marques HHS, Sakane PT, (coords.). Infectologia. 2. ed. Barueri, SP: Manole; 2017. p. 226-50. (Coleção Pediatria. Schavartsman BGS, Maluf Jr PT (eds.).

2. Kleiman MB. Histoplasma capsulatum (Histoplasmosis). In: Long SS, Pickering LK, Prober CG. Principles and practice of pediatric infectious diseases. 4. ed. 2012. p. 1224-30.
3. Mayor SAS, Framil VMS, Ruiz LBR, Zaitz C. Infecções fúngicas – micoses superficiais e profundas. In: Cestari SCP. Dermatologia pediátrica. São Paulo: Atheneu; 2012. p. 401-14.
4. Pappas PG, Kauffman CA, Andes DR et al. Clinical Practice Guideline for the Management of Candidiasis: 2016 Update by the Infectious Diseases Society of America. Clin Infect Dis. 2016 Feb 15;62(4):e1-50.
5. Patterson TF, Sutton DA. Agents of hyalohyphomycosis and phaeohyphomycosis. In: Long SS, Pickering LK, Prober CG. Principles and practice of pediatric infectious diseases. 4. ed. 2012. p. 1209-12.
6. Patterson TF, Sutton DA. Agents of mucormycosis (zygomycosis). In: Long SS, Pickering LK, Prober CG. Principles and practice of pediatric infectious diseases. 4. ed. 2012. p. 1212-5.
7. Silva MR, Castro MCR. Micoses superficiais. In: Silva MR, Castro MCR. Fundamentos da dermatologia. São Paulo: Atheneu; 2009. p. 875-93.
8. Smith PB, Steinbach WJ. Candida species. In: Long SS, Pickering LK, Prober CG. Principles and practice of pediatric infectious diseases. 4. ed. 2012. p. 1196-202.
9. Steinbach WJ. Aspergillus species. In: Long SS, Pickering LK, Prober CG. Principles and practice of pediatric infectious diseases. 4. ed. 2012. p. 1203-8.
10. Thompson GR, Prober CG, Patterson TF. Cryptococcus species. In: Long SS, Pickering LK, Prober CG. Principles and practice of pediatric infectious diseases. 4. ed. 2012. p. 1220-4.

Capítulo 94

· · · · · · · · · · · · · · · · · · ·

Doença de Kawasaki
(Síndrome do Linfonodo Mucocutâneo)

Haydee Gabriela Trigo Alfaro
Maria Fernanda Bádue Pereira

A doença de Kawasaki (DK) é uma doença febril aguda que acomete principalmente crianças menores de 5 anos. É caracterizada por uma vasculite que pode evoluir com dilatação e aneurisma em artérias coronárias em até 25% dos casos, sendo a causa mais comum de doença cardíaca adquirida em crianças nos países desenvolvidos.

O diagnóstico da DK é baseado em critérios clínicos. Febre é critério obrigatório, e o quadro febril deve ter ao menos 5 dias de duração. Além da febre, quatro dos seguintes critérios, na ausência de outra justificativa clínica, são necessários para o diagnóstico:

1. Conjuntivite bilateral não supurativa.
2. **Mucosa oral:** eritema ou fissura nos lábios, hiperemia de orofaringe, de língua ou língua em framboesa.
3. **Extremidades:** edema de mãos ou pés, eritema de palmas ou plantas ou descamação periungueal tardia.
4. Exantema polimórfico (morbiliforme, maculopapular ou escarlatiniforme).
5. Linfadenopatia cervical aguda (no mínimo um linfonodo > 1,5 cm), não supurativa, geralmente unilateral.

A DK pode ter apresentação incompleta: febre inexplicada por mais de 5 dias associada a dois dos cinco critérios anteriores, com achados laboratoriais positivos (PCR > 3 mg/dL ou VHS > 40 mm/h). DK incompleta é mais frequente nos menores de 12 meses.

Irritabilidade, vômitos, dor abdominal e diarreia são sintomas inespecíficos comuns. Taquicardia e bulha S3 audível estão muitas vezes presentes. Outros achados: uretrite com leucocitúria asséptica, uveíte anterior, disfunção hepática moderada, artrites ou artralgia, meningismo com pleocitose no liquor, efusão pericárdica, hidropsia da vesícula biliar e miocardite. O aumento das provas de fase aguda PCR e VHS nas primeiras 2 semanas e aumento do número de plaquetas (> 450.000) entre 10 e 21 dias da doença são achados descritos.

Figura 94.1. Avaliação e conduta na doença de Kawasaki incompleta.

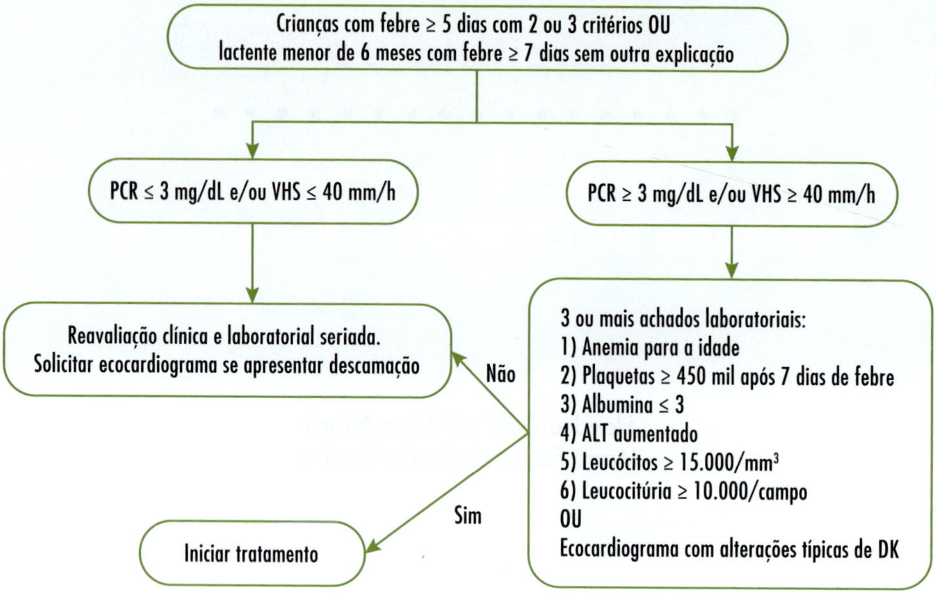

Crianças com febre ≥ 5 dias com 2 ou 3 critérios OU
lactente menor de 6 meses com febre ≥ 7 dias sem outra explicação

PCR ≤ 3 mg/dL e/ou VHS ≤ 40 mm/h

PCR ≥ 3 mg/dL e/ou VHS ≥ 40 mm/h

Reavaliação clínica e laboratorial seriada. Solicitar ecocardiograma se apresentar descamação

Não

3 ou mais achados laboratoriais:
1) Anemia para a idade
2) Plaquetas ≥ 450 mil após 7 dias de febre
3) Albumina ≤ 3
4) ALT aumentado
5) Leucócitos ≥ 15.000/mm³
6) Leucocitúria ≥ 10.000/campo
OU
Ecocardiograma com alterações típicas de DK

Sim

Iniciar tratamento

PCR: proteína C reativa; ALT: alanina aminotransferase ou transaminase glutâmico pirúvica (TGP). *Fonte:* Adaptada de McCrindle BW et al. Newburger, 2017.

Tratamento

» **Imunoglobulina humana (IGIV):** dose de 2 g/kg em dose única iniciada antes do 10º dia tem demonstrado redução do risco de dilatação de artéria(s) coronária(s) (AC) e aneurismas, além de resolução mais rápida da febre e provas inflamatórias. IGIV deve ser usada também nos quadros com mais de 10 dias de evolução com manutenção de sinais de inflamação ou desenvolvimento de dilatação de AC. Retorno ou persistência da febre 36 horas após a infusão de IGIV sugere DK resistente a IGIV. Nesta situação o diagnóstico deverá ser reavaliado, e se DK for a hipótese mais provável, realizar uma segunda dose de IGIV. Outras medicações, como a metilprednisolona (30 mg/kg/d por 1 a 3 dias) ou o infliximabe (5 mg/kg), poderão ser associados. Alguns estudos sugerem o uso de corticoide como primeira linha de tratamento para pacientes com alto risco de refratariedade à IGIV (p. ex.: criança ≤ 6 meses, crianças com aneurismas Z escore ≥ 3, crianças japonesas com escore de Kobayashi ≥ 5, entre outros).

» **Ácido acetilsalicílico (AAS):** é utilizado pelo efeito anti-inflamatório e antitrombótico, mas não há evidências de que reduza o risco de aneurisma de AC. Pode ser administrado 4 vezes ao dia em doses baixas (30 a 50 mg/kg/dia), preferidas em nosso serviço, ou altas (80 a 100 mg/kg/dia), até a melhora da febre. Deve ser reduzido para 3 a 5 mg/kg/dia, 1 vez ao dia, para ação antiagregante plaquetária posteriormente. O AAS pode ser descontinuado após 6 a 8 semanas se não houver anormalidades nas AC.

» **Ecocardiograma:** deve ser realizado no diagnóstico, 2 e 6 a 8 semanas após o diagnóstico. O seguimento dos pacientes depende do grau de envolvimento coronariano. Nos aneurismas moderados, recomenda-se a combinação de doses prolongadas de AAS e clopidogrel. No caso de aneurismas gigantes de AC (> 8 mm), a introdução de terapia anticoagulante adjuvante é necessária.

Referências consultadas

1. Committee of Infectious Diseases American Academy of Pediatrics. Red Book. 2012.
2. Cherry J, Kaplan SL, Seinbach WJ, Hotez PJ. Feigin and Cherry's Textbook of Pediatric Infectious Diseases. 7th ed. Elsevier Saunders; 2014.
3. Long S, Pickering L, Prober CH. Principles and practice of pediatric infectious diseases. Elsevier; 2012.
4. McCrindle BW et al. Newburger, diagnosis, treatment, and management of Kawasaki Disease. Circulation. 2017;135:e927-e999.

Capítulo 95

Isolamento e Precauções Especiais

Alfio Rossi Junior
Nadielle Queiroz da Silva
Juliana Valéria Souza Framil

A higienização das mãos deve ser realizada independentemente do tipo de precaução, antes e após o contato com pacientes ou fluidos corporais, mucosas, fômites, pele lesada ou após procedimentos realizados, inclusive antes da colocação e após a retirada das luvas. Pode ser realizada com solução alcoólica a 70% ou água e sabão, sendo esta última opção obrigatória se as mãos estiverem com sujidade visível. A Figura 95.1 ilustra os principais momentos preconizados pela Organização Mundial da Saúde para higiene de mãos durante o atendimento ao paciente.

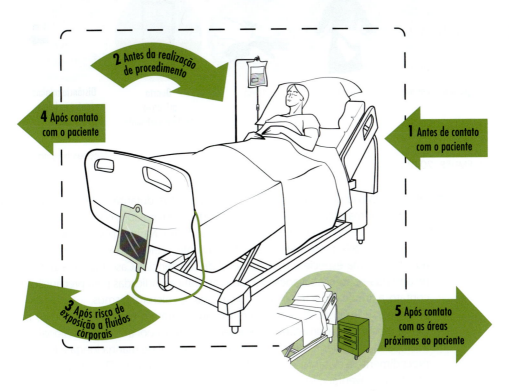

Figura 95.1. Cinco momentos para higiene de mãos durante o atendimento ao paciente, preconizados pela Organização Mundial da Saúde.

Fonte: Guia de utilização de anti-infecciosos e recomendações para prevenção de infecções hospitalares, HC-FMUSP, 2018-2020.

Além da higiene de mãos, existem medidas adicionais sobre precauções e isolamentos no ambiente hospitalar, que devem ser cumpridas por todos os profissionais da área de saúde, a fim de prevenir a disseminação de microrganismos de um paciente (colonizado ou infectado) para outro, de forma direta ou indireta. Os tipos de precauções recomendados são descritos a seguir.

1. **Precaução padrão:**
   - Representa um conjunto de medidas que devem ser aplicadas a *todos* os pacientes hospitalizados.
   - Envolve a higiene de mãos nos cinco momentos preconizados e uso de equipamentos de proteção individual (luvas, avental, máscara, óculos) de acordo com as possíveis condições de exposição (se contato com fluidos corpóreos, pele não íntegra ou mucosa, em caso de realização de procedimentos etc.).
2. **Precaução de contato:**
   - Está indicada em casos de suspeita ou confirmação de microrganismo ou doença transmissível por contato direto ou fômites.

Figura 95.2. Precauções de contato: para a prevenção da transmissão de agentes infecciosos.

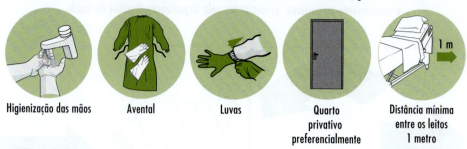

Higienização das mãos   Avental   Luvas   Quarto privativo preferencialmente   Distância mínima entre os leitos 1 metro

Fonte: Guia de utilização de anti-infecciosos e recomendações para prevenção de infecções hospitalares, HC-FMUSP, 2018-2020.

- Obrigatório uso de luvas e avental de manga longa durante todo contato com paciente ou material infectante, com descarte imediato após o uso.
- Recomenda-se quarto privativo, preferencialmente. Na indisponibilidade, orienta-se tentar deixar no mesmo quarto pacientes colonizados por um mesmo agente (mesma espécie e mesmo perfil de resistência). Caso não seja possível, recomenda-se atenção à adesão a todas as práticas indicadas para precaução de contato, a fim de evitar a transmissão cruzada de microrganismos.
- Se necessário transporte, equipamentos que entraram em contato com o paciente devem ser submetidos à desinfecção com álcool a 70%. Profissional que acompanha o paciente deve manter-se com avental de manga longa e luvas de procedimento e evitar tocar em superfícies durante o trajeto. O paciente não necessita usar avental e luva, uma vez que essa prática não previne a colonização dos mesmos e transmissão para o ambiente ou outras pessoas.
- Materiais utilizados durante o cuidado com esses pacientes (oxímetro, estetoscópio, glicosímetro etc.) devem ser submetidos à desinfecção com álcool 70% antes e após o contato com o paciente.

3. **Precaução respiratória para aerossóis:**
   - Está indicada em casos de suspeita ou confirmação de doenças transmitidas por aerossóis.

Figura 95.3. Precauções de aerossóis: partículas menores que as gotículas, para prevenção de infecções hospitalares.

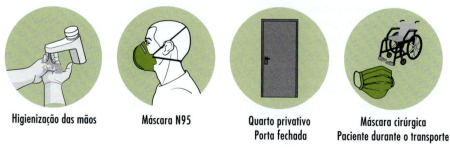

Higienização das mãos   Máscara N95   Quarto privativo Porta fechada   Máscara cirúrgica Paciente durante o transporte

Fonte: Guia de utilização de anti-infecciosos e recomendações para prevenção de infecções hospitalares, HC-FMUSP, 2018-2020.

- Paciente deve ficar em quarto privativo, preferencialmente com pressão negativa, seis trocas de ar por hora, porta fechada. Exaustão para ambiente externo.
- Obrigatória utilização de máscaras N95 ou PFF2 por acompanhantes ou profissionais, que devem ser colocadas antes de entrar no quarto e retiradas após sair. Substituí-la quando estiver úmida, com desgaste/quebra do material ou suja.
- Quando paciente for transportado, deverá sair do quarto com máscara cirúrgica, a fim de conter suas secreções.
- Visitas devem ser restritas.

4. **Precaução respiratória para gotículas:**
   - Indicada em casos de suspeita ou confirmação de doenças transmitidas por gotículas.

Figura 95.4. Precauções de gotículas para prevenção de infecções hospitalares.

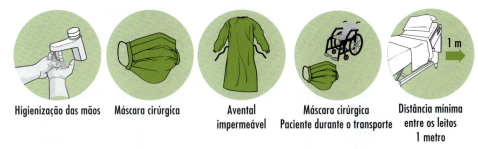

Higienização das mãos | Máscara cirúrgica | Avental impermeável | Máscara cirúrgica Paciente durante o transporte | Distância mínima entre os leitos 1 metro

Fonte: Guia de utilização de anti-infecciosos e recomendações para prevenção de infecções hospitalares, HC-FMUSP, 2018-2020.

- Obrigatória utilização de máscaras cirúrgicas por acompanhantes ou profissionais, colocadas antes de entrar no quarto e retiradas após sair.
- Recomenda-se quarto privativo. Se indisponível, preferir compartilhamento por pacientes infectados pelo mesmo agente. Caso não seja possível, recomenda-se que a distância mínima entre os leitos seja de 1 metro.
- Quando paciente for transportado, deverá sair do quarto com máscara cirúrgica, a fim de conter suas secreções.

5. **Precauções mistas:**
   - Indicada quando há suspeita ou confirmação de doença ou agente com mais de um mecanismo de transmissão, por exemplo, contato e gotículas ou contato e aerossóis. Nesses casos, as medidas descritas nas duas formas de precaução devem ser seguidas simultaneamente.

Figura 95.5. Precauções de contato e precauções para gotículas para prevenção de infecções hospitalares.

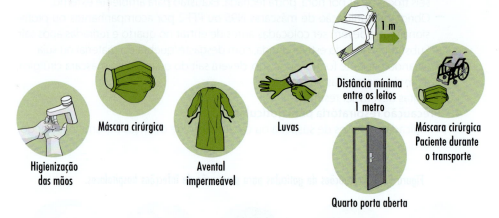

Fonte: Guia de utilização de anti-infecciosos e recomendações para prevenção de infecções hospitalares, HC-FMUSP, 2018-2020.

Figura 95.6. Precauções de contato e precauções para aerossóis para prevenção de infecções hospitalares.

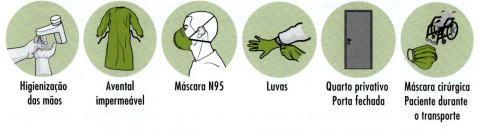

Fonte: Guia de utilização de anti-infecciosos e recomendações para prevenção de infecções hospitalares, HC-FMUSP, 2018-2020.

Quadro 95.1. Principais precauções utilizadas em síndromes ou condições clínicas com base em cuidados com a transmissão fundamentada na suspeita ou confirmação diagnóstica.

Síndrome clínica ou condição	Potencial patógeno	Precauções (precaução padrão sempre incluída)
Diarreia aguda incontinente (e/ou paciente em uso de fralda) de possível causa infecciosa	Patógeno entérico	Precaução de contato
Meningite	*Neisseria meningitidis* *Haemophilus influenzae*	Precaução para gotículas nas primeiras 24 horas de terapia antimicrobiana eficaz. Precaução de aerossóis durante procedimentos que gerem aerossóis (p. ex. IOT, aspiração traqueal em sistema aberto)

(Continua)

Quadro 95.1. Principais precauções utilizadas em síndromes ou condições clínicas com base em cuidados com a transmissão fundamentada na suspeita ou confirmação diagnóstica (continuação).

Síndrome clínica ou condição	Potencial patógeno	Precauções (precaução padrão sempre incluída)
Meningococcemia	*Neisseria meningitidis*	Precaução para gotículas nas primeiras 24 horas de terapia antimicrobiana eficaz. Precaução de aerossóis durante procedimentos que gerem aerossóis (p. ex. IOT, aspiração traqueal em sistema aberto)
Tuberculose	*M. tuberculosis*	Se pulmonar ou laríngea: precaução para aerossóis Outras formas: precaução aerossóis se suspeita de doença pulmonar ativa e de contato + aerossóis se potencial drenagem de fluidos corporais infectados
Vírus varicela-zóster	Varicela	Varicela: precaução respiratória para aerossóis + contato até lesões ficarem crostosas Herpes-zóster, localizado, em imunocompetente: contato
	Herpes-zóster	Herpes-zóster, disseminado ou localizado em imunocomprometido: contato e aerossóis. Evitar entrada de indivíduos susceptíveis (não vacinados ou que não apresentaram a doença)
*Colonização ou infecção por patógenos multirresistentes		*Consultar normas da CCIH para o setor/hospital

Fonte: Guia de utilização de anti-infecciosos e recomendações para prevenção de infecções hospitalares, HC-FMUSP, 2018-2020.

Referências consultadas

1. Guia de utilização de anti-infecciosos e recomendações para prevenção de infecções hospitalares, HC FMUSP, 2018-2020.
2. Guideline for isolation precautions: preventing transmission of infectious agents in healthcare settings, CDC, 2011.

Capítulo 96
Acidentes com Material Biológico

Alfio Rossi Junior
Nadielle Queiroz da Silva
Juliana Valéria Souza Framil

Exposições ocupacionais a material biológico potencialmente contaminado são acidentes frequentes em profissionais de saúde. Materiais biológicos de possível exposição: sangue, fluidos orgânicos potencialmente infectantes (sêmen, secreção vaginal, liquor, líquido sinovial, pleural, peritoneal, pericárdico e amniótico), fluidos orgânicos potencialmente não infectantes (suor, lágrima, fezes, urina e saliva – exceto se contaminados com sangue).

Os ferimentos com material perfurocortante são os mais comuns, e a transmissão de HIV, hepatite B (HBV) e hepatite C (HCV) são as principais preocupações. Dependendo do risco da exposição (tipo de acidente, tamanho da lesão, volume de sangue envolvido, condições do paciente-fonte), pode ser indicada profilaxia pós-exposição.

A incidência de soroconversão após acidente percutâneo com paciente-fonte HCV positivo é em média de 1,8% (pode variar de 0% a 7%). No caso de HBV, se o paciente for HBeAg positivo, o risco de hepatite clínica varia entre 22% a 31% e o da evidência sorológica de infecção, de 37% a 62%. Quando o paciente-fonte apresenta somente HBsAg (HBeAg negativo), o risco de hepatite clínica varia de 1% a 6% e o de soroconversão, de 23% a 37%. Quanto ao HIV, o risco de transmissão após acidentes percutâneos é de 0,3% e 0,09% após exposição em mucosas.

» **Como proceder em casos de acidente:**
   A) Cuidados imediatos com a área exposta:
   - Lavar o local exposto com água corrente abundante e sabão nos casos de exposições percutâneas ou cutâneas; não realizar expressão do local; soluções irritantes são contraindicadas.
   - Nas exposições de mucosas, lavar exaustivamente com água ou com soro fisiológico.

   B) O funcionário acidentado deve entrar em contato com sua chefia imediata ou supervisão de enfermagem para receber orientações quanto ao fluxograma de atendimento de acidentes com material biológico.

   C) Acidentes com material biológico são considerados emergência médica, uma vez que para se obter maior eficácia, as intervenções para profilaxia da infecção pelo HIV e hepatite B necessitam ser iniciadas logo após a ocorrência do acidente.

   D) Durante a consulta, deverá ser avaliada a natureza do acidente.

Quadro 96.1. Avaliação do acidente: caracterização do risco de transmissão de doenças por tipo de material e de exposição.

Materiais cuja exposição está relacionada a ALTO risco de transmissão de HIV, HBV, HCV	Sangue, sêmen, fluidos vaginais, líquidos de serosas (peritoneal, pleural, pericárdico), líquido amniótico, liquor, líquido articular, leite materno
Materiais SEM risco de transmissão do HIV	Suor, lágrima, fezes, urina, vômitos, saliva, secreções nasais
Tipo de exposição relacionado a risco ELEVADO de transmissão de HIV, HBV, HCV	Percutânea, contato com mucosas, contato com pele não íntegra, mordedura com presença de sangue
Tipo de exposição SEM risco de transmissão do HIV, HBV, HCV	Contato com pele íntegra, mordedura sem presença de sangue

Fonte: Guia de utilização de anti-infecciosos e recomendações para prevenção de infecções hospitalares, HC-FMUSP, 2018-2020.

E) É importante conhecer a sorologia do paciente-fonte (HIV, HBV, HCV) e do acidentado no dia 0 do acidente, através da solicitação dos seguintes exames:

Quadro 96.2. Avaliação de sorologias de Hepatite B e C e de HIV da pessoa exposta e do paciente-fonte.

	Exames solicitados
Paciente-fonte	• Teste rápido HIV • Sorologia HIV (ELISA) • Teste rápido AgHBs • Sorologia HBV: anti-HBc total, AgHBs • Sorologia anti-HCV
Pessoa exposta	• Teste rápido HIV • Sorologia HIV (ELISA) • Teste rápido AgHBs • Sorologia HBV: anti-HBc total, AgHBs, anti-HBs • Sorologia anti-HCV

Fonte: Guia de utilização de anti-infecciosos e recomendações para prevenção de infecções hospitalares, HC-FMUSP, 2018-2020.

F) A depender do *status* sorológico da pessoa exposta e paciente-fonte, será definida a necessidade de drogas para profilaxia pós-exposição (PEP), vacinação ou uso de imunoglobulinas.

Quadro 96.3. Tratamento da pessoa exposta com drogas para profilaxia pós-exposição (PEP), ou vacinação ou imunoglobulinas.

Paciente-fonte	Pessoa exposta	Conduta
HIV negativo	HIV negativo	PEP não está indicada, contudo, poderá ser indicada em caso de exposição de risco pelo paciente-fonte nos últimos 30 dias (ou 90 dias se realizado teste por fluido oral), pelo risco de resultados falsos negativos no período de janela imunológica
HIV positivo	HIV positivo	PEP não está indicada. Encaminhar pessoa exposta para tratamento da infecção pelo HIV
HIV positivo	HIV negativo	PEP indicada se considerada exposição de risco (segundo tipo de acidente e material exposto)
Desconhecido	HIV negativo	Em qualquer situação de exposição de risco (segundo tipo de exposição e material exposto) em que a infecção do paciente-fonte não puder ser descartada, a PEP está indicada
AgHBs positivo ou desconhecido	AgHBs negativo e não vacinado ou vacinado e anti-HBs < 10 Ui/mL	Encaminhar ao CRIE para recebimento de imunoglobulina humana anti-hepatite B e iniciar vacinação
AgHBs positivo ou desconhecido	AgHBs negativo e vacinação incompleta	Encaminhar ao CRIE para recebimento de imunoglobulina humana anti-hepatite B e completar vacinação
AgHBs positivo ou desconhecido	AgHBs negativo e vacinação completa e anti-HBs > 10 Ui/mL	Nenhuma medida adicional
AgHBs negativo	AgHBs negativo e não vacinado ou com vacinação incompleta	Encaminhar para iniciar ou completar esquema vacinal
AgHBs negativo	AgHBs negativo e vacinação completa (3 doses), porém anti--HBs < 10 Ui/mL	Encaminhar para realização de segundo ciclo de vacinação
AgHBs negativo	AgHBs negativo e vacinação completa (6 doses), porém anti--HBs < 10 Ui/mL	Nenhuma medida adicional
AgHBs negativo, positivo ou desconhecido	AgHBs positivo	Encaminhar para especialista, a fim de avaliar necessidade de tratamento de hepatite B (doença prévia ao acidente)

(Continua)

Quadro 96.3. Tratamento da pessoa exposta com drogas para profilaxia pós-exposição (PEP), ou vacinação ou imunoglobulinas (continuação).

Paciente-fonte	Pessoa exposta	Conduta
Anti-HCV positivo	Anti-HCV negativo	Não existe profilaxia específica. Recomenda-se acompanhamento sorológico
Anti-HCV negativo ou positivo	Anti-HCV positivo	Encaminhar para especialista para avaliar necessidade de tratamento (HCV contraído previamente à exposição)

Fonte: Guia de utilização de anti-infecciosos e recomendações para prevenção de infecções hospitalares, HC-FMUSP, 2018-2020.

» Se possível, a primeira dose da hepatite B deverá ser aplicada no primeiro atendimento.
» A imunoglobulina humana anti-hepatite B deve ser aplicada, idealmente, nas primeiras 48 horas após a exposição e tem seu benefício comprovado se realizada em até 7 dias para exposições percutâneas.

G) A prescrição da PEP deve acontecer o mais precocemente possível, idealmente nas primeiras 2 horas após a exposição, podendo ser prescrita em até 72 horas. O esquema preferencial é realizado com lamivudina, tenofovir e dolutegravir e a duração do esquema deve ser de 28 dias.

Quadro 96.4. Esquemas de profilaxia pós-exposição ocupacional ao HIV.

Situação	Esquema proposto (duração de 28 dias)
Esquema preferencial	Lamivudina + tenofovir + dolutegravir
Gestantes a partir da 14ª semana	Lamivudina + tenofovir + raltegravir
Impossibilidade ao tenofovir	Zidovudina + lamivudina + dolutegravir
Impossibilidade ao dolutegravir	Lamivudina + tenofovir + atazanavir + ritonavir
Impossibilidade ao atazanavir	Lamivudina + tenofovir + darunavir + ritonavir
Pessoa-fonte multiexperimentada	Iniciar esquema preferencial e encaminhar a pessoa exposta para um infectologista especialista o mais rápido possível para adequação do esquema, se necessário

Fonte: Guia de utilização de anti-infecciosos e recomendações para prevenção de infecções hospitalares, HC-FMUSP, 2018-2020.

H) O acompanhamento do indivíduo que se acidentou será para acompanhar efeitos colaterais durante o tratamento e mantido por no mínimo 6 meses (0 – 1 – 3 – 6 meses), caso a fonte seja HIV, HBV e/ou HCV positivos.

Referências consultadas

1. Guia de utilização de anti-infecciosos e recomendações para prevenção de infecções hospitalares, HC-FMUSP, 2018-2020.
2. Protocolo clínico e diretrizes terapêuticas para profilaxia pós-exposição (PEP) de risco à infecção pelo HIV, IST e hepatites virais. Ministério da Saúde; 2018.

Parte 7

· · · · · · · · · · ·

Cardiologia Pediátrica

Coordenação

Magda Maria Sales Carneiro Sampaio

Parte 7

Cardiologia Pediátrica

Coordenação

Magda Maria Sales Carneiro Sampaio

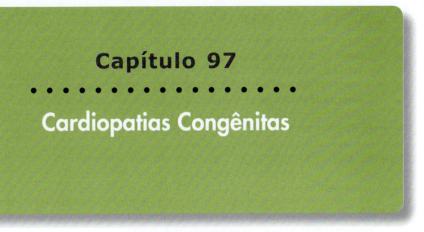

Capítulo 97
Cardiopatias Congênitas

Jaqueline Wagenfuhr
Camila Lúcia Dedivitis Tiossi Wild

Cardiopatias congênitas acianogênicas

São subdivididas de acordo com fatores clínicos e anatomofuncionais em: desvio do fluxo de sangue da esquerda para a direita (cardiopatias com hiperfluxo pulmonar) e lesões obstrutivas em câmaras cardíacas direitas e esquerdas.

Desvio do fluxo de sangue da esquerda para a direita (cardiopatias com hiperfluxo pulmonar)

Comunicação interatrial (CIA)

- » **Clínica:** varia de acordo com a anatomia; quando há comunicações maiores, pode-se encontrar dispneia, fadiga e redução da capacidade física.
- » **Exame cardiológico:** sopro sistólico ejetivo (estenose pulmonar relativa), melhor audível em área pulmonar, pode-se ouvir sopro diastólico, tipo ruflar, em área tricúspide em casos de fluxo intenso da esquerda para a direita. Desdobramento de segunda bulha amplo e constante, invariável com a respiração.
- » **Radiografia do tórax:** aumento da área cardíaca (átrio direito e ventrículo direito), arco médio abaulado e trama vascular pulmonar que varia de acordo com a repercussão do defeito.
- » **Eletrocardiograma (ECG):** sobrecarga de ventrículo direito, cuja morfologia característica nas derivações precordiais direitas assume aspecto polifásico (rSr' ou rSR') e de baixa voltagem com eixo QRS desviado para a direita.
- » **Ecocardiograma (ECO):** dimensões aumentadas de câmaras direitas e movimento paradoxal do septo interventricular; permite também, além da identificação, a visualização e medidas quantitativas do fluxo e pressão arterial pulmonar.
- » **Tratamento:** correção cirúrgica precoce de defeito quando há comprometimento severo.

Comunicação interventricular (CIV)

Os defeitos de septo ventricular são as cardiopatias mais frequentes, classificadas de acordo com a localização – perimembranosa, muscular e subarterial.

- » **Clínica:** dependem do tamanho do defeito e presença de lesões associadas; quando maiores, pode-se encontrar taquidispneia, broncoespasmo, infecções de repetição, déficit ponderoestatural e insuficiência cardíaca congestiva por sobrecarga de volume.
- » **Exame cardiológico:** sopro holossistólico regurgitativo no mesocárdio e irradiado pelo precórdio, *ictus* desviado para baixo pelo aumento do ventrículo esquerdo, segunda bulha hiperfonética e com desdobramento curto pela hipertensão pulmonar e hiperfluxo.
- » **Radiografia do tórax:** aumento da área cardíaca (ventrículo esquerdo) e trama vascular pulmonar que varia de acordo com a repercussão.
- » **ECG:** sobrecarga de ventrículo esquerdo ou biventricular; a sobrecarga ventricular direita sugere estenose pulmonar.
- » **ECO:** local da comunicação interventricular (CIV), tamanho e hiperfluxo pulmonar, além dos valores de pressões de artérias pulmonares e sistólicas de ventrículos.
- » **Tratamento:** ocorre fechamento espontâneo em 50% a 60% dos casos. Nos casos mais graves, faz-se restrição hídrica e manejo clínico da insuficiência cardíaca congestiva (ICC). A cirurgia deve ser realizada de preferência até os 2 primeiros anos de vida em pacientes com hiperfluxo pulmonar importante.

Persistência do canal arterial (PCA)

Representa a conexão entre a circulação pulmonar e a aorta presente na circulação fetal, cujo fechamento habitualmente ocorre até 12 horas de vida no recém-nascido a termo e mais tardiamente no recém-nascido pré-termo.

Se o canal for pequeno, o fluxo esquerda-direita terá pouca importância, sem repercussão hemodinâmica; se o canal for grande, haverá hiperfluxo pulmonar com sobrecarga de volume do átrio direito e ventrículo esquerdo e desenvolvimento de ICC.

- » **Clínica:** descompensação cardíaca precoce no prematuro. No neonato nascido a termo, os sintomas tendem a ser mais tardios e costumam aparecer no final do primeiro mês de vida, uma vez que a resistência pulmonar é mais alta e o *shunt* esquerda-direita é menor.
- » **Exame cardiológico:** pulsos amplos e de alta amplitude. Sopro sistólico em região infraclavicular e esquerda, com irradiação para dorso, que se torna contínuo com o crescimento da criança.
- » **Radiografia do tórax:** aumento da área cardíaca e trama vascular pulmonar.
- » **ECG:** sobrecarga de ventrículo direito no início devido à resistência vascular elevada no recém-nascido pré-termo; posterior sobrecarga de ventrículo esquerdo à medida que a resistência pulmonar diminui.
- » **ECO:** avalia diâmetro e fluxo através do canal.
- » **Tratamento clínico:** restrição hídrica, diuréticos, indometacina (inibidor de prostaglandina, fecha o canal em 80% dos casos) e suporte clínico.
- » **Contraindicações para uso de indometacina:** creatinina maior de 1,8 mg/dL; ou débito urinário menor que 1 mL/kg/hora, presença de sangramento, sepse, plaquetopenia e hiperbilirrubinemia.
- » **Efeitos colaterais da indometacina:** diminuição da taxa de filtração glomerular, sangramento gastrointestinal e aumento de enterocolite necrosante.
- » **Tratamento cirúrgico:** ligação cirúrgica do ducto.

Defeito do septo atrioventricular

Pode ser de maneira parcial ou total, apresenta associação à síndrome de Down em 60% dos casos.

- » **Parcial (presença de dois orifícios mitral e tricúspide)**
  - – **Exame clínico:** sintomas raros na infância; posteriormente há hiperfluxo pulmonar, com hipertensão pulmonar e insuficiência cardíaca.

- **Exame cardiológico:** sopro sistólico de moderada intensidade em área pulmonar, sopro mesodiastólico em área tricúspide e segundo ruído hiperfonético, com desdobramento constante e fixo.
- **Radiografia do tórax:** aumento da área cardíaca (átrio e ventrículo direito) e trama vascular pulmonar (50% dos casos).
- **ECG:** bloqueio divisional anterossuperior e aumento de espaço PR e sobrecarga direita.
- **ECO:** define CIA *ostium primum*, baixa do septo interatrial. Não há CIV. Avalia presença de *clift* da valva mitral e duplo orifício valvar.
- **Tratamento:** cirúrgico, com atriosseptoplastia e rafia da valva mitral, geralmente em idade escolar ou lactente se houver repercussão.

» **Total (orifício único com valva atrioventricular única)**
- **Exame clínico:** sintomas após primeiro mês de vida.
- **Exame cardiológico:** abaulamento precordial e sopro holossistólico em borda esternal esquerda baixa em regurgitação; porém, se a comunicação é ampla, passa a ser inaudível com primeira bulha acentuada na área tricúspide e segunda bulha hiperfonética na área pulmonar.
- **Radiografia do tórax:** aumento da área cardíaca (quatro câmaras) e trama vascular pulmonar e tronco pulmonar, com dilatação do arco médio.
- **ECG:** bloqueio divisional anterossuperior e sobrecarga biventricular; ou bloqueio atrioventricular de primeiro grau ou ramo direito.
- **ECO:** analisa tamanho da CIA e CIV, valva atrioventricular, anatomia dos folhetos, implantação das cordas da valva AV, arquitetura dos músculos papilares e alongamento da via de saída ventricular esquerda (*goose neck*).
- **Tratamento:** manejo da ICC e profilaxia de endocardite. Correção cirúrgica precoce com correção total entre 6 e 8 meses de idade.

Lesões obstrutivas em câmaras cardíacas direitas e esquerdas

Estenose pulmonar

Defeitos na valva pulmonar e seu anel, na região infundibular ou acima do anel pulmonar.
» **Exame clínico:** nas obstruções importantes encontram-se dispneia, fadiga e cianose, que pioram ao esforço físico.
» **Exame cardiológico:** primeira bulha acentuada na área tricúspide e segunda bulha na área pulmonar, com estalido protossistólico pulmonar e sopro sistólico em ejeção no segundo espaço intercostal esquerdo irradiado para região infraclavicular esquerda e, às vezes, pescoço. Na estenose severa, o sopro encobre as bulhas e o frêmito estará presente; na discreta, ouve-se estalido protossistólico.
» **Radiografia do tórax:** área cardíaca normal e dilatação pós-estenótica do tronco da pulmonar (elevado) e hipertrofia de ventrículo direito.
» **ECG:** desvio de eixo para a direita, ondas T positivas em derivações direitas e aparecimento de onda Q em V1 associada à sobrecarga atrial direita.
» **ECO:** análise da valva pulmonar, mobilidade e espessura dos folhetos valvares, tamanho do anel valvar, dilatação pós-estenótica, gradiente transvalvar, hipertrofia ventricular direita e obstruções sub e supravalvares.
» **Tratamento:** valvoplastia com cateter e balão cirúrgico precoce, profilaxia para endocardite. Em estenose pulmonar associada a cianose ocorre melhora com prostaglandina E1.

Estenose aórtica

» **Exame clínico:** aparecimento súbito de ICC (com taquicardia e síncope nos casos mais severos), edema pulmonar e às vezes colapso periférico.

- » **Exame cardiológico:** frêmito sistólico sobre área aórtica, fúrcula e cervical, com estalido protossistólico aórtico e mitral e sopro rude em ejeção de máxima intensidade sobre rebordo esternal direito.
- » **Radiografia do tórax:** área cardíaca normal nas estenoses discretas, dilatação aórtica e hipertrofia de ventrículo esquerdo nas estenoses graves.
- » **ECG:** desvio de eixo para a esquerda e aparecimento de onda R em V5 e V6 e S profunda em V1 e V2, com padrão de *strain* e alteração de repolarização ventricular.
- » **ECO:** análise de valva aórtica, mobilidade e espessura dos folhetos valvares, tamanho do anel valvar, dilatação pós-estenótica, gradiente transvalvar, hipertrofia ventricular esquerda e obstruções sub e supravalvares.
- » **Tratamento:** seguimento clínico e profilaxia para endocardite. Nas estenoses críticas, trata-se primeiro ICC, com preparo para tratamento cirúrgico.

Coartação de aorta

Estreitamento ou obstrução do arco aórtico, que pode ser pré-canal, justa-canal e pós--canal. Ocorre em 8% a 10% das crianças.

- » **Exame clínico:** dentre os sintomas mais comuns encontram-se, no recém-nascido, ICC por circulação colateral pobre e fechamento do canal arterial; em crianças maiores, tontura, cefaleia, dispneia, fraqueza em membros inferiores.
- » **Exame cardiológico:** pulsos assimétricos, pressão arterial nos membros inferiores com diferença maior de 10 mmHg em relação aos membros superiores. Primeira bulha hiperfonética na área mitral com estalido protossistólico aórtico e sopro sistólico em ejeção, irradiação para região cervical e área interescapular posterior esquerda em crianças pequenas.
- » **Radiografia do tórax:** em crianças maiores, área cardíaca normal ou aumentada, com dilatação da aorta ascendente.
- » **ECG:** sobrecarga à direita até 3 meses de idade e à esquerda em crianças maiores.
- » **ECO:** análise da conformação da aorta, local e extensão da obstrução e defeitos associados.
- » **Tratamento:** correção operatória se ICC em período neonatal e, se assintomático, considerar eletivo. Em neonato com obstrução importante, introduzir prostaglandina até a definição cirúrgica.

Cardiopatias congênitas cianogênicas

Tetralogia de Fallot

Comunicação interventricular, obstrução do trato de saída do ventrículo direito, dextro-posição da aorta e hipertrofia de ventrículo direito.

- » **Exame clínico:** o grau de obstrução da via de saída do ventrículo direito vai determinar o grau de cianose. Se estenose discreta, o *shunt* será da esquerda para a direita, logo, a criança será acianótica; se nível de obstrução crescente, o *shunt* direita para a esquerda aumentará, com consequente cianose. Nos casos de menor gravidade, o paciente apresenta apenas cianose periférica, em mucosa, lábios e leitos ungueais, e nos casos mais graves apresentam baqueteamento de dedos e hipodesenvolvimento físico.
- » **Exame cardiológico:** segunda bulha é única (componente aórtico audível), com sopro sistólico ejetivo audível entre segundo e quarto espaço intercostal esquerdo. Quando a obstrução é importante, o sopro é curto e suave. Pode ocorrer frêmito em borda esternal esquerda média ou baixa.
- » **Radiografia do tórax:** área cardíaca normal ou pouco aumentada, com dilatação do botão aórtico, arco médio escavado e ponta cardíaca acima do diafragma, arco aórtico 25% para a direita (coração em *sabot*), vasos e hilos pulmonares pouco desenvolvidos.

- » **ECG:** eixo desviado para a direita, com morfologia em V1 tipo Rs ou R; V6 com S dominante, hipertrofia ventricular direita.
- » **ECO:** aspectos anatômicos dos defeitos, avaliação do tamanho da CIV, grau de dextroposição da aorta, estenose valvar pulmonar e infundibular e diâmetro do tronco e ramos pulmonares e presença de defeitos associados.
- » **Tratamento:** cirúrgico paliativo (aumentar o fluxo pulmonar – operação de Blalock-Taussig/abaixo de 6 meses) ou corretivo (entre 3 meses e 1 ano).

Crise hipóxica

Ocorre em lactentes, com maior incidência entre 2 e 4 meses. Resultado de obstrução do trato de saída direita ou diminuição da resistência sistêmica, que causam aumento do *shunt* direita-esquerda através da CIV. Clinicamente haverá hiperpneia (respiração rápida e profunda), irritabilidade e choro prolongado, aumento da cianose e diminuição da intensidade do sopro cardíaco. As crises ocorrem pela manhã após choro, alimentação ou defecação. Uma crise severa leva a síncopes, convulsões e até morte.

- » **Tratamento:** oxigênio, posição genupeitoral, propranolol (diminui a frequência cardíaca e a resistência vascular), morfina, bicarbonato e correção da anemia.

Transposição das grandes artérias (TGA)

Localização anterior da aorta em relação ao tronco pulmonar, com discordância ventriculoarterial, porém mantendo relação atrioventricular normal. Para sobrevida, é necessário que haja mistura sanguínea através de CIA, CIV e PCA. Variável de acordo com o grau de mistura sanguínea entre as circulações, dependendo dos fatores anatômicos e funcionais.

TGA com septo interventricular íntegro (fluxo pulmonar aumentado e pequena mistura interatrial)

- » **Exame clínico:** paciente com quadro de acrocianose com piora gradativa devido ao fechamento do canal arterial, evoluindo com insuficiência cardiorrespiratória.
- » **Exame cardiológico:** sopro sistólico em ejeção e de intensidade variável em área pulmonar, com segunda bulha única (se existe persistência do canal arterial, o sopro é contínuo).
- » **ECG:** desvio de eixo para a direita, com sobrecarga ventricular direita e V1 com morfologia Rs e R, com T positiva em V1 e V2.

TGA com CIV grande (fluxo pulmonar aumentado e grande mistura circulatória)

- » **Exame clínico:** paciente inicia quadro aproximadamente na 3ª semana de vida com ICC, taquicardia e taquipneia.
- » **Exame cardiológico:** sopro contínuo de alta frequência e de localização paraesternal esquerda baixa, com segunda bulha hiperfonética em área pulmonar e tricúspide.
- » **ECG:** sobrecarga de câmaras esquerdas e ventrículo direito, além de encontrar Rs em V1 ou RS com ondas amplas em V5 e V6, com qRs.

TGA com obstrução de saída do VE (fluxo sanguíneo pulmonar aumentado ou diminuído)

- » **Exame clínico:** paciente com cianose, mas com equilíbrio de fluxos pulmonar e sistêmico.
- » **Exame cardiológico:** quando tem grande estenose, surge desbalanço de fluxo e aparece sopro sistólico mesocárdico com irradiação para borda esternal direita alta.

- » **Radiografia do tórax:** nos primeiros dias de vida normal, evoluindo com área cardíaca aumentada às custas de ventrículo e átrio direito.
- » **ECO:** diagnóstico da discordância ventricular arterial, tamanho do ventrículo esquerdo, curvatura do septo interventricular, anatomia valvular atrioventricular e região subvalvar pulmonar, anomalias associadas e segmentos próximos das artérias.
- » **Tratamento**
  - – **Clínico:** uso de prostaglandina E1 para manter o canal pérvio; correção de acidose metabólica, distúrbios hidroeletrolíticos, glicose e cálcio, oxigênio terapia, atriosseptostomia com cateter balão ou lâmina (Rashkind ou Park). Se ICC, digoxina e diurético.
  - – **Cirúrgico:** o mais usado é a cirurgia de Jatene: secção das artérias aorta e pulmonar acima das válvulas e troca de posição, com deslocamento das coronárias, com outras alternativas como Senning (inversão atrial) ou Rastelli (desembocando a veia subclávia direta diretamente na aorta).

Drenagem anômala total de veias pulmonares

Ausência de conexão entre as veias pulmonares e o átrio esquerdo, podendo ser acompanhada de CIV, CIA e atresia de tricúspide e tetralogia de Fallot. Deve haver forame patente ou defeito do septo atrial para sobrevida.

- » **Exame clínico:** normalmente pacientes assintomáticos ao nascimento, se não houver obstrução severa; os sintomas aparecem após o 1º mês de vida, com cansaço às mamadas, baixo ganho ponderal e infecções pulmonares de repetição. Na forma obstrutiva, os sintomas são precoces, com cianose e ICC grave. O enchimento cardíaco está comprometido e o débito cardíaco, reduzido. A evolução clínica é rápida e há grande chance de óbito se não tratada.
- » **Exame cardiológico:** abaulamento precordial, impulsões sistólicas visíveis. Na forma obstrutiva, apresenta primeira bulha aumentada na área tricúspide e segunda bulha desdobrada, com terceira bulha frequente e aparecimento de sopro de ejeção em área pulmonar e sopro mesodiastólico em área tricúspide.
- » **Radiografia do tórax:** nas não obstrutivas, a área cardíaca é pouco aumentada, com aumento de tronco pulmonar. Quando há conexão supracardíaca em veia cava superior, configura-se a clássica imagem "em oito" ou "boneco de neve". Nas obstrutivas, há importante congestão venocapilar pulmonar, com área cardíaca aumentada.
- » **ECG:** sobrecarga direita com desvio, onda p pontiaguda em DII e qR em V1 e V4.
- » **ECO:** aumento de átrio direito e ventrículo direito, tronco pulmonar, hipertensão pulmonar, ausência de conexão das veias pulmonares em átrio esquerdo, CIA, identificação do trajeto venoso anômalo, câmara venosa comum posterior ao átrio esquerdo sem conexão com o mesmo e defeitos associados.
- » **Tratamento:** alta taxa de mortalidade, necessidade de manejo clínico da ICC e tratamento cirúrgico precoce. Em paciente com CIA pequena, pode-se fazer atriosseptostomia com balão como medida paliativa.

Atresia tricúspide

Ausência de conexão entre átrio direito e ventrículo direito, com hipoplasia de ventrículo direito e às vezes atresia pulmonar. A sobrevida depende de defeitos associados que permitem mistura de sangue entre as duas circulações: CIA, CIV e PCA.

- » **Exame clínico:** cianose intensa e hipoxemia nos primeiros dias de vida, principalmente após fechamento do canal arterial. Podem ocorrer crises hipóxicas, infecções de repetição e hipertensão pulmonar.

» **Exame cardiológico:** primeira bulha mais intensa em área mitral, segunda bulha única e presença de sopro sistólico em mesocárdio se associado a CIV, acompanhado de frêmito. Em alguns casos ocorre aparecimento de terceira bulha e sopro diastólico por hiperfluxo em válvula mitral.

» **Radiografia do tórax:** área cardíaca normal ou aumentada (átrio direito ou ventrículo esquerdo) e hilos pulmonares pouco desenvolvidos.

» **ECG:** sobrecarga atrial direita associada à sobrecarga ventricular esquerda, com bloqueio divisional anterossuperior esquerdo.

» **ECO:** permite diagnóstico anatômico completo e tamanho de CIA e CIV, relação vasos da base e persistência de cava superior esquerda, artérias proximais pulmonares.

» **Tratamento:** no período neonatal, iniciar prostaglandina e otimizar manejo clínico para preparo para abordagem cirúrgica. Se CIA restritiva, recomendada a atriosseptostomia pela técnica de Rashkind. A cirurgia corretiva dependerá da faixa etária: em menores de 6 meses é realizado Blalock-Taussig modificado; em maiores de 6 meses, Glenn com anastomose entre a veia cava superior e a artéria pulmonar; em maiores de 2 anos, cirurgia de Fontan.

Referências consultadas

1. Ebaid M, Atik E, Ikari NM, Afiure JY. Cardiologia em pediatria: temas fundamentais. 2000.
2. Farah MCK, Villela GC. Cardiopatia congênita. In: Borges ES (org.). Manual de Cardiologia: diagnóstico e tratamento [Internet]. 2001.
3. Gillette PC. Pediatric cardiac intensive care. In: Chang AC, Hanley FL, Wernovsky G, Wessel DL (eds.). Baltimore: Williams & Wilkins. Clinical Cardiology. 1999;22(6):437.
4. Santana MVT. Cardiopatias congênitas no recém-nascido. São Paulo: Atheneu; 2000.

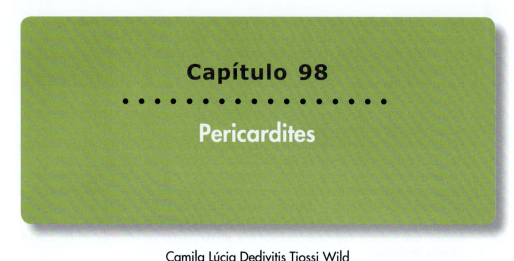

Camila Lúcia Dedivitis Tiossi Wild
Jaqueline Wagenfuhr

Conceito

Reação inflamatória do pericárdio resulta em um aumento do fluido no espaço pericárdico, podendo ser: seroso, fibrinoso, hemorrágico ou purulento. Em sua evolução pode ser reabsorvido ou resultar em espessamento pericárdico.

Quadro clínico

É determinado pela velocidade de acúmulo do fluido, grau de espessamento pericárdico e complacência pericárdica.

A clínica inicial apresenta precordialgia, que melhora na posição sentada ou inclinado para frente, piora na inspiração profunda ou decúbito dorsal e pode estar associada a tosse, dispneia e febre.

Em casos extremos pode ocorrer o tamponamento cardíaco, em que a diminuição do enchimento ventricular na diástole e as elevadas pressões venosas sistêmicas e pulmonares provocam redução do débito cardíaco e ao choque.

Exame físico

Ao exame físico, podemos notar: hipofonese de bulhas cardíacas, pulsos finos, taquicardia, turgência de veias cervicais e aumento do pulso paradoxal.

No tamponamento cardíaco o aumento da pressão venosa pode causar hepatomegalia, edema periférico, pulso paradoxal (redução acentuada da pressão arterial sistêmica sistólica durante a inspiração). Paciente pode apresentar-se cianótico e dispneico.

Classificação etiológica

A etiologia do derrame pericárdico pode ser: idiopática, infecciosa, por doenças reumatológicas, metabólico-endocrinológica (uremia, hipotireoidismo, quilopericárdio), hemato-oncológica (diátese hemorrágica, neoplasias), hipersensibilidade (pós-pericardiectomia), agentes físicos (trauma, radioterapia), agentes químicos (procainamida, hidralazina, fenilbuta-zona, isoniazida, quimioterápicos), dissecção de aorta, doença de Kawasaki etc.

Exames complementares

» **Radiografia do tórax:** pode estar normal ou apresentar aumento da área cardíaca em forma de moringa d'água, apagamento dos seios cardiofrênicos e dos ângulos entre o coração e as estruturas contíguas.
» **Eletrocardiograma (ECG):** no início da dor, 90% pode apresentar supradesnivelamento de ST, exceto em aVR e V1. Alguns dias depois nota-se o retorno do ST à linha de base, achatamento e posterior inversão da onda T. A reversão da onda T é visualizada semanas ou meses depois.
» **Ecocardiograma (ECO):** ausência de ecos no espaço pericárdico e distribuição espacial do fluido-loculações. O derrame pericárdico surge inicialmente na parede posterior do ventrículo esquerdo, como uma pequena efusão com separação na sístole e diástole. É classificado de acordo com a largura do espaço pericárdico na diástole – pequeno: < 10 mm; moderado: 10 a 20 mm; e importante: > 20 mm.

Exames séricos

O hemograma pode sugerir a etiologia do derrame de acordo com seu padrão. PCR e VHS podem apresentar aumento discreto em doenças virais e significativas em doença autoimune e na tuberculose.

Os marcadores de lesão miocárdica (troponina I e CK-MB) podem estar elevados mesmo sem miocardite aparente. Fatores preditivos de pior prognóstico estão indicados no Quadro 98.1.

Quadro 98.1. Fatores preditivos de pior prognóstico de lesão miocárdica.

Maiores	Menores
Febre ≥ 38 °C	Miopericardite
Início subagudo	Trauma
Derrame pericárdico importante	Uso de imunossupressão
Tamponamento cardíaco	Uso de anticoagulação oral
Nenhuma resposta aos anti-inflamatórios não hormonais por 1 semana	

Fonte: Departamento de Cardiologia – ICr-FMUSP.

Tratamento

O tratamento consiste em repouso relativo na dor, fármacos anti-inflamatórios (AAS, ibuprofeno e corticosteroides) e antibioticoterapia por 4 a 6 semanas na suspeita de pericardite bacteriana.

A pericardiocentese é indicada na investigação etiológica e no tamponamento. Na análise do líquido pericárdico devem ser solicitados bacterioscopia e culturas (aeróbios, anaeróbios, fungos e bacilo de Koch), citologia, bioquímica e aspecto do líquido (amarelo-citrino em pericardites virias e tuberculose; purulento em quadros bacterianos; e hemorrágicos em neoplasias).

Referências consultadas

1. Allen HD, Driscoll DJ, Shaddy RE, Feltes TF. Moss & Adams' heart disease in infants, children, and adolescents: including the fetus and young adult. 8th ed. Lippincott Williams & Wilkins. 2013. p. 1350-1363.
2. Guberman BA, Fowler NO, Engel PJ, Gueron M, Allen JM. Cardiac tamponade in medical patients. Circulation. 1981;64(3):633-640.
3. Maisch B, Seferovic PM, Ristic AD et al. Guidelines on the diagnosis and management of pericardial diseases executive summary: The Task Force on the Diagnosis and Management of Pericardial Diseases of the European Society of Cardiology. Eur Heart J. 2004;25(7):587-610.

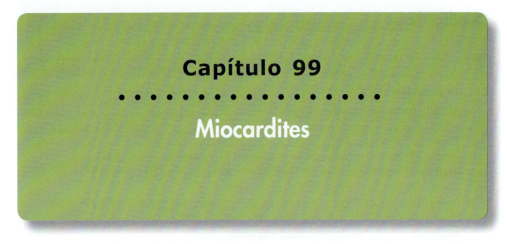

Capítulo 99
Miocardites

Camila Lúcia Dedivitis Tiossi Wild
Jaqueline Wagenfuhr

Definição

Inflamação do miocárdio comprometendo parênquima e interstício de maneira aguda ou crônica associada à necrose miocelular. Causa mais frequente de miocardiopatia dilatada na infância.

Etiologia

- » **Infecciosas**
  - Vírus (enterovírus: Coxsackie A e B e ECHOvírus; retrovírus-HIV; DNA vírus), bactérias, Rickettsia ou outros parasitas.
- » **Não infecciosas**
  - quimioterápicos, por exemplo, antracíclicos, cisplatina etc.;
  - toxinas, etanol, cocaína;
  - doenças autoimunes e colagenoses;
  - doença de Kawasaki, arterite de Takayasu;
  - rejeição a transplante;
  - periparto.

Patogênese

Na fase aguda, que tem duração de 15 dias, ocorre replicação viral com efeito citopático direto do vírus no miócito que resulta em necrose e morte miocelular. Na fase subaguda, com duração de 1 a 3 meses, nota-se infiltrado polimorfonuclear.

História

As faixas etárias predominantes são lactentes e pré-escolares. Geralmente com história de infecção viral prévia antecedendo o quadro de insuficiência cardíaca congestiva.

Quadro clínico

Taquicardia, fadiga, estase jugular, dispneia, arritmias, hepatoesplenomegalia, dores generalizadas e alteração da perfusão.

Exames subsidiários

» **Biópsia endomiocárdica:** exame padrão ouro, de acordo com os Critérios de Dallas classifica histopatologicamente a miocardite.
» **Eletrocardiograma (ECG):** alteração difusa da repolarização (ST achatados, T achatada ou inversa), arritmias cardíacas (extrassístoles, bloqueios atrioventriculares).
» **Radiografia do tórax:** aumento da área cardíaca, aumento da trama pulmonar (infiltrado intersticial difuso, linhas B de Kerley, cisurite.
» **Ecocardiograma (ECO):** avalia grau de disfunção ventricular esquerda e anatomia cardíaca, descarta outras causas de miocardiopatia dilatada; origem anômala da coronária esquerda, obstruções do ventrículo esquerdo.
» **Enzimas cardíacas:** ocorre aumento de CKMB no início do quadro, fase de necrose miocelular.
» **Radionucleoisótopos:** gálio 67 detecta processo inflamatório crônico, é pouco específico e bem sensível. É o exame de eleição para detectar atividade da doença. O índio (In) 111 – Ac antimiosina cardíaca possui alta sensibilidade para necrose miocárdica, pouco específico.

Tratamento

O tratamento da miocardite tem base no suporte clínico da insuficiência cardíaca congestiva. Porém alguns cuidados específicos da fase inflamatória da doença devem ser tomados:

» **Digitálicos:** maior risco de intoxicação; na miocardite há menos miócitos viáveis (utilizar menor dosagem na fase aguda, em torno de 50% da dose habitual).
» **Vasodilatadores:** captopril é o de escolha pois diminui a necrose miocárdica (reduz radicais livres de O_2).
» **Betabloqueadores:** carvedilol é indicado na severa disfunção sistólica de ventrículo esquerdo.

Tratamento específico

Depende do estágio da doença: fase aguda e fase subaguda.

» **Fase aguda (até 30 dias)**
 – antiviral até 2 semanas;
 – interferon α;
 – hiperimunoglobulina;
 – ganciclovir.
» **Fase subaguda**
 – **Imunossupressão**
  – Crianças tem boa resposta à imunossupressão, apenas em casos selecionados; contraindicada em infecções secundárias.
  – Deve ser iniciada depois da fase aguda, devido à replicação viral intensa, portanto deve ter seu início após o 30º dia de doença.
 – **Critérios de inclusão para imunossupressão**
  – cintilografia cardíaca com gálio positiva após 30 dias do início da doença;
  – miocardites agudas associadas a doenças conectivas;
  – miocardites por tuberculose com evolução ruim.

- **Esquema de imunossupressão**
  - Associação de prednisona 2,5 mg/kg/dia + azatioprina 2,5 mg/kg/dia por 6 meses com regressão da dose de prednisona após o 3º mês.

Referências consultadas

1. Allen HD, Driscoll DJ, Shaddy RE, Feltes TF. Moss & Adams' heart disease in infants, children, and adolescents: including the fetus and young adult. Lippincott Williams & Wilkins. 8th ed. 2013. p. 1247-1266.
2. Canter CE, Simpson KE. Diagnosis and treatment of myocarditis in children in the current era. Circulation. 2014;129(1):115-128.

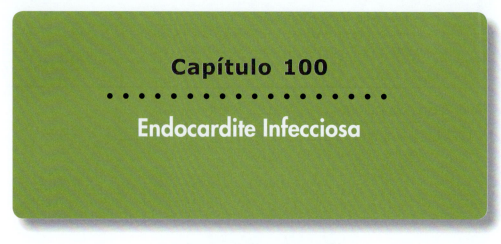

Camila Lúcia Dedivitis Tiossi Wild
Jaqueline Wagenfuhr

Definição

Processo inflamatório do endocárdio, sobretudo nas valvas cardíacas, causado por agentes infecciosos.

Etiologia

Fontes que favorecem a infecção:
» Manipulação dentária e procedimentos cirúrgicos de modo geral.
» Alterações hemodinâmicas decorrentes de defeitos cardíacos provocando *shunts*, com fluxo turbulento, sendo capaz de causar microulcerações que podem ser mais tarde sítios de infecção.
» Agentes infecciosos mais comuns:
  - *Streptococcus viridans* (60%);
  - *Staphylococcus* spp. (25% a 30%);
  - *Enterococcus* (4%);
  - fungos (5%);
  - outros agentes, como vírus (Coxsackie) e micobactérias (Chlamydia), são menos frequentes.

Patogênese

O mecanismo mais frequente de lesão endotelial é decorrente de turbulência do fluxo sanguíneo. Em crianças pequenas, os defeitos cardíacos são mais propícios para formação da endocardite. Nos adolescentes há predomínio das doenças valvares para lesão endotelial e posterior infecção provocando endocardite.

Diagnóstico

O diagnóstico é feito de acordo com os Critérios de Duke, sendo analisados aspectos clínicos e laboratoriais da doença.

Quadro clínico

O quadro clínico é variável, com comprometimento de sistema pulmonar, cardíaco, oftalmológico, renal e neurológico. A presença de mudança de padrão de um sopro na ausculta ou um sopro novo ocorre em 85% dos casos. As manifestações cutâneas são encontradas em 50% dos casos, como petéquias e nódulos em palmas de mãos e pés (de Osler); e as lesões retinianas, em 5% (manchas de Roth). Manifestações neurológicas ocorrem em 20% dos casos, como aneurismas e arterites, caracterizadas por cefaleia, convulsões e alterações sensitivas e motoras. Como sintomas sugestivos de processo infeccioso, o paciente apresenta febre, calafrios, sudorese, vômitos e sinais de toxemia.

Análise laboratorial

Na análise laboratorial, é importante a coleta de hemocultura para isolamento do microrganismo, que no hemograma pode apresentar leucocitose, anemia e trombocitopenia. As provas de atividades inflamatórias, como VHS e PCR, costumam estar aumentadas. No exame de urina I pode ocorrer hematúria e proteinúria.

Exames de imagem

» **Ecocardiograma transtorácico (ETT):** importante para o diagnóstico, prognóstico, avaliação de complicações e seguimentos dos pacientes. Temos três achados clássicos indicativos de endocardite: presença de vegetações; abscessos; ou de deiscência de prótese valvar.
» **Ecocardiograma transesofágico (ETE):** indicado para os casos que a janela torácica não é adequada (geralmente crianças maiores e adolescentes).

Complicações

» **Embolia:** risco aumentado nos primeiros 15 dias de diagnóstico da doença, com redução após o tratamento antimicrobiano. As vegetações pedunculadas, aderidas no folheto anterior da valva mitral e maiores de 10 mm são as principais características do risco de embolia.
» **Abscesso valvar:** o risco de abscesso acometendo valvas cardíacas naturais ou protéticas está associado à infecção por *S. aureus*. Pode provocar alterações no ritmo cardíaco, inclusive bloqueios atrioventriculares, e tem indicação cirúrgica.

Tratamento

O tratamento tem base na estabilização hemodinâmica, erradicação do agente etiológico por antibioticoterapia adequada e tratamento cirúrgico em casos selecionados (prótese, tromboses recidivantes, abscessos, insuficiência cardíaca refratária à medicação e falha no tratamento clínico).

Referências consultadas

1. Allen HD, Driscoll DJ, Shaddy RE, Feltes TF. Moss & Adams' heart disease in infants, children, and adolescents: including the fetus and young adult. Lippincott Williams & Wilkins. 8th ed. 2013. p. 1363-1376.
2. Baltimore RS, Gewitz M, Baddour LM, Beerman LB, Jackson MA, Lockhart PB, Willoughby Jr R. Infective endocarditis in childhood: 2015 update: a scientific statement from the American Heart Association. Circulation. 2015;132(15):1487-1515.

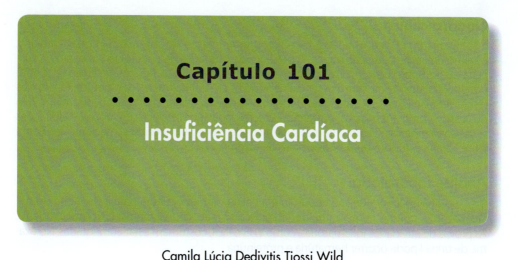

Capítulo 101

Insuficiência Cardíaca

Camila Lúcia Dedivitis Tiossi Wild
Jaqueline Wagenfuhr

Definição

Síndrome clínica causada por anormalidade cardíaca que gera respostas hemodinâmica, renal e neuro-hormonal.

Etiologia

A insuficiência cardíaca pode ser ocasionada por sobrecarga de volume, sobrecarga de pressão, alterações na frequência cardíaca, distúrbios primários do músculo cardíaco ou obstrução do retorno venoso pulmonar.

Diagnóstico clínico

» **Decorrentes do baixo débito cardíaco e alteração de função miocárdica:** cardiomegalia, taquicardia, ritmo de galope, pulsos diminuídos, sudorese, irritabilidade, sonolência, fraqueza, cianose e oligúria.
» **Decorrentes de congestão pulmonar:** taquipneia, respiração ruidosa, sibilos, estertores subcrepitantes, cianose, deformidades torácicas e infecção pulmonar.
» **Decorrentes de congestão venocapilar sistêmica:** estase jugular, edema, anorexia, náusea e vômitos.

Nos recém-nascidos, são necessários quatro sinais: cardiomegalia, taquicardia, hepatomegalia e taquipneia.

Tratamento

Para alívio dos sinais e sintomas da congestão venosa sistêmica e pulmonar, melhorar performance cardíaca e perfusão periférica aumentando o suprimento de oxigênio tecidual e diminuindo seu consumo.

Medidas gerais

» Repouso e sedação.
» Decúbito elevado.
» Manter temperatura corporal.
» Oxigênio.
» Nutrição adequada.
» Correção de distúrbios acidobásicos e hidroeletrolíticos.
» Controle da anemia (manter Hb > 10 mg/dL).
» Medidas específicas para processos infecciosos associados.

Medidas específicas

» Digitálicos: aumentam a contratilidade do miocárdio.
» Agentes simpatomiméticos: aumentam a força de contração do miocárdio.
» Inibidores da fosfodiesterase: aumentam o inotropismo e a vasodilatação arterial e venosa.
» Diuréticos: maximizam perda de água, inibindo a reabsorção tubular de sódio.
» Vasodilatadores: redução de pré-carga e pós-carga e remodelação miocárdica.
» Tratamento da patologia de base.

Referências consultadas

1. Jayaprasad N. Heart failure in children. Heart views: the official journal of the Gulf Heart Association. 2016;17(3):92-99. doi:10.4103/1995-705X.192556.
2. Masarone D, Valente F, Rubino M, Vastarella R, Gravino R, Rea A, Limongelli G. Pediatric heart failure: a practical guide to diagnosis and management. Pediatrics & Neonatology. 2017;58(4):303-312.

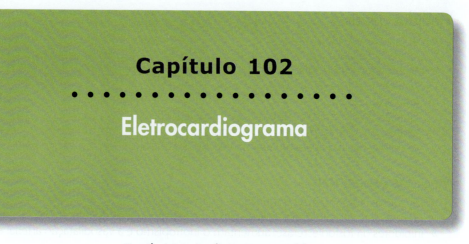

Capítulo 102

Eletrocardiograma

Camila Lúcia Dedivitis Tiossi Wild
Jaqueline Wagenfuhr

Introdução

O eletrocardiograma (ECG) é um exame subsidiário de grande valia na prática pediátrica. Sua interpretação varia conforme a idade em razão de mecanismos fisiológicos do desenvolvimento do recém-nascido, do lactente e da criança.

Ao nascer, temos o predomínio do ventrículo direito (VD) decorrente do padrão fetal, com uma relação entre VD e VE na ordem de 1,3:1, que, com o evoluir das adaptações pulmonares e cardiocirculatórias, se inverte para o ventrículo esquerdo (VE).

Exame

Na rotina são registradas 12 derivações com velocidade padrão de 25 mm/s. Velocidades maiores de 50 mm/s facilitam a determinação de medidas e identificação do traçado eletrocardiográfico (Figura 102.1).

Figura 102.1. Traçado eletrocardiográfico.

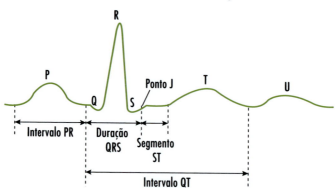

Fonte: Feldman J, Goldwasser GP. Eletrocardiograma: recomendações para a sua interpretação. Rev. SOCERJ 2004;17(4):251-256.

A) Análise – sempre levar em consideração:
- » Ampla variação de valores na população normal.
- » Características do ECG são dependentes da idade e frequência cardíaca (FC).
- » Limitação do exame decorrente da geometria da parede torácica.
- » Medidas de intervalo raramente são as mesmas.

B) Interpretação – sistematização do ECG:
- » FC e ritmo.
- » Despolarização ventricular (QRS).
- » Repolarização ventricular (segmento ST e onda T).
- » Condução atrioventricular (AV).
- » Hipertrofias.

Os valores dos intervalos, eixo e amplitude do traçado do ECG são variáveis na prática pediátrica (Tabela 102.1), podendo-se aplicar de modo prático os seguintes valores:
- » **Intervalo PR:** 70 a 200 m/s.
- » **Eixo QRS:** recém-nascido: +60° a +160°; lactente: 0° a +120°; criança: 0° a +90; adulto: −30° a +90°.
- » **Duração QRS:** < 80 m/s.
- » **Amplitude da onda T:** 1/3 a ½ da amplitude do intervalo QRS.

Tabela 102.1. Medidas de ECG selecionadas em pacientes pediátricos normais.

	0 a 3 dias	3 a 30 dias	1 a 6 meses	6 a 12 meses	1 a 3 anos	3 a 5 anos	5 a 8 anos	8 a 12 anos	12 a 16 anos
FC bpm	90 a 160	90 a 180	105 a 185	110 a 170	90 a 150	70 a 140	65 a 135	60 a 130	60 a 120
PR m/s	80 a 160	70 a 140	70 a 160	70 a 160	80 a 150	80 a 160	90 a 160	90 a 170	90 a 180
QRS m/s	25 a 75	25 a 80	25 a 80	25 a 75	30 a 75	30 a 75	30 a 80	30 a 85	35 a 90
Eixo QRS	60 a 195	65 a 185	10 a 120	10 a 100	10 a 100	10 a 105	10 a 135	10 a 120	10 a 130
QRS-V1									
Q (mV)	0	0	0	0	0	0	0	0	0
R (mV)	0,5 a 2,6	0,3 a 2,3	0,3 a 2,0	0,2 a 2,0	0,2 a 1,8	0,1 a 1,8	0,1 a 1,5	0,1 a 1,2	0,1 a 1,0
S (mV)	0 a 2,3	0 a 1,5	0 a 1,5	0 a 1,8	0,1 a 2,1	0,2 a 2,1	0,3 a 2,4	0,3 a 2,5	0,3 a 2,2
QRS-V6									
Q (mV)	0 a 0,2	0 a 0,3	0 a 0,25	0 a 0,3	0 a 0,3	0,02 a 0,35	0,02 a 0,45	0,01 a 0,3	0 a 0,3
R (mV)	0 a 1,1	0,1 a 1,3	0,5 a 2,2	0,5 a 2,3	0,6 a 2,3	0,8 a 2,5	0,8 a 2,6	0,9 a 2,5	0,7 a 2,4
S (mV)	0 a 1,0	0 a 1,0	0 a 1,0	0 a 0,8	0 a 0,6	0 a 0,5	0 a 0,4	0 a 0,4	0 a 0,4
T-V1 (mV)	−0,4 a 0,4	−0,5 a 0,1	−0,6 a 0,1	−0,6 a 0,1	−0,6 a 0,1	−0,6 a 0	−0,5 a 0,2	−0,4 a 0,3	−0,4 a 0,3

Fonte: Adaptada de Davignon A, Rautaharju P, Barselle E et al., 1979-80. Valores aproximados reportados como 2% a 98%.

Frequência cardíaca e ritmo

A FC é amplamente variável na faixa etária pediátrica, oscilando na primeira semana de vida entre 120 e 130 bpm, podendo ser superior no recém-nascido prematuro.

Valores superiores a 200 a 220 bpm indicam taquiarritmia, enquanto inferiores a 60 bpm indicam bradiarritmia.

A mensuração da FC pode ser feita pela seguinte regra prática:

FC = 1.500/número de quadradinhos (unidade de Ashman) entre 2 complexos QRS.

O ritmo cardíaco sinusal regular é o padrão da normalidade, sendo identificado pela relação das ondas P positivas precedendo o complexo QRS nas derivações DI e aVF (Figura 102.2).

Figura 102.2. Derivação DI em criança de 12 anos.
Taquicardia sinusal/FC: 150 bpm com onda P positiva precedendo o complexo QRS.

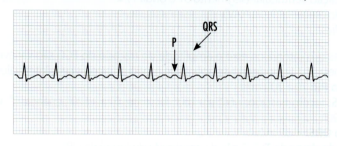

Fonte: Departamento de Cardiologia – ICr.

Despolarização ventricular (Intervalo QRS)

A) Duração do complexo QRS:
» Curta: < 80 m/s de 0 a 8 anos e < 90 m/s na infância e adolescência.

B) Eixo QRS:
» Derivações DI e aVF representam abscissa e ordenada, respectivamente, e são as diretrizes da determinação do eixo (sistema de 6 eixos – Figura 102.3).

Figura 102.3. Sistema de 6 eixos.

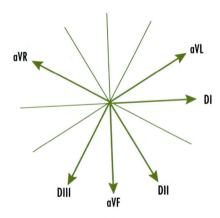

Fonte: Reis HJL et al. ECG: manual prático de eletrocardiograma. São Paulo: Atheneu; 2013.

» **Determinação do quadrante (QRS):** QRS em DI e aVF gera quatro possibilidades de quadrante (Figura 102.4).

Figura 102.4. Eixo elétrico.

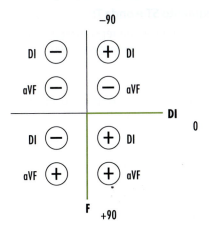

Fonte: Reis HJL et al. ECG: manual prático de eletrocardiograma. São Paulo: Atheneu; 2013.

» Determinado o quadrante, analisar QRS nas derivações unipolares e bipolares (DI a aVF) qual complexo é mais isoelétrico e seguir sua perpendicular no quadrante – temos o eixo do complexo QRS.

C) Onda Q:
» São comuns em crianças, sendo consideradas patológicas quando sua amplitude é maior que 40 m/s.
» Ondas Q profundas nas derivações II, III, aVF, V5 e V6 são indicativas de hipertrofia ventricular esquerda.

D) Onda R:
» Até os 3 meses de vida há predomínio de VD, observando-se onda R ampla em V1 (onda R > S).
» Após os 4 anos de idade a onda R começa a diminuir de amplitude em V1, até haver inversão da amplitude e onda R < S.

Figura 102.5. ECG – Derivação V1: Recém-nascido sem cardiopatia apresentando R > S (Predomínio do VD).

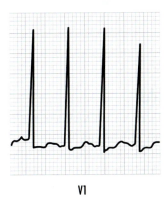

Fonte: Departamento de Cardiologia ICr.

Repolarização ventricular

A) Anormalidades do segmento ST e onda T:

» Várias causas provocam alteração da repolarização ventricular: distúrbios eletrolíticos, infarto do miocárdio, fármacos, anormalidades neurológicas, miocardites, pericardites.

B) Intervalo QT:

» Depende da idade e da FC.
» QT corrigido (QTc): determina o intervalo para qualquer FC.
» QTc = QT/raiz quadrada do intervalo R-R.
» QTc ≤ 400 m/s – Normal.
» QTc ≥ 480 m/s – Anormal.
» O aumento do intervalo QT pode ser observado na hipocalcemia à custa do prolongamento do segmento ST.

C) Onda T:

» Mantém-se negativa em V1 durante toda a infância, quando positiva indica sinal de patologia em quase 100% dos casos.
» Ondas T apiculadas e simétricas podem indicar distúrbios eletrolíticos (p. ex., hipercalemia).
» Ondas T achatadas nas derivações precordiais indicam uma alteração difusa da repolarização sendo achado frequente nas miocardites.

Figura 102.6. Onda T apiculada e simétrica típico de hiperpotassemia. Observe também a baixa amplitude da onda P e o prolongamento da duração do complexo QRS.

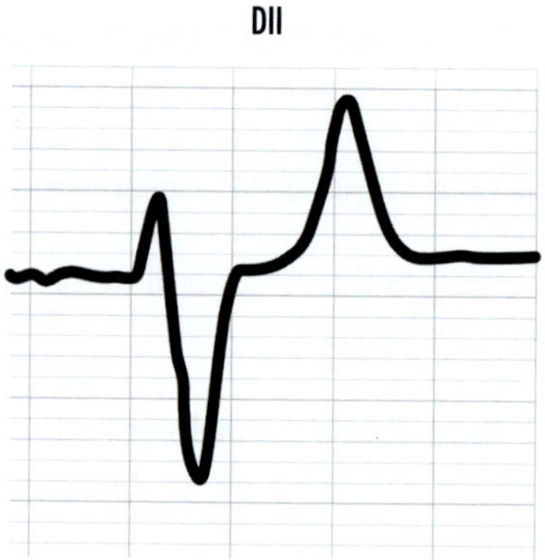

DII

Fonte: Departamento de Cardiologia ICr.

Condução atrioventricular

A) Intervalo PR prolongado: bloqueio atrioventricular (BAV).

» BAV 1º grau: prolongamento do intervalo PR acima de 200 m/s.
» BAV 2º grau: déficit de condução intermediário, alguma atividade atrial é conduzida aos ventrículos. A cada 2 a 3 ondas P temos um complexo QRS.
» BAV 3º grau: nenhuma atividade elétrica é conduzida dos átrios para os ventrículos.

B) Intervalo PR curto:

» Na criança é encontrado na síndrome de Wolff-Parkinson-White, em que temos uma via anômala conduzindo o impulso elétrico do átrio para o ventrículo.

Hipertrofia e aumento de câmeras

A) Crescimento do átrio direito

» Aumento da amplitude da onda P (> 2,5 mm em DII e V1).
» Forma pontiaguda da onda P (DII, DIII, F e V1).
» Desvio do vetor médio de P para a direita (60° a 90°).

B) Crescimento do átrio esquerdo

» Aumento na duração da onda P (> 0,10 s nas bipolares).
» Presença de entalhes bem marcados, separados por mais de 0,03 s na onda P DI e DII, podendo ocorrer P mitrale.
» desvio do eixo elétrico do vetor médio de P para a esquerda (30° a 0°).
» Predomínio da fase negativa em V1 (índice de Morris).

C) Crescimento do ventrículo direito

» Eixo desviado para direita (entre 90° e 180°, nos RN o eixo pode chegar até em 160° em razão da hipertensão pulmonar).
» Presença de onda R ampla em V1, V2.
» Presença de onda S profunda em V5, V6.
» Onda T positiva em V1.

D) Crescimento do ventrículo esquerdo

» Eixo desviado para esquerda (entre 0° e –90°, nos RN um eixo entre 0° e 30° pode sugerir sobrecarga esquerda).
» Presença de bloqueio divisional anterossuperior esquerdo (BDAS) (eixo acima de –30°).
» Presença de onda S profunda em V1, V2.
» Presença de onda R ampla em V5, V6.
» Onda T negativa em V5 e/ou V6, podendo acompanhar de supra/infradesnivelamento do segmento ST (padrão Strain).

Referências consultadas

1. Davignon A, Rautaharju P, Barselle E et al. Normal ECG standards for infants and children. Pediatr Cardiol. 1979-80;1:123-34.
2. Ebaid M. Cardiologia em pediatria. Temas fundamentais. São Paulo: Roca; 2000.
3. Gelzayd EA, Holzman D. Electrocardiographic changes of hyperkalemia simulating acute myocardial infarction. Report of case. Dis Chest. 1967;51(2):211-2.
4. Nadas AS, Fyler DC. Pediatric cardiology. W.B. Saunders Company; 1972.

Parte 8

• • • • • • • • • • •

Pneumologia Pediátrica

Coordenação

Magda Maria Sales Carneiro Sampaio

Capítulo 103

· · · · · · · · · · · · · · · · · ·

Infecção de Vias Aéreas Superiores

Silvia Onoda Tomikawa Tanaka

As infecções das vias aéreas superiores (IVAS) são um dos problemas mais comuns encontrados em serviços pediátricos. As crianças apresentam em média seis a oito IVAS por ano, sendo:

Rinofaringite aguda

- » **Etiologia:** rinovírus, parainfluenza, influenza, coronavírus, vírus sincicial respiratório (VSR), enterovírus, adenovírus, metapneumovírus.
- » **Quadro clínico:** coriza, obstrução nasal, espirros, tosse seca, febre de intensidade variável, odinofagia, mal-estar e mialgia. A duração média é de 7 a 10 dias.
- » **Diagnóstico:** essencialmente clínico.
- » **Tratamento:** repouso, hidratação, higiene nasal com solução isotônica, antitérmicos e analgésicos. Estudos em crianças com anti-histamínico, descongestionante nasal, antitussígeno e corticoide oral não demonstraram benefício comprovado até o momento. Antibióticos não previnem infecções bacterianas secundárias e podem promover resistência bacteriana.
- » **Complicações comuns:** sinusite e otite média aguda.

Síndrome gripal

- » **Etiologia:** influenza.
- » **Quadro clínico:**
  - – **Síndrome gripal:** febre de início súbito, acompanhada de tosse ou odinofagia e pelo menos um dos seguintes sintomas: cefaleia, mialgia ou artralgia. Em crianças com menos de dois anos de idade, considera-se febre de início súbito e sintomas respiratórios (tosse, coriza e obstrução nasal), na ausência de outro diagnóstico específico.
  - – **Síndrome respiratória aguda grave (SRAG):** indivíduo de qualquer idade, com síndrome gripal e que apresente dispneia ou sinais de gravidade (saturação de

SpO$_2$ < 95% em ar ambiente, sinais de desconforto respiratório ou aumento da frequência respiratória, piora das condições clínicas da doença de base, hipotensão arterial).
» **Fatores de risco para complicações:** crianças menores de dois anos, idosos, grávidas e puérperas, população indígena, portadores de pneumopatias (incluindo asma), cardiopatias (excluindo hipertensão arterial), nefropatias, hepatopatias, doenças hematológicas, distúrbios metabólicos, transtornos neurológicos que podem comprometer a função respiratória ou aumentar o risco de aspiração, imunossupressão e obesidade.

Tratamento

» **Paciente com fator de risco:** sintomáticos, hidratação e Oseltamivir, que pode ser prescrito de forma empírica e independente da situação vacinal, mesmo após 48 horas do início dos sintomas.
» **Paciente sem fatores de risco:** sintomáticos e hidratação. A prescrição de Oseltamivir ocorre com base em julgamento clínico, preferencialmente nas primeiras 48 horas do início da doença.
» **Síndrome respiratória aguda grave (SRAG):** suporte clínico, internação hospitalar e prescrição de Oseltamivir.

Tabela 103.1. Posologia do Oseltamivir.

Droga	Faixa etária		Tratamento
Fosfato de Oseltamivir (Tamiflu®)	Adulto		75 mg, 12 em 12 horas por 5 dias
	Criança maior de um ano de idade	< 15 kg	30 mg, de 12 em 12 horas por 5 dias
		> 15 a 23 kg	45 mg, de 12 em 12 horas por 5 dias
		> 23 a 40 kg	60 mg, de 12 em 12 horas por 5 dias
		> 40 kg	75 mg, de 12 em 12 horas por 5 dias
	Criança menor de um ano de idade	< 3 meses	12 mg, de 12 em 12 horas por 5 dias
		3 a 5 meses	20 mg, de 12 em 12 horas por 5 dias
		6 a 11 meses	25 mg, de 12 em 12 horas por 5 dias

Fonte: Anvisa (Agência Nacional de Vigilância Sanitária).

Faringoamigdalite aguda estreptocócica

Acomete com maior frequência crianças acima de três anos, com pico de incidência entre 5 e 10 anos.
» **Etiologia:** estreptococo beta-hemolítico do grupo A (*S. pyogenes*).
» **Quadro clínico:** febre alta, dor de garganta, prostração, cefaleia, vômitos, dor abdominal. No exame físico há hipertrofia e hiperemia de amígdalas, podendo haver exsudato purulento, petéquias no palato e adenomegalia cervical bilateral.
» **Diagnóstico:** o diagnóstico definitivo é realizado por meio de teste rápido de identificação direta e cultura de orofaringe.
» **Tratamento:** repouso, hidratação, alimentos pastosos e frios, analgésicos e antitérmicos. As penicilinas são os antibióticos de primeira escolha: Amoxicilina 40 a 50 mg/kg/dia via oral por 10 dias, ou Penicilina G Benzatina na dose 600.000 UI IM (se peso < 27 kg), ou 1.200.000 UI IM (se peso > 27 kg) em dose única.

» **Complicações:** abscesso periamigdaliano, febre reumática e glomerulonefrite difusa aguda.

Sinusite bacteriana aguda

Infecção bacteriana dos seios paranasais, com duração menor do que 30 dias.

» **Etiologia:** *S. pneumoniae, H. influenzae, M. catarrhalis* e *S. aureus*.

» **Quadro clínico:** persistência de tosse, congestão e secreção nasal por mais de 10 dias; evolução bifásica (piora dos sintomas após melhora clínica) ou piora progressiva dos sintomas. Crianças maiores podem apresentar cefaleia, edema palpebral, prostração, dor dentária ou na região dos seios afetados. No exame físico observa-se congestão da mucosa nasal, presença de secreção purulenta no meato médio e, na orofaringe, gotejamento purulento pós-nasal.

» **Diagnóstico:** clínico. O estudo radiológico de seios da face não é necessário, a não ser que haja suspeita de complicações.

» **Tratamento:** repouso, lavagem nasal com solução salina, analgésicos e antitérmicos. Descongestionantes tópicos, sistêmicos e corticoides orais não têm benefício comprovado. Os antibióticos de primeira escolha são Amoxicilina e Amoxicilina associada ao ácido clavulânico. A duração do tratamento é controversa, é recomendável fazer uso do medicamento até sete dias após a melhora dos sintomas, com duração mínima de 10 dias.

» **Complicações:** sinusite crônica, osteíte frontal, osteomielite maxilar, abscesso orbitário, meningite, trombose de seio cavernoso e sagital, abscesso epidural, empiema subdural e abscesso cerebral.

Laringite viral aguda (crupe viral)

Inflamação viral da porção subglótica da laringe, mais frequente em lactentes e pré-escolares, com pico aos dois anos de idade.

» **Etiologia:** parainfluenza (mais comum), VRS, rinovírus, influenza e adenovírus.

» **Quadro clínico:** coriza, tosse e febre, seguido de tosse ladrante, rouquidão, disfonia, estridor respiratório e sinais de insuficiência respiratória.

» **Diagnóstico:** clínico. Radiografia de região cervical pode apresentar diminuição da luz do segmento subglótico (sinal da ponta do lápis).

» **Tratamento:** hidratação e inalação com soro fisiológico. A corticoterapia diminui a duração e gravidade do quadro, podendo-se utilizar dexametasona 0,15 a 0,6 mg/kg (via oral ou intramuscular) dose única ou prednisolona 1 a 2 mg/kg/dia via oral por 3 dias. Nos casos moderados a graves, a inalação com adrenalina (L-epinefrina 1% ou racêmica 2,25%) é indicada para reduzir rapidamente o edema subglótico; nesses casos, a criança precisa ficar em observação de 2 a 3 horas após o medicamento.

Otite média aguda (OMA)

» **Etiologia:** *S. pneumoniae, H. influenzae* não tipável e *M. catarrhalis*, VRS, influenza, parainfluenza, rinovírus e adenovírus.

» **Quadro clínico:** abaulamento e hiperemia da membrana timpânica, otalgia, otorreia, irritabilidade, febre. A resolução espontânea é menos provável em crianças menores de dois anos.

» **Tratamento:** analgésicos e antitérmicos. Os anti-histamínicos e descongestionantes nasais não têm benefício comprovado. Pacientes com sintomas mais graves, envolvimento bilateral dos ouvidos e idade menor de dois anos têm indicação de antibioticoterapia. Pode-se optar por conduta expectante por 48 horas em pacientes maiores de dois anos, com quadros leves e unilaterais. O antibiótico de escolha é a Amoxicilina ou Amoxicilina associada ao ácido clavulânico. A duração da antibioticoterapia varia com a idade: < 2 anos = 10 dias, 2 a 5 anos = 7 dias, > 6 anos = 5 a 7 dias.

» **Complicações:** mastoidite, labirintite, meningite, abscesso intracraniano, trombose de seio lateral.

Referências consultadas

1. Arroll B. Non-antibiotic treatments for upper-respiratory tract infections (common cold). Respir Med. 2005;99(12):1477-84.
2. Horsh AL, Jackson MA, Hicks LA. Principles of judicious antibiotic prescribing for upper respiratory tract infections in pediatrics. Pediatrics. 2013;132(6):1146-54.
3. Morris P. Upper respiratory tract infection (including otitis media). Pediatr Clin N Am. 2009;56(1):101-17.
4. Pitrez PMC, Pitrez JLB. Infecções agudas das vias aéreas superiores – diagnóstico e tratamento ambulatorial. J. Pediatr (Rio de Janeiro). 2003;79:S77-S86.
5. Protocolo de tratamento da influenza. 2013. Ministério da Saúde. Disponível em: http://bvs-ms.saude.gov.br/bvs/publicacoes/protocolo_tratamento_influenza.pdf.
6. Wald ER, Applegate KE, Bordley C et al. Clinical practice guideline for the diagnosis and management of acute bacterial sinusitis in children aged 1 to 18 years. Pediatrics. 2013;132(1):e262-80.
7. Zeng L, Zhang L, Hu Z et al. Systematic review of evidence-based guidelines on medication therapy for upper respiratory tract infection in children with AGREE instrument. PLoS One. 2014;20;9(2):e87711.

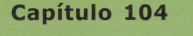

Capítulo 104
Sibilância Recorrente

Karina Pierantozzi Vergani
Miriam Cardoso Neves Eller

A sibilância é um sintoma comum na infância, sendo queixa frequente nos consultórios de pediatras e especialistas. Geralmente, está associada à hiper-responsividade brônquica, mas também pode estar presente em qualquer situação que leve ao estreitamento das vias aéreas.

Epidemiologia

Estima-se que metade dos lactentes apresente ao menos um episódio de sibilância nos primeiros anos de vida, e cerca de 20% das crianças apresentarão novas crises de chiado nos anos seguintes.

Definição e fatores de risco de sibilância recorrente nos lactentes

Os lactentes sibilantes (LS) ou lactentes chiadores (LC) representam crianças menores de 2 ou 3 anos de idade, com três ou mais episódios de sibilância, em um período mínimo de 2 meses, ou com sibilância superior a um mês de duração.
- » **Fatores de risco:** exposição à fumaça de cigarro, frequência a creches e berçários, episódio prévio de bronquiolite por vírus sincicial respiratório (VSR) e infecção por rinovírus.

Classificação

A sibilância recorrente pode ser classificada, de acordo com o fator desencadeante, como sibilância viral episódica (SVE), sibilância com múltiplos desencadeantes (SMD) ou de acordo com a duração do quadro:
- » **Transitória:** início antes de 3 anos e desaparecimento até os 6 anos;
- » **Persistente:** persiste até 6 anos ou mais;
- » **Tardia:** sintomas após 3 anos.

Diagnóstico

Doenças que alteram a anatomia, a fisiologia, ou que inflamam as vias aéreas podem cursar com sibilância recorrente. A bronquiolite viral aguda e a asma atópica são causas comuns de sibilância nos lactentes, porém outras causas, como doença do refluxo gastroesofágico, síndromes aspirativas, corpo estranho nas vias aéreas, fibrose cística e displasia broncopulmonar entram como diagnóstico diferencial. As causas menos comuns são insuficiência cardíaca, anel vascular, fístulas traqueoesofágicas, bronquiolite obliterante, traqueomalácia, tumores mediastinais, imunodeficiências e tuberculose.

Os sinais de alerta para investigação de diagnóstico diferencial encontram-se no Quadro 104.1.

Quadro 104.1. Sinais de alerta para a investigação do diagnóstico diferencial de sibilância.

Sinais de alerta para diagnóstico diferencial
• Déficit ponderoestatural
• Sintomas neonatais ou muito precoces (especialmente se associado ao déficit ponderoestatural)
• Vômitos associados aos sintomas respiratórios, engasgos, tosse de início súbito
• Sibilância contínua
• Falência de resposta às medicações de controle da asma
• Sintomas não associados aos desencadeantes típicos (p. ex., resfriados)
• Sinais focais pulmonares, cardiovasculares ou baqueteamento digital
• Hipoxemia sem infecção viral

Fonte: Adaptado de Global Initiative for Asthma (GINA).

Tratamento do lactente sibilante

Tratamento das crises agudas em lactentes sibilantes

Nas crises de insuficiência respiratória, lactentes sibilantes classificados como intermitentes (ou leves) deverão receber, por via inalatória, medicamentos beta-agonistas (preferencialmente salbutamol) associados ao anticolinérgico (brometo de ipratrópio). Uma revisão recente demonstrou, porém, que a associação de beta-agonistas ao brometo de ipratrópio em crianças tem efeito sinérgico.

Em 2015, o Global Initiative for Asthma (GINA) publicou o manejo e tratamento das exacerbações (crises agudas) em crianças menores de 5 anos. O atendimento inicial, na primeira hora, e as doses recomendadas para exacerbações leves, moderadas e graves encontram-se de forma simplificada no esquema a seguir (Figura 104.1).

Figura 104.1. Doses recomendadas para atendimento inicial de exacerbações de sibilância.

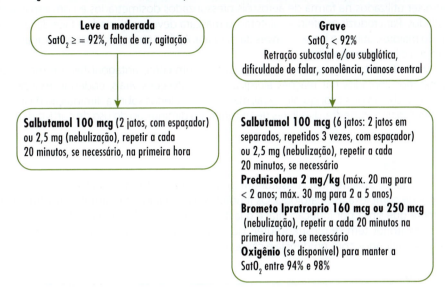

Fonte: Adaptada de Global Initiative for Asthma (GINA), 2015.

Corticoides inalatórios em lactentes sibilantes

Apesar de não haver evidências que suportam o uso regular de corticoides inalatórios (CI) em lactentes com sibilância viral episódica (SVE), no lactente sibilante persistente deve-se administrar baixas doses de CI inicialmente, a cada 2 a 3 meses, mantendo ou aumentando a dose de acordo com a resposta clínica. A associação dos antileucotrienos às baixas doses de CI podem ser consideradas como alternativa ao manejo do tratamento, bem como o aumento das doses de CI. O GINA 2015 ressalta a importância de, a cada consulta, checar a técnica inalatória, adesão ao tratamento, à exposição ambiental a aeroalérgenos e tabaco, bem como rever o diagnóstico.

As doses de CI recomendadas pelo GINA 2015 para crianças menores de 5 anos encontram-se listadas na Tabela 104.1.

Tabela 104.1. Doses de corticoide inalatório recomendadas pelo GINA 2015 para crianças menores de 5 anos.

Corticoide inalatório	Baixa dose total diária (mcg)
Beclometasona (HFA)	100
Budesonida pMDI (com espaçador)	200
Budesonida (nebulizada)	500
Fluticasona (HFA)	100
Ciclesonida	160
Mometasona	Não há estudos < 4 anos
Triancinolona	Não há estudos nesta faixa etária

Fonte: Adaptada de Global Initiative for Asthma (GINA), 2015.

A budesonida e a fluticasona têm melhor índice terapêutico que os demais CI, que devem ser utilizados na forma de aerossóis pressurizados dosimetrados e com espaçadores valvulados. Para reduzir os efeitos colaterais, a máscara deve ser ajustada à face da criança, e quando maiores, utilizar o bocal ao invés da máscara. Após o término do uso, enxaguar a boca com água e limpar o aparelho.

Os antileucotrienos, como o montelucaste, agem como antagonistas dos mediadores inflamatórios liberados nas reações alérgicas e nas infecções virais, podendo reduzir a frequência de chiado pós-bronquiolite viral, mas não têm efeitos sobre a diminuição da incidência de sibilância recorrente, dias livres de sintomas ou diminuição do uso de corticoide nesses pacientes.

Conclusões

O lactente sibilante (LS) constitui um grupo de pacientes que apresenta sibilância decorrente de complexa fisiopatologia. Os fenótipos mais claramente distintos atualmente são o lactente que sibila por indução viral e o lactente com múltiplos desencadeantes. Os corticoides inalatórios têm se mostrado úteis no controle dos sintomas e das recorrências, mas devem ser utilizados com prudência e cautela.

Referências consultadas

1. Castro-Rodríguez JÁ, Holberg CJ, Wright AL, Martinez FD. A clinical index to define risk of asthma in young children with recurreny wheezing. Am J Resp Crit Care Med. 2000;162(4Pt1):1403-6.
2. Global Initiative for Asthma (GINA). Diagnosis and management of asthma in children 5 years and younger. A Guide for Health Care Professionals, April 2015 [homepage]. Update Apr 2015. Disponível em: www.ginasthma.com.
3. Peng WS, Xen X, Yang XY, Liu EM. Systematic review of montelukast's efficacy for prevent post-bronchiolitis wheezing. Pediatr Allergy Immunol. 2014 Mar;25(2):143-50.
4. Rozov T, Lotufo JP, Malozzi MC. A síndrome do lactente com sibilância (a síndrome do bebê chiador). In: Vilela MMS, Lotufo JP. Alergia, imunologia e pneumologia. São Paulo: Atheneu; 2004. p. 111-21.
5. Schultz A, Brand PLP. Episodic viral wheeze and multiple trigger wheeze in preschool children: A useful distinction for clinicians? Paediatr Resp Review. 2011;12:160-4.
6. Stein RT, Holberg CJ, Sherril D et al. Influence of parental smoking on respiratory symptoms during the first decade of life: the Tucson Children's Respiratory Study. Am J Epidemiol. 1999;149(11):1030-7.

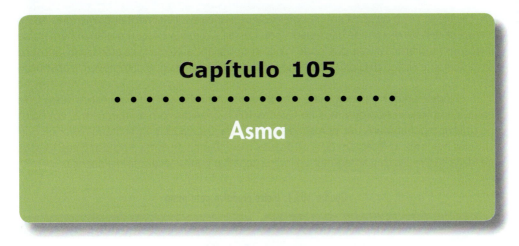

Bruna Polese Rusig
Antonio Carlos Pastorino

Definição e diagnóstico

A asma é uma doença heterogênea, caracterizada por inflamação crônica das vias aéreas. É definida pelo histórico de sintomas respiratórios, como sibilância, dispneia, aperto no peito e tosse, sintomas esses que oscilam de intensidade e gravidade ao longo do tempo, associados a uma limitação variável ao fluxo aéreo expiratório. Há diversos fenótipos da asma. A asma alérgica geralmente começa na infância e normalmente há histórico pessoal ou familiar de atopia, como associação com rinite alérgica, eczema atópico ou alergia alimentar. A análise do escarro induzido destes pacientes, antes do tratamento, exibe inflamação com predomínio eosinofílico. Na asma não alérgica, o escarro pode mostrar inflamação neutrofílica, eosinofílica ou paucigranulocítica. Esses pacientes geralmente apresentam má resposta a corticoides inalatórios. Outros fenótipos da asma incluem: asma de início tardio, asma com obstrução fixa ao fluxo aéreo e asma associada à obesidade.

O diagnóstico de asma é basicamente clínico. Os sintomas da doença podem se apresentar isolados ou associados e são mais frequentes à noite. Os principais desencadeantes são: infecções respiratórias virais, exposição a alérgenos, fumaça de cigarro ou poluentes, exercício e ar frio. O exame físico pode ser normal fora das crises e os sibilos podem ser audíveis durante a crise ou em uma expiração forçada e ser inaudíveis durante uma grave crise.

A limitação variável ao fluxo aéreo expiratório pode ser documentada através da variabilidade na medida do pico de fluxo expiratório (*peak flow* – PFE). A variabilidade de cada dia é feita com 2 medidas de PFE através do seguinte cálculo: (maior medida do dia – menor medida do dia/média da maior medida do dia com a menor medida do dia) vezes 100. Deve-se fazer ao menos 2 medidas por dia, durante 1 a 2 semanas. Uma variabilidade maior do que 13% no PFE é considerada excessiva na criança. Assim que possível e apropriado (crianças maiores do que 6 anos), deve ser realizada a prova de função pulmonar para verificar indícios de obstrução brônquica (redução no volume expiratório de primeiro segundo – VEF1) e a presença de resposta positiva (aumento no VEF1) após uso de broncodilatador. A maioria dos pacientes no período intercrítico apresenta prova de função pulmonar normal.

O diagnóstico de asma em menores do que 5 anos, especialmente nos menores de 2 a 3 anos, se reveste de grande dificuldade, pois nessa faixa etária existe um grande número de infecções respiratórias virais que pode cursar com sibilância. Nessa faixa etária, o diagnóstico é estritamente clínico pela dificuldade de realização de exames que comprovem a obstrução brônquica.

O índice preditivo para asma é uma ferramenta auxiliar para o diagnóstico nessa faixa etária. Os critérios estão descritos no Quadro 105.1. Crianças com ao menos três episódios de sibilância por ano nos três primeiros anos de vida associados a um critério maior ou dois critérios menores, apresentam de 4 a 10 vezes mais chance de asma ativa dos 6 aos 13 anos de idade e 95% dos que apresentam o índice negativo permanecem sem a doença.

Quadro 105.1. Índice preditivo para asma

Critérios maiores	Critérios menores
Histórico de asma ou rinite nos pais	Eosinofilia periférica
Eczema atópico	Sibilância na ausência de infecções virais
	Rinite alérgica

Fonte: Adaptado de Castro-Rodriguez JA, Holberg CJ, Wright AL, Martinez FD, 2000.

O índice preditivo para asma modificado adiciona sensibilização a alérgenos inalatórios como critério maior e a alimentos como critério menor aferidos através de *prick test* ou medida de IgE específica sérica e remove rinite alérgica dos critérios menores, pela dificuldade de ser diagnosticada nessa faixa etária. A sensibilização a alérgenos está presente na maioria dos asmáticos a partir dos 3 anos de idade e é o melhor preditor de asma persistente. Em locais onde a eosinofilia se relaciona com parasitoses, o valor de eosinófilos pode ser difícil de ser interpretado.

Tratamento

Se a confirmação da obstrução ao fluxo expiratório for difícil de ser conseguida e outros diagnósticos diferenciais foram improváveis ou descartados, pode ser iniciado tratamento empírico de manutenção com corticoide inalatório e de resgate com broncodilatador por 3 meses, sendo a boa resposta terapêutica um bom indício para o diagnóstico de asma. Para o sucesso do tratamento é fundamental que exista parceria entre o médico e o responsável pela criança, além do ajuste entre as estratégias farmacológicas e a resposta do paciente a cada nova consulta (Figura 105.1).

Os questionários indicados nas Figuras 105.2 e 105.3 mostram quais sinais e sintomas devem ser levados em consideração pelo pediatra para definir o controle da asma e as etapas de tratamento estão definidas nas Figuras 105.4, 105.5 e 105.6.

Figura 105.1. Ciclo de manejo da asma para prevenir crises e controlar sintomas.

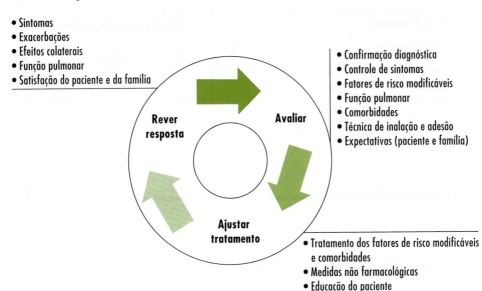

• Sintomas
• Exacerbações
• Efeitos colaterais
• Função pulmonar
• Satisfação do paciente e da família
Rever resposta
Avaliar
Ajustar tratamento
• Confirmação diagnóstica
• Controle de sintomas
• Fatores de risco modificáveis
• Função pulmonar
• Comorbidades
• Técnica de inalação e adesão
• Expectativas (paciente e família)
• Tratamento dos fatores de risco modificáveis e comorbidades
• Medidas não farmacológicas
• Educação do paciente
• Treinamento de habilidades
• Medicações para asma

Fonte: Adaptada de Global Initiative for Asthma, 2019.

Figura 105.2. Avaliação do nível de controle da asma em crianças menores de 6 anos de idade.

Controle de sintomas			**Nível de controle de sintomas**		
Nas últimas 4 semanas:	Sim	Não	Bem controlada	Parcialmente controlada	Não controlada
Sintomas diurnos por mais de alguns minutos mais de uma vez na semana?			Nenhum desses	1 a 2 desses	3 a 4 desses
Despertar noturno ou tosse por asma?					
Necessidade de medicação de controle mais de uma vez na semana?					
Alguma limitação de atividade por asma?					

Fonte: Adaptada de Global Initiative for Asthma, 2019.

Figura 105.3. Avaliação do nível de controle da asma em crianças maiores de 6 anos de idade.

Controle de sintomas			Nível de controle de sintomas		
Nas últimas 4 semanas:	Sim	Não	Bem controlada	Parcialmente controlada	Não controlada
Sintomas diurnos por mais de alguns minutos mais de uma vez na semana?			Nenhum desses	1 a 2 desses	3 a 4 desses
Despertar noturno ou tosse por asma?					
Necessidade de medicação de controle mais de uma vez na semana?					
Alguma limitação de atividade por asma?					

Fonte: Adaptada de Global Initiative for Asthma, 2019.

Figura 105.4. Etapas de tratamento personalizado de asma para crianças menores de 5 anos de idade.

	Etapa 1	Etapa 2	Etapa 3	Etapa 4
1ª opção		Dose baixa diária de CI	Dobrar a "dose baixa" de CI	Encaminhar para o especialista
2ª opção		Anti-LT ou CI intermitente	Dose baixa de CI + anti-LT Considerar especialista	Adicionar anti-LT ou aumentar frequência do CI ou adicionar CI intermitente
Para crise 1ª opção	β2 de curta se necessário			
Considerar esta etapa para:	Sibilos virais infrequentes e sem ou poucos sintomas no intercrítico	Padrão de sintomas consistentes com asma, não controlados ou ≥ 3 exacerbações/ano Padrão de sintomas não consistentes com asma, mas crises frequentes com uso de beta-1 curta ≥ 3 anos: prova terapêutica por 3 meses, considerar referir ao especialista	Diagnóstico de asma e não controlada com dose baixa de CI	Asma não controlada com dose dobrada de CI
			Antes de aumentar a etapa, checar: diagnósticos diferenciais, técnica, aderência e exposições	

CI: corticoide inalatório; anti-LT: antagonista do receptor de leucotrieno; β2: beta-agonista de curta/longa duração; S/N: se necessário.
Fonte: Adaptada de Global Initiative for Asthma, 2019.

Figura 105.5. Etapas de tratamento personalizado da asma para crianças de 6 a 11 anos para controle dos sintomas e minimizar riscos futuros.

	Etapa 1	Etapa 2	Etapa 3	Etapa 4	Etapa 5
1ª opção		Dose baixa diária de CI	Baixa dose de CI-β2 de longa ou dose média de CI	Dose média de CI + β2 de longa + referir para o especialista	Referir à avaliação do fenótipo Considerar associar anti-IgE
2ª opção	Baixa dose de CI quando for usado β2 curta[$] ou baixa dose de CI diário	Anti-LT ou dose baixa de CI quando usado β2 de curta[$]	Baixa dose de CI + anti-LT	Dose alta de CI + β2 de longa ou adicionar tiotrópio ou anti-LT	Adicionar anti-IL5 ou baixa dose de CO, mas considerar efeitos colaterais
Para crise 1ª opção	β2 de curta se necessário				

CI: corticoide inalatório; anti-LT: antagonista do receptor de leucotrieno; β2: beta-agonista de curta/longa duração; CO: corticoide oral; S/N: se necessário; IgE: imunoglobulina E; IL: interleucina; $: uso *off-label* das medicações separadas ou em combinação – apenas um estudo em crianças.

Fonte: Adaptada de Global Initiative for Asthma, 2019.

Figura 105.6. Etapas de tratamento personalizado da asma para adolescentes de 12 anos ou mais para controle dos sintomas e minimizar riscos futuros.

	Etapa 1	Etapa 2	Etapa 3	Etapa 4	Etapa 5
1ª opção	Dose baixa de CI-formoterol* S/N	Dose baixa diária de CI ou dose baixa de CI-formoterol* S/N	Baixa dose de CI-β2 de longa	Dose média de CI + β2 de longa	Alta dose de CI + β2 de longa + Referir à avaliação do fenótipo Considerar associar: tiotrópio, anti-IgE, anti-IL5/IL5R, anti-IL4R
2ª opção	Baixa dose de CI quando for usado β2 curta[$]	Anti-LT ou dose baixa de CI quando for usado β2 de curta	Média dose de CI ou baixa dose de CI + anti-LT	Dose alta de CI, adicionar tiotrópio ou anti-LT[#]	Adicionar CO, mas considerar efeitos colaterais
Para crise 1ª opção	Dose baixa de CI-formoterol* S/N		Dose baixa de CI-formoterol* S/N		
2ª opção	β2 de curta S/N				

CI: corticoide inalatório; anti-LT: antagonista do receptor de leucotrieno; β2: beta-agonista de curta/longa duração; CO: corticoide oral; S/N: se necessário; IgE: imunoglobulina E; IL: interleucina; R: receptor; *: outras apresentações de salmeterol + CI são *off-label*; #: considerar imunoterapia sublingual; $: uso *off-label* das medicações separadas ou em combinação.

Fonte: Adaptada de Global Initiative for Asthma, 2019.

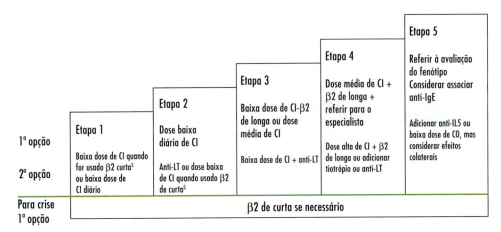

O arsenal terapêutico para o tratamento da asma inclui broncodilatadores inalatórios de curta duração como medicação de alívio e corticoides inalatórios, antileucotrienos e associação de corticoides inalatórios com broncodilatadores de longa duração como principais medicações para o controle da doença. Os principais corticoides inalatórios disponíveis e as respectivas doses recomendadas nas diferentes faixas etárias estão indicados na Tabela 105.1.

Tabela 105.1. Corticoides inalatórios e doses.

Dose diária (microgramas)			
Adultos e adolescentes (12 anos de idade ou mais)			
Fármaco	Baixa	Média	Alta
Dipropionato de beclometasona (CFC)	200 a 500	> 500 a 1.000	> 1.000
Dipropionato de beclometasona (HFA)	100 a 200	> 200 a 400	> 400
Avaliação do nível de controle da asma em crianças > 6 anos (Figura 105.3) Budesonida (DPS)	200 a 400	> 400 a 800	> 800
Ciclesonida	80 a 160	> 160 a 320	> 320
Propionato de fluticasona (CFC)	100 a 250	> 250 a 500	> 500
Propionato de fluticasona (HFA)	100 a 250	> 250 a 500	> 500
Furoato de mometasona	110 a 220	> 220 a 440	> 440
Triancinolona acetonida	400 a 1.000	> 1.000 a 2.000	> 2.000
Dose diária (microgramas)			
Crianças (6 a 11 anos de idade)			
Fármaco	Baixa	Média	Alta
Dipropionato de beclometasona (CFC)	100 a 200	> 200 a 400	> 400
Dipropionato de beclometasona (HFA)	50 a 100	> 100 a 200	> 200
Budesonida (DPS)	100 a 200	> 200 a 400	> 400
Ciclesonida	80	> 80 a 160	> 160
Propionato de fluticasona (CFC)	100 a 200	> 200 a 400	> 400
Propionato de fluticasona (HFA)	100 a 200	> 200 a 500	> 500
Furoato de mometasona	110	> 220 a < 440	≥ 440
Triancinolona acetonida	400 a 800	> 800 a 1.200	> 1.200

(Continua)

Tabela 105.1. Corticoides inalatórios e doses (continuação).

Dose diária (microgramas)	
Crianças (5 anos de idade ou menos)	
Fármaco	**Baixa**
Dipropionato de beclometasona (HFA)	100
Budesonida (IDM com espaçador)	200
Propionato de fluticasona (CFC)	100
Ciclesonida	80
Furoato de mometasona	Não estudado abaixo de 4 anos
Triancinolona acetonida	Não estudado nessa faixa etária

Fonte: Adaptada de Global Initiative for Asthma, 2019.

Quando os pacientes abaixo dos 6 anos apresentarem sintomas menos de duas vezes no mês, com duração de poucas horas e sem despertar noturno, não haverá necessidade de medicação para o controle. Nesse caso, apenas o broncodilatador de curta duração (medicação de alívio) durante as crises será suficiente. Todavia, se os sintomas se tornarem mais frequentes ou houver exacerbação durante o ano, recomenda-se um medicamento para controle da doença.

Para os asmáticos entre 6 a 11 anos, a segunda opção de tratamento para a etapa 1 seria o uso de corticosteroides associados a beta-2 de curta duração sempre que houver crise ou baixa dose de corticosteroide inalado de uso diário.

Para adolescentes maiores de 12 anos e adultos, as evidências vêm apontando para não se recomendar o uso isolado de broncodilatador de curta duração nas crises. Estudos evidenciaram um maior risco de exacerbações graves e morte no uso isolado de broncodilatadores de curta duração, além de melhores desfechos com o uso de broncodilatador de longa duração (formoterol) associado ao corticoide inalatório nas crises. O uso de salmeterol como broncodilatador de longa duração nessa situação não está indicado por seu lento início de ação quando comparado com o formoterol. O uso do corticoide inalado associado ao beta-2 de curta duração em dispositivos separados ou combinados no mesmo dispositivo estão disponíveis em vários países, mas seu uso dessa maneira preventiva ainda é considerado *off-label* em crianças por falta de estudos.

Os corticosteroides inalatórios (CI) são os principais fármacos para o controle da asma. Entretanto, observa-se que as crianças asmáticas, de grupos fenotípicos distintos, respondem de maneira diferente a esse tratamento.

Para a administração do CI, em especial nos pré-escolares e escolares, recomenda-se o aerossol dosimetrado pressurizado acoplado a um espaçador valvulado. Nos adolescentes e crianças acima de 6 anos deve ser considerada a administração de CI por aspiração de pó, utilizando como dispositivos os *aerolizers, turbuhaler* ou *diskus*.

Deve-se reavaliar o paciente periodicamente (a cada 3 meses) para ajustes no tratamento já que é esperado que ocorram oscilações da gravidade durante o seguimento. É necessário rever técnica inalatória e adesão ao tratamento antes de qualquer incremento no tratamento de manutenção. Deve-se considerar o aumento de uma etapa no tratamento quando o paciente não estiver bem controlado (Figuras 105.4, 105.5 e 105.6), sempre após a exclusão de má adesão ao esquema proposto e o inadequado uso da medicação inalada e se buscar o controle de possíveis comorbidades.

Referências consultadas

1. Castro-Rodriguez JA, Holberg CJ, Wright AL, Martinez FD. A clinical index to define risk of asthma in young children with recurrent wheezing. Am J Respir Crit Care Med. 2000;162(4 Pt 1):1403-6.
2. Global Initiative for Asthma [website]. Global strategy for asthma management and prevention. 2019. Disponível em: http://www.ginasthma.org.
3. Guilbert TW, Morgan WJ, Zeiger RS, Mauger DT, Boehmer SJ, Szefler SJ et al. Long-term inhaled corticosteroids in preschool children at high risk for asthma. N Engl J Med. 2006;354(19):1985-97.
4. Martinez FD, Chinchilli VM, Morgan WJ, Boehmer SJ, Lemanske RF Jr, Mauger DT et al. Use of beclomethasone dipropionate as rescue treatment for children with mild persistent asthma (TREXA): a randomised, double-blind, placebo-controlled trial. Lancet. 2011Feb19;377(9766):650-7. doi: 10.1016/S0140-6736(10)62145-9.
5. Suissa S, Ernst P, Benayoun S, Baltzan M, Cai B. Low-dose inhaled corticosteroids and the prevention of death from asthma. N Engl J Med. 2000;343(5):332-6.

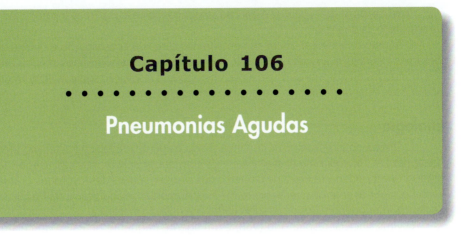

Capítulo 106

Pneumonias Agudas

Joaquim Carlos Rodrigues
Thiago Caldi de Carvalho

As pneumonias agudas, segundo dados da Organização Mundial da Saúde (OMS) e do Fundo das Nações Unidas para a Infância (Unicef), são responsáveis por cerca de 20% da mortalidade mundial em crianças abaixo de 5 anos de idade. Após a introdução rotineira das vacinas conjugadas antipneumocócica e anti-*Haemophilus influenzae* B, houve uma queda substancial na prevalência desses agentes nas pneumonias adquiridas na comunidade (PAC).

Quadro clínico

As crianças com pneumonia bacteriana podem apresentar febre alta, dor abdominal e torácica, prostração, irritabilidade, dificuldade para se alimentar e tosse produtiva. As pneumonias virais podem ter início mais gradativo com cefaleia, mal-estar, tosse não produtiva e febre.

Diagnóstico clínico

No exame físico avalia-se o grau de desconforto respiratório através de presença de taquipneia (Tabela 106.1), tiragem intercostal e subdiafragmática, batimento de asa de nariz e presença de estridores expiratórios.

Tabela 106.1. Limites de frequência respiratória, de acordo com a idade e sua condição essencial no exame clínico.

Idade	Frequência respiratória máxima
Menores de 2 meses	60 irpm
2 meses a 1 ano	50 irpm
Acima de 12 meses	40 irpm

irpm: incursões respiratórias por minuto.
Fonte: Pneumonia, the forgotten killer of children. Geneva: Unicef/WHO; 2006.

Toxemia, prostração, palidez e cianose associadas ao desconforto respiratório são sinais de gravidade da doença.

O frêmito toracovocal estará aumentado nos casos de consolidação e diminuído nos derrames pleurais. Na ausculta pulmonar pode-se verificar estertores finos, médios ou grossos, localizados ou disseminados em ambos hemitórax e respiração soprosa. O murmúrio vesicular pode estar diminuído na presença de derrame pleural ou atelectasia.

Etiologia

O *Streptococcus pneumoniae* continua sendo o agente etiológico bacteriano predominante nas PAC. *Mycoplasma pneumoniae* e *Chlamydophila pneumoniae* são agentes importantes, correspondendo a cerca de um terço dos casos em países desenvolvidos. O *Staphylococcus aureus* e as enterobactérias ocorrem nas pneumonias de aquisição intra-hospitalar, nos pacientes imunodeprimidos e nos submetidos à ventilação mecânica.

O vírus sincicial respiratório (VSR) é um agente frequente de PAC, particularmente nos lactentes e crianças menores, sendo muito importante a sua investigação em crianças hospitalizadas com pneumonia. Nestes pacientes, outros agentes podem ser implicados, tais como citomegalovírus, *Chlamydia trachomatis* e *Pneumocystis jirovecii*, isoladamente ou simultaneamente com VSR. Outras causas virais, sobretudo fora da estação do VSR, incluem adenovírus, parainfluenza tipos 1 e 3, rinovírus, enterovírus, metapneumovírus, bocavírus e influenza.

Diagnóstico radiológico

A radiografia de tórax serve para avaliar a extensão do processo pneumônico e verificar a presença de complicações: derrame pleural, pneumatoceles, pneumotórax e abscesso pulmonar. Alterações radiográficas comuns nas pneumonias são: opacificações (borramento de silhueta cardíaca, por exemplo) e consolidações alveolares.

Diagnóstico laboratorial e etiológico

O hemograma, a proteína C reativa e a procalcitonina apresentam utilidade no seguimento da resposta ao tratamento vigente.

A pesquisa do agente etiológico deve ser feita nos pacientes com indicação de internação através de hemocultura, sorologias, pesquisa de vírus e biologia molecular. Havendo punção pleural, avaliar bacterioscopia, cultura e bioquímica deste líquido.

Manejo das pneumonias adquiridas na comunidade

Critérios para internação

» idade inferior a 2 meses;
» toxemia ou quadro séptico;
» hipoxemia que requer administração de oxigênio suplementar;
» insuficiência respiratória aguda;
» incapacidade de tolerar medicação via oral;
» fatores sociais que impossibilitem a reavaliação caso ocorra piora clínica;
» pacientes com alguma doença de base que possa alterar a evolução clínica da pneumonia (anemia falciforme, síndrome nefrótica, imunodeficiências congênitas ou adquiridas);
» presença de complicações (derrame pleural, abscesso pulmonar, pneumatoceles, cavitações, pneumotórax).

Antibioticoterapia inicial

Tabela 106.2. Principais agentes etiológicos das pneumonias agudas na infância adquiridas na comunidade e sua importância relativa nos diferentes grupos etários.

Agentes	< 1 mês	1 a 3 meses	3 meses a 2 anos	2 a 5 anos	> 5 anos
Streptococcus pneumoniae	+	++	+++	++++	++++
Haemophilus influenzae	+	++	++++	+++	+
Staphylococcus aureus	+++	++++	++++	+	+
Enterobactérias	++++	++	++	+	°
Streptococcus grupo A e B	++++	+	+	++	°
Chlamydia trachomatis	++	++++	++	°	°
Chlamydia pneumoniae	°	°	+	++	+++
Mycoplasma pneumoniae	°	+	++	+++	++++
Ureaplasma urealyticum	++	++++	++	°	°
Pneumocystis carinii	++	++++	++	°	°
Citomegalovírus	++	++++	++	°	°
Vírus respiratórios	+	++++	+++	++	°

++++: muito frequente; +++: frequente; ++: pouco frequente; + ocasional; ° raro.

Fonte: Adaptada de Diretrizes Brasileiras em Pneumonias Adquiridas na Comunidade. J Bras Pneumol. 2007.

Período neonatal

» **Tratamento inicial:** ampicilina associada a uma cefalosporina de terceira geração.
» **Alternativa:** aminoglicosídeo (gentamicina ou amicacina), na ausência de evidências de meningite.
» **Tempo de tratamento:** 10 dias, porém nas infecções por Gram-negativos podem ser requeridos 14 a 21 dias.

Lactentes jovens e pré-escolares

» **Tratamento ambulatorial:** amoxicilina de 7 a 10 dias, sob supervisão rigorosa.
» **Tratamento hospitalar:** ampicilina ou penicilina por via intravenosa.
» **Falha de tratamento (ausência de melhora em 48 a 72 horas):** suspeitar de infecção por *Haemophilus influenzae, Moraxella catarrhalis* produtora de betalactamases, *Staphylococcus aureus* ou pneumococo de sensibilidade intermediária aos antibióticos betalactâmicos. Nessa situação pode-se empregar amoxicilina-clavulanato, cefuroxima ou ceftriaxona por via intravenosa. Nas crianças com idade igual ou superior a 3 anos com quadro clínico de evolução insidiosa, sem extensão radiológica acentuada do processo pode-se optar pela administração de claritromicina ou azitromicina visando *Mycoplasma pneumoniae* e *Chlamydophila pneumoniae*.

Escolares e adolescentes

» **Tratamento ambulatorial:** amoxicilina, nos casos em que houver suspeita clínica de infecção por *Mycoplasma* ou *Chlamydophila* deve-se introduzir um macrolídeo (claritromicina ou azitromicina) ou, opcionalmente, levofloxacina para crianças acima de 12 anos de idade (Tabelas 106.3 e 106.4).

Tabela 106.3. Antibioticoterapia para tratamento domiciliar das pneumonias agudas.

Faixa etária	Tratamento inicial	Tratamento opcional (para falha terapêutica)
2 meses a 5 anos	Amoxicilina: 50 mg/kg/dia, VO de 12 em 12 horas	Amoxicilina + clavulanato: 50 mg/kg/dia (amoxicilina), VO de 12 em 12 horas ou cefuroxima: 30 mg/kg/dia, VO de 12 em 12 horas
> 5 anos*	Amoxicilina: 50 mg/kg/dia, VO de 12 em 12 horas ou claritromicina: 15 mg/kg, VO de 12 em 12 horas ou azitromicina: 10 mg/kg VO uma vez ao dia	Amoxicilina + clavulanato: 50 mg/kg/dia (amoxicilina), VO de 12 em 12 horas ou cefuroxima: 30 mg/kg/dia, VO de 12 em 12 horas

*Para os maiores de 5 anos tratados inicialmente com amoxicilina a falha terapêutica deve ser abordada com macrolídeo (claritromicina ou azitromicina).

Fonte: Adaptada de Diretrizes Brasileiras em Pneumonias Adquiridas na Comunidade. J Bras Pneumol. 2007.

Deve-se destacar que se a criança permanecer febril após 72 horas de tratamento ou apresentar piora clínica, ela deve ser reavaliada clínica e radiologicamente para afastar alguma complicação.

Tabela 106.4. Antibioticoterapia para tratamento hospitalar das pneumonias agudas.

Faixa etária	Tratamento inicial	Tratamento opcional (para falha terapêutica)
< 2 meses	Ampicilina: 200 mg/kg/dia, IV de 6 em 6 horas + amicacina: 15 mg/kg/dia, IV de 12 em 12 horas ou gentamicina: 3 a 7,5 mg/kg/dia, IV, de 8 em 8 horas	Cefotaxima: 100 a 200 mg/kg/dia, IV de 6 em 6 horas ou de 8 em 8 horas ou ceftriaxona: 100 mg/kg/dia, IV de 12 em 12 horas
2 meses a 5 anos	Penicilina cristalina: 200.000 UI/kg/dia, IV de 6 em 6 horas ou ampicilina: 200 mg/kg/dia, IV de 6 em 6 horas	Cefuroxima: 100 a 150 mg/kg/dia, IV de 8 em 8 horas ou ceftriaxona: 100 mg/kg/dia, IV de 12 em 12 horas
> 5 anos	Penicilina cristalina: 200.000 UI/kg/dia, IV, de 6 em 6 horas ou ampicilina: 200 mg/kg/dia, IV de 6 em 6 horas	Cefuroxima: 100 a 150 mg/kg/dia, IV de 8 em 8 horas ou ceftriaxona: 100 mg/kg/dia, IV de 12 em 12 horas + claritromicina: 15 mg/kg/dia VO ou IV de 12 em 12 horas

Fonte: Adaptada de Diretrizes Brasileiras em Pneumonias Adquiridas na Comunidade. J Bras Pneumol. 2007.

Situações específicas

A) **Lactentes de 3 semanas a 3 meses, quadros afebris, infiltrados heterogêneos sem opacidades lobares (suspeita de _Chlamydia trachomatis_):** claritromicina 15 mg/kg/dia, VO de 12 em 12 horas por 10 dias ou azitromicina 10 mg/kg/dia.

B) **Pacientes com tosse coqueluchoide, suspeita de _B. pertussis_:** claritromicina 15 mg/kg/dia, VO de 12 em 12 horas por 10 dias ou eritromicina 30 a 50 mg/kg/dia, VO de 6 em 6 horas.

C) **Pneumonias afebris com evidências de obstrução de vias aéreas ou traqueobronquite:** claritromicina 15 mg/kg/dia, VO de 12 em 12 horas por 10 dias ou azitromicina 10 mg/kg/dia, VO por 5 dias.

Referências consultadas

1. Lynch JP, Zhanel GG. Streptococcus pneumoniae: epidemiology and risk factors, evolution of antimicrobial resistance, and impact of vaccines. Curr Opin Pulm Med. 2010;16(3):217-25.
2. Pneumonia, the forgotten killer of children. Geneva: UNICEF/WHO; 2006. Disponível em: http://whqlibdoc.who.int/publications/2006/9280640489_eng.pdf.
3. Ribeiro JD (coord.). Diretrizes brasileiras em pneumonias adquiridas na comunidade. J Bras Pneumol. 2007;33(Supl 1):S31-S50.
4. Rodrigues JC, Silva Filho LVF. Pneumonias adquiridas na comunidade. In: Rodrigues JC, Adde FV, Silva Filho LVF (coords.). Doenças respiratórias em pediatria. 2. ed. São Paulo: Manole; 2011.
5. Ruuskanen O, Lahti E, Jennings LC, Murdoch DR. Viral pneumonia. Lancet. 2011 Apr 9;377(9773):1264-75.
6. Stein RT, Marostica PJ. Community-Acquired pneumonia: A review and recent advances. Pediatr Pulmonol. 2007 Jun 22.

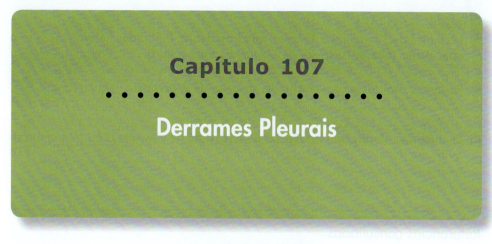

Joaquim Carlos Rodrigues
Thiago Caldi de Carvalho

Derrame pleural é o acúmulo anormal de líquido no espaço pleural decorrente de processos inflamatórios ou infiltrativos dos folhetos pleurais.

Classificação

Os derrames pleurais em crianças são classificados em transudatos e exsudatos. Nos transudatos, não há envolvimento inflamatório das pleuras e o acúmulo de líquido é resultante do aumento da pressão hidrostática sistêmica ou pulmonar ou da diminuição da pressão coloidosmótica do plasma. Por exemplo, glomerulonefrite difusa aguda, insuficiência cardíaca congestiva, pericardite, hipertensão pulmonar, síndrome nefrótica, cirrose hepática, desnutrição grave.

Os exsudatos resultam de patologias que determinam reação inflamatória pleural, com consequente aumento da permeabilidade capilar e extravasamento de proteínas para o espaço pleural. Por exemplo, pneumonia com comprometimento pleural (derrames parapneumônicos), tuberculose, colagenoses (lúpus eritematoso sistêmico, artrite reumatoide), sarcoidose, pleurite por ação de toxina circulante (febre tifoide), infecções pulmonares virais, fúngicas, parasitárias e embolia pulmonar.

Os derrames pleurais podem ainda ser classificados em quilosos (quilotórax) e hemorrágicos (hemotórax). O quilotórax resulta da obstrução do ducto torácico ou da veia subclávia esquerda (p. ex., neoplasias), de fístula linfática congênita ou da ruptura traumática do ducto torácico ou de vasos linfáticos. É o tipo de derrame mais comum no período neonatal.

O hemotórax pode ocorrer por: traumatismos de caixa torácica, erosão vascular por neoplasias, ruptura espontânea de vasos subpleurais ou de grandes vasos, hérnia diafragmática estrangulada, lesão vascular iatrogênica durante a toracocentese ou drenagem pleural.

Para diferenciação entre exsudatos e transudatos, são utilizados para crianças os mesmos critérios laboratoriais que foram estabelecidos por Light et al. para adultos com derrames pleurais (Tabela 107.1).

Tabela 107.1. Diagnóstico diferencial entre transudato e exsudato nos derrames pleurais.

	Transudato	Exsudato
Proteína líquido pleural	< 3 g/100 mL	> 3 g/100 mL
Proteína líquido pleural/Proteína plasma	< 0,5	> 0,5
DHL líquido pleural	< 200 UI/L	> 200 UI/L
DHL líquido pleural/DHL plasma	< 0,6	> 0,6

Fonte: Useful clinical biological markers in diagnosis of pleural effusions in children. Paediatr Respir Rev 2004.

Derrames parapneumônicos

Etiologia

O *S. pneumoniae* é o agente etiológico predominante (40% dos casos). Em seguida apresenta-se o *H. influenzae* (10,5%), mais comumente nas crianças menores de 3 anos de idade e *S. aureus* (4,2%) nos menores de 1 ano de idade.

Diagnóstico

Anamnese e exame físico

» **Quadro clínico:** acentuação de sintomas pneumônicos, como febre diária persistente, queda do estado geral, toxemia e dispneia. O acometimento pleural pode levar à dor torácica, que piora com a tosse ou a inspiração profunda, pode ser modificada com mudança de posição e decúbito do paciente e ser referida no ombro ou abdome.

» **Exame físico:** em pequenos derrames, pode-se observar a presença de atrito pleural audível na inspiração ou expiração. Em derrames maiores ocorre desvio de *ictus* e estruturas mediastinais para o lado não acometido, diminuição de frêmito toracovocal, diminuição ou abolição do murmúrio vesicular, estertores crepitantes, diminuição das pectoriloquias áfona e fônica e eventualmente abaulamento dos espaços intercostais.

Radiografia de tórax

Nos grandes derrames observa-se opacidade homogênea em todo hemitórax, deslocamento da imagem cardíaca e do mediastino para o lado oposto e rebaixamento diafragmático. Realizar adicionalmente radiografia de tórax com raios horizontais com o paciente em decúbito lateral do lado acometido.

Ultrassonografia

Pode detectar derrames pleurais menores e permite a estimativa do volume de líquido acumulado, caracterização do aspecto e conteúdo, determinar localização e presença de septações. Ideal para orientação de toracocentese.

Análise do líquido pleural

Os exames laboratoriais a serem realizados com o líquido pleural coletado são: bacterioscopia, cultura, adenosina deaminase, desidrogenase lática, citológico, látex, antibiograma, contraimunoeletroforese (CIE) e dosagem de proteínas totais. Após a toracocentese, deve-se realizar controle radiológico com o objetivo de detectar possíveis complicações.

Tratamento

Drenagem pleural

Os objetivos da drenagem pleural são: permitir a completa reexpansão pulmonar, reduzir o desconforto respiratório e prevenir a formação de uma camada pleural que restringe a expansibilidade pulmonar.

É indicada em derrames extensos e em empiemas (aspecto purulento ou líquido com pH < 7,1, glicose < 40 mg/dl e DHL > 1.000 UI/L).

O método de escolha é a drenagem fechada contínua sob selo d'água com dreno, preferencialmente tubular, siliconizado e multiperfurado. Deve ser mantida até que a quantidade de material drenado seja mínima, a coluna líquida pare de oscilar na sua posição mais distal e não exista evidências de fístula broncopleural (presença de borbulhamento espontâneo no frasco de drenagem na fase expiratória ou durante a tosse voluntária).

» **Nas crianças menores de 2 anos o *S. pneumoniae* e o *H. influenzae*:** são os agentes mais frequentes, seguido pelo *S. aureus*. Em casos de pacientes sem comprometimento do estado geral e derrame pleural de pequena monta, recomendamos o uso de penicilina G cristalina ou de ampicilina.

» **Falha de tratamento (ausência de melhora dos parâmetros clínicos após 72 horas):** considerar a possibilidade da etiologia por *Haemophilus influenzae*. Recomenda-se ao escalonamento antimicrobiano para amoxicilina-clavulanato ou cefalosporina de segunda ou de terceira geração. Checar os resultados microbiológicos.

» **Pacientes graves com complicações (pneumatoceles, abscessos, piopneumotórax):** cobertura antimicrobiana dos três principais agentes (pneumococo, *Haemophilus* e *S. aureus*) até que os resultados bacteriológicos sejam conhecidos. Neste caso, pode-se utilizar a associação amoxicilina – clavulanato por via endovenosa ou oxacilina associada à cefalosporina de segunda ou terceira geração. Nas crianças acima de 2 anos, deve-se suspeitar de etiologia por *S. aureus* e introduz-se a oxacilina. O mesmo raciocínio é válido nos casos em que houve trauma com ou sem solução de continuidade. Na hipótese de se isolar um *S. aureus* resistente à oxacilina, pode-se optar preferencialmente pela vancomicina.

» **Suspeita de bactérias gram-negativas (infecção intra-hospitalar, pacientes imunodeprimidos):** amicacina ou de uma cefalosporina de segunda ou de terceira geração.

» **Suspeita clínica de aspiração (pacientes neuropatas, desenvolvimento de pneumonia após coma, convulsão, sedação ou anestesia), eventualmente com abscesso pulmonar:** cobertura de germes anaeróbios.

A duração da antibioticoterapia é variável e depende fundamentalmente do agente isolado, da resposta inicial à terapêutica empregada, da presença de outros focos infecciosos concomitantes (meningite, pericardite, diarreia, septicemia) e da ocorrência de complicações (empiema septado, abscesso pulmonar). Geralmente os derrames estafilocócicos não complicados devem ser tratados por um período mínimo de 3 a 4 semanas, enquanto aqueles causados pelo *H. influenzae*, *S. pneumoniae* e outros estreptococos, por 10 a 14 dias.

Referências consultadas

1. Freij BJ, Kusmiesz H, Nelson JD, McCracken GHJr. Parapneumonic effusions and empyema in hospitalized children: a retrospective review of 227 cases. Pediatr Infect Dis. 1984Nov;3(6):578-91.
2. Rodrigues JC, Rozov T, Melles CEA, Brandileone MCC, Borcardin NC, Okay Y. Derrames pleurales parapneumônicos em la infância: analisis de la importância de los métodos de laboratório

em el diagnóstico etiológico. In: Benguigui Y (ed.). Investigaciones operativas sobre el control de las infecciones respiratorias agudas (IRA) en Brasil. Washington, DC: OMS/OPAS; 1999. 173p. (OPAS, Série HCT/AIEPI-2.E).

3. Segura RM. Useful clinical biological markers in diagnosis of pleural effusions in children. Paediatr Respir Rev. 2004;5(Suppl A):S205-S212.

4. Sonnappa S, Jaffe A. Treatment approaches for empyema in children. Paediatr Respir Rev. 2007Jun;8(2):164-70.

5. Utine GE, Ozcelik U, Yalcin E, Dogru D, Kiper N, Aslan A et al. Childhood parapneumonic effusions: biochemical and inflammatory markers. Chest. 2005Sep;128(3):1436-41.

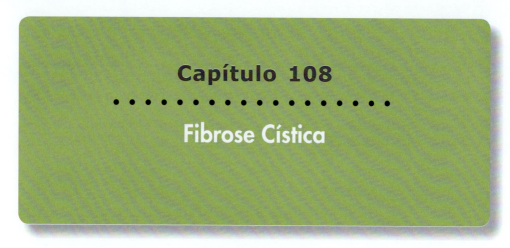

Fabíola Villac Adde

A fibrose cística (FC) é uma doença de herança autossômica recessiva que atinge as glândulas exócrinas, envolvendo múltiplos órgãos e evoluindo de forma crônica e progressiva. É decorrente de uma mutação no gene CFTR (*cystic fibrosis transmembrane conductance regulator*), que codifica uma proteína de membrana também denominada CFTR, um canal de cloro que participa da regulação do transporte de eletrólitos e água na superfície celular. A incidência é de aproximadamente 1/3.000 nascimentos na etnia branca, sendo menos frequente na negra e rara na oriental. No Brasil, estima-se que ocorra em 1/9.500 nascimentos.

Quadro clínico
Vias aéreas superiores e inferiores

A pansinusite crônica é universal nos pacientes. Nas vias aéreas inferiores, podem ocorrer pneumonias de repetição, bronquiolite persistente, atelectasias e bronquiectasias, com evolução para insuficiência respiratória crônica. A tosse é o sintoma principal, inicialmente seca, progredindo para produtiva, com presença de escarro que varia, no seu aspecto, de mucoide a purulento. O exame físico pode ser completamente normal em casos leves e mostrar taquipneia, aumento do diâmetro anteroposterior do tórax, crepitações localizadas ou difusas à ausculta, baqueteamento digital e cianose nos casos com maior acometimento pulmonar.

Pancreático e nutricional

A insuficiência pancreática exócrina está presente em 85% a 90% dos pacientes. Isso acarreta má digestão e má absorção dos macronutrientes da dieta, principalmente das gorduras, e clinicamente manifesta-se com esteatorreia. A consequência disso será a desnutrição proteico-calórica e a deficiência das vitaminas lipossolúveis, se não adequadamente tratada.

Gastrointestinal

No período neonatal, a presença de íleo meconial ocorre em 10% a 20% dos pacientes com fibrose cística. Prolapso retal é descrito em cerca de 20% dos pacientes, principalmente nos menores de 2 anos, relacionado a fezes volumosas e viscosas que aderem à mucosa retal, perda da gordura perirretal, diminuição do tônus muscular pela desnutrição e aumento da pressão intra-abdominal pela tosse.

Hepatobiliar

Existe um grande espectro de lesões hepatobiliares na FC, como colestase neonatal, esteatose hepática, cirrose biliar focal a multilobular, colelitíase, colecistite e vesícula biliar atrófica, com frequências muito variáveis.

Fertilidade

Pode ocorrer atraso na puberdade. A esterilidade está presente em 98% dos pacientes do sexo masculino, decorrente de obstrução dos canais deferentes, acarretando azoospermia obstrutiva. A fertilidade feminina está reduzida a 20% a 30% do normal.

Glândulas sudoríparas

Desidratação hiponatrêmica, geralmente acompanhada de alcalose hipoclorêmica, pode ocorrer principalmente em lactentes nas épocas de muito calor, pelas perdas excessivas de sais no suor ou associado a quadro de vômitos ou diarreia.

Diagnóstico

O teste do suor, realizado por estimulação da sudorese pela iontoforese por pilocarpina, continua sendo o teste de referência para o diagnóstico da doença, estando alterado (cloro igual ou acima de 60 mmol/L) na maioria dos casos.

A triagem neonatal positiva deve ser um sinal de alerta para o pediatra para o diagnóstico de FC, mas muitas vezes trata-se de um falso positivo. Existem diversos algoritmos para triagem neonatal, como a dosagem de IRT (*immunoreactive trypsinogen*) em duas amostras sequenciais ou a pesquisa de algumas mutações no gene CFTR nos casos com o primeiro IRT elevado. Vale ressaltar que RN com íleo meconial pode apresentar valores iniciais de IRT normais, o que não exclui a alta suspeita de FC.

Como existem mais de 2.000 mutações diferentes descritas para gene da FC, um teste genético negativo pode não ser suficiente para afastar o diagnóstico, exceto quando o sequenciamento completo do gene CFTR é realizado.

Os critérios diagnósticos da FC propostos no consenso da Cystic Fibrosis Foundation estão resumidos na Tabela 108.1. Para o diagnóstico são necessários, no mínimo, um dos itens da coluna A e um da B.

Tabela 108.1. Critérios diagnósticos de fibrose cística

A	B
Características fenotípicas (uma ou mais) • doença sinusal ou pulmonar crônica • alterações gastrointestinais e nutricionais • síndrome de perda salina • anormalidades urogenitais resultando em azoospermia obstrutiva ou	cloro no suor ≥ 60 mmol/L em 2 dosagens ou
história de irmão com fibrose cística ou	identificação de duas mutações para fibrose cística ou
teste de triagem neonatal positivo	demonstração de alteração no transporte iônico no epitélio nasal

Fonte: Adaptada de Guidelines for diagnosis of cystic fibrosis in newborns through older adults: Cystic Fibrosis Foundation consensus report.

Tratamento

O tratamento é complexo e deve ser feito em centro de referência, por equipe multi-profissional. Manter um bom estado nutricional, associado a controle da doença pulmonar, possibilita um melhor prognóstico e sobrevida. O aconselhamento genético para a família deve ser sempre realizado.

Doença pulmonar

Fármacos mucoativos

A fluidificação das secreções é muito importante, uma vez que são muito espessas. As principais substâncias com ação mucoativa estão descritas a seguir:

» **DNase humana recombinante (rhDNase, alfadornase – Pulmozyme®):** é uma enzima que digere o DNA extracelular derivado dos núcleos de neutrófilos degenerados, presentes em grandes quantidades no muco desses pacientes. A dose é de 2,5 mg (= 2,5 mL), via inalatória, uma vez ao dia. Deve ser nebulizada através de inalador a jato de ar, de preferência com o nebulizador Pari®, sendo a inalação feita através de peça bocal, e não de máscara, sempre que a idade do paciente permitir.

» **Solução salina hipertônica 7% (cloreto de sódio 7%):** promove aumento dos níveis de cloreto de sódio no muco aumentando sua hidratação, além de melhora no transporte mucociliar e também por ser um estimulante da tosse. Usa-se 4 a 5 mL por via inalatória, uma a duas vezes ao dia, sempre precedida pelo uso de um broncodilatador. Deve ser preferencialmente inalada através de nebulizador Pari® com peça bocal, mas pode ser usada com inalador ultrassônico.

Fisioterapia respiratória

A fisioterapia respiratória após as inalações com fármacos mucoativos é um ponto muito importante do tratamento, pois auxilia na eliminação das secreções respiratórias e diversas técnicas podem ser usadas, de acordo com a idade do paciente.

Antibioticoterapia

A maioria dos centros de FC preconiza cursos de antibióticos em três situações:

1. **Exacerbações da doença pulmonar:** aumento da tosse, do escarro, da dispneia, mal-estar, anorexia, perda de peso, febre etc. Deve-se utilizar antibióticos dirigidos para a flora bacteriana do paciente. Os mais usados no combate ao estafilococo são as cefalosporinas de primeira e segunda gerações, amoxicilina-clavulanato, sulfametoxazol-trimetoprima, oxacilina, vancomicina, teicoplanina e linezolida. Essas três últimas devem ser reservadas para cepas de estafilococo resistentes à meticilina (MRSA). Para a infecção por *Pseudomonas aeruginosa* o antimicrobiano de escolha para uso oral é a ciprofloxacina e, para o tratamento endovenoso, reco-menda-se o uso da associação de um aminoglicosídeo (amicacina ou tobramicina) com uma cefalosporina de 3ª/4ª gerações (ceftazidima ou cefepima) ou piperacili-na-tazobactam ou carbapenêmico (imipenem ou meropenem). A associação mais frequentemente usada no nosso meio é de amicacina com ceftazidima. Tratamento geralmente por 14 dias.
2. **Colonização inicial pela *P. aeruginosa* (tratamento de erradicação):** objetivo de postergar a infecção crônica. Os esquemas terapêuticos propostos são muito vari-áveis, mas a maioria associa a antibioticoterapia sistêmica (oral ou endovenosa) à inalatória por períodos que variam de 3 semanas a 1 ano.
3. **Infecção crônica por *P. aeruginosa*:** trata-se da terapia supressiva inalatória, que tem como vantagens alta deposição local, baixa absorção e toxicidade sistêmica. Os antibióticos mais usados são a tobramicina e a colistina, geralmente em meses alternados, por tempo indefinido. Seu uso leva a uma diminuição das exacerba-ções respiratórias e da densidade de pseudomonas no escarro e melhora ou esta-bilização da função pulmonar. Alguns pacientes podem ter desencadeamento de broncoespasmo quando da inalação de antibióticos, devendo-se, nesta situação, associar um broncodilatador. Os antibióticos devem ser inalados após a fisioterapia respiratória e no mesmo tipo de nebulizador usado para a rhDNase (também por bocal sempre que a faixa etária permitir).

Azitromicina

A azitromicina no paciente com FC e colonização crônica por *P. aeruginosa* pode levar à estabilização da função pulmonar, diminuição das exacerbações e melhora nutricional. A reco-mendação é de que seja usada três vezes por semana, em longo prazo (250 mg nos < 40 kg e 500 mg nos ≥ 40 kg).

Vacinação

Além do calendário habitual, recomenda-se a vacinação antipneumocócica, anti-hepa-tite A, antivaricela e anti-influenza anual.

Doença pancreática e nutrição

A dieta recomendada é hipercalórica, hiperproteica, normo ou hipergordurosa, para possibilitar uma ingestão energética que atinja 120% a 150% das necessidades diárias re-comendadas (RDA) para suprir as necessidades energéticas aumentadas. Alguns pacientes precisam receber rotineiramente suplementos orais hipercalóricos e, em casos selecionados, com acometimento nutricional mais importante, pode haver indicação de gastrostomia para a infusão de dieta hipercalórica no período noturno, em longo prazo, com o objetivo de reali-zar uma reabilitação nutricional. Deve-se suplementar diariamente as vitaminas lipossolúveis (A, D, E, K).

A reposição de enzima pancreática deve ser feita junto a cada refeição, na dose de 500 a 2.000 unidades de lipase/kg/refeição, não devendo exceder 10.000 U/kg/dia. Nos pacientes que necessitam de altas dosagens de enzima, deve-se associar inibidores da secreção gástrica de ácido, como a ranitidina ou o omeprazol, para aumentar o pH intestinal, otimizando, então, a ação da enzima.

Os lactentes com FC de até 2 anos de idade devem receber reposição oral de cloreto de sódio na dose de 2 a 4 mEq/kg/dia, fracionado junto à dieta, para ser evitada a desidratação hiponatrêmica.

Doença hepática

O uso do ácido ursodesoxicólico em altas doses (20 mg/kg/dia) parece otimizar o transporte dos ácidos biliares hidrofóbicos e tóxicos endógenos que se acumulam no fígado colestático, estimulando o fluxo biliar e inibindo a absorção intestinal dos ácidos biliares tóxicos. É recomendado nos pacientes com a "sequência" colestase-fibrose-cirrose.

Complicações

Geralmente acontecem nos pacientes mais velhos, pela progressão da doença, sendo as principais as atelectasias, pneumotórax, hemoptise, diabetes melito, pancreatite, osteoartropatia hipertrófica, osteoporose, aspergilose broncopulmonar alérgica, refluxo gastroesofágico e cor pulmonale. O óbito ocorre por combinação de falência respiratória e cardíaca, na maioria dos casos.

Transplante pulmonar

O transplante pulmonar bilateral é uma alternativa terapêutica para pacientes com doença pulmonar avançada. Os pacientes devem ser encaminhados para a avaliação de transplante quando o volume expiratório forçado no primeiro segundo (VEF$_1$) está abaixo de 30% do previsto, associado a diversos parâmetros clínicos e radiológicos que sinalizem doença avançada a despeito de terapêutica máxima. A FC não reincide no pulmão transplantado, mas a sobrevida em 5 anos pós-transplante situa-se ao redor de 50%.

Seguimento ambulatorial

As consultas de rotina devem ser feitas em intervalos que não excedam 3 meses, quando se avaliam a evolução pulmonar, o estado nutricional e a adesão ao tratamento no período.

Anualmente devem ser realizados: radiografia de tórax, ultrassonografia de abdome, dosagem de enzimas hepáticas, glicemia, cálcio, coagulograma, hemograma, proteína total e frações e nível de imunoglobulina E. Checagem dos eletrólitos (sódio, potássio e cloro) devem ser feitas nos lactentes. A dosagem das vitaminas lipossolúveis no sangue também é recomendada. A avaliação da gordura fecal pelos métodos de Sudan ou esteatócrito deve ser feita anualmente ou mais frequentemente, se necessário. Indica-se o teste oral de tolerância à glicose em pacientes com suspeita de evolução para diabete e, após os 10 anos de idade, anualmente, em todos. Os exames de ureia e creatinina, urina tipo I e audiometria devem ser feitos nos pacientes que usam rotineiramente antibióticos inalatórios a cada 180 dias de seu uso cumulativo. Prova de função pulmonar deve ser no mínimo semestral. Cultura de escarro, ou orofaringe nas crianças menores, para monitorizar a bacteriologia do trato respiratório inferior deve ser realizada aproximadamente a cada 2 meses. Ainda não está bem estabelecida a frequência de realização de tomografia computadorizada de tórax nesses pacientes e quando realizar a primeira; alguns serviços internacionais a preconizam a cada 2 a 4 anos.

Novas perspectivas terapêuticas

Há muitos fármacos em estudo visando melhores tratamentos e possivelmente a cura da FC. Novos antibióticos na forma inalatória estão sendo desenvolvidos (ciprofloxacina, levofloxacina, amicacina) e já se encontra disponível o aztreonam inalatório, reservado por ora para casos selecionados. Formulações de antibióticos na forma de pó seco já estão disponíveis para a tobramicina e a colistina, o que diminuirá significativamente o tempo despendido nas inalações. A terapia gênica encontra-se em estudo, mas ainda está distante da prática clínica.

Referências consultadas

1. Adler FR, Aurora P, Barker DH, Barr ML, Blackwell LS, Bosma OH et al. Lung transplantation for cystic fibrosis. Proc Am Thorac Soc. 2009;6(8):619-633.
2. Borowitz D, Baker RD, Stallings V. Consensus report on nutrition for pediatric patients with cystic fibrosis. J Pediatr Gastroenterol Nutr. 2002;35(3):246-59.
3. Cystic Fibrosis Foundation Patient Registry. 2013 Annual Data Report. Bethesda, Maryland: Cystic Fibrosis Foundation; 2014.
4. Cystic Fibrosis Foundation; Borowitz D, Robinson KA, Rosenfeld M, Davis SD, Sabadosa KA, Spear SL, Michel SH, Parad RB, White TB, Farrell PM, Marshall BC, Accurso FJ. Cystic Fibrosis Foundation evidence-based guidelines for management of infants with cystic fibrosis. J Pediatr. 2009;155(6 Suppl):S73-93.
5. Döring G, Flume P, Heijerman H, Elborn JS; Consensus Study Group. Treatment of lung infection in patients with cystic fibrosis: current and future strategies. J Cyst Fibros. 2012;11(6):461-79.
6. Farrell PM, Rosenstein BJ, White TB, Accurso FJ, Castellani C, Cutting GR, Durie PR, Legrys VA, Massie J, Parad RB, Rock MJ, Campbell PW. Cystic Fibrosis Foundation. Guidelines for diagnosis of cystic fibrosis in newborns through older adults: Cystic Fibrosis Foundation consensus report. J Pediatr. 2008;153:S4-S14.
7. O'Sullivan BP, Freedman SD. Cystic fibrosis. Lancet. 2009;373(9678):1891-904.

Parte 9

· · · · · · · · · · ·

Gastroenterologia e Hepatologia Pediátrica

Coordenação

Magda Maria Sales Carneiro Sampaio

Parte 9

Gastroenterologia e Hepatologia Pediátrica

Coordenação

Magda Maria Sales Carneiro Sampaio

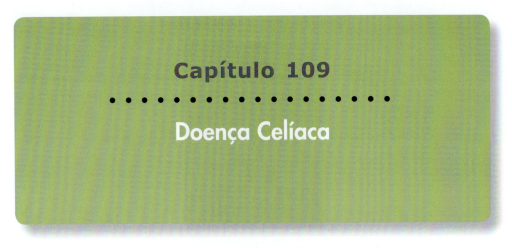

Capítulo 109
Doença Celíaca

Mariana Deboni Bibas
Ricardo Katsuya Toma

A doença celíaca é uma desordem sistêmica autoimune desencadeada pelo glúten em indivíduos geneticamente predispostos. Manifesta-se através da combinação de quadros clínicos variáveis, anticorpos específicos, enteropatia e associação com o sistema antígeno leucocitário humano (HLA) de classe II (HLA-DQ2 e HLA-DQ8).

Quadro clínico

A forma clássica tem início de 6 meses a 2 anos de idade em crianças previamente expostas ao glúten. O lactente apresenta diarreia crônica, anorexia, irritabilidade, perda ponderal, vômitos, distensão e dor abdominal. Desnutrição proteico-calórica e caquexia podem ocorrer quando há retardo no diagnóstico.

A forma mais grave de apresentação, e felizmente mais rara, é a crise celíaca: forma aguda e fulminante caracterizada por diarreia profusa, distensão abdominal marcante, letargia, desidratação, hipotensão e distúrbios eletrolíticos graves.

Devido à modernização dos métodos de investigação, as formas não clássicas passaram a ser mais frequentes na prática diária, levando à seguinte divisão:

- **Forma gastrointestinal:** diarreia crônica, dor e distensão abdominal, vômitos, esteatorreia, úlceras orais, edema secundário à hipoalbuminemia, constipação, flatulência e emagrecimento (Figuras 109.1 e 109.2).
- **Forma extraintestinal:** baixa estatura, anemia refratária ao tratamento, redução da densidade mineral óssea, atraso puberal, hipoplasia de esmalte dentário, dermatite herpetiforme (Figura 109.3), epilepsia associada a calcificações occipitais.
- **Pacientes assintomáticos:** doença celíaca silente e indivíduos de risco aumentado para doença celíaca. O índice de suspeição deve ser alto e testagens periódicas podem ser necessárias. O grupo de risco é composto por indivíduos que apresentam diabetes melito tipo 1, tireoidite autoimune, hepatite autoimune, síndrome de Down, síndrome de Turner, síndrome de Williams, deficiência seletiva de IgA e parentes de primeiro grau com doença celíaca.

Figura 109.1. Forma gastrointestinal clássica.

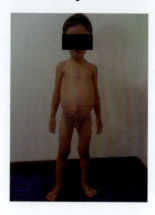

Fonte: Unidade de Gastroenterologia do ICr HC-FMUSP.

Figura 109.2. Emagrecimento e hipotrofia da musculatura glútea.

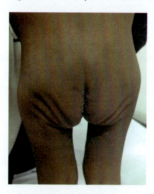

Fonte: Unidade de Gastroenterologia do ICr HC-FMUSP.

Figura 109.3. Dermatite herpetiforme em paciente com doença celíaca.

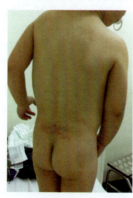

Fonte: Unidade de Gastroenterologia do ICr HC-FMUSP.

Diagnóstico

A investigação é aconselhável, independentemente de sua forma de apresentação. Nos pacientes assintomáticos pertencentes ao grupo de risco é recomendável que a triagem se inicie a partir dos 3 anos, desde que já estejam em uso de dieta com glúten há pelo menos 1 ano.

Não há, até o momento, exame complementar que isoladamente consiga firmar o diagnóstico de doença celíaca. Para tanto, é necessário reunir dados de anamnese, exame físico, testes sorológicos, biópsia intestinal e, em casos selecionados, análise de HLA.

O diagnóstico definitivo de doença celíaca, especialmente em nosso país, onde as enteropatias infecciosas e alérgicas têm prevalência aumentada, exige a realização de biópsia de mucosa de intestino delgado. A seguir, segue a descrição dos exames complementares.

Testes sorológicos

Úteis na triagem de pacientes que devem ser submetidos à biópsia de intestino delgado:
» **Anticorpo antitransglutaminase tecidual IgA:** fácil execução, baixo custo. Possui alta sensibilidade (95% a 98%) e alta especificidade (94% a 95%). A dosagem de IgG é indicada excepcionalmente em pacientes com deficiência seletiva de IgA.
» **Anticorpo antiendomísio IgA:** possui sensibilidade moderada (83% a 100%) e especificidade alta (98% a 100%). Tem baixa sensibilidade relativa em menores de 2 anos. A dosagem de IgG é indicada excepcionalmente em pacientes com deficiência seletiva de IgA.
» **Anticorpo antigliadina IgA e IgG:** atualmente não são recomendados como teste de triagem devido à menor acurácia quando comparados aos demais teste diagnósticos.

Biópsia intestinal

A biópsia de intestino delgado é realizada através de endoscopia digestiva alta. Recomenda-se a realização de biópsias seriadas. Idealmente deve-se colher 1 ou 2 fragmentos de bulbo duodenal e 4 fragmentos de segunda ou terceira porção do duodeno.

A biópsia intestinal está indicada em pacientes com quadro clínico sugestivo e positividade dos testes sorológicos. Pacientes com doença celíaca podem apresentar testes sorológicos negativos nos seguintes casos: erro laboratorial, pacientes com deficiência seletiva de IgA que são testados com anticorpo tipo IgA, uso de dieta pobre em glúten e pacientes que integram o grupo de risco aumentado para doença celíaca.

O acometimento histológico obedece ao espectro evolutivo que pode variar de leve a gravemente alterado. Para tanto utiliza-se a classificação de Marsh-Oberhuber (Figura 109.4). Nenhuma das alterações é patognomônica da enfermidade. São características clássicas: aumento de linfócitos intraepiteliais (acima de 25 a 30 linfócitos por 100 enterócitos), criptas alongadas, achatamento de vilosidades, redução da relação vilo/cripta e infiltrado inflamatório na lâmina própria constituído por linfócitos, plasmócitos, mastócitos e eosinófilos.

Figura 109.4. Classificação de Marsh-Oberhuber.

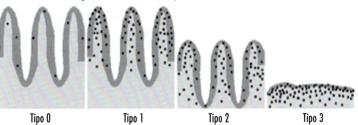

Ilustração esquemática das alterações histopatológicas progressivas no intestino delgado de pacientes com doença celíaca: Tipo 0: mucosa normal com linfócitos intraepiteliais (LIE) abaixo de 25 a 30 por 100 enterócitos. Tipo 1: aumento da contagem de LIE. Tipo 2: aumento da contagem de LIE e hiperplasia de criptas. Tipo 3: aumento de LIE e atrofia vilositária.

Fonte: Oberhuber G, Granditsch G, Vogelsang H. The histopathology of coeliac disease: time for a standardized report scheme for pathologists. Eur J Gastroenterol Hepatol. 1999;11(10):1185-1194.

HLA-DQ2 e DQ8

O HLA possui função de codificar proteínas presentes nas membranas celulares que atuarão na regulação do sistema imunológico. Na doença celíaca, os principais determinantes genéticos são os genes DQA e DQB, codificados pelo HLA de classe II. Esses genótipos estão presentes em até 94% dos pacientes com doença celíaca no Brasil. Trata-se de um exame de alta sensibilidade e baixa especificidade, não sendo utilizado de forma rotineira.

Figura 109.5. Algoritmo diagnóstico da doença celíaca.

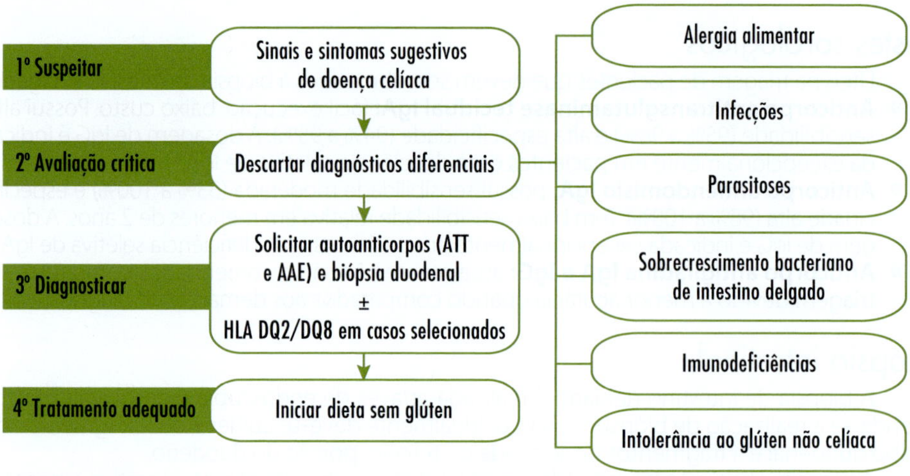

1° Suspeitar	Sinais e sintomas sugestivos de doença celíaca	Alergia alimentar
2° Avaliação crítica	Descartar diagnósticos diferenciais	Infecções / Parasitoses
3° Diagnosticar	Solicitar autoanticorpos (ATT e AAE) e biópsia duodenal ± HLA DQ2/DQ8 em casos selecionados	Sobrecrescimento bacteriano de intestino delgado / Imunodeficiências
4° Tratamento adequado	Iniciar dieta sem glúten	Intolerância ao glúten não celíaca

ATT: anticorpo antitransglutaminase tecidual; AAE: anticorpo antiendomísio.
Fonte: Desenvolvida pela autoria do capítulo.

Tratamento

O tratamento da doença celíaca consiste na realização de dieta de exclusão de glúten durante toda a vida. Sendo assim, devem ser retirados da dieta trigo, centeio, cevada e aveia. Os pacientes e suas famílias devem ser orientados quanto à preparação adequada dos alimentos. São considerados substitutos do glúten: milho, arroz, batata e mandioca. Informações sobre contaminação cruzada também devem ser divulgadas. Por exemplo, não é aconselhável comer um alimento livre de glúten feito em uma padaria convencional.

Somente a dieta é capaz de manter os pacientes livres de sintomas e evitar as complicações tardias da doença celíaca. Os escapes eventuais da dieta, ainda que não provoquem sintomatologia, são deletérios em longo prazo.

Os pacientes e suas famílias devem ser encorajados a participar de grupos de apoio e associações de celíacos.

Acompanhamento

Os pacientes devem passar em consultas médicas periódicas para assegurar a aderência à dieta, controle dos sintomas, verificação do crescimento e desenvolvimento. Recomenda-se dosar o anticorpo antitransglutaminase tecidual após 6 meses do início do tratamento, como forma indireta de avaliar adesão à dieta sem glúten. De forma análoga, os títulos de anticorpos devem ser dosados sempre que o paciente apresentar sintomas e anualmente em pacientes assintomáticos. Estudos populacionais confirmam que celíacos têm risco aumentado para doença linfoproliferativa e câncer gastrointestinal. Até o momento, existem evidências suficientes de que o cumprimento adequado da dieta pode reduzir o risco de doenças linfoproliferativas.

Referências consultadas

1. Castro-Antunes MM, Crovella S, Brandão LA, Guimarães RL, Motta ME, Silva GA. Frequency distribution of HLA DQ2 and DQ8 in celiac patients and first-degree relatives in Recife, northeastern Brazil. Clinics (São Paulo). 2011;66(2):227-31.
2. Hill ID, Dirks MH, Liptak GS, Colletti RB, Fasano A, Guandalini S et al. Guideline for the diagnosis and treatment of celiac disease in children: recommendations of the North American Society for Pediatric Gastroenterology, Hepatology and Nutrition. J Pediatr Gastroenterol Nutr. 2005;40(1):1-19.
3. Hill ID, Fasano A, Guandalini S, Hoffenberg E, Levy J, Reilly N et al. NASPGHAN Clinical Report on the diagnosis and treatment of gluten-related disorders. J Pediatr Gastroenterol Nutr. 2016;63(1):156-65.
4. Husby S, Koletzko S, Korponay-Szabó IR, Mearin ML, Phillips A, Shamir R et al. European Society for Pediatric Gastroenterology, Hepatology, and Nutrition guidelines for the diagnosis of celiac disease. J Pediatr Gastroenterol Nutr. 2012;54(1):136-60.
5. McAllister BP, Williams E, Clarke K. A comprehensive review of celiac disease/gluten-sensitive enteropathies. Clin Rev Allergy Immunol. 2019;57(2):226-243.
6. Volta U, Granito A, Parisi C, Fabbri A, Fiorini E, Piscaglia M et al. Deamidated gliadin peptide antibodies as a routine test for celiac disease: a prospective analysis. J Clin Gastroenterol. 2010;44(3):186-90.

Capítulo 110

· · · · · · · · · · · · · · · · ·

Diarreia Crônica

Ricardo Katsuya Toma
Mariana Deboni Bibas

A diarreia crônica é definida por diarreia com duração superior a 30 dias ou três ou mais episódios de diarreia nos últimos 60 dias.

Existem diversas situações clínicas que têm como desfecho a diarreia crônica na faixa etária pediátrica, o que leva a inúmeras classificações existentes. Uma das quais utiliza aos critérios anatômicos e funcionais, apresentados no Quadro 110.1.

Dados clínicos relevantes a serem abordados estão listados no Quadro 110.2. Na maioria das vezes, através da história clínica e do exame físico é possível restringir as possibilidades diagnósticas, possibilitando, assim, identificar o fator causal antes de embarcar numa extensiva e invasiva investigação diagnóstica.

Quadro 110.1. Classificação de diarreia crônica, segundo critérios anatômicos e funcionais.

Tubo digestivo	Anexos do tubo digestivo	Extra tubo digestivo
Funcionais		
Síndrome do intestino irritável Cloridrorreia congênita Má absorção congênita de glicose-galactose Deficiência congênita de sacarase-isomaltase Deficiência congênita de lactase Deficiência secundária de lactase	Fibrose cística Deficiência de lipase Pancreatite crônica Diminuição do *pool* de sais biliares	Hipertiroidismo Abetalipoproteinemia Hiperplasia congênita de suprarrenal
Anatômicas		
Linfangiectasia intestinal Síndrome da alça estagnante Má rotação intestinal		

(Continua)

Quadro 110.1. Classificação de diarreia crônica, segundo critérios anatômicos e funcionais (continuação).

Anatômicas e funcionais
Enteropatia ambiental
Doença celíaca
Síndrome do intestino curto
Alergia à proteína do leite de vaca
Alergia alimentar múltipla
Doença inflamatória intestinal

Fonte: Unidade de Gastroenterologia do ICr HC-FMUSP.

Quadro 110.2. Dados clínicos relevantes e implicações clínicas nas diarreias crônicas

Questionamento	Implicação clínica
Início	
Período neonatal	Diarreias congênitas
Abrupto	Infecção
Gradual	Todas as outras causas
Relação com alimentos	Doença celíaca, alergia alimentar
Características das fezes	
Somente durante o dia	Diarreia funcional
Noturna	Causa orgânica
Sanguinolenta	Inflamação: DII, alergia
Acolia fecal	Ausência de bile
História familiar	DII, diarreia congênita, doença celíaca, NEM
Correlação com alimentos	
Alimentos sem açúcar	Ingestão de frutose, sorbitol e manitol
Excesso de sucos	Diarreia osmótica, funcional
Água/alimentos contaminados	Infecção, diarreia de Brainerd, parasitose
História de viagens	Infecção
Perda de peso	Má absorção, insuficiência pancreática
Intervenções terapêuticas	Efeito adverso da medicação ou cirurgia
Doença sistêmica	Hipertiroidismo, diabetes, tuberculose etc.
Imunodeficiência	Congênita, adquirida (HIV)
Flatulência	Má absorção de carboidrato
Escape fecal	Incontinência fecal (considerar constipação)

DII: doença inflamatória intestinal; HIV: vírus da imunodeficiência humana.
Fonte: Unidade de Gastroenterologia do ICr HC-FMUSP.

PARTE 9 – GASTROENTEROLOGIA E HEPATOLOGIA PEDIÁTRICA

Estratégia diagnóstica

A diarreia crônica pode ser classificada segundo característica das fezes em aquosa, sanguinolenta e gordurosa. Na Figura 110.1 será apresentado o algoritmo diagnóstico esquemático e, portanto, abrange só as doenças mais frequentes e em suas apresentações clássicas. O roteiro deve ser iniciado após terem sido tratadas e/ou excluídas as parasitoses e/ou infecções intestinais.

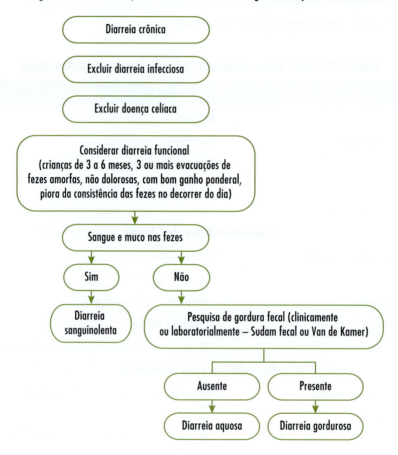

Figura 110.1. Classificação das diarreias crônicas segundo o aspecto das fezes.

Fonte: Unidade de Gastroenterologia do ICr HC-FMUSP.

Classificação das diarreias crônicas

» **Aquosa:** grande volume de material líquido associado, ou não, a pequena porção de material pastoso, frequentemente eliminados de modo explosivo. Sugerem causa osmótica (Figura 110.2) ou secretora (Figura 110.3).

Figura 110.2. Roteiro diagnóstico da diarreia aquosa osmótica.

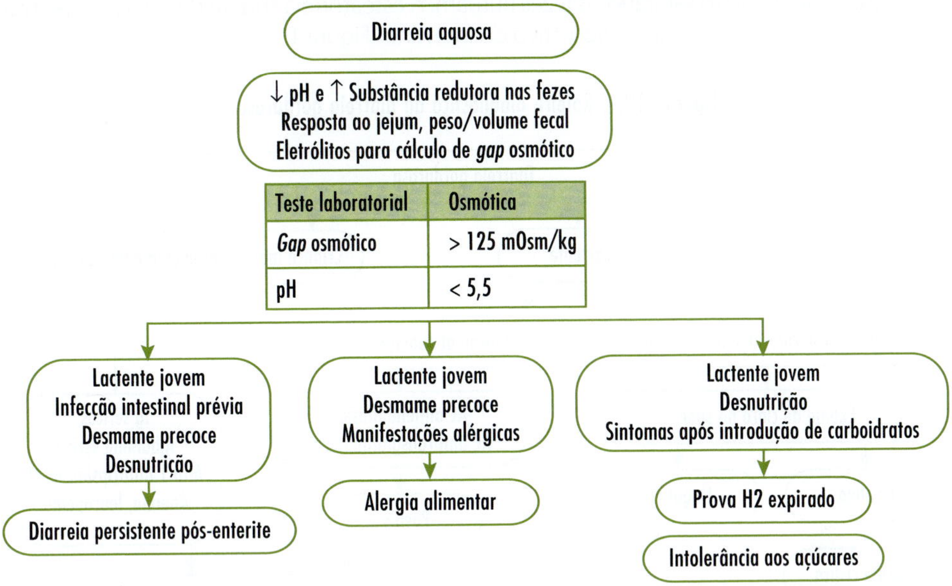

```
Diarreia aquosa
    │
↓ pH e ↑ Substância redutora nas fezes
Resposta ao jejum, peso/volume fecal
Eletrólitos para cálculo de gap osmótico
```

Teste laboratorial	Osmótica
Gap osmótico	> 125 mOsm/kg
pH	< 5,5

```
┌─────────────────┬─────────────────┬─────────────────┐
Lactente jovem    Lactente jovem    Lactente jovem
Infecção          Desmame precoce   Desnutrição
intestinal prévia Manifestações     Sintomas após
Desmame precoce   alérgicas         introdução de
Desnutrição                         carboidratos
    │                 │                 │
Diarreia          Alergia           Prova H2 expirado
persistente       alimentar             │
pós-enterite                        Intolerância
                                    aos açúcares
```

Fonte: Unidade de Gastroenterologia do ICr HC-FMUSP.

Figura 110.3. Roteiro diagnóstico da diarreia aquosa secretora.

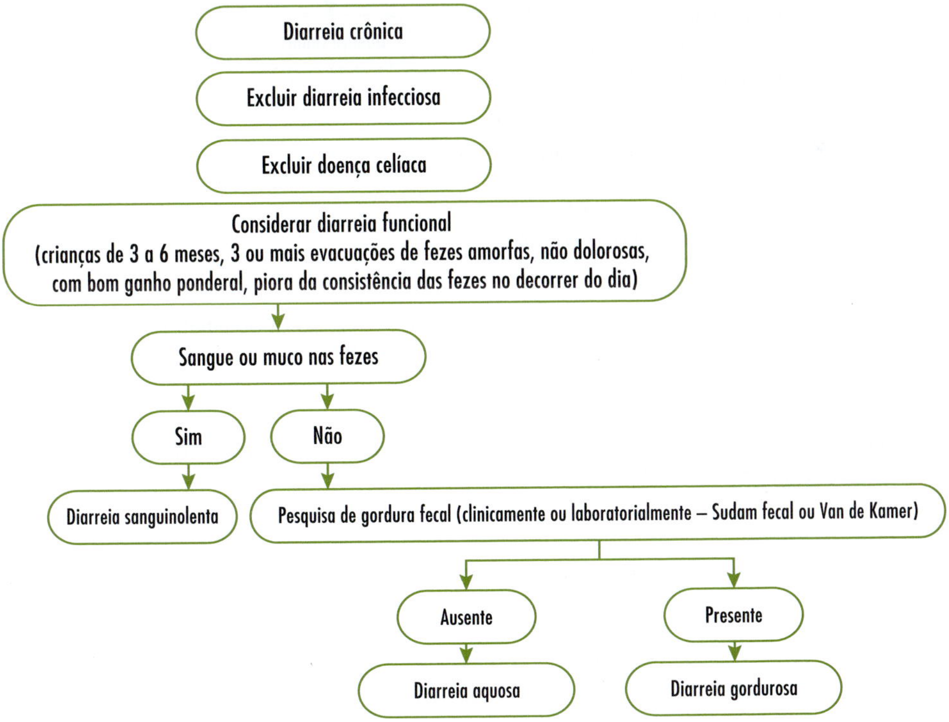

```
Diarreia crônica
    │
Excluir diarreia infecciosa
    │
Excluir doença celíaca
    │
Considerar diarreia funcional
(crianças de 3 a 6 meses, 3 ou mais evacuações de fezes amorfas, não dolorosas,
com bom ganho ponderal, piora da consistência das fezes no decorrer do dia)
    │
Sangue ou muco nas fezes
    ├── Sim ── Diarreia sanguinolenta
    └── Não ── Pesquisa de gordura fecal (clinicamente ou laboratorialmente – Sudam fecal ou Van de Kamer)
                    ├── Ausente ── Diarreia aquosa
                    └── Presente ── Diarreia gordurosa
```

Fonte: Unidade de Gastroenterologia do ICr HC-FMUSP.

» **Gordurosa:** aspecto pastoso, volumoso, com odor fétido, cor amarelo-claro brilhante e, se jogadas no vaso sanitário, as fezes flutuam. A esteatorreia sugere doença pancreática, hepática ou grande agravo absortivo do intestino (Figura 110.4).

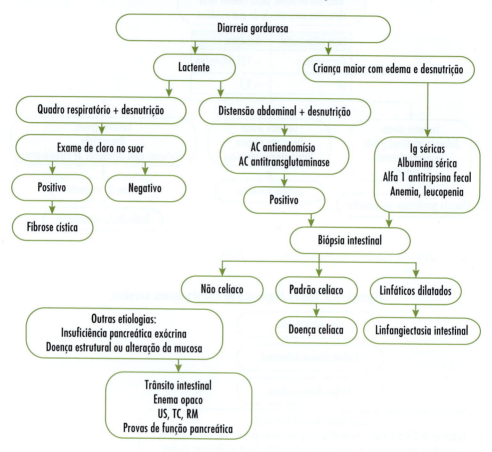

Figura 110.4. Roteiro diagnóstico da diarreia gordurosa.

US: ultrassonografia abdominal; TC: tomografia computadorizada abdominal; RM: Ressonância magnética abdominal.
Fonte: Unidade de Gastroenterologia do ICr HC-FMUSP.

» **Sanguinolenta:** pode estar associada a muco e sugere etiologia alérgica, infecciosa ou inflamatória (Figura 110.5).

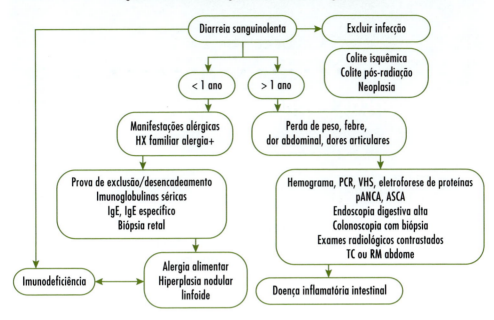

Figura 110.5. Roteiro diagnóstico da diarreia sanguinolenta.

HX: história clínica.
Fonte: Unidade de Gastroenterologia do ICr HC-FMUSP.

Devido à diversidade etiológica, com mecanismos patofisiológicos específicos, torna-se inviável descrever o tratamento de cada uma delas. Contudo, o cuidado inicial geral compartilha semelhanças e visa corrigir eventuais comprometimentos nutricionais e desequilíbrios hidroeletrolíticos.

Referências consultadas

1. Benninga MA, Faure C, Hyman PE et al. Childhood functional gastrointestinal disorders: neonate/toddler. Gastroenterology. 2016;150:1443-1455.
2. Bhutta ZA, Ghishan F, Lindley K, Memon IA, Mittal S, Rhoads JM, Commonwealth Association of Paediatric Gastroenterology and Nutrition. Persistent and chronic diarrhea and malabsorption: Working Group report of the second World Congress of Pediatric Gastroenterology, Hepatology, and Nutrition. J Pediatr Gastroenterol Nutr. 2004;39 Suppl 2:S711.
3. Binder HJ. Causes of chronic diarrhea. N Engl J Med. 2006;355(3):236-9.
4. Guanino A, Lo Vecchio A, Berni Canani R. Chronic diarrhea in children. Best Pract Res Clin Gastroenterol. 2012;26(5):649-91.
5. Hyams JS, Di Lorenzo C, Saps M et al. Functional disorders: children and adolescents. Gastroenterology. 2016;150:1456-1468.
6. Kellemayer R. Burdening questions about clostridium difficile in pediatric inflammatory bowel diseases. J Pediatr Gastroenterol Nutr. 2015;60:421-2.
7. Leonard SA, Nowak-Wegrzyn A. Food Protein-Induced Enterocolitis Syndrome. Pediatr Clin North Am. 2015;62(6):1463-77.
8. Schiller LR, Pardi DS, Sellin JH. Chronic diarrhea: diagnosis and management. Clin Gastroenterol Hepatol. 2017;15(2):182-193.
9. Vriezinga SL, Schwizer JJ, Koning F, Mearing ML. Coeliac disease and gluten-related disorders in childhood. Nat Rev Gastroenterol Hepatol. 2015;12(9):527-36.

Capítulo 111

· · · · · · · · · · · · · · · · · ·

Doenças Pépticas Gastroduodenais

Yu Kar Ling Koda
Paloma Estéfanne Barbosa dos Santos
Maysa Viana de Carvalho

Doenças pépticas gastroduodenais referem-se a um grupo de doenças decorrentes da ação cloridropéptica da secreção gástrica sobre a mucosa do trato gastrointestinal. Pode se localizar no terço inferior do esôfago, no estômago, no duodeno, no jejuno (em pacientes submetidos à gastrojejunostomia), no duodeno distal e no divertículo de Meckel, quando o mesmo é sede da mucosa gástrica ectópica.

O presente capítulo abordará exclusivamente as doenças pépticas do estômago e do duodeno, que podem ser classificadas de acordo com o tipo de lesão (ulcerosa e não ulcerosa) e de etiologia (primária ou secundária).

Atualmente, o *Helicobacter pylori (H.pylori)* é considerado a causa mais comum de gastrite crônica ativa, sendo que, cerca de 15% dos indivíduos infectados desenvolvem a doença ulcerosa. Estudos pediátricos demonstraram que a erradicação do *H. pylori* cicatriza a úlcera duodenal, cura a gastrite crônica e previne a recidiva da úlcera.

A úlcera duodenal é mais comum em crianças após os 10 anos de idade. A úlcera gástrica, por sua vez, é muito rara em crianças e, quando ocorre, é geralmente secundária, sem estudos que estabeleçam sua associação com *H. pylori*.

Manifestações clínicas

Úlcera péptica primária

» **Lactente e pré-escolar:** vômito é a manifestação mais frequente, seguido de hemorragia. A dor é pouco referida e de difícil caracterização.
» **Escolares:** dor é o sintoma mais comum, seguida de hemorragia. Dor atípica, podendo ser intermitente ou, mais raramente, contínua, cíclica e com períodos de remissão, sem relação clara com a dieta.
» **Adolescentes:** dor epigástrica referida como sensação de vazio ou queimação, pré-prandial, aliviada pela refeição (dói-come-passa).

Além da dor, outros sintomas podem ser relatados: sialorreia, empachamento, náuseas e vômitos, pirose, distensão abdominal, anorexia, emagrecimento, *clocking* (despertar noturno com dor) e hematêmese/melena.

Diagnóstico diferencial

Dor abdominal funcional, parasitoses, esofagite, varizes de esôfago, pancreatite, apendicite, doenças de vias biliares, divertículo de Meckel, síndrome do intestino irritável, doença inflamatória intestinal, intolerância à lactose, pielonefrite, calculose renal, drepanocitose, pneumonia, diabetes melito, púrpura de Henoch-Schönlein e intoxicação por metais pesados.

Diagnóstico e exames complementares

O diagnóstico das doenças pépticas gastroduodenais é realizado através da endoscopia digestiva alta, com biópsias gástricas das regiões do antro e corpo gástrico.

Em crianças com úlceras gástricas ou duodenais, o teste de *H. pylori* (teste rápido da uréase) deve ser realizado. Para realização do teste, recomenda-se suspender uso do inibidor da bomba de prótons (IBP) por pelo menos 2 semanas e aguardar 4 semanas após o término de antibioticoterapia.

Tratamento

O pediatra deve recomendar ao paciente com doença péptica as seguintes orientações: dieta equilibrada rica em fibras; evitar uso abusivo de leite, sucos cítricos, chás, café, refrigerantes, condimentos e alimentos gordurosos; seguir horário regular das refeições; evitar períodos prolongados de jejum; evitar refeições pequenas e frequentes ou volumosas e espaçadas; e evitar recolhimento noturno imediatamente após a refeição. Medicamentos anti-inflamatórios não esteroides e corticosteroides devem ser evitados.

Tratamento medicamentoso

Diante de crianças sintomáticas com gastrite crônica ativa associada a *H. pylori* com história familiar de doença péptica ulcerosa e câncer gástrico, ou com sintomas graves e recorrentes, o tratamento deve ser instituído e a erradicação do *H. pylori* deve ser almejada.

O esquema tríplice com associação de IBP (omeprazol, lansoprazol, pantoprazol e esomeprazol), amoxicilina e claritromicina durante 14 dias é a terapia de primeira linha atualmente recomendada para a infecção por *H. pylori* (Tabela 111.1). O resultado da terapia anti-*H. pylori* deve ser avaliado pelo menos 4 semanas após o término do tratamento. Em caso de falha do tratamento, nova tentativa de terapia deve ser individualizada, considerando a suscetibilidade aos antibióticos, a idade da criança e as opções antimicrobianas disponíveis.

Tabela 111.1. Medicamentos para tratamento das doenças pépticas gastroduodenais associadas a *H. pylori*.

Inibidor da bomba de prótons	
Medicamento	**Posologia**
Omeprazol	2 mg/kg/dia
Lansoprazol	1 mg/kg/dia
Pantoprazol	1 mg/kg/dia
Esomeprazol	1 mg/kg/dia

(Continua)

Tabela 111.1. Medicamentos para tratamento das doenças pépticas gastroduodenais associadas a *H. pylori* (continuação).

Antibióticos	
Medicamento	**Posologia**
Amoxicilina	50 mg/kg/dia, 2 doses (máxima 2 g/dia)
Claritromicina	15 mg/kg/dia, 2 doses (máxima 1 g/dia)
Furazolidona	6 mg/kg/dia, 2 doses (máxima 180 mg/dia)
Tetraciclina	50 mg/kg/dia, 2 doses (máxima 2 g/dia)

Fonte: Unidade de Gastroenterologia do ICr HC-FMUSP.

Referências consultadas

1. Bedante L, Koda YKL. Úlcera péptica. In: Diniz EMA, Okay Y, Tobaldini R, Vaz FAC (eds.). Manual do médico residente em pediatria. São Paulo: Atheneu; 2004. p. 477-479.
2. Coelho LGV, Marinho JR, Genta R, Ribeiro LT, Passos MCF, Zaterka S et al. IVth Brazilian Consensus Conference on Helicobacter pylori Infection. Arq. Gastroenterol [online]. 2018.
3. Hyams JS, Lorenzo CD, Saps M, Shulman RJ, Staiano A, Tilburg MV. Childhood functional gastrointestinal disorders: child/adolescent. Gastroenterology. 2016;150:1456-1468.
4. Jones NL, Koletzko S, Goodman K, Bontems P, Cadranel S, Casswall T et al. H pylori Working Groups of ESPGHAN and NASPGHAN. Joint ESPGHAN/NASPGHAN Guidelines for the management of Helicobacter pylori in children and adolescents (Update 2016). J Pediatr Gastroenterol Nutr. 2017;64(6):991-1003.
5. Kawakami E. Doenças pépticas gastroduodenais e Helicobacter pylori. In: Porta G, Koda YKL (eds.). Gastrenterologia e hepatologia. São Paulo: Atheneu; 2011. p. 256-265.
6. Koda YKL. Doença péptica. In: Barbieri D, Koda YKL (eds.). Doenças gastrenterológicas em Pediatria. São Paulo: Atheneu; 1996. p. 110-127.

Capítulo 112

Doença do Refluxo Gastroesofágico

Yu Kar Ling Koda

Refluxo gastroesofágico (RGE) deve ser entendido como o movimento retrógrado do conteúdo gástrico para o esôfago.

O RGE é classificado em fisiológico e patológico. No fisiológico, não são observadas as complicações decorrentes do refluxo, enquanto no patológico, também denominado de doença do refluxo gastroesofágico (DRGE), ele se apresenta associado a sinais e sintomas de complicações que acometem o sistema digestório e/ou respiratório e/ou outros.

A DRGE pode ser classificada em primária e secundária. Primária é a situação em que existe disfunção no nível esofagogástrico com alterações da barreira antirrefluxo, podendo tratar-se de uma predisposição genética; e secundária quando existem causas subjacentes que propiciam o desenvolvimento da DRGE, tais como: infecções, distúrbios metabólicos, malformações congênitas, obstruções duodenogástricas, lesões do sistema nervoso central, alergia ao leite de vaca, colagenoses, drogas, obesidade, hérnia de hiato, exposição ao fumo etc.

Patofisiologia e etiopatogenia

Situações que levam a refluxo:

1. **Diminuição do tônus no nível do esfíncter inferior do esôfago (EIE):** primária ou secundária, vide Quadro 112.1.
2. **Pressão intragástrica superior à pressão no nível de EIE:** enchimento gástrico excessivo, compressão abdominal, obesidade, tosse, constipação, atividade física.
3. **Relaxamento transitório do EIE (RTEIE):** estimulado pela distensão gástrica e presença de gordura no lúmen duodenal.

Quadro 112.1. Fatores que influenciam a pressão do esfíncter inferior do esôfago.

Fatores	Aumenta a pressão	Diminui a pressão
Neurais	Estimulação colinérgica	Estimulação purinérgica
	Estimulação α-adrenérgica	Estimulação β-adrenérgica

(Continua)

Quadro 112.1. Fatores que influenciam a pressão do esfíncter inferior do esôfago (continuação).

Fatores	Aumenta a pressão	Diminui a pressão
Hormonais	Gastrina	Secretina
	Motilina	Colecistocinina
	Bombesina	Glucagon
	Substância P	GIP
	Prostaglandinas F2α	VIP
		Prostaglandinas E1, E2, A2
		Progesterona
		Estrógenos
Fármacos	Betanecol	Anticolinérgicos
	Metacolina	Agonistas β-adrenérgicos
	Anticolinesterase	Dopamina
	Metoclopramida	Teofilina
	Indometacina	Isoproterenol
	Histamina	Benzodiazepínicos
	Cimetidina	Morfina
		Prostaglandinas E1, E2
		Salbutamol
Outros	Alcalinização gástrica	Acidificação gástrica
	Proteínas	Gorduras
	Carboidratos	Cafeína
		Chocolate
		Cítricos
		Álcool
		Condimentos
		Nicotina

Fonte: Unidade de Gastroenterologia do ICr HC-FMUSP.

Os fatores etiopatogênicos da DRGE são assuntos controversos, residem no desequilíbrio entre os fatores que protegem o esôfago contra o refluxo (barreira antirrefluxo, clareamento esofágico e salivação) e os que lhe causam dano (volume e composição do material refluído). Quadro 112.2.

Quadro 112.2. Fatores etiopatogênicos da doença do refluxo gastroesofágico (DRGE).

Aumento da frequência dos episódios de refluxo

- Relaxamento transitório do EIE
- Hipotonia do EIE
- Aumento da pressão intra-abdominal
- Efeitos posturais/gravidade

Aumento da duração dos episódios de refluxo e diminuição do clareamento esofágico

- Efeitos posturais/gravidade
- Alterações de peristaltismo esofágico (primário e secundário)
- Alterações de salivação

Aumento da lesividade do material refluído

- Ácido
- Pepsina
- Ácidos biliares (refluxo duodenogástrico)
- Tripsina (refluxo duodenogástrico)

EIE: esfincter inferior do esôfago.
Fonte: Unidade de Gastroenterologia do ICr HC-FMUSP), de acordo com Orenstein, 1999.

Manifestações clínicas

A DRGE apresenta grande variedade de manifestações clínicas:

Manifestações clínicas típicas esofágicas

- » **Lactentes:** regurgitações recorrentes e/ou vômitos são os sintomas principais. Outros sintomas incluem irritabilidade, choro constante e recusa alimentar.
- » **Pré-escolares:** vômitos intermitentes.
- » **Escolares:** pirose, regurgitações crônicas, dor retroesternal em queimação e disfagia.

O refluxo de material ácido para o esôfago pode provocar complicações como esofagite, erosões/úlceras esofágicas, estenose esofágica, hemorragia e esôfago de Barrett.

Manifestações clínicas atípicas extraesofágicas

- » **Vias respiratórias:** tosse crônica, faringite, laringite, traqueíte, bronquite de repetição, asma, pneumonia recorrente, bronquiectasia, fibrose pulmonar idiopática ou ainda crises de apneia.
- » **Otorrinolaringológicas:** rouquidão/disfonia, sinusite, faringite, otalgia/otite, lesão de cordas vocais, laringoespasmo, laringite crônica, estenose subglótica.
- » **Outros:** desgaste do esmalte dentário, halitose, aftas, ruminação, enteropatia perdedora de proteínas, crises de apneia e/ou cianose, síndrome de Sandifer (postura anormal da cabeça ou torcicolite), manifestações neuropsiquiátricas e síndrome da morte súbita do lactente.

Exames complementares

Estudo radiológico contrastado do esôfago, estômago e duodeno

Não é útil para o diagnóstico de confirmação de DRGE. É utilizado para avaliação de informações relativas às alterações anatômicas do trato digestório, como estenoses, anéis vasculares, pâncreas anular, má rotação intestinal, hérnia hiatal ou ainda úlceras gastroduodenais.

Cintilografia esofágica

Tem baixa sensibilidade para a confirmação diagnóstica da DRGE. Não recomendada como exame de rotina.

Manometria esofágica

Não tem valor para o diagnóstico da DRGE.

pHmetria esofágica prolongada

Monitorização do pH intraesofágico por período prolongado, geralmente entre 20 e 24 horas. As indicações da pHmetria esofágica estão representadas no Quadro 112.3.

Quadro 112.3. Indicações de pHmetria esofágica prolongada.

1. Confirmação de RGE patológico em pacientes com sintomatologia típica, porém sem esofagite
2. Pacientes com sintomatologia atípica extraesofágica de refluxo
3. Pacientes com sintomas de refluxo patológico que não respondem ao tratamento clínico
4. Avaliação pré-operatória nos casos em que o exame endoscópico não demonstrou esofagite
5. Avaliação da eficácia da cirurgia pós-fundoplicação nos pacientes com persistência ou recorrência dos sintomas e estabelecer relação causa e efeito entre os sintomas do paciente e os episódios de refluxo

Fonte: Unidade de Gastroenterologia do ICr HC-FMUSP.

Impedânciometria e impedâncio-pHmetria esofágica intraluminal

Método que consegue detectar refluxos tanto ácidos como não ácidos. É superior à pHmetria esofágica convencional, pois informa a altura do esôfago em que o refluxo atinge, assim como a duração dos episódios de refluxo, possibilitando associar os refluxos com eventos como dor, desconforto, tosse, apneia e cianose. Em Pediatria, ainda não existe definição dos padrões de normalidade para as diferentes faixas etárias e ainda não se conhece a sua real contribuição na avaliação da DRGE.

Ultrassonografia

A sensibilidade variável e a especificidade baixa não a recomendam como teste para avaliação de DRGE em crianças.

Endoscopia e biópsia

A endoscopia digestiva alta deve ser indicada quando se suspeita de esofagite. Possibilita a detecção de estenose, úlceras, esôfago de Barrett, além de permitir a biópsia para análise histológica. A biópsia é sempre recomendada quando uma endoscopia diagnóstica é realizada, pois permite diagnosticar e monitorar o esôfago de Barrett e a exclusão de outras causas de esofagite como esofagite eosinofílica.

Tratamento

Em crianças maiores e em adolescentes, o decúbito com elevação da cabeça deve ser adotado. O tratamento dietético consiste em evitar produtos que contêm cafeína, bebidas gaseificadas, frutas ou sucos cítricos, chocolates, produtos de tomate, condimentos, molhos picantes, alimentos gordurosos, menta, hortelã, álcool e fumo. Ainda se recomendam refeições fracionadas em pequenos volumes, mastigar bem os alimentos, não tomar líquidos durante ou próximo às refeições e não dormir logo em seguida às refeições.

Tratamento medicamentoso

1. **Antagonistas dos receptores H2 da histamina:** os antagonistas dos receptores H2 da histamina produzem alívio dos sintomas e cicatrização da mucosa esofágica e são indicados como medida inicial principalmente nos casos mais leves e moderados de esofagite de refluxo (Tabela 112.1).

Tabela 112.1. Doses e efeitos colaterais dos antagonistas dos receptores H2 da histamina e dos inibidores da bomba de prótons.

Antagonistas dos receptores H2	Dose oral	Efeitos colaterais
Cimetidina	20 a 40 mg/kg/dia, 3 a 4 vezes ao dia	Cefaleia, náuseas, vômitos, tontura, bradicardia, erupção cutânea, hipotensão, ginecomastia, agranulocitose, neutropenia, trombocitopenia, diminuição do metabolismo hepático, de teofilina e outros
Ranitidina	5 a 10 mg/kg/dia, 2 vezes ao dia	Cefaleia, tontura, fadiga, irritabilidade, erupção cutânea, diarreia, constipação, trombocitopenia, hepatite, elevação das transaminases
Famotidina	1 mg/kg/dia, 2 vezes ao dia	Cefaleia, tontura, náusea, diarreia, constipação
Nizatidina	6 a 10 mg/kg/dia, 2 vezes ao dia	Cefaleia, tontura, náusea, diarreia, constipação, anemia, urticária
Inibidores da bomba de próton	**Dose oral**	**Efeitos colaterais**
Omeprazol	1 mg/kg/dia, 1 a 2 vezes ao dia (máx.: 40 mg)	Cefaleia, náuseas, diarreia, dor abdominal, constipação, erupção cutânea, deficiência de vitamina B12
Lansoprazol	15 mg/dia (< 15 kg) 30 mg/dia (> 30 kg)	Cefaleia, náuseas, diarreia, dor abdominal, constipação
Esomeprazol	1,7 mg/kg/dia	Cefaleia, náuseas, boca seca, diarreia, dor abdominal, flatulência, constipação, erupção cutânea, deficiência vitamina B12

Fonte: Unidade de Gastroenterologia do ICr HC-FMUSP.

2. **Inibidores da bomba de prótons:** os inibidores da bomba de prótons (IBP) estão indicados nos casos de esofagite grave, DRGE refratária ao tratamento e manifestações respiratórias mantidas apesar do uso de antagonistas dos receptores H2 da histamina. Omeprazol, lansoprazol e esomeprazol são os mais bem estudados e os únicos liberados pelo FDA para crianças acima de 1 ano de idade. Os IBP devem ser administrados 30 a 60 minutos antes do desjejum ou da primeira refeição mais importante do dia. O uso prolongado de IBP predispõe a infecções como pneumonias e gastroenterites.

3. **Procinéticos:** os procinéticos atualmente disponíveis no mercado brasileiro são: metoclopramida, bromoprida e domperidona. A metoclopramida e a bromoprida estão associadas a efeitos colaterais extrapiramidais frequentes. A domperidona tem a vantagem de ser bem tolerada pela maioria dos pacientes e não causar reações extrapiramidais, no entanto, a eficácia dessa droga procinética no tratamento da DRGE em população pediátrica ainda não está esclarecida. A Sociedade Europeia (ESPGHAN) e Norte-Americana (NASPGHAN) consideram os efeitos colaterais dos fármacos procinéticos atualmente disponíveis para tratamento da DRGE muito mais graves que seus potenciais efeitos benéficos e concluem que não se justifica o uso rotineiro desses fármacos na DRGE.

Tratamento cirúrgico

As indicações são: não resposta ao tratamento clínico; dependência de tratamento medicamentoso em longo prazo com baixa adesão; manifestações que constituem risco de morte (sangramento intenso; crises de apneia, quadro inicial grave com esofagite grave e/ou desnutrição acentuada); grandes hérnias hiatais; estenose cicatricial do esôfago e doenças do sistema nervoso central.

Referências consultadas

1. Kierkus J, Oracz G, Korczowski B, Szymanska E, Wiernicka A, Woynarowski M. Comparative safety and efficacy of proton pump inhibitors in paediatric gastroesophageal reflux disease. Drug Saf. 2014;37(5):309-16.
2. Koda YKL, Ozaki MJ, Murasca K, Vidolin E. Clinical features and prevalence of gastroesophageal reflux disease in infants attending a pediatric gastroenterology reference service. Arq Gastroenterol. 2010;47(1):66-71.
3. Koda YKL. Refluxo gastroesofágico. In: Lopez FA, Campos Jr D. Tratado de pediatria. Sociedade Brasileira de Pediatria. 2. ed. Manole; 2010. p. 883-90.
4. Koda YKL. Doença do refluxo gastroesofageano em pediatria. In: Domingues G. Esôfago. Rubio; 2005. p. 339-47.
5. Koda YKL. Refluxo gastroesofágico em pediatria. 50 FAQ (Frequently Asked Questions). São Paulo: Projetos Médicos; 2007. 64p.
6. Koda YKL. Refluxo gastroesofágico. In: Barbieri D, Koda YKL (eds.). Doenças gastrenterológicas em pediatria. São Paulo: Atheneu; 1996. p. 82-99.
7. Randel A. AAP releases guideline for the management of gastroesophageal reflux in children. Am Fam Physician. 2014;89(5):395-7.
8. Vandenplas Y, Rudolph CD, Di Lorenzo C, Hassall E, Liptak G, Mazur L et al. Pediatric gastroesophageal reflux clinical practice guidelines: joint recommendations of the North American Society for Pediatric Gastroenterology, Hepatology, and Nutrition (NASPGHAN) and the European Society for Pediatric Gastroenterology, Hepatology, and Nutrition (ESPGHAN). J Pediatr Gastroenterol Nutr. 2009;49(4):498-547.
9. Vandenplas Y. Gastroesophageal reflux. In: Wyllie R, Hyams JS, Kay M. (eds.). Pediatric gastrointestinal and liver disease. 4th ed. Saunders-Elsevier; 2011. p. 232-247.

Capítulo 113

Hepatites Virais

Gilda Porta

As hepatites virais são infecções causadas por diferentes agentes etiológicos, de distribuição universal, que tem em comum o hepatotropismo. Os principais vírus hepatotrópicos são hepatite A, B, C, Delta e E, que apresentam semelhanças clínicas e bioquímicas, porém diferenças epidemiológicas e evolutivas. Vide Tabela 113.1.

Tabela 113.1. Características dos vírus e dos diferentes tipos de hepatite.

	Hepatite A	Hepatite B	Hepatite C	Hepatite D	Hepatite E
Vírus	HAV	HBV	HCV	HDV	HEV
Genoma	RNA	DNA	RNA	RNA	RNA
Transmissão	Fecal-oral	Parenteral Sexual	Parenteral Esporádica	Parenteral Sexual	Fecal-oral
Incubação (dias)	15 a 45	30 a 180	15 a 150	30 a 180	15 a 60
Antígenos (Ag)	Ag HAV	Ag HBs Ag HBc Ag HBe	Ag HCV	Ag HDV	Ag HEV
Diagnóstico	IgM anti--HAV	IgM anti-HBc HBsAg DNA-HBV	RNA-HCV	IgM anti-HDV	IgM – anti-HEV
Forma crônica	Não	Sim	Sim	Sim	Não
Câncer hepático	Não	Sim	Sim	Sim	Não
Vacina	Sim	Sim	Não	Sim (hepatite B)	Não

Fonte: Unidade de Gastroenterologia – ICr-FMUSP.

Quadro clínico

As manifestações clínicas são muito variadas, podendo ser assintomáticas ou com sintomas. As formas sintomáticas, em geral, apresentam período prodrômico, com sintomas inespecíficos que podem durar até 7 dias, como náuseas, vômitos, diarreia, anorexia, febre, fadiga e dor abdominal. Após esse período, inicia-se a fase ictérica, cuja duração varia, dependendo da etiologia, de 15 a 150 dias, com icterícia, colúria, hipo ou acolia fecal. Esta fase pode durar alguns dias e, dependendo da etiologia, a evolução é variável, desde benigna, sem sequelas, até evolução para hepatite crônica. Raramente evolui para formas fulminantes, mas pode ocorrer.

Referências consultadas

1. Brundage SC, Fitzpatrick AN. Hepatitis A. Am Fam Physician. 2006;73(12):2162-8.
2. Chang MH. Hepatitis B virus infection. In: Suchy FJ, Sokol RJ, Balistreri WF (eds.). Liver disease in children. 4th ed. Cambridge; 2014. p. 276-294.
3. Hessel G. Hepatites por vírus hepatotrópicos. In: De Tommaso AMA, Porta G (eds.). Manual de hepatologia pediátrica. Atheneu; 2009. p. 135-143.
4. Jonas MM. Hepatitis C vírus infection. In: Suchy FJ, Sokol RJ, Balistreri WF (eds.). Liver disease in children. 4th ed. Cambridge; 2014. p. 295-310.
5. Purcell RH, Emerson SU. Hepatitis E: an emerging awareness of an old disease. J Hepatol. 2008;48(3):494-503.
6. Rizzetto M. Hepatitis D: thirty years after. J. Hepatol. 2009;50(5):1043-50.

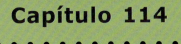

Capítulo 114
Síndromes Colestáticas

Gilda Porta

Conceito

Colestase significa diminuição ou interrupção da excreção de bile por obstrução do fluxo através da árvore biliar intra- ou extra-hepática ou por alteração funcional do hepatócito. Caracteriza-se clinicamente pela tríade icterícia, colúria e hipocolia ou acolia fecal. O número de doenças associadas à colestase nos primeiros meses de vida é muito alto. A incidência varia de acordo com a área geográfica, mas é aproximadamente 1:2.500 nascidos vivos.[1]

Define-se colestase quando o nível de bilirrubina direta (BD) é maior que 1 mg/dL se a bilirrubina total (BT) for menor que < 5 mg/dL; ou quando a BD é maior que 20% do total da bilirrubina se a BT for maior que 5 mg/dL.[2]

Causas[3]

As doenças associadas à colestase neonatal são inúmeras e suas causas podem ser divididas em:

- » **Alterações dos ductos biliares extra-hepáticos:** atresia biliar, cisto de colédoco, perfuração espontânea de colédoco, colangite esclerosante, doença de Caroli, anomalias de junção ductal coledocopancreática.
- » **Alterações intra-hepáticas.**
- » **Doença hepatocelular (hepatite neonatal):**
    - Colestases familiares intra-hepáticas:
        - síndrome de Alagille;
        - colestases familiares tipo 1, 2, 3 e 4.
- » **Doenças metabólicas:**
    - deficiência de α1-antitripsina;
    - fibrose cística;
    - glicogenose tipo IV;
    - distúrbios do metabolismo de carboidratos: galactosemia, frutosemia;
    - tirosinemia;
    - doenças lisossomais: doença de Gaucher, doença de Niemann-Pick tipo C;

- hemocromatose neonatal;
- doença de Wolman;
- endocrinopatias: hipotireoidismo, hipopituitarismo idiopático;
- acidúria glutárica tipo II;
- linfo-histiocitose eritrofagocítica.

» **Infecciosas.**
» **Tóxicas.**
» **Genética ou cromossômica.**

Diagnóstico

Todo recém-nascido com icterícia clínica deve ser avaliado semanalmente. Se a icterícia persistir por mais de 15 dias, é obrigatório realizar o fracionamento da bilirrubina. O diagnóstico deve ser sempre realizado o mais precocemente possível, ainda nas primeiras 4 a 6 semanas de vida.

Avaliação clínica detalhada é fundamental para a investigação etiológica.

» **Exame físico completo:** observar sempre tamanho, consistência e superfície do fígado e do baço, sinais de insuficiência hepática e hipertensão portal, tipo de fácies, outras malformações e fazer sempre toque retal (obrigatório) para a verificação da cor das fezes.
» **Avaliação laboratorial:** deve ser feita o mais rápido possível.
  - **1ª etapa:** bilirrubina total e frações, tempo de protrombina INR, hemograma com plaquetas e ultrassonografia abdominal (para afastar cisto de colédoco).
  - **2ª etapa:** se a criança tiver menos de 1 mês de idade, pode ser feita a cintilografia de fígado e vias biliares (com 99mTc-DISIDA). Dar fenobarbital (5 mg/kg/dia) com 3 dias de antecedência.
  - **3ª etapa:** biópsia hepática. Deve ser sempre realizada para afastar atresia biliar. Os achados morfológicos para o diagnóstico diferencial são:
    - **Causas intra-hepáticas:** desarranjo da arquitetura hepática, necrose e edema de hepatócitos, transformação gigantocelular e colestase intra-hepática;
    - **Causas extra-hepáticas:** intensa proliferação ductal, fibrose portal e perilobular, colestase (*plug* biliares) em ductos neoformados e transformação gigantocelular.
  - **4ª etapa:** colangiografia intraoperatória na suspeita de obstrução extra-hepática. Cirurgia de Kasai se confirmado o diagnóstico.
  - **5ª etapa:** afastadas causas obstrutivas pesquisar: foco infeccioso (cultura de urina, radiografia de tórax, hemocultura), sorologias, para doenças infecciosas (TORCH, VDRL, HIV, herpes, hepatite B, eritrovírus), dosagem e fenotipagem de α1-antitripsina, cloro no suor, colesterol sérico e frações, aminoácidos no sangue, ácidos orgânicos na urina, amônia (em jejum), gasometria venosa (em jejum), lactato (em jejum), glicemia (em jejum), cloro, T4 livre, TSH, ferro sérico, ferritina, avaliação para hipopituitarismo, radiografia de coluna, de ossos longos e de crânio; avaliação cardiológica, exame oftalmológico, mielograma, estudo enzimático, estudo genético.[4-6]

Tratamento[2]

1. **Obstruções extra-hepáticas (atresia, cisto de colédoco):** cirurgia de Kasai: anastomose biliodigestiva. Realizar até 8 semanas de vida.
2. **Causas tratáveis:** infecciosas, metabólicas.
   - **Galactosemia:** dieta sem lactose e galactose.

- **Mucoviscidose:** enzimas pancreáticas, ácido ursodesoxicólico (UDCA), vitaminas lipossolúveis (A, D, E, K).
- **Tirosinemia:** dieta sem tirosina, fenilalanina.
- **NTBC:** (4-hidroxifenilpiruvato dioxigenase, transplante hepático).
- **Frutosemia:** dieta sem frutose, sacarose.
- **Hipopituitarismo:** hormonioterapia.
- **Hipotiroidismo:** hormonioterapia.
3. **Tratamento da colestase crônica:** independentemente da etiologia, quando persistir icterícia com ou sem prurido.
   - Drogas que agem na fração dependente dos ácidos biliares:
     - ácido ursodesoxicólico (15 a 20 mg/kg/dia, via oral);
     - colestiramina (8 a 16 g/dia, via oral).
   - Drogas que agem na fração independente de ácidos biliares, diminuindo o prurido:
     - fenobarbital: 5 mg/kg/dia;
     - rifampicina: 10 mg/kg/dia em 2 doses;
     - antagonistas opiáceos – naloxona;
     - Derivação biliar cirúrgica – indica-se para pacientes com colestase crônica familiar;
     - distúrbios nutricionais consequentes à colestase crônica: anorexia, compressão das vísceras abdominais, refluxo gastroesofágico, hipermetabolismo, esteatorreia, má absorção de vitaminas lipossolúveis, dano hepático progressivo;
     - dieta proposta: hipercalórica: 100 a 150 kcal/kg/dia, triglicérides de cadeia média (TCM).
   - Vitaminas lipossolúveis:
     - **vitamina A:** 50.000 UI/mês (Arovit®), via intramuscular;
     - **vitamina E:** 1 a 2 UI/kg/dia de acetato de α-tocoferol via intramuscular ou d-α-tocoferol polietileno glicol-1.000 succinato (TGPS) (26,6 UI/mL; Liqui-E®, Nutr-E-Sol®): 15 a 25 UI/kg/dia;
     - **vitamina D3:** 1.200 a 5.000 UI/dia, via intramuscular;
     - **1,25 (OH) 2D (1,25-diidroxi-vitamina D):** 0,05 a 0,2 µg/kg/dia, via oral;
     - **vitamina K:** 5 a 10 mg/semana via intramuscular;
     - **cálcio e fósforo (cálcio elementar):** de 25 a 100 mg/kg/dia, via oral, e fósforo 25 a 50 mg/kg/dia;
     - **zinco:** 1 mg/kg/dia de zinco elementar, VO solução de sulfato de zinco (10 mg/zinco/mL);
     - **selênio:** lactentes 10 µg/dia e em crianças maiores 15 a 50 µg/dia; Recomenda-se monitorizar antes, durante e após a suplementação, com níveis de 50 a 150 µg/L;
     - **ferro:** 5 a 6 mg/kg/dia, via oral.
   - **Transplante hepático:** indica-se nos casos de progressão da doença hepática com sinais de insuficiência hepática. Crianças submetidas à cirurgia de Kasai que não forem bem-sucedidas devem ser encaminhadas para centro de transplante hepático o mais breve possível.[7]

Referências consultadas

1. Balistreri WF. Neonatal cholestasis. J Pediatr. 1985;106(2):171-184.

2. Moyer V, Freese DK, Whitington PF et al. NASPGHAN Guideline for the evaluation of cholestatic jaundice in infants: recommendations of the North American Society for Pediatric Gastroenterology, Hepatology and Nutrition. J Pediatr Gastroenterol Nutr. 2004;39 (2):115-128.
3. Feldman A, Suchy FJ. Approach to the infant with cholestasis. In: Suchy FJ, Sokol RJ, Balistreri WF. Liver disease in children. 4th ed. Cambridge University Press; 2014. p. 100-110.
4. Balistreri WF, Bezerra J. Whatever happened to "neonatal hepatitis"? Clin Liver Dis. 2006;10:27-53.
5. Bassett MD, Murray KF. Biliary atresia recent progress. J Clin Gastroenterol. 2008;42:720-9.
6. Bezerra JJ, Sturm E, Thompson R, D'Agostino D et al. Cholestasis: current issues and plan for the future. J Pediatr Gastroenterol Nutr. 2008;47:220-4.
7. De Bruyne R, Van Biervliet S, Vande Velde S et al. Clinical practice: neonatal cholestasis. Eur J Pediatr. 2011;170(3):279-84.

Capítulo 115

· · · · · · · · · · · · · · · · · ·

Cirrose Hepática e Suas Complicações

Gilda Porta

Definição

Cirrose hepática é definida, do ponto de vista histológico, como sendo um processo difuso de fibrose, com distorção da arquitetura e formação de nódulos, podendo estar ou não acompanhada de necrose hepatocelular. A distorção da arquitetura hepática leva à compressão de estruturas vasculares e biliares, ocorrendo um desequilíbrio na distribuição dos nutrientes, oxigênio e metabólitos.[1]

Causas na infância[1]

1. **Doenças hepáticas autoimunes:**
   - hepatite autoimune;
   - colangite esclerosante.
2. **Doenças metabólicas:**
   - deficiência de alfa-1-antitripsina;
   - fibrose cística;
   - galactosemia;
   - intolerância à frutose;
   - glicogenose tipo III e IV;
   - hemocromatose;
   - tirosinemia;
   - doença de Wilson;
   - doença de Wolman;
   - doença de Gaucher;
   - doença de Niemann-Pick B e C.
3. **Doenças infecciosas:**
   - hepatites B, C e delta;
   - colangites ascendentes;
   - sepse.

4. **Doenças biliares:**
   - atresia biliar;
   - cisto de colédoco;
   - síndrome de Alagille;
   - hipoplasia de vias biliares não sindromática;
   - doença de Caroli (dilatação de vias biliares intra-hepática).
5. **Lesões vasculares:**
   - síndrome de Budd-Chiari;
   - doença veno-oclusiva;
   - insuficiência cardíaca congestiva;
   - pericardite congestiva.
6. **Tóxica.**
7. **Nutricionais:**
   - hipervitaminose A;
   - NPP (nutrição parenteral prolongada);
   - desnutrição.
8. **Outras:**
   - colestases familiares;
   - síndrome cerebrohepatorrenal (síndrome de Zellweger);
   - hepatite neonatal idiopática.

Quadro clínico

Os sinais e sintomas são inespecíficos. Os pacientes podem estar assintomáticos ou apresentar anorexia, fadiga, adinamia, equimoses e sangramentos espontâneos, eritema palmar, telangiectasias, ginecomastia (meninos) e sangramento digestivo alto. As adolescentes podem ter irregularidade menstrual.

Complicações

» **Ascite:**[2] acúmulo de líquido na cavidade peritoneal, é considerada um marcador de gravidade da doença hepática. Seu aparecimento pode ser lento ou abrupto, desencadeado por alguns fatores como hemorragia digestiva, infecção ou trombose da veia porta. A criança com ascite pode apresentar irritação, vômitos e anorexia, além de desconforto local, respiratório, restrição da atividade física e infecção local. A ascite pode ser dividida em não complicada e refratária. A ascite não complicada é a não infectada e não associada à síndrome hepatorrenal e pode ser leve, moderada ou acentuada.[2] A ascite refratária é caracterizada pela impossibilidade de mobilização ou pela recorrência precoce após tratamento medicamentoso adequado e é subdividida em ascite resistente ao uso dos diuréticos e ascite intratável decorrente de efeitos colaterais. O tratamento da ascite na infância consiste em atingir um balanço negativo de líquido de 10 mL/kg/dia. Deve-se considerar internação hospitalar em caso de ascite moderada a volumosa, dependendo das condições clínicas do paciente.

Seu tratamento consiste em:
   - **Dieta com restrição de sódio:** 1 a 2 mEq/kg/dia (considerar menor restrição em anoréticos e desnutridos).

Diuréticos:
   - **Espironolactona:** 2 a 5 mg/kg/dia de 12 em 12 horas ou de 24 em 24 horas, via oral.
   - **Furosemida:** 1 a 2 mg/kg/dia. Associar somente nos casos sem sucesso com espironolactona como única droga.

- **Paracentese:** fazer sempre quando surgir a ascite na suspeita de peritonite bacteriana espontânea ou para aliviar a distensão abdominal. Retirar ± 50 a 100 mL/kg (em crianças maiores, até 5 litros) e, concomitante, prescrever albumina humana 20% (1 g/kg) para evitar hipovolemia e insuficiência renal.

» **Peritonite bacteriana espontânea (PBE):**[3] trata-se de uma infecção do líquido ascítico que ocorre na ausência de fonte local intra-abdominal (perfuração intestinal, abscesso intra-abdominal etc.), sendo uma complicação frequente do paciente com cirrose com ascite. O quadro clínico é variável e as manifestações vão desde quadro clássico de febre, calafrios, dor abdominal, vômitos e diminuição dos ruídos intestinais até quadro totalmente assintomático, o que ocorre em torno de 10% dos casos. Outros sinais incluem hipotensão, choque e piora da encefalopatia hepática e da insuficiência renal. Em crianças menores podem ocorrer letargia ou irritação e piora da aceitação alimentar. O exame físico pode ser totalmente normal ou apresentar hiperemia, dor ou distensão abdominal. O diagnóstico é estabelecido por meio da análise do líquido ascítico, obtido pela paracentese com mais de 250 polimorfonucleares (PMN) por milímetro cúbico, com cultura positiva ou negativa. O tratamento deve ser iniciado imediatamente após o diagnóstico da PBE (PMN > 250/mm^3), com antibiótico de largo espectro, preferencialmente a cefotaxima (50 mg/kg/dose de 8 em 8 horas) ou ceftriaxona (100 mg/kg/dia de 12 em 12 horas) ou ceftazidima (50 mg/kg/dose de 8 em 8 horas). Como alternativa, pode ser empregada a associação de amoxacilina e ácido clavulânico, bem tolerada e com eficácia semelhante à cefotaxima.

» **Síndrome hepatorrenal:**[4,5] caracteriza-se pela insuficiência renal decorrente de vasoconstrição grave da circulação renal, em portadores de doença hepática avançada e hipertensão portal. A causa dessa vasoconstrição ainda é desconhecida, porém, sabe-se que estão implicados vários fatores, como diminuição do volume plasmático extrarrenal e desequilíbrio de substâncias vasoconstritoras e vasodilatadoras produzidas localmente. O diagnóstico consiste em creatinina sérica maior que 1,5 mg/dL ou *clearance* de creatinina menor que 40 mL/minuto, ausência de choque, infecção bacteriana ativa, desidratação e tratamento com drogas nefrotóxicas, ausência de melhora sustentada da função renal (diminuição de creatinina para níveis menores ou iguais a 1,5 mg/dL) após retirada de diurético e de expansão plasmática), ausência de proteinúria (< 500 mg/dia) ou hematúria (< 50 células/campo), ausência de evidência ultrassonográfica de uropatia obstrutiva ou doença renal parenquimatosa e concentração de sódio urinário maior que 10 mmol/L. O tratamento consiste em drogas vasoconstritoras (análogos da vasopressina e agentes alfa-adrenérgicos, como norepinefrina, midodrina e terlipressina) combinadas com albumina endovenosa 1 a 2 g/kg a cada 6 horas.[6]

» **Síndrome hepatopulmonar (SHP):**[7-9] caracteriza-se pela tríade: cirrose hepática avançada ou hipertensão portal, dilatação vascular intrapulmonar e hipoxemia arterial. Há alteração da troca gasosa pulmonar (diferença alvéolo-arterial de O_2 maior ou igual a 15 mmHg ou PaO_2 menor ou igual a 70 a 80 mmHg em ar ambiente); dilatação vascular intrapulmonar, diagnosticada por ecocardiograma contrastado, cintilografia pulmonar com macroagregados de albumina marcados com tecnécio-99m (^{99m}Tc).

- **Quadro clínico:** assintomático, ou com dispneia, platipneia, cianose de lábios e extremidades, baqueteamento de dedos, telangiectasias, menor tolerância a exercícios físicos e necessidade de oxigenoterapia. O tratamento consiste em tratamento farmacológico – aspirina, *Allium sativum* ou alho, azul de metileno, éster de L-nitrometil arginina, óxido nítrico inalatório, norfloxacino; radiologia intervencionista com embolização das fístulas, *shunt* portossistêmico intra-hepático transjugular (TIPS), cavoplastia, tratamento cirúrgico: anastomose entre veias mesentérica e porta esquerda, ligadura de fístulas porto-cava congênitas e transplante hepático.

» **Hipertensão porta:**[10,11] definida como aumento do gradiente de pressão entre a veia porta e a veia hepática ou veia cava inferior acima de 5 a 6 mmHg. O aumento da pressão na veia porta induz ao desenvolvimento de numerosas alterações anatômicas, hemodinâmicas e metabólicas. O quadro clínico mais comum é a presença de varizes de esôfago sangrantes ou não, esplenomegalia, circulação colateral. O tratamento consiste em erradicar as varizes de esôfago com ligadura de varizes ou escleroterapia e transplante hepático nos casos avançados.

» **Encefalopatia hepática (EH):**[12] síndrome neuropsiquiátrica que ocorre em consequência de falência hepática. A patogênese da EH é complexa, muitos componentes participam como: amônia, citocinas inflamatórias, componentes semelhantes aos benzodiazepínicos e manganês, causando prejuízo nos neurônios. Muitos fatores precipitam a EH, como infecções, sedativos benzodiazepínicos, sangramento digestivo e distúrbio eletrolítico. Na infância a encefalopatia pode ser subclínica. Pode se manifestar com irritabilidade e insônia. Em graus mais avançados, pode cursar com alterações no comportamento até coma (sendo mais raro na infância). Geralmente há alguns sinais durante esse processo, como hálito adocicado característico e raramente tremores. O tratamento consiste na identificação e remoção (ou tratamento) de fatores precipitantes; diminuição do nitrogênio intestinal com Lactulona® e dieta com preferência de proteínas vegetais. Atualmente não se recomenda fazer restrição de proteína animal, pois na maioria das vezes a criança tem anorexia e a restrição proteica acarreta piora da desnutrição. O transplante hepático está sempre indicado nesses casos.

Referências consultadas

1. Hsu EK, Murray KF. Cirrhosis and chronic liver failure. In: Suchy FJ, Sokol RJ, Balistreri WF (eds.). Liver disease in children. 4th ed. Cambridge University Press; 2014. p. 51-67.
2. Pugliese RPS. Ascite, síndrome hepatorrenal e peritonite bacteriana espontânea. In: De Tommaso AMA, Porta G (eds.). Manual de hepatologia pediátrica. Atheneu; 2009. p. 235-245.
3. Garcia-Tsao G. Current management of the complications of cirrhosis and portal hypertension: variceal hemorrhage, ascites, and spontaneous bacterial peritonitis. Gastroenterology. 2001;120:726-48.
4. Arroyo V, Fernandez J. Management of hepatorenal syndrome in patients with cirrhosis. Nat Rev Nephrol. 2011;7:517-526.
5. Arroyo V, Gines P, Gerbes AL et al. Definition and diagnostic criteria of refractory ascites and hepatorenal syndrome in cirrhosis. International Ascites Club. Hepatology. 1996;23:164-176.
6. Dobre M, Demirjian S, Sehgal AR, Navaneethan SD. Terlipressin in hepatorenal syndrome: a systematic review and meta-analysis. Int Urol Nephrol. 2011;43:175-184.
7. Miura IK. Síndrome hepatopulmonar. In: De Tommaso AMA, Porta G (eds.). Manual de hepatologia pediátrica. Atheneu; 2009.
8. Grace JA, Angus PW. Hepatopulmonary syndrome: Update on recent advances in pathophysiology, investigation, and treatment. J. Gastroenterol and Hepatol. 2013;28:213-219.
9. Machicao VI, Balakrishnan M, Fallon MB. Pulmonary complications in chronic liver disease. Hepatology. 2014;59:1627-1637.
10. Ling SC. Advances in the evaluation and management of children with portal hypertension. Semin Liver Dis. 2012;32:288-297.
11. Shneider BL, Bosch J, De Franchis R et al. Portal hypertension in children: Expert Pediatric Opinion on the Report of the Baveno V Consensus Workshop on Methodology of Diagnosis and Therapy in Portal Hypertension. Pediatr Transplantation. 2012:16:426-437.
12. Sundaram V, Shaikh OS. Hepatic encephalopathy: pathophysiology and emerging therapies. Med Clin N Am. 2009;93:819-836.

Capítulo 116
Doença Inflamatória Intestinal

Yu Kar Ling Koda

Introdução

Doença inflamatória intestinal (DII) é classicamente composta de duas entidades nosológicas: retocolite ulcerativa inespecífica (RCUI) e doença de Crohn (DC). Constituem duas doenças diferentes, porém muito proximamente relacionadas, pois apresentam características clínica, epidemiológica e patogênica semelhantes. Apesar disso, podem, na maioria dos casos, serem diferenciadas por suas características clínicas, endoscópicas e histológicas e somente em aproximadamente 10% dos pacientes essa diferenciação não é possível. Este subgrupo de colite é denominado de colite indeterminada (CI) e atualmente está também categorizada como DII. Na experiência da Unidade de Gastroenterologia do Instituto da Criança, CI representa 11,3% dos nossos pacientes com DII.[1]

A RCUI é uma doença inflamatória cíclica, de remissões e exacerbações de gravidade variada da mucosa do intestino grosso. O comprometimento da mucosa é difuso e contínuo e se inicia no reto, onde a doença é sempre mais grave, podendo evoluir progressivamente para o restante do cólon. O apêndice cecal é acometido em cerca de 50% dos casos, mas o íleo terminal é raramente comprometido.[2,3]

A DC é caracterizada por processo inflamatório crônico de natureza transmural, comprometendo não só a mucosa como a parede intestinal, o mesentério e os gânglios linfáticos, podendo resultar em estenoses, úlceras e/ou fístulas. Diferentemente da RCUI, as lesões costumam ser descontínuas, com áreas comprometidas intercalando-se com áreas de mucosa normal. Acomete qualquer região do trato digestório, desde a boca até o ânus. Em crianças, sua localização mais frequente é no íleo terminal e no cólon direito.[4-6]

Epidemiologia

As incidências dessas duas doenças variam conforme a região geográfica, a etnia e as condições socioeconômicas. As maiores taxas observadas estão na Escandinávia e na Escócia, seguidas pela Inglaterra e Estados Unidos e, finalmente, Europa Central e Sul da Europa.[7] De modo geral, existe um risco aumentado de ocorrência de DII em áreas urbanas, em classes socioeconômicas mais elevadas e em países desenvolvidos. Dentre os grupos étnicos, os judeus asquenazes apresentam risco maior de desenvolver DII.[7]

Nos Estados Unidos, a incidência citada para os adolescentes de 10 a 19 anos de idade é de 2/100 mil para RCUI e de 3,5/100 mil para DC.[7] A incidência da DII em crianças suíças aumentou de 4,6/100 mil, durante o período de 1984 a 1986, para 7/100 mil, de 1993 a 1995, devido principalmente à RCUI.[2-4,6] Por sua vez, no Reino Unido a incidência da DC aumentou de 1,3/100 mil, no período de 1983 a 1988, para 3,1/100 mil no de 1989 a 1993.[7] Nos Estados Unidos, houve aumento de 1 para 6,9 casos/100 mil habitantes por ano, comparando-se 1940 e 1993 para DC.[2,3] A prevalência de DII entre crianças afro-americanas é de 7 a 12/100 mil, com uma incidência geral em crianças de 8,8/100 mil no mesmo período.[7]

Na faixa etária pediátrica, tanto a RCUI como a DC podem ocorrer em qualquer período da infância e da adolescência e essas doenças vêm sendo diagnosticadas não só em número cada vez maior como também em idades cada vez mais precoces.[1,8-11]

Na Unidade de Gastroenterologia do Instituto da Criança HC-FMUSP, apenas uma criança com DC foi diagnosticada no período de 1976 a 1980. No entanto, em décadas subsequentes, respectivamente 12, 52 e 64 pacientes foram diagnosticados nos períodos de 1981 a 1990, 1991 a 2000 e 2001 a 2010[1]. Trinta e quatro vírgula quatro por cento (34,4%) dos pacientes tinham idade entre 0 e 5 anos e 60,6% entre 6 a 17 anos de idade, sendo que 14,7% eram menores que 2 anos de idade.[8,9]

Etiopatogenia

Atualmente, RCUI e DC são consideradas doenças autoimunes cujos mecanismos etiopatogênicos ainda não são conhecidos.[12] Evidências sugerem que a etiopatogenia seja multifatorial e que fatores ambientais, genéticos e imunológicos estejam implicados. Assim, diferentes fatores responsáveis pela agressão inicial e pela resposta inflamatória crônica atuam promovendo a doença num indivíduo geneticamente suscetível (Quadro 116.1).[1,12]

Quadro 116.1. Fatores etiológicos na patogênese da doença inflamatória intestinal.

Predisposição genética
História familiar positiva (15% a 25%)
Alta concordância em gêmeos monozigóticos
Associação com genes específicos HLA classe II
Associação com outras doenças genéticas
Fatores ambientais
Desmame precoce
Infecções
Alergia ao leite de vaca (risco ↑ para RCUI)
Higiene
Dieta ocidental (excesso de ácidos graxos ômega 6 e gorduras saturadas)
Fumo (risco ↑ para DC e proteção para RCUI)
Estresse
Países industrializados

(Continua)

Quadro 116.1. Fatores etiológicos na patogênese da doença inflamatória intestinal (continuação).

Drogas

Contraceptivo oral (↑ risco para RCUI?)

Anti-inflamatórios não hormonais

Fatores microbianos

Flora microbiana intestinal

Fonte: Unidade de Gastroenterologia – ICr-FMUSP.

Manifestações clínicas intestinais

Retocolite ulcerativa inespecífica

A forma de apresentação da RCUI varia conforme a extensão e a gravidade da inflamação da mucosa e o grau de comprometimento sistêmico. Os sintomas mais consistentes são evacuações frequentes, com fezes mucossanguinolentas acompanhadas de mal-estar, dor abdominal associada à urgência para evacuar, febre baixa intermitente, anorexia, perda de peso, anemia e hipoalbuminemia. Aproximadamente 30% dos casos apresentam sinais moderados de doença. Em 10% dos casos, a doença se apresenta como colite grave. Pancolite é o padrão mais comumente observado na colonoscopia. O apêndice cecal é acometido em cerca de 50% e a doença restrita ao cólon esquerdo, 20%.[13] Proctite ulcerativa ocorre em somente 15% a 25% dos casos[13] e pode ser reconhecido pelo complexo sintomático: tenesmo, urgência para evacuar e fezes com sangue e muco. Em um terço dos casos de doença restrita ao reto, a lesão acaba se estendendo para o cólon esquerdo. Eventualmente, o reto pode ser poupado.[13,14]

Doença de Crohn

Em qualquer grupo etário, o complexo sintomático febre, dor abdominal, diarreia, anorexia e perda de peso/défice de crescimento associado ou não às manifestações extraintestinais constituem a apresentação clássica que é observada em aproximadamente 80% das crianças e adolescentes com doença de Crohn (DC).[1,4,5] Na DC forma colônica, a diarreia é do tipo mucossanguinolento e pode se confundir com RCUI. Às vezes, a anorexia e a perda de peso podem constituir os sintomas predominantes na DC e confundindo-se com anorexia nervosa. O défice de crescimento pode ser muito sutil no início e preceder as manifestações intestinais, tornando-se a forma predominante de apresentação clínica durante meses ou anos e causando confusão diagnóstica com nanismo hipofisário. Febre pode constituir manifestação única ou preponderante dentro de um quadro de queixas vagas.[1,4,5] A doença perianal pode ser o sinal isolado de apresentação da DC ou acompanhar outros sintomas gastrintestinais.[14] Publicações têm chamado atenção para o comprometimento frequente do trato gastrintestinal superior na DII com incidência maior nas crianças com DC do que nas com RCUI.[15]

Manifestações clínicas extraintestinais

As manifestações extraintestinais são observadas em 25% a 35% dos casos de DII. O Quadro 116.2 resume as principais manifestações extraintestinais observadas na DII.[1-5]

Quadro 116.2. Principais manifestações extraintestinais na doença inflamatória intestinal.

Orais Estomatite aftosa Queilite	**Hematológicas** Anormalidades de coagulação Anemia ferropênica Anemia hemolítica autoimune Neutropenia Trombocitose Púrpura trombocitopênica imune
Musculoesqueléticas Artropatia periférica Espondilite anquilosante/sacroileíte Osteoartropatia hipertrófica Diminuição de densidade mineral óssea	**Renais** Nefrolitíase
Pele/fâneros Pioderma gangrenoso Eritema nodoso Acne Alopecia	**Pancreáticas** Pancreatite
Oftalmológicas Episclerite Uveíte Catarata Aumento da pressão intraocular	**Cardiorrespiratórias** Pericardite Pneumonite
Hepatobiliares Esteatose hepática Colangite esclerosante Hepatite autoimune Colelitíase	**Crescimento e desenvolvimento** Retardo de crescimento Puberdade retardada

Fonte: Unidade de Gastroenterologia – ICr-FMUSP.

Exames complementares

Não existe exame laboratorial específico para o diagnóstico da DII. Vários testes, no entanto, são úteis para avaliar o grau de atividade da doença e a intensidade da desnutrição e dos fenômenos disabsortivos.[1] Elevação da velocidade de hemossedimentação e da proteína C-reativa indicam doença em atividade. Na fase aguda, o hemograma pode revelar leucocitose com ou sem desvio à esquerda, anemia microcítica e plaquetose. Níveis séricos de ferro, ferritina, albumina, cálcio, magnésio e zinco podem estar baixos. As provas de função hepática podem estar alteradas, traduzindo comprometimento hepático. Exame parasitológico de fezes deve ser realizado para excluir parasitas entéricos, assim como culturas de fezes para detectar infecções entéricas.[1-6]

Testes sorológicos para detecção de anticorpo antineutrófilo citoplásmico perinuclear (p-ANCA) e anti-*Saccharomyces cerevisiae* (ASCA) têm sido recomendados como recurso útil para triagem de crianças e adolescentes com sintomas sugestivos de DII e para diferenciar RCUI da DC. Estudos em ambos os pacientes adultos e pediátricos confirmam a especificidade do p-ANCA para RCUI, porém a sensibilidade é baixa. O marcador sorológico ASCA é mais comumente encontrado em pacientes com DC e possui também boa especificidade, porém baixa sensibilidade. Testes combinados de p-ANCA e ASCA têm sido recomendados para ajudar na diferenciação RCUI e DC.[2-5] Ressalta-se, porém, que não devem substituir a avaliação tradicional da DII com os estudos por imagem, endoscopia e histologia.

Estudos radiológicos, endoscópicos e histopatológicos da mucosa são utilizados primariamente para confirmar o diagnóstico e verificar a extensão e a distribuição da doença. Radiografia simples de abdome é útil para detecção de complicações como dilatação colônica, obstruções devido às estenoses e presença de pneumoperitônio. Na DC, o trânsito intestinal com estudo cuidadoso da região do íleo terminal sob fluoroscopia é importante para detectar o envolvimento do intestino delgado e presença de fístulas. Nos casos suspeitos de DC com comprometimento do trato digestório alto, está indicado radiografia contrastada de esôfago, estômago e duodeno. Os aspectos endoscópicos e histológicos da RCUI e da DC encontram-se resumidos no Quadro 116.3.

Quadro 116.3. Aspectos macroscópicos/endoscópicos e microscópicos observados na retocolite ulcerativa inespecífica e na doença de Crohn.

Aspecto	RCUI	Doença de Crohn
Macroscópico/Endoscópico		
Comprometimento colônico	Tipicamente difusa	Focal, "lesões em salto"
Comprometimento retal	Quase sempre	Frequentemente poupado
Comprometimento ileal	Ileíte inespecífica	Ileíte com ulcerações e nodularidades
Ulcerações	Grandes e rasas	Lesões aftoides, úlceras profundas, aspecto mamelonado
Microscópico		
Inflamação	Difusa limitada à mucosa; abscessos de cripta	Focal e transmural
Granulomas	Ausentes	Comum (granuloma não caseoso)
Fibrose	Não usual	Típica

Fonte: Unidade de Gastroenterologia – ICr-FMUSP.

A ultrassonografia e a ultrassonografia com contraste podem ajudar na avaliação da extensão e da distribuição da doença, na diferenciação entre inflamação aguda e crônica e na identificação de fibrose e de recorrência anastomótica. A ressonância magnética está indicada nos casos de abscesso perineal e formação de fístulas. A enterografia por ressonância magnética discrimina inflamação da fibrose, sendo útil na monitorização do tratamento. A enterografia por tomografia computadorizada é particularmente útil no diagnóstico de abscessos, flegmões e fístulas[14] e na avaliação da recorrência anastomótica. Técnicas modernas como a videoendoscopia alta ou baixa, a videoendoscopia por cápsula e a enteroscopia com duplo balão apresentam a vantagem de permitir a visualização direta das lesões e a realização de biópsias. A cápsula endoscópica (em crianças maiores de 10 anos de idade) permite uma abordagem não invasiva e com boa acurácia para o diagnóstico de sangramento gastrintestinal oculto[16,17] e da DC de difícil diagnóstico.[18,19] A biópsia deve ser sistematicamente praticada, pois é fundamental para o diagnóstico definitivo de DII. Sempre que possível, o íleo deve ser examinado e biopsiado.

Diagnóstico diferencial

Ambas as doenças, RCUI e DC, além das semelhanças entre si, apresentam ainda sintomas gastrintestinais passíveis de confusão com infecções virais ou bacterianas, alergias alimentares e diversas outras condições. Uma lista das situações passíveis de confusão com RCUI ou DC está representada nos Quadros 116.4 e 116.5.

Quadro 116.4. Diagnóstico diferencial da retocolite ulcerativa inespecífica (RCUI).

Etiologias infecciosas
Bacterianas: *Campylobacter, Salmonella, Shigella, Escherichia coli* (cepas êntero-hemorrágicas), *Yersinia, Aeromonas, Plesiomonas, Clostridium difficile, Gonococcus,* tuberculose
Parasitárias: *Entamoeba histolytica*
Virais: citomegalovírus, HIV, *Herpes simplex*

Crônicas idiopáticas
Doença de Crohn (forma colônica)
Doença de Behçet
Colite linfocítica
Colite colagenosa
Colite eosinofílica

Vasculites
Púrpura de Henoch-Schönlein
Síndrome hemolítico-urêmica

Neoplasias
Pólipo juvenil
Adenocarcinoma
Polipose intestinal

Outras
Colite isquêmica
Enterocolite alérgica
Gastroenterocolite eosinofílica
Enterocolite associada à D. Hirschsprung
Colite por desvio de trânsito intestinal (*Diversion colitis*)
Colite induzida por quimioterapia
Colite induzida por radioterapia
Doença enxerto *versus* hospedeiro
Enterocolite necrosante em RN
Imunodeficiência primária

Fonte: Unidade de Gastroenterologia – ICr-FMUSP.

Quadro 116.5. Diagnóstico diferencial da doença de Crohn.

Sintomas	Diagnóstico diferencial
Dor abdominal	Intolerância à lactose, D. péptica, constipação, intestino irritável, apendicite, adenite mesentérica, intussuscepção, D. Meckel, cisto ovariano
Febre, dor abdominal aguda	Apendicite, diverticulite, perfuração intestinal
Palidez, febre recorrente, mal-estar	Infecção, doença vascular do colágeno, linfoma
Sangramento retal sem diarreia	Fissura, pólipo juvenil, D. Meckel, S. úlcera retal, hemorroidas
Diarreia aquosa	Intestino irritável, intolerância à lactose, infecções (*Giardia, Cryptosporidium*), HIV, sorbitol, laxativos
Diarreia sanguinolenta	Colites/enterites infecciosas, S. hemolítico-urêmica, púrpura de Henoch-Schönlein, colite isquêmica, colite por irradiação, HIV
Doença perirretal	Fissura, hemorroida, infecção por estreptococo, condiloma, histiocitose, imunodeficiência
Retardo de crescimento	Endocrinopatias (tireoide, adrenal, pituitária), D. celíaca, fibrose cística, anorexia nervosa
Retardo puberal	Anorexia nervosa, bulimia, anormalidades cromossômicas
Artrite	Infecção, doença vascular do colágeno
Alterações hepáticas	Hepatites virais, colelitíase, toxinas, hepatite crônica

Fonte: Unidade de Gastroenterologia – ICr-FMUSP.

Tabela 116.1. Doses e efeitos colaterais dos medicamentos utilizados no tratamento da doença inflamatória intestinal.

Medicamentos	Dose	Efeitos colaterais
Aminossalicilatos Mesalazina	30 a 50 mg/kg/dia, 2 a 4 vezes ao dia (máximo: 4 g)	• Cefaleia, náusea, anemia, hepatoxicidade, pancreatite, neutropenia, trombocitopenia, reações de hipersensibilidade, má-absorção de folatos
Corticosteroides Prednisona	1 a 2 mg/kg/dia, 1 vez ao dia (máximo: 40 mg/dia)	• Acne, face de lua cheia, estrias, retardo do crescimento, obesidade, hipertensão, necrose asséptica ou fraturas ósseas, osteopenia, miopatia, diabetes, catarata, depressão, alterações do humor, distúrbios do sono, infecção

(Continua)

Tabela 116.1. Doses e efeitos colaterais dos medicamentos utilizados no tratamento da doença inflamatória intestinal (continuação).

Medicamentos	Dose	Efeitos colaterais
Imunossupressores		
Ciclosporina A	1 a 4 mg/kg/dia, infusão contínua	• Nefrotoxicidade, cefaleia, parestesias, hirsutismo, diabetes, hipertensão, infecção, hepatoxicidade, linfoma
Tacrolimus	0,2 mg/kg/dia, via oral, 2 vezes ao dia	• Náusea/vômito, dor abdominal, hiperglicemia, hiperpotassemia
Imunomoduladores		
Azatioprina	1,5 a 2,5 mg/kg/dia	• Anorexia, náusea, anemia, dor abdominal, infecção
6-mercaptopurina	1 a 1,5 mg/kg/dia	• Leucopenia, pancreatite, hepatite
Metotrexate	15/m²/semana via subcutânea	• Teratogenicidade, alopecia, náusea/vômito, anemia, supressão medular, neuropatia, fibrose hepática, abortivo
Terapia biológica		
Infliximabe	5 mg/kg/dose, infusão contínua nas semanas 0, 2, 6	• Infecções respiratórias, reação de hipersensibilidade aguda ou tardia, síndrome lúpus-símile, reativação da tuberculose, linfoma
Adalimumabe	Dose não definida para pacientes pediátricos	
Antibióticos		
Metronidazol	15 a 20 mg/kg/dia, 3 vezes ao dia	• Náusea/vômito, cefaleia, anorexia, disgeusia, dor abdominal, neuropatia periférica, leucopenia
Ciprofloxacina	20 a 30 mg/kg/dia, 2 vezes ao dia	

Fonte: Unidade de Gastroenterologia – ICr-FMUSP.

Tratamento

A DII, não tendo etiologia conhecida, carece de uma terapêutica específica. As medidas atualmente preconizadas não são curativas e têm por objetivo induzir e manter a remissão da doença, procurando, assim, melhorar a qualidade de vida do paciente e permitir o adequado crescimento e desenvolvimento da criança ou do adolescente. Não existe um tratamento padrão; cada caso deve ser avaliado individualmente e tratado de acordo com a extensão e a gravidade da doença. A abordagem a ser considerada pode ser de natureza farmacológica, nutricional e cirúrgica.

Terapia farmacológica

Os aminossalicilatos (30 a 50 mg/kg/dia, 2 a 4 vezes ao dia, máximo de 4 g) são recomendados para a fase de atividade leve da doença ileal e/ou colônica, tanto na RCUI como na DC, mas sem ter tido tratamento clínico ou cirúrgico prévio.[1] São ainda úteis na manutenção da remissão nos casos de colite.

Na DII de atividade moderada a grave, os corticoides sistêmicos são recomendados. Indica-se no início do tratamento 1 a 2 mg/kg/dia (dose máxima 40 a 60 mg/dia) de prednisona por via oral durante 4 semanas ou até que a atividade da doença volte ao normal. A seguir, diminui-se progressiva e gradualmente a dose, posteriormente suspensa quando se consegue induzir a remissão do quadro clínico.[1,6]

Nas formas graves da DII, com sintomas sistêmicos de desidratação, desnutrição acentuada, febre e anemia, a criança deve ser internada para receber corticoterapia intravenosa (ACTH na dose 1 a 2 U/kg/dia ou hidrocortisona 4 a 8 mg/kg/dia de 6 em 6 horas), antibioticoterapia de amplo espectro e monitoração quanto a complicações como megacólon tóxico ou perfuração intestinal. Assim que exibam sinais clínicos e/ou laboratoriais de melhora, diminui-se a dose de corticoide intravenoso e substitui-se por prednisona. A corticoterapia está contraindicada nos casos iminentes de perfuração intestinal e em todas as complicações sépticas.[1,6] Nos casos de RCUI refratários à corticoterapia, corticoide-dependentes ou córtico-resistentes que requerem um medicamento de ação rápida, indica-se o uso de imunomoduladores potentes como ciclosporina A (1 a 4 mg/kg/dia, infusão contínua)[18] ou tacrolimus (0,2 mg/kg/dia, VO, 2 vezes ao dia)[14] ou então o tratamento cirúrgico. Os corticosteroides não são medicamentos adequados para a fase de manutenção da remissão.

Os fármacos imunossupressores, a 6-mercaptopurina (1,5 a 2,5 mg/kg/dia) e a azatioprina (1,5 a 2,5 mg/kg/dia) são úteis na manutenção da remissão da doença e permitem a retirada dos corticoides. São também descritas como eficazes nos casos de lesões perianais ou de fístulas refratárias ao tratamento convencional.[6,14] Em pacientes pediátricos que não responderam à 6-mercaptopurina, metotrexato ($15/m^2$/semana via subcutânea) mostrou eficácia em 64% dos casos.[19] Porém só deve ser usado nos casos em que a terapia convencional falha.[14]

O infliximabe (anti-TNFα) é um anticorpo monoclonal quimérico da classe IgG_1 (75% humano e 25% murino). É eficaz na indução da remissão da DII ativa refratária ao tratamento, permitindo suspensão ou redução do corticoide e fechamento das fístulas, além de retardar a cirurgia.[20] É administrado na dose de 5 mg/kg/dose, em infusão contínua nas semanas 0, 2 e 6. Embora seja considerado seguro, já foram descritos efeitos colaterais como reações transfusionais, reativação da tuberculose, infecções oportunistas e doença desmielinizante com o uso deste medicamento. O adalimumabe, outro agente biológico, é um anticorpo monoclonal da classe IgG_1 (100% humano) cujo uso em pacientes pediátricos ainda não foi liberado no nosso meio. Em função do desconhecimento dos efeitos em longo prazo, particularmente do maior risco de desenvolver linfomas, esta modalidade terapêutica deve permanecer restrita aos casos mais graves.

Atualmente, duas modalidades de terapia biológica são preconizadas, a terapia *step-up* e a terapia *top-down*. A terapia *step-up* é a convencional, em que se inicia com fármacos menos potentes e mais seguros e, à medida que não se consiga sucesso no tratamento, vão sendo substituídos por outros mais potentes e menos seguros. A terapia *top-down*, por sua vez, utiliza já de início o agente biológico associado a imunomodulador, ou seja, uma terapia bem mais agressiva.[2-5] Todavia, existe ainda muita discussão entre os autores quanto aos prós e contras de uma *versus* a outra terapia.

O uso de antibióticos, metronidazol (15 a 20 mg/kg/dia, 3 vezes ao dia) e/ou ciprofloxacina (20 a 30 mg/kg/dia, 2 vezes ao dia), é útil na DC, principalmente na doença perianal ou fístulas, e vem sendo adotado há algum tempo.[14]

Terapia nutricional

De acordo com autores europeus, a terapia enteral, por via oral ou pela sonda nasogástrica com suspensão da alimentação habitual, é útil como terapia primária na DC para induzir e manter a doença em remissão, permitir o crescimento e reduzir a necessidade do uso de corticoesteroides.[21] As crianças que apresentam respostas melhores à terapia enteral são as com doença recentemente diagnosticada. No entanto, autores norte-americanos e canadenses preferem optar pelo uso de corticosteroides como terapia de indução da DC devido às dificuldades encontradas na prática desta modalidade de terapia.[22] No nosso meio, um impedimento grande ao uso de terapia enteral é o seu custo relativamente elevado.

Terapia cirúrgica

Na RCUI, a colectomia é curativa. Está indicada nas seguintes situações: colite fulminante, doença refratária ao tratamento clínico, déficit de crescimento importante, hemorragias extensas, megacólon tóxico, perfuração e profilaxia do câncer. Diferentemente da RCUI, não existe solução cirúrgica definitiva para a DC. A cirurgia deve ser reservada para as seguintes situações: ausência de resposta ao tratamento clínico; complicações como perfuração com abscesso, obstrução, hemorragia maciça, fístulas, megacólon tóxico e déficit de crescimento.[2-5]

Referências consultadas

1. Koda YKL. Doença inflamatória intestinal. In: Freire LMS (ed.). Diagnóstico diferencial em pediatria. Guanabara-Koogan; 2008. cap. 54, p. 419-431.
2. Croft NM. Ulcerative and indeterminate colitis. Crohn's disease. In: Kleineman RE, Goulet O, Mieli-Vergani G, Sanderson IR, Sherman PM, Shneider BJ (eds.). Pediatric gastrointestinal disease. 5th ed. v.1. PMPH-USA; 2008. p. 543-558.
3. Markowitz JF. Ulcerative colitis in children and adolescents. In: Wyllie R, Hyams JS, Kay M (eds.). Pediatric gastrointestinal and liver disease. 4th ed. Saunders-Elsevier; 2011. p. 490-504.
4. Griffithis AM, Hugot JP. Crohn's disease. In: Kleineman RE, Goulet O, Mieli-Vergani G, Sanderson IR, Sherman PM, Shneider BJ (eds.). Pediatric gastrointestinal disease. 5th ed. v.1. PMPH-USA; 2008. p. 519-544.
5. Rabizadeh S, Hyams J. Crohn's disease. In: Wyllie R, Hyams JS, Kay M (eds.). Pediatric gastrointestinal and liver disease. 4th ed. Saunders-Elsevier; 2011. p. 472-489.
6. Koda YKL, Barbieri D, Faria RM, Rodrigues M. Doença de Crohn. In: Doenças gastrenterológicas em pediatria. São Paulo: Atheneu; 1996. cap. 35, p. 295-309.
7. Benchimol EIL, Fortinsky KJ, Gozdyra P, Van den Heuvel M, Van Limbergen J, Griffiths AM. Epidemiology of pediatric inflammatory bowel disease: a systematic review of international trends. Inflamm Bowel Dis. 2011;17(1):423-39.
8. Koda YKL, Vidolin E, Okamoto LG, Murasca K. Characteristics of inflammatory bowel disease in brazilian children 5 years of age and younger. In: PIBD 2009 International Symposium on Pediatric Inflammatory Bowel Disease, 2009, Paris.
9. Koda YKL, Vidolin E, Okamoto L, Murasca K. Presentation of inflammatory bowel disease in brazilian patients 0-5 years compared to 6-17 years of age at diagnosis. In: PIBD 2009 International Symposium on Pediatric Inflammatory Bowel Disease, 2009, Paris.
10. Mamula P, Telega GW, Markowitz JE, Brown KA, Russo PA, Piccoli DA et al. Inflammatory bowel disease in children 5 years of age and younger. Am J Gastroenterol. 2002;97(2):05-10.
11. Marx G, Seidman EG, Martin SR, Delandres C. Outcome of Crohn's disease diagnosed before two years of age. J Pediatr. 2002;140:470-3.
12. Fiocchi C. Inflammatory bowel disease: new insights into mechanism of inflammation and increasingly customized approaches to diagnosis and therapy. Curr Opin Gastroenterol. 2004;20(4):309-10.
13. Day AS, Ledder O, Leach ST, Lemberg DA. Crohn's and colitis in children and adolescents. World J Gastroenterol. 2012;18(41):862-9.
14. Oliva-hemker M, Escher JC, Moore D, Dubinksy M, Hildebrand H, Koda YK et al. Relapsing Inflammatory Bowel Diseases Working Group. Refractory inflammatory bowel disease in children. J Pediatr Gastroenterol Nutr. 2008 Aug;47(2):266-72.
15. Tobin JM, Sinha B, Ramani P, Saleh AR, Murphy MS. Upper gastrointestinal mucosal disease in pediatric Crohn disease and ulcerative colitis: a blind, controlled study. J Pediatr Gastroenterol Nutr. 2001;32:443-8.
16. Cohen RD, Stein R, Hanauer SB. Intravenous cyclosporin in ulcerative colitis: a five year experience. Am J Gastroenterol. 1999;94:1587-92.
17. Mack DR, Young R, Kaufman SS, Ramey L, Vanderhoof JA. Methotrexate in patients with Crohn's disease after 6-marcaptopurine. Pediatrics. 1998;132:830-5.
18. Seidman EG, Sant'anna AM, Dirks MH. Potencial applications of wireless capsule endoscopy in the pediatric age group. Gastrointest Endosc Clin N Am. 2004:14;207-17.
19. Satie-Ribeiro AV, Sakai P, Vidolin E, Ortiz S, Koda YKL. Importância da avaliação do intestino delgado em crianças e adolescentes com Doença de Crohn através da Enteroscopia de Duplo Balão. In: XXXV Congresso Brasileiro de Endoscopia Digestiva, 2° Congresso Brasileiro de Endoscopia e VI HEPGASTRO, 2009, Salvador.
20. Present DH, Rutgeerts P, Targan S, Hanauer SB, Mayer L, Van Hogezand RA et al. Infliximab for the treatment of fistulas in patients with Crohn's disease. N Engl J Med. 1999;340:1398-405.
21. Ruemmele F, Roy CC, Levy E, Seidman EG. The role of nutrition in treating pediatric Crohn's disease in the new millennium. J Pediatrics. 2000;136:285-91.
22. Griffith AM, Olsson A, Sherman PM, Sutherland LR. Meta-analysis of enteral nutrition as a primary treatment of active Crohn's disease. Gastroenterol. 1995;108:1056.

Parte 10

Nutrição

Coordenação

Magda Maria Sales Carneiro Sampaio

Parte 10

• • • • • • • • • •

Nutrição

Coordenação

Magda Maria Sales Carneiro Sampaio

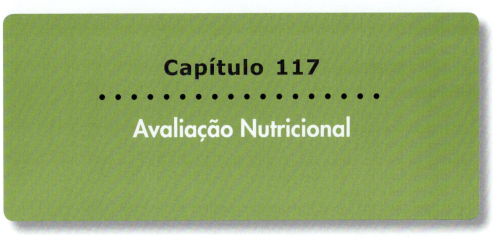

Capítulo 117
Avaliação Nutricional

Artur Figueiredo Delgado

A avaliação nutricional deve ser feita de maneira sucinta para todas as crianças, com classificação nutricional, na consulta de puericultura. Rotineiramente, é realizada avaliação subjetiva, que longitudinalmente pode demonstrar depleção ou recuperação nutricional. Nas alterações do estado nutricional, ela deve ser realizada de forma mais completa, pois alguns dados podem diagnosticar precocemente a desnutrição. A avaliação pode ser estática e dinâmica.

Avaliação estática

História

Deve ser realizada idealmente com os cuidadores da criança, perguntando ativamente se há:
» ganho ou perda de peso;
» náusea, diarreia, vômitos, regurgitações;
» doença crônica;
» anormalidades digestivas;
» hábitos dietéticos;
» uso de medicações.

A avaliação dietética ou recordatório alimentar deve ser de três a cinco dias, incluindo final de semana, com o conteúdo e tamanho das porções. Se possível, verificar a maneira como o alimento é preparado e ofertado.

Exame físico

Além do exame completo habitual, atentar para:
» nível de atividade (ativo, irritabilidade);
» brilho/expressão nos olhos;
» pele/cabelo (cor, turgor e elasticidade da pele; cabelos sem brilho, ressecados e se há queda de cabelos);

- » edema;
- » hepatomegalia;
- » avaliação da musculatura;
- » queilite angular.

Antropometria

- » peso;
- » estatura;
- » perímetro cefálico;
- » circunferência do braço;
- » circunferência muscular do braço;
- » área muscular do braço;
- » prega subcutânea (avaliação de gordura, mais importante é a tricipital).

A avaliação das curvas de crescimento físico para meninos e meninas pode ser comparada nos gráficos publicados pela Organização Mundial de Saúde (2006) e Frisancho (1981) para circunferência do braço e prega subcutânea.

Análise bioquímica

A avaliação laboratorial permite, em várias situações, o diagnóstico precoce de alterações nutricionais.

Proteínas viscerais

A dosagem de proteínas de meia-vida curta e de pequeno estoque pode ser importante na avaliação nutricional sequencial. Dentre as mais importantes se destacam:
- » albumina (meia-vida de 15 a 20 dias);
- » transferrina (meia-vida de oito dias);
- » pré-albumina (meia-vida de dois a três dias);
- » fibronectina (meia-vida de um a dois dias);
- » proteína ligada ao retinol (meia-vida de 12 horas).

Atualmente tem sido muito valorizada a dosagem da pré-albumina associada à dosagem da proteína C reativa para a diferenciação das alterações nutricionais e/ou inflamatórias.

Carboidratos

Como a regulação do metabolismo de glicose depende de fatores hormonais e de mecanismos contrarreguladores complexos, pode não refletir o estado nutricional do paciente. Testes de tolerância a carboidratos são usados para avaliar alguns casos de diarreia. A avaliação sequencial da relação glicemia/insulina pode trazer dados adicionais na resposta metabólica no paciente gravemente doente.

Minerais

Macro e micronutrientes são fundamentais na manutenção do estado nutricional. Dependendo das alterações do exame físico, pode ser levantada a suspeita de deficiência de alguns desses minerais (p. ex., do zinco nas alterações cutâneas descamativas e na presença de diarreia). Dosagens específicas podem ser necessárias.

Vitaminas

Muito importantes nos processos metabólicos e no metabolismo intermediário. Dosagens específicas podem ser necessárias.

Lipídios

Sua medida não traduz de maneira eficiente o estado nutricional do paciente devido ao *pool* de reserva. Em pacientes com terapia nutricional parenteral é necessária uma monitoração mais frequente dos níveis de triglicérides. Em longo prazo há necessidade da monitoração dos níveis de colesterol.

Avaliação dinâmica

As repercussões dos distúrbios nutricionais podem ser constatadas na:
» avaliação cognitiva e desempenho social;
» resposta a doenças;
» atividade física;
» capacidade para o trabalho.

Avaliação nutricional no recém-nascido

Vários fatores podem influenciar o crescimento fetal, podendo ser maternos (desnutrição, idade, paridade, tabagismo, condição socioeconômica, doença hipertensiva da gravidez etc.), fetais (infecções congênitas, malformações, diabetes materno etc.) e ambientais (altitude, poluição). Os recém-nascidos (RN) a termo perdem em torno de 5% a 8% de peso, a maior parte em água, recuperando o seu peso de nascimento em torno do décimo a décimo quinto dia de vida. Os RN pré-termo perdem de 10% a 20% do peso e podem recuperá-lo com duas semanas de vida – a perda é maior pela imaturidade renal (maior perda de água livre).

Classificação do RN pelo peso de nascimento (PN)

» **PN < 2.500 g:** RN de baixo peso;
» **PN < 1.500 g:** RN de muito baixo peso;
» **PN < 800 g:** RN de muitíssimo baixo peso.

Classificação do RN pelo peso de nascimento e idade gestacional

É realizada por meio das curvas de crescimento fetal, de acordo com as diferentes idades gestacionais:
» **adequado para a idade gestacional (AIG):** entre os percentis 10 e 90;
» **pequeno para a idade gestacional (PIG):** abaixo do percentil 10;
» **grande para a idade gestacional (GIG):** acima do percentil 90.

A melhor maneira de se avaliar a relação entre peso e comprimento é através do Índice Ponderal de Rohrer (IP):

$$IP = [PN(g)/CN^3 \ (cm)] \times 100$$

$$PN = \text{peso ao nascer e } CN = \text{comprimento ao nascer}$$

» **IP entre percentis 10 e 90:** RNPIG simétrico ou proporcionado, geralmente ocorre na desnutrição materna crônica.
» **IP menor que o percentil 10:** RNPIG assimétrico ou desproporcionado, ocorre na desnutrição intrauterina aguda.

Na prática diária neonatal, as principais medidas antropométricas utilizadas são o peso, o comprimento e o perímetro cefálico. Outras relações, como a prega adiposa tricipital, a circunferência do braço e o cálculo da massa muscular do braço, devem ser reservadas para situações específicas. Recomenda-se a medida de peso uma a duas vezes por dia e do comprimento e perímetro cefálico uma vez por semana. Esses dados devem ser transportados para gráficos antropométricos de idade gestacional.

Classificação do estado nutricional

As Tabelas 117.1 e 117.2 apresentam a classificação da desnutrição proteico-energética de acordo com Waterlow (1976) e Gomez (1956).

Tabela 117.1. Classificação da desnutrição de Waterlow.

	Normal	Leve	Moderada	Grave
Peso/altura (*wasting*)	90 a 110*	80 a 89	70 a 79	< 70**
Altura/idade (*stunding*)	95 a 105	90 a 94	85 a 89	< 85

*Porcentagem relativa a mediana padrão NCHS. **Ou edema pode estar presente.
Fonte: Carraza FR, Marcondes E (1991).

Tabela 117.2. Classificação da desnutrição considerando peso/idade em relação ao peso no percentil 50 da curva-padrão.

Normal	Leve	Moderada	Grave
> 91%	76% a 90%	61% a 75%	< 60%

Fonte: Gomez (1956).

Para classificar a obesidade

$$IMC \text{ (índice de massa corpórea)} = peso \text{ (kg)}/estatura \text{ (metro)}^2$$

$$Newen\text{-}Goldstein = \frac{peso\ atual/altura\ atual}{peso\ ideal/altura\ ideal}$$

Peso e altura ideais são p50 para idade da criança, se > 120% pode significar obesidade e se entre 111% e 119%, sobrepeso.

Marasmo

Ocorre em lactentes que receberam uma dieta inadequada e globalmente deficiente. Aspecto pequeno para a idade, hipoativo, membros delgados pela atrofia muscular e pouca quantidade de gordura corporal, irritadiça, nádegas planas, costelas proeminentes (Tabela 117.3).

Kwashiorkor

Pacientes apresentam déficit de estatura e massa muscular consumida, porém o tecido gorduroso está conservado. Aspecto apático, hiporreativo a estímulos, anorexia, lesões cutâneas, hepatomegalia e edema (Tabela 117.3).

Tabela 117.3. Marasmo × *Kwashiorkor*.

Achados	Marasmo	Kwashiorkor
Alteração de crescimento	+++	+
Atrofia muscular	+++	+++
Gordura subcutânea	Ausente	Presente
Edema	Ausente	Presente
Dermatoses	Raro	Comum
Alterações do cabelo	+	+++
Hepatomegalia	Rara	Frequente
Atraso de DNPM	++	++
Atividade física	Diminuída	Muito diminuída
Diarreia	+++	+++
Albumina sérica	Normal	Baixa
Água corpórea	Aumentada	Baixa
Potássio corporal	Baixo	Muito baixo
Anemia	Comum	Muito comum

Fonte: Departamento de Nutrologia ICr-FMUSP.

A necessidade energética da criança corresponde a soma da taxa metabólica basal (TMB), atividade física, efeito térmico do alimento, crescimento e perdas. O cálculo da taxa metabólica basal está representado na Tabela 117.4.

Tabela 117.4. Taxa metabólica basal de acordo com a regra de Holliday-Segar.

Peso (kg)	Taxa metabólica basal (kcal/kg/d)
0 a 10	$P \times 100$
10 a 20	$1.000 + (P \times 50)$
> 20	$1.500 + (P \times 20)$

Fonte: Holliday MA; Segar WE (1957).

Referências consultadas

1. Carraza FR, Marcondes E. Nutrição clínica em pediatria. Sarvier; 1991.
2. Holliday MA, Segar WE. The Maintenance need for water in parenteral fluid therapy. Pediatrics. 1957 May;19(5):823-32.
3. Jimenez L, Mehta NM, Duggan CP. Timing of the initiation of parenteral nutrition in critically ill children. Curr Opin Clin Nutr Metab Care. 2017 May;20(3):227-231.
4. Martinez EE, Mehta NM. The science and art of pediatric critical care nutrition. Curr Opin Crit Care. 2016 Aug;22(4):316-24.
5. Mehta NM, Skillman HE, Irving SY, Coss-Bu JA, Vermilyea S, Farrington EA, McKeever L, Hall AM, Goday PS, Braunschweig C. Guidelines for the Provision and Assessment of Nutrition Support Therapy in the Pediatric Critically Ill Patient: Society of Critical Care Medicine and American Society for Parenteral and Enteral Nutrition. JPEN J Parenter Enteral Nutr. 2017 Jul;41(5):706-742.

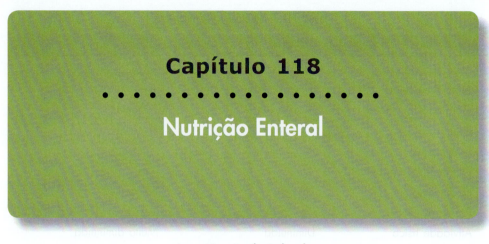

Capítulo 118
Nutrição Enteral

Artur Figueiredo Delgado

A nutrição enteral é uma técnica em que se usa a via digestiva (mais fisiológica) para infundir-se qualquer tipo de dieta por sondas ou estomias.

Principais indicações:

A) Trato gastrointestinal íntegro
1. Prematuridade.
2. Insuficiência respiratória.
3. Doenças catabólicas (câncer, sepse, radioterapia, quimioterapia, queimaduras).
4. Doenças neurológicas e psiquiátricas (anorexia nervosa, incoordenação da deglutição, desmielinização).

B) Trato gastrointestinal alterado
1. Diarreia crônica e desnutrição.
2. Fibrose cística.
3. Doenças inflamatórias intestinais.
4. Insuficiência pancreática e biliar.
5. Condições cirúrgicas.

C) Condições especiais
   » **Doenças metabólicas congênitas**
   — Vias de alimentação enteral (Tabelas 118.1 e 118.2):
   1. Iniciar a dieta contínua com 1,5 a 2 mL/kg/h e a dieta intermitente com 1 a 5 mL/kg/dose a cada 2 a 4 horas.
   2. Aumentar a dieta contínua a cada 8 a 24 horas, conforme tolerabilidade, 0,5 a 1 mL/kg/h.
   » **Terapia nutricional parenteral – administração**
   1. Paciente que recebe Nutrição Parenteral Prolongada (NPP) ou volume intravenoso, aumentar primeiro o volume e depois a concentração. Se usar fórmula hipertônica, aumentar lentamente a concentração a cada 8 a 24 horas, conforme tolerado. Ao atingir a concentração desejada, o volume de líquidos pode ser aumentado progressivamente.
   2. Não avançar volume e concentração ao mesmo tempo.

Tabela 118.1. Alimentação enteral: gástrica *versus* transpilórica.

Local	Via	Indicações	Desvantagens
Estômago	Orogástrica Nasogástrica Gastrostomia	Prematuridade Nutrição de suporte de curta duração Ingesta de nutrientes insuficiente Recusa a alimentação Inabilidade para sugar ou engolir Necessidade de alimentação enteral por períodos prolongados Ou aumentar aporte calórico por período prolongado em casa Obstrução/lesão esofágica	Aspiração Pode piorar RGE Procedimento cirúrgico ou endoscópico
Intestino delgado	Transpilórica Nasojejunal Jejunostomia Gastrojejunal	Má formação congênita de TGI superior Motilidade gástrica inadequada Pós-operatório de cirurgia de TGI superior Alto risco de aspiração RGE severo Obstrução em TGI superior	Jejunostomia pode ser contraindicada em pacientes com risco cirúrgico

TGI: trato gastrointestinal; RGE: refluxo gastroesofágico.
Fonte: Departamento de Nutrologia ICr-FMUSP.

Tabela 118.2. Alimentação em bólus *versus* contínua.

Tipo	Indicações	Vantagens	Desvantagens
Bólus/ intermitente	< 5 dias desde a última dieta enteral; pacientes que tolerarem bem a dieta contínua	Prática se feita em casa Método mais fisiológico Permite mobilidade do paciente Permite observar o paciente antes e depois da dieta	Necessidade de mais tempo com cuidados Interfere mais na aceitação da dieta VO
Contínua	Dieta contínua noturna Última dieta > 5 dias Melhor tolerabilidade por pacientes intubados ou sedados	Administração noturna, não interferindo com aceitação espontânea Melhor tolerabilidade Menos distensão Menos aspiração Permite maior volume	Necessita de bomba de infusão Menor mobilidade do paciente – risco de contaminação bacteriana da dieta Necessidade de menor supervisão do paciente Sedimentação de nutrientes

Fonte: Departamento de Nutrologia ICr-FMUSP.

Complicações da nutrição enteral

1. Obstrução da sonda.
2. Dificuldade de administração de dieta com resíduos grandes.
3. Uso de medicamentos pela sonda – interação com material da sonda ou diluição na administração.

4. RGE, esofagite, otites médias e sinusites.
5. Diarreia e distensão abdominal.
6. Náuseas e vômitos.
7. Distúrbios hidroeletrolíticos.
8. Distúrbios ácido-básicos.
9. Deficiência de ácidos graxos.
10. Hiperglicemia.
11. Insuficiência pré-renal.
12. Deficiência de vitaminas e minerais.
13. Hipofosfatemia.

Referências consultadas

1. Jimenez L, Mehta NM, Duggan CP. Timing of the initiation of parenteral nutrition in critically ill children. Curr Opin Clin Nutr Metab Care. 2017 May;20(3):227-231.
2. Martinez EE, Mehta NM. The science and art of pediatric critical care nutrition. Curr Opin Crit Care. 2016 Aug;22(4):316-24.
3. Mehta NM, Skillman HE, Irving SY, Coss-Bu JA, Vermilyea S, Farrington EA, McKeever L, Hall AM, Goday PS, Braunschweig C. Guidelines for the Provision and Assessment of Nutrition Support Therapy in the Pediatric Critically Ill Patient: Society of Critical Care Medicine and American Society for Parenteral and Enteral Nutrition. JPEN J Parenter Enteral Nutr. 2017 Jul;41(5):706-742.

Capítulo 119

Nutrição Parenteral

Artur Figueiredo Delgado

A nutrição parenteral prolongada (NPP) é utilizada por via intravenosa em situações de impossibilidade parcial ou total de uso do trato digestório. Na situação de ser total, deve oferecer de maneira completa carboidratos, proteínas, minerais, vitaminas, lipídios e oligoelementos; quando parcial, em geral, o volume tolerado pelo trato gastrointestinal (TGI) é pequeno ou o aporte calórico pela via enteral é insuficiente (terapia nutricional mista).

Ofertas:

1. **Carboidratos:** via periférica (concentração máxima: 12,5%), via central (concentração máxima: 25%).
2. **Lipídios:** início 0,5 g/kg/dia, aumentando-se progressivamente até 3 g/kg/dia.
3. **Proteínas:** início com 0,5 g/kg/dia com aumento progressivo até 3 g/kg/dia (Tabela 119.1).
4. **Minerais:** de acordo com a Tabela 119.2.
5. **Oligoelementos:** de acordo com a Tabela 119.3.
6. **Vitaminas:** conforme recomendação a seguir.
7. **Calorias:** no estresse, calcular pela fórmula de Schofield ou equivalente.

*O ferro não é usado na NPP em quadros infecciosos ou doenças graves agudas, porém recomenda-se a reposição VO para crianças prematuras com mais de 4 semanas de vida – 2 mg/kg/d; para lactentes menores de 1 ano (crianças a termo) – 1 mg/kg/d; sendo as necessidades de ferro para uma criança maior de 1 ano de 10 mg/d; e para adolescentes, de 18 mg/d.

Tabela 119.1. Necessidades de proteínas no estado normal de estresse de acordo com a faixa etária.

Idade (anos)	Proteína (g/kg/d) Normal	Proteína (g/kg/d) Estresse	Calorias (kcal/kg/dia) Normal
0 a 5	2,2	2,2 a 3,2	95 a 110
5 a 1	1,6	2 a 3	90 a 100

(Continua)

Tabela 119.1. Necessidades de proteínas no estado normal de estresse de acordo com a faixa etária (continuação).

Idade (anos)	Proteína (g/kg/d) Normal	Proteína (g/kg/d) Estresse	Calorias (kcal/kg/dia) Normal
1 a 3	1,2	1,8 a 3	80 a 90
4 a 6	1,1	1,5 a 3	80 a 90
7 a 10	1	1,2 a 3	70 a 80
11 a 14	1	1,2 a 2,5	60 a 70
15 a 24	0,9	1,2 a 2,5	45 a 55

Fonte: Departamento de Nutrologia ICr-FMUSP.

Tabela 119.2. Recomendações de minerais na nutrição parenteral prolongada.

	Neonatal	Crianças/adolescentes
Sódio	2 a 6 mEq/kg/d	3 a 5 mEq/kg/d
Potássio	2 a 3 mEq/kg/d	1 a 2,5 mEq/kg/d
Cloro	2 a 3 mEq/kg/d	2 a 3 mEq/kg/d
Fósforo	2 a 2,6 mmol/kg/d	0,65 a 2 mmol/kg/d
Magnésio	0,3 a 0,65 mEq/kg/d	0,25 a 1 mEq/kg/d
Cálcio	2 a 2,6 mmol/kg/d	0,15 a 1 mmol/kg/d

Fonte: Departamento de Nutrologia ICr-FMUSP.

Tabela 119.3. Recomendações de oligoelementos na nutrição parenteral prolongada.

Mineral (mg/kg/d)	Zn	Cr	Cromo	Mn	Se
Crianças < 2,5 kg	400	40	0,4	10	2
Crianças > 2,5 kg	100	10	0,1	2,5	1,5

Fonte: Departamento de Nutrologia ICr-FMUSP.

A solubilidade do cálcio e fósforo na nutrição parenteral depende da concentração de ambos, da relação cálcio/fósforo, do pH, da temperatura e da concentração de aminoácidos. A adição de cisteína na solução (30 mg por grama de aminoácido) pode aumentar a solubilidade do cálcio e do fósforo.

Vitaminas:

» vitamina D – 300 a 400 UI/d;

» vitamina A – 300 a 700 mcg/d;

» vitamina E – 3 a 7 UI/d;

» vitamina K – 5 a 30 mcg/d;

» vitamina C – 30 a 45 mg/d;

» tiamina – 0,3 a 1 mg/d.

*Potássio: não exceder na infusão a concentração de 70 mEq/L de solução por via periférica, e 100 mEq/L por via central. Manter relação gramas de nitrogênio/calorias em torno de 1/150.

Complicações da nutrição parenteral prolongada

» Relacionadas a posição, inserção e erosão de grandes vasos e tecidos adjacentes, como lesão de plexo braquial, pneumotórax, hidrotórax e hemotórax.
» Trombose do cateter.
» Precipitação de componentes da NPP, como, por exemplo, quando se adiciona cálcio e fósforo na mesma solução ou uso de medicações incompatíveis com a NPP na mesma via do cateter ou excesso de lipídios.
» Infecção.
» **Complicações metabólicas:** colestase, hiper/hipoglicemia, acidose metabólica, distúrbios hidroeletrolíticos, esteatose hepática.

Monitoração de pacientes em uso de NPP (Tabela 119.4)

» **Peso:** diário.
» **Comprimento:** uma vez por semana.
» **Diurese:** a cada micção.
» **Pré-albumina:** 24 a 48 horas após iniciar NPP, dosar a cada mudança na NPP, não é confiável em paciente com doença renal.
» **Triglicérides:** se maior que 150, diminuir a infusão pela metade e reavaliar a tolerância. Lipase lipoprotéica é uma enzima induzível, portanto, há maior tolerabilidade com o tempo.
» **Cálcio ionizável:** pode estar diminuído devido à hipoalbuminemia e à hipomagnesemia.
» **Zinco:** pode haver necessidade de reposição em pacientes com fibrose cística, doença inflamatória intestinal crônica, doença renal e diabetes.
» **Transaminases, bilirrubinas:** dosar mensalmente em pacientes em uso prolongado de NPP.

Fórmulas importantes de conversão nos pacientes em terapia nutricional parenteral:
» Ca 20 mg = 1 mEq = 0,5 mmol;
» P 31 mg = 1 mmol;
» Na 23 mg = 1 mEq = 1 mmol;
» K 39 mg = 1 mEq = 1 mmol;
» Mg 12 mg = 1 mEq = 0,5 mmol;
» Cl 35 mg = 1 mEq = 1 mmol.

Tabela 119.4. Controles da nutrição parenteral prolongada de acordo com a faixa etária.

	Neonatal		Crianças/adolescentes	
	Inicialmente	Após 1 semana	Inicialmente	Após 1 semana
Volume (VO/EV)	Diário	Diário	Diário	Diário
Glicosúria	A cada micção	A cada micção	A cada micção	A cada micção
Eletrólitos/ureia	2 a 3 vezes/ semana	1 vez/semana	2 a 3 vezes/ semana	1 vez/semana
Ca, P, Mg	1 vez/semana	1 vez/semana	2 vezes/semana	1 vez/semana

(Continua)

PARTE 10 – NUTRIÇÃO

Tabela 119.4. Controles da nutrição parenteral prolongada de acordo com a faixa etária (continuação).

	Neonatal		Crianças/adolescentes	
	Inicialmente	Após 1 semana	Inicialmente	Após 1 semana
Fosf.alc., alb.*	0	1 vez/semana	1 vez/semana	1 vez/semana
Triglicérides	4 horas início	A cada troca	4 horas início	A cada troca
Pré-albumina	Abaixo		Abaixo	

*Fosf.alc.: fosfatase alcalina; alb.: albumina.
Fonte: Departamento de Nutrologia ICr-FMUSP.

Referências consultadas

1. Jimenez L, Mehta NM, Duggan CP. Timing of the initiation of parenteral nutrition in critically ill children. Curr Opin Clin Nutr Metab Care. 2017 May;20(3):227-231.
2. Martinez EE, Mehta NM. The science and art of pediatric critical care nutrition. Curr Opin Crit Care. 2016 Aug;22(4):316-24.
3. Mehta NM, Skillman HE, Irving SY, Coss-Bu JA, Vermilyea S, Farrington EA, McKeever L, Hall AM, Goday PS, Braunschweig C. Guidelines for the Provision and Assessment of Nutrition Support Therapy in the Pediatric Critically Ill Patient: Society of Critical Care Medicine and American Society for Parenteral and Enteral Nutrition. JPEN J Parenter Enteral Nutr. 2017 Jul;41(5):706-742.

Capítulo 120

Fórmulas e Dietas Enterais em Pediatria

Artur Figueiredo Delgado

O leite materno é a melhor fonte de nutrição para o recém-nascido a termo nos primeiros meses de vida por sua composição biológica e componentes imunoquímicos e celulares. As situações em que o aleitamento não é recomendado são alguns tipos de infecções maternas (vírus da imunodeficiência humana, varicela-zóster em atividade), alguns erros inatos do metabolismo e o uso de medicamentos prejudiciais ao recém-nascido.

Podemos classificar as fórmulas em:

» Completas:
  1. Poliméricas
     − proteínas naturais (base de leite de vaca);
     − proteínas purificadas (base de caseína, proteínas do soro do leite, não lácteas: soja, especiais: prematuros, nutracêuticas).
  2. Elementares e semielementares
     − quimicamente constituídas.
» Incompletas:
     − modulares;
     − suplementares.

As fórmulas poliméricas são utilizadas preferencialmente e são de baixa osmolaridade (nutrientes de alto peso molecular) (Tabela 120.1).

As fórmulas semielementares possuem proteínas hidrolisadas. A gordura é de origem vegetal ou animal, com quantidades variáveis de triglicerídeos de cadeia média (TCM) e polímeros de glicose como fonte predominante de carboidrato (Tabela 120.2).

As fórmulas elementares contêm proteínas altamente hidrolisadas e compostos de aminoácidos cristalinos, triglicérides de cadeia média e monossacarídeos (Tabela 120.3).

Regulamentação federal da terapia nutricional

Atualmente a terapia nutricional é regulamentada através de disposições federais. A Portaria n. 272 (8 de abril de 1998) regulamenta o preparo e administração de nutrição parenteral, e a Portaria n. 337 (14 de abril de 1999), a nutrição enteral. As equipes multiprofissionais de terapia nutricional devem atuar de acordo com as normatizações propostas.

Tabelas de fórmulas enterais

Nas Tabelas 120.1 a 120.3 encontram-se discriminadas as fórmulas poliméricas, oligoméricas e monoméricas pediátricas para nutrição enteral, respectivamente.

Tabela 120.1. Fórmulas poliméricas pediátricas para nutrição enteral.

Fórmula/ Laboratório	Apresentação/ Sabor	Fonte de proteína	Fonte de lipídio	Fonte de carboidrato
Pediasure® (Abbott)	Lata com 23 mL e lata com 400 g (pó) Sabor morango, chocolate e baunilha	Caseinato de sódio e soro do leite	Óleo de girassol, soja e TCM	Amido de milho hidrolisado e sacarose
Nutrini Standard® (Support)	Frasco com 200 mL e pack com 500 mL Sabor característico	Caseinato	Óleo de girassol	Maltodextrina
Nutrini Energy Multi fiber® (Support)	Frasco com 200 mL e pack com 500 mL Sabor característico	Caseinato	Óleo de girassol e canola	Maltodextrina e mix de fibras solúvel (49%) e insolúvel (51%)
Nutren Júnior® (Nestlé)	Lata com 250 mL e com 400 g (pó) Sabor baunilha	Caseinato de potássio e proteínas do soro do leite hidrolisadas	Óleo de canola, TCM, lecitina de soja, gordura de leite Óleo de girassol e milho (no pó) e óleo de soja (no líquido)	Maltodextrina, amido de milho e sacarose
Total Nutrition Pediátrico® (Nuteral)	Envelope de 90 g Sabor baunilha	Caseinato e hidrolisado protético	TCM e óleo vegetal	Amido de milho hidrolisado e sacarose

Fonte: Departamento de Nutrologia ICr-FMUSP.

Tabela 120.2. Fórmulas oligoméricas pediátricas para nutrição enteral.

Fórmula/ Laboratório	Apresentação/ Sabor	Fonte de proteína	Fonte de lipídio	Fonte de carboidrato
Alfaré® (Nestlé)	Lata de 400 g Sabor característico	Hidrolisado de soroproteínas	Gordura láctea, TCM e óleo de milho	Maltodextrina e amido
Peptamen® Júnior (Nestlé)	Lata de 240 mL Sabor baunilha	Hidrolisado de soroproteínas	TCM, óleo de soja, canola, gordura láctea e lecitina de soja	Maltodextrina e sacarose
Pregomin® (Support)	Lata de 400 g Sabor característico	Hidrolisado de soja e colágeno e aminoácidos livres	Óleo de palma, coco, girassol e semente de colza	Maltodextrina e amido pré--gelatinizado
Pregestimil® (Mead Johnson)	Lata de 400 g Sabor característico	Hidrolisado de caseína	TCM, óleo de milho, soja e açafrão	Polímero de glicose, amido modificado e dextrose

Fonte: Departamento de Nutrologia ICr-FMUSP.

Densidade calórica (cal/mL)	% proteína	% lipídio	% carboidrato	Osmolalidade mOsm/kg de água	Comentários
1	12	44	43,9	345	Contém carnitina e taurina
1	11	40	49	50	Contém colina, carnitina e taurina para crianças de 1 a 6 anos
1,5	11	40	49	415	Contém colina, carnitina e taurina para crianças de 1 a 6 anos
1	1,0	35 (pó) 37 (líquido)	53 (pó) 51 (líquido)	360	
1,2	1,2	44	43	376	

Densidade calórica (cal/mL)	% proteína	% lipídio	% carboidrato	Osmolalidade mOsm/kg de água	Comentários
0,72	15	43	42	220	Contém taurina, carnitina, inositol e colina
1,0	12	33	55	360	Contém carnitina, taurina, glutamina e arginina
0,75	13,3	24	57	230	Contém carnitina e taurina
0,67	11	36,5	53,5	350	Contém carnitina, taurina, inositol e colina

Tabela 120.3. Fórmulas monoméricas pediátricas para nutrição enteral.

Fórmula/ Laboratório	Apresentação/ Sabor	Fonte de proteína	Fonte de lipídio	Fonte de carboidrato	
Neocate® (Support)	Lata de 400 g Sabor característico	Aminoácidos livres	Óleo de açafrão, coco e soja	Maltodextrina	
Vivonex Pediatric® (Novartis)	Caixa com 6 envelopes de 485 g cada Vários sabores (flavorizante opcionais)	Aminoácidos livres	Óleo de soja e TCM	Maltodextrina	

Fonte: Departamento de Nutrologia ICr-FMUSP.

Referências consultadas

1. Jimenez L, Mehta NM, Duggan CP. Timing of the initiation of parenteral nutrition in critically ill children. Curr Opin Clin Nutr Metab Care. 2017 May;20(3):227-231.
2. Martinez EE, Mehta NM. The science and art of pediatric critical care nutrition. Curr Opin Crit Care. 2016 Aug;22(4):316-24.
3. Mehta NM, Skillman HE, Irving SY, Coss-Bu JA, Vermilyea S, Farrington EA, McKeever L, Hall AM, Goday PS, Braunschweig C. Guidelines for the Provision and Assessment of Nutrition Support Therapy in the Pediatric Critically Ill Patient: Society of Critical Care Medicine and American Society for Parenteral and Enteral Nutrition. JPEN J Parenter Enteral Nutr. 2017 Jul;41(5):706-742.

Densidade calórica (cal/mL)	% proteína	% lipídio	% carboidrato	Osmolalidade mOsm/kg de água	Comentários
0,71	11	44	45	360	Contém taurina, carnitina, colina e inositol
0,8	12	25	6	360	Contém glutamina, arginina e aminoácidos ramificados

Parte 11

• • • • • • • • • • •

Nefrologia Pediátrica

Coordenação

Magda Maria Sales Carneiro Sampaio

Parte 11

Nefrologia Pediátrica

Coordenação

Magda Maria Sales Carneiro Sampaio

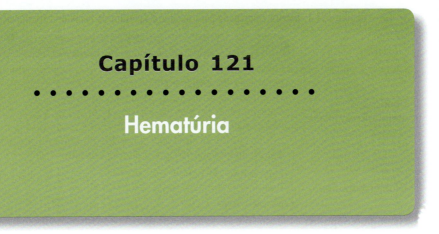

Capítulo 121

Hematúria

Vera Hermina Kalika Koch

A hematúria é definida como o aumento do número de eritrócitos na urina. Hematúria macroscópica é a detectada ao olho nu e microscópica é o achado de cinco ou mais hemácias por campo, em aumento de 400 vezes, e detectada via exame laboratorial.

Etiopatogenia e diagnóstico

O Quadro 121.1 mostra as principais causas de hematúria na criança e os exames auxiliares para o diagnóstico. Em casuísticas nacionais e internacionais, a causa mais frequente de hematúria é relacionada a problemas metabólicos/litíase. A associada à infecção urinária se resolve concomitantemente à resolução do processo infeccioso. A presença de proteinúria associada à hematúria sugere glomerulopatia. A biópsia renal é indicada em pacientes com hematúria macroscópica cujo diagnóstico etiológico não tenha sido elucidado pela sequência apresentada de exames, na hematúria microscópica sem etiologia definida com duração superior a dois anos e na hematúria associada à proteinúria, à hipertensão arterial e/ou ao déficit funcional renal.

Quadro 121.1. Roteiro empregado para análise diagnóstica de hematúria.

	Exames subsidiários
Avaliação geral	Hemograma completo Ureia Creatinina Depuração de creatinina Urina 1 (aumento 400 vezes) Pesquisa de dismorfismo eritrocitário (Microscopia de contraste de fase) Ultrassonografia de rins e vias urinárias
Infecção urinária	Urina tipo I e urocultura

(Continua)

Quadro 121.1. Roteiro empregado para análise diagnóstica de hematúria (continuação).

	Exames subsidiários
Doenças metabólicas/litíase	Urina de 24 horas: cálcio, ácido úrico, oxalato, sódio, potássio, magnésio, citrato, creatinina Pesquisa de cristais de cistina na urina Sangue: cálcio, fósforo, ácido úrico Imagem: USG de rins e vias urinárias, radiografia de abdome e tomografia computadorizada (avaliação de obstrução ou detalhamento morfológico de via urinária)
Glomerulopatias	Eletroforese de proteínas; complemento; colesterol e triglicerídeos Proteinúria de 24 horas Biópsia renal
Hemoglobinopatias	Eletroforese de hemoglobina
Coagulopatias	Tempo de sangramento, tempo de protrombina, tempo de tromboplastina parcial, dosagem específica de fatores de coagulação, função plaquetária
Tuberculose renal/ vias urinárias	Cultura de BAAR na urina; inoculação em cobaias (se cultura +)
Tumores	Imagenologia pertinente
Malformações renais e VU vasculares	Imagenologia pertinente

Fonte: Departamento de Urologia Pediátrica, ICr HC-FMUSP.

Critérios diagnósticos de importância

» **Hematúria:** conforme já citado, dividida entre macro e microscópica;
» **Proteinúria:**
  − **Negativa:** < 5 mg/kg/dia;
  − **Não nefrótica:** entre 5 e 50 mg/kg/dia;
  − **Nefrótica:** > 50 mg/kg/dia.
» **Insuficiência renal crônica:** ritmo de filtração glomerular persistente < 80 mL/minuto/1,73 m^2.
» **Doença metabólica:** para cálcio, ácido úrico, citrato, oxalato e cistina urinária.

Terapêutica

A terapêutica depende de sua etiopatogenia. Recomenda-se que os casos de hematúria sejam seguidos em conjunto pelo pediatra geral e pelo nefrologista pediátrico, uma vez que se trata de tema em constante evolução diagnóstica e terapêutica.

Referências consultadas

1. Barrat TM, Niaudet P. Clinical evaluation in pediatric nephrology. 5th ed. Baltimore: Williams & Wilkins; 2004. p. 387-98.
2. Diven SC, Travis LB. A practical primary care approach to hematuria in children. Pediatr Nephrol. 2000;14(1):65-72.
3. Pietrow PK, Preminger GM. Evaluation and medical management of urinary lithiasis. In: Wein AJ. Campbell-Walsh Urology. 9th ed. Philadelphia: Saunders; 2007.
4. Stapleton FB. Asymtomatic microscopic hematuria: time to look the other way? Arch Pediatr Adolesc Med. 2005;159(4):398-399.

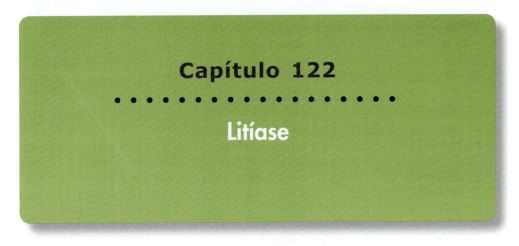

Capítulo 122
Litíase

Vera Hermina Kalika Koch

A prevalência da litíase é bastante variável e sua etiologia pode ser dividida da seguinte maneira:

1. **Cálculos de origem infecciosa**
   A) **Bactérias produtoras de urease:** aumento do pH urinário devido à transformação da ureia em amônia e precipitação de oxalato de cálcio, fosfato e magnésio.
   B) **Nucleação heteróloga:** colônias de bactérias e restos de membranas celulares induzem precipitação de cristais ao redor, formando cálculos.
2. **Metabólicos:** responsáveis por 85% dos casos de urolitíase na infância.
   A) **Hipercalciúria:** idiopática, associada à acidose metabólica ou à hipercalcemia.
   B) **Hiperuricosúria:** idiopática ou associada à hiperuricemia.
   C) **Hiperoxalúria primária ou secundária.**
   D) **Cistinúria:** hereditária, autossômica recessiva, penetrância incompleta, leva a cálculos na segunda década de vida. Há defeito na borda em escova dos túbulos contornados proximais, com menor reabsorção tubular de cistina.
   E) **Hipocitratúria idiopática ou associada à acidose metabólica.**
   F) **Hipomagnesiúria.**
   G) **Mistos.**

Quadro clínico e investigação

Pode se manifestar com infecção de trato urinário (ITU), dor abdominal, dor lombar, hematúria macro ou microscópica, cólica nefrética, disúria, polaciúria ou distúrbios miccionais. Podem se associar sintomas inespecíficos como mal-estar, náuseas, anorexia e febre. A anamnese detalhada, incluindo dados de antecedentes familiares de calculose, e o exame clínico cuidadoso são fundamentais para orientar a investigação etiológica do cálculo renal.

Investigação na fase aguda de paciente com suspeita de litíase urinária

» hemograma completo e avaliação da função renal;
» urina I e urocultura;
» USG renal e de vias urinárias e radiografia simples de abdome.

Diagnóstico etiológico do cálculo urinário

» urina I + urocultura;
» urina de 24 horas: duas amostras para determinação de cálcio, ácido úrico, citrato, oxalato, Na, K, Mg e creatinina (pode ser precedida de coleta de amostra isolada de urina);
» dosagens plasmáticas de cálcio, ácido úrico, fósforo e creatinina. A dosagem do paratormônio está indicada na suspeita de adenoma de paratireoide (evento raro na faixa etária pediátrica);
» cistinúria qualitativa e quantitativa;
» pH de urina fresca (prova de acidificação em casos isolados com suspeita de acidose tubular renal).

Diagnóstico topográfico

» USG renal, radiografia simples de abdome, urografia excretora (casos isolados, com dilatação piélica e suspeita de cálculo ureteral), TC (casos selecionados).

Tratamento

Fase aguda

» Na fase aguda, a crise dolorosa pode ser intensa.
» O alívio dos sintomas pode ser conseguido através do uso de drogas antiespasmódicas, analgésicas ou anti-inflamatórios não hormonais. Em casos selecionados, pode ser necessário o emprego de opioides.
» A hidratação oral deve ser estimulada visando a manutenção de fluxo urinário abundante. A crise pode se acompanhar de vômitos, com necessidade de introdução de antieméticos e de hidratação endovenosa.
» A evolução da migração do cálculo deve ser acompanhada por avaliação periódica de imagem, de preferência com o USG de vias urinárias. Se não for possível, pode-se recorrer à tomografia computadorizada sem contraste.
» Recomenda-se orientar familiares e paciente que a eliminação do cálculo pode ser indolor, e que durante a fase de migração, as micções se realizem através de um filtro de papel (filtro para coar café) para identificação do cálculo eliminado.

Infecção urinária associada à calculose metabólica

» Configura alto risco de morbimortalidade.
» Para infecção urinária associada à litíase de origem metabólica, deve-se introduzir antibioticoterapia parenteral após coleta de urinálise e urocultura, com posterior adequação de acordo com antibiograma.
» Após estabilização clínica do paciente, o fator obstrutivo representado pelo cálculo deve ser aliviado via procedimentos endoscópicos ou cirúrgicos, sempre em vigência da cobertura antibiótica parenteral, pois o procedimento assemelha-se à mobilização de abscesso.
» Nos cálculos de estruvita, introduzir cobertura de bactérias associadas à formação destes cálculos. Se remoção cirúrgica do cálculo, deve ser introduzida quimioprofilaxia utilizando os mesmos agentes empregados na infecção urinária de repetição.

Geral

» Estímulo à ingesta hídrica.
» Dieta acloretada, adequação de carboidratos, lipídios e proteínas.

Hipercalciúria idiopática

» Dieta acloretada, balanceada para carboidratos, lipídios, proteínas e adequação de cálcio segundo RDA (Dietary Reference Intakes, National Academy Press. Washington D.C. 2001).
» Estímulo à ingestão de potássio (frutas e verduras).
» Na falência das medidas anteriores, mantê-las e associar alcalinização urinária – citrato de potássio 0,5 a 1 mEq/kg/dia, visando ao pH urinário > 6 e posteriormente, se necessário, tiazídicos.

Hiperexcreção de ácido úrico

» Dieta balanceada para carboidratos, lipídios e proteínas.
» Alcalinização urinária – citrato de potássio (0,5 a 1 mEq/kg/dia, visando ao pH urinário > 6).
» Alopurinol (casos selecionados, hiperuricosúria isolada muito elevada ou hiperuricemia).

Hipocitratúria isolada

» Citrato de potássio (iniciar com 0,5 a 1mEq/kg/dia, visando a citratúria normal).

Hipomagnesiúria

» Reposição de magnésio visando à magnesiúria normal.

A Tabela 122.1 apresenta os valores urinários de referência em amostra isolada e em urina de 24 horas para substâncias associadas a litogênese.

Tabela 122.1. Valores normais para amostra isolada de urina de substâncias associadas à litogênese.

Soluto	Idade	Valor (mg/mg creatinina)	Valor em 24 horas
Cálcio	< 7 meses	< 0,86	< 4 mg/kg
	7 a 18 meses	< 0,60	
	19 meses a 6 anos	< 0,42	
	> 6 anos	< 0,20	
Oxalato	< 6 meses	< 0,29	--
	6 meses a 2 anos	< 0,20	--
	2 a 5 anos	< 0,11	< 0,45 mg/1,73 m^2
	5 a 12 anos	< 0,06	
Citrato	< 5 anos	> 0,42	Todas as idades, masculino: > 365 mg/1,73 m^2
	> 5 anos	> 0,25	Todas as idades, feminino: > 300 mg/1,73 m^2

(Continua)

Tabela 122.1. Valores normais para amostra isolada de urina de substâncias associadas à litogênese (continuação).

Soluto	Idade	Valor (mg/mg creatinina)	Valor em 24 horas
Cistina	Todas as idades	< 0,075	< 60 mg/1,73 m^2
Ácido úrico	Todas as idades	< 0,56 por RFG*	< 815 mg/1,73 m^2
Creatinina**	3 a 5 anos	–	12 a 20 mg/kg
	6 a 13 anos	–	15 a 25 mg/kg
	14 a 18 anos, sexo M	–	18 a 27 mg/kg
	14 a 18 anos, sexo F	–	17 a 24 mg/kg

RFG: ritmo de filtração glomerular; M: masculino; F: feminino.
* Calcula-se multiplicando a razão ácido úrico/ creatinina (mg/mg) pela creatinina no sangue (mg/dL).
** Útil como parâmetro de adequação da coleta de 24 horas, com base na excreção urinária de creatinina em 24 horas por idade e sexo.
Fonte: Hernandez JD, Ellison JS, Lendvay TS, 2015.

Tratamento cirúrgico

Cerca de 60% a 70% dos cálculos serão eliminados espontaneamente; cálculos menores de 0,5 cm de diâmetro, em geral, têm eliminação natural; quando isso não acontece, o paciente exige monitorização clínica e de imagem periódica.

» **Indicações cirúrgicas:** dor intratável, obstrução, infecção associada ou impossibilidade de eliminação espontânea.
» A litotripsia extracorpórea é a metodologia cirúrgica minimamente invasiva, de escolha. Está contraindicada em casos de obstrução do trato urinário, cálculos maiores do que 2 centímetros, distúrbios de coagulação e infecção urinária ativa.
» Os cálculos ureterais e piélicos apresentam resultados mais favoráveis, enquanto os no cálice inferior apresentaram resultados menos favoráveis.
» Os cálculos vesicais não apresentam boa resposta à litotripsia, necessitando de tratamento endourológico.

Referências consultadas

1. Alon U. Medical treatment of pediatric urolithiasis. Pediatr Nephrol. 2009;249(11):2129-2135.
2. Gillespie RS, Stapleton FB. Nephrolithiasis in children. Pediatr Rev. 2004;25(4):131-139.
3. Hernandez JD, Ellison JS, Lendvay TS. Current trends, evaluation, and management of pediatric nephrolithiasis. JAMA Pediatr. 2015;169(10):964-970.
4. Hoppe B, Kemper MJ. Diagnostic examination of the child with urolithiasis or nephrocalcinosis. Pediatr Nephrol. 2010;25(3):403-413.
5. Preminger GM, Tiselius HG, Assimos DG et al., American Urological Association Education and Research, European Association of Urology. 2007 Guideline for the management of ureteral calculi. Eur Urol. 2007;52(6):1610-1631.

Capítulo 123

• • • • • • • • • • • • • • • • • • •

Síndrome Nefrítica

Vera Hermina Kalika Koch

A síndrome nefrítica aguda (SNA) manifesta-se, em geral, abruptamente, e se caracteriza clinicamente pela tríade edema, hipertensão arterial e hematúria.

Pode haver concomitância de outros achados, como oligúria, queda do ritmo de filtração glomerular (RFG) e proteinúria. A SNA pode ser causada por uma grande variedade de doenças glomerulares.

Etiologia

Na maioria das vezes, a glomerulonefrite aguda (GNA) está relacionada a quadros infecciosos pelo *Streptococcus* β-hemolítico do grupo A, como infecções de pele e de vias aéreas superiores. Quadro semelhante já foi descrito em associação a outros agentes infecciosos bacterianos, virais e parasitários (Quadro 123.1).

Quadro 123.1. Principais organismos implicados na etiologia da glomerulonefrite aguda.

Bactérias	*Streptococcus* β-hemolítico grupo A	Vírus	Hepatite B
	Streptococcus viridans		Varicela
	Streptococcus pneumoniae		Rubéola
	Staphylococcus aureus		Citomegalovírus
	Staphylococcus epidermidis		Coxsackievírus
	Corynebacterium		Vírus Epstein-Barr
	Propionibacterium		
	Mycobacterium		
	Mycoplasma	Parasitas	*Toxoplasma gondii*
	Brucella		*Trichinella*
	Meningococcus		*Rickettsias*
	Leptospira		*R. rickettsii*

Fonte: Adaptado de Sotsiou, 2001.

A GNA secundária a processos infecciosos é chamada GNA pós-infecciosa por ser uma sequela tardia de um processo infeccioso. O isolamento do agente propriamente dito nem sempre é possível. Como o principal agente etiológico da GNA pediátrica é o *Streptococcus* β-hemolítico do grupo A, discutiremos mais especificamente a GNA aguda pós-estreptocócica (GNAPE).

Epidemiologia

A GNAPE pode ocorrer de forma esporádica ou epidêmica, sendo a esporádica a mais comum. Afeta pré-escolares e escolares, com pico entre os 2 e os 6 anos de idade. O sexo masculino é mais afetado que o feminino.

A faringite estreptocócica ocorre, predominantemente, em escolares de cinco a 15 anos, mais comumente no inverno e início da primavera. A piodermite, ou impetigo, ocorre mais frequentemente no verão e no outono.

Fisiopatologia

A fisiopatologia da GNAPE envolve diminuição do ritmo de filtração glomerular; o fluxo sanguíneo renal encontra-se igualmente reduzido, mantendo-se a fração de filtração. A função tubular está preservada. A queda no volume de filtração glomerular associada à reabsorção de fluidos e solutos, em nível tubular renal, levam à instalação de oligúria. A manutenção da ingestão hídrica em vigência de oligúria produz retenção hidrossalina, edema e hipertensão e em quadros graves podem se apresentar com acidose, hiperpotassemia e hiperfosfatemia.

Manifestações clínicas

» **História prévia de infecção:** ampara o diagnóstico, mas sua ausência não o afasta. Considera-se intervalo de 7 a 14 dias para faringoamigdalites e de até seis semanas para infecções cutâneas.
» Edema.
» Hematúria macroscópica.
» Hipertensão arterial.
» Oligúria.

Achados laboratoriais

» **Urina tipo I**
  - Osmolaridade em geral elevada.
  - Proteinúria presente, raramente nefrótica.
  - Hematúria microscópica; hemácias podem ser dismórficas.
  - Presença de cilindros hemáticos, granulosos, hialinos e leucocitários.
» **Função renal**
  - Fluxo sanguíneo renal e ritmo de filtração glomerular geralmente diminuídos.
  - Níveis séricos de ureia e creatinina podem estar elevados.
  - Expansão de volume extracelular é, em geral, isonatrêmica.
  - Com déficit de função renal importante, instala-se hiponatremia, acidose metabólica, hiperpotassemia.
» **Hemograma e perfil de coagulação**
  - Expansão de volume extracelular pode determinar anemia dilucional.
  - Plaquetopenia pode estar presente por diminuição da vida média plaquetária.
  - Leucograma pode estar alterado.

- **Perfil de coagulação**
  - **Fase aguda:** diminuição do fator XIII e α-macroglobulina, diminuição do nível e atividade da antitrombina III e aumento discreto de α-1 antitripsina.
  - **Fase de recuperação:** podem ser detectados sinais de fibrinólise.

» **Aspectos imunológicos**
  - A infecção de garganta eleva os títulos de antiestreptolisina O (ASLO), anti-hialuronidase, anti-DNAse.
  - Na infecção de pele, os títulos de anti-DNAse se alteram isoladamente.
  - O complemento total e algumas frações (C3, C5 e properdina) encontram-se diminuídos em 90% dos casos na fase aguda. C4 está em geral em níveis normais.
  - Hipergamaglobulinemia à custa de IgG e IgM em 90% casos, crioglobulinemia em 75% e fator reumatoide em pelo menos 50% dos acometidos.

Terapêutica

1. **Critérios de internação**
   - hipertensão arterial;
   - elevação de ureia e creatinina;
   - edema importante.

2. **Cuidados gerais**
   - antibioticoterapia para casos índice e contactantes susceptíveis;
   - restrição hidrossalina adequada às necessidades do paciente;
   - **monitorização clínica:** peso, diurese, PA;
   - **exames laboratoriais:** ureia, creatinina, sódio, potássio, cálcio ionizável, fósforo e gasometria venosa. Se proteinúria, deve ser realizada eletroforese de proteínas ou dosagem de proteínas totais e frações.

3. **Hipertensão arterial**
   - Restrição hidrossalina adequada às necessidades do paciente é a base do tratamento da hipertensão.
   - Furosemida: 1 a 4 mg/kg/dia, levando o paciente à condição próxima à euvolemia.
   - Hipotensores: na fase inicial, sempre associado a diurético de alça, para PA entre percentis 90 a 95.
   - **Na urgência hipertensiva**
     - Nifedipina de ação prolongada, liberação em 12 ou 24 horas, via oral, dose inicial: 0,5 mg/kg/dose (12 em 12 horas), máx.: 2 mg/kg/dia.
     - Amlodipina: 0,1 a 0,5 mg/kg/dia, via oral, dose única diária.
     - Captopril: via oral, dose inicial de 0,2 a 0,3 mg/kg, até de 6 em 6 horas; dose máx.: 5 mg/kg/dia.
     - Outros: vide Capítulo 126 *Hipertensão Arterial Sistêmica*, medicamentos de uso crônico.
   - **Na emergência hipertensiva**
     - Nitroprussiato de sódio: uso endovenoso, em terapia intensiva. Dose 0,5 a 8 mcg/kg/minuto.

4. **Hiperpotassemia:** vide Capítulo 124 *Injúria Renal Aguda*.

5. **Diálise:** em caso de falha do manejo clínico da hipervolemia, hiperpotassemia ou da uremia (vide Capítulo 124 *Injúria Renal Aguda*).

Indicações de biópsia renal

» Qualquer sinal sugestivo de doença sistêmica.
» Oligúria com duração maior que 48 a 72 horas.

» Oligúria e/ou azotemia persistente por mais de 2 a 3 semanas.
» Hipertensão arterial persistente por mais de 3 semanas.
» Hematúria macroscópica por mais de 3 semanas.
» Complemento total e frações com níveis persistentemente baixos por mais de 6 a 8 semanas.
» Proteinúria não nefrótica persistente por mais de 6 meses.
» Hematúria microscópica com duração superior a 2 anos.
» Pacientes com história anterior sugestiva de nefropatia ou antecedentes familiares sugestivos de afecções renais hereditárias devem ser observados e eventualmente biopsiados se apresentarem evolução atípica.

Seguimento

O paciente deve ser seguido ambulatorialmente até normalização dos quadros clínico e laboratorial. Pode haver persistência de proteinúria não nefrótica e hipertensão arterial em cerca de 10% dos casos que devem ser encaminhados para seguimento conjunto com especialista.

Referências consultadas

1. Couser W. Patogênese e tratamento da glomerulonefrite – uma atualização. J Bras Nefrol. 2016;38(1):107-122. DOI: 10.5935/0101-2800.20160016.
2. Flynn JT, Kaelber DC, Baker-Smith CM, Blowey D, Carroll AE, Daniels SR, De Ferranti SD, Dionne JM, Falkner B, Flinn SK, Gidding SS, Goodwin C, Leu MG, Powers ME, Rea C, Samuels J, Simasek M, Thaker VV, Urbina EM, Subcommittee on Screening and Management of High Blood Pressure in Children. Clinical practice guideline for screening and management of high blood pressure in children and adolescents. Pediatrics. 2017;140(3).
3. Sotsiou F. Postinfectious glomerulonephritis. Nephrol Dia Transplant. 2001;16(6):68-70.
4. Stratta P, Musetti C, Barreca A, Mazzucco G. New trends of an old disease: the acute post infectious glomerulonephritis at the beginning of the new millennium. J Nephrol. 2014;27:229-239.

Capítulo 124

Injúria Renal Aguda

Vera Hermina Kalika Koch

A injúria renal aguda (IRA) é uma síndrome clínica em que ocorre deterioração súbita e global da função renal. No sentido de uniformizar o diagnóstico, foram criadas definições de IRA baseadas em volume urinário e níveis de creatinina no sangue e *clearance* de creatinina. Os mais utilizados são o pRIFLE [Risk (risco de disfunção renal); Injury (injúria/lesão para o rim); Failure (falência da função renal); Loss (perda da função renal) e End stage renal disease (doença renal em estágio terminal)] modificado e o KDIGO (Kidney Disease Improving Global Outcomes) (Tabelas 124.1 e 124.2). Algumas situações clínicas relacionadas à IRA dos tipos pré-renal, renal e pós-renal são apresentadas na Tabela 124.3.

Tabela 124.1. Critérios RIFLE modificados de injúria renal aguda para a faixa etária pediátrica (pRIFLE).

Critérios	Creatinina	Débito urinário
Risco (R)	↑ CrS × 1,5 ou ↓ RFG > 25%	≤ 0,5 mL/kg/h por 8 horas
Injúria (I)	↑ CrS × 2 ou ↓ RFG > 50%	≤ 0,5 mL/kg/h por 16 horas
Falência (F) *Acima de 4 semanas: perda de função* *Acima de 3 meses: estágio final de doença renal*	↑ CrS × 3 ou ↓ RFG > 75% ou RFG < 35 mL/minuto/1,73 m²	≤ 0,3 mL/kg/h por 24 horas ou anúria por 12 horas

CrS: creatinina no sangue; RFG: ritmo de filtração glomerular (pela creatinina).
Fonte: Akcan-Arikan A et al., 2007.

Tabela 124.2. Critérios KDIGO (Kidney Disease Improving Global Outcomes) para IRA na faixa etária neonatal e pediátrica.

Estágio	Creatinina (mg/dL)		Débito urinário (mL/kg/h)	
	Neonatal	Pediátrica	Neonatal	Pediátrica
0	CrS sem alteração ou elevação < 0,3 mg/dL		> 1 mL/kg/h	≥ 0,5 mL/kg/h
1	Elevação de CrS ≥ 0,3 mg/dL em 48 horas ou elevação de 1,5 a 1,9 × CrS de referência, em 7 dias		Entre 0,5 e 1	< 0,5 por 6 a 12 horas
2	Elevação de 2 a 2,9 × CrS de referência em 7 dias		Entre 0,3 e 0,5	< 0,5 por ≥ 12 horas
3	CrS ≥ 2,5 mg/dL ou elevação ≥ 3 × CrS de referência ou diálise	Elevação ≥ 3 × CrS de referência ou, em > 18 anos, RFG ≤ 35 mL/minuto/ 1,73 m² ou diálise	< 0,3 por ≥ 24 horas ou anúria por ≥ 12 horas	

CrS: creatinina no sangue; RFG: ritmo de filtração glomerular (pela creatinina).
Fonte: Adaptada de Cleto-Yamane et al., 2018.

Tabela 124.3. Situações clínicas relacionadas a injúria renal aguda do tipo pré-renal, renal e pós-renal.

IRA pré-renal	IRA renal	IRA pós-renal

• Depleção de volume:
  – Perdas gastrintestinais
  – Perdas renais
  – Perdas cutâneas
  – Hemorragia
  – Hipoalbuminemia
  – Transudação de líquidos
• Disfunção cardíaca:
  – Malformações
  – Isquêmica
  – Cardiomiopatia
  – Valvulopatia
	• Nefropatia isquêmica
	• Nefrotoxinas:
	  – Antibióticos
	  – Anestésicos
	  – Contraste iodado
	  – Pigmentos
	  – Hemoglobina
	  – Mioglobina
	• Causas vasculares:
	  – Oclusão de veia/artéria renais
		• Obstrução:
		  – Intrarrenal
		  – Vias urinárias

Fonte: Adaptada de Burdmann et al., 1997.

Diagnóstico diferencial

Além da história clínica e da fisiopatologia das doenças causadoras da IRA, os exames laboratoriais podem complementar o diferencial entre IRA pré-renal e IRA renal (Tabela 124.4).

Tabela 124.4. Índices laboratoriais para injúria renal aguda pré-renal *versus* IRA renal.

Índice	Pré-renal	Renal
Volume urinário	Baixo (variável)	Baixo (variável)
(U/P) Creatinina	> 40 (> 30)	< 20 (< 10)

(Continua)

Tabela 124.4. Índices laboratoriais para injúria renal aguda pré-renal *versus* IRA renal (continuação).

Índice	Pré-renal	Renal
(U/P) Ureia	> 8 (> 30)	< 3 (< 6)
Densidade urinária	> 1.020 (> 1.015)	< 1.010 (< 1010)
Osmolaridade urinária	> 500 (> 400)	< 350 (< 400)
(U/P) Osm	> 1,3 (> 20)	= 1 (< 1)
U Na (meã/L)	< 20 (> 20)	> 40 (> 70)
UCr/PCr	> 40 (> 20)	10 a 20 (> 70)
FENa%*	< 1 (< 2,5)	> 3 (> 10)
RFI = Uma (U/P)Cr	< 1 (1,2)	> 3 (> 6)

U: urinário; P: plasmático; Na: sódio; Osm: osmolaridade; FENa: excreção fracionada de sódio; RFI: índice de insuficiência renal.
*FENa%: U/PNa/(U/P)Cr x 100. Valores entre parênteses são para neonatos abaixo de 32 semanas de idade gestacional.
Fonte: Adaptada de Burdmann et al., 1997.

Conduta diagnóstica para injúria renal aguda

1. **anamnese:** atenção em antecedentes pessoais e familiares e uso de medicamentos. Exame físico completo.
2. **Avaliação laboratorial**
   - **Sangue:** creatinina, ureia, sódio, potássio, pH, bicarbonato, cálcio, fósforo, magnésio, ácido úrico, proteína total, albumina, hemograma completo.
   - **Urina:** urina 1, índices urinários quando pertinente, urocultura.
   - **Testes de função glomerular:** para comparação com os valores normais evolutivos de RFG (Tabela 124.5).

Tabela 124.5. Valores normais evolutivos de ritmo de filtração glomerular (RFG) (mL/minuto/1,73 m²) segundo a depuração de inulina.

Faixa etária	RFG médio ± DP	Faixa etária	RFG médio ± DP
RN prematuro 1 a 7 dias	18,7 ± 5,5	RN termo 1 a 2 anos	105,2 ± 17,3
RN prematuro 1,5 a 4 meses	67,4 ± 16,6	Criança de 3 a 4 anos	111,2 ± 18,5
RN termo 1 a 3 dias	20,8 ± 5	Criança de 9 a 12 anos	116,6 ± 18,1
RN termo 1 a 3 meses	85,3 ± 35,1	Adulto jovem	112 ± 13
RN termo 7 a 12 meses	96,2 ± 12,2		

Fonte: Adaptada de Burdmann et al., 1997.

- **Depuração ou *clearance* de creatinina (CCr):** coleta-se urina por tempo determinado (p. ex., 24 horas) e ao final, uma amostra da creatinina sérica e aplica-se a fórmula para o cálculo. Esse método superestima o ritmo de filtração glomerular calculado pela inulina em 30%.

Fórmula:

$$\textit{Clearance de Cr (mL/minuto/1,73 m}^2): \frac{U \times V}{P} \times 1,73 \text{ m}^2$$

Sendo U: concentração urinária de creatinina (mg/dL); P = concentração sérica de creatinina (mg/dL); V (mL/minuto): volume de urina coletada dividido pelo tempo de coleta em minutos (24 horas = 1.440 minutos); Superfície corpórea do paciente = (4 × peso + 7)/(peso + 90).

- **Clearance estimado pela creatinina plasmática:** útil para cálculo do RFG no cotidiano clínico, beira leito ou em coletas dificultadas tecnicamente (ureterostomias, vesicostomias, derivações urinárias); correlaciona-se bem com o CCr calculado.

Fórmula:

$$\text{CCr estimado (mL/minuto/1,73 m}^2): \frac{K \times E}{CrP}$$

Sendo K: constante (Tabela 124.6); E: estatura do paciente (cm); CrP: creatinina plasmática (mg/dL).

Tabela 124.6. Constante K — Fórmula de Schwartz.

Constante para cálculo de CCr estimado	Valor de K
RN MBP	0,29
RN baixo peso no 1° ano de vida	0,33
RN termo, AIG, até 15 meses de vida	0,45
Crianças e meninas adolescentes	0,55
Meninos adolescentes	0,70

RN: recém-nascido; AIG: adequado para idade gestacional; MBP: muito baixo peso.
Fonte: Adaptada de Burdmann et al., 1997.

3. **Estudos radiológicos**
   - USG de rins e vias urinárias, se possível com Doppler para estudo vascular conjunto: sempre indicado.
   - Estudos contrastados de imagem para visualização do trato urinário superior, como a urografia excretora, não são indicados na IRA devido ao déficit de função renal e nefrotoxicidade inerente ao uso do contraste iodado. Em caso de função renal moderadamente preservada, preferir avaliação radioisotópica quando pertinente.
   - **Uretrocistografia miccional:** elucidação da IRA pós-renal com suspeita de obstrução de trato urinário baixo.
   - **Angiografia:** suspeita de trombose arterial ou venosa do pedículo renal, uso diagnóstico e terapêutico.
4. **Biópsia renal:** em casos de anúria por mais de 48 horas, sem etiologia conhecida, para diagnóstico, eventual programação terapêutica e prognóstico.

Princípios gerais do tratamento da Injúria Renal Aguda

» Repor perdas líquidas ou sanguíneas para estabelecer e manter o equilíbrio hemodinâmico, com fármacos vasoativos quando necessário.
» Em caso de hipervolemia, considerar uso de diuréticos de alça.
» Monitorar o equilíbrio hidroeletrolítico, acidobásico e metabólico, corrigir distúrbios e adequar aportes.
» Antecipar e evitar as agressões renais (isquemia e medicamentos nefrotóxicos).
» Ajustar a dose de medicações de acordo com o grau de IRA.

Tratamento da hiperpotassemia

» Se K abaixo de **7 mEq/L**, sem alterações no eletrocardiograma (ECG):
  – Monitorização cardíaca.
  – Suspender a oferta de K.
  – Uso de resinas trocadoras: VO, SNG ou via retal, Sorcal®: 1 g/kg (diluir em sorbitol a 70%), pode ser repetido a cada 4 ou 6 horas.
  – Corrigir distúrbios associados, especialmente acidose metabólica.
  – Controles séricos a cada 24 horas.
» Se K acima de **7 mEq/L** ou alterações no ECG, independentemente do nível sérico de K^+:
  – Monitorização cardíaca.
  – Gluconato de cálcio a 10%: 0,5 a 1 mL/kg EV lento em 3 a 5 minutos. Usar quando houver alteração de ECG para estabilização das membranas e proteção da fibra miocárdica. Pode ser repetido em 10 minutos. *Não tem ação hipocalemiante.*
  – $NAHCO_3$: 1 a 2 mEq/kg, em 5 a 10 minutos, EV (mais eficiente se acidose metabólica concomitante).
  – Solução polarizante: 0,1 U/kg insulina simples e glicose a 25%, 0,5 a 1 g/kg EV em 15 a 30 minutos, podem ser repetidos em 30 a 60 minutos.
» Otimizar a nutrição, conforme medidas a seguir:

Dado o risco de desnutrição proteico-calórica associado à internação do paciente crítico, o aporte nutricional deve ser, idealmente, avaliado por calorimetria indireta. Na ausência desta metodologia, o oferecimento de aporte calórico 20% a 20% acima da estimativa para a idade é adequado à grande parte das crianças com IRA.

A equação mais utilizada nesta estimativa é a de Schofield, conforme a Tabela 124.7.

Tabela 124.7. Equação de Schofield para cálculo do gasto energético em repouso, por idade e sexo, em kcal/dia.

Idade (anos)	Gasto energético em repouso (kcal/dia)	
	Sexo masculino	Sexo feminino
0 a 3	$(0,167 \times P) + (15,174 \times A) - 617,6$	$(16,252 \times P) + (10,232 \times A) - 413,5$
3 a 10	$(19,59 \times P) + (1,303 \times A) + 414,9$	$(16,969 \times P) + (1,618 \times A) + 371,2$
10 a 18	$(16,25 \times P) + (1,372 \times A) + 515,5$	$(8,365 \times P) + (4,65 \times A) + 200$

P: peso (kg); A: altura (cm).
Fonte: Adaptada de Burdmann et al., 1997.

A estimativa das necessidades calóricas de repouso por faixa etária pode utilizar os parâmetros listados a seguir, sendo composto de 20% a 25% de carboidratos, 30% a 40% de lipídios (emulsão a 20%) e 40% a 50% em proteínas:

PARTE 11 – NEFROLOGIA PEDIÁTRICA

- » **lactente:** 102 a 108 kcal/kg/dia;
- » **pré-escolar:** 90 kcal/kg/dia;
- » **escolar:** 70 kcal/kg/dia;
- » **adolescente:** 50 kcal/kg/dia.

O aporte proteico na dieta deve ser suficiente para otimizar a síntese proteica e a resposta inflamatória, ajustado por idade para crianças criticamente enfermas em UTIP:
- » 0 a 2 anos, 2 a 3 g/kg/dia;
- » 2 a 13 anos, 1,5 a 2 g/kg/dia;
- » 13 a 18 anos, 1,5 g/kg/dia.

Se o paciente estiver em terapia de substituição renal, deve-se adicionar aporte de 10% a 20% de aminoácidos por conta de perdas no dialisado. Deve-se controlar a ureia, mantendo níveis séricos de ureia em torno de 40 a 80 mg/dL, como um guia para determinar a adequação do aporte proteico.

Manter atenção para o aporte de sódio, pois pode haver perdas urinárias. Manter em níveis eunatrêmicos.

Tratamento da hiperfosfatemia

Utilizar quelantes de fosfato *sempre* junto às refeições. P > 6 mg/dL, usar inicialmente hidróxido de alumínio; com P < 6 mg/dL, usar carbonato de cálcio.

Tratamento da hipocalcemia e do déficit de vitamina D

Se cálcio ionizável (Cai) < 1 mEq/L, iniciar gluconato de cálcio 10%, EV, 4 mL/kg/dia; se Cai > 1 mEq/L, utilizar suplemento oral de cálcio na dose de 1 g/m^2/dia. Após correção da hiperfosfatemia e hipocalcemia, associar calcitriol, em dose de 0,25 µg/dia. Hipocalcemia de difícil controle mesmo com suplementação de cálcio pode ser devida à hipomagnesemia.

Deve-se tratar ainda a anemia e a hipertensão arterial, que podem estar presentes e são detalhadas nos capítulos 141 *Anemias* e 126 *Hipertensão Arterial Sistêmica*, respectivamente.

Diálise aguda

- » **Indicações de diálise:** distúrbios metabólicos ou hidroeletrolíticos *não controlados com tratamento clínico*:

  A) Sobrecarga hídrica com sinais clínicos como edema pulmonar, hipertensão arterial ou insuficiência cardíaca.

  B) Hiperpotassemia persistente.

  C) Acidose metabólica persistente, com pH < 7,2 ou Bic < 10.

  D) Sintomas neurológicos secundários à uremia e/ou alterações eletrolíticas.

  E) Para otimizar o aporte nutricional do paciente em casos de oligúria.

  F) Casos especiais (suporte para pós-operatório de cirurgia cardíaca, indicado quando diurese < 2 mL/kg/hora).

  G) Em intoxicações por toxinas dialisáveis, considerar o melhor método para depuração.

- » **Técnicas**

  1. **Diálise peritoneal (DP):** requer implante cirúrgico de cateter peritoneal de uso crônico (Tenckhoff).

  A) **Técnica:** em *sistema fechado*, iniciar ciclos de 10 mL/kg de solução de diálise, aumentando ao longo de vários dias, até 40 a 50 mL/kg. Adicionar heparina 250 a 1.000 U/L de solução em caso de líquido peritoneal sanguinolento ou turvo por fibrina. As soluções variam de 1,5%, 2,5% a 4,25% de glicose e o tempo de permanência do dialisato dentro da cavidade varia de 30 minutos a 6 horas, dependendo dos objetivos. O volume de dialisato administrado, o volume drenado e o balanço cumulativo de líquidos devem ser registrados.

B) **Contraindicações:** presença de drenos abdominais, comunicação entre as cavidades abdominal e torácica (hérnia ou cirurgia diafragmática), cirurgia abdominal recente ou antecedente de peritonites (relativo).

C) **Monitorar:** citológico de líquido peritoneal e cultura do mesmo diariamente.

2. **Hemodiálise (HD):** requer acesso vascular (cateter de duplo lúmen para uso agudo ou crônico). Método de escolha para retirada de certas toxinas (amônia, ácido úrico, venenos) ou quando há contraindicações para diálise peritoneal. Preferencialmente deve-se utilizar a veia jugular interna ou veia femoral, evitando a veia subclávia pelo risco de estenose como sequela pós-cateterização.

3. **Hemofiltração/hemodiálise arteriovenosa (CAVH/D) ou venovenosa contínuas (CVVH/D):** terapias cujo objetivo é o de garantir um ultrafiltrado do plasma de forma contínua em pacientes sem condição de hemodiálise clássica ou de diálise peritoneal. A indicação principal é insuficiência renal ou hipervolemia com instabilidade hemodinâmica importante. Requer acesso vascular específico com os mesmos tipos de cateteres utilizados para hemodiálise.

A Tabela 124.8 aponta detalhes das modalidades de diálise. O tamanho do cateter pode ser visto na Tabela 124.9.

Tabela 124.8. Benefícios e possíveis complicações da diálise aguda, de acordo com suas diversas técnicas.

Utilidade	DP	HD	CAVH/ CVVH/D
Remoção de líquidos	+	++	++
Clearance de ureia e creatinina	+	++	+
Clearance de potássio	++	++	+
Clearance de toxinas	+	++	+
Complicações			
Dor abdominal	+	–	–
Sangramentos	–	+	+
Queda do débito cardíaco	+	+	+
Heparinização sistêmica	–	+	+
Hiperglicemia	+	–	–
Hipotensão	+	++	+
Hipotermia	–	–	+
Infecções (exceto peritonite)	–	+	+
Hérnia inguinal	+	–	–

(Continua)

Tabela 124.8. Benefícios e possíveis complicações da diálise aguda, de acordo com suas diversas técnicas (continuação).

Complicações			
Acidose láctica	Possível	–	Possível
Neutropenia	–	+	–
Pancreatite	+	–	–
Peritonite	+	–	–
Perda de proteína	++	–	–
Estresse respiratório	+	Possível	–

DP: diálise peritoneal; HD: hemodiálise; CAVH/CVVH/D: hemofiltração/hemodiálise arteriovenosa contínua e contínua venovenosa.
Fonte: Adaptada de Burdmann et al., 1997.

Tabela 124.9. Tamanho do cateter venoso e local de inserção de acordo com a faixa etária.

Idade	Tamanho do cateter	Local de inserção
< 6 meses	4 a 5 French, lúmen simples	Veia jugular interna, veia femoral
6 a 12 meses	6,5 a 7,55 French, duplo lúmen	Veia femoral
1 a 3 anos	8 a 9 French, duplo lúmen	Veia femoral
> 3 anos	9 a 11 French, duplo lúmen	Veia femoral

Fonte: Adaptada de Burdmann et al., 1997.

Referências consultadas

1. Akcan-Arikan A, Zappitelli M, Loftis LL et al. Modified RIFLE criteria in critically ill children with acute kidney injury. Kidney Int. 2007;71(10):1028-1035.
2. Andreoli SP. Acute kidney injury in children. Pediatr Nephrol. 2009;24(2):253-63.
3. Burdmann EA, Oliveira MB, Ferraboli R et al. Epidemiologia. In: Schor N, Boim MA, Santos OFP (eds.). Insuficiência renal aguda – fisiopatologia, clínica e tratamento. São Paulo: Sarvier; 1997.
4. Cleto-Yamane TL, Gomes CLR, Suassuna JHR, Nogueira PK. Epidemiologia da lesão renal aguda em pediatria. J. Bras. Nefrol. 2018;41(2):275-283.
5. Freire KMS, Bresolin NL, Farah ACF, Carvalho FLC, Góes JEC. Lesão renal aguda em crianças: incidência e fatores prognósticos em pacientes gravemente enfermos. Rev. Bras. Ter. Intensiva. 2010;22(2):166-174.
6. Kidney Disease: Improving Global Outcomes (KDIGO). Acute Kidney Injury Work Group. KDIGO Clinical Practice Guideline for Acute Kidney Injury. Kidney Int Suppl. 2012;2(Suppl 1):1-138.
7. Mehta NM, Compher C, A.S.P.E.N. Board of Directors (2009) A.S.P.E.N. Clinical Guidelines: nutrition support of the critically ill child. JPEN J Parenter Enteral Nutr. 2019;33(3):260-276.
8. Schwartz GJ, Furth SL. Glomerular filtration rate measurement and estimation in chronic kidney disease. Pediatr Nephrol. 2007;22(11):1839-48.

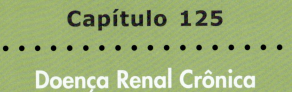

Capítulo 125
Doença Renal Crônica

Andreia Watanabe

Define-se por alteração renal, estrutural ou funcional por 3 meses ou mais. Pode ser classificada em estágios (Tabela 125.1), conforme o ritmo de filtração glomerular (RFG). Ver Capítulo 130 *Fisiologia Renal e Fórmulas*, para cálculo do RFG.

Tabela 125.1. Classificação de estágios da doença renal crônica (DRC).

Estágio	Descrição	RFG (mL/minuto/1,73 m^2)
1	Dano renal com RFG normal ou aumentado	≥ 90
2	Dano renal com ↓ RFG leve	60 a 89
3	↓ RFG moderado	30 a 59
4	↓ RFG grave	15 a 29
5	Falência renal	< 15 (ou diálise)

RFG: ritmo de filtração glomerular.
Fonte: Adaptada de Kidney Disease: Improving Global Outcomes (KDIGO) CKD-MBD Work Group KDIGO, 2012.

Causas, características clínicas e investigação de DRC

Informações importantes (Tabela 125.2):
» **Antecedentes familiares:** doenças geneticamente determinadas.
» **Ultrassonografia obstétrica:** possibilidade de hidronefrose e alteração da quantidade de líquido amniótico – apontam para anormalidades congênitas dos rins e trato urinário (CAKUT – *Congenital abnormalities of kidney and urinary tract*).
» **Testes genéticos:** na possibilidade de síndrome e nas doenças que podem ser genéticas.

Tabela 125.2. Características clínicas e investigação das principais causas de doença renal crônica em pediatria.

Causa de DRC	Manifestações clínicas mais comuns	Investigação/achados laboratoriais	Outros exames
Anomalidades congênitas dos rins e do trato urinário • Mais comum • Hipo/displasia renal • Uropatia obstrutiva: válvula de uretra posterior • Nefropatia do RVU • Doenças císticas renais	• Infecção de trato urinário • Falta de apetite • Retardo de crescimento • Anemia • Polidipsia e poliúria • Deformidades ósseas	• Leucocitúria (em caso de infecção urinária) • Baixa densidade urinária • Proteinúria	Ultrassonografia de rins e vias urinárias: • Tamanho renal reduzido ou presença de hidronefrose • Dilatação do sistema coletor • Aumento de ecogenicidade renal • Perda de diferenciação corticomedular • Presença de cistos
Síndrome nefrótica e glomerulopatias • GESF: glomeruloesclerose segmentar e focal • SHU: sd. hemolítico-urêmica • Glomerulonefrites secundárias: do lúpus eritematoso sistêmico, membranoproliferativa	• Edema • Hematúria macroscópica • Hipertensão arterial sistêmica • "Espuma" na urina	• Proteinúria, hematúria Nas secundárias: Complemento, fator anti-núcleo (FAN), anti-DNA, sorologias	USG de rins e vias urinárias: • Tamanho renal normal ou aumentado • Aumento de ecogenicidade renal Biópsia renal: avaliar tipo e extensão de lesão glomerular, ou glomérulo/tubular; avaliar depósito de imunocomplexos por imunofluorescência
Alterações tubulares e doenças metabólicas: • Cistinose • Oxalose	Cistinose: poliúria, polidipsia, falência de crescimento, deformidades ósseas, fotofobia Oxalose: falência de crescimento e sintomas relacionados a litíase renal	Urina: baixa densidade urinária, proteinúria de baixo peso molecular Acidose metabólica pronunciada, hipofosfatemia Urina: hiperoxalúria	Dosagem de cistina nos leucócitos Avaliação oftalmológica de câmara anterior: cristais de cistina Mielograma com presença de cristais de cistina USG rins e vias urinárias: nefrocalcinose, cálculo renal

Fonte: Adaptada de Kidney Disease: Improving Global Outcomes (KDIGO) CKD-MBD Work Group KDIGO, 2012.

Manejo clínico das alterações na doença renal crônica

» **nutrição:** oferecer 100% da necessidade de energia estimada, ou valor energético total (VET), descrito na Tabela 125.3, e oferecer proteínas de acordo com a faixa etária e estágio de DRC (Tabela 125.4).

Tabela 125.3. Equações para estimar valor energético total (VET) para crianças com peso saudável.

Idade	Necessidade de energia estimada
0 a 3 meses	VET = [89 × peso (kg) − 100] + 175
4 a 6 meses	VET = [89 × peso (kg) − 100] + 56
7 a 12 meses	VET = [89 × peso (kg) − 100] + 22
13 a 35 meses	VET = [89 × peso (kg) − 100] + 20
3 a 8 anos	Meninos: VET = [88,5 − 61,9 × idade (anos)] + [PA × (26,7 × peso (kg)] + [903 × estatura (m)] + 20 Meninas: VET = [135,3 − 30,8 × idade (anos)] + [PA × (10 × peso (kg)] + [934 × estatura (m)] + 20
9 a 18 anos	Meninos: VET = [88,5 − 61,9 × idade (anos)] + [PA × (26,7 × peso (kg)] + [903 × estatura (m)] + 25 Meninas: VET = [135,3 − 30,8 × idade (anos)] + [PA × (10 × peso (kg)] + [934 × estatura (m)] + 25

PA: *Physical activity coefficient* (coeficiente de atividade física).
Fonte: Adaptada de Kidney Disease: Improving Global Outcomes (KDIGO) CKD-MBD Work Group KDIGO, 2012.

Tabela 125.4. Recomendações de aporte proteico para crianças e adolescentes com doença renal crônica estágios 3 a 5 e 5D (em diálise).

Idade	DRI (g/kg/d)	Recomendações de ingesta de proteínas para DRC (g/kg/d)			
		Estágio 3 (100% a 140% DRI)	Estágios 4-5 (100% a 140% DRI)	HD*	DP†
0 a 6 meses	1,5	1,5 a 2,1	1,5 a 1,8	1,6	1,8
7 a 12 meses	1,2	1,2 a 1,7	1,2 a 1,5	1,3	1,5
1 a 3 anos	1,05	1,05 a 1,5	1,05 a 1,25	1,15	1,3
4 a 13 anos	0,95	0,95 a 1,35	0,95 a 1,15	1,05	1,1
14 a 18 anos	0,85	0,85 a 1,2	0,85 a 1,05	0,95	1,0

DRI: recomendação de ingesta diária; *DRI + 0,1g/kg/d para compensar perdas dialíticas; † DRI + 0,15 a 0,3 g/kg/d dependendo da idade e para compensar perdas peritoneais.
Fonte: Adaptada de Kidney Disease: Improving Global Outcomes (KDIGO) CKD-MBD Work Group KDIGO, 2012.

» **Crescimento:** após adequar oferta proteica, calórica, de minerais e vitaminas, além de corrigir distúrbios eletrolíticos, o hormônio de crescimento está indicado para pacientes com estatura < 2 desvios padrões para idade e sexo ou velocidade de crescimento < 1 desvio padrão da média para idade e sexo.

» **Imunizações:** todas as vacinas devem ser administradas para pacientes com DRC antes do transplante renal.

Manejo das alterações encontradas frequentemente na evolução da Doença Renal Crônica (Tabela 125.5)

Tabela 125.5. Manejo das alterações encontradas frequentemente na evolução da doença renal crônica.

Alteração	Conduta	Observações
Acidose metabólica	Repor bicarbonato de sódio. Dose inicial de 1 a 2 mEq/kg/dia, 3 ou 4 vezes ao dia	Cálcio e potássio séricos podem cair Vide Capítulo 62 *Distúrbios do Equilíbrio Acidobásico*
Hipercalemia	Avaliar eletrocardiograma de K > 6,5 mEq/L: administrar cálcio se alterado Corrigir acidose metabólica	Comum em crianças com uropatias obstrutivas e em DRC estágio 4 e 5 Vide Capítulo 55 *Distúrbios Hidroeletrolíticos*
Hipocalcemia com ou sem hiperparatiroidismo secundário	Oferecer 100% da DRI de cálcio para a idade Completar oferta com suplementação de cálcio Corrigir hiperfosfatemia Repor vitamina D (calciferol) se nível sérico baixo Administrar calcitriol	Normalmente associado à hiperfosfatemia ou à correção rápida de acidose metabólica crônica Hiperparatiroidismo secundário, entre outros, ocorre devido a hipocalcemia, hipovitaminose D e hiperfosfatemia
Hiperfosfatemia	Adequar oferta proteica de acordo com idade e estágio de DRC Restringir oferta de fósforo para 80% da DRI Utilizar quelantes de fósforo junto às refeições: carbonato de cálcio ou cloridrato de sevelâmer	Vide Capítulo 131 *Distúrbio do Metabolismo do Cálcio, Fósforo e Magnésio*
Anemia	Dosar perfil de ferro, folato e vitamina B12, e repor se deficientes. Após reposição, introduzir eritropoietina recombinante	Mais comum em DRC estágio 4 e 5
Hipertensão arterial sistêmica	Manter a PA < p90 para sexo, idade, estatura, objetivando p50 Se hipervolemia: diuréticos e restrição de sódio Vasodilatadores (amlodipina), betabloqueadores (atenolol ou carvedilol) e IECA (captopril, p. ex.) podem ser utilizados	Aumento de morbimortalidade cardiovascular Evitar IECA em estágio 4 ou 5 sem diálise Vide Capítulo 126 *Hipertensão Arterial Sistêmica*
Dislipidemia	Adequação na dieta. Estatinas tem indicação limitada na faixa etária pediátrica	Pode contribuir com a progressão da DRC

IECA: inibidor da enzima conversora de angiotensina.
Fonte: Adaptada de Kidney Disease: Improving Global Outcomes (KDIGO) CKD-MBD Work Group KDIGO, 2012.

Métodos de substituição renal

Indicações

» DRC estágio 5, isto é, RFG ≤ 15 mL/minuto/1,73 m².
» Uremia, hipercalemia, hiperfosfatemia e desnutrição e falência do crescimento com impossibilidade de manejo clínico e RFG ≤ 20 mL/minuto/1,73 m².

Modalidades

» **Transplante renal:** melhor método de substituição renal em DRC terminal. Doador vivo ou doador falecido.
  – **Preemptivo:** quando não foi necessário diálise antes do transplante. Melhor opção.
  – **Após diálise:** em lactentes que iniciam diálise muito precocemente ou quando não houve possibilidade de transplante preemptivo.
» **Diálise peritoneal**
  – **DPAC:** diálise peritoneal ambulatorial contínua. O paciente ou cuidador realizam quatro a cinco trocas manuais ao dia.
  – **DPA:** diálise peritoneal automatizada. O paciente é conectado a uma cicladora para diálise peritoneal, que infunde e drena a solução da cavidade peritoneal. Pode ser realizada no domicílio, por cuidador treinado.
» **Hemodiálise**
  – No Brasil, é realizada em centro de hemodiálise.
  – Intermitente: 3 sessões de 4 horas 3 vezes por semana.
  – Diária: 5 a 6 sessões de 2 a 4 horas por semana.

Referências consultadas

1. Bastos MG, Bragman R, Kirztajn GM. Doença renal crônica: frequente e grave, mas também prevenível e tratável. Rev Assoc Med Bras. 2010;56(2):248-53.
2. Kidney Disease: Improving Global Outcomes (KDIGO). CKD-MBD Work Group KDIGO. 2012 Clinical Practice Guideline for the Evaluation and Management of Chronic Kidney Disease. Kidney Int. 2013;3(1):19-62.
3. National Kidney Foundation – DOQI. Clinical practice guidelines for nutrition in children with CKD: 2008 Update. Am J Kidney Dis. 2009;53(3 Suppl 2):S70-73.
4. Warady BA, Neu AM, Schaefer F. Optimal care of the infant, child, and adolescent on dialysis: 2014 Update. Am J Kidney Dis. 2014;64(1):128-42.

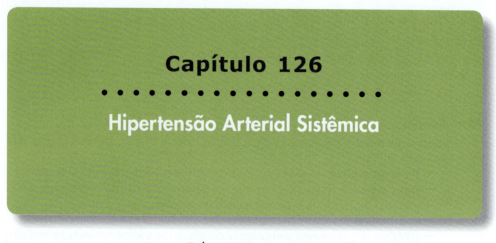

Capítulo 126
Hipertensão Arterial Sistêmica

Erika Arai Furusawa

Medida da pressão arterial

A medida da pressão arterial (PA) na criança necessita da utilização de manguitos apropriados ao tamanho do braço. A largura do manguito deve ser aproximadamente 40% da circunferência do braço, obtida no ponto médio entre o olécrano e o acrômio e deve cobrir 80% a 100% da circunferência do braço. A criança deve estar tranquila. Para maiores de 3 anos utiliza-se a posição sentada, com o braço apoiado sobre suporte ficando a fossa cubital na altura do coração; para menores de 3 anos, decúbito dorsal. O braço direito é preferível. A pressão sistólica corresponde ao início dos sons de Korotkoff (K1) e a diastólica, ao seu desaparecimento (K5).

Alguns fatores podem interferir nessa medida como choro, ansiedade, erro da medida (erro do observador e manguito inadequado), febre, dor, ansiedade, espasmo muscular, iatrogenia (excesso de fluidos, medicamentos).

Definição
Entre 1 e 13 anos incompletos

- » **PA normal:** valor de pressão sistólica ou diastólica menor que percentil 90 para a idade, sexo e estatura.
- » **PA elevada:** valor de pressão sistólica ou diastólica entre percentil 90 e percentil 95 para a idade, sexo e estatura, até 120/80 mmHg e menor que o percentil 95 (se este for mais baixo).
- » **Hipertensão estágio 1:** valor de pressão sistólica ou diastólica entre percentil 95 para idade, sexo e percentil de estatura e percentil 95 acrescidos de 12 mmHg ou 130/80 até 139/89 mmHg.
- » **Hipertensão estágio 2:** valor de pressão sistólica ou diastólica maior ou igual ao percentil 95 acrescidos de 12 mmHg ou maior ou igual a 140/90 mmHg.

Maiores que 13 anos

- » **PA normal:** valor de pressão sistólica ou diastólica menor 120/80 mmHg.

» **PA elevada:** valor de pressão sistólica 120, até 129 mmHg e diastólica menor que 80 mmHg.
» **Hipertensão estágio 1:** valor de pressão sistólica maior 130, até 139 mmHg e diastólica maior que 80 a 89 mmHg.
» **Hipertensão estágio 2:** valor de pressão sistólica ou diastólica maior que 140 a 90 mmHg.

Etiologia

As principais causas de hipertensão estão divididas no Quadro 126.1.

Quadro 126.1. Causas de hipertensão arterial sistêmica.

Renais:
- glomerulopatias
- síndrome hemolítico--urêmica
- uropatia obstrutiva
- displasia cística
- hipoplasia segmentar
- pielonefrite crônica
- amiloidose
- tumor de Wilms
- insuficiência renal (aguda ou crônica)
- traumas renais
- tumores renais
- doenças do colágeno
- anomalias da artéria renal
- rejeição de transplante

Endócrinas:
- feocromocitoma
- hiperaldosteronismo primário
- síndrome de Cushing
- diabetes melito
- hipercalcemia
- hiperplasia adrenal
- neuroblastoma
- hiperparatireoidismo
- nefropatia única
- hipernatremia

Miscelânea:
- hipertensão essencial
- queimadura
- estiramento do nervo femoral

Vasculares:
- arterite de Takayasu
- coartação de aorta
- arterite de irradiação
- fístulas arteriovenosas

Fármacos:
- esteroides
- anticoncepcionais
- ciclosporina
- simpatomiméticos
- metais pesados
- drogas ilícitas

Neurológicas:
- neurofibromatose
- trauma
- polirradiculoneurite
- hipertensão intracraniana
- hidrocefalia
- poliomielite

Fonte: Adaptado de Flynn et al., 2017.

Diagnóstico

A avaliação diagnóstica deve ser adequada ao quadro clínico, exame físico detalhado, valor da pressão arterial e idade de apresentação. Os exames iniciais incluem:
» Análise da urina e microalbuminúria.
» Perfil bioquímico, incluindo eletrólitos, ureia, creatinina e ácido úrico.
» Perfil lipídico (colesterol total, frações e lipoproteína).
» Ultrassonografia renal com Doppler de artéria renal.
» Fundoscopia.
» Eletrocardiograma e ecodopplercardiograma.
» Em obesos incluir: hemoglobina glicada, TGO e TGP.

Outros exames de acordo com história e exame físico:
» glicemia;
» hormônios tireoidianos;

- » toxicológico;
- » polissonografia (nos casos de ronco ou história de apneia);
- » dosagem periférica de renina/aldosterona plasmática;
- » catecolaminas urinárias (suspeita de feocromocitoma);
- » angio-TC ou angio-RM aorta e vasos renais;
- » angiografia/arteriografia;
- » dosagem de renina/catecolaminas em vasos renais e veia cava inferior;
- » biópsia renal.

Crise hipertensiva: emergência *versus* urgência

Etiologia

Diversas situações clínicas são encontradas na crise hipertensiva, com diferentes graus de gravidade da hipertensão e da sintomatologia, exigindo, consequentemente, diferentes níveis de urgência quanto à terapêutica e à intensidade de abaixamento da pressão sanguínea. Assim, pode-se subdividi-la em emergência hipertensiva e urgência hipertensiva.

- » **Emergência hipertensiva:** elevação súbita da PA, determinando sofrimento visceral e disfunção grave de órgãos vitais; em geral progressiva e de mau prognóstico se não tratada, exigindo terapêutica imediata com fármacos parenterais. As apresentações clínicas são crise hipertensiva associada a encefalopatia hipertensiva, hemorragia intracraniana, insuficiência cardíaca – falência de câmara esquerda com edema pulmonar; acidente vascular cerebral (AVC); feocromocitoma. O tratamento da emergência hipertensiva não deve ultrapassar a redução de 25% do nível pressórico admissional nas primeiras seis horas, atingindo percentil 90 a 95 em 48 horas.
- » **Urgência hipertensiva:** trata-se da elevação significativa da PA (especialmente se previamente normotenso), eventualmente com alterações progressivas de órgão-alvo, sem sinais de agudização. A hipertensão perioperatória deve ser enquadrada como urgência hipertensiva. Requer controle da PA a curto prazo, através de medicação administrada via oral, como diuréticos de alça (se associada a hipervolemia), betabloqueadores, inibidores da ECA ou antagonistas do canal de cálcio – nifedipina sublingual ou oral de liberação rápida *não deve ser utilizado* para o tratamento destas situações, uma vez que quedas abruptas de PA não são bem-vindas.

Após o tratamento da crise hipertensiva, deve-se manter medicamentos hipotensores de uso crônico.

Tratamento

1. **Não farmacológico:** diminuição do consumo de sódio, álcool ou drogas ilícitas; redução do consumo de gorduras saturadas trans; aumento do consumo de vegetais e frutas frescas. A adequação da dieta deve ser acompanhada por mudanças no estilo de vida, com prática de exercício físico regular, que proporciona a redução de peso corporal.
2. **Farmacológico:** indicado para pacientes com hipertensão estágios 1 e 2 não responsivos ao tratamento não farmacológico isolado e para aqueles com órgão-alvo afetado na avaliação inicial (Tabela 126.1).

3. **Terapêutica endovenosa:** na emergência hipertensiva (Tabela 126.2).

Tabela 126.1. Fármacos para uso oral na hipertensão arterial sistêmica.

Fármaco	Dose (mg/kg/dia)	Mecanismo de ação	Efeitos colaterais
Nifedipina (de liberação lenta)	0,25 a 2	Vasodilatação arteriolar (bloqueia canais de cálcio)	Taquicardia reflexa, vômitos, cefaleia, rubor, facial, hipotensão grave, palpitação, síncope, edema de tornozelo
Amlodipina	0,1 a 0,5		Edema periférico, rubor e cefaleia
Enalapril	0,1 a 0,5	Vasodilatação arteriolar e venosa (bloqueia ECA)	Hipotensão, cefaleia, vômitos, erupção cutânea, tosse, hipercalemia
Captopril	0,3 a 5		Contraindicado: insuficiência renal na estenose da artéria renal, em gestantes
Propranolol	1 a 2	Betabloqueador	Hipotensão, náusea, broncoespasmo, fraqueza, impotência, bloqueio cardíaco, hipoglicemia
Atenolol	1 a 2	Betabloqueador seletivo Beta-1	Contraindicado: asma, ICC Uso cauteloso: diabetes melito, doença renal e hepática
Hidralazina	1 a 8	Vasodilatador	Taquicardia reflexa, retenção hidrossalina, cefaleia, vômitos, reação similar a lúpus
Furosemida	0,5 a 4	Bloqueio na reabsorção renal de cloro e sódio	Hipopotassemia, hiponatremia, ototoxicidade, alcalose metabólica hiperclorêmica, hiperuricemia
Hidroclorotiazida	1 a 4	Diurético tiazídico	Taquicardia reflexa, cefaleia, dispepsia
Espironolactona	1 a 3	Diurético poupador de K	Contraindicado: na IRA, pode causar hipercalemia, ginecomastia, *rash*
Minoxidil	0,1 a 2	Vasodilatador	Contraindicado: aneurisma dissecante de aorta, feocromocitoma

Fonte: Adaptada de Flynn et al., 2017.

Tabela 126.2. Fármacos para uso endovenoso.

Fármaco	Dose (mg/kg)	Mecanismo de ação	Efeitos colaterais
Fentolamina	0,1 a 0,2	Bloqueador periférico alfa-adrenérgico	Congestão nasal, rinorreia, palpitação, arritmias cardíacas, taquicardia, hipotensão
Nitroprussiato de sódio	0,3 a 10	Vasodilatação arteriolar e venosa	Retenção hidrossalina, intoxicação por cianeto e tiocianato, metemoglobinemia, hipotensão grave. Proteja o equipo de infusão da luz e troque-o a cada 4 horas
Labetalol	1 a 3	Bloqueador alfa e beta	Idem a betabloqueador extremamente potente, pode ser usado na crise hipertensiva

Fonte: Adaptada de Flynn et al., 2017.

Referências consultadas

1. Flynn JT, Kaelber DC, Baker-Smith CM, Blowey D, Carroll AE, Daniels SR et al. Clinical practice guideline for screening and management of high blood pressure in children and adolescents. Pediatrics. 2017;140(3).

Capítulo 127

Síndrome Nefrótica em Crianças

Luciana dos Santos Henriques Sakita

A síndrome nefrótica (SN) é definida por proteinúria nefrótica (≥ 50 mg/kg/dia), edema e hipoalbuminemia (albumina sérica $\leq 2,5$ g/dL), associados ou não a hiperlipidemia e lipidúria.

Pode ser classificada de acordo com a sua etiologia em:

» **Primária ou idiopática (SNI):** doença renal primária.
» **Secundária:** a doença sistêmica, metabólica, infecciosa ou iatrogênica; é mais comum em adultos.

Pela maior frequência de SNI na infância (95% dos casos) em comparação à SN secundária, este capítulo será dirigido à primeira.

A SNI predomina em crianças do sexo masculino (3:2), o que não é observado em adolescentes, adultos e na faixa etária entre 1 e 6 anos de idade. Tem incidência de 2 a 7 e prevalência de 12 a 16 casos/100 mil crianças ano.

Histologia

Os tipos histológicos mais comuns são lesões histológicas mínimas (LHM) e glomeruloesclerose segmentar e focal (GESF), responsáveis respectivamente por 70% a 90% e 10% a 15% dos casos. Recentemente, alguns estudos sugerem que a incidência da GESF, que é uma lesão inespecífica, primária ou secundária, está aumentando e tem relevância pela alta taxa de evolução para doença renal terminal e possibilidade de recidiva após transplante renal.

Outros achados histológicos são mais raros, como glomerulonefrite mesangial proliferativa, glomerulonefrite membranoproliferativa (GNMP) e glomerulopatia membranosa (GM) – as duas últimas geralmente associadas a doenças sistêmicas, autoimunes ou infecciosas. O seu diagnóstico é feito através da biópsia renal.

Patogênese

A barreira de filtração glomerular (BG), composta por endotélio fenestrado, membrana basal glomerular (MBG) e podócitos, funciona como barreira mecânica e elétrica. A SNI caracteriza-se pela perda seletiva de proteínas através da MBG. Tal permeabilidade aumentada deve-se a uma combinação entre o aumento do tamanho dos poros funcionais e a perda da carga aniônica, normalmente presente na forma de proteoglicanos de heparam sulfato.

A real patogênese da SN ainda permanece desconhecida. Há forte evidência do envolvimento de células T e B, reforçada pela recidiva da SN na vigência de infecções ou episódio de atopia, a associação com antígenos HLA classe II (DR e DQ) e linfoma de Hodgkin e a resposta clínica a corticoide (CE) e outros imunossupressores. Recentemente, estudos mostram o papel dos podócitos na patogênese da SN; são células epiteliais que formam a camada mais externa da BG, e cujos processos podais são conectados na região justaposta à MBG pelo diafragma de fenda (DF), cuja estrutura, composta por diversas proteínas, vem sendo amplamente estudada. Alterações na estrutura da MBG e fusão de podócitos são implicadas como as principais causas de proteinúria.

Diagnóstico

As principais manifestações clínicas da SNI na infância encontram-se resumidas no Quadro 127.1. Importante sempre considerar os antecedentes familiares de SN na história clínica do paciente.

Quadro 127.1. Manifestações clínicas da síndrome nefrótica idiopática na infância.

- Edema: insidioso, mole, frio, depressível e gravitacional; pode evoluir para anasarca com edema de genitais

- Aumento súbito de peso

- Sinais de derrames cavitários: derrames pleural, pericárdico e ascite

- Sinais de hipovolemia: dor abdominal, oligúria, perfusão periférica > 4 segundos, hipotensão postural e taquicardia

- Sinais de hipervolemia (minoria dos pacientes): HAS, insuficiência cardíaca e edema agudo de pulmão

HAS: hipertensão arterial sistêmica.
Fonte: Adaptado de Ulinski et al., 2012.

Os principais exames complementares que ajudam no diagnóstico da SNI incluem:
» **Urina tipo I:** proteinúria com ou sem cilindros; pode haver hematúria e leucocitúria (mais frequentes na GESF).
» **Proteinúria:** em urina de 24 horas, ≥ 50 mg/kg/dia ou relação proteína/creatinina urinárias ≥ 2.
» **Eletroforese de proteínas no sangue:** hipoalbuminemia (albumina sérica ≤ 2,5 g/dL) com aumento de α2 e, em alguns casos, redução de gamaglobulina.
» **Hiperlipidemia:** aumento dos níveis de colesterol e triglicérides.
» Os exames gerais, como ureia, creatinina, gasometria venosa, sódio, potássio, cloro, cálcio, fósforo e ácido úrico, devem fazer parte da avaliação inicial e das descompensações da doença. Pacientes com hipoalbuminemia podem apresentar redução do cálcio plasmático total; recomenda-se a medida do cálcio iônico ou fazer a correção dos valores medidos de cálcio para a albuminemia ideal de 4,5 g/dL:

Cálcio corrigido = cálcio total (mg/dL) + [0,8 × (4,5 – albumina (g/dL)]

O ácido úrico sérico auxilia no diagnóstico de hemoconcentração bem como a dosagem da hemoglobina e do hematócrito. O ultrassom de rins e vias urinárias também deve fazer parte da triagem inicial da doença. Outros exames devem ser solicitados de acordo com as manifestações clínicas: radiografia simples de tórax, culturas, proteína c-reativa (PCR) e D-dímero.

Na primeira descompensação da SN, exames devem ser solicitados para afastar causas secundárias:

» **Sorologias:** HIV, hepatites B e C, EBV e CMV, adicionar sorologia para sífilis na suspeita de SN congênita.
» **Complemento total e frações:** CH50, C3 e C4.
» Fator antinúcleo (FAN), anticorpo anti-DNA.
» Protoparasitológico de fezes e pesquisa do *Schistosoma mansoni*.

Classificação da síndrome nefrótica idiopática

Recentemente, a classificação da SNI de acordo com a sua resposta à corticoterapia foi revisada (Quadro 127.2).

Quadro 127.2. Classificação da síndrome nefrótica idiopática de acordo com a resposta à corticoterapia.

- Remissão completa: ausência de proteinúria (Ptu/crea < 200 mg/g) por 3 dias consecutivos

- Remissão parcial: redução da proteinúria em 50% ou mais do valor inicial e Ptu/crea entre 200 e 2.000 mg/g

- SN córtico-sensível (SNCS): remissão após 4 a 8 semanas de CE diário

- SN recidivante frequente (SNRF): 2 ou mais recidivas* em 6 meses ou 4 ou mais em 1 ano da resposta inicial

- SN córtico-dependente (SNCD): presença de 2 recidivas consecutivas durante a redução do CE ou dentro de 2 semanas após sua suspensão

- SN córtico-resistente (SNCR): ausência de remissão após 4 a 8 semanas de CE diário

Ptu/crea: relação proteína/creatinina em amostra isolada de urina; SN: síndrome nefrótica; CE: corticosteroide.
*recidiva: proteinúria acima de 50 mg/kg/dia ou Ptu/crea ≥ 2.000 mg/g por 3 dias consecutivos.
Fonte: Adaptado de Ulinski et al., 2012.

Tratamento da síndrome nefrótica

Consiste de medidas gerais, importantes para estabilização do paciente, e tratamento específico.

As medidas gerais incluem:

» **Dieta:** sem adição de sal e normoproteica, se RFG normal; dar preferência para ácidos graxos poli-insaturados.
» **Líquidos:** não se recomenda restrição hídrica.
» **Atividade física:** normal, a depender da disposição do paciente.
» **Tratamento do edema:** albumina intravenosa (0,5 a 1 g/kg de albumina 20% em 4 horas) se indicado; diuréticos nos raros casos de hipervolemia.

A indicação de albumina intravenosa restringe-se a anasarca, derrames cavitários, hemoconcentração (hematócrito acima de 40%), edema genital e hipovolemia causando insuficiência renal aguda ou instabilidade hemodinâmica.

Em pacientes com hipervolemia, evitar infusão de albumina e utilizar diuréticos, geralmente de alça (furosemida) ou hidroclorotiazida com espironolactona. O uso de diuréticos em altas doses ou por tempo prolongado pode exacerbar a hiponatremia, causar hipocalemia, depleção de volume intravascular e aumentar o risco para injúria renal aguda.

Tratar possíveis complicações: infecções, HAS, IRA, tromboembolismo.

Tratamento específico da síndrome nefrótica idiopática

O objetivo é induzir rápida remissão, diminuir a frequência das recidivas da doença e limitar os efeitos adversos das medicações, protegendo o rim da evolução a insuficiência renal.

A terapia inicial é a corticoterapia, sendo a resposta terapêutica a esse medicamento o melhor marcador prognóstico da doença. Um curso de CE sem realização de biópsia renal pode ser iniciado em crianças com SNI típica.

O protocolo sugerido (Figura 127.1) inclui o uso da prednisona na dose de 60 mg/m^2 superfície corpórea (SC)/dia (máx. de 60 mg/dia) por 4 a 8 semanas. Se remissão completa (proteinúria < 5 mg/kg/dia por 3 dias consecutivos) em 4 semanas, a medicação deve ser prescrita na mesma dose, porém em dias alternados, por 8 semanas. Se o paciente mantém-se em remissão, iniciamos a redução gradual do CE em 0,5 mg/kg/dia a cada 15 dias, em dias alternados. Cerca de 90% dos pacientes respondem em 4 semanas de CE e 10% em 6 a 8 semanas. Caso o paciente não se apresente em remissão até a 4ª semana de tratamento, estendemos a dose diária até 8 semanas ou realizamos 3 pulsos de metilprednisolona (30 mg/kg/pulso, máximo de 1 g/pulso) em dias alternados. Além disso, há remissão espontânea em cerca de 5% dos casos em 1 a 2 semanas.

Figura 127.1. Esquema terapêutico da síndrome nefrótica utilizado no ICr HC-FMUSP.

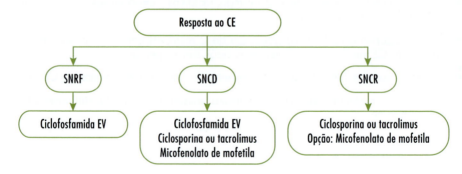

CE: corticosteroide; SNRF: síndrome nefrótica recidivante frequente; SNCD: síndrome nefrótica córtico-dependente; SNCR: síndrome nefrótica córtico-resistente.
Fonte: ICr HC-FMUSP.

Dados os efeitos colaterais do CE, novas alternativas terapêuticas estão sendo propostas para os pacientes com SNCR e SNCD, incluindo: agentes alquilantes como a ciclofosfamida (CF) e o clorambucil; inibidores da calcineurina como a ciclosporina (CSA) e o tacrolimus (FK); micofenolato de mofetila (MMF) e, mais recentemente, o rituximabe. No serviço de Nefrologia do ICr HC-FMUSP, utilizamos o seguinte protocolo, que está de acordo com as novas recomendações do KDIGO (*The Kidney Disease: Improving Global Outcomes*). Os principais agentes terapêuticos utilizados na SNI estão resumidos na Tabela 127.1.

Tabela 127.1. Principais agentes terapêuticos usados na síndrome nefrótica idiopática.

Fármaco	Dose	Tempo	Monitorização por nível sérico	Efeito colateral
Ciclofosfamida (VO)	2 a 2,5 mg/kg/dia	12 semanas	Não tem	• Toxicidade gonadal • Leucopenia • Cistite hemorrágica
Ciclofosfamida (IV)	500 mg/m²/mês	6 pulsos	Não tem	
Clorambucila (VO)	0,1 a 0,2 mg/kg/dia	8 a 12 semanas	Não tem	• Toxicidade gonadal • Oncogenicidade • Convulsão
Levamisol (VO)	2 a 2,5 mg/kg/dias alternados	8 semanas	Não tem	• Gastrintestinal • Neutropenia
Ciclosporina (VO)	4 a 5 mg/kg/dia de 12 em 12 horas	12 a 36 meses	C0 100 a 150 ng/mL	• Nefrotoxicidade • HAS • Hirsutismo
Tacrolimus (VO)	0,05 a 0,2 mg/kg/ dose de 12 em 12 horas	12 a 36 meses	C0 5 a 7 ng/mL	• Nefrotoxicidade • HAS • Diabetes melito
Micofenolato de mofetila (VO)	600 mg/m²/dose de 12 em 12 horas	12 a 36 meses	MPA	• Gastrintestinal • Hepatotoxicidade • Linfopenia

VO: via oral; IV: via intravenosa; C0: nível sérico no vale; HAS: hipertensão arterial sistêmica; MPA: ácido micofenólico.

Fonte: Adaptada de Manrique-Rodríguez et al., 2010.

Referências consultadas

1. Kemper MJ. Minimal change (steroid sensitive) nephrotic syndrome in children: new aspects on pathogenesis and treatment. Minerva Pediatr. 2012;64:197.
2. Lombel RM, Gipson DS, Hodson EM. Treatment of steroid-sensitive nephrotic syndrome: new guidelines from KDIGO. Pediatr Nephrol. 2013;28(3):415-26.
3. Lombel RM, Hodson EM, Gipson DS. Treatment of steroid-resistant nephrotic syndrome in children: new guidelines from KDIGO. Pediatr Nephrol. 2013;28:409-14.
4. Manrique-Rodríguez S, Fernandez-Lamazares C, Sanjurjo-Saez M. Pharmacotherapeutic review and uptade of idiopathic nephrotic syndrome in children. Pharm World Sci. 2010;32:314-21.
5. Sinha A, Bagga A. Nephrotic syndrome. Indian J Pediatr. 2012;79:1045-1055.
6. Ulinski T, Aoun B. New treatment strategies in idiopathic nephrotic syndrome. Minerva Pediatr. 2012;64(2):135-143.
7. Van Husen M, Kemper M. New therapies in steroid-sensitive and steroid-resistant idiopathic nephrotic syndrome. Pediatr Nephrol. 2011;26(6):881-92.

Capítulo 128

Enurese Noturna Monossintomática

Simone Nascimento Fagundes Sammour
Vera Hermina Kalika Koch

Classificação

- » **Enurese noturna monossintomática (ENM) ou enurese:** refere-se apenas a perdas noturnas.
- » **Enurese noturna não monossintomática (ENNM):** perdas noturnas e diurnas.
- » **Enurese primária:** presença de enurese noturna sem período de melhora.
- » **Enurese secundária:** ausência de enurese por período ≥ 6 meses.

Etiologia

Várias etiologias têm sido propostas para a EN, mas a heterogeneidade de apresentações clínicas sugere influência multifatorial, incluindo hereditariedade.

Patogenia

Preconiza-se uma tríade com associação de falta de liberação de vasopressina durante o sono, instabilidade e/ou diminuição da capacidade da bexiga e incapacidade de despertar do sono pela sensação de bexiga cheia.

Assim, a enurese ocorre quando a criança enche sua bexiga durante o sono, não acorda com tal sensação e deflagra o esvaziamento vesical involuntário. Este fenômeno pode ocorrer inúmeras vezes durante a mesma noite.

A característica multifatorial levanta a possibilidade de que o curso da EN possa ser afetado por muitos outros fatores, como a presença de hipercalciúria, TDAH e distúrbios do sono.

Quadro clínico

O paciente com ENM apresenta:
- » queixa de enurese noturna, primária ou secundária;
- » idade maior que 5 anos, ou idade inferior naqueles que já adquiriram controle esfincteriano;

» volume urinário noturno: normal ou poliúrico (> 130% do volume estimado da capacidade vesical);
» ausência de disfunção vesical sugerida por sintomas diurnos como urgência miccional e incontinência urinária.

Diagnóstico

O diagnóstico se dá em pacientes sem outras comorbidades, com história e exame clínicos compatíveis e diário miccional normal. Os exames complementares são utilizados para a exclusão de comorbidades.

Dados da história/Sintomas

» Caracterizar hábito de ingesta de líquidos ao longo do dia, padrão miccional, padrão intestinal – com especial ênfase na constipação intestinal, padrão de sono, medicamentos em uso e terapias anteriores.
» Avaliar prematuridade ou anóxia neonatal, por possível evolução para disfunção miccional.
» **Antecedentes pessoais:** presença de doenças que possam comprometer o aparelho respiratório (apneia do sono), neurológico (bexiga neurogênica), nefrourológico (calculose renal, IRC, malformações).
» **Antecedentes familiares:** história de enurese, hipercalciúria, calculose renal e problemas renais nos familiares de 1º grau.
» **Antecedentes sociais:** abordagem do sintoma do paciente na família, comportamento escolar, convívio social.

Exame físico

Complementar à anamnese. Além dos aspectos mencionados nas disfunções do trato urinário anterior (DTUI – ver Capítulo 129 *Disfunções do Trato Urinário Inferior*), atentar para fácies de respirador bucal, padrão respiratório, marcha e coordenação motora.

Diário miccional e calendário de estrelas

Esses instrumentos favorecem a caracterização do tipo de enurese e uma abordagem mais direcionada.
» **Diário miccional:** o volume de líquidos ingeridos e o volume urinado em cada micção devem ser medidos, **por pelo menos 3 a 4 dias**, e anotados com o horário correspondente. Nesse período devem também ser anotadas evacuações, episódios de enurese, incontinência diurna e outros sintomas relacionados com a bexiga. O volume urinado por micção (exceto a primeira micção da manhã) deve ser comparado com a capacidade vesical estimada para idade (CVEI) pela fórmula: CVEI (mL) = [30 + (idade em anos × 30)].
» **Mapa de estrelas:** ao longo de cada mês (mínimo de 7 dias consecutivos) a criança/adolescente anota as noites secas com estrelas.
» **Teste da fralda:** caracteriza o volume urinário noturno através da pesagem da fralda na manhã seguinte. Útil para a confirmação diagnóstica da enurese poliúrica (> 130% do volume estimado da capacidade vesical).

Exames complementares

Sempre devemos solicitar urina 1 e urocultura, também para descartar infecção como causa. Outros exames têm indicação relativa:

- » Ultrassonografia de rins e vias urinárias (medida da capacidade vesical e de resíduo vesical pós-miccional).
- » Polissonografia: nas suspeitas de apneia do sono.
- » Outros exames como urofluxometria, uretrocistografia miccional, urografia excretora, estudo urodinâmico, tomografia, ressonância indicados para exclusão de outras patologias e comorbidades.

Prognóstico

Em geral, o prognóstico da ENM é excelente. A resolução espontânea, com taxa de 10% a 15% ao ano, pode ocorrer quando estas crianças adentram na adolescência. Entretanto a presença de adultos jovens com sintomas é alta (2,2%) e com grande impacto emocional.

Abordagem terapêutica

Quanto melhor a compreensão dos mecanismos fisiopatológicos, melhor será a abordagem terapêutica. O tratamento está indicado em pacientes acima de 6 anos com mais de dois episódios enuréticos ao mês e após tratamento das comorbidades, como da constipação intestinal, uma vez que a resolução destas pode resolver a enurese sem necessidade de terapia específica. Quanto mais precoce a idade de início do tratamento, menor a chance de desenvolvimento de distúrbios psicológicos associados ao quadro.

Terapia comportamental

1. **Uroterapia (sempre indicada):** além das descritas no Capítulo 129 *Disfunções do Trato Urinário Inferior* adiciona-se:
   - Motivação da criança e família: incentivar *calendário de estrelas* para marcar noites secas e molhadas.
   - Restrição hídrica e de cerca de alimentos sabidamente irritantes da mucosa vesical (refrigerantes, chocolates, pimenta, café, chá mates etc.) cerca de 2 horas antes de dormir.
   - Urinar antes de ir para cama.
   - Mudança de roupas e lençóis molhados ao acordar à noite após episódio de enurese. Essa medida deve ser realizada pelo próprio paciente, como parte da motivação, com auxílio do responsável para crianças menores.
   - Evitar punições pelos pais e optar por reforço positivo, com incentivos e premiações para as noites secas.
2. **Alarme:** quando um sensor de umidade colocado na roupa se torna molhado, um sinal auditivo leva a criança a acordar. Se a criança não se levantar após o alarme, os pais são aconselhados a acordá-la, pois as crianças são propensas a desligá-lo e voltar a dormir. O alarme deve ser usado todas as noites e a resposta não é imediata; o tratamento deve continuar por 2 a 3 meses ou até a ausência de enurese por 14 noites seguidas (o que ocorrer primeiro).

Esse tratamento pode ser altamente perturbador para a família e exigir um compromisso significativo de tempo e esforço. Assim, a família deve ser motivada ao aderir a esta terapia; esclarecimentos preventivos devem ser oferecidos principalmente por conta das dificuldades prováveis nas primeiras semanas de uso. O progresso da criança deve ser monitorizado desde o início para resolver problemas e facilitar a aderência.

Contraindicações relativas: pacientes com bexiga menor que 65% da capacidade vesical estimada para idade e famílias com pouca motivação.

Terapia medicamentosa

» Desmopressina (DDAVP): a medicação deve ser tomada 1 hora antes da última micção a ser realizada antes de deitar. A ingestão de líquidos deve ser reduzida 1 hora antes da administração e durante as 8 horas subsequentes para estimular a capacidade de concentração urinária, otimizar resposta ao tratamento e reduzir o risco de intoxicação hídrica/hiponatremia. É prudente dosar o sódio sérico e a osmolaridade urinária 72 horas antes e depois do início do tratamento; se ocorrer quadro de hiponatremia, suspender imediatamente a medicação.
  – Indicação: ENM poliúrica, ENM com capacidade vesical normal, casos não responsivos ao alarme ou cujas famílias apresentem dificuldades na utilização do alarme.
  – Dose: 0,2 a 0,4 mg, 30 a 60 minutos antes de dormir. Após os primeiros 30 dias deve ser reavaliado e, se resposta inferior a 50% de melhora no número de "noites molhadas", dobrar a dose para 0,4 mg.
  – Tempo: 4 meses. A suspensão do DDAVP após utilização com sucesso deve ser feita de forma lenta e gradual para prevenir recaídas, reduzindo a dose em dias alternados até suspensão total.
» Oxibutinina: tem propriedades anticolinérgicas. Não indicada para o tratamento de ENM Primária, exceto um pequeno subgrupo com bexiga hiperativa apenas durante o sono. Utilizada nos casos refratários ao tratamento comportamental e/ou medicamentoso.
» Imipramina: atualmente em desuso, pelo alto risco de cardiotoxicidade e reincidência da ENM após suspensão.

A resposta terapêutica pode ser classificada de acordo com os seguintes critérios:
» **Fase inicial**
  – **Não resposta:** < 50% redução dos episódios enuréticos.
  – **Resposta parcial:** redução entre 50% e 99% dos episódios enuréticos.
  – **Resposta completa:** redução de episódios enuréticos noturnos é de 100%.
» **Longo prazo**
  – **Recidiva:** retorno de enurese, ao menos um episódio por mês, nos 6 meses após a suspensão do tratamento.
  – **Mantido:** ausência de recaída nos 6 meses após a suspensão do tratamento.
  – **Completo:** ausência de recidiva nos 2 anos após a interrupção do tratamento.

Os pacientes com ENM normalmente respondem bem a primeira linha de tratamento. Na falha desta, há que se considerar, além de uma reavaliação completa de diário miccional, pesquisa de constipação (às vezes oculta) e o questionamento de uso correto da terapia.

Prevenção de recaídas – Teste da superaprendizagem

Após período de tratamento, ao se atingir 14 noites consecutivas sem enurese, pode ser iniciado a prevenção de recaídas com o Teste da Superaprendizagem. Se utilizada DDAVP, a superaprendizagem só pode ser realizada após suspensão. Orienta-se utilizar a ingesta de água antes de deitar, iniciando com a quantidade de acordo com a idade (Tabela 128.1) e ir aumentando cerca de 30 mL a cada 3 dias sem episódios enuréticos, até atingir a quantidade final. Se houver recidiva da enurese, deve-se retornar à quantidade anterior e manter novamente por 3 dias até nova progressão.

Independentemente do tratamento adotado, é muito importante que a família esteja sempre bem orientada e muito motivada para todas as etapas do tratamento, que é extremamente exigente na rotina e nos cuidados.

Tabela 128.1. Quantidade de água para o teste de superaprendizagem, por idade.

Idade (anos)	Quantidade inicial (mL)	Quantidade final (mL)	Idade (anos)	Quantidade inicial (mL)	Quantidade final (mL)
6	113	227	11	255	369
7	142	255	12	284	397
8	170	284	13	312	426
9	198	312	14	340	454
10	227	340	15	369	483

Fonte: Adaptada de Vande et al., 2012.

Referências consultadas

1. Austin PF, Bauer SB, Bower W, Chase J, Franco I, Hoebeke P, Rittig S, Vande Walle J, Von Gontard A, Wright A, Yang SS, Nevéu T. The standardization of terminology of lower urinary tract function in children and adolescents: update report from the Standardization Committee of the International Children's Continence Society. Neurourol Urodyn. 2016;35(4):471-81.
2. Butler RJ. Childhood nocturnal enuresis: developing a conceptual framework. Clin Psychol Rev. 2004;24:909-931.
3. Vande Walle J, Rittig S, Bauer S, Eggert P, Marschall-Kehrel D, Tekgul S; American Academy of Pediatrics; European Society for Paediatric Urology; European Society for Paediatric Nephrology; International Children's Continence Society. Practical consensus guidelines for the management of enuresis. Eur J Pediatr. 2012;171(6):971-83.

Capítulo 129

Disfunções do Trato Urinário Inferior

Adrienne Surri Lebl Teixeira de Carvalho
Simone Nascimento Fagundes Sammour
Vera Hermina Kalika Koch

As disfunções do trato urinário inferior (DTUI) ocorrem em cerca de 15% das crianças com idade escolar e, em geral, são pouco valorizadas por familiares e profissionais de saúde. A falta de investigação e tratamento das DTUI na infância favorecem a persistência dos sintomas na vida adulta, já que nem sempre há resolução espontânea. Compreendem um grupo heterogêneo de disfunções, que são fatores de risco para infecções de repetição, refluxo vesicoureteral secundário, perda de função renal, além de problemas psicológicos, como introspecção, baixa autoestima e dificuldade de aprendizado. Apresentam-se clinicamente com sintomas como urgência miccional, diminuição ou aumento da frequência urinária, incontinência urinária e enurese noturna.

Definições

Urgência miccional consiste na sensação repentina e inesperada de necessidade imediata de urinar. O termo não é aplicável antes da obtenção do controle esfincteriano vesical ou de 5 anos de idade (o que ocorrer primeiro).

A observação que a criança urina oito ou mais vezes por dia, de forma consistente, constitui aumento da frequência urinária diurna, enquanto três ou menos micções diárias configuram diminuição da frequência urinária diurna.

Define-se incontinência urinária como a perda urinária involuntária em crianças maiores de 5 anos ou com controle esfíncter vesical por mais de 6 meses, em pacientes sem lesão neurológica, síndromes genéticas ou lesão renal prévia. A incontinência pode ser caracterizada como contínua ou intermitente, diurna ou noturna. A incontinência diurna ocorre quando a criança está acordada; se ocorre exclusivamente durante o sono, denomina-se enurese (Capítulo 128 *Enurese Noturna Monossintomática*). A incontinência urinária contínua está mais associada a malformações congênitas, como ureter ectópico. Pacientes com incontinência intermitente quando acordados e durante o sono devem ser diagnosticados como portadores de incontinência diurna e noturna.

O termo disfunção vesicocolônica (BBD, *Bladder and Bowel Dysfunction*) foi recentemente cunhado para caracterizar a associação frequente de distúrbios de eliminação intestinal e vesical, abarcando as DTUI.

Fisiologia miccional

O trato urinário inferior é formado por bexiga, esfíncteres uretrais e uretra, sustentados pela musculatura perineal, que participa da continência urinária. A bexiga tem a função de armazenar e eliminar a urina. A sensação de plenitude vesical, que não deve causar dor, desconforto nem ser acompanhada de perda urinária, precede o esvaziamento vesical. O início da micção voluntária ativa os centros supratentoriais da micção, provocando concomitantemente a contração do músculo detrusor vesical e o relaxamento dos esfíncteres uretrais e dos músculos do assoalho pélvico, permitindo a eliminação da urina.

O volume miccional normal é de 65% a 150% da capacidade vesical esperada para a idade (CVEI).

Em crianças de 1 a 12 anos: CVEI (mL) = [idade (anos) × 30] + 30

Em adolescentes e adultos: CVEI = 400 a 450 mL

Classificação

A International Children's Continence Society (ICCS) classifica as DTUIs diurnas nos seguintes grupos:

» **Bexiga hiperativa (BH):** distúrbio de armazenamento mais frequente, representa 75% das DTUIs. Os sintomas principais são: urgência miccional, aumento da frequência urinária (> 7 vezes ao dia) e incontinência urinária diurna.

» **Micção postergada:** diminuição da frequência urinária (< 3 vezes ao dia), geralmente por retenção urinária voluntária. Pacientes podem referir urgência e apresentar manobras posturais de contenção urinária.

» **Micção disfuncional (MD):** acredita-se decorrente do aprendizado incorreto do controle esfincteriano; a criança aprende erradamente a realizar contração do esfíncter uretral externo durante a micção. Associa-se frequentemente com infecção urinária. Estima-se 4% a 30% dos casos de incontinência urinária causados por MD. A urofluxometria caracteriza-se por uma curva em *staccato* e o no ultrassom frequentemente observa-se grande resíduo vesical.

» *Não confundir com disfunção miccional, termo que engloba todas as DTUIs.*

» **Refluxo vaginal:** caracteriza-se pela retenção de urina no canal vaginal devido à abertura inadequada dos lábios vaginais durante a micção, por excesso de peso, postura inadequada para urinar ou acolamento labial.

Outras causas de incontinência urinária

» **Frequência urinária diurna extraordinária:** distúrbio autolimitado com frequência urinária de até 50 vezes ao dia, sem incontinência ou enurese. Frequentemente associada a componentes psicológicos, como perdas familiares.

» **Incontinência do riso (*Giggle Incontinence*):** disfunção de etiologia desconhecida, caracterizada por micções involuntárias em grande volume, durante ou logo após o riso, mais frequente em meninas em idade escolar.

» Diabetes insípidus, hipercalciúria idiopática, causas urológicas como ureter ectópico, anomalias neurológicas não óbvias.

Diagnóstico

» **Anamnese:** deve ser dirigida e detalhada: caracterizar perdas miccionais, avaliar hábito miccional, obstipação, antecedentes de doença neurológica, urológica, distúrbios psiquiátricos, psicológicos e familiares.

Recomendam-se os critérios pediátricos de Roma IV (Quadro 129.1) para o diagnóstico da constipação funcional na criança.

Quadro 129.1. Critério de Roma IV para constipação funcional.

Menores de 4 anos Ao menos 2 critérios, por pelo menos um mês	Maiores de 4 anos Ao menos 2 critérios, por pelo menos um mês
Duas ou menos evacuações por semana	Duas ou menos evacuações no banheiro por semana
História de retenção fecal excessiva	Ao menos um episódio por semana de incontinência fecal
História de evacuações dolorosas ou endurecidas	História de postura retentiva ou excessiva retenção voluntária de fezes
História de fezes de grande diâmetro	História de evacuações dolorosas ou endurecidas
Presença de grande massa fecal no reto	Presença de grande massa fecal no reto
Em crianças com controle esfincteriano, os seguintes critérios podem ser usados: • Ao menos um episódio por semana de incontinência fecal • História de fezes de grande diâmetro, que entopem o vaso sanitário	História de fezes de grande diâmetro, que entopem o vaso sanitário
	Os sintomas não podem ser totalmente explicados por outra condição clínica
	O paciente não pode preencher critérios para síndrome do intestino irritável

Fonte: Adaptado de Rasquin et al., 2006.

» **Exame físico:** deve ser completo. Antropometria e pressão arterial (PA) devem ser sempre aferidas. Atentar para:
  – **Região lombossacra:** observar sinais de disrafismo espinhal oculto (seios ou depressões pilonidal, tufos capilares, apêndices cutâneos, hemangiomas, desvio do sulco interglúteo).
  – **Região genital:** afastar estenose de meato uretral no menino e epispádias e ureter ectópico nas meninas, pesquisar reflexo anocutâneo e bulbocavernoso ou cremastérico.
  – **Membros inferiores:** pesquisar presença de pé torto, pé equino e reflexos profundos.
» **Diário miccional:** registro por 3 dias do volume de líquidos ingeridos, micções, perdas urinárias, sintomas de urgência, enurese noturna e características e frequência das evacuações (escala de Bristol e Roma IV).
» **Exames complementares:** urina tipo 1, urocultura em todos os pacientes. Em casos que sugiram doença nefro-urológica, exames para investigação morfofuncional do sistema urinário devem ser requisitados.
  – **Ultrassonografia das vias urinárias pré e pós-miccional:** avalia presença de resíduo miccional (> 20 mL), espessamento vesical (> 0,3 cm), divertículos, bexiga com sinais de esforço miccional.
  – **Urofluxometria:** estudo não invasivo da micção, com mensuração do fluxo urinário máximo (Qmax), volume miccional e registro de curva miccional, em "sino" se normal. Uma curva alterada deve ser repetida três vezes.
  – **Estudo urodinâmico:** estudo invasivo que fornece dados da pressão intravesical, atividade do assoalho pélvico e da fase de enchimento vesical. Mesmo sendo padrão ouro, é reservado para os casos atípicos ou refratários.

- **Outros:** pode ser necessária complementação da investigação com exames como uretrocistografia miccional, DTPA, DMSA, ressonância magnética e/ou tomografia do crânio e/ou coluna etc.

Tratamento

Não existe um protocolo para as DTUIs baseado em evidências. Os tratamentos recomendados pela ICCS são:

» **Uroterapia:** intervenção não farmacológica ou cirúrgica para a adequação dos hábitos miccionais da criança (aconselhamento familiar, micção de horário cinco a sete vezes ao dia, ingestão adequada de líquidos (50 mL/kg/dia até 2,5 L) e postura miccional adequada. Tratamento agressivo da obstipação/encoprese (reeducação do hábito intestinal, dieta rica em fibras e laxantes), dado que 30% dos pacientes curam/melhoram a incontinência com a resolução da constipação intestinal. Há uma melhora e/ou cura em 80% dos pacientes submetidos a uroterapia.

» **Tratamento medicamentoso de obstipação:**
- Polietilenoglicol (PEG): 0,5 a 1 g/kg/dia, máx.: 17 g/dia; desimpactação fecal: 1 a 1,5 g/kg/dia, máx.: 150 g/dia.
- Lactulose: 0,3 a 0,5 mL/kg/dia; adultos: 15 a 30 ml/dia (máx.: 60 mL/dia).
- Hidróxido de magnésio: 0,5 mL/kg/dose 1 vez ao dia; 2 a 5 anos: 5 a 10 mL/dia; adultos: 30 a 60 mL.
- Bisacodil: 5 a 10 mg/dia 1 vez a noite em maiores de 3 anos; adultos: 10 a 15 mg/dose 1 vez ao dia.
- Sene (estimulante do peristaltismo): 15 a 30 mg/dia.
- Enemas de sorbitol (p. ex., Minilax®): 1 a 2 bisnagas por vez, isoladamente ou associado à medicação oral.

» **Terapias cognitivo-comportamentais:**
- ***Biofeedback:*** melhora o controle dos músculos do assoalho pélvico e a percepção das fases miccionais.

» **Eletroestimulação:** estudos incipientes.

» **Farmacológico:**
- **Anticolinérgicos:** aumentam a capacidade de armazenamento e reduzem a hiperatividade vesical.
    - Oxibutinina (xarope: 5 mg/5 mL; comprimido: 5 mg): menores de 5 anos: 0,2 mg/kg/dose 2 a 4 vezes ao dia; maiores de 5 anos: 5 mg/dose 2 a 3 vezes ao dia; adultos: 5 mg/dose 2 a 4 vezes ao dia.
    - Tolterodina (comprimido: 1 e 2 mg): 1 a 2 mg/dose uma vez ao dia. Parece ter menos efeitos colaterais.
    Esses medicamentos podem favorecer resíduo vesical e obstipação.
- **Alfa-bloqueadores:** utilizados na hipertrofia prostática, têm mostrado benefício na disfunção primária do colo vesical, na micção disfuncional e em casos refratários.
    - Doxazosina (comprimido: 1, 2 a 4 mg). Dose: 0,5 mg a 2 mg/dose, uma vez ao dia.

» **Tratamento cirúrgico:** infiltração das paredes vesicais com toxina botulínica tem apresentado sucesso nas bexigas hiperativas refratárias a tratamento.

Referências consultadas

1. Austin PF, Bauer S, Bower W, Chase J, Franco I, Hoebeke P, Rittig S, Vande Walle J, Von Gontard A, Wright A, Yang SS, Nevéus T. The standardization of terminology of lower urinary tract function in children and adolescents: Update Report from the Standardization Committee of the International Children's Continence Society. J Urol. 2014;35(4):471-81.
2. Burgers E, Mugie SM, Chase J, Cooper CS, Von Gontard A, Rittig S, Homsy Y, Bauer S, Benninga MA. Management of functional constipation in children with lower urinary tract symptoms: Report from the Standardization Committee of the International Children's Continence Society. J Urol. 2013;190(1):29-36.
3. Chase J, Austin P, Hoebeke P, McKenna P. The management of dysfunctional voiding in children: A Report from the Standardization Committee of the International Children's Continence Society. J Urol. 2010;183:1296-1302.
4. Nevéus T, Von Gontard A, Hoebeke P, Hjälmås K, Bauer S, Bower W, Jørgensen TM, Rittig S, Vande Walle J, Yeung CK, Djurhuus JC. The standardization of terminology of lower urinary tract function in children and adolescents: Report from the Standardization Committee of the International Children's Continence Society. J Urol. 2006;176(1):314-24.
5. Rasquin A, Lorenzo CD, Forbes D, Guiraldes E, Hyams JS, Staiano A, Walker LS. Childhood functional gastrointestinal disorders: child/adolescent. Gastroenterology. 2006;130:1527-1537.

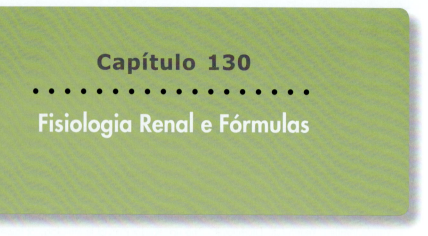

Capítulo 130
Fisiologia Renal e Fórmulas

Ana Catarina Lunz Macedo

Introdução à fisiologia renal

O rim realiza as funções de filtração e reabsorção de água e eletrólitos, secreção de escórias metabólicas e é um dos principais controladores do equilíbrio acidobásico sérico.

Os rins recebem 25% do débito cardíaco, filtrando cerca de 150 litros de plasma por dia no adulto e reabsorvendo nos túbulos quase toda a água e eletrólitos filtrados. Cada rim possui entre 1 a 2 milhões de néfrons, número que pode ser menor em prematuros e baixo peso ao nascer; a glomerulogênese termina entre 34 e 36 semanas de idade gestacional. O número de glomérulos não aumenta após o nascimento, mas pode diminuir com agravos como a Insuficiência renal aguda e as glomerulonefrites, por exemplo. Essa diminuição definitiva do número de glomérulos, bem como a lesão de seus túbulos leva à insuficiência renal crônica (classificada e abordada no Capítulo 125 *Doença Renal Crônica*).

Filtração glomerular

No glomérulo ocorre a filtração do sangue pela diferença de pressão entre as arteríolas eferente e aferente, sendo contrarregulada pela pressão oncótica do plasma e a pressão hidráulica dentro da cápsula de Bowman. A resultante dessas pressões favorece a passagem do ultrafiltrado do sangue através da membrana glomerular basal. A angiotensina, as prostaglandinas e o óxido nítrico interferem nesse mecanismo. A urina é o resultado do 'tratamento' desse líquido, que terá o conteúdo modificado por secreção de substâncias e reabsorção tubular.

Situações como sepse, choque, uso de medicamentos e drogas vasoativas, e mesmo a hipoalbuminemia (de causa nutricional, renal ou hepática) podem interferir tanto no fluxo sanguíneo renal como na pressão de perfusão e na pressão oncótica, interferindo na função de filtração glomerular e de reabsorção tubular.

Transporte tubular de eletrólitos e controle hidroeletrolítico

Após sair da cápsula de Bowman, o ultrafiltrado segue pelos túbulos renais, que têm epitélio absortivo diferenciado. São intimamente envoltos pelos capilares peritubulares e a posição anatômica em relação à medula contribui para a especificidade absortiva de cada segmento do túbulo.

» **Túbulo proximal:** cerca de 2/3 do sódio (Na^+) e água filtrados pelo glomérulo é reabsorvido aqui, arrastando por convecção solutos como potássio (K^+), cálcio (Ca^{2+}), cloro (Cl^-), magnésio (Mg^{2+}) e ureia (Ur). A bomba que gera o gradiente necessário para a absorção de sódio é a Na^+-K^+-ATPase na membrana basolateral. Na membrana luminal o Na^+ é trocado por hidrogênio, "reciclado" pela ação da anidrase carbônica, contribuindo para a reabsorção de bicarbonato. Neste segmento também são reabsorvidos glicose e aminoácidos.

» **Alça de Henle:** de 25% a 30% do Na^+ e água filtrados pelo glomérulo são reabsorvidos aqui. A reabsorção de água ao longo da alça é seletiva, o que contribui para a concentração urinária. A bomba Na^+-K^+-ATPase na membrana basolateral gera o gradiente necessário para a absorção de Na^+, que na alça ascendente é avidamente absorvido em cotransporte pelo canal Na^+-K^+-$2Cl^-$. Pela diferença de potencial elétrico gerado pelo transporte de íons, K^+, Ca^{2+} e Mg^{2+} são absorvidos pelas junções intercelulares.

» **Túbulo contorcido distal (TCD):** cerca de 5% do Na^+ filtrado pelo glomérulo é reabsorvido aqui. O gradiente necessário para a absorção de sódio no TCD depende da bomba Na^+-K^+-ATPase da membrana basolateral. Na membrana luminal o Na^+ é absorvido pelo cotransporte com o Cl^- pelo canal NCC.

» **Túbulo de conexão e ducto coletor:** cerca de 3% do Na^+ filtrado pelo glomérulo é reabsorvido aqui. Neste segmento existem tipos celulares com funções distintas: a célula principal, a célula intercalada alfa e a célula intercalada beta. A célula principal é sensível a ação da aldosterona, um mineralocorticoide que aumenta o número e a atividade das bombas de Na^+-K^+-ATPase, aumenta o número dos canais luminais de Na^+ ENaC e dos canais de K^+ ROMK. Ela também faz o controle fino da excreção do K^+, facilitada pelo potencial eletroquímico gerado pela Na^+-K^+-ATPase e pelo excesso intracelular de K^+. As células intercaladas alfa participam da acidificação urinária com bombas secretoras de H^+ H^+-ATPase e, na hipocalemia, aumentam avidamente a absorção de K^+ pela bomba K^+-H^+-ATPase. As células intercaladas beta são acionadas na presença de alcalose, pois tem polaridade invertida e conseguem secretar bicarbonato para a luz tubular.

Equilíbrio acidobásico e sistema tampão renal

A reabsorção de bicarbonato (HCO_3^-) é uma consequência da secreção de H^+: a intensa secreção de H^+ que ocorre no túbulo proximal associada a grande oferta de HCO_3^- nesse segmento, faz com que as moléculas se juntem em gás carbônico e água na luz tubular (H^+ + $HCO_3^- \rightarrow CO_2 + H_2O$) pela ação da anidrase carbônica IV. O gás carbônico se difunde facilmente para o espaço intracelular, e dentro da célula tubular se junta a outra molécula de água, formando novo HCO_3^- pela ação da anidrase carbônica II, sendo transportado pela membrana basolateral em cotransporte com o Na^+. Esse mecanismo permite a recuperação de 85% do bicarbonato filtrado pelo glomérulo no túbulo proximal. Na porção ascendente espessa cortical da alça de Henle ocorre secreção do íon H^+ pelo cotransporte Na^+-H^+. Através desse mecanismo, 10% da carga filtrada de HCO_3^- é recuperada, reabsorvendo quase totalmente o HCO_3^- que escapou à absorção no túbulo proximal. Os 5% restantes do HCO_3^- filtrado são absorvidos no TCD e ducto coletor. Esse processo é essencial para o equilíbrio acidobásico, pois os defeitos de acidificação tubular comprometem a reconstituição e absorção do HCO_3^- pela célula tubular, levando à acidose metabólica e perda de bicarbonato na urina.

No TCD e no ducto coletor, a maior parte do hidrogênio secretado é utilizado na titulação de tampões fixos filtrados no glomérulo, principalmente os tampões de fosfato. A quantidade de carga ácida excretada na urina que se associa com tampões fixos é chamada acidez titulável. Essa associação permite tamponar o excesso de acidez que poderia provocar lesão de células tubulares. A carga ácida gerada que excede a capacidade de titulação pelo mecanismo de acidez titulável também é regulada pela formação de amônia produzida no túbulo proximal a partir da glutamina. O metabolismo da glutamina gera duas moléculas de

HCO_3^- (capaz de neutralizar o H^+) e duas moléculas de amônia (NH_3), que se converte rapidamente em amônio (NH_4^+) pela ligação a outra molécula de H^+, que é excretado na urina.

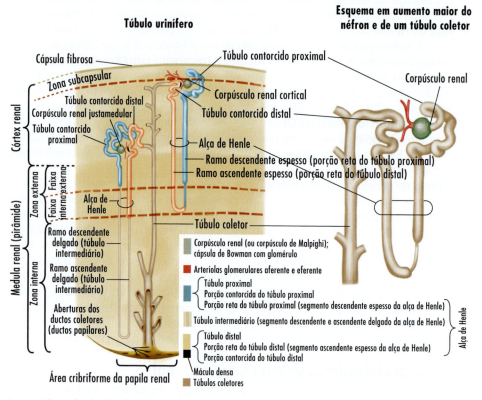

Figura 130.1. Túbulos renais e suas posições em relação ao glomérulo e a medula renal.

Fonte: Adaptada de Ovalle WK, Nahirney PC. Netter Bases da Histologia. 2nd ed. 2014.

Mecanismo de concentração urinária

A urina tem concentração osmolar variável, de acordo com a hidratação e a osmolalidade plasmática do indivíduo. Na medula renal, existe um aumento progressivo da osmolalidade em direção à papila renal. Por essa medula percorre a porção fina da alça de Henle (AH) que, por sua permeabilidade seletiva – altamente permeável à água em sua porção descendente e praticamente impermeável à água na sua porção ascendente – é responsável pela capacidade de concentração urinária. O fluido inicial de 600 mOsm, progride na AH em direção à papila, perdendo água para a medula hiperosmolar, até alcançar o equilíbrio, com cerca de 1.300 mOsm. Na porção ascendente a Ur é secretada dentro do túbulo e o cloreto de sódio é perdido para a medula por gradiente eletroquímico, resultando em diminuição da osmolalidade do fluido intratubular. A partir daí a osmolalidade urinária final dependerá da osmolalidade plasmática e da retenção de água livre pelo ducto coletor.

Controle da osmolalidade plasmática

Quando existe um aumento da osmolalidade plasmática ou redução da volemia, a vasopressina, ou hormônio antidiurético, é secretada pela hipófise posterior. Ela estimula os receptores V2 nas células principais do ducto coletor renal, aumentando a quantidade de canais de água aquaporina-2 (AQP2) na membrana luminal das células, que são os responsáveis pela absorção de água livre.

Regulação do volume extracelular pelo sistema renina – angiotensina – aldosterona

A liberação de renina pelas células justaglomerulares na arteríola aferente é estimulada por vários mecanismos sensores diretos ou indiretos do volume extracelular: a baixa pressão de perfusão renal (mecanismo barorreflexo intrarrenal), a ativação do sistema nervoso simpático, a redução no transporte de sal percebido pela mácula densa no túbulo renal distal (reflexo tubuloglomerular) e a redução dos níveis de hormônios que agem localmente (como a angiotensina II e peptídeo natriurético atrial). Tais estímulos aumentam os níveis de renina secretados pelo aparelho justaglomerular para a ativação do sistema renina-angiotensina-aldosterona, contribuindo para a retenção hidrossalina e normalização da volemia.

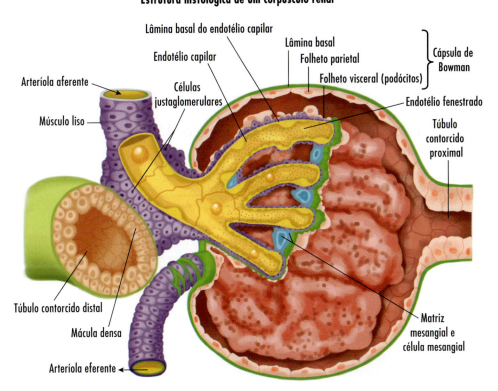

Figura 130.2. Cápsula de Bowman e detalhe de aparelho justaglomerular.

Fonte: Adaptada de Ovalle WK, Nahirney PC. Netter Bases da Histologia. 2nd ed. 2014.

Produção da 1,25 vitamina D e participação do controle do balanço metabólico de cálcio e fósforo

A vitamina D absorvida da dieta ou sintetizada na pele pela exposição solar sofre hidroxilação no fígado e é convertida em calcidiol (25-hidroxivitamina D). No túbulo proximal renal, pelo estímulo do paratormônio e ação da 1-alfa hidroxilase, o calcidiol sofre nova hidroxilação, a calcitriol (1,25-di-hidroxivitamina D), forma metabolicamente mais ativa. O calcitriol aumenta a absorção renal e intestinal de cálcio e fósforo, exercendo efeito anabólico no osso. A hipocalcemia e a hiperfosfatemia estimulam as paratireoides aumentando a produção de paratormônio, que por sua vez, aumenta a reabsorção óssea, a absorção de cálcio (pelo estímulo da 1-alfa hidroxilase) e a perda tubular renal de fósforo.

Produção hormonal de eritropoietina

No córtex justamedular, células intersticiais peritubulares sensores de oxigênio (REPOS – *renal erythropoietin producing and oxygen-sensing*), produzem a eritropoietina (EPO). A queda na oferta de oxigênio (anemia, hipóxia) aumenta em até mil vezes a produção de EPO pela REPOS. A EPO é o hormônio que regula a proliferação e diferenciação das células progenitoras eritroides na medula óssea, aumentando o número de hemácias circulantes.

Cálculos

Medida do ritmo de filtração glomerular

$$RFG = (CrU \times V) / (CrP \times T) \times 1,73/SC$$

No qual:
CrU: creatinina urinária (mg/dL); V: volume urinário (mL); CrP: creatinina plasmática (mg/dL); T: tempo (minuto) (24 horas são 1.440 minutos);
SC: superfície corpórea = [(peso (kg) × 4)+7] / [peso (kg) + 90].

Estimativa do RFG: unidade em mL/minuto/1,73 m²

Com CrP medida pelo método enzimático:

$$RFG = 0,413 \, (E/CrP)$$

CrP pelo método colorimétrico:

$$RFG = k \times E/CrP$$

No qual:
K: constante de proporcionalidade (Tabela 130.1); E: estatura (cm); CrP: creatinina plasmática em mg/dL.

Tabela 130.1. Valores de K (constante de proporcionalidade).

Grupo por idade	K
Recém-nascido com baixo peso ≤ 1 ano	0,33
Recém-nascido a termo ≤ 1 ano	0,45
Crianças 2 a 12 anos	0,55
Meninas 13 a 21 anos	0,55
Meninos 13 a 21 anos	0,70

Fonte: Adaptada de Zats, 2011.

Cálculo: *anion gap* (AG)

Realizado na investigação das acidoses metabólicas para avaliar a origem da acidose. Acidose metabólica com AG normal é esperada nas acidoses tubulares renais e nas por perdas intestinais. AG aumentado é esperado, por exemplo, na acidose láctica e septicemia, na cetoacidose diabética, nas intoxicações e nos erros inatos do metabolismo.

$$AG: Na^+ \text{ plasmático} - (Cl^- \text{ plasmático} + HCO_3^- \text{ plasmático})$$

Referência de resultado normal: entre 9 e 13 mmol/L; AG corrigido pela albumina sérica: AG + 0,25 × (40 − Alb).

Cálculo: *anion gap* urinário (AGU)

Realizado na investigação das acidoses metabólicas de *anion gap* normal para avaliar a integridade do túbulo distal em excretar hidrogênio. O cloro é eliminado na forma de cloreto de amônio, sendo um parâmetro para avaliar a excreção da carga ácida.

$$\text{anion } gap \text{ urinário: (sódio urinário + potássio urinário)} - \text{cloro urinário}$$

Referência de resultado normal: maior que zero.

Referências consultadas

1. Jackson EK. Drugs affecting renal and cardiovascular function. In: Brunton L, Lazo J, Parker K. Goodman & Gilman's The pharmacological basis of therapeutics. 11th ed. New York: McGraw-Hill; 2006.
2. Jelkmann W. Regulation of erythropoietin production. J Physiol. 2011;589(6):1251-8.
3. Perwad F, Portale AA. Vitamin D metabolism in the kidney: regulation by phosphorus and fibroblast grow fator 23. Mol Cell Endocrin. 2011;347(1-2):17-24.
4. Peti-Peterdi J, Harris RC. Macula densa sensing and signaling mechanisms of renin release. J Am Soc Nephrol. 2010;21(7):1093-1096.
5. Seguro AC, Magaldi AJB, Helou CMB, Malnic G, Zatz R. Processamento de água e eletrólitos pelos túbulos renais. In: Zatz R. Bases fisiológicas da nefrologia. São Paulo: Atheneu; 2011.
6. Shaikh A, Berndt T, Kumar R. Regulation of phosphate homeostasis by the phosphatonins and other novel mediators. Pediatr Nephrol. 2008;23(8):1203-10.
7. Wenger RH, Hoogewijs D. Regulated oxygen sensing by protein hydroxylation in renal erythropoietin-producing cells. Am J Physiol. 2010;298(6):F1287-96.
8. Zatz R. Filtração glomerular: dinâmica, regulação e avaliação clínica. In: Zatz R. Bases fisiológicas da nefrologia. São Paulo: Atheneu; 2011.

Capítulo 131

· · · · · · · · · · · · · · · ·

Distúrbio do Metabolismo do Cálcio, Fósforo e Magnésio

Simone Vieira

Distúrbio do metabolismo do cálcio (Ca)

A concentração plasmática do Ca em um indivíduo normal é mantida entre 8,6 a 10,2 mg/dL. Em pH e temperatura normais, aproximadamente 50% do Ca encontra-se na forma ionizada, a fração fisiologicamente ativa e importante para a manutenção do potencial de membrana e para a transmissão de sinais no interior das células. Outros 40% do Ca sérico estão ligados às proteínas plasmáticas, sendo 36% à albumina. Assim, alterações na concentração de albumina influenciam substancialmente a concentração sérica de Ca. Sabe-se que 1 g/dL de albumina se liga a 0,8 mg/dL de Ca. Essa relação é utilizada para corrigir os valores de Ca sérico quando a concentração sérica de albumina está diminuída, de acordo com a fórmula:

$$[Ca]\ corrigido = [Ca]\ medida + (0,8 \times (4,5 - [albumina]))$$

Os 10% restantes do cálcio sérico, ou cerca de 1 mg/dL, formam complexos com outras moléculas, especialmente citratos e fosfatos. Tanto a fração plasmática como a complexada atravessam livremente a barreira glomerular, enquanto a fração ligada às proteínas fica retida. A proporção entre o Ca ionizado e o ligado às proteínas plasmáticas diminui quando o pH sanguíneo aumenta (na alcalose), especialmente se a alteração for abrupta.

Patogenia

A homeostase do Ca resulta dum sistema que envolve absorção intestinal, excreção renal e regulação hormonal.

Há duas importantes variáveis responsáveis em manter tal homeostase: o Ca corpóreo total, determinado pela quantidade de Ca absorvida no trato intestinal e a quantidade de Ca excretada pelos rins e; a distribuição de Ca entre o osso e o espaço extracelular, regulado pelo paratormônio e o calcitriol.

Existe um intercâmbio contínuo de Ca entre o seu principal reservatório, o esqueleto, e o meio extracelular (balanço interno) determinado pelo fluxo de Ca do plasma ao tecido ósseo (incorporação) e um fluxo de Ca em sentido oposto (reabsorção).

De outro lado há um balanço entre a absorção intestinal de Ca e a sua excreção pelos rins (balanço externo). Os mecanismos de transporte de Ca no intestino são tanto passivos (transporte paracelular, principalmente no íleo, quando a concentração de Ca intestinal é alta) quanto ativos (transcelular, principalmente no duodeno e jejuno, determinado pela presença de sódio na luz intestinal, baixa concentração de cálcio e ação do calcitriol). A filtração de Ca é realizada pelos rins; 65% do Ca filtrado é reabsorvido nos túbulos proximais, 25% na porção espessa da alça de Henle, 5% no túbulo distal e 3% no túbulo coletor.

Os dois balanços estão intimamente ligados. As alterações do equilíbrio de Ca resultam em hipocalcemia e hipercalcemia.

Hipocalcemia

Ocorre quando o cálcio sérico total é menor do que 9 mg/dL ou o cálcio iônico é menor do que 3,5 mg/dL. A etiologia da hipocalcemia encontra-se resumida no Quadro 131.1.

Quadro 131.1. Etiologia da hipocalcemia.

Neonatal	Doenças maternas, prematuridade, hipoparatireoidismo congênito e deficiência de Mg
Hipoparatireoidismo	Congênito, adquirido, resistência ao PTH
Deficiência de vitamina D	Raquitismo, má absorção, doença renal crônica
Outros	Sepse, pancreatite, pós-transfusional, diuréticos, beta-adrenérgicos, hipomagnesemia, pós-correção de acidose

Fonte: Adaptado de KDIGO Clinical Practice Guideline for the Diagnosis, Evaluation, Prevention, and Treatment of Chronic Kidney Disease-Mineral and Bone Disorder, 2009.

Quadro clínico

Quadros leves são normalmente assintomáticos. Os sintomas resultam da diminuição do limiar de excitabilidade das células neuronais e estão relacionados no Quadro 131.2.

Quadro 131.2. Sinais e sintomas de hipocalcemia.

Neonatal	Tremores, espasmos musculares, convulsão, apneia, laringoespasmo
Crianças	Letargia, anorexia, vômitos, fraqueza muscular, parestesia e hipotonia, hipotensão, bradicardia
Alteração ECG	Aumento do intervalo QT e inversão de onda T

Fonte: Adaptado de KDIGO Clinical Practice Guideline for the Diagnosis, Evaluation, Prevention, and Treatment of Chronic Kidney Disease-Mineral and Bone Disorder, 2009.

Tratamento

Em urgências ou na impossibilidade de administração oral (VO), deve-se utilizar a via endovenosa (EV). São utilizadas as soluções de gluconato de cálcio (GlucoCa) a 10% (1 mL = 8,9 mg Ca elementar = 0,45 mEq/mL) ou cloreto de cálcio a 10% (1 mL = 27,3 mg de Ca elementar = 1,36 mEq/mL).

Dose GlucoCa 10% – 2 mL/kg/dose EV em infusão lenta (0,5 mL/kg/minuto) com monitorização cardíaca. Suspender se FC menor de 80 bpm. Em seguida, continuar com a manutenção de 4 a 8 mL/kg/dia até a correção. Assim que possível, passar para VO, 300 a 500 mg/kg/dia de Ca elementar, fracionados em quatro doses.

Corrigir distúrbios associados, como hipomagnesemia, hipopotassemia, hiperfosfatemia, se presentes.

Hipercalcemia

É definida quando os níveis séricos de cálcio total são superiores a 10,5 mg/dL. O quadro clínico e as principais causas de hipercalcemia estão resumidos nos Quadros 131.3 e 131.4.

Quadro 131.3. Etiologia da hipercalcemia.

Neonatal	Necrose gordurosa subcutânea, hipoparatireoidismo materno
Hiperparatireoidismo	Adenoma, hiperplasia, carcinoma funcionante
Outras	Hipervitaminose D, imobilização prolongada, neoplasias, diuréticos tiazídicos, doença granulomatosa

Fonte: Adaptado de KDIGO Clinical Practice Guideline for the Diagnosis, Evaluation, Prevention, and Treatment of Chronic Kidney Disease-Mineral and Bone Disorder, 2009.

Quadro 131.4. Sinais e sintomas de hipercalcemia.

Leve a moderada	Assintomática, anorexia, cefaleia, fraqueza, dor abdominal, constipação intestinal, poliúria, polidipsia, prurido
Grave	Desidratação, insuficiência renal (diminuição do fluxo e deposição de cálcio no parênquima), letargia, coma, bradicardia, arritmia
Outros	Raquitismo, dor óssea, artralgia, espessamento das articulações, úlcera gástrica, pancreatite, nefrocalcinose

Fonte: Adaptado de KDIGO Clinical Practice Guideline for the Diagnosis, Evaluation, Prevention, and Treatment of Chronic Kidney Disease-Mineral and Bone Disorder, 2009.

Tratamento

1. Tratar a doença de base.
2. Correção da desidratação com NaCl 0,9% (soro fisiológico).
3. Correção dos distúrbios eletrolíticos (hipopotassemia e ácido-básicos).
4. Furosemida 1 a 2 mg/kg/dose a cada 4 a 6 horas, de acordo com resposta. Pode causar natriurese e calciurese.
5. Hidrocortisona 3 mg/kg de 6 em 6 horas; inibe a absorção intestinal de cálcio e a formação extrarrenal de calcitriol.
6. Calcitonina 5 a 10 U/kg EV, seguida de manutenção de 4 U/kg EV ou SC a cada 12 a 24 horas – estimula a excreção urinária de cálcio.
7. Bifosfonatos: pamidronato 1 mg/kg, máx. 60 mg; diluir em SF para 12 mg/100 mL, em 4 horas; bloqueia a reabsorção óssea.
8. Diálise nos casos graves ou refratários.

Distúrbio do metabolismo do fósforo

Os valores do fósforo sérico variam de acordo com a faixa etária (Tabela 131.1).

Tabela 131.1. Níveis normais de fósforo sérico de acordo com a faixa etária.

Idade	Fósforo (mg/dL)	Idade	Fósforo (mg/dL)
0 a 5 meses	5,2 a 8,4	6 a 12 anos	3,6 a 5,8
6 a 12 meses	5 a 7,8	13 a 20 anos	2,3 a 4,5
1 a 5 anos	4,5 a 6,5		

Fonte: Adaptada de KDIGO Clinical Practice Guideline for the Diagnosis, Evaluation, Prevention, and Treatment of Chronic Kidney Disease-Mineral and Bone Disorder, 2009.

Patogenia

Existem 600 g de fósforo no organismo (1% do peso); 85% são encontrados no esqueleto e 15% entre fluido extracelular na forma de fosfato inorgânico, e nos tecidos moles como ésteres de fosfato. O fósforo desempenha inúmeras funções na célula, como estrutura das membranas, composição dos ácidos nucleicos, ativação enzimática e reações bioquímicas. No tecido ósseo, é essencial na mineralização e sustentação do esqueleto.

Há balanços de fósforo externo (absorção intestinal e excreção urinária) e interno (incorporação e absorção óssea). A absorção intestinal de fósforo ocorre principalmente no jejuno via transcelular (difusional) e transporte ativo transcelular (cotransporte Na-P) sob ação da Na^+-K^+-ATPase na membrana basolateral. Na excreção renal, 80% do fósforo filtrado é reabsorvido no túbulo proximal e 5% a 10% no túbulo distal. A fração de excreção é de 10% a 15%.

O PTH aumenta a excreção de fósforo, retirando-o do tecido ósseo, e diminui a concentração plasmática inibindo seu cotransporte com sódio no túbulo proximal. Alterações deste equilíbrio resultam em hipofosfatemia e hiperfosfatemia.

Hipofosfatemia

Consiste em valores abaixo do considerado normal para a faixa etária (Tabela 131.1). As principais causas de hipofosfatemia estão no Quadro 131.5.

Quadro 131.5. Etiologia da hipofosfatemia.

Depleção preexistente de fósforo	Desnutrição, deficiência de vitamina D, má absorção de gorduras, perdas renais crônicas, diurese osmótica (cetoacidose diabética), uso crônico de antiácidos
Redistribuição aguda de fósforo extracelular	Alcalose respiratória, sepse, encefalopatia hepática, intoxicação salicílica, glicoinsulinoterapia

Fonte: Adaptado de KDIGO Clinical Practice Guideline for the Diagnosis, Evaluation, Prevention, and Treatment of Chronic Kidney Disease-Mineral and Bone Disorder, 2009.

Quadro clínico

As manifestações clínicas geralmente surgem quando os níveis séricos de fósforo são inferiores a 3 mg/dL (Quadro 131.6).

Quadro 131.6. Sinais e sintomas de hipofosfatemia.

Hematopoiético	Diminuição da 2,3 DPG com desvio da curva de dissociação da hemoglobina para a esquerda e consequente hipóxia tecidual, disfunção leucocitária, maior suscetibilidade a infecções, disfunção plaquetária e hemólise
Sistema nervoso	Fraqueza, convulsão
Musculoesquelético e ósseo	Fraqueza muscular, principalmente dos músculos respiratórios, dificultando o desmame da ventilação mecânica, mialgias, rabdomiólise, osteomalácia e osteoporose

Fonte: Adaptado de KDIGO Clinical Practice Guideline for the Diagnosis, Evaluation, Prevention, and Treatment of Chronic Kidney Disease-Mineral and Bone Disorder, 2009.

Tratamento
- » **Profilático:** 0,5 a 1,1 mmol/kg/dia de fosfato monobásico de potássio 25% (1 mL: 2 mEq K⁺ e 1,1 mmol de fosfato).
- » **Terapêutico:** utilizar o dobro da dose.

Hiperfosfatemia

Quando os níveis de fósforo estão acima dos valores considerados normais para a faixa etária (Tabela 131.1). As principais causas constam no Quadro 131.7.

Quadro 131.7. Etiologia da hiperfosfatemia.

Aporte excessivo	Via enteral (dieta com muito fósforo, principalmente em insuficiência renal), administração excessiva (parenteral)
Excreção prejudicada	Insuficiência renal, depleção extracelular, hipoparatireoidismo
Redistribuição aguda do fósforo intracelular	Trauma tecidual maciço, rabdomiólise, lise tumoral, hemólise

Fonte: Adaptado de KDIGO Clinical Practice Guideline for the Diagnosis, Evaluation, Prevention, and Treatment of Chronic Kidney Disease-Mineral and Bone Disorder, 2009.

Quadro clínico

Depende das alterações decorrentes da hipocalcemia.

Tratamento
1. Tratar doença de base.
2. Restrição de fósforo na dieta.
3. Quelante de fósforo: principalmente carbonato de cálcio e Renagel®.
4. Diálise nos casos graves.

Distúrbio do metabolismo do magnésio (Mg)

A concentração sérica normal varia entre 1,5 e 2 mEq/l. A maior parte está distribuída dentro das células (31%) ou no tecido ósseo (67%), com pouco mais de 1% no tecido extracelular. O Mg está envolvido na maioria dos processos metabólicos, participando da síntese proteica via DNA; está envolvido na regulação da função mitocondrial, processos inflamatórios e imunidade, alergia, crescimento e estresse, controle da atividade neuronal, excitabilidade cardíaca, transmissão neuromuscular, tônus vasomotor e pressão arterial.

A concentração sérica de Mg é resultado de um balanço na ingestão/absorção do íon, biodistribuição no organismo e excreção (urinária e intestinal). O influxo de Mg para a célula e o seu efluxo estão ligados a sistemas de transporte dependentes de carboidratos. A estimulação de receptores beta-adrenérgicos favorece o efluxo de Mg, enquanto a insulina, o calcitriol e a vitamina B6 favorecem a sua entrada nas células.

As alterações do equilíbrio do magnésio resultam em hipomagnesemia e hipermagnesemia.

Hipomagnesemia

Ocorre com níveis séricos abaixo de 1,4 mEq/l, tornando-se sintomática abaixo de 1 mEq/l. As principais causas e o quadro clínico constam nos Quadros 131.8 e 131.9.

Quadro 131.8. Etiologia da hipomagnesemia.

Diminuição da ingestão	Desnutrição, jejum prolongado, nutrição parenteral sem aporte de magnésio
Drogas	Aminoglicosídeos, anfotericina B, cisplatina, ciclosporina, pentamidina, tiazídicos
Doenças gastrointestinais	Síndromes de má absorção intestinal, ressecção mássica de intestino delgado, má absorção neonatal seletiva de magnésio, fístula intestinal e biliar, uso excessivo de purgativos
Perda urinária excessiva	Tiazídicos, poliúria, estados hipercalcêmicos, aldosteronismo primário, acidose metabólica, diabetes, hipertireoidismo, depleção de fósforo, síndrome de Gitelman
Outras	Pancreatite aguda, alcoolismo crônico, síndrome de Bartter, idiopática

Fonte: Adaptado de KDIGO Clinical Practice Guideline for the Diagnosis, Evaluation, Prevention, and Treatment of Chronic Kidney Disease-Mineral and Bone Disorder, 2009.

Quadro 131.9. Sinais e sintomas de hipomagnesemia.

Sinais e sintomas	Fraqueza muscular, hiperreflexia, tremor, tetania, arritmias cardíacas refratárias, convulsões, psicose, delírios, apneia, sinais de Chvostek e Trousseau positivos, choro estridente
Alteração ECG	Prolongamento de intervalo PR e QT, depressão de segmento ST, alargamento QRS, onda T achatada e invertida
Outros	Outros achados relacionados a hipopotassemia, hipocalcemia e hipofosfatemia que melhoram com reposição de magnésio

Fonte: Adaptado de KDIGO Clinical Practice Guideline for the Diagnosis, Evaluation, Prevention, and Treatment of Chronic Kidney Disease-Mineral and Bone Disorder, 2009.

Tratamento

A deficiência de magnésio (Figura 131.1) é tratada com a administração de sais de magnésio:

» **Orais:** hidróxido de Mg, leite de magnésia (5 mL = 166 mg = 13,8 mEq de Mg elementar). Podem ocasionar diarreia e cólicas abdominais.

» **Parenteral:** 0,25 mEq/kg IM a cada 6 horas (3 a 4 doses) ou 1 mEq/kg EV em 24 horas.

» **Neonatal:** 1 mL/kg EV, lento, de sulfato de Mg a 10%, nos casos graves, ou 0,2 mL/kg IM de sulfato de Mg a 50%.

Figura 131.1. Fluxograma para conduta clínica e tratamento da hipomagnesemia.

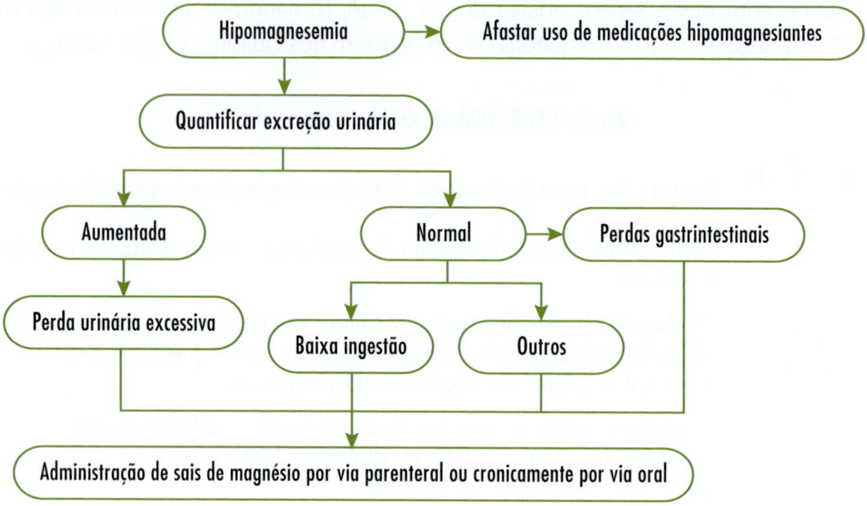

Fonte: Adaptada de KDIGO Clinical Practice Guideline for the Diagnosis, Evaluation, Prevention, and Treatment of Chronic Kidney Disease-Mineral and Bone Disorder, 2009.

Hipermagnesemia

Define-se na presença de níveis séricos maiores de 2 mEq/litro, sendo sintomática geralmente acima de 4 mEq/l. O quadro clínico e as principais causas de hipermagnesemia estão resumidos nos Quadros 131.10 e 131.11.

Quadro 131.10. Etiologia da hipermagnesemia.

Diminuição da excreção	Insuficiência renal aguda e crônica
Endocrinopatias	Acromegalia, hipercalcemia hipocalciúrica familiar, insuficiência adrenal
Aumento da ingestão	Tratamento com compostos contendo Mg, uso farmacológico de Mg, laxantes à base de Mg, recém-nascidos de mães tratadas com Mg por eclâmpsia

Fonte: Adaptado de KDIGO Clinical Practice Guideline for the Diagnosis, Evaluation, Prevention, and Treatment of Chronic Kidney Disease-Mineral and Bone Disorder, 2009.

Quadro 131.11. Sinais e sintomas da hipermagnesemia.

Sinais e sintomas	Abolição de reflexos tendinosos profundos, paralisia respiratória, hipotensão, anormalidades da condução cardíaca, sonolência, perda de consciência
Alteração ECG	Prolongamento do intervalo PR, alargamento do complexo QRS, aumento da amplitude da onda T, bloqueio AV, parada cardíaca

Fonte: Adaptado de KDIGO Clinical Practice Guideline for the Diagnosis, Evaluation, Prevention, and Treatment of Chronic Kidney Disease-Mineral and Bone Disorder, 2009.

Tratamento

O tratamento da hipermagnesemia (Figura 131.2) consiste em:
1. suspender oferta externa de magnésio;
2. reposição salina;
3. cloreto ou gluconato de cálcio EV;
4. diurético (furosemida);
5. diálise nos casos graves e refratários.

Figura 131.2. Fluxograma para conduta clínica e tratamento da hipermagnesemia.

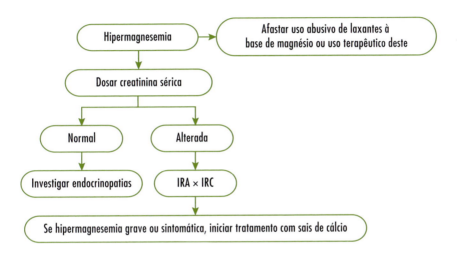

Fonte: Adaptada de KDIGO Clinical Practice Guideline for the Diagnosis, Evaluation, Prevention, and Treatment of Chronic Kidney Disease-Mineral and Bone Disorder, 2009.

Referências consultadas

1. Ali FN, Langman CB. Disorders of magnesium balance. In: Chand DH, Valentini RP (eds.). Clinician's manual of pediatric nephrology. New Jersey: World Scientific; 2011. p. 140-8.
2. Bakkaloglu SA, Wesseling-Perry K, Salusky IB. Chronic Kidney Disease-Mineral and Bone Disorder (CKD-MBD) in children. In: Olgard K, Salusky IB, Silver J (eds.). The Spectrum of Mineral and Bone Disorders in Chronic Kidney Disease. 2nd ed. New York: Oxford University Press; 2010. p. 485-507.
3. Hoorn EJ, Zietse R. Disorders of calcium and magnesium balance: a phisiology based approach. Pediatr Nephrology. 2013;28(8):1195-206.
4. KDIGO Clinical Practice Guideline for the Diagnosis, Evaluation, Prevention, and Treatment of Chronic Kidney Disease-Mineral and Bone Disorder, 2009.
5. Moyses RMA, Reis LM, Jorgetti V. Distúrbios do cálcio e fósforo. In: Zatz R. (ed.). Bases fisiológicas da nefrologia. São Paulo: Atheneu; 2011; p. 251-71.
6. Portale AA. Perwad F. Calcium and phosphorus. In: Avner ED, Harmon WE, Niaudet P, Yoshikawa N (eds.). Pediatric nephrology. New York: Springer; 2010. p. 231-65.
7. RDI Institute of Medicine. Dietary references intakes: calcium, phosphorus, magnesium, vitamin D3, and fluoride. Washington, D.C.: National Academy Press; 2000.
8. Slatopolsky EA, Burke SK, Dillon MA. Renagel, a nonabsorbed calcium – and aluminium free phosphate binder, lowers serum phosphorus and parathyroid hormone. Kidney Int. 1999;55(1):299-307.

Parte 12

· · · · · · · · · · ·

Oncologia Pediátrica

Coordenação

Vicente Odone Filho

Parte 12

Oncologia Pediátrica

Coordenação

Vicente Odone Filho

Capítulo 132

Leucemias Agudas da Infância

Lilian Maria Cristofani
Vicente Odone Filho
Roberto Augusto Plaza Teixeira

Definição

São neoplasias originárias da medula óssea e correspondem a 27% das neoplasias em crianças < 15 anos. Ocorrem na proporção de 4 LLA: 1 LMA (exceto no período neonatal, quando há predomínio da LMA).

Leucemia linfoblástica aguda (LLA)

» Corresponde a 85% das leucemias agudas em menores de 15 anos.
» Incidência de 2 mil casos novos/ano.
» Pico de incidência entre 2 e 5 anos.
» 1,2M:1F.
» Pode estar associada a doenças genéticas (p. ex., síndrome de Down).

Diagnóstico clínico e laboratorial

Os principais sinais e sintomas estão relacionados na Tabela 132.1.

Exames laboratoriais

» Mielograma: com 25% ou mais de substituição do parênquima normal por linfoblastos.
» Aspirado de medula óssea: são também realizados testes para determinação de imunofenotipagem, índice de DNA, análise citogenética e molecular.
» Hemograma completo.
» Eletrólitos, ácido úrico, DHL.
» Função hepática e renal.
» Radiografia simples do tórax.
» Análise de líquido cefalorraquiano.
» Alterações metabólicas graves como hiperuricemia, hiperfosfatemia, hipocalcemia e hiperpotassemia podem ocorrer em pacientes com grandes visceromegalias, leucometria

acima de 50 mil/mm^3, níveis séricos de DHL acima de 500 ou infiltração renal ao diagnóstico, em pacientes com edema ou qualquer outro sinal de disfunção renal (ureia e creatinina acima dos limites superiores da normalidade, baixa diurese).

Tabela 132.1. Quadro clínico e laboratorial: sinais e sintomas de leucemia linfoblástica aguda, de acordo com casuística do Instituto da Criança do HCFMUSP.

	%
Febre	40
Hepatomegalia	50
Adenomegalia	22
Esplenomegalia	50
Palidez	44
Astenia	8
Sangramentos	13
Dores ósseas	34
Massa mediastinal	10
Infiltração liquórica	5
Leucometria < 10 mil/mm^3	45
Leucometria > 100 mil/mm^3	14
Hb < 8 g/dL	52
Hb > 10 g/dL	22
Plaquetas < 10 mil/mm^3	9
Plaquetas > 100 mil/mm^3	32

Fonte: Cristofani, 2008.

As Tabelas 132.2 e 132.3 apresentam respectivamente a classificação imunológica e as alterações citogenéticas da LLA.

Tabela 132.2. Classificação imunológica das leucemias linfoblásticas agudas.

Subtipo	Expressão antigênica	%
Pró-B	CD19+, CD22+, CD79a+, CD10+, CD7–, CD3–, clgm–, slgk–, slgl–	57 a 65
Pré-B	CD19+, CD22+, CD79a+, CD10+, CD7–, CD3–, clgm–, slgm, slgk–, slgl–	20 a 25
Pré-B Transição	CD19+, CD22+, CD79a+, CD10+, CD7–, CD3–, clgm+, slgm+, slgk–, slgl–	2 a 3
B	CD19+, CD22+, CD79a+, CD10+, CD7–, CD3–, clgm–, slgm+, slgk– ou slgl+	2 a 3
T	CD19+, CD22+, CD79a+, CD10+, CD7–, CD3–, clgm–, slgm+, slgk–, slgl–	13 a 15

Fonte: Campana, 2000.

Tabela 132.3. Alterações citogenéticas das leucemias linfoblásticas agudas.

Translocação	Genes	%
t(9;22)(q34;q11)	BCR/ABL	3 a 5
t(1;19)(q23;q13)	E2A/PBX1	5
t(4;11)(q21;q23)	KMT2A (MLL)/ AF4	5
t(12;21)(q13;q22)	ETV6/ RUNX1	25
t(8;14)(q24;q32)	MYC/IgH	2 a 5

Fonte: Pui, 2012.

Tratamento

O tratamento da LLA da infância progrediu muito nos últimos 40 anos, com taxa de cura de pelo menos 80% nos dias de hoje. Essa melhora ocorreu não só pelo uso combinado de medicamentos quimioterápicos, mas pela melhora no suporte anti-infeccioso, nutricional e hemoterápico e pela identificação dos vários subtipos da doença, com adequação do tratamento conforme a gravidade do quadro.

Diante de tantos subtipos de LLA, cada qual com características de prognóstico diferentes, é inadequado tratá-los da mesma maneira. Assim, a terapêutica hoje se baseia em critérios de risco, evitando-se o uso de fármacos em excesso ou de modo insuficiente.

Para as crianças com LLA B, a classificação de risco baseia-se em idade e leucometria, sendo favorável a idade entre 1 e 10 anos e leucometria abaixo de 50 mil/mm³. Os lactentes menores que 12 meses constituem um grupo de prognóstico desfavorável devido à presença de rearranjos do gene *KMT2A* (antigo *MLL*) em 80% dos casos. Pacientes com LLA de derivação T ou com presença do cromossomo Philadelphia são de alto risco para recidiva.

Divide-se o tratamento das LLA da infância em várias fases:

Indução da remissão

Esta fase tem o objetivo de induzir uma remissão completa da doença, restaurando a hematopoese normal. Geralmente, inclui glicocorticoide (prednisona ou dexametasona), vincristina, asparaginase e daunorrubicina. Com bom suporte anti-infeccioso, hemoterápico e metabólico, a taxa de remissão completa esperada é de 97% a 99% das crianças.

Consolidação

Trata-se de uma fase de tratamento intensivo, incluindo vários agentes quimioterápicos, aplicados logo após obter-se a remissão da doença. Seu objetivo é evitar o surgimento de clones resistentes aos fármacos, e seu uso parece promover remissões mais prolongadas. Geralmente, utiliza-se nessa fase altas doses de metotrexate e de citarabina, epipodofilotoxinas ou asparaginase.

Manutenção

A LLA da infância requer tratamento prolongado, em média por 2 anos e meio. Nessa fase, metotrexato administrado semanalmente e 6-mercaptopurina diária são a base da maioria dos programas. A adição de pulsos periódicos de corticoides e vincristina parece melhorar os resultados de pacientes de alto risco.

Tratamento e profilaxia do sistema nervoso central

Essa é uma fase essencial, composta de aplicações intratecais periódicas de metotrexato/citarabina e dexametasona durante todo o tratamento. A radioterapia craniana pode causar dano intelectual e neoplasias cerebrais, sendo hoje em dia reservada a um grupo restrito de pacientes.

Leucemia mielocítica aguda (LMA)

» Corresponde a 17% das leucemias em < 15 anos.
» Incidência de 350 casos novos/ano em < 15 anos.
» Maior incidência no período neonatal e leve pico na adolescência.
» 1M:1F.

O quadro clínico e laboratorial das LMA pode ser visto na Tabela 132.4.

Tabela 132.4. Quadro clínico e laboratorial das leucemias mielocíticas agudas da infância à admissão, de acordo com casuística do Instituto da Criança do HCFMUSP.

	%
Febre	34
Palidez	25
Anorexia, perda de peso	22
Fadiga	19
Dor de garganta	18
Dispneia	23
Sangramentos	33
Dor osteoarticular	18
Linfadenopatia	14
Alterações neurológicas	10
Hipertrofia gengival	8
Dor torácica	5
Infecções recorrentes	3
Leucócitos < 20 mil/mm^3	45
Leucócitos > 100 mil/mm^3	25
Hb < 8 g/dL	48
Hb > 8 g/dL	52
Plaquetas < 50 mil/mm^3	50
Plaquetas > 50 mil/mm^3	50

Fonte: Desenvolvida pela autoria do capítulo, 2019.

Diagnóstico clínico e laboratorial

» Mielograma com 30% ou mais de substituição blástica.
» Hemograma completo.
» Radiografia simples de tórax.
» Coagulograma com fibrinogênio.
» Bioquímica e eletrólitos.
» Imunofenotipagem: vide Tabela 132.5.

Tabela 132.5. Imunofenotipagem das leucemias mielocíticas agudas.

	M0	M1/M2	M3	M4	M5	M7
CDw65	+(90%)	+(95%)	+(90%)	+	+	–(20%+)
CD33	+(90%)	+(95%)	+	+	+	+(80%)
CD13	+(70%)	+(90%)	+	+(75%)	–(20%)	–(20%+)
CD14	–	–	–	+(75%)	+(20%)	–
CD15	–/+	M1–/M2+	–/+	+(50%)	+/–	–
CD41a	–		–	–	–	+(95%)
CD34	+/–	+/–	–(+)	–	–(+)	+/–
Anti-HLA-DR	+	+	–	+	+	–/+
Anti-MPO	+/–	+	+	+	–/+	
CD19	+/–	–(25%+)	–	–	–	–
CD7	–/+	–(40%+)	–	–(+)	–(+)	+(80%)
CD2	–/+	–(40%+)	+(40%)	–/+	–	+(50%)
CD4	–(+)	–	–(+)	+	+	–(35%+)
CD56	–(+)	–/+	–(+)	–/+	–/+	–(+)
CD61	–		–	–	–	+

M6: glicoforina A+.
Fonte: Rubnitz, 2017.

Complicações

» Hiperleucocitose > 100 mil/mm³ causa hiperviscosidade e estase vascular, infiltração de sistema nervoso central e obstrução de capilares pulmonares. A leucoaférese está indicada nesses casos.
» Acidente vascular cerebral.
» Fenômenos hemorrágicos (leucemias subtipo M3): CIVD, hipofibrinogenemia, diminuição de fator V.
» Cloromas e sintomas compressivos (leucemias subtipo M4-M5).

Diagnóstico diferencial

» Reação leucemoide (infecções, S. Down).
» Síndromes mieloproliferativas.

Tratamento

1. Suporte geral:
   - Correção da anemia se Hb < 10g/dL.
   - Manter nível de plaquetas > 30 mil/mm³.
   - Leucoaférese (ou exsanguineotransfusão) se leucometria inicial > 100 mil/mm³.
   - Introdução de hidroxiureia 1 a 2 g/m² se leucometria > 100 mil/mm³.
   - Colheita de culturas gerais e introdução de antibioticoterapia de amplo espectro se T > 37,8 ºC.
   - Heparinização se coagulograma alterado, com hipofibrinogenemia, d-dímeros +, PDF+.
2. Suporte específico:
   - Quimioterapia.
   - Ácido retinoico no subtipo M3.
   - Transplante alogênico de medula óssea em casos selecionados.

Prognóstico

» 50% de sobrevida livre de doença em 5 anos.
» **Fatores favoráveis:** presença de t(15;17), t(8;21), inv(16).

Referências consultadas

1. Campana D, Behm FG. Immunophenotyping of leukemia. J Immunol Methods. 2000 Sep 21;243 (1-2):59-75.
2. Cristofani L. Tratamento combinado das leucemias linfocíticas agudas da infância e adolescência: resultados dos protocolos LLA PROP I 90 e LLA PROP II 97. Tese [Livre Docência]. Instituto da Criança, Faculdade de Medicina da Universidade de São Paulo; 2008.
3. Hunger SP, Mullighan CG. Acute lymphoblastic leukemia in children. N Engl J Med. 2015; 373(16):1541-52.
4. Iacobucci I, Mullighan CG. Genetic basis of acute lymphoblastic leukemia. J Clin Oncol. 2017;35(9):975-983.
5. Kato M, Manabe A. Treatment and biology of pediatric acute lymphoblastic leukemia. Pediatr Int. 2018;60(1):4-12.
6. Pui CH, Mullighan CG, Evans WE, Relling MV. Pediatric acute lymphoblastic leukemia: where are we going and how do we get there? Blood. 2012;120(6):1165-74.
7. Rubnitz JE. Current management of childhood acute myeloid leukemia. Paediatr Drugs. 2017;19(1):1-10.
8. Taga T, Tomizawa D, Takahashi H, Adachi S. Acute myeloid leukemia in children: current status and future directions. Pediatr Int. 2016;58(2):71-80.

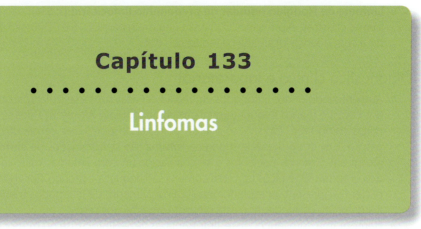

Capítulo 133

Linfomas

Lilian Maria Cristofani
Vicente Odone Filho
Roberto Augusto Plaza Teixeira

Definição

Alteração linfoproliferativa considerada o terceiro tipo mais frequente de câncer em crianças, correspondente a 14% de todos os tumores infantis. Dividem-se em linfomas Hodgkin e linfomas não Hodgkin.

Linfoma Hodgkin

- » Incidência bimodal (entre 15 e 20 anos e após os 50).
- » Corresponde a 30% dos linfomas infantis.
- » Mais frequente no sexo masculino.
- » Possível participação do vírus Epstein-Barr (principalmente em menores de 10 anos e do sexo masculino em países subdesenvolvidos).
- » Presença de células de Reed-Sternberg ou células de Hodgkin (célula maligna), associadas a linfócitos, histiócitos e linfócitos no exame anatomopatológico.

A Classificação OMS 2001 reconhece a existência de 5 subtipos de LH, sendo quatro deles no grupo de LH clássico e um classificado como Linfoma de Hodgkin com predominância nodular, cujas características são:
- » **Linfoma de Hodgkin clássico** (imuno-histoquímica: expressam CD 15 e CD 30)
    1. **Linfoma de Hodgkin clássico (40% a 60%) com esclerose nodular:** acomete mais frequentemente o mediastino e o sexo feminino.
    2. **Linfoma de Hodgkin clássico rico em linfócitos ou predomínio linfocítico (5% a 15%):** manifesta-se como doença localizada na região cervical.
    3. **Linfoma de Hodgkin clássico com celularidade mista (20%):** mais frequente no Brasil que em países desenvolvidos e associado a estádios mais avançados.
    4. **Linfoma de Hodgkin clássico com depleção linfocítica (< 5%):** raro na faixa pediátrica. Costuma ser bem agressivo, doença avançada com comprometimento retroperitoneal e de medula óssea e sintomas B. Comum em pacientes com HIV.

» **Linfoma de Hodgkin nodular de predomínio linfocitário (< 5%):** não faz parte das formas clássicas, expressam CD20 e são negativos para CD15 e CD30, são mais indolentes e com doença localizada na região cervical.

Diagnóstico clínico e laboratorial

» Aumento indolor dos linfonodos em região cervical, supraclavicular (presentes em 60% dos casos) e menos frequentemente axilar ou inguinal. A presença dos sintomas sistêmicos como febre (dois picos diários) perdurando por 3 dias consecutivos, perda de peso > 10% em 6 meses e sudorese noturna são denominados de **sintomas B**, aparecem em 30% dos pacientes e se correlacionam com linfomas mais agressivos. Outros sintomas sistêmicos também comuns são fraqueza e prurido. Por volta de 30% dos pacientes apresentam esplenomegalia. Envolvimento de linfonodos mediastinais com alargamento de mediastino está presente em 60% dos casos.

» Hemograma com leucocitose, linfopenia, às vezes linfocitose ou monocitose, provas de fase aguda com aumento acentuado de VHS, radiografia de tórax. A tomografia computadorizada de pescoço, tórax e abdome e a realização de PET-CT (tomografia computadorizada com emissão de pósitrons) são os exames radiológicos mais importantes para estadiamento e avaliação de resposta. A biópsia excisional confirma o diagnóstico, sendo indicada em toda linfadenomegalia persistente ou em locais incomuns.

» Biópsia de medula óssea bilateral para identificar envolvimento medular somente para pacientes com doença avançada (estádios III e IV) ou que apresentem sintomas B.

Estadiamento (Ann Arbor)

I. Envolvimento de uma única região de linfonodos (I) ou de um único sítio ou órgão extralinfático (IE).

II. Envolvimento de duas ou mais regiões de linfonodos do mesmo lado do diafragma (II) ou de uma ou mais regiões de linfonodos e envolvimento de um sítio ou órgão extralinfático, desde que do mesmo lado do diafragma (IIE).

III. Envolvimento de regiões de linfonodos de ambos os lados do diafragma (III) ou envolvimento localizado de um sítio ou órgão extralinfático que conjuntamente acometa linfonodos do outro lado do diafragma (IIIE), ou baço (IIIS) ou ambos (IIISE).

IV. Envolvimento difuso de um ou mais órgãos extralinfáticos (p. ex., fígado: IVH; medula óssea: IVM etc.), com ou sem envolvimento associado de linfonodos.

Tratamento com quimioterapia e radioterapia

A combinação adriamicina-bleomicina-vimblastina-dacarbazina é utilizada na maioria dos programas pediátricos, com boa resposta. A avaliação precoce após dois ciclos de quimioterapia utilizando-se exames de imagem com TC ou PET-CT orienta as fases posteriores do tratamento e sua duração. A radioterapia vem sendo limitada a grupos com resposta desfavorável. O anticorpo monoclonal anti-CD30 (brentuximabe) pode ser utilizado nos casos com má resposta aos esquemas quimioterápicos.

Prognóstico

Cerca de 90% dos casos apresentam remissão completa inicial. A cura está relacionada ao estádio inicial da doença: ao redor de 75% a 95% para I e II e 60% a 85% para III. Dentre as complicações secundárias, temos hipotireoidismo pela radioterapia e infertilidade.

Linfomas não Hodgkin

Definição

São proliferações monoclonais malignas de linfócitos T ou B, com vários graus de infiltração ganglionar. Podem estar associados a quadros de imunodeficiências hereditárias ou adquiridas. Tem crescimento muito rápido e podem provocar síndrome de lise tumoral (principalmente nos linfomas de Burkitt), caracterizado pela tríade hiperuricemia, hiperfosfatemia e hipercalemia, que pode levar a criança à insuficiência renal aguda.

Na infância, o sistema de classificação mais utilizado é o da OMS (Tabela 133.1), sendo que os mais comuns são:

Tabela 133.1. Caracterização dos tipos mais comuns dos linfomas não Hodgkin na infância.

Tipo	Incidência	Célula de origem	Característica
Linfomas de Burkitt ou semelhante a Burkitt	40%	Célula B t(8;14) (q24q32) em 80% Blastos com imunoglobulina de superfície (SIgM)	Massas abdominais (80%) Invaginação intestinal em crianças maiores de 6 anos
Linfomas linfoblásticos	30%	Célula T Rearranjo do gene receptor de célula T	Massas mediastinais (compressão de traqueia ou de veia cava superior) 30% com infiltração de medula óssea
Linfoma não Hodgkin de grandes células	20%	Maioria T Expressão CD 30 Gene ALK+80% t(2;5) (p23;q35)	Linfonodos e cutâneo

Fonte: Desenvolvida pela autoria do capítulo, adaptada da classificação da OMS.

Diagnóstico clínico e laboratorial

Locais primários incluem o abdome, mediastino, cabeça e pescoço, incluindo o anel de Waldeyer e linfonodos cervicais. As manifestações clínicas dependerão do local acometido; geralmente apresentam-se como massas indolores e de crescimento rápido. A biópsia revela o diagnóstico, não havendo necessidade de cirurgia para ressecção dos tumores, e o estadiamento inclui TC de tórax e abdome, PET-CT, hemograma, ácido úrico, DHL e eletrólitos. Mielograma e coleta de liquor deverão ser realizados para afastar o comprometimento da medula óssea e do sistema nervoso central.

Estadiamento

Estádio I: Tumor único (extraganglionar) ou uma única área anatômica (ganglionar); exceções: mediastino ou abdome.

Estádio II: Tumor único (extraganglionar), com envolvimento de linfonodos regionais; tumor primariamente gastrointestinal, com ou sem envolvimento de linfonodos mesentéricos somente, macroscopicamente ressecado; no mesmo lado do diafragma: uma ou mais áreas de linfonodos envolvidas, ou duas áreas extraganglionares isoladas, com ou sem envolvimento de linfonodos regionais.

Estádio III: Nos dois lados do diafragma: duas áreas extraganglionares isoladas ou pelo menos duas áreas ganglionares; todos os tumores primariamente intratorácicos (de mediastino, pleura ou timo); toda doença primária intra-abdominal extensa; todo tumor primariamente paraespinal ou epidural, independentemente de outros territórios envolvidos.

Estádio IV: Qualquer dos anteriores, com envolvimento inicial de SNC e/ou medula óssea (< 25%).

Tratamento

» **Quimioterapia:** para os linfomas em estádios iniciais (I e II), a possibilidade de cura é superior a 90% e independe do tipo histológico. O prognóstico também é bom, principalmente para os linfomas B-derivados, com taxa de cura acima de 85%. Nos pacientes com altas taxas de ácido úrico e DHL, não esquecer de hiper-hidratar e utilizar alopurinol ou rasburicase antes do início do tratamento para diminuir os níveis séricos de ácido úrico e controlar a lise que esses tumores provocam. Para os linfomas que expressam CD20, a associação de rituximabe (anticorpo monoclonal anti-CD20) à quimioterapia parece melhorar o prognóstico dos pacientes de alto risco. A profilaxia de sistema nervoso central com quimioterapia é recomendada nos tumores de alto risco e nos tumores cervicais. Já para os linfomas linfoblásticos avançados, as taxas de cura variam de 60% a 80%. Os LH de grandes células também apresentam taxas de cura superiores a 60%.

Referências consultadas

1. Cairo MS, Pinkerton R. Childhood, adolescent and young adult non-Hodgkin lymphoma: state of the science. Br J Haematol. 2016;173(4):507-30.
2. Gross TG, Biondi A. Paediatric non-Hodgkin lymphoma in low and middle income countries. Br J Haematol. 2016;173(4):651-4.
3. Kelly KM. Hodgkin lymphoma in children and adolescents: improving the therapeutic index. Hematology Am Soc Hematol Educ Program. 2015;2015:514-21.
4. Mauz-Körholz C, Metzger ML, Kelly KM, Schwartz CL, Castellanos ME, Dieckmann K, Kluge R, Körholz D. Pediatric Hodgkin lymphoma. J Clin Oncol. 2015;33(27):2975-85.
5. Nagpal P, Akl MR, Ayoub NM, Tomiyama T, Cousins T, Tai B, Carroll N, Nyrenda T, Bhattacharyya P, Harris MB, Goy A, Pecora A, Suh KS. Pediatric Hodgkin lymphoma: biomarkers, drugs, and clinical trials for translational science and medicine. Oncotarget. 2016 Oct 11;7(41):67551-67573.
6. Sandlund JT. Non-Hodgkin lymphoma in children. Curr Hematol Malig Rep. 2015;10(3):237-43.

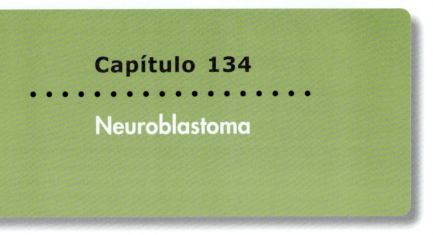

Lilian Maria Cristofani
Vicente Odone Filho
Roberto Augusto Plaza Teixeira

Definição

O neuroblastoma é um tumor derivado de células primordiais da crista neural, as quais originam os gânglios simpáticos e medula da adrenal. Dependendo do grau de diferenciação, estes tumores podem ser caracterizados como neuroblastoma, ganglioneuroblastoma, ganglioneuroma ou feocromocitoma. É o tumor sólido extracraniano mais comum da infância, com incidência anual de 9,6 por milhão de crianças brancas abaixo de 15 anos.
» A idade média ao diagnóstico é de 22 meses.
» Mais frequente em caucasianos.
» Incide igualmente em ambos os sexos.

Etiologia

Desconhecida. Pode estar relacionado à neurofibromatose, síndrome de Beckwith-Wiedemann, distrofia muscular e doença de Hirschsprung. Aproximadamente 80% dos neuroblastomas têm anormalidades citogenéticas, sendo a mais comum a deleção ou rearranjo do braço curto do cromossomo 1. A amplificação do oncogene *MYCN*, localizado no cromossomo 2, correlaciona-se com tumores agressivos e de prognóstico desfavorável.

Diagnóstico clínico e laboratorial

Quarenta por cento dos casos têm origem na glândula suprarrenal, 25% na cadeia paraespinal, 15% são torácicos e 1,5% de origem desconhecida. Cerca de 70% dos casos têm doença disseminada ao diagnóstico: metástases em esqueleto, medula óssea, linfonodos, fígado, sistema nervoso central e pele.
Os sinais e sintomas de apresentação do neuroblastoma ao diagnóstico dependem do local acometido e da idade do paciente:
» Aumento de volume abdominal, dores ósseas, febre, emagrecimento, protrusão do globo ocular com equimoses periorbitárias (sinal do guaxinim) por envolvimento da órbita, mais comum nos tumores de suprarrenal em crianças maiores de 18 meses.

» Compressão de medula espinhal, podendo se manifestar por paresias, plegias, bexiga neurogênica, presentes nos tumores de mediastino posterior, mais comum em lactentes menores.
» Nódulos cutâneos (*blueberry muffin baby*) e grandes hepatomegalias restritivas nos recém-nascidos.
» Síndrome de Horner (miose, ptose palpebral e enoftalmo) nos casos de neuroblastoma envolvendo cadeia simpática cervical.

A síndrome de opsomioclono (síndrome de Kinsbourne), de origem autoimune, com envolvimento neurológico caracterizado por ataxia e movimentos oculares indesejáveis, está presente em 3% dos neuroblastomas e mais associada a tumores localizados. Mais raramente, o neuroblastoma pode apresentar secreção de um peptídeo intestinal vasoativo (VIP), levando a uma diarreia secretória crônica de difícil controle, conhecida como síndrome de Kerner--Morrison.

Diagnóstico

A análise histopatológica do tumor dá o diagnóstico. Normalmente, no exame microscópico, ele se apresenta como um tumor de células pequenas, redondas e azuis e o diagnóstico definitivo é realizado através do estudo imunoistoquímico, com positividade das células neoplásicas para marcadores específicos como a cromogranina, a sinaptofisina e o NB 84.

Imagem

Ultrassonografia de abdome e tomografia computadorizada do local do tumor primário (abdome, tórax). Para rastreamento das metástases, radiografia simples do esqueleto, cintilografia óssea com tecnécio[99], cintilografia corpórea com MIBG, tomografia computadorizada de crânio (metástases em calota), biópsia de medula óssea e análise do aspirado de medula óssea bilateral são recomendados. Oitenta e cinco por cento a 90% dos pacientes têm aumento de metabólitos de catecolaminas na urina (VMA e HVA).

Estadiamento (sistema internacional de estadiamento do neuroblastoma)

Estádio 1: Tumor localizado e restrito ao local de origem, ressecção completa com ou sem resíduos microscópicos, linfonodos negativos.

Estádio 2A: Tumor unilateral parcialmente ressecado, sem envolvimento dos linfonodos ipsilaterais ou à distância.

Estádio 2B: Tumor unilateral totalmente ressecado, linfonodos ipsilaterais não aderidos positivos.

Estádio 3: Tumor ultrapassa a linha média, com ou sem envolvimentos de linfonodos regionais; ou tumor unilateral com linfonodos contralaterais envolvidos ou tumor mediano com envolvimento ganglionar bilateral.

Estádio 4: Metástases ósseas, medula óssea, fígado ou outros órgãos e envolvimento de linfonodos distantes.

Estádio 4S: Lactentes menores de 1 ano, com tumor localizado (estádios 1, 2A ou 2B), com metástases hepáticos, pele ou envolvimento da medula óssea inferior a 10%.

Tratamento

Tumores localizados e completamente ressecados não exigem tratamento adicional. Tumores avançados e disseminados exigem quimioterapia agressiva, radioterapia, terapia radioisotópica e megaquimioterapia (transplante autólogo), além de indutores de diferenciação celular com derivados do ácido retinoico (ácido cisretinoico) e novas formas de terapia, como anti-GD2. Outras diferentes modalidades terapêuticas estão em estudo, como os inibidores da angiogênese (bevacizumabe), inibidores de tirosinoquinase, além do uso de vacinas dendríticas.

Prognóstico

Os principais fatores de prognóstico desfavorável são a idade maior de 18 meses, amplificação do *NMYC*, histologia desfavorável, além da presença de doença avançada.

Pacientes com tumores localizados (estádios I e II) têm altas chances de cura, acima de 90%. Já os pacientes maiores de 18 meses de idade e com tumores avançados têm uma perspectiva de cura inferior a 30%.

Referências consultadas

1. MacFarland S, Bagatell R. Advances in neuroblastoma therapy. Curr Opin Pediatr. 2019;31(1):14-20.
2. Newman EA, Abdessalam S, Aldrink JH, Austin M, Heaton TE, Bruny J, Ehrlich P, Dasgupta R, Baertschiger RM, Lautz TB, Rhee DS, Langham MRJr, Malek MM, Meyers RL, Nathan JD, Weil BR, Polites S, Madonna MB; APSA Cancer Committee. Update on neuroblastoma. J Pediatr Surg. 2019;54(3):383-389.
3. Newman EA, Nuchtern JG. Recent biologic and genetic advances in neuroblastoma: Implications for diagnostic, risk stratification, and treatment strategies. Seminars in Pediatric Surgery. 2016;25(5):257-264.
4. Pastor ER, Mousa SA. Current management of neuroblastoma and future direction. Crit Rev Oncol Hematol. 2019;138:38-43.
5. Van Arendonk KJ, Chung DH. Neuroblastoma: Tumor biology and its implications for staging and treatment. Children (Basel). 2019;6(1). pii: E12.

Capítulo 135

Tumor de Wilms (Nefroblastoma)

Lilian Maria Cristofani
Vicente Odone Filho
Roberto Augusto Plaza Teixeira

Definição

Neoplasia renal de origem embrionária:
- » Incidência de 1:10 mil crianças < 16 anos.
- » 6,3% das neoplasias da infância.
- » 95% dos tumores renais diagnosticados em menores de 15 anos.
- » Pico entre 2 e 3 anos de vida (antes dos 6 anos).
- » Pode haver associação com aniridia, hemi-hipertrofia, malformações de trato geniturinário, neurofibromatose, síndromes de Beckwith-Wiedemann, Denys-Drash e Perlman.
- » 6% são bilaterais.
- » 6% com trombo na veia cava inferior e 1% no átrio.

Etiologia

Desconhecida. Pode estar associado à 3 anomalias cromossômicas. a alterações nos genes *WT1* (11p13), *WT2* (11p15) ou *TWX* (Xq11.1) presentes em menos de 50% dos casos.

Também uma percentagem pequena dos tumores apresenta alterações moleculares de maior agressividade como o ganho de 1q presente em dos casos, a perda de heterozigose simultânea dos cromossomos 1p e 16q e mutações do gene *TP53*, comum nos tumores anaplásicos e presente em 5% dos casos.

Diagnóstico clínico

- » Massa abdominal assintomática palpada pelos familiares, loja renal ocupada.
- » Hematúria em 20% a 30% dos casos.
- » Hipertensão arterial em 25% dos casos.
- » Dor abdominal em 30% dos casos.
- » Estado geral preservado.

Diagnóstico laboratorial

» Ultrassonografia de abdome com Doppler para detecção do tumor e para avaliar a permeabilidade da veia cava e situação do rim contralateral.
» A ressonância magnética ou a tomografia computadorizada de abdome também estão sempre indicadas para melhor avaliar os limites do tumor e suas características, além do comprometimento linfonodal.
» Tomografia de tórax para detectar metástases (imprescindível, pois 15% dos casos podem ser metastáticos ao diagnóstico).
» Urina tipo I.
» Hemograma completo, UCr. TP e TTPA.

Diagnóstico histopatológico

O tumor de Wilms apresenta em 90% das vezes sua forma clássica denominada variante, com histologia favorável, caracterizada pela presença de três componentes celulares em percentagens variadas: blastema (o mais sensível a quimioterapia), componente epitelial e componente estromal. Em 5% a 6% das vezes, o tumor de Wilms apresenta a variante histológica anaplásica, denominada histologia desfavorável por conferir pior prognóstico, mais presente nas crianças acima de 5 anos e frequentemente associada à mutação do gene de supressão tumoral *TP*53. Lembrar que, para os pacientes submetidos à quimioterapia pré-operatória, a persistência do componente blastematoso é considerado um sinal desfavorável e transforma esse componente histológico mal respondedor em histologia desfavorável, necessitando de tratamento quimioterápico pós-cirúrgico mais agressivo.

Diagnóstico diferencial

» Principalmente com o neuroblastoma que acomete glândula suprarrenal e tem apresentação de massa abdominal retroperitoneal.
» No período neonatal, com massas renais benignas, principalmente a hidronefrose e os rins policísticos.
» Com outros tumores renais mais raros, como o nefroma mesoblástico, o tumor rabdoide renal e o sarcoma de células claras renais.

Estadiamento

Definição de envolvimento pulmonar através da tomografia de tórax.

Estádio I: Tumor limitado ao rim e completamente ressecado, cápsula intacta (sem ruptura, com margens livres).

Estádio II: Tumor que se estende além do rim (partes moles), mas ressecado completamente; vasos fora do rim infiltrados ou contendo trombos; seio renal invadido, disseminação local do tumor confinada ao flanco; sem tumor residual aparente.

Estádio III: Disseminação não hematogênica confinada ao abdome; gânglios positivos na biópsia (hilo, cadeia periaórtica ou além); contaminação peritoneal difusa; implantes peritoneais; extensão além das margens cirúrgicas (micro ou macroscopicamente); tumor não totalmente ressecado; rotura pré-operatória. Para os submetidos à quimioterapia pré-operatória (RTSG/SIOP), considerar também os linfonodos que demonstrem sinais de necrose ou achado de necrose nas margens cirúrgicas.

Estádio IV: Metástases hematogênicas (principalmente pulmão e fígado ou linfonodos extra-abdominais).

Estádio V: Tumor bilateral ao diagnóstico (estadiar cada lado).

Tratamento

» Quimioterapia pré-operatória e cirurgia posterior (protocolo do GTR – Grupo Brasileiro de Tumores Renais/ RTSG/SIOP – Renal Tumor Study Group/Sociedade Internacional de Oncologia Pediátrica).
» Ressecção cirúrgica do tumor inicial seguida de quimioterapia adjuvante (Children's Oncology Group).
» Radioterapia para controle local nos estádios III.
» Radioterapia pulmonar para os com estádio IV, indicada para os pacientes cujas metástases pulmonares não desapareceram ou mesmo se completamente extirpadas cirurgicamente demonstrarem tumor viável ou para todos os tumores com metástases pulmonares classificados como alto risco independentemente do desaparecimento ou não das metástases com a quimioterapia pré-operatória.
» Controle da hipertensão arterial.

Prognóstico

Os pacientes com tumores localizados e histologia favorável têm sobrevida acima de 90%. Para os pacientes com metástases pulmonares e histologia favorável o prognóstico, apesar de menos favorável, ainda atinge níveis de cura próximos a 80%. Já para os pacientes com metástases pulmonares e histologia desfavorável, o prognóstico é inferior a 40%, independentemente do tratamento agressivo.

Referências consultadas

1. Aldrink JH, Heaton TE, Dasgupta R, Lautz TB, Malek MM, Abdessalam SF, Weil BR, Rhee DS, Baertschiger R, Ehrlich PF; American Pediatric Surgical Association Cancer Committee. Update on Wilms tumor. J Pediatr Surg. 2019;54(3):390-397.
2. Allen-Rhoades W, Whittle SB, Rainusso N. Pediatric solid tumors of infancy: an overview. Pediatr Rev. 2018;39(2):57-67.
3. Caldwell BT, Wilcox DT, Cost NG. Current management for pediatric urologic oncology. Adv Pediatr. 2017;64(1):191-223.
4. Charlton J, Irtan S, Bergeron C, Pritchard-Jones K. Bilateral Wilms tumour: a review of clinical and molecular features. Expert Rev Mol Med. 2017;19:e8.
5. George M, Perez-Rosello JM, Yikilmaz A, Lee EY. Pediatric urinary system neoplasms: an overview and update. Radiol Clin North Am. 2017;55(4):767-784.
6. Irtan S, Ehrlich PF, Pritchard-Jones K. Wilms tumor: "State-of-the-art" update 2016. Semin Pediatr Surg. 2016;25(5):250-256.

Capítulo 136

Tumores Cerebrais

Lilian Maria Cristofani
Vicente Odone Filho
Roberto Augusto Plaza Teixeira

Definição

Os tumores cerebrais são o segundo grupo de tumores malignos mais prevalentes na infância, apenas atrás das leucemias, e representam os tumores sólidos mais comuns nessa idade. Metástases cerebrais são raras na infância.

Aproximadamente 2/3 de todos os tumores intracranianos que ocorrem na faixa etária entre 2 e 12 anos são infratentoriais. Em adolescentes e crianças < 2 anos, os tumores ocorrem na mesma frequência tanto supra quanto infratentoriais (Tabela 136.1).

Tabela 136.1. Localização, tipo histológico e frequência dos tumores cerebrais da infância.

Localização	Frequência
Hemisfério cerebral	37%
1. Astrocitoma de baixo grau	23%
2. Astrocitoma de alto grau	11%
3. Outros	3%
Fossa posterior	49%
1. Meduloblastoma	15%
2. Astrocitoma cerebelar	15%
3. Glioma cerebral	15%
4. Ependimoma	4%
Linha média	14%
1. Craniofaringioma	7,3%
2. Glioma quiasmal	4%
3. Tumor de região pineal	2%

Fonte: Adaptada de Segal, 2016.

A etiologia dos tumores cerebrais da infância é desconhecida. Sabe-se que os riscos de desenvolver astrocitomas são maiores em crianças com neurofibromatose ou esclerose tuberosa. O carcinoma de plexo coroide está associado à síndrome de Li Fraumeni. Síndrome de Turcot e de Gorlin se associam ao meduloblastoma. Ependimomas são relacionados ao poliomavírus. A irradiação craniana para tratamento de leucemia linfoide aguda com envolvimento meníngeo aumenta as chances de desenvolvimento de tumores cerebrais.

Diagnóstico clínico e laboratorial

Geralmente os primeiros sintomas dos tumores do SNC na infância não estão relacionados à localização do tumor e podem provocar na criança letargia, irritabilidade, queda no desempenho escolar e mudança na personalidade. Podem apresentar a tríade clássica de hipertensão intracraniana: cefaleia matinal, vômitos (não precedido de náuseas) e papiledema decorrentes da elevação da pressão intracraniana provocada pelo volume do tumor pressionando o crânio, sendo que podem provocar hidrocefalia (aumento da circunferência cefálica) nos lactentes. Outros sintomas podem estar presentes e relacionados à localização do tumor primário: paralisia de nervos cranianos, disartria, ataxia, hemiplegia, hiper-reflexia, macrocefalia, convulsões, visão borrada, diplopia, fraqueza, perda da coordenação, emagrecimento exagerado e puberdade precoce. Muitos desses sintomas estão relacionados à localização dos tumores, conforme demonstra a Tabela 136.2.

Tabela 136.2. Sinais e sintomas dos tumores do sistema nervoso central, de acordo com a localização.

Localização	Sinal ou sintoma
Fossa posterior (cerebelo)	HIC e alterações de marcha e equilíbrio
Linha média (hipotálamo, nervo óptico, pineal)	Déficits visuais, diabetes insípidus, alterações do crescimento e endocrinopatias (puberdade precoce) Síndrome de Silver-Russel ou diencefálica (emagrecimento exagerado apesar da ingesta calórica normal – tumores hipotalâmicos)
Tronco cerebral (mesencéfalo, ponte e bulbo)	Alterações de pares cranianos: dificuldade para engolir, alteração da fala (arrastada)
Supratentoriais (hemisférios cerebrais)	Comprometimento neurológico focal, convulsões e hemiparesias

HIC: hipertensão intracraniana.
Fonte: Desenvolvida pela autoria do capítulo, 2019.

Diagnóstico por imagem

A tomografia computadorizada e principalmente a ressonância magnética de crânio com e sem contraste. Alguns tumores malignos de sistema nervoso central, por provocarem metástases a distância, como o meduloblastoma, ependimoma, tumores de células germinativas e tumores teratoides rabdoides, necessitam da realização de RM de toda a medula espinhal.

Laboratorial: citologia de liquor lombar (preferencialmente em relação ao ventricular) nos meduloblastomas e dosagem de gonadotrofina coriônica humana e alfafetoproteína no liquor como biomarcadores de tumores de linha média, como os tumores de células germinativas de SNC.

Tratamento

» **Suporte:** dexametasona antes da cirurgia inicial e anticonvulsivantes se a criança já teve convulsão anteriormente ou se o procedimento cirúrgico for induzir convulsões.

» **Específico:** cirurgia com biópsia e/ou ressecção completa ou parcial do tumor, conforme possível, com exceção dos tumores de tronco cerebral e nos tumores de células germinativas. A radioterapia tem indicação na maioria dos tumores de SNC, ou por ser difícil de ressecar os tumores pela sua localização ou pela maior chance de recidiva mesmo com a ressecção total do tumor. Sua grande limitação se dá na quase que impossibilidade de sua utilização nas crianças pequenas (menores de 2 anos) pelos efeitos deletérios provocados pelas altas doses de irradiação necessárias prejudicando o desenvolvimento intelectual da criança. A quimioterapia adjuvante ou neoadjuvante é útil em tumores embrionários como o meduloblastoma, tumores de células germinativas, astrocitomas de baixo grau sintomáticos e tumor teratoide rabdoide atípico.

Prognóstico

Melhor para os astrocitomas de baixo grau (nervo óptico, cerebrais e cerebelares – próximo a 90% de chance de cura), craniofaringiomas (90%), meduloblastomas localizados (80%) e tumores de células germinativas/ germinomas (90%), intermediário para os ependimomas de fossa posterior (60%) e tumores de células germinativas secretores (60% a 70%) e ruim para os meduloblastomas de alto risco (40%), tumores teratoides rabdoides (30%), glioblastoma multiformes supratentoriais (< 30%) e, principalmente, para os tumores de tronco cerebral (sobrevida média inferior a 1 ano mesmo com o tratamento radioterápico).

Referências consultadas

1. Aldape K, Brindle KM, Chesler L, Chopra R, Gajjar A, Gilbert MR, Gottardo N, Gutmann DH, Hargrave D, Holland EC, Jones DTW, Joyce JA, Kearns P, Kieran MW, Mellinghoff IK, Merchant M, Pfister SM, Pollard SM, Ramaswamy V, Rich JN, Robinson GW, Rowitch DH, Sampson JH, Taylor MD, Workman P, Gilbertson RJ. Challenges to curing primary brain tumours. Nat Rev Clin Oncol. 2019;16(8):509-520.
2. Janss AJ, Mazewski C, Patterson B. Guidelines for treatment and monitoring of adult survivors of pediatric brain tumors. Curr Treat Options Oncol. 2019;20(1):10.
3. Pollack IF, Agnihotri S, Broniscer A. Childhood brain tumors: current management, biological insights, and future directions. J Neurosurg Pediatr. 2019;23(3):261-273.
4. Segal D, Karajannis MA. Pediatric brain tumors: An Update. Curr Probl Pediatr Adolesc Health Care. 2016;46:242-250.
5. Udaka YT, Packer RJ. Pediatric brain tumors. Neurol Clin. 2018;36(3):533-556.
6. Wells EM, Packer RJ. Pediatric brain tumors. Continuum (Minneap Minn). 2015;21(2):373-96.

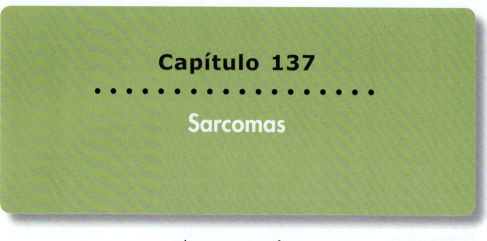

Lilian Maria Cristofani
Vicente Odone Filho
Roberto Augusto Plaza Teixeira

Rabdomiossarcoma

Definição

Rabdomiossarcoma é o tumor de tecidos moles mais comum na Pediatria, representando 10% dos tumores sólidos na infância. O pico de incidência situa-se entre 2 e 5 anos de idade, com 70% dos diagnósticos antes dos 10 anos de idade. Um segundo menor pico é visto em adolescentes, com tumores de extremidades. Ocorrem em cabeça e pescoço (19%), trato geniturinário (24%), extremidades (18%), órbitas (9%), tronco (5%) e, com maior incidência, em pacientes com neurofibromatose e associado ao câncer mamário materno na síndrome de Li-Fraumeni, sugerindo influência genética (alterações no gene supressor *TP*53).

Diagnóstico clínico e laboratorial

Os sintomas resultam de distúrbios provocados pelo crescimento do tumor, por exemplo: massas causando abaulamentos localizados, compressão ou obstrução de estruturas, deformidades etc.

Imagem

Tomografia computadorizada ou ressonância magnética da região afetada e tomografia computadorizada do tórax para pesquisa de metástases pulmonares, principal sítio metastático encontrado em 20% dos casos. Atualmente o PET-CT ganhou importância tanto para melhor avaliação diagnóstica da extensão do tumor quanto para, em estudo comparativo, avaliar a presença de tumor residual durante ou no final do tratamento.

Diagnóstico

» **Biópsia do tumor:** com análise histopatológica, dividindo-os nos subtipos embrionário (56%), alveolar (28%), botrioide (6%), indiferenciado (8%) e fusocelular (1%), pleomórfico

(1%), imuno-histoquímica (positividade para desmina, actina, miogenina e MyoD1) e biologia molecular, principalmente com a identificação das translocações cromossômicas t(2;13) (q35;q14) e t(1;13)(p36;q14), correspondendo respectivamente às mutações *PAX3/FOXO1* (60%) e *PAX7/FOXO1* (10%) presentes nos rabdomiossarcomas alveolares, marcadores biológicos de mau prognóstico que classificam os rabdomiossarcomas no grupo de tumores com fusão positiva e merecedores de tratamento mais agressivo.

» **Biópsia da medula óssea:** com aspirado medular para descartar infiltração da medula óssea e cintilografia óssea com tecnécio estão reservadas somente para os casos com a presença de metástases pulmonares ou classificados como fusão positiva e punção lombar para avaliar presença de células tumorais em liquor nos tumores parameníngeos.

Tratamento

O tratamento do rabdomiossarcoma é multimodal e inclui combinação de quimioterapia para diminuir o tamanho do tumor e facilitar a cirurgia posterior, já que somente 10% dos tumores são passíveis de ressecção cirúrgica ao diagnóstico, além de erradicar a doença micro e macroscópica possibilitando o controle sistêmico da doença, cirurgia retardada que na grande maioria das vezes está indicada para controle local, ficando a radioterapia reservada para os tumores que não forem totalmente ressecados (doença residual microscópica).

O prognóstico entre os pacientes que apresentam tumor ressecável é favorável em torno de 80% a 90% de sobrevida livre de doença. Tumores não ressecáveis, mas em locais "favoráveis", como a órbita, tem uma taxa de sobrevida de 93% em 3 anos sem a doença, enquanto crianças com metástases têm pior prognóstico, com taxas de cura de 25%.

Osteossarcoma

Definição

Trata-se do tumor ósseo maligno mais comum, ocorrendo em 60% dos casos. Sua origem é mesenquimal. Pode ocorrer em qualquer idade, porém é mais comum em adolescentes e adultos jovens. É o sexto tumor maligno mais frequente na infância e o terceiro entre adolescentes e adultos jovens. Relaciona-se com a época do estirão na puberdade, quando ocorre o rápido crescimento ósseo. Acomete mais as metáfises de ossos longos (fêmur distal (40%), tíbia proximal, úmero proximal e fêmur proximal.

O osteossarcoma pode aparecer em ossos irradiados e não irradiados, principalmente em pacientes com retinoblastoma hereditário.

Etiologia

Desconhecida.

Diagnóstico clínico e laboratorial

Dor e inchaço localizados, limitação de movimentos, derrame articular, calor. Hemograma é usualmente normal e fosfatase alcalina e desidrogenase lática podem estar elevadas. O local mais frequente de metástases são os pulmões, presente em 20% dos pacientes no momento do diagnóstico.

Exames de imagem

Radiografia do local do tumor (destruição óssea com intensa formação óssea e ossificação das partes moles – aspecto em raio de sol), ressonância magnética (melhor exame para avaliação do tumor), tomografia computadorizada de tórax (rastrear metástases pulmonares), cintilografia óssea (metástases ósseas), PET-CT.

Diagnóstico definitivo

Biópsia óssea.

Tratamento

Se tratado apenas cirurgicamente, a sobrevida em 5 anos é de 20%, e desses cerca de 70% desenvolvem metástases pulmonares em 6 meses. Dessa forma, é sempre realizada a quimioterapia neoadjuvante que também objetiva diminuir o tumor primário e permitir cirurgias conservadoras, como endopróteses e enxertos ósseos, sem a necessidade de amputação do membro acometido. A quimioterapia pós-cirúrgica é geralmente realizada por 1 ano. A sobrevida livre de doença para pacientes com osteossarcoma de extremidades e sem metástases ao diagnóstico, submetidos a quimioterapia neoadjuvante e cirurgia, situa-se ao redor de 65% a 75% em 5 anos, diminuindo para menos de 30% nos casos metastáticos. A ressecção das metástases pulmonares é pré-requisito para a sobrevida dos pacientes e deverá ser realizada sempre que possível.

Sarcoma de Ewing

Definição

Tumor ósseo maligno representando apenas 10% dos tumores ósseos primários, mais frequente em indivíduos brancos e do sexo masculino. Praticamente não descrito em pacientes negros. Geralmente acomete adolescentes, mas pode ocorrer em tenra idade. Acomete tanto ossos longos (50%) na sua região diafisária, como fêmur, fíbula e úmero, quanto ossos chatos, principalmente pelve (ilíaco) e esqueleto axial (tórax, coluna ou crânio). A aparência radiográfica é de lesões permeativas com destruição óssea, margens pouco definidas e deslocamento periostal em paralelo, conhecido como "aspecto em casca de cebola", e invasão de partes moles.

Diagnóstico clínico e laboratorial

Sinais e sintomas são muito semelhantes ao do osteossarcoma, como dor, inchaço, calor e limitação de movimentos. No sarcoma de Ewing, é comum haver manifestações sistêmicas como febre e perda de peso e os pacientes podem já ter sido submetidos a tratamentos para diagnósticos presuntivos de osteomielite ou lesões atribuídas ao esporte. Para o diagnóstico são essenciais: biópsia do tumor primário, microscopia eletrônica, imuno-histoquímica (CD 99+, marcador mais importante), citogenética t(11;22) (q24;q12) e biologia molecular (fusão dos genes *EWSR1/FLI-1*), presentes em 80% dos casos.

Exames de imagem

Ressonância magnética do tumor primário permitindo identificar os detalhes do tumor, sua relação com estruturas anatômicas, além de auxiliar na programação cirúrgica ou radioterápica. Para rastreamento de metástases presentes em 25% dos casos ao diagnóstico: tomografia computadorizada de tórax (sítio metastático mais comum), cintilografia óssea (osso) e biópsia de medula óssea bilateral + mielogramas (medula óssea) e PET-CT.

Tratamento

Quimioterapia e para controle local cirurgia e, eventualmente, radioterapia. A quimioterapia neoadjuvante permite a diminuição do tumor e possibilita o controle local cirúrgico conservador, além de ser utilizada após a cirurgia para diminuir a chance de recaída e metástases. A radioterapia fica reservada para os tumores que não podem ser ressecados (mais comumente no envolvimento de ossos chatos) ou quando há margens cirúrgicas comprometidas. A taxa de sobrevida a longo prazo é de 50% a 70% nos pacientes com tumores primários pequenos e localizados, sendo pobre (inferior a 25%) nos casos com metástases ou tumores primários pélvicos.

Referências consultadas

1. Cao J, An Q, Wang L. Pediatric sarcomas. Oncol Lett. 2018;15(2):1397-1402.
2. Dasgupta R, Fuchs J, Rodeberg D. Rhabdomyosarcoma. Semin Pediatr Surg. 2016;25(5):276-283.
3. Dasgupta R, Rodeberg D. Non-rhabdomyosarcoma. Semin Pediatr Surg. 2016;25(5):284-289.
4. Esiashvili N, Goodman M, Marcus RBJr. Changes in incidence and survival of Ewing sarcoma patients over the past 3 decades: surveillance epidemiology and end results data. J Pediatr Hematol Oncol. 2008;30(6):425-30.
5. Pappo AS, Dirksen U. Rhabdomyosarcoma, Ewing sarcoma, and other round cell sarcomas. J Clin Oncol. 2018;36(2):168-179.
6. Simpson E, Brown HL. Understanding osteosarcomas. JAAPA. 2018;31(8):15-19.

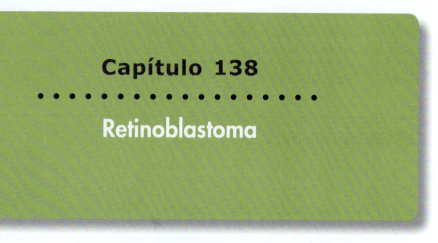

Capítulo 138
Retinoblastoma

Lilian Maria Cristofani
Vicente Odone Filho
Roberto Augusto Plaza Teixeira

Definição

É o tumor intraocular mais frequente da infância, sendo originado na célula retiniana embrionária primitiva.

- » Sua incidência é de 1:16 mil nascidos vivos.
- » Corresponde a 3% das neoplasias malignas da infância nos países desenvolvidos, aumentando para de 12% a 15% nos países subdesenvolvidos.
- » 30% dos casos são bilaterais.
- » O diagnóstico é feito em média aos 11 meses de vida nos tumores bilaterais e aos 23 meses nos unilaterais.
- » 60% dos casos são esporádicos e 40% são hereditários.
- » Em 15% dos unilaterais e 75% dos bilaterais há predisposição hereditária dominante (mutação germinal do gene de supressão tumoral *Rb*1 localizado no cromossomo 13).
- » Existe uma rara forma denominada retinoblastoma trilateral, definida como um tumor neuroectodérmico primitivo intracranial associado a um retinoblastoma intraocular, presente em 6% dos retinoblastomas bilaterais.

Diagnóstico clínico e laboratorial

A principal manifestação clínica do retinoblastoma é a leucocoria (reflexo do olho do gato – pupila esbranquiçada observado quando há incidência da luz) e presença de estrabismo (tumores retinianos mais centrais, na fóvea).

Outros sinais e sintomas, presentes em menor frequência são: vermelhidão do olho, inflamação da órbita, heterocromia e diminuição da acuidade visual, estrabismo. Em casos avançados temos proptose, hipertensão intracraniana ou dor óssea.

Diagnóstico

O diagnóstico é estabelecido clinicamente pelo exame oftalmoscópico, em que a fundoscopia revela o tumor intraocular.

Imagem

A ultrassonografia, a TC e principalmente a RM das órbitas revelam maiores detalhes do envolvimento ocular e estruturas adjacentes e são de extrema importância para o correto estadiamento, que irá definir a melhor estratégia de tratamento.

Outros exames

Exames mais específicos como mielograma, coleta de liquor e cintilografia óssea são reservados para os raros casos de apresentação extraocular.

Diagnóstico molecular

Teste genético molecular para o gene *Rb*1 nas células sanguíneas identifica a mutação germinal em 90 a 95% dos casos de indivíduos com predisposição hereditária para o retinoblastoma e deverá ser realizado nas crianças afetadas por retinoblastoma bilateral e nos seus pais, pois há um grande risco de ter um segundo filho também afetado por retinoblastoma bilateral.

Diagnóstico diferencial

Doença de Coats, toxocaríase ocular, catarata congênita, sequelas de uveíte posterior e persistência de vítreo primário hiperplásico.

Tratamento

Enucleação em casos unilaterais e avançados. Tumores pequenos podem ser tratados sem necessidade de enucleação, somente utilizando terapias dirigidas para destruição do tumor retiniano, como crioterapia, laser ou xenônio. Tumores bilaterais exigem maior empenho em preservação da visão, podendo-se optar pela radioterapia e quimioterapia antes da enucleação.

Prognóstico

Mais de 90% de sobrevida, com bom índice de preservação de visão. Os raros casos com invasão liquórica são praticamente incuráveis. O risco de segundas neoplasias na terceira e quarta décadas de vida é alto, principalmente nos casos hereditários com a presença da mutação do gene *Rb*1 e submetidos à radioterapia, com maior chance de desenvolvimento de osteossarcoma.

Referências consultadas

1. AlAli A, Kletke S, Gallie B, Lam WC. Retinoblastoma for pediatric ophthalmologists. Asia Pac J Ophthalmol (Phila). 2018;7(3):160-168.
2. Cassoux N, Lumbroso L, Levy-Gabriel C, Aerts I, Doz F, Desjardins L. Retinoblastoma: Update on current management. Asia Pac J Ophthalmol (Phila). 2017;6(3):290-295.
3. Dimaras H, Corson TW. Retinoblastoma, the visible CNS tumor: A review. J Neurosci Res. 2019;97(1):29-44.
4. Fabian ID, Onadim Z, Karaa E, Duncan C, Chowdhury T, Scheimberg I, Ohnuma SI, Reddy MA, Sagoo MS. The management of retinoblastoma. Oncogene. 2018;37(12):1551-1560.
5. Maheshwari A, Finger PT. Cancers of the eye. Cancer Metastasis Rev. 2018;37(4):677-690.
6. Soliman SE, Racher H, Zhang C, MacDonald H, Gallie BL. Genetics and molecular diagnostics in retinoblastoma – An Update. Asia Pac J Ophthalmol (Phila). 2017;6(2):197-207.

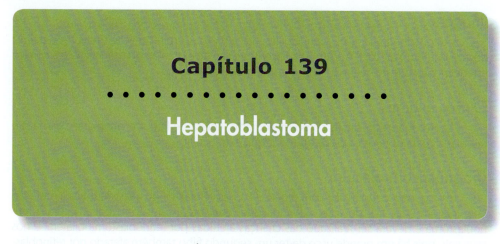

Lilian Maria Cristofani
Vicente Odone Filho
Roberto Augusto Plaza Teixeira

Definição

» Tumor embrionário originário das células pluripotentes do fígado fetal.
» 1,5% das neoplasias malignas da infância.
» Representa 65% dos tumores malignos hepáticos em crianças.
» Acomete mais meninos que meninas (1,7:1).
» Idade em torno de 1 ano (variando entre 6 meses a 3 anos).
» Pode estar associado a determinadas síndromes, como hemi-hipertrofia, síndrome de Beckwith-Wiedemann, síndrome da polipose familiar e também à prematuridade e baixo peso ao nascimento.
» Geralmente são unifocais (só 15% são multifocais).
» Normalmente aparecem no lobo direito do fígado (60%), seguido da apresentação bilateral (25%) e lobo esquerdo (15%).

Diagnóstico histopatológico

Os subtipos histológicos mais comuns são: fetal puro (27%), embrionário (17% a 30%), o epitelial misto, o mesenquimal/macrotrabecular e o indiferenciado (histologia desfavorável).

Diagnóstico clínico e laboratorial

Aumento do volume abdominal ou hepatomegalia assintomática. Dor abdominal, anorexia, perda de peso, vômitos e anemia podem também estar presentes, mas comumente nas doenças avançadas. Raramente apresenta icterícia e/ou disfunção hepática. Raríssimos casos com puberdade precoce (6% dos casos, meninos com tumores produtores de β-HCG).

Imagem

Ultrassonografia abdominal, tomografia computadorizada e, principalmente, a ressonância magnética abdominal (mais precisa avaliação do fígado). A tomografia computadorizada de tórax é mandatória já que 20% dos pacientes apresentam metástases pulmonares ao diagnóstico.

Exames laboratoriais

O principal marcador sérico tanto para o diagnóstico quanto para seguimento é a dosagem da α-fetoproteína sérica (glicoproteína produzida pelo fígado), que se encontra elevada em 70% dos casos. Após a quimioterapia sistêmica, os seus níveis se reduzem drasticamente nos pacientes bons respondedores. Lembrar que os raros casos de hepatoblastoma com níveis de α-fetoproteína abaixo de 100 ng/mL ao diagnóstico, são classificados como de alto risco por apresentarem pior prognóstico.

Outros testes séricos, como hemograma completo, provas de coagulação e dosagem de β-HCG, também deverão ser realizados.

Realizar os testes de função hepática que se apresentam anormais em 15% a 30% e com hiperbilirrubinemia em somente 5% das vezes.

Diagnóstico

A biópsia do tumor é recomendada (padrão ouro) para o diagnóstico histopatológico. Poderá ser realizada por agulha (*tru-cut*), devendo ter cuidado de introduzir a agulha por tecido sadio ou, então, realizá-la por biópsia a céu aberto.

Diagnóstico diferencial

- » **Tumores hepáticos benignos:** hemangioendotelioma, hemangiomas e hamartomas.
- » **Tumores hepáticos malignos:** neuroblastoma (metástase hepática em lactentes), hepatocarcinoma e sarcomas hepáticos.

Terapêutica

Como mais da metade dos pacientes se apresenta com tumores irressecáveis ao diagnóstico, 20% são metastáticos e 30% dos pacientes tratados com ressecção cirúrgica exclusiva irão apresentar recaída, o tratamento sistêmico quimioterápico é imprescindível tanto para promover o desaparecimento das metástases como para reduzir o volume do tumor, facilitando a sua posterior ressecção.

Prognóstico

O prognóstico depende da ressecabilidade do tumor (aproximadamente 50% a 60% dos hepatoblastomas são totalmente ressecáveis).

Os principais fatores de prognóstico desfavorável são: tumor envolvendo todos os setores hepáticos, com invasão vascular, metástases extra-hepática e com níveis de α-fetoproteína < 100 ng/mL.

A sobrevida maior de 90% pode ser atingida com tratamento cirúrgico e quimioterapia adjuvante nos casos de hepatoblastomas em estádio I e II (ressecção total do tumor). Já nos grupos com fatores desfavoráveis, a chance de cura diminui para 60%.

Os pacientes com tumores irressecáveis e não metastáticos são candidatos ao transplante hepático, modalidade terapêutica que já é bem estabelecida, possibilita a cura para uma grande parte desses pacientes, mas deve ser realizado somente em centros médicos especializados, com equipe profissional altamente capacitada e experiente.

Referências consultadas

1. Aronson DC, Meyers RL. Malignant tumors of the liver in children. Semin Pediatr Surg. 2016;25(5):265-275.
2. Czauderna P, Lopez-Terrada D, Hiyama E, Häberle B, Malogolowkin MH, Meyers RL. Hepatoblastoma state of the art: pathology, genetics, risk stratification, and chemotherapy. Curr Opin Pediatr. 2014;26(1):19-28.
3. Lim IIP, Bondoc AJ, Geller JI, Tiao GM. Hepatoblastoma – The evolution of Biology, Surgery, and Transplantation. Children (Basel). 2018;6(1). pii:E1.
4. Ng K, Mogul DB. Pediatric liver tumors. Clin Liver Dis. 2018;22(4):753-772.
5. Sharma D, Subbarao G, Saxena R. Hepatoblastoma. Semin Diagn Pathol. 2017;34(2):192-200.
6. Tannuri AC, Tannuri U, Gibelli NE, Romão RL. Surgical treatment of hepatic tumors in children: lessons learned from liver transplantation. J Pediatr Surg. 2009;44(11):2083-7.

Capítulo 140
Tumores de Células Germinativas

Lilian Maria Cristofani
Vicente Odone Filho
Roberto Augusto Plaza Teixeira

Definição

São tumores originários de células germinativas primitivas que sofrem degeneração neoplásica ou de células embrionárias totipotentes.

» São raros na infância (3% das neoplasias malignas).
» Incidência anual de três a quatro casos por milhão.
» Podem ser benignos em 50% dos casos.
» A distribuição anatômica do TCG na infância mostra que a maioria ocorre na região sacrococcígea (42%), seguida do ovário (29%), testículo (9%), mediastino (7%), sistema nervoso central (6%), retroperitônio (4%) e mais raramente outros sítios.
» Podem também estar relacionados à disgenesia gonadal, desordens de diferenciação sexual e atrofia gonadal. Quanto à histologia, são classificados em teratomas maduros, imaturos ou com componentes malignos, germinomas, carcinoma embrionário, tumor de seio endodérmico, coriocarcinoma, gonadoblastoma e tumores mistos, conforme indicado no Quadro 140.1.

Quadro 140.1. A classificação histológica dos tumores de células germinativas da AFIP (Instituto de Patologia das Forças Armadas).

Tipo
I – Germinoma
Testículo = seminoma
Ovário = disgerminoma
Extragonadal (SNC e mediastino) = germinoma
II – Tumor de seio endodérmico
III – Carcinoma embrionário

(Continua)

Quadro 140.1. A classificação histológica dos tumores de células germinativas da AFIP (Instituto de Patologia das Forças Armadas) (continuação).

Tipo
IV – Coriocarcinoma
V – Combinação de I-IV (TCG misto)
VI – Teratoma A – Maduro B – Imaturo graus 1 a 3 C – Maduro ou imaturo combinados a neoplasias dos grupos I a IV

Fonte: Lopes, 2012.

Quadro clínico e laboratorial

Os tumores testiculares manifestam-se como massa escrotal indolor, às vezes com hipersensibilidade local, podendo haver metástases para linfonodos retroperitoneais ou pulmões. Já os tumores ovarianos podem evoluir de modo assintomático até causar aumento de volume abdominal, dor ou simular apendicite aguda, caso haja torção do pedículo. Tumores sacrococcígeos podem causar abaulamento local e obstrução intestinal ou do trato urinário. Se acometem o mediastino, podem ser um achado casual ou progredirem até causar dispneia ou dor torácica. Os tumores que acometem o sistema nervoso central normalmente envolvem ou a região suprasselar – podendo acarretar diabetes *insipidus*, puberdade precoce ou déficits visuais – ou a glândula pineal – com sinais de hipertensão intracraniana, déficit de memória e até síndrome de Parinaud (paralisia da fixação ocular para cima e retração das pálpebras superiores – "olhos arregalados") – ou, mais raramente, acometer ambas as regiões, sendo denominado tumor de células germinativas múltiplo de linha média.

Diagnóstico

» Ultrassonografia de abdome, CT de tórax e de abdome e ressonância magnética de coluna revelam o tumor primário e extensão metastática.

» Marcadores biológicos como α-fetoproteína (principalmente nos tumores de seio endodérmico), gonadotrofina coriônica (β-HCG), presente nos coriocarcinomas, e DHL são encontrados em 70% a 80% dos tumores e são muito úteis para caracterizar atividade tumoral e controle de cura.

» Ressecção do tumor ou biópsia e análise histopatológica confirmam o diagnóstico.

Tratamento

Cirúrgico, sempre que possível, pois pode ser a única modalidade de tratamento nos tumores localizados e totalmente ressecados, ou mesmo nos tumores benignos. A quimioterapia é útil e pode ser utilizada antes da cirurgia (QT neoadjuvante) em tumores de grandes proporções para facilitar a cirurgia posterior ou para complementar o tratamento nos tumores avançados, geralmente com bons índices de cura (60% a 80%).

Nos casos de tumores recidivados, uma boa alternativa é o uso do transplante autólogo de medula óssea como terapia de consolidação, desde que esses tumores demonstrem quimiossensibilidade no momento da recaída.

Referências consultadas

1. Fonseca A, Frazier AL, Shaikh F. Germ cell tumors in adolescents and young adults. J Oncol Pract. 2019;15(8):433-441.
2. Grantham EC, Caldwell BT, Cost NG. Current urologic care for testicular germ cell tumors in pediatric and adolescent patients. Urol Oncol. 2016;34(2):65-75.
3. Howitt BE, Berney DM. Tumors of the testis: morphologic features and molecular alterations. Surg Pathol Clin. 2015;8(4):687-716.
4. Lopes LF, Almeida MTA. Tumores de células germinativas. In: Odone Filho V, Maluf Jr PT, Cristofani LM, Almeida MTA, Teixeira RAP (eds.). Doenças neoplásicas da criança e do adolescente. Barueri, SP: Manole; 2012. p. 267-280.
5. Mahadik K, Ghorpade K. Childhood ovarian malignancy. J Obstet Gynaecol India. 2014;64(2):91-4.
6. Niramis R, Anuntkosol M, Buranakitjaroen V, Tongsin A, Mahatharadol V, Poocharoen W, La-Orwong S, Tiansri K. Long-term outcomes of sacrococcygeal germ cell tumors in infancy and childhood. Surg Res Pract. 2015;(4):1-8. DOI: 10.1155/2015/398549.
7. Ulbright TM. Germ cell tumors of the gonads: a selective review emphasizing problems in differential diagnosis, newly appreciated, and controversial issues. Mod Pathol. 2005 Feb;18(Suppl 2): S61-79.

Parte 13

· · · · · · · · · · ·

Hematologia Pediátrica

Coordenação

Vicente Odone Filho

Parte 13

• • • • • • • • • • •

Hematologia Pediátrica

Coordenação

Vicente Odone Filho

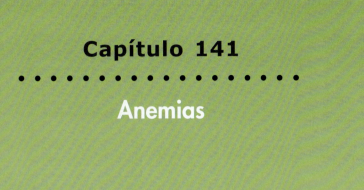

Capítulo 141

Anemias

Marlene Pereira Garanito
Mina Halsman

Definição

Anemia é a condição clínica na qual ocorre déficit de oxigenação tecidual resultante da redução da concentração de hemoglobina, do hematócrito ou da concentração de hemácias por unidade de volume, em comparação com parâmetros de sangue periférico de uma população de referência. Os índices variam com a idade e o sexo (Tabela 141.1).

» **Anamnese:** levar em consideração a etnia, história alimentar, queixa de palidez, fraqueza e/ou perda de sangue, uso de medicações, doenças associadas (hipotireoidismo, doença renal, doença hepática), icterícia neonatal e antecedentes familiares de icterícia, anemia, litíase biliar, esplenectomia e transfusões.
» **Exame físico:** taquicardia, sopro cardíaco, palidez, icterícia, glossite, queilite angular, esplenomegalia, sinais de doença sistêmica.
» **Avaliação laboratorial inicial:** hemograma completo, reticulócitos e esfregaço de sangue periférico.

Tabela 141.1. Valores normais de hemoglobina, hematócrito e volume corpuscular médio, de acordo com a idade e o sexo.

Idade	Sexo	Hb (g/dL) Média	Ht (%) Média	VCM Média
Nascimento	M/F	16,5	51	108
1 a 3 dias	M/F	18,5	56	108
1 semana	M/F	17,5	54	107
2 semanas	M/F	16,5	51	105
1 mês	M/F	14,0	43	104
2 meses	M/F	11,5	35	96
3 a 6 meses	M/F	11,5	35	91

(Continua)

Tabela 141.1. Valores normais de hemoglobina, hematócrito e volume corpuscular médio, de acordo com a idade e o sexo (continuação).

Idade	Sexo	Hb (g/dL) Média	Ht (%) Média	VCM Média
6 meses a 2 anos	M/F	12,0	36	78
2 a 6 anos	M/F	12,5	37	81
6 a 12 anos	M/F	13,5	40	86
12 a 18 anos	F	14,0	41	90
12 a 18 anos	M	14,5	43	88
18 a 49 anos	F	14,0	41	90
18 a 49 anos	M	15,5	47	90

Hb: hemoglobina; Ht: hematócrito; VCM: volume corpuscular médio; M: masculino; F: feminino.
Fonte: Garanito MP, 2013.

Classificação

» **De acordo com a etiopatogenia**
  – Produção inadequada de eritrócitos
    – **Causas medulares:** aplasia adquirida ou congênita, mielofibrose, síndrome mielodisplásica, leucemia.
    – **Deficiência de eritropoetina:** doença renal, doença inflamatória crônica, desnutrição.
    – **Deficiência nutricional:** ferro, ácido fólico e vitamina B12.
  – Aumento da destruição dos eritrócitos
    – **Causas congênitas:** doenças de membrana (esferocitose, eliptocitose), deficiências enzimáticas (G6PD, piruvato quinase), hemoglobinopatias (doenças falciformes e talassemias).
    – **Causas adquiridas:** anemia hemolítica autoimune, infecções, lesão mecânica (valvas cardíacas, CIVD, microangiopatia trombótica).
  – **Perdas sanguíneas:** agudas ou crônicas.
» **De acordo com a morfologia – volume corpuscular médio (Quadro 141.1)**
  – Microcítica.
  – Macrocítica.
  – Normocítica.

Quadro 141.1. Classificação das anemias de acordo com a morfologia (volume corpuscular médio).

	Microcítica	Macrocítica	Normocítica
Reticulócitos diminuídos	Ferropenia, doenças crônicas, desnutrição proteica	Deficiência de folato e B12, aplasia, hipotireoidismo	Doenças crônicas, endocrinopatias, insuficiência renal crônica
Reticulócitos normais	Anemia sideroblástica	–	Sangramento agudo, hiperesplenismo
Reticulócitos aumentados	Síndromes talassêmicas, hemoglobinopatia C	Hemólise	Hemólise, CIVD, PTT, síndrome hemolítica-urêmica, doenças de membranas e enzimas, falciforme

Fonte: Adaptado de Garanito MP, 2013.

Referências consultadas

1. Brugnara C, Oski FA, Nathan DG. Diagnostic approach to the anemic patient. In: Orkin SH, Nathan DG, Ginsburg D, Look AT, Fisher DE, Lux SE. Nathan and Oski's Hematology of infancy and childhood. Philadelphia: Saunders Elselvier; 2015. p. 293-381.
2. Campanaro CM, Chopard MRT. Anemias: investigação e diagnóstico diferencial. In: Loggetto SR, Braga JAP, Tone LG (coord.). Hematologia e hemoterapia pediátrica. São Paulo: Atheneu; 2014. p. 25-39.
3. Garanito MP. Diagnóstico diferencial de anemias. In: Carneiro JDA (coord.). Hematologia pediátrica. Barueri, SP: Manole; 2013. p. 32-40.

Capítulo 142
Anemias Hemolíticas

Marlene Pereira Garanito
Mina Halsman

Definição

Anemias causadas pela destruição precoce dos eritrócitos.
» **Quadro clínico:** sintomas de anemia, de aparecimento súbito ou progressivo, icterícia frequente, esplenomegalia.
» **Exames iniciais para detecção de hemólise:** hemograma, reticulócitos, esfregaço de sangue periférico, bilirrubina indireta, DHL e haptoglobina.
» **Exames complementares:** teste de Coombs, curva de resistência globular, eletroforese de hemoglobina, dosagem de G6PD e PK, citometria de fluxo CD55 e CD59.

Classificação

A hemólise pode ser secundária a defeitos extracorpusculares ou intracorpusculares.
» **Extracorpusculares:** anticorpos, infecção, sequestro esplênico, drogas, agentes físicos e químicos.
» **Intracorpusculares**
  – **Hereditárias:** hemoglobinopatias, anormalidades da membrana eritrocitária, defeitos das enzimas do metabolismo eritrocitário.
  – **Adquiridas:** hemoglobinúria paroxística noturna, intoxicação por chumbo.

Anemia hemolítica autoimune (AHAI)

A AHAI ocorre devido a autoanticorpos dirigidos contra antígenos da membrana eritrocitária, levando à destruição das hemácias via complemento e sistema reticuloendotelial. Raro em crianças e adolescentes. Incidência estimada: 0,2/1 milhão de indivíduos.
» **Classificação de acordo com a etiologia**
  – **AHAI primária:** a anemia hemolítica é o único achado clínico e não se identifica doença sistêmica de base para explicar a presença de autoanticorpos. Em Pediatria, 60% dos casos de AHAI têm etiologia primária.

- **AHAI secundária:** ocorre no contexto de uma doença autoimune sistêmica, doença maligna, imunodeficiências congênitas, infecções; sendo a anemia hemolítica somente uma manifestação dessa doença.

» **Classificação segundo a temperatura de reatividade dos anticorpos aos eritrócitos**
- Autoanticorpos da classe IgG (anticorpo "quente"): o anticorpo reage à temperatura corporal de 37 ºC. Ocorre em 80% a 90% dos casos. O principal sítio de hemólise é o baço.
- Na maioria dos casos restantes, a hemólise é mediada por autoanticorpos a frio (crioaglutininas), que apresentam maior afinidade pelas hemácias em temperaturas menores que 37 ºC. O principal sítio de hemólise é o fígado (células de Kupffer).

» **Diagnóstico**
- Anemia e reticulocitose (reticulocitopenia pode ocorrer em 10% dos pacientes).
- Leucócitos e plaquetas normais (se plaquetopenia associada, pensar em síndrome de Evans).
- Aumento de DHL e hiperbilirrubinemia indireta.
- Diminuição de haptoglobina.
- Teste de Coombs direto ou teste direto da antiglobulina (TAD) positivo (5% dos pacientes apresentam TAD negativo).

» **Tratamento**
- Corticosteroides.
- Imunoglobulina humana.
- Outros imunossupressores (azatioprina, ciclofosfamida).
- Anticorpo monoclonal anti-CD20.
- Esplenectomia.
- Reposição de ácido fólico.
- Transfusão sanguínea: se anemia grave e sintomática. A infusão deve ser em pequenas alíquotas e lenta, para monitorar piora da hemólise pela possibilidade de reação hemolítica transfusional concomitante.

Outras causas extracorpusculares de hemólise

» Agentes infecciosos como protozoários (malária, leishmania, toxoplasma) e bactérias (cólera, febre tifoide).
» Agentes químicos como compostos oxidantes (anilina, sulfonamidas), compostos não oxidantes (arsênio, cobre), uremia e venenos (principalmente das aranhas-marrom).
» Agentes físicos como calor (queimaduras extensas), radiação ionizante, microangiopatias (SHU, CIVD) e próteses valvares.

Distúrbios de membrana eritrocitária

As doenças de membrana são resultantes de um defeito nas proteínas estruturais da membrana eritrocitária, levando à reduzida deformabilidade da membrana das hemácias e prematura remoção dos eritrócitos da circulação.

Constituem este grupo: esferocitose hereditária, eliptocitose hereditária, estomatocitose hereditária e ovalocitose hereditária.

A esferocitose hereditária (EH) é a doença de membrana mais comum. Trata-se de uma alteração do citoesqueleto por deficiência das proteínas espectrina, anquirina, banda 3 ou proteína 4,2.

» **Quadro clínico:** anemia de gravidade variável, desde apenas alterações laboratoriais até casos graves, com hemólise intensa e dependência de transfusões. Icterícia intermitente e esplenomegalia em 75% dos casos.
» **Diagnóstico:** presença de esferócitos no esfregaço de sangue periférico, reticulocitose, fragilidade osmótica aumentada (curva desviada para a direita) e Coombs direto negativo.
» **Tratamento:** suplementação de folato e esplenectomia reservada para casos específicos (moderados e graves).

Defeitos enzimáticos

As anemias causadas por deficiências enzimáticas afetam todas as etnias e as manifestações clínicas são variáveis, desde quadros assintomáticos até formas mais graves.

A deficiência de glicose-6-fosfato desidrogenase (G6PD) é a eritroenzimopatia mais frequente. É de herança recessiva ligada ao cromossomo X (afeta o sexo masculino) e acomete entre 3% e 7% da população brasileira.

A G6PD participa do metabolismo da glicose no *shunt* das pentoses. Em situações de estresse oxidativo, o *shunt* das pentoses é ativado e, no caso da deficiência de G6PD, não é possível a geração de potencial redutor. Com isso, ocorre oxidação dos compostos celulares e destruição intravascular das hemácias.

A gravidade da manifestação clínica depende da variante enzimática deficiente.

As crises hemolíticas agudas ocorrem após ingestão de substâncias oxidantes (Quadro 142.1) ou após infecções, sendo comuns as manifestações desde o período neonatal.
» **Quadro clínico:** nas crises hemolíticas agudas, podem apresentar palidez, fraqueza, icterícia e hemoglobinúria. Mais raramente, a deficiência de G6PD se manifesta como um quadro de anemia hemolítica crônica, com icterícia, esplenomegalia e reticulocitose e icterícia neonatal de início tardio (após 72 horas).
» **Diagnóstico:** dosagem quantitativa da atividade da enzima nos eritrócitos. Pode ser detectada nos testes de triagem neonatal.
» **Tratamento:** medidas de suporte e afastamento dos desencadeantes.

Quadro 142.1. Drogas oxidantes e crises hemolíticas agudas.

Antimaláricos	Primaquina, cloroquina, quinino
Sulfonamidas e sulfonas	Sulfanilamida, cotrimoxazol, sulfassalazina, sulfadiazina, dapsona
Bactericidas	Nitrofurantoina, ácido nalidíxico, cloranfenicol, ciprofloxacina e outras quinolonas
Anti-helmínticos	β-naftol, metronidazol
Analgésicos	Ácido acetilsalicílico
Outros	Análogos da vitamina K, naftalina, azul de metileno, cânfora

Fonte: Adaptado de Jorge (2013).

Hemoglobinopatias

A molécula de hemoglobina é composta por duas partes: o HEME (protoporfirina com um átomo de ferro) e a globina (parte proteica, com quatro cadeias polipeptídicas).

As hemoglobinas normalmente encontradas na infância e na idade adulta são HbA1 ($2\alpha2\beta$), HbA2 ($2\alpha2\delta$) e a Hb fetal ($2\alpha2\gamma$). Durante a fase embrionária, existem outros tipos de hemoglobinas (Gower 1, Portland e Gower 2).

As alterações das cadeias de globina podem ser qualitativas (estruturais), envolvendo uma mutação que altera a sequência de aminoácidos da cadeia polipeptídica (doença falciforme), ou quantitativa, com redução da síntese de uma ou mais cadeias de globina (síndromes talassêmicas).

O gene que produz a hemoglobina S (HbS) pode combinar-se com outras alterações hereditárias das hemoglobinas, como C, D, E, beta e alfa talassemias, gerando combinações que se apresentam com os mesmos sinais e sintomas da combinação SS e são tratadas da mesma forma. As combinações SS/SC/SD/SE/S-talassemia são denominadas de doença falciforme e a herança é autossômica recessiva.

A anemia falciforme resulta da mutação no gene da β-globina (betaglobina) que leva à troca do ácido glutâmico pela valina, na posição 6 da cadeia da β-globina, tendo como produto a hemoglobina S. Essa alteração facilita a polimerização das moléculas de hemoglobina quando submetidas à hipóxia, desidratação, redução do pH e alterações de temperatura. Como consequência, ocorre alteração do formato da hemácia, redução de sua deformabilidade, alteração na expressão de moléculas de adesão da membrana eritrocitária e liberação de citocinas que levarão ao fenômeno de vasoclusão e aos principais sintomas.

» **Quadro clínico**
  − **Manifestações agudas:** crises vasoclusivas (dor em ossos longos, coluna vertebral, arcos costais, abdome, dactilite de mãos e pés, acidente vascular encefálico, síndrome torácica aguda, priapismo), sequestro esplênico, crise aplástica e infecção.
  − **Manifestações crônicas:** atraso da maturação sexual, cardiomegalia, hipertrofia de ventrículo esquerdo, hipertensão pulmonar, hipostenúria, proteinúria, retinopatia proliferativa e não proliferativa, necrose avascular da cabeça do fêmur, úlceras de perna e colelitíase.

» **Diagnóstico definitivo:** eletroforese de hemoglobina: Hb A1 ausente, A2 < 3,5%, F variável (2% a 15%), S de 85% a 95%. Diferenciar das outras síndromes falcêmicas (Tabela 142.1)

Tabela 142.1. Diagnóstico das doenças falciformes.

Fenótipo	Hb (g/dL)	VCM	Esfregaço	A1 (%)	A2 (%)	F (%)	S (%)	C (%)
SS	6,4 a 11,5	67 a 100	Hemácias em foice (+++) Hemácias em alvo (+) Microcitose (+++)	0	≤ 3,5	3,3 a 47	≥ 95	0
Sβ⁰	8 (7 a 10)	60 a 65	Idem SS	0	3 a 7	2 a 30	≤ 50	0
Sβ⁺	8,5 a 13,5	61 a 88	Idem SS	5 a 30	3 a 6	2 a 15	≤ 50	0
SC	8 a 12	63 a 88	Cristais de HbC	0	nl	0 a 25,7	~50	~50

SS: anemia falciforme; Sβ⁰: Sβ⁰ talassemia; Sβ⁺: Sβ⁺ talassemia; SC: hemoglobinopatia.
Fonte: Adaptada de Park, 2013.

» Tratamento
- **Curativo:** transplante de células-tronco hematopoiéticas.
- **Ambulatorial:** ácido fólico, profilaxia de infecções (Quadro 142.2), vacinação (pneumococo, hemófilos, meningococo C e hepatite B, previstas no calendário vacinal), pneumococo 10V, penumococo 23V, hepatite A, varicela e influenza anual; hidroxiureia; programa de transfusão crônica para profilaxia primária e secundária de acidente vascular encefálico; quelantes de ferro e monitorização periódica sistêmica.
- **Complicações agudas**
  - **Crise álgica:** tratar fator desencadeante; hidratação VO ou IV, a depender do estado do paciente; analgesia (opioides, analgésicos convencionais, anti-inflamatórios não hormonais); coadjuvantes (compressas quentes, massagem, terapias cognitivas).
  - **Sequestro esplênico:** suporte hemodinâmico.
  - **Crise aplástica:** suporte hemodinâmico.
  - **Síndrome torácica aguda:** cefalosporina de terceira geração associada a macrolídeo; oseltamivir (durante surto sazonal); suporte transfusional (simples ou exsanguinotransfusão) para HbS < 30%; broncodilatador (independente da presença de sibilos); fisioterapia respiratória.
  - **Acidente vascular cerebral:** suporte transfusional (simples ou exsanguinotransfusão) para HbS < 30%.
  - **Priapismo:** analgesia, hidratação, HbS < 30% e avaliação urológica imediata.
  - **Infecções:** se foco evidente, antibiótico direcionado; se foco não evidente, antibiótico de amplo espectro.

Quadro 142.2. Profilaxia antibiótica de infecções na doença falciforme.

Penicilina benzatina	50 mil U/kg/dose, IM, a cada 21 dias
Penicilina V via oral	125 mg, 2 vezes ao dia, até os 3 anos ou até peso de 15 kg 250 mg, 2 vezes ao dia, dos 3 aos 5 anos ou peso de 15 a 25 kg 500 mg, 2 vezes ao dia, para pacientes com peso > 25 kg
Eritromicina (para alergia à penicilina)	20 mg/kg, 2 vezes ao dia, VO

Fonte: Adaptado de Park, 2013.

Talassemias

Grupo diversificado de doenças hereditárias que se caracterizam pela redução ou ausência da produção de uma ou mais cadeias de globina.

» Classificação
- Beta-talassemia
  - *Major:* forma mais grave, dependente de transfusões, sintomas desde o primeiro ano de vida.
  - **Intermédia:** anemia (Hb7-11), esplenomegalia, pode depender ou não de transfusões.

- — **Minor:** assintomática, principal diagnóstico diferencial com anemia ferropriva.
- — Alfa-talassemia
  - — **Hidropisia fetal (Hb Bart's):** nenhum gene ativo, incompatível com a vida.
  - — **Hemoglobinopatia H:** um gene a ativo, pode ou não ser dependente de transfusões.
  - — **Traço talassêmico:** dois genes ativos, cursa com anemia hipo/micro, assintomática (diferencial com ferropenia).
  - — **Portador silencioso:** três genes ativos.
- » **Quadro clínico:** anemia de gravidade variável, hipodesenvolvimento sexual e somático, hiperplasia de medula óssea, alterações ósseas, esplenomegalia, hiperesplenismo e sobrecarga de ferro, que causa alterações endocrinológicas, cardíacas e hepáticas.
- » **Diagnóstico**
  - — Beta-talassemia = eletroforese de hemoglobina
    - — **Talassemia *major*:** aumento da HbF e com HbA2 variável.
    - — **Talassemia beta heterozigota:** aumento de HbA2, com HbF normal ou levemente aumentada.
  - — Alfa-talassemia = teste de triagem neonatal
    - — Pesquisa de hemoglobina H.
- » **Tratamento:** da talassemia *major* envolve transfusões de concentrado de hemácias a cada 3 a 4 semanas (15 mL/kg), para manter o Hb em torno de 9 a 10 g/dL. Nestes pacientes, deve ser monitorada a ferritina e a quelação de ferro. As transfusões de rotina também podem ser usadas nos casos de talassemia intermédia cujos pacientes apresentem alterações ósseas ou déficit de crescimento.

Referências consultadas

1. Braga JAP, Loggetto SR, Campanaro CM et al. Doença falciforme. In: Loggetto SR, Braga JAP, Tone LG (coord.). Hematologia e hemoterapia pediátrica. São Paulo: Atheneu; 2014. p. 139-62.
2. Cardoso MAT, Veríssimo MPA, Leite IPR, Sampaio JAM. Anemia hemolítica autoimune. In: Loggetto SR, Braga JAP, Tone LG (coord.). Hematologia e hemoterapia pediátrica. São Paulo: Atheneu; 2014. p. 129-38.
3. Carneiro JDA. Anemias hemolíticas II: doenças da membrana eritrocitária, eritroenzimopatias e imunes. In: Carneiro JDA (coord.). Hematologia pediátrica. Barueri, SP: Manole; 2013. p. 69-81.
4. Lovett PB, Sule HP, Lopez BL. Sickle cell disease in the emergency department. Emerg Med Clin N Am. 2014;32:629-647.
5. Luporini SM, Braga JAP, Terzian CCN. Doenças da membrana eritrocitária. In: Loggetto SR, Braga JAP, Tone LG (coord.). Hematologia e hemoterapia pediátrica. São Paulo: Atheneu; 2014. p. 108-18.
6. Ministério da Saúde, Secretaria de Atenção à Saúde, Departamento de Atenção Especializada e Temática. Orientações para diagnóstico e tratamento das talassemias beta. Brasília: Ministério da Saúde; 2016. 184p.
7. Ministério da Saúde, Secretaria de Atenção à Saúde. Portaria SAS/MS n. 1.308, de 22 de novembro de 2013. Protocolo clínico e diretrizes terapêuticas – Anemia hemolítica autoimune.
8. Park MVF. Anemias hemolíticas I: hemoglobinopatias. In: Carneiro JDA (coord.). Hematologia pediátrica. Barueri, SP: Manole; 2013. p. 51-68.
9. Phillips J, Henderson AC. Hemolytic anemia: evaluation and differential diagnosis. Am Fam Physician. 2018 Sep 15;98(6):354-361.

Capítulo 143

Trombocitopenias

Marlene Pereira Garanito
Mina Halsman

Definição

Contagem plaquetária inferior a 150 mil/mm³.

Causas

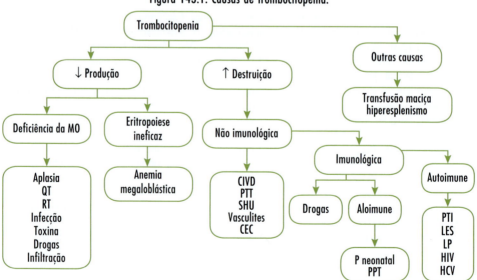

Figura 143.1. Causas de trombocitopenia.

MO: medula óssea; QT: quimioterapia; RT: radioterapia; CIVD: coagulação intravascular disseminada; PTT: púrpura trombocitopênica trombótica; SHU: síndrome hemolítico-urêmica; CEC: circulação extracorpórea; P neonatal: púrpura neonatal; PPT: púrpura pós-transfusional; PTI: púrpura trombocitopênica imunológica; LES: lúpus eritematoso sistêmico; LP: doenças linfoproliferativas; HIV: vírus da imunodeficiência adquirida; HCV: hepatite por vírus C.
Fonte: Guerra et al., 2019.

Quadro clínico

Sangramento cutaneomucoso (petéquias, hematomas, epistaxe, gengivorragia).

Trombocitopenia imune primária

Distúrbio hemorrágico mais comum na criança.

» **Definição:** trombocitopenia isolada < 100 mil plaquetas/mm³, na ausência de outras causas de plaquetopenia.

» **História:** doença aguda, início súbito, em criança previamente hígida e antecedente de doença viral ou vacinação (60%), 1 a 3 semanas antes dos sintomas.

» **Classificação**
  - Recém-diagnosticada: < 3 meses.
  - Persistente: 3 a 12 meses.
  - Crônica: > 12 meses.

» **Incidência:** 2,2 a 5,5 casos/100 mil crianças/ano, idade mais comum entre 2 e 6 anos/ ambos os sexos/inverno e primavera.

» **Fisiopatologia**
  - Anticorpos (AC) contra as glicoproteínas plaquetárias: GPIIb-IIIa, GPIb-IX, IV e V.
  - Autoanticorpos da classe IgG e linfócitos T citotóxicos antiplaquetas.
  - Plaquetas + AC são fagocitados, por meio dos receptores Fcγ dos macrófagos, e destruídas no SRE.

» **Diagnóstico:** história clínica, exame físico (bom estado geral, somente sangramento mucocutâneo), hemograma completo, exame do esfregaço periférico (presença de macroplaquetas e afastar pseudoplaquetopenia), coagulograma (normal). Mielograma: realizar, se história atípica, exame físico com adenomegalias, visceromegalias ou presença de dores ósseas e/ou o hemograma demonstrar outras citopenias. Não prescrever corticoide se houver dúvida do diagnóstico.

» **Tratamento:** indicação de tratar (preferencialmente com o paciente internado).
  - American Society of Hematology (ASH)
    - Plaquetas < 20 mil + sangramento mucoso.
    - Plaquetas < 10 mil/mm³, independente da clínica.
    - Sangramento grave, independentemente do número de plaquetas.
  - British Paediatric Hematology Group
    - Direcionado pelo quadro clínico.

» **Quadros agudos**
  - Corticosteroides
    - Prednisona 2 mg/kg/dia, via oral, 21 dias.
    - Prednisona 4 mg/kg/dia, via oral, 4 dias.
    - Metilprednisolona 30 mg/kg/dia, intravenoso, 3 dias, seguida de redução via oral.
  - Imunoglobulina humana intravenosa
    - 0,4 g/kg/dia, 5 dias.
    - 1 g/kg/dia, 2 dias.

» **Quadros crônicos e sintomáticos ("púrpura molhada")**
  - Anticorpo monoclonal anti-CD20.
  - Esplenectomia.
  - Agonistas do receptor da trombopoietina.

Referências consultadas

1. Diaz TSP. Púrpuras plaquetárias e plaquetopenias. In: Carneiro JDA (coord). Hematologia pediátrica. Barueri, SP: Manole; 2013. p. 120-9.
2. Guerra JCC, Kanayama RH, Nozawa ST et al. Plaquetopenias: diagnóstico usando citometria de fluxo e anticorpos antiplaquetas. Hematol Oncol Clin N Am. 2019;33:489-506.
3. Loggetto SR, Magalhães IMQS, Werneck FA. Trombocitopenia imune primária. In: Loggetto SR, Braga JAP, Tone LG (coord.). Hematologia e hemoterapia pediátrica. São Paulo: Atheneu; 2014. p. 203-213.
4. Provan D, Arnold DM, Bussel JB, Chong BH, Cooper N, Gernsheimer T et al. Updated international consensus report on the investigation and management of primary immune thrombocytopenia. Blood Adv. 2019 Nov 26;3(22):3780-3817.

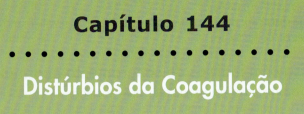

Capítulo 144
Distúrbios da Coagulação

Marlene Pereira Garanito
Mina Halsman

Introdução

Classicamente, as doenças hemorrágicas podem ser decorrentes de alterações da hemostasia primária ou secundária, adquiridas ou hereditárias.

Hemostasia primária

» Alterações na hemostasia primária afetam a formação do tampão plaquetário inicial:
  — plaquetopenia;
  — alterações da função plaquetária;
  — doença de von Willebrand.

Hemostasia secundária

» Alterações na hemostasia secundária afetam a formação da fibrina:
  — Níveis reduzidos ou ausentes de fatores de coagulação.

Anamnese

Verificar:
» sangramento prévio;
» cirurgia prévia;
» tipo de sangramento;
  — **Mucoso, petéquias e equimoses:** doenças plaquetárias; doença de von Willebrand.
  — **Musculares profundos ou articulares**: deficiência de fatores de coagulação.
» **padrão:** agudo, crônico, espontâneo;
» idade de início dos sintomas;
» doença de base;

» tempo de início dos sintomas;
- **Período de dias ou semanas:** doença adquirida (trombocitopenia imune; deficiência de vitamina K).
- **Longa duração:** doença congênita (doença de von Willebrand ou deficiência de fatores de coagulação).

História clínica com indícios de sangramento anormal

» Duração ou quantidades maiores do que seria esperado.
» Epistaxe não resolvida após 15 minutos de pressão sobre os vasos nasais.
» Menstruação com duração > 7 dias ou associada com saturação dos absorventes e presença de coágulos frequentes.
» Sangramento após exodontia com duração além do dia do procedimento ou requerendo transfusão sanguínea.
» Equimoses com proporções inconsistentes com a gravidade do trauma reportado.

História familiar

» Dirigida para pesquisa de sinais e sintomas de doenças hemorrágicas.
» Muitas crianças, até o momento da avaliação, ainda não tiveram tempo de sofrer agressões graves o suficiente para testar seus sistemas hemostáticos.
» Doenças hemorrágicas hereditárias podem ter permanecido não diagnosticadas ou com diagnóstico equivocado durante várias gerações.

Exames de triagem

» Hemograma.
» Tempo de protrombina (TP).
» Tempo de tromboplastina parcial ativada (TTPA).
» Tempo de trombina (TT).

Atenção

Ausência de jejum, uso de garrote, coleta por vias heparinizadas, quantidade inadequada de sangue e tempo de processamento do exame podem comprometer os resultados.

Tabela 144.1. Diagnóstico diferencial das coagulopatias.

Plaquetas	TP	TTPA	TT	Causas
Nl ou ↓	Nl	Nl ou ↑	Nl	DvW/plaquetopatias
↓	Nl	Nl	Nl	Plaquetopenia
Nl	Nl	↑	Nl	Deficiência dos fatores da fase de contato Deficiência dos fatores VIII, IX, XI, XII Inibidores da coagulação Doença de von Willebrand
Nl	↑	Nl	Nl	Deficiência de fator VII

(Continua)

Tabela 144.1. Diagnóstico diferencial das coagulopatias (continuação).

Plaquetas	TP	TTPA	TT	Causas
NI ou ↓	↑	↑	NI ou ↑	Deficiência dos fatores fibrinogênio, II, V ou X Deficiência de vitamina K Hepatopatia CIVD Fibrinólise primária Inibidores da coagulação
NI	NI ou ↑	NI ou ↑	↑	Hipo ou afibrinogenemia Disfibrinogenemia Inibidores da coagulação
NI	NI	NI	NI	Deficiência de fator XIII Deficiência de alfa-2-antiplasmina

NI: normal.
Fonte: Adaptada de Villaça PR, 2013.

A hemofilia é uma doença hereditária de transmissão autossômica recessiva ligada ao cromossomo X, portanto acometendo na maioria das vezes o sexo masculino e caracterizada pela deficiência dos fatores de coagulação, fator VIII (hemofilia A – 80% a 85% dos casos) e fator IX (hemofilia B – 15% a 20%), sendo a segunda causa mais frequente de doenças hereditárias, estimando-se 400 mil de hemofílicos no mundo todo. Manifesta-se por sangramentos de intensidades variáveis (hemartroses e sangramentos musculares nas formas graves) que aparecem principalmente após traumatismos (mesmo mínimos) e, dependendo do grau de deficiência do fator, pode ser classificada em hemofilia grave (< 1%), moderada (1% a 5%) e leve (5% a 40%).

Tratamento das intercorrências hemorrágicas nas hemofilias A e B

Fórmulas para cálculo da dose de fator a ser reposto:

Hemofilia A: dose de fator VIII (UI) = $\dfrac{[\Delta \text{ fator (\% ou U/dL)} \times \text{peso (kg)}]}{2}$

Hemofilia B: dose de fator IX (UI) = [Δ fator (% ou UI/dL) × peso (kg)]

Tabela 144.2. Níveis hemostáticos de fator VIII e IX mínimos necessários
para conter sangramentos e duração do tratamento.

Local de sangramento	Nível de fator (% em UI/dL)	Duração em dias
Hemartrose	30% a 50%	1 a 2 dias
Hematoma muscular, exceto iliopsoas	30% a 50%	1 a 2 dias
Epistaxe	30% a 50%	Até resolução
Hemorragia digestiva	50% a 80%	Até resolução

(Continua)

Tabela 144.2. Níveis hemostáticos de fator VIII e IX mínimos necessários para conter sangramentos e duração do tratamento (continuação).

Local de sangramento	Nível de fator (% em UI/dL)	Duração em dias
Língua/Retrofaringe	89% a 100%	7 a 10 dias
Sistema nervoso central	100%	7 a 10 dias
Hematúria	30% a 50%	Até resolução
Pequenas hemorragias	20% a 30%	Até resolução

Fonte: Valim e Okazaki, 2013.

A doença de von Willebrand é a coagulopatia hereditária mais frequente, acometendo 1% da população submetida a exames de triagem laboratorial específica (1 caso/100 mil habitantes) e, ao contrário da hemofilia, afeta ambos os sexos, tem padrão de herança autossômica e caracteriza-se por provocar principalmente sangramento mucocutâneo.

Tabela 144.3. Classificação e caracterização laboratorial da doença de von Willebrand.

Exames	Tipo 1	Tipo 2A	Tipo 2B	Tipo 2M	Tipo 2N	Tipo plaquetário	Tipo 3
TS	N ou ↑	N ou ↑	↑	N ou ↑	N	↑	↑
F VIII: C	N ou ↓	N ou ↓	N ou ↓	N ou ↓	↓↓	N	↓↓
VWF: Ag	↓	N ou ↓	N ou ↓	N ou ↓	N	N ou ↓	↓↓
Plaquetas	N	N	N ou ↓	N	N	↓	N
VWF: RCo	↓	↓↓	↓	↓↓	N	N ou ↓	↓↓
RIPA	N ou ↓	↓↓	N	↓↓	N	N	Ausente
RIPA (baixas doses de ristocetina)	Ausente	Ausente	Presente	Ausente	Ausente	Presente	Ausente
Análise multimérica	Todos os multímeros presentes	Ausência de grandes e médios multímeros	Ausência de grandes multímeros	Todos os multímeros presentes	Todos os multímeros presentes	Ausência de grandes multímeros	Todos os multímeros diminuídos ou ausentes
Frequência	60% a 80%	15% a 30%				0% a 1%	1% a 3%

TS: tempo de sangria; F VIII: C: fator VIII coagulante; VWF: Ag: fator von Willebrand (antígeno); VWF: RCo: atividade de cofator ristocetina; RIPA: agregação plaquetária induzida pela ristocetina; N = Nl: normal.

Fonte: Ministério da Saúde, 2006.

Tabela 144.4. Doses recomendadas de concentrado de fator VIII/VW para pacientes com DvW nas diferentes situações clínicas.

Tipo de sangramento	Doses (UI/kg)	Nº de infusões	Objetivo
Cirurgia de grande porte	50	1 vez ao dia ou em dias alternados	Manter F VIII > 50 UI/dL^{-1} até cicatrização
Cirurgia de pequeno porte	30	1 vez ao dia ou em dias alternados	Manter F VIII > 50 UI/dL^{-1} até cicatrização
Extração dentária	20	Dose única	Manter F VIII > 30 UI/dL^{-1} até 6 horas
Sangramento espontâneo ou secundário a trauma	20	Dose única	Manter F VIII > 30 UI/dL^{-1}

Fonte: Ministério da Saúde, 2006.

Observação

DDAVP® ou desmopressina deve ser utilizado para o tratamento de sangramentos tais como epistaxe, hematúria, menorragia, pequenos traumas e pequenas cirurgias (p. ex., extração dentária) em pacientes com hemofilia A leve e DVW tipos 1 e 2A, responsivos ao DDAVP. O Ministério da Saúde disponibiliza a forma endovenosa, cuja dose utilizada é de 0,3 µg/kg de peso, diluídos em 50 mL de solução salina e infundido durante 20 a 30 minutos.

Referências consultadas

1. D'Amico EA, Carneiro JDA, Hoepers ATC. Hemofilias. In: Loggetto SR, Braga JAP, Tone LG (coord.). Hematologia e hemoterapia pediátrica. São Paulo: Atheneu; 2014. p. 229-238.
2. D'Amico EA, Junqueira PL. Fisiologia da hemostasia e interpretação dos exames de coagulação na criança. In: Carneiro JDA (coord.). Hematologia pediátrica. Barueri, SP: Manole; 2013. p. 91-110.
3. Ministério da Saúde, Secretaria de Atenção à Saúde, Departamento de Atenção Especializada. Manual de tratamento das coagulopatias hereditárias. Brasília: Ministério da Saúde, 2006.
4. Ministério da Saúde, Secretaria de Atenção à Saúde, Departamento de Atenção Especializada. Hemofilia congênita e inibidor: Manual de diagnóstico e tratamento de eventos hemorrágicos. Brasília: Ministério da Saúde; 2009.
5. Murao M, Loggetto SR, Pinto CMS. Doença de von Willebrand. In: Loggetto SR, Braga JAP, Tone LG (coord.). Hematologia e hemoterapia pediátrica. São Paulo: Atheneu; 2014. p. 239-245.
6. Sharma R, Flood VH. Advances in the diagnosis and treatment of von Willebrand disease. Blood. 2017 Nov 30;130(22):2386-2391.
7. Valim AKZ, Okazaki E. Doença de von Willebrand, hemofilias e disfunções plaquetárias. In: Carneiro JDA (coord.). Hematologia pediátrica. Barueri, SP: Manole; 2013. p. 130-151.
8. Villaça PR, Carneiro JDA. Abordagem da criança com sangramento. In: Carneiro JDA (coord.). Hematologia pediátrica. Barueri, SP: Manole; 2013. p. 111-119.

Capítulo 145

Hemocomponentes e Hemoderivados

André Luís Albiero

Definições e nomenclatura apropriada

Hemocomponentes são produtos sanguíneos lábeis, resultado do fracionamento do sangue de doadores humanos, modificados por centrifugação, extração de *buffy coat*, filtração, irradiação e lavagem de acordo com a necessidade das crianças. Há hemocomponentes produzidos por aférese: concentrados de plaquetas e concentrados de granulócitos. Os hemocomponentes, anticoagulados e conservados em bolsas plásticas de poliestireno, são classificados em grupos sanguíneos e a maioria deles requer amostra(s) para realização de testes pré-transfusionais de compatibilidade. Acumulam riscos residuais de transmissão de patógenos e de reações transfusionais diversas, de leves a fatais. Conquanto não exista transfusão segura, os benefícios de toda proposição transfusional devem ser ponderados contra seus riscos. São produzidos por bancos de sangue e hemocentros e distribuídos por agências transfusionais. Sua disponibilidade depende exclusivamente da boa vontade de doadores voluntários. Com eles, fazem-se "transfusões".

Hemoderivados são produtos estáveis, industrializados, envazados, que podem ter o sangue humano como matéria-prima ou serem fabricados por engenharia genética à "imagem e semelhança" de seus equivalentes naturais. Visto que são viro-inativados e dispensam testes de compatibilidade, são produtos mais seguros que os hemocomponentes. São produzidos pela indústria farmacêutica, têm custo elevado e são distribuídos por farmácias hospitalares. Exemplo: imunoglobulinas, albumina humana, concentrado de fator VIII. Com eles, fazem-se "infusões".

A Tabela 145.1 resume as características e principais indicações de hemocomponentes e hemoderivados em pediatria.

Tabela 145.1. Características e indicações dos hemocomponentes e hemoderivados.

Componente	Composição e característica	Indicação	Risco e precaução	Administração e comentários
Concentrado de hemácias	Hemácias, a maior parte do plasma é removida após centrifugação	Anemias sintomáticas não responsivas ao tratamento clínico, hemoglobinopatias e hemorragias	Sobrecarga de volume, reação hemolítica aguda, reações febris não hemolíticas e alérgicas	Administrar em 2 a 4 horas 10 mL/kg de peso aumenta Hb em 3 g/dL
Concentrado de plaquetas *standard*	1 U = 5,5 × 10^{10} plaquetas	Trombocitopenias de causa central ou defeitos de função plaquetária	Não necessita de prova cruzada A compatibilidade ABO deve ser ponderada diante da relação risco/benefício A compatibilidade Rh é discutível	Rapidamente, não exceder 4 horas. Cada U em pacientes de 4 kg pode elevar a contagem para além de 100 mil plaquetas/mm^3 O rendimento varia de acordo com as condições clínicas do paciente
Concentrado de plaquetas por aférese	1 U = 3 ×10^{11} plaquetas	Trombocitopenias de causa central ou defeitos de função plaquetária Produto de escolha para compatibilidade HLA para pacientes refratários e/ou com restrição de volume	Como acima	O volume necessário para se obter o mesmo rendimento mencionado acima é de cerca de 3/5 do volume de plaquetas *standard*
Plasma fresco congelado	Mais de 80% de todas as proteínas pró-coagulantes do plasma	Coagulopatias Reposição de fatores de coagulação *sensu latu* (CIVD) e/ou na indisponibilidade de fatores específicos	Deve ser ABO compatível Não necessita de prova cruzada. Risco de sobrecarga de volume e reação alérgica	O mais rápido possível. Não exceder 4 horas Utilizar 10 a 15 mL/kg de peso Aumenta 10% a 20% o nível de todos os fatores de coagulação
Crioprecipitado	80 U de fator VIII, 100 a 350 mg de fibrinogênio, fibronectina e fator XIII	Deficiência quantitativa e qualitativa de fibrinogênio, fator XIII e von Willebrand (na falta do fator específico)	Preferencialmente ABO compatível	Em 30 a 60 minutos. 1 U para cada 4 a 6 kg Meia unidade/kg, aumenta fibrinogênio em 200 a 250 mg/dL

(Continua)

PARTE 13 – HEMATOLOGIA PEDIÁTRICA

Tabela 145.1. Características e indicações dos hemocomponentes e hemoderivados (continuação).

Componente	Composição e característica	Indicação	Risco e precaução	Administração e comentários
Concentrado de fator VIII liofilizado	Fator VIII purificado	Hemofilia A	–	1 U de fator VIII aumenta em 2% o seu nível, meia-vida de 12 horas (% desejada × peso/2)
Concentrado de fator IX liofilizado	Fator IX purificado	Hemofilia B	–	1 U de fator VIII aumenta em 1% o seu nível, meia-vida de 18 a 24 horas (% desejada × peso)
Concentrado de complexo protrombínico	A partir do fracionamento do plasma, com a purificação dos fatores vitamina K-dependente.	Hemofilia B, na ausência do fator IX purificado e na hemofilia A, com presença de inibidor em baixos títulos	Complicações trombóticas e CIVD	75 U/kg de fator IX a cada 12 horas
Concentrado de complexo protrombínico ativado	Com a ativação do mesmo, gerando altas doses de fator VII, X e trombina ativados	Na hemofilia A, com presença de inibidor em altos títulos	Como acima	75 U/kg de fator IX a cada 6 a 12 horas
Hemocomponentes Celulares leucorreduzidos (filtrados ou pré-filtrados) (aplica-se somente a concentrados de hemácias e plaquetas)	–	–	↓ transmissão de CMV e a aloimunização contra antígenos leucocitários ↓ reações febris não hemolíticas	–
Hemocomponentes celulares lavados (aplica-se somente aos concentrados de hemácias e plaquetas)	–	–	Mesmas vantagens acima, porém só indicado para portadores de deficiência congênita de IgA e com reações anafilactoides à proteínas plasmáticas	–
Hemocomponentes celulares irradiados (aplica-se somente aos concentrados de hemácias e plaquetas)	–	–	Indicado para proteger as crianças do efeito GVHD-TA em recém-nascidos com menos de 1.500 g e transplantados	–

Fonte: Desenvolvida pela autoria do capítulo.

Reações transfusionais são intercorrências associadas às transfusões. Podem ser classificadas em agudas, quando ocorrem durante ou até 24 horas após a transfusão, e tardias, quando ocorrem após esse período. As reações agudas costumam sinalizar intercorrências mais graves e que necessitam de intervenção médica imediata. Podem ser subdivididas em febris e não febris.

» **Reações febris:** entende-se por reação febril aquela que ocorre em paciente previamente afebril com elevação > 1 °C, ultrapassando 37,8 °C. Podem ser resultado de incompatibilidade ABO maior, em geral, resultado de equívoco involuntário. As reações hemolíticas proporcionam febre e desconforto importante logo no início da transfusão, seguida de hemoglobinúria, hipotensão e coagulopatia logo no início. Por isso é fundamental registrar a T pré-transfusional, acompanhar e registrar os sinais vitais nos primeiros 10 minutos da transfusão, principalmente em pacientes com rebaixamento do nível de consciência. A agência transfusional deve ser comunicada e pedirá nova amostra para dirimir dúvidas de tipagem.

As reações febris não hemolíticas costumam ocorrer além de 30 minutos após o início da transfusão e podem ser debeladas com dipirona e prevenidas com o uso de hemocomponentes leucorreduzidos.

Entretanto, as reações febris também podem sinalizar contaminação bacteriana do hemocomponente, sobretudo de concentrados de plaquetas. Por isso, para todas as reações febris, é recomendado também colher hemocultura do paciente e devolver o restante do hemocomponente à agência para cultura do resíduo.

» **Reações alérgicas:** podem manifestar-se como placas e pápulas pruriginosas, com extensão para broncoespasmo, devendo ser tratadas com anti-histamínicos e/ou corticoides. No limite, com adrenalina e podem ser prevenidas com pré-medicação, utilizando-se os mesmos medicamentos. Como sua fisiopatologia envolve proteínas plasmáticas, em casos repetidos e refratários, recomenda-se o uso de hemocomponentes celulares lavados (ver tabela). Sugere deficiência congênita de IgA. Não requer hemoculturas, envio de amostra, tampouco devolução de resíduo da unidade à agência transfusional.

» **Reações pulmonares:** dispneia/dessaturação durante ou imediatamente após a transfusão sugere sobrecarga de volume (TACO) e deve ser tratada como EAP. Até 12 horas após, associado à raio X compatível com pulmão de choque, sugere injúria pulmonar aguda associada à transfusão (TRALI). Ambas devem ser comunicadas à agência transfusional para orientações corretas.

» **Reações tardias:** reação hemolítica tardia, púrpura pós-transfusional, doença do enxerto *versus* hospedeiro associada à transfusão (GVHD-TA) e imunomodulação pós-transfusional podem ocorrer de sete a dez dias após a transfusão. A profilaxia do GVHD-TA é feita com a irradiação dos hemocomponentes. Na suspeita, a agência transfusional deve ser acionada.

Referências consultadas

1. Albiero AL. Transfusões em pediatria. In: Carneiro JDA (eds.). Hematologia pediátrica. Barueri, SP: Manole; 2013. p. 217-233.
2. Kneyber MC. Red blood cell transfusion in paediatric critical care. Clin Lab. 2011;57(3-4): 263-6.
3. Lacroix J, Tucci M, Du Pont-Thibodeau G. Red blood cell transfusion decision making in critically ill children. Curr Opin Pediatr. 2015 Jun; 27(3):286-91.

4. Muszynski JA et al. Transfusion-related immunomodulation: review of the literature and implications for pediatric critical illness. Transfusion. 2017 Jan;57(1):195-206.
5. Nystrup KB, Stensballe J, Bøttger M, Johansson PI, Ostrowski SR. Transfusion therapy in paediatric trauma patients: a review of the literature. Scand J Trauma Resusc Emerg Med. 2015;23:21.
6. Parker RI. Transfusion in critically ill children: indications, risks, and challenges. Crit Care Med. 2014 Mar;42(3):675-90.
7. Sloan SR, Parker RI. Current status of platelet transfusion in pediatric patients. Transfusion Medicine Rev. 2016;30:230-234.

Parte 14

· · · · · · · · · · · ·

Endocrinologia Pediátrica

Coordenação

Magda Maria Sales Carneiro Sampaio

Parte 14

Endocrinologia Pediátrica

Coordenação

Magda Maria Sales Carneiro Sampaio

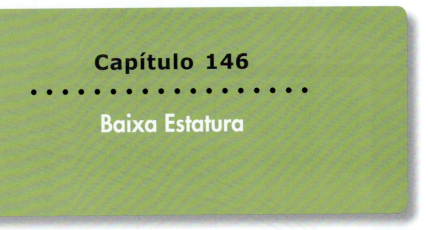

Capítulo 146
Baixa Estatura

Leandra Steinmetz
Louise Cominato
Marina Pereira Ybarra Martins de Oliveira
Durval Damiani

Conceito

Estatura abaixo de dois desvios-padrão da média populacional para idade e sexo (abaixo do percentil 3) ou 2 desvios padrão abaixo do alvo familiar. O alvo familiar pode ser estimado através da fórmula: (Estatura do pai + Estatura da mãe) + ou – 13 cm (menino ou menina) / 2. Caso a criança esteja um desvio padrão abaixo do alvo familiar, também merece investigação. Utilizamos como referências as curvas de crescimento da Organização Mundial de Saúde (OMS) para a definição de baixa estatura (Figuras 146.1 e 146.2).

Etiologia e patogenia

Os fatores básicos envolvidos no crescimento estão descritos na Figura 146.3.

Para que se concretize, todos os fatores envolvidos precisam atuar sobre as estruturas definitivamente realizadoras do crescimento, ou seja, os ossos devem crescer. Os condrócitos epifisários expressam o receptor do hormônio de crescimento (GH) na placa de crescimento, expressão regulada de acordo com o estágio de desenvolvimento e crescimento. Alguns efeitos do GH são mediados pela produção do fator de crescimento IGF-I. O GH e o IGF-I podem estimular o crescimento ósseo longitudinal *in vivo* e ambos têm efeitos estimulatórios quando administrados localmente na placa de crescimento.

Os hormônios tireoidianos são cruciais para o crescimento ósseo, atuando tanto por aumento de secreção de GH quanto por ação direta, independente de GH.

Figura 146.1. Curva de crescimento da Organização Mundial de Saúde para meninos.

Meninos
Do nascimento aos 5 anos (percentis)

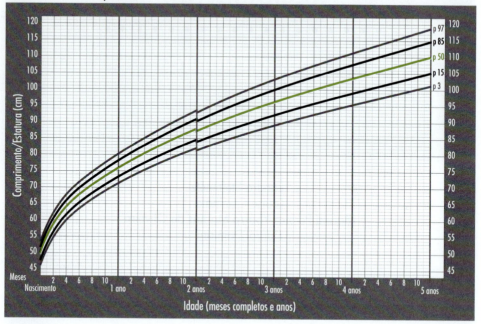

Dos 5 aos 19 anos (percentis)

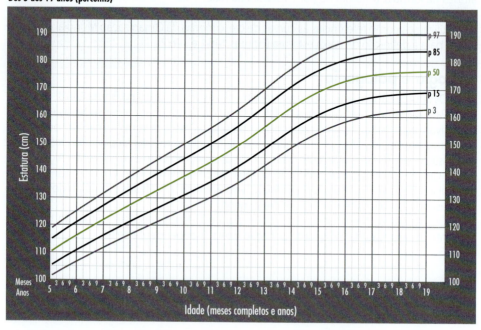

Fonte: www.who.org.

Figura 146.2. Curva de crescimento da Organização Mundial de Saúde para meninas.

Meninas
Do nascimento aos 5 anos (percentis)

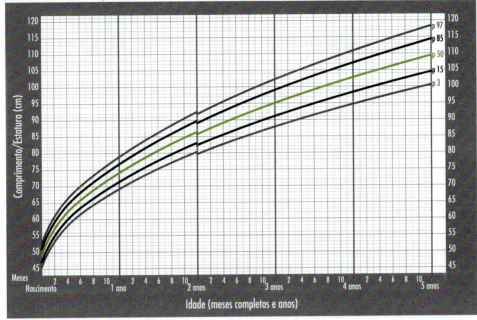

Dos 5 aos 19 anos (percentis)

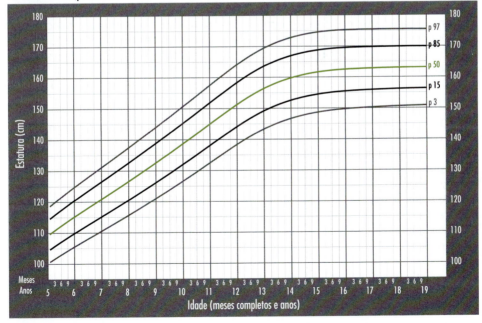

Fonte: www.who.org.

Figura 146.3. Interação entre os vários fatores que intervêm no crescimento.

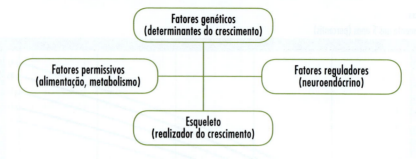

Fonte: Desenvolvida pela autoria do capítulo.

Quadro clínico

Variantes normais do crescimento

As causas mais comuns de baixa estatura são a baixa estatura familial e o atraso constitucional do crescimento e puberdade.

» **Atraso constitucional do crescimento e puberdade (ACCP):** a criança sofre uma desaceleração de crescimento nos primeiros anos de vida. Apresenta um atraso de idade óssea (IO) e sua altura é compatível com a idade óssea e atrasada em relação à idade cronológica. O atraso puberal coloca em evidência a baixa estatura dessas crianças.

» **Baixa estatura familial:** apresenta componente genético (pais pequenos), com alvo familiar baixo, velocidade de crescimento normal e idade óssea compatível com a idade cronológica. Em alguns estudos tem sido classificada como uma causa de baixa estatura idiopática.

» **Baixa estatura idiopática (BEI):** criança com altura abaixo de −2 desvios padrão da média para o sexo e a idade na ausência de anormalidades metabólicas, endócrinas ou outros diagnósticos de baixa estatura. Esses pacientes apresentam uma velocidade de crescimento normal ou no limite inferior da normalidade, são proporcionados e apresentam exames hormonais normais.

Baixa estatura secundária a doenças

Diversas doenças crônicas cursam com perda de crescimento. Em doenças ósseas, geralmente ocorre baixa estatura desproporcionada, como na acondroplasia e na hipocondroplasia.

Algumas síndromes genéticas cursam com baixa estatura, sendo as mais comuns as síndromes de Down, Turner e Silver Russel. Na síndrome de Turner, a baixa estatura pode ser o único sinal clínico.

As endocrinopatias são causas menos frequentes, mas de extrema importância, porque permitem a correção do crescimento quando se institui o seu tratamento. Dentre elas estão o hipotireoidismo, a síndrome de Cushing, o pseudo-hipoparatireoidismo, o raquitismo e a deficiência de GH/IGF-1.

Diagnóstico

Clínico

A história completa com informações desde o período gestacional e neonatal, velocidade de crescimento prévio e exame físico completo são fundamentais para o diagnóstico correto da causa da baixa estatura.

Algumas doenças podem levar à baixa estatura sem outros sintomas característicos, como formas mais brandas de doença celíaca, pielonefrites crônicas assintomáticas, acidose tubular e síndrome de Turner. Nessas condições há necessidade de exames específicos para excluir essas doenças.

O exame físico deve avaliar o estado geral e nutricional da criança, bem como seu peso, estatura e a verificação da proporcionalidade dos segmentos corpóreos. A medida da envergadura (distância entre as pontas dos dedos com os braços esticados) deve ser próxima à medida da altura. Diferenças maiores que 5 cm sugerem proporção eunucoide, vista em casos de insuficiência gonadal. Envergaduras pequenas sugerem displasia óssea, especialmente acondroplasia ou hipocondroplasia.

Achados clínicos de importância, como fácies sindrômico, alterações cardíacas e pulmonares e distensão abdominal, sugerindo má absorção, são pistas importantes para o diagnóstico.

Uma avaliação adequada inclui:

» **Idade óssea (IO):** situações como ACCP, doenças crônicas e uso crônico de corticosteroides podem levar a um atraso de IO. Avanços de IO podem ocorrer devido à adrenarca ou mesmo à puberdade e uma criança com baixa estatura com idade óssea avançada já tem um prejuízo na sua previsão estatural.

» **Avaliação bioquímica geral:** um perfil bioquímico geral (hemograma, eletrólitos, gasometria venosa, ureia, creatinina, urina 1 e urocultura, função hepática) auxilia na detecção de algumas doenças como uma anemia crônica, acidose tubular renal, disfunção renal ou hepática, infecção urinária, dentre outras. Para excluir doença celíaca, os anticorpos IgA antiendomísio, antitransglutaminase tecidual, antigliadina podem sugerir o diagnóstico, que sempre deve ser confirmado com biópsia intestinal. Sempre requisitamos cariótipo em meninas com baixa estatura, pois vários casos de síndrome de Turner a apresentam como única manifestação.

» **Avaliação hormonal:** dosagens do fator de crescimento IGF-I, hormônios tireoidianos (T4L/TSH), perfil osteometabólico (Ca iônico, fósforo, fosfatase alcalina e, em ocasiões mais específicas, também o calcidiol e relação cálcio/creatinina urinária), exclusão de um estado de hipercortisolismo (feito através da anamnese e exame físico) são básicos para o início da investigação. A avaliação do GH é complexa pois a secreção é pulsátil; desta forma, a dosagem basal da concentração de GH não é suficiente para o diagnóstico e há necessidade de teste de estímulo de GH associado à dosagem de IGF-I. Os mais utilizados em nosso serviço são o teste da Clonidina e o teste do Glucagon.

A investigação laboratorial está resumida no Quadro 146.1.

Quadro 146.1. Testes laboratoriais a serem realizados em casos de baixa estatura.

Radiografia de mão e punho esquerdo (idade óssea)	Função renal
Hemograma	Urina 1 e urocultura
Gasometria venosa	Cálcio, fósforo, fosfatase alcalina
Função hepática	Anticorpo antiendomísio + IgA
Cariótipo com banda G	TSH, T4L
IGF-1	Teste de estímulo para GH

Fonte: Adaptado de Wit JM et al., 2008.

Tratamento

O tratamento da doença de base, quando detectada, deve ser o objetivo a ser perseguido. Nas deficiências hormonais, o tratamento substitutivo é inquestionável.

O Food and Drug Administration (FDA) aprova o uso de GH para crianças com deficiência de GH, síndrome de Turner, baixa estatura idiopática, pequenos para a idade gestacional que não alcançaram percentis normais de crescimento, síndrome de Prader-Willi, doença renal crônica, síndrome de Noonan e baixa estatura por haploinsuficiência do gene *SHOX*. O objetivo principal do tratamento com rhGH em crianças é o de aumentar a velocidade de crescimento, no entanto, a terapia também tem benefícios relacionados com a melhora da composição corporal, especialmente em crianças com doenças como a síndrome de Prader-Willi. Sua administração é subcutânea e diária.

O pediatra é o profissional apto a detectar precocemente um distúrbio de crescimento e iniciar a investigação da causa da sua desaceleração. As indicações terapêuticas, esquemas de uso e dosagens hormonais devem ser realizadas por endocrinologista pediátrico.

Referências consultadas

1. Allen DB, Cuttler L. Clinical practice. Short stature in childhood – challenges and choices. N Engl J Med. 2013;368(13):1220-8.
2. Collett-Solberg PF. Update in growth hormone therapy of children. J Clin Endocrinol Metab. 2011;96(3):573-9.
3. Longui C. Uso de GH em pacientes com baixa estatura idiopática. Arq. Bras. Endrocrinol. Metab. 2008;52(5):750-756.
4. Watson SE, Rogol AD. Recent updates on recombinant human growth hormone outcomes and adverse events. Curr Opin Endocrinol Diabetes Obes. 2013 Feb;20(1):39-43.
5. Wit JM, Clayton PE, Rogol AD et al. Idiopathic short stature: definition, epidemiology, and diagnostic evaluation. Growth Horm Res. 2008;18(2):89-110.

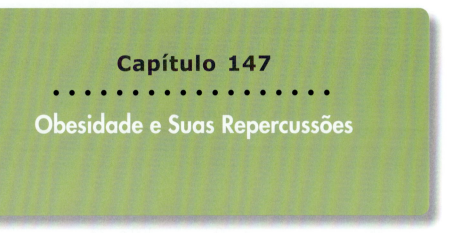

Capítulo 147
Obesidade e Suas Repercussões

Marina Pereira Ybarra Martins de Oliveira
Louise Cominato
Leandra Steinmetz
Durval Damiani

Conceito

A obesidade pode ser definida como o excesso de peso para o indivíduo levando-se em consideração seu sexo, idade e estatura. Pode ser mensurada através do índice de massa corpórea (IMC) em que: IMC = Peso (kg)/[Estatura (m)]^2, e este valor deve ser analisado em curvas de percentil específicas para sexo e idade.

Etiologia

A obesidade é uma doença de etiologia multifatorial que envolve aspectos genéticos, metabólicos, nutricionais, socioeconômicos, culturais, psicológicos e hábitos de vida. Tem herança poligênica. O fator hereditário tem influência de 40% a 70% no IMC. Quando nenhum dos pais é obeso, o risco de obesidade é de 9%. Se um dos pais for obeso, o risco aumenta para 50%, e para 80% se ambos forem obesos.

Patogenia

Na grande maioria dos casos a obesidade é exógena. Ocorre um desequilíbrio entre ganho e perda de energia, e o excesso de energia acumula-se no organismo em forma de gordura, depositando-se no tecido adiposo e em outras partes do corpo, como coração, músculos e fígado. Uma pequena parte dos pacientes apresentam causas endocrinológicas ou síndromes genéticas como causa da obesidade, discutido a seguir.

Quadro clínico e diagnóstico

Obesidade exógena

A obesidade exógena cursa com excesso de peso, alta estatura para idade, avanço de idade óssea e do estadiamento puberal. Os pacientes apresentam aumento das circunferências abdominal, braquial e cervical para idade e sexo, podendo ou não apresentar estrias e *Acanthosis nigricans* caracterizadas por manchas escurecidas em região de dobras.

» **Possíveis patologias associadas:** hipertensão arterial sistêmica, esteatose hepática, dislipidemia (mais frequentemente com HDL baixo e aumento de triglicerídeos, valores de normalidade na Tabela 147.1), distúrbios no metabolismo da glicose – resistência periférica, intolerância oral à glicose (Tabela 147.2) e diabetes melito tipo 2 –, síndrome da apnéia obstrutiva do sono (Tabela 147.3), síndrome dos ovários policísticos e doenças psiquiátricas.

Tabela 147.1. Valores de referência do lipograma.

Lipoproteínas (mg/dL)	Desejáveis	Limítrofes	Aumentados
Colesterol total	< 150	150 a 169	170
LDL-C	< 100	100 a 129	> 130
HDL-C	> 45	–	–
Triglicerídeos	< 100	100 a 129	> 130

Fonte: IV Diretriz Brasileira sobre Dislipidemia e Prevenção de Aterosclerose, 2007.

Tabela 147.2. Teste de tolerância oral à glicose (TTOG).

TTOG	Tempo zero	Entre tempo zero e tempo 120′	Tempo 120′
Glicemia (mg/dL)	< 100 – normal 100 a 125 – IOG ≥ 126 – DM-2	–	< 140 – normal 140 a 200 – IOG ≥ 200 – DM-2
Insulinemia (micro U/mL)	< 15 – normal > 15 – RI	> 150 – RI	> 75 – RI

Fonte: Diretrizes da Sociedade Brasileira de Diabetes, 2007.

Tabela 147.3. Síndrome da apneia obstrutiva do sono (SAOS).

SAOS	Leve	Moderada	Grave
IAH	1 > IAH < 5/hora	5 > IAH < 9/hora	> 10/hora

IAH: índice de apneia-hipopneia.
Fonte: Adaptada de Chaves Jr et al., 2012.

Obesidade endócrina

A obesidade de causa endócrina cursa com déficit de crescimento e atraso da idade óssea. Alguns sinais são sugestivos de doenças específicas.

» **Cushing:** presença de estrias violáceas, hipertensão, face em lua cheia e aumento da pilificação. Alterações laboratoriais: cortisolemia aumentada, cortisol urinário de 24 horas aumentado ou cortisol salivar da meia-noite também aumentado.

» **Hipotireoidismo:** constipação, sonolência, queda de unhas e cabelos e aumento da sensação de frio. Se iniciados muito precocemente, podem levar a graus variáveis de atraso do desenvolvimento neuropsicomotor. O diagnóstico pode ser feito através da dosagem do perfil tireoidiano, o mais frequente na faixa etária escolar e adolescência é a tireoidite autoimune.

» **Deficiência do hormônio do crescimento:** presença de baixa estatura e obesidade, início geralmente após os 2 anos de idade. Pode estar associada a outras deficiências hipofisárias.

Obesidade genética

As seguintes síndromes genéticas cursam com obesidade: Prader-Willi, Bardet-Biedl, Cohen, Alströn e osteodistrofia hereditária de Albright. Prader-Willi é a síndrome genética mais frequentemente associada à obesidade, com prevalência de 1:10 mil a 1:15 mil nascidos vivos. É caracterizada por obesidade importante que inicia-se na primeira infância, associada à importante hiperfagia, hipotonia neonatal, hipogonadismo, atraso do desenvolvimento neuropsicomotor e baixa estatura. Seu diagnóstico pode ser feito através da análise do DNA pelo teste de metilação para verificar a deleção do cromossomo paterno 15q11-q13.

Prognóstico

Crianças obesas tem um risco de até 77% de chance de se tornar um adulto obeso comparado ao risco de 7% para crianças com peso adequado. Sabe-se atualmente que os prejuízos à saúde iniciam-se ainda nessa fase. As placas de ateroma podem iniciar sua formação na infância e, portanto, o controle da obesidade e das alterações de colesterol e triglicerídeos já deve ser realizado em crianças e adolescentes.

Entre os 320 adolescentes obesos acompanhados na Unidade de Endocrinologia Pediátrica do ICr HC-FMUSP, 71% apresentam síndrome metabólica; 71% apresentam RI; 2,6%, DM-2; 25% possuem esteatose hepática e 22% são hipertensos. É imprescindível que o diagnóstico e o tratamento do sobrepeso e da obesidade já se iniciem na infância, visando melhorar a expectativa e a qualidade de vida desses indivíduos.

Tratamento

As bases do tratamento da obesidade na infância e adolescência são:
» **Atividade física:** exercícios aeróbicos, iniciando-se com 30 minutos e aumentando-se até, no mínimo, 1 hora, pelo menos quatro vezes por semana. Ações em grupo e atividades lúdicas aumentam a adesão. Caminhada costuma ser a atividade mais acessível. Deve-se restringir tempo de tela para, no máximo, 2 horas por dia.
» **Orientação alimentar:** a restrição calórica deve permanecer entre 1.200 e 2 mil calorias por dia, conforme a idade e a atividade do indivíduo, e deve ter por base a pirâmide alimentar preconizada pelo Ministério da Saúde. Além disso, deve-se orientar a manter horário adequado e regular para as refeições, sem omissão ou jejum prolongado, fazer cinco a seis refeições diárias, comer devagar, não comer na frente da televisão, iniciar as refeições comendo salada, evitar bebidas açucaradas, preparar alimentos cozidos, grelhados, assados, refogados ou sopas, retirar as gorduras e peles das carnes antes do preparo, não ingerir alimentos hipercalóricos e de pouco valor nutritivo, tomar em torno de 2 litros de água por dia, não repetir refeições ou porções de alimentos e evitar substituir refeição por lanche.

O principal segredo de sucesso no tratamento da obesidade é a adesão familiar. A família deve aderir às mudanças de hábitos de vida propostas ao paciente e não somente cobrar essas mudanças.
» **Abordagem psicológica:** crianças e adolescentes obesos apresentam baixa autoestima, mau rendimento escolar, são excluídos socialmente e necessitam de abordagem psicológica tanto no início como durante o tratamento multidisciplinar proposto para a obesidade. A psicoterapia o auxilia a modificar seu modo de vida.

Quadro clínico

O quadro clínico depende do grau e do tempo de duração da deficiência dos HT, afetando praticamente todos os tecidos em maior ou menor intensidade. Entretanto, é já na vida intrauterina que a falta de produção adequada determina consequências mais graves, uma vez que os HT têm papel importante no desenvolvimento cerebral normal do feto.

» **Em recém-nascidos e lactentes:** icterícia prolongada, atraso na queda do funículo umbilical, choro rouco, dificuldade para se alimentar, ganho de peso insuficiente, respiração ruidosa, congestão nasal, distúrbios respiratórios, obstipação, letargia, pele seca, fria, pálida, presença de *Livedo reticularis*, atraso do DNPM e do crescimento, proporções corpóreas desarmônicas com membros inferiores curtos se comparados ao tronco. Para garantir o diagnóstico precoce é imprescindível a triagem neonatal.

» **Escolares:** retardo mental pode ser menos evidente ou não ocorrer, porém o crescimento será afetado e essas crianças terão atraso da maturação óssea, ou seja, atraso de idade óssea (IO).

» **Adolescentes:** evolução mais lenta, com fadiga, dificuldades escolares, obstipação intestinal, pele e cabelos secos, queda de cabelo, unhas quebradiças, atraso no desenvolvimento de caracteres sexuais, intolerância ao frio e apetite diminuído, ressaltando-se que a obesidade não é característica comum do hipotireoidismo. As meninas podem apresentar irregularidades menstruais, sendo que o aumento do fluxo é mais comum do que amenorreia.

Diagnóstico diferencial

Deve ser feito com síndrome de Down, síndrome de Beckwith, mucopolissacaridoses, condrodistrofias, hipopituitarismo e obesidade. Deve-se lembrar sempre que o hipotireoidismo é pouco associado a quadros de obesidade.

Classificação

Hipotireoidismo congênito

A causa mais frequente são as disgenesias tireoidianas, o que representa 85% dos casos. Outras etiologias de HC permanente são os defeitos na produção hormonal, denominados de disormonogênese.

A triagem deve ser realizada idealmente entre o terceiro e quinto dias de vida. As dosagens realizadas precocemente podem levar a resultados falso positivos.

Hipotireoidismo hipotálamo-hipofisário (hipotireoidismo central)

O hipotireoidismo central é relativamente raro entre os recém-nascidos. Sua prevalência está entre 1:50 mil e 1:150 mil.

Hipotireoidismo subclínico

Esta denominação aplica-se aos pacientes assintomáticos com concentrações de T3 e T4 normais e de TSH discretamente elevadas (até 10μ U/mL). A maioria não necessitará de tratamento inicial, porém avaliações clínicas e laboratoriais a cada 6 meses são recomendadas.

» **Indicações de tratamento:** bócio, presença de anticorpos antitireoperoxidase e antitireoglobulina, distúrbios maníaco-depressivos, problemas de fertilidade, gravidez ou antecipação da gravidez, portadores de doenças autoimunes e crianças e adolescentes com problemas de crescimento e desenvolvimento.

Hipotireoidismo autoimune ou tireoidite linfocitária crônica

A tireoidite autoimune é considerada a doença da tireoide mais frequente em Pediatria. É determinada basicamente por mecanismos imunológicos e presença dos anticorpos antitireoglobulina e antitireoperoxidase no sangue. A doença é rara antes dos 4 anos e elevada entre 10 e 11 anos. A presença de bócio é uma das principais queixas. A glândula é difusamente aumentada de volume (duas a cinco vezes o normal) e geralmente não é nodular. A história natural da doença segue uma sequência: tireoidite tóxica, transitória e autolimitada, seguida de bócio eutireoideo e posteriormente hipotireoidismo com ou sem bócio. Portanto, na primeira consulta, a criança pode estar em qualquer destas fases que não têm tempo certo de duração. O curso clínico da tireoidite tóxica pode ser variável, de semanas a meses. Nessa fase, os dados laboratoriais confundem-se com os do hipertireoidismo. Portanto, muitas vezes é difícil estabelecer um quadro clínico bem definido.

Quadro laboratorial

O diagnóstico de hipotireoidismo congênito pode ser confirmado com as dosagens de T4 e TSH. No período neonatal, concentrações de T4 < 6,5 µg/dL e de TSH > 20 mU/L sugerem hipotireoidismo congênito.

O hipotireoidismo hipotálamo-hipofisário caracteriza-se por valores baixos de T4 e normais ou até diminuídos de TSH.

A partir do pré-escolar, além dos valores de T4 e TSH, devem-se dosar os anticorpos antitireoglobulina e antitireoperoxidase para diagnosticar a tireoidite linfocitária crônica (Hashimoto).

Tratamento

A medicação de escolha é a levotiroxina. Sua vida média é de 7 dias, e a resposta máxima é atingida na segunda semana de tratamento. É administrada uma vez ao dia, pela manhã, em jejum. A Tabela 148.1 mostra as doses recomendadas, que são reajustáveis conforme as variações laboratoriais e o quadro clínico.

Tabela 148.1. Doses de levotiroxina por idade no tratamento do hipotireoidismo.

Idade	Doses (mcg/kg/dia)
0 a 3 meses	10 a 15
3 a 12 meses	6 a 10
1 a 3 anos	4 a 6
3 a 10 anos	3 a 5
10 a 16 anos	2 a 4

Fonte: Unidade de Endocrinologia do Instituto da Criança – HC-FMUSP.

Coma mixedematoso

O coma mixedematoso (CM) é uma complicação rara, aguda, que se manifesta em pacientes com hipotireoidismo de longa duração não tratados. Refere-se a uma emergência metabólica que, quando não diagnosticada precocemente e tratada de maneira adequada, está associada a mortalidade superior a 50%. É mais frequente no sexo feminino, com pico de incidência no início da puberdade, sendo muito raro antes dos 4 anos. O quadro pode ser precipitado por exposição ao frio, infecção, trauma, hipoglicemia e fármacos (sedativos, analgésicos, anestésicos, amiodarona, fenitoína). A patogênese está relacionada à intensa depressão de todas as atividades metabólicas produzidas pela doença.

Na avaliação clínica, destacam-se história de cansaço, sonolência, intolerância ao frio, pele seca, cabelos quebradiços, constipação intestinal, ganho de peso e queda do rendimento escolar, além de alterações cognitivas de progressão lenta. No entanto, pode haver rápida evolução para o coma. Ao exame clínico são observados sinais do hipotireoidismo e manifestações das causas desencadeantes. A hipotermia constitui a principal manifestação clínica.

O diagnóstico é eminentemente clínico. O paciente deve ser estabilizado na UTI e as primeiras 48 horas são consideradas críticas. O tratamento medicamentoso é realizado por meio de:

» **Reposição hormonal:** deve ser iniciada imediatamente com levotiroxina (L-T4) por via endovenosa na dose de 5 a 10 mcg/kg (dose máxima de 200 a 300 mcg/dia), seguida de doses diárias endovenosas de 4 a 8 mcg/kg (dose máxima de 50 a 100 mcg/dia). Quando o paciente apresentar estabilidade clínica e estiver com dieta liberada, a L-T4 passará a ser administrada por via oral na dose de 3 a 7 mcg/kg (dose máxima de 50 a 100 mcg/dia).

» **Glicocorticoide:** hidrocortisona na dose de 50 a 100 mg/m^2/dia, por via endovenosa e dividida em doses a cada 8 horas.

As complicações do CM incluem arritmia, insuficiência cardíaca, redução da ventilação, comprometimento da função renal e diminuição da motilidade gastrointestinal. São considerados fatores de mau prognóstico: temperatura corporal abaixo de 34 °C, hipotermia persistente, bradicardia, sepse e hipotensão arterial.

Hipertireoidismo

Conceito

O hipertireoidismo é uma doença de múltiplos sistemas e reflete um estado metabólico aumentado no qual a fisiopatologia resulta das altas concentrações de hormônios tireoidianos circulantes.

Etiologia

A principal causa de hipertireoidismo na infância é a doença de Graves, de origem autoimune, na qual o hipertireoidismo é causado pela produção de anticorpos estimuladores dirigidos contra o receptor do TSH, conhecidos como TRAb (*thyrotropin receptor antibody*), que mimetizam os efeitos do TSH nas células foliculares da tireoide, estimulando a hiperprodução de T4 e T3, bem como a hiperplasia da glândula.

A prevalência da DG, responsável por mais de 90% dos casos de hipertireoidismo, é de aproximadamente 0,02% (1:5 mil) em crianças. É pouco frequente antes dos 5 anos, aumenta na puberdade e tem um pico entre 11 e 15 anos, sendo sua incidência na infância menor que nos adultos. As meninas são aproximadamente cinco vezes mais afetadas.

Outra causa rara de hipertireoidismo em crianças inclui a produção inadequada de TSH por tumores hipofisários produtores de TSH e na síndrome de resistência central ao hormônio tireoidiano.

Causas de tireotoxicose por ruptura folicular e liberação de hormônios tireoidianos incluem a tireoidite de Hashimoto e, mais raramente, a tireoidite subaguda.

Deve ser lembrado que o uso de doses farmacológicas de hormônios tireoidianos é uma causa de tireotoxicose na ausência de bócio, com quadro bioquímico semelhante ao da tireoidite subaguda.

Quadro clínico

O hipertireoidismo por DG na infância geralmente se desenvolve de forma insidiosa e de difícil diagnóstico. Os sintomas clínicos de hipertireoidismo podem estar presentes e não serem valorizados, como: alterações gastrintestinais, cardiovasculares e hematológicas. Praticamente 100% dos pacientes apresentam bócio difuso e sua ausência deixa dúvidas sobre o diagnóstico. Alterações de comportamento são frequentes e incluem irritabilidade, nervosismo, alteração de conduta e diminuição do rendimento escolar. Aumento da velocidade de crescimento e da maturação esquelética são observados em mais da metade dos pacientes sem repercussão na estatura final. Alterações oculares estão presentes na maioria dos casos, porém com menor gravidade que nos adultos.

Diagnóstico

O diagnóstico do hipertireoidismo, na maioria dos casos, baseia-se nos achados de história clínica e de exame clínico.

» **Confirmação diagnóstica:** presença de aumento de T3, T4 total e T4 livre associado a valores suprimidos de TSH. Concentrações elevadas de TRAb confirmam o diagnóstico do hipertireoidismo por causa autoimune.

A cintilografia de tireoide na doença de Graves mostra uma distribuição difusa e homogênea do isótopo com valores aumentados de captação. Em casos de hipertireoidismo central, iremos encontrar concentrações elevadas de T4 livre em presença de valores normais ou aumentados de TSH.

Tratamento e seguimento

» **Medicamentoso**
  - **Metimazol (MMI):** 0,1 a 1 mg/kg/dia, uma vez ao dia. Iniciar com baixa dose e ir aumentando paulatinamente. A avaliação tireoidiana é mensal até que o T4 se torne normal, podendo ser reduzida a dose à metade para manter o paciente eutireoideo. O TSH não deve ser considerado no início do tratamento. Efeitos colaterais: leucopenia/neutropenia, urticária e artralgia, vasculite, Stevens-Johnson. O risco de agranulocitose é maior nos primeiros 3 meses de tratamento. Se ocorrer febre ou faringite, realizar hemograma e suspender o tratamento até normalização do quadro.
  - **Betabloqueadores (propanolol, atenolol, metoprolol):** 2 mg/kg/dia, de 12 em 12 horas se sintomatologia importante.
  - **Radioiodoterapia (RIT) ou cirurgia (tireoidectomia total ou próximo do total):** avaliado individualmente de acordo com idade, resposta terapêutica e volume glandular.

Crise tireotóxica

A crise tireotóxica (CT) é a exacerbação aguda do estado hipertireoidiano. É uma condição rara que apresenta altas taxas de mortalidade, chegando a 30% mesmo quando tratada prontamente. Estima-se que apenas 1% dos casos de tireotoxicose evolua para CT em pacientes com hipertireoidismo de longa data, e frequentemente associa-se a evento agudo. Pode estar associada também à ablação cirúrgica e à radiação da tireoide. Alguns fatores predisponentes de CT são: infecção, trauma, procedimentos cirúrgicos, sobrecarga aguda de iodo, uso de fármacos anticolinérgicos e adrenérgicos, ingestão de hormônio tireoidiano, suspensão da medicação antitireoidiana, hipoglicemia, cetoacidose diabética, cardiopatia e eventos tromboembólicos.

As manifestações clínicas estão associadas a estado hipermetabólico grave e resposta adrenérgica excessiva. O quadro clínico caracteriza-se por hipertermia, alterações do sistema cardiovascular (taquicardia, aumento da pressão sistólica e redução da diastólica induzidas pela taquicardia e pela redução da resistência periférica, respectivamente), alterações gastrointestinais (náuseas, vômitos e diarreia) e do sistema nervoso central (SNC) (confusão mental, delírio, letargia, convulsão e coma). A maioria das crianças apresenta-se com labilidade emocional, hiperatividade, nervosismo, taquicardia, insônia e tremores.

O diagnóstico é fundamentalmente clínico. O tratamento deve ser iniciado imediatamente após a suspeita clínica, independentemente dos resultados laboratoriais, e visa manter as condições gerais e tratar os fatores desencadeantes. O suporte em UTI é essencial, com monitorização contínua e suporte ventilatório. As medidas gerais envolvem ventilação mecânica (em caso de hipoxemia e/ou hipercapnia importantes), correção da hipertermia (deve-se preferir o uso de acetaminofeno) e dos distúrbios hidroeletrolíticos e tratamento da infecção associada ou dos fatores desencadeantes. O tratamento medicamentoso envolve:

» **Betabloqueadores:** controlam os sintomas induzidos pelo aumento do tônus adrenérgicos com normalização da frequência cardíaca e da função cardíaca global. O propranolol pode ser usado por via endovenosa (0,01 a 0,1 mg/kg/dose, até 1 mg/dose) ou por via oral (0,5 a 1 mg/kg/dia divididos de 6 em 6 horas ou de 8 em 8 horas, até dose máxima de 60 mg/dia).

» **Tionamidas:** bloqueiam a síntese dos hormônios tireoidianos a partir de 1 a 2 horas após a sua administração. Não têm efeito na liberação dos hormônios pré-formados pela glândula. O metimazol é usado na dose de 0,5 a 1 mg/kg/dia por via oral, dividido em 2 vezes ao dia (12 em 12 horas).

» **Soluções iodadas:** são poderosos inibidores da conversão periférica de T4 em T3, devendo ser administradas pelo menos 1 hora após a as tionamidas. Pode-se usar a solução de lugol por via oral na dose de 3 gotas a cada 8 horas.

» **Glicocorticoides:** reduzem a conversão periférica de T4 em T3, podendo ser utilizada a hidrocortisona endovenosa (50 a 100 mg/m²/dia, dividida a cada 8 horas) ou a prednisona oral (1 mg/kg/dia, em dose única diária).

As complicações relacionadas à CT incluem arritmias cardíacas, taquicardia, insuficiência cardíaca, convulsões, coma e comprometimento da função renal e hepática. Os fatores de mau prognóstico são temperatura corporal acima de 40 °C, coma, taquicardia persistente, icterícia e sepse.

Referências consultadas

1. Bongers-Schokking JJ, Keiser-Schrama SMPFM. Influence of timing and dose of thyroid hormone replacement on mental psychomotor, and behavioral development in children with congenital hypothyroidism. J Pediatr. 2005;147(6):768-74.
2. Brabant G, Beck-Peccoz P, Jarzab B, Laurberg P, Orgiazzi J, Szabolcs I et al. Is there a need to redefine the upper normal limit of TSH? Eur J Endocrinol. 2006;154(5):633-7.
3. Cangul H, Aycan Z, Olivera-Nappa A, Saglam H, Schoenmakers NA, Boelaert K et al. Thyroid dyshormonogenesis is mainly caused by TPO mutations in consanguineous community. Clin Endocrinol (Oxf). 2013 Aug;79(2):275-81.
4. Park SM, Chatterjee VK. Genetics of congenital hypothyroidism. J Med Genet. 2005;42(5): 379-89.

5. Radetti G, Gottardi E, Bona G, Corrias A, Salardi S, Loche S, Study Group for Thyroid Diseases of the Italian Society for Pediatric Endocrinology and Diabetes (SIEDP/ISPED). The natural history of euthyroid Hashimoto's thyroiditis in children. J Pediatr. 2006;149(6):827-32.
6. Rivkees S. Pediatric grave's disease: management in the post-propylthiuracil era. Int J Pediatric Endocrinol. 2014;(1):10.
7. Setian N. Hipotireoidismo congênito. In: Setian N (ed.). Endocrinologia pediátrica: aspectos físicos e metabólicos do recém-nascido ao adolescente. São Paulo: Sarvier; 2002. p. 259.
8. Van Tijn DA, De Vijlder JJ, Verbeeten Jr B, Verkerk PH, Vulsma T. Neonatal detection of congenital hypothyroidism of central origin. J Clin Endocrinol Metab. 2005;90(6):3350-9.

Capítulo 149

Diabete Melito

Louise Cominato
Leandra Steinmetz
Marina Pereira Ybarra Martins de Oliveira
Durval Damiani

O diabete melito (DM) é o resultado de alterações metabólicas geradas pelo desequilíbrio entre a efetividade da insulina e as necessidades glicêmicas da célula. A falta de efetividade da insulina pode advir tanto de uma produção de insulina insuficiente ou mesmo ausente, por parte da célula beta pancreática, quanto de uma resistência à ação deste hormônio. Pode ser classificado de acordo com o Quadro 149.1.

A hiperglicemia crônica gerada no DM está associada a danos a longo prazo, levando à disfunção e falência de diferentes órgãos e sistemas, especialmente olhos, rins, sistema nervoso e cardiovascular.

Quadro 149.1. Classificação dos tipos de diabetes.

Tipos de DM	Características
DM-1	Falência da célula beta
DM-2	Resistência à ação da insulina
Outros tipos específicos	Defeitos genéticos da célula beta, fibrose cística, induzidos por fármacos
Diabete gestacional	Diagnosticado somente na gravidez

Fonte: Adaptada de American Diabetes Association, 2013.

Etiologia

» **Diabete melito tipo 1 (DM-1):** ocorre destruição das células beta pancreáticas mediada por agressão autoimune. Os seguintes anticorpos estão presentes em 90% dos pacientes ao diagnóstico: ICA – anticorpo contra a ilhota; IAA – anticorpo contra a insulina; Anti-GAD – anticorpo contra a descarboxilase do ácido glutâmico; IA-2 e IA-2b – anticorpos contra a tirosina fosfatase.

Cetoacidose pode ocorrer ao diagnóstico ou em situações de estresse ou omissão de doses de insulina.

» **Diabete melito tipo 2 (DM-2):** ocorre por aumento da resistência à ação da insulina, culminando na redução da sua produção e resultando numa relativa deficiência. O crescimento do diagnóstico na infância está diretamente associado ao crescimento da obesidade nessa faixa etária.

Patogenia

A falta de insulina ou a ineficácia de sua ação geram alterações metabólicas subsequentes ao inadequado aproveitamento dos substratos energéticos, levando ao quadro de hiperglicemia extracelular e glicopenia intracelular.

A ação da insulina sobre os tecidos-alvo (fígado, tecidos muscular e adiposo) inicia-se com a ligação deste peptídeo aos seus receptores específicos de membrana. Esta ligação ativa enzimas intracelulares e promove a migração de transportadores de glicose (GLUT) do citoplasma para a membrana, possibilitando a entrada da glicose na célula. O GLUT2 é encontrado no pâncreas e no fígado; o GLUT4, nos tecidos adiposo e musculoesquelético.

No DM-2 há diminuição da função do sistema tirosino quinase do receptor da insulina, diminuindo a migração do GLUT, o que acarreta um transporte de glicose deficiente para o interior das células.

A glicopenia intracelular leva à lipólise no tecido adiposo e aumento da proteólise muscular, liberando substratos metabólicos alternativos como glicerol, ácidos graxos livres e aminoácidos. O glucagon ativa mecanismos hepáticos produtores de glicose, via neoglicogênese, a partir dos substratos alternativos, e glicogenólise – quebra das reservas de glicogênio. Há produção de corpos cetônicos a partir da oxidação mitocondrial dos ácidos graxos livres, estimulado pela glicopenia intracelular e níveis aumentados de glucagon.

A glicogenólise e a neoglicogênese contribuem para o aumento da hiperglicemia. Quando o excesso de glicose excede aproximadamente 180 mg/dL, é ultrapassada a capacidade máxima de absorção de glicose pelo rim, o que desencadeia a glicosúria. A diurese osmótica leva à poliúria, perda de eletrólitos, desidratação e polidipsia compensatória. O acúmulo dos corpos cetônicos (ácido acetoacético e beta-hidroxibutírico) leva ao quadro de acidose metabólica acompanhada de respiração rápida (Kussmaul), numa tentativa de eliminar CO_2.

A cetoacidose diabética (CAD) é uma situação de descompensação aguda e grave do DM-1, consequente a um estado de insulinopenia extrema. Trata-se de uma complicação de alta mortalidade ainda nos dias de hoje (2% a 14%) e é a forma de apresentação do DM-1 em cerca de 25% dos casos.

Quadro clínico

Os principais sintomas relacionados ao DM-1 são: poliúria, polidipsia, polifagia, perda de peso, hálito cetônico e enurese noturna. No paciente com DM-2 tais sintomas não costumam estar presentes ao diagnóstico. Em geral são adolescentes obesos, com história familiar de DM-2 e presença de *Acantose nigricans* em região de pescoço e axilas.

Diagnóstico

O diagnóstico é feito através da glicemia de jejum ou aleatória, teste de tolerância oral à glicose (TTOG) no paciente com DM-2 e/ou hemoglobina (Hb) glicada (Tabelas 149.1 e 149.2).

Tabela 149.1. Diagnóstico de diabete melito tipo 1 e tipo 2*.

Exame	Diabete
Glicemia de jejum	≥ 126 mg/dL
Glicemia de jejum aleatória + sintomas clássicos	≥ 200 mg/dL
TTOG 2 horas	≥ 200 mg/dL
Hemoglobina glicada	≥ 6,5% (método NGPS)

*No DM-1 o peptídeo C está baixo. No DM-2 a insulina pode estar aumentada, bem como o peptídeo C, e a hiperglicemia é mais discreta. TTOG: teste de tolerância oral à glicose.
Fonte: American Diabetes Association, 2014.

Tabela 149.2. Diagnóstico de pré-diabetes.

Exame	Pré-diabetes
Glicemia de jejum	100 a 125 mg/dL
TTOG 2 horas	140 a 199 mg/dL*
Hemoglobina glicada	5,7 a 6,4% (método NGPS)

*Intolerância oral à glicose; TTOG: teste de tolerância oral à glicose.
Fonte: American Diabetes Association, 2014.

Tratamento

O tratamento da criança com DM-1 baseia-se em quatro pilares:

1. **Insulinoterapia:** a insulinoterapia basal deve corresponder a 40% a 50% da dose de insulina diária e pode ser feita com insulina NPH 3 vezes ao dia ou detemir 2 vezes ao dia ou glargina 1 vez ao dia.

Os bolos devem ser realizados com insulina ultrarrápida (Lispro ou Aspart), 50% a 60% da dose total de insulina diária, pré-prandial. Deve ser aplicada conforme a glicemia de ponta de dedo realizada pré-refeição, o chamado bolo de correção, e a quantidade de carboidratos que será ingerida, o bolo refeição.

Bolo pré-prandial = Bolo correção + Bolo refeição.

O **bolo correção** é calculado da seguinte forma: Glicemia obtida – Glicemia alvo (120 pré-prandial ou 180 pós-prandial)/fator de sensibilidade.

O fator de sensibilidade é calculado pelo endocrinologista para cada paciente de acordo com a sensibilidade à insulina e os objetivos glicêmicos individuais.

O bolo refeição baseia-se na contagem do carboidrato que o indivíduo irá ingerir. O endocrinologista calcula também individualmente quanto cada paciente deve aplicar de insulina para a quantidade de carboidratos ingerida. O paciente é treinado a contar a quantidade de carboidratos das refeições.

A necessidade diária de insulina encontra-se no Quadro 149.2.

Quadro 149.2. Necessidade diária de insulina (basal + bolo).

Ao diagnóstico	0,6 a 3 U/kg/dia
Remissão parcial (lua-de-mel)	0,1 a 0,5 U/kg/dia
Pré-puberal (diabete pleno)	0,7 a 1 U/kg/dia
Puberdade	1 a 2 U/kg/dia

Fonte: Adaptado de ISPAD, 2014.

2. **Alimentação:** recomenda-se que a dieta contenha 50% a 55% do seu conteúdo energético em carboidratos com menos de 10% na forma de açúcar refinado, 15% a 20% como proteínas e 25% a 35% como gorduras (< 10% gordura saturada), distribuídas em cinco a seis refeições por dia, sendo três refeições maiores e dois a três lanches, conforme a faixa etária.

O consumo de fibras e carboidratos não refinados deve ser incentivado e monitorado para que não haja excessos.

3. **Atividade física:** melhora a sensibilidade à insulina e pode reduzir a necessidade diária do hormônio. Recomenda-se a ingestão de uma porção de 10 a 15 g de carboidratos antes da atividade física. Pode ser necessário ajuste de dose pré-atividade.

4. **Educação em diabete:** o paciente precisa ter muita informação sobre a doença, as formas de tratamento, a forma de aplicação e o tempo de duração de cada tipo de insulina, o que se deve fazer na vigência de hipoglicemia ou hiperglicemia, sobre alimentação, além da importância da monitorização contínua.

O objetivo do tratamento é manter a hemoglobina glicada e glicemias de ponta de dedo conforme a Tabela 149.3.

Tabela 149.3. Valores de referência para hemoglobina glicada.

Idade	Pré prandial	Antes de dormir	Hb glicada
< 6 anos	100 a 180 mg/dL	110 a 200 mg/dL	< 8,5%
6 a 12 anos	90 a 180 mg/dL	100 a 180 mg/dL	< 8%
13 a 19 anos	90 a 130 mg/dL	90 a 150 mg/dL	< 7,5%

Fonte: American Diabetes Association, 2014.

Para o paciente com DM-2 na infância a mudança de hábito de vida é fundamental, visando aumento de atividade física, perda de peso e melhora da alimentação com redução da ingesta de calorias e carboidratos.

Na faixa etária pediátrica, até o momento, somente a metformina e a insulina têm seu uso aprovado.

Em pacientes com Hb glicada menor que 9% utiliza-se metformina na dose 500 mg a 2 mil mg por dia. Em pacientes que apresentam Hb glicada > 9%, além das mudanças no estilo de vida e início da metformina, é necessário introdução de insulina. É preconizado início de insulina basal, em geral NPH, na dose 0,25 a 0,5 U/kg/dia.

PARTE 14 – ENDOCRINOLOGIA PEDIÁTRICA

Assim como no DM-1, educação em diabete e o apoio psicossocial são fundamentais para o sucesso terapêutico.

Referências consultadas

1. American Diabetes Association. Standards of medical care in diabetes – 2014. Diabetes Care. 2014 Jan;37(Suppl 1):S14-S80.
2. American Diabetes Association. Standards of medical care in diabetes – 2013. Diabetes Care. 2013 Jan;36(Suppl 1):S11-S66.
3. Arslander-Van V, Smart C, Waldron S. Nutritional management in children and adolescents with diabetes. ISPAD Clinical Practice Consensus Guidelines 2009 Compendium. Pediatric Diabetes. 2009;10(Suppl 12):100.
4. Eisenbarth GS, Jeffrey J. The natural history of type 1 diabetes. Arq Bras Endocrinol Metab. 2008;52(2):146-155.
5. International Society for Pediatric and Adolescent Diabetes [ISPAD]. Consensus Guidelines 2014. Pediatrics Diabetes. 2014;15:1-3.
6. Setian N, Damiani D, Dichtchekenian V. Diabetes melito na criança e no adolescente: encarando o desafio. São Paulo: Sarvier; 1995. p. 90-109.
7. Smart CE, Annan F, Bruno LPC, Higgins LA, Acerini CL. Nutrition management. Pediatric Diabetes. 2014;15(Suppl 20):135-153.
8. Zeitler P, Fu J, Tandon N, Nadeau K, Uramaki T, Bartlett T, Maahs D. Type 2 diabetes in child and adolescent. Pediatric Diabetes. 2014;15(20):26-46.

Capítulo 150

Anomalias da Diferenciação Sexual

Leandra Steinmetz
Louise Cominato
Marina Pereira Ybarra Martins de Oliveira
Durval Damiani

As anomalias da diferenciação sexual (ADS) ocorrem em aproximadamente 1:4.500 nascidos vivos. São consideradas urgências médicas do ponto de vista psicossocial e podem ainda colocar em risco a vida do paciente, como o que ocorre na hiperplasia congênita de suprarrenal (HCSR), portanto a detecção precoce, já nas primeiras horas de vida, é necessária.

Patogenia

A determinação e a diferenciação sexual são processos sequenciais regulados por um grande número de genes localizados tanto nos cromossomos sexuais quanto nos autossômicos, e dependem tanto de fatores de transcrição, como de hormônios (peptídicos e esteroides) e receptores teciduais.

A determinação gonadal (testicular ou ovariana) inicia-se em torno da 5ª ou 6ª semana de gestação.

Um dos sinalizadores importantes para a transformação da gônada bipotencial a testículo é o gene SRY (*sex determining region on the* Y *chromosome*). Em mulheres, a determinação ovariana ocorre pela ausência de fatores indutores da gônada masculina e pela presença de DAX-1 e WNT-4. A presença de um segundo cromossomo X é essencial para a manutenção da integridade ovariana. Quando esse segundo cromossomo X está ausente (p. ex., síndrome de Turner), há disgenesia.

No embrião feminino, a ausência de testosterona (T) e de hormônio antimülleriano (AMH) provoca a regressão dos ductos de Wolff e permite o desenvolvimento dos ductos de Müller. No embrião masculino, o AMH irá induzir a regressão dos ductos de Müller. Já o desenvolvimento dos ductos de Wolff depende de uma alta concentração local de T, que é produzida pelas células de Leydig. O desenvolvimento dos ductos de Wolff no sexo masculino determina a formação do epidídimo, dos deferentes, das vesículas seminais e dos ductos ejaculatórios, ao passo que o desenvolvimento dos ductos de Müller no sexo feminino culmina com a formação das fímbrias, das trompas, do útero e do terço proximal da vagina (Figura 150.1).

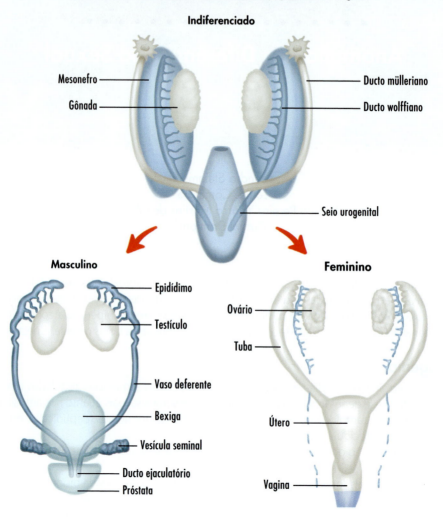

Figura 150.1. Diferenciação sexual normal. O desenvolvimento dos ductos de Wolff no sexo masculino determina a formação do epidídimo, dos deferentes, das vesículas seminais e dos ductos ejaculatórios, ao passo que o desenvolvimento dos ductos de Müller no sexo feminino culmina com a formação das fímbrias, das trompas, do útero e do terço proximal da vagina.

Fonte: Adaptada de Hiort O, Birnbaum W, Marshall L et al. Management of disorders of sex development. Nat Rev Endocrinol. 2014;10(9):520-529.

Até a 8ª semana, a genitália externa é comum aos dois sexos e, a partir da presença ou ausência de andrógenos, ela irá diferenciar-se, respectivamente, em genitália masculina ou feminina. A diferenciação da genitália externa masculina depende da presença de di-hidrotestosterona (DHT), convertida a partir da T nas células-alvo por ação da enzima 5-alfarredutase.

A diferenciação da genitália externa masculina está completa na 14ª semana, enquanto a feminina só se completa em torno da 20ª semana, após o término da canalização da vagina. Pela ação da DHT, os primórdios da genitália externa caminham para o sexo masculino, ao passo que, na ausência dela, a genitália segue sua "programação" inicial para o sexo feminino (Figura 150.2.).

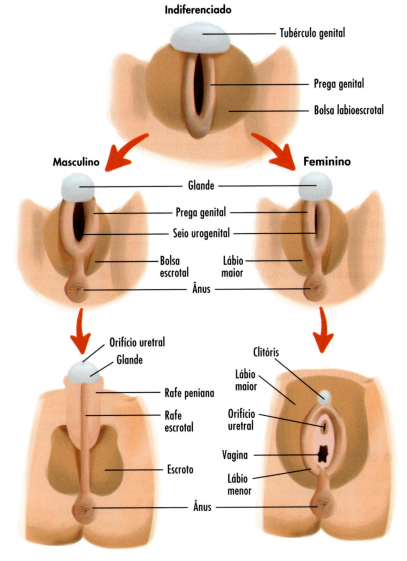

Figura 150.2. Diferenciação da genitália externa. Pela ação da di-hidrotestosterona, os primórdios da genitália externa caminham para o sexo masculino, ao passo que, na ausência dela, a genitália segue sua "programação" inicial para o sexo feminino.

Fonte: Adaptada de Ono M, Harley VR. Disorders of sex development: new genes, new concepts. Nat Rev Endocrinol. 2013;9(2):79-91.

A ambiguidade genital ocorre quando qualquer um dos processos-chave para a determinação gonadal e/ou para a diferenciação sexual não acontece normalmente pela ausência ou pelo excesso de estímulos, por problemas de receptores ou por alterações temporais nas ações dos vários fatores.

Hiperplasia congênita de suprarrenal

A HCSR é uma síndrome genética, autossômica recessiva. Em 90% dos casos, é causada pela deficiência de uma enzima, a 21α-hidroxilase, encontrada no córtex da glândula adrenal e fundamental na síntese dos glicocorticoides. Decorrente das baixas concentrações circulantes de cortisol há um aumento na secreção do ACTH, levando à hiperplasia glandular, produção elevada dos precursores do cortisol e desvio na esteroidogênese, com produção excessiva de andrógenos.

Em fetos do sexo feminino, os andrógenos adrenais em excesso causam masculinização da genitália externa, variando desde um leve aumento clitoriano até a fusão dos lábios externos, que ficam com aparência de uma genitália masculina, sendo o grande diferencial a ausência de gônadas na bolsa. Apesar da genitália externa ambígua, existe vagina, útero, trompas e ovários.

A HCSR clássica pode apresentar-se em duas formas: a perdedora de sal, mais grave, com deficiência de aldosterona e consequente diminuição da concentração de sódio seguido de aumento do potássio, provocando, assim, uma descompensação metabólica com graves episódios de desidratação; e a não perdedora de sal, que resulta numa virilização simples (cerca de 25% dos casos).

Etiologia

Anomalia da diferenciação sexual 46,XX

1. **Distúrbios da diferenciação gonadal:** ADS ovotesticular (hermafroditismo verdadeiro), ADS testicular (homem XX) e disgenesia gonadal.
2. **Excesso androgênico:** HCSR (principal causa de ADS 46,XX), fetoplacentária (deficiência de aromatase), materna (exógeno, tumor produtor de andrógenos).

Anomalia da diferenciação sexual 46,XY

1. **Distúrbios da diferenciação gonadal:** ADS ovotesticular, disgenesia gonadal parcial, disgenesia gonadal pura XY (síndrome de Swyer), regressão testicular.
2. **Distúrbios da síntese ou da ação androgênica:** deficiência ou anormalidade do LH ou do seu receptor (aplasia ou hipoplasia das células de Leydig), defeitos de síntese de T, defeitos do receptor androgênico, persistência dos ductos de Müller, interferência transplacentária da biossíntese de T por ingestão materna.

Quadro clínico

Quando pensar em ambiguidade genital:
1. Ambiguidade genital óbvia.
2. Genitália aparentemente feminina com aumento de clitóris (mais de 6 mm de diâmetro ou mais de 9 mm de comprimento), fusão labial posterior ou uma massa inguinal/labial.
3. Genitália aparentemente masculina com criptorquidia bilateral, micropênis, hipospádia perineal isolada ou hipospádia leve com criptorquidia.
4. História familiar de ADS.
5. Discordância entre o fenótipo e o cariótipo pré-natal.

Nas ADS 46,XY as características clínicas dependem da causa, como mostrado a seguir:
1. **Disgenesia gonadal parcial:** a gônada disgenética (testículo) não mantém síntese de T e de AMH; sendo assim, a genitália externa é ambígua, e estruturas de derivados müllerianos ou wolffianos podem estar presentes. Há possibilidade de transformação maligna das gônadas.
2. **Insensibilidade androgênica:** ocorre por mutação no receptor androgênico, presente no cromossomo X, e tem caráter recessivo. Pode ser completa, parcial ou

leve. A forma completa apresenta-se com genitália externa feminina. A produção de AMH é normal, portanto não há o desenvolvimento de derivados müllerianos. Dessa forma, a vagina é curta e em fundo cego. A forma parcial apresenta graus variados de ambiguidade genital. As estruturas derivadas dos ductos de Wolff podem desenvolver-se em grau variável, na dependência do nível de sensibilidade aos andrógenos. Durante a puberdade, pode ocorrer virilização ou feminização.

– **Defeitos de síntese de testosterona:** ocorre por defeitos nas enzimas da via sintética de produção de T. A transmissão é autossômica recessiva. A genitália externa apresenta graus variados de ambiguidade. Os derivados müllerianos sofrem regressão, já que o AMH é normalmente produzido.

– **Deficiência da enzima 5-alfarredutase:** ocorre um bloqueio da transformação da T em DHT e leva à ambiguidade genital.

Nas ADS 46,XX, cuja principal causa é a hiperplasia congênita de suprarrenal, ocorre virilização da genitália externa de graus variados, podendo chegar a uma genitália com aparência masculina, porém sem testículos tópicos. Ovário e útero de desenvolvimento normal. É uma urgência endocrinológica, já que 75% dos pacientes são portadores da forma perdedora de sal e podem apresentar desidratação grave, com hiponatremia e hipercalemia a partir da 2ª semana de vida.

Anomalia da diferenciação sexual ovotesticular, antigamente conhecida como hermafroditismo verdadeiro, corresponde de 4% a 10% das ADS. Caracteriza-se pela presença de tecido ovariano e testicular no mesmo indivíduo. A gônada mais frequentemente encontrada é o ovotestis (tecido ovariano e testicular na mesma gônada). Na maioria das casuísticas, 60% apresentam cariótipo 46,XX e 90% são negativos para o gene SRY. O quadro clínico varia desde homem normal e fértil até mulher normal e fértil. A maioria apresenta ambiguidade genital, com genitália externa mais masculina, e 75% têm ginecomastia e menstruam na época da puberdade. Tanto estruturas de derivados müllerianos, como wolffianos, podem estar presentes com variados graus de desenvolvimento.

A Disgenesia Gonadal Mista apresenta tecido testicular de um lado e *streak* (tecido fibroso) do outro. A genitália externa mostra grande variabilidade. O cariótipo mais frequente é o mosaicismo 46,XY/45,X. As estruturas müllerianas estão sempre presentes.

No homem XX, apenas 20% dos pacientes apresentam ambiguidade genital; assim sendo, esse é um diagnóstico dificilmente feito na faixa etária pediátrica. Na época da puberdade, 1/3 dos pacientes desenvolvem ginecomastia e todos são inférteis.

Diagnóstico

O foco primário é o estabelecimento da causa, pois a situação é profundamente estressante para os pais, já que se cria uma necessidade social urgente para a escolha do gênero de criação.

É importante que a criança seja examinada na presença dos pais para que se mostre a anormalidade do desenvolvimento genital, enfatizando que a genitália de ambos os sexos desenvolve-se a partir de estruturas fetais primordiais comuns. Os pais devem ser orientados a não registrar a criança até o estabelecimento do sexo de criação.

A investigação diagnóstica das ADS inicia-se com uma anamnese detalhada, que deve incluir:

1. História de consanguinidade.
2. História familiar de ambiguidade genital, amenorreia primária ou infertilidade.
3. Morte perinatal na família.
4. Uso de medicação virilizante ou feminilizante durante a gestação (especialmente no primeiro trimestre).

5. Virilização materna durante a gestação (sugere um tumor produtor de andrógenos pela mãe ou a presença de deficiência placentária de aromatase).
6. História de desidratação perinatal e/ou hipoglicemia (HCSR perdedora de sal).

O exame físico, além de geral, deve incluir:
1. características sugestivas de associação com síndromes malformativas;
2. grau de hidratação;
3. pressão arterial;
4. exame genital:
   - tamanho e diferenciação do falo;
   - localização, tamanho e consistência das gônadas;
   - posição do meato uretral;
   - pigmentação da pele genital (hiperpigmentação sugere aumento de hormônio adrenocorticotrófico [ACTH], que ocorre em HCSR).

Os exames complementares incluem:
» **Eletrólitos:** pacientes com HCSR forma perdedora de sal, apresentam hiponatremia e hipercalemia e podem apresentar hipoglicemia.
» **Dosagens hormonais:** a avaliação da presença de tecido testicular é feita com a dosagem de T, produzida pelas células de Leydig, e com a dosagem de inibina B e AMH para avaliação das células de Sertolli. Dosagem de 17-hidroxiprogesterona para diagnóstico de HCSR deve ser incluído em pacientes com criptorquidia bilateral. A avaliação da função testicular por dosagem hormonal basal de T é válida em lactentes de até 6 meses, em meninos na época da puberdade e em homens adultos. Em meninos pré-púberes, a avaliação da função testicular é dificultada em razão da baixa atividade do eixo hipotálamo-hipófise-gônada. Assim, usa-se a resposta de T ao estímulo com o hormônio gonadotrófico coriônico (hCG), e uma resposta adequada ocorre quando a T, após o estímulo, é maior que 160 ng/dL. A avaliação do tecido ovariano pode ser feita mediante dosagem de estradiol e inibina A após estímulo gonadotrófico.
» **Testes genéticos:** *fluorescent in situ hybridization* (FISH – usado para identificar regiões específicas dos cromossomos X e Y), citogenética (cariótipo), biologia molecular (pesquisa do gene SRY, pesquisa de outros genes envolvidos na cascata de determinação gonadal e pesquisa de mutações em enzimas ou receptores).
» **Estudos de imagem:**
1. **Genitograma:** avaliação da anatomia do seio urogenital, bem como da presença de derivados müllerianos.
2. **Ultrassonografia pélvica:** é importante para avaliar a anatomia da vagina e do útero, para excluir anomalias renais associadas e para visualizar as adrenais. É importante também na localização de gônadas inguinais, mas não é sensível para gônadas intra-abdominais.
3. **Ressonância magnética:** pode ajudar na localização das gônadas, porém a discriminação entre os tipos histológicos é limitada nesse método. Enquanto o ovário pode ser devidamente diagnosticado, o ovotestis não pode ser diferenciado do testículo.
4. **Exploração cirúrgica e biópsia gonadal:** a biópsia gonadal é essencial quando se considerarem diagnósticos como disgenesia gonadal e hermafroditismo verdadeiro.

Diante de uma ambiguidade sexual, a presença ou ausência de gônadas palpáveis pode dirigir o raciocínio para a etiologia e orientar quanto aos exames complementares a serem pedidos.

Como a HCSR é a causa mais comum de ADS no recém-nascido, um estudo bioquímico para o seu diagnóstico deve ser realizado em todas as crianças com ambiguidade genital sem gônadas palpáveis.

Tratamento

O tratamento deve ser individualizado. Pode haver necessidade de correções cirúrgicas e reposição hormonal.

O tratamento da hiperplasia suprarrenal congênita por deficiência da 21-hidroxilase (HSRC-21OH) tem como objetivos repor glicocorticoides e mineralocorticoides, evitar a virilização dos genitais externos, prevenir a desidratação por perda de sal, controlar o hiperandrogenismo sem afetar a velocidade de crescimento, preservar a função gonadal, fertilidade e estatura final.

Insensibilidade androgênica total: remoção precoce dessas gônadas, não tanto pela probabilidade baixa de transformação maligna (3% aos 50 anos de idade), mas pelo risco de trauma e devido ao fato de que a puberdade pode ser induzida por hormônios exógenos.

Atualmente tenta-se acompanhar o cariótipo para definição do sexo de criação, porém a decisão depende de vários fatores como a compreensão e desejo familiar, a idade do paciente ao diagnóstico e o sexo em que foi criado até então, a possibilidade de correção cirúrgica da genitália e a preservação da fertilidade.

Referências consultadas

1. Ahmed SF, Bashamboo A, Lucas-Herald A, McElreavey K. Understanding the genetic an etiology in patients with XY DSD. Br Med Bull. 2013;106(1):67-89.
2. Ahmed SF, Rodie M. Investigation and initial management of ambiguous genitalia. Best Pract Res Clin Endocrinol Metab. 2010 Apr;24(2):197-218.
3. Baxter RM, Vilain E. Translational genetics for diagnosis of human disorders of sex development. Annu Rev Genomics Hum Genet. 2013;14:371-92.
4. Calleja-Agius J, Mallia P, Sapiano K, Schembri-Wismayer P. A review of the management of intersex. Neonatal Netw. 2012 Mar-Apr;31(2):97-103.
5. Hiort O, Birnbaum W, Marshall L, Wünsch L, Werner R, Schröder T, Döhnert U, Holterhus PM. Management of disorders of sex development. Nat Rev Endocrinol. 2014 Sep;10(9):520-9.
6. Ono M, Harley VR. Disorders of sex development: new genes, new concepts. Nat Rev Endocrinol. 2013 Feb;9(2):79-91.
7. She ZY, Yang WX. Molecular mechanisms involved in mammalian primary sex determination. J Mol Endocrinol. 2014 Aug;53(1):R21-37.
8. Speiser PW, Azziz R, Baskin LS, Ghizzoni L et al. Congenital adrenal hyperplasia due to steroid 21-hydroxylase deficiency: The Endocrine Society Clinical Practice Guideline. J Clin Endocrinol Metab. 2010 Sep;95(9):4133-60.

Capítulo 151

. . . .

Corticoterapia e Suas Repercussões

Marina Pereira Ybarra Martins de Oliveira
Hilton Kuperman
Louise Cominato
Leandra Steinmetz
Durval Damiani

Os glicocorticoides apresentam propriedades anti-inflamatórias e imunossupressoras. No entanto, à exceção da insuficiência suprarrenal, os corticosteroides não têm ação curativa.

Fisiologia

As suprarrenais (córtex – zona fasciculada) produzem aproximadamente 7,5 mg/m^2/dia de cortisol em crianças acima de 7 anos, sendo maior em crianças menores, principalmente recém-nascidos. Sua síntese está sob o comando do ACTH (adenoipófise), que, por sua vez, é controlado pelo CRH (hipotálamo). Sua secreção apresenta ritmo circadiano: pico às 8 horas, 50% desse nível às 16 horas e nadir à meia noite. Até o primeiro ano de vida, não há padrão circadiano.

A sua metabolização ocorre no fígado e seus metabólitos são excretados pelo rim. A meia-vida do cortisol é de aproximadamente 1 hora e 30 minutos, sendo maior no período neonatal e em pacientes com doenças hepáticas.

Patogenia

A meia-vida biológica de corticosteroide é definida pelo tempo que o eixo hipotála-mo-hipófise-suprarrenal fica suprimido após a ingestão oral de uma dose de corticosteroide. Baseado na meia-vida biológica, os corticosteroides foram divididos em: curta duração, com meia-vida biológica de 8 a 12 horas (cortisol e cortisona); ação intermediária, com meia-vida biológica de 12 a 36 horas (prednisona, prednisolona, metilprednisolona e deflazacorte); e ação prolongada, com meia-vida biológica de 36 a 54 horas (dexametasona e betametaso-na). Os corticosteroides com ação prolongada não são recomendados em esquemas de dias alternados (Tabela 151.1).

Considerações

Quando a corticoterapia se prolonga por semanas ou meses e a dose administrada excede a recomendada na terapêutica de substituição, pode ocorrer supressão do eixo hipotálamo-hipófise-suprarrenal. Sempre que possível, utilizar corticosteroides em dias alternados.

Do ponto de vista prático, a **dose anti-inflamatória inicial** usualmente empregada de hidrocortisona, por via oral, é de 2,5 a 10 mg/kg/dia ou de 75 a 300 mg/m²/dia, dividida em 3 a 4 doses, sendo que a dose parenteral é de 1/2 a 1/3 da dose oral. Para os outros corticosteroides, utiliza-se doses equivalentes, conforme a Tabela 151.1.

Para evitar os efeitos colaterais desses hormônios devemos usar a menor dose desejada para que se obtenha um máximo efeito terapêutico. Excetuando-se a insuficiência suprarrenal, a administração de corticosteroides não é curativa, nem visa à etiologia do processo, é apenas paliativa devido aos seus efeitos anti-inflamatórios. Em casos de corticoterapia prolongada pode ocorrer supressão do eixo hipotálamo-hipófise-suprarrenal. Corticoterapia aplicada por até 2 semanas, geralmente, é isenta de complicações.

A dose fisiológica é equivalente a 15 mg/m²/dia de hidrocortisona via oral. A dose farmacológica é qualquer dose maior do que a fisiológica, podendo ou não causar efeitos colaterais.

Do ponto de vista prático, a dose anti-inflamatória inicial usualmente empregada de hidrocortisona, por via oral, é de 2,5 a 10 mg/kg/dia ou de 75 a 300 mg/m²/dia, dividida em 3 a 4 doses, sendo que a dose parenteral é de 1/2 a 1/3 da dose oral. Para os outros corticosteroides, utiliza-se doses equivalentes, conforme a Tabela 151.1.

Tabela 151.1. Equivalência, meia-vida e potência dos corticosteroides.

Corticosteroide	1/2 VP (minutos)	1/2 VB (horas)	PAI	PRS	PRC	DE (mg)
Cortisol	90	8 a 12	1	1	1	20
Cortisona	30	8 a 12	0,8	0,8	0,8	25
Prednisona	60	12 a 36	4	0,8	5	5
Prednisolona	200	12 a 36	4	0,8	5	5
Metilprednisolona	200	12 a 36	5	0,8	7,5	4
Triancinolona	200	8 a 12	5	0,5	–	4
Dexametasona	300	36 a 54	25	–	–	0,75
Betametasona	300	36 a 54	30	–	80	0,6
9α-flúor-hidrocortisona	–	8 a 12	10	125	–	–

1/2 VP: meia-vida plasmática; 1/2 VB: meia-vida biológica; PAI: potência anti-inflamatória; PRS: potência retentora de sódio; PRC: potência retardante do crescimento; DE: dose esquivamente.

Fonte: Nicolaides NC et al, 2018.

Uso terapêutico em endocrinologia

Os corticosteroides são utilizados na terapêutica de substituição em situações de insuficiência suprarrenal, como na hiperplasia congênita das suprarrenais, na hemorragia suprarrenal bilateral do recém-nascido, crise após suspensão de tratamento crônico com corticosteroide, crise aguda após adrenalectomia ou na doença de Addison.

O objetivo é utilizar glicocorticoides e mineralocorticoides, de modo a repor as necessidades fisiológicas em situações de estresse. O esquema a seguir mostra o uso dos corticosteroides nas situações aguda e crônica.

Crise aguda

» **Hidratação:** soro glicosado a 5% – soro fisiológico (1:1) na quantidade calculada para a perda de peso, com volume total de 50 mL/kg e com velocidade de infusão de 25 mL/kg/h. A seguir, prescrever soro de manutenção.

» **Drogas:** hidrocortisona 100 mg/m², (EV) em *bolus* seguido por 100 mg/m² EV colocado no soro de manutenção para correr nas primeiras 24 horas. Se necessário, repetir o bolo inicial a cada 6 a 8 horas. Após estabilização do quadro, diminuir a dose em 1/4 a cada dia, até alcançar a dose de manutenção EV.

Fase de manutenção

» **Hidrocortisona:** 10 a 15 mg/m²/dia, via oral em 3 tomadas divididas em 50%, 25% e 25% da dose total.

» **Prednisona ou prednisolona:** 2,5 a 4 mg/m²/dia, via oral, uma vez ao dia.

» **9α-flúor-hidrocortisona:** 50 a 200 mcg/dia VO em dose única pela manhã.

O paciente em uso de corticosteroide na terapêutica de substituição deve utilizar um cartão de identificação com o nome e a dosagem da droga utilizada, bem como mudança da dosagem em situações de estresse, conforme mostrado no modelo a seguir.

Em situações de estresse, aumentar as doses:

» **Extração dentária única, processos febris simples, trauma leve:** dobrar a dose.

» **Cirurgias sob anestesia local, extrações dentárias múltiplas:** aplicar 50 mg de hidrocortisona IM, 2 horas antes. Dobrar a dose oral de glicocorticoide no dia da cirurgia.

» **Infecções sistêmicas, traumas severos:** 50 a 100 mg de hidrocortisona intramuscular (IM) ou EV a cada 6 horas.

» **Cirurgias sob anestesia geral:**
  - 50 mg de hidrocortisona IM, 2 horas antes.
  - 100 mg de hidrocortisona EV, gota a gota.
  - 250 mL de soro glicosado a 5% durante o ato cirúrgico.
  - Após a cirurgia, nos 2 primeiros dias, usar o triplo da dose usual, IM ou EV.
  - No terceiro dia, usar o dobro da dose IM ou EV.
  - No quarto dia, passar à dose habitual por via oral.

» **Cirurgia de urgência:** aplicar 100 mg de hidrocortisona EV e manter 100 mg de hidrocortisona diluídos em soro glicosado a 5% durante o ato cirúrgico. Após a cirurgia, vide item anterior.

» **Em casos de vômitos frequentes:** aplicar 50 mg de hidrocortisona IM.

Complicações

As complicações relacionadas ao seu uso estão ligadas ao tempo, à dose, ao horário de administração e ao tipo de corticosteroide empregado, aliadas a uma suscetibilidade individual. São menos comuns em tratamento de menor duração (2 semanas); porém alterações do sono, irritação gástrica e distúrbio de comportamento são descritos.

As complicações mais frequentes são:

» **Oftalmológicas:** aumento de pressão intraocular, infecções bacterianas e fúngicas do olho e exacerbação da queratite herpética.

» **Sistema nervoso central:** pseudotumor cerebral, convulsões, distúrbios do comportamento e psíquicos, como insônia, nervosismo e euforia.

» **Hematológicas:** leucocitose e neutrofilia agudas e uma diminuição do número de monócitos, linfócitos e eosinófilos.

- » **Gastrointestinais:** úlcera péptica, pancreatite e hepatomegalia, além do aumento do apetite.
- » **Musculoesqueléticas:** miopatia, osteoporose, fraturas e necrose asséptica do osso.
- » **Renais:** nefrocalcinose, nefrolitíase e uricosúria.
- » **Cardiovasculares:** hipertensão, infarto do miocárdio e o acidente vascular cerebral.
- » **Distribuição de gordura e de pele:** aspecto cushingoide, estrias, hirsutismo. Os corticosteroides tópicos podem levar à atrofia da pele e facilitar a instalação e a proliferação de um processo infeccioso.
- » **Imunossupressão**.
- » **Metabólicas:** edema e retenção de sódio, depleção de potássio, alcalose hipocalêmica, hipocalcemia, resistência insulínica, glicemia de jejum alterada, teste de tolerância à glicose anormal (que piora com o aumento da dose, podendo chegar ao diabetes) e hiperlipidemia.
- » **Crescimento:** diminuição da velocidade do crescimento.
- » **Corticosteroides inalatórios:** disfonia, candidíase orofaríngea, tosse reflexa ou alterações do crescimento, alterações ósseas e a supressão do eixo HHSR.

Prognóstico e recuperação

Pacientes que tomaram corticosteroides por menos de 2 semanas podem suspender a terapia abruptamente.

Aqueles que fizeram uso por mais de 2 semanas devem obedecer uma retirada gradual, sugerimos um esquema na Tabela 151.2.

Tabela 151.2. Sugestão de esquema de retirada de corticosteroides.

Dose de prednisona	Retirada
> ou igual 20 mg/dia	¼ da dose inicial a cada 4 dias
10 a 20 mg/dia	2,5 mg/semana
< 10 mg/dia	2,5 mg/2 semanas

Fonte: Unidade de Endocrinologia ICr-HCFMUSP.

Quando o paciente chegar à dose fisiológica de corticoide (10 a 15 mg/m²/dia hidrocortisona) pode-se medir o cortisol basal pela manhã, se este estiver acima de 10 mcg/dL, pode ser realizada a suspensão do glicocorticoide.

Em situações de estresse, nas quais há suspeita de insuficiência adrenal, ou na prevenção de insuficiência suprarrenal, deve-se repor o corticosteroide conforme esquema já apresentado (vide cartão de corticoterapia).

Referências consultadas

1. Allen DB. Influence of inhaled corticosteroids on growth: a pediatric endocrinologist's perspective. Acta Paediatr. 1998;87(2):123-9.
2. Aucott JN. Glucocorticoids and infection. Endocrinol Metabol Clin North Am. 1994;23(3): 655-70.
3. Bamberger CM, Schulte HM, Chrousos GP. Molecular determinants of glucocorticoid receptor function and tissue sensitivity to glucocorticoids. Endocr Rev. 1996;17(3):245-61.

4. Barnes PJ. Anti-inflammatory actions of glucocorticoids: molecular mechanisms. Clin Sci. 1998; 94(4):557-72.
5. Baxter JD. Advances in glucocorticoid therapy. Adv Intern Med. 2000;45:317-49.
6. Cook DM. Safe use of glucocorticoids. Postgrad Med J. 1992;91(3):145-53.
7. Kountz DS, Clark CL. Safely with drawing patients from chronic glucocorticoid therapy. Am Fam Physician. 1997;55(2):521-5.
8. Magiakou MA, Chrousos GP. Corticosoteroid therapy, nonendocrine disease, and corticoisteroid withdrawal. Curr Ther Endocrinol Metabol. 1997;6:138-42.
9. Nicolaides NC, Pavlaki AN, Alexandra M, Chrousos GP. Glucocorticoid therapy and adrenal suppression. 2018. In: Feingold KR, Anawalt B, Boyce A et al. (eds.). Endotext [Internet]. South Dartmouth (MA): MDText.com, Inc.; 2000. Disponível em: https://www.ncbi.nlm.nih.gov/books/NBK279156/.
10. Pallardy M, Biola A. Induction of apoptosis in lymphocytes by glucocorticoids: between physiology and pharmacology. CR Seances Soc Biol Fil. 1998;192(6):1051-63.
11. Sizonenko PC, Aubert ML. Hypothalmo-pituitaty axis and adrenal cortex: fetoplacental unit. In: Bertrand J, Rappaport R, Sizonenko PC (eds.). Pediatric endocrinology, physiology, pathophysiology and clinical aspects. 2nd ed. Baltimore: Williams & Wilkins; 1993. p. 121-34.

Parte 15

• • • • • • • • • • •

Reumatologia Pediátrica

Coordenação

Clovis Artur Almeida da Silva

Parte 15

• • • • • • • • • •

Reumatologia Pediátrica

Coordenação

Clovis Artur Almeida da Silva

Capítulo 152

Febre Reumática

Andressa Guariento
Camila Maria Paiva França Telles
Maria Fernanda de Azevedo Giacomin
Nádia Emi Aikawa
Clovis Artur Almeida da Silva

A febre reumática (FR) é uma doença inflamatória decorrente da faringoamigdalite causada pelo *Streptococcus pyogenes* ou estreptococo beta-hemolítico do grupo A de Lancefield (EBHGA), que pode acometer articulações, coração, sistema nervoso central (SNC), pele e tecido subcutâneo.

Cerca de 3% dos indivíduos infectados pelo EBHGA desenvolverão FR e entre um a dois terços deles desenvolverão cardite reumática. A FR é considerada a principal causa de cardiopatia crônica adquirida nos indivíduos menores de 20 anos.

Postula-se que a presença de epítopos comuns entre determinados sorotipos de EBHGA e tecidos humanos possibilita uma reação imunológica cruzada, na qual os anticorpos produzidos contra o antígeno estreptocócico poderiam agredir estruturas humanas, particularmente o endotélio valvular e a miosina cardíaca.

Diagnóstico

O diagnóstico é baseado nos critérios de Jones determinados pela American Heart Association e revisados em 1992 (Quadro 152.1). A sintomatologia ocorre, habitualmente, após 2 a 3 semanas da infecção estreptocócica de orofaringe.

A presença de dois critérios maiores ou de um critério maior e dois menores, associada à evidência de infecção estreptocócica prévia, é altamente sugestiva de FR. A cardite indolente e a coreia são os únicos critérios que isoladamente permitem o diagnóstico de FR.

Dois parâmetros são utilizados para evidenciar infecção estreptocócica recente: cultura de orofaringe (positiva em 10% a 30% dos pacientes) e aumento dos títulos dos anticorpos específicos. As determinações dos anticorpos antiestreptocócicos deverão ser sempre realizadas, lembrando que a antiestreptolisina O (ASLO), praticamente o único realizado em nosso meio, tem uma sensibilidade de 80%, que se eleva para 95% quando três ou mais dos seguintes anticorpos forem dosados concomitantes: ASLO; anti-hialuronidase; antiestreptoquinase e/ou anti-DNAse B. O diagnóstico de infecção estreptocócica recente se realiza pela ascensão dos títulos de ASLO em 2 a 3 semanas, com níveis de pelo menos duas vezes o valor de referência.

Quadro 152.1. Critérios de Jones modificados para o diagnóstico de febre reumática.

Sinais maiores	Sinais menores
Cardite	Febre
Artrite	Artralgia
Coreia	Elevação das provas de fase aguda*
Nódulos subcutâneos	Alargamento do espaço PR no
Eritema marginado	eletrocardiograma

Evidência de infecção estreptocócica prévia
Cultura de orofaringe positiva para estreptococo beta-hemolítico do grupo A
Aumento de títulos dos anticorpos antiestreptocócicos (antiestreptolisina O ou ASLO, antidesoxirribonuclease B ou anti-DNAase B, anti-hialuronidase etc.)

*Velocidade de hemossedimentação (VHS) e/ou proteína C reativa (PCR) e/ou alfa-1 glicoproteína ácida.

Fonte: Adaptado de Dajani et al., 1992.

Quadro clínico

O episódio agudo da FR é autolimitado com duração de 1 semana a 6 meses. A artrite é a manifestação mais frequente e menos específica. A apresentação clássica ocorre com poliartrite migratória de grandes articulações com duração de 1 a 5 dias em cada articulação, rápida resposta aos anti-inflamatórios não hormonais (AINH) e resolução sem sequelas.

A cardite é a manifestação clínica mais grave e a segunda mais comum (40% a 60%), sendo responsável pela sequela definitiva da doença, com alta morbimortalidade. As valvulites ocorrem em 100% dos casos, e é mais comum o acometimento mitral seguido do aórtico. A lesão mais frequente na fase aguda é a insuficiência mitral, seguida pela insuficiência aórtica. As estenoses valvares ocorrem mais tardiamente na fase crônica. O ecodopplercardiograma é o exame mais sensível no diagnóstico da cardite reumática.

A coreia de Sydenham é observada em 5% a 36% dos casos. Caracteriza-se por movimentos involuntários e incoordenados, que desaparecem durante o sono e exacerbam-se em situações de estresse e esforço, além de fraqueza muscular e labilidade emocional. Geralmente, é acompanhada de provas de fase aguda normais e ausência da comprovação da estreptocócica anterior, por apresentar um longo período de latência (1 a 6 meses) entre a infecção e o início do quadro.

Os nódulos subcutâneos ocorrem em 2% a 5% dos pacientes com FR, habitualmente associados com cardite. São duros, indolores, imóveis, com tamanhos de até 5 cm, localizados em superfícies articulares e no couro cabeludo.

O eritema marginado ocorre em 3%, geralmente também associado à cardite. Caracteriza-se por máculas róseas com centro pálido e bordas eritematosas, serpinginosas ou circulares, não pruriginosas, localizadas em tronco e região proximal de membros.

Tratamento

Uma vez estabelecido o diagnóstico de FR, a terapêutica envolve três fases: erradicação do foco (profilaxia primária); tratamento sintomático; e profilaxia secundária/prevenção de recorrências (Tabelas 152.1 e 152.2, e Quadro 152.2 respectivamente).

A penicilina benzatina é ainda a medicação de escolha para profilaxia primária da FR, garantindo um tratamento completo com uma única dose (Tabela 152.1). O reconhecimento precoce da FR e a utilização da profilaxia secundária com penicilina benzatina geralmente evita novos surtos, com redução de graves sequelas cardíacas e cirurgias complexas com alta letalidade (Quadro 152.2).

Tabela 152.1. Profilaxia primária da febre reumática.

Medicação/Opção	Esquema	Duração
Penicilina benzatina	600.000 UI (< 20 kg) IM 1.200.000 UI (> 20 kg) IM	Dose única
Penicilina V oral	25 a 50.000 UI/kg/dia VO a cada 12 ou 8 horas Adultos: 200.000 UI a cada 8 horas	10 dias
Amoxicilina	30 a 50 mg/kg/dia VO a cada 12 ou 8 horas Adultos: 500 mg a cada 8 horas	10 dias
Ampicilina	100 mg/kg/dia VO a cada 8 horas	10 dias
Nos alérgicos à penicilina		
Estearato de eritromicina	40 mg/kg/dia VO a cada 12 ou 8 horas Dose máxima: 1 g/dia	10 dias
Clindamicina	15 a 25 mg/kg/dia VO a cada 8 horas Dose máxima: 1.800 mg/dia	10 dias
Azitromicina	20 mg/kg/dia VO 1 vez ao dia Dose máxima: 500 mg/dia	3 dias

Fonte: Adaptada de Dajani et al., 1992.

Tabela 152.2. Tratamento sintomático das manifestações clínicas da febre reumática.

Artrite	
AAS	80 mg/kg/dia VO em 4 a 5 tomadas (máximo 3 g/dia) Dose plena por 2 semanas. Redução gradativa
Naproxeno	10 a 20 mg/kg/dia em 2 doses
Cardite	
Prednisona	2 mg/kg/dia (máximo 60 mg) Dose plena por 3 semanas (pode ser fracionada nas 2 primeiras) seguido de redução gradual (20% por semana)
Metilprednisolona	10 a 30 mg/kg/dia (1 a 3 dias)
Coreia	
Haloperidol	1 mg/dia por 3 dias e a seguir acrescido de 0,5 g a cada 3 dias até o controle de sintomas (dose máxima: 5 g)
Ácido valproico	20 a 30 mg/kg/dia. Retirada após 3 semanas do controle dos sintomas

Fonte: Adaptada de Dajani et al., 1992.

Quadro 152.2. Profilaxia secundária ou prevenção da febre reumática.

Profilaxia secundária
Penicilina benzatina 1.200.000 U IM a cada 3 semanas **OU** *Penicilina* V 250.000 U VO a cada 12 horas diariamente

Indivíduos alérgicos à penicilina
Sulfadiazina > 30 kg 1.000 mg/dia
< 30 kg 500 mg/dia

Indivíduos alérgicos à penicilina e à sulfa
Eritromicina 250 mg VO a cada 12 horas

Duração
Sem cardite: até os 21 anos ou 5 anos após último surto
Com cardite prévia: até 25 anos ou 10 anos do último surto
Lesão valvar residual moderada a severa: até os 40 anos ou para o resto da vida
Após cirurgia valvar ou coreia: por toda a vida

IM: (via) intramuscular; VO: via oral.
Fonte: Adaptado de Dajani et al., 1992.

Referências consultadas

1. Barbosa PJB, Müller RE, Latado AL, Achutti AC, Ramos AIO, Weksler C et al. Diretrizes Brasileiras para Diagnóstico, Tratamento e Prevenção da Febre Reumática da Sociedade Brasileira de Cardiologia, da Sociedade Brasileira de Pediatria e da Sociedade Brasileira de Reumatologia. Arq Bras Cardiol. 2009;93(3 supl.4):1-18.
2. Cunningham MW. Pathogenesis of group A streptococcal infections. Clin Microbiol Rev. 2000 Jul;13(3):470-511.
3. Dajani AS, Ayoub E, Bierman FZ. Guidelines for diagnosis of rheumatic fever: Jones Criteria, 1992 updated. Circulation. 1993;87:30.
4. Guilherme L, Oshiro SE, Fae KC, Cunha-Neto E, Renesto G, Goldberg AC, Tanaka AC, Pomerantzeff PM, Kiss MH, Silva C, Guzman F, Patarroyo ME, Southwood S, Sette A, Kalil J. T-cell reactivity against streptococcal antigens in the periphery mirrors reactivity of heart-infiltrating T lymphocytes in rheumatic heart disease patients. Infect Immun. 2001;69(9):5345-51.
5. Guilherme L, Ramasawmy R, Kalil J. Rheumatic fever and rheumatic heart disease: genetics and pathogenesis. Scand J Immunol. 2007 Aug-Sep;66(2-3):199-207.
6. Jones Criteria for the diagnosis of rheumatic fever in the era of Dopller echocardiography: a scientific statement from the American Heart Association. Circulation. 2015 May19;131(20):1806-18.
7. Machado CS, Ortiz K, Martins AL, Martins RS, Machado NC. O perfil da antiestreptolisina O (ASLO) na febre reumática aguda (FRA). J Pediatr. 2001;77(2):105-11.
8. Oliveira SNF. Reumatologia para pediatras. 2. ed. Rio de Janeiro: Revinter; 2014.
9. Paz JA, Silva CA, Marques-Dias MJ. Sydenham's chorea treatment: double blind study with placebo and prednisone. Pediatr Neurol. 2006;34(4):264-9.

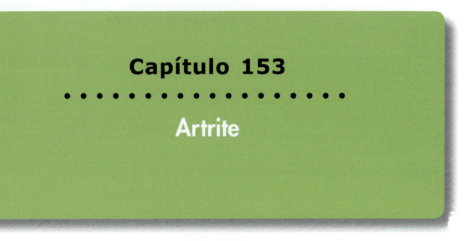

Capítulo 153

Artrite

Camila Pugliese
Daniela Mencaroni Rodrigues Lourenço
Gabriela Ribeiro Viola Ferreira
Katia Tomie Kozu
Clovis Artur Almeida da Silva

Diante de um paciente com dor articular, é importante diferenciar artralgia de artrite. Artralgia caracteriza-se por dor articular, habitualmente difusa em toda a articulação, sem alterações ao exame físico. Artrite é definida pela presença de derrame articular e/ou pela presença de dois ou mais dos seguintes sinais: dor à palpação; e/ou dor à movimentação; e/ou limitação do movimento articular. Por sua vez, o comprometimento periarticular (tendinites, bursites, entesites, lesões ligamentares e/ou meniscais) pode manifestar-se por dores localizadas, podendo simular artralgia ou artrite.

As artrites na infância podem ser classificadas da seguinte forma:
1. Duração de comprometimento articular (aguda – até 6 semanas; e crônica – superior a 6 semanas).
2. Número de articulações envolvidas (monoarticular – uma articulação, pauciarticular ou oligoarticular – duas a quatro articulações, e poliarticular – cinco ou mais articulações).
3. Tipos de articulações envolvidas (periféricas – grandes, e pequenas ou axiais – coluna e articulações sacroilíacas).
4. Padrão de envolvimento e evolução (simétrico ou assimétrico, e migratório ou aditivo).
5. Ritmo da dor: mecânica (piora com o movimento), e inflamatória (piora após repouso).

Artrite aguda

A artrite aguda está presente em inúmeras doenças, o Quadro 153.1 mostra as principais causas de artrite aguda na infância.

A artrite séptica é provocada por um agente infeccioso presente na cavidade articular. Os principais agentes são as bactérias e devem ser a primeira causa a ser investigada diante de uma monoartrite aguda febril e dolorosa. As vias de propagação são a hematogênica ou a por contiguidade. O diagnóstico é confirmado por meio de punção articular (artrocentese) para análise do líquido sinovial. No hemograma, encontramos leucocitose com desvio para a esquerda e aumento das provas de fase aguda.

Quadro 153.1. Principais causas de artrite aguda.

- Artrite relacionada à infecção:
  - Séptica: bacteriana, gonocócica, tuberculose ou brucelose, fúngica, viral (rubéola, parvovírus, hepatite B, herpes-vírus) e meningococcemia
  - Outras: por *bypass*, endocardite bacteriana
  - Artrite reativa: viral, bacteriana, febre reumática, artrite pós-estreptocócica, infecção entérica, parasitose intestinal, artrite por micoplasma ou clamídia, meningococcemia

- Vasculites: púrpura de Henoch-Schonlein, síndrome de Kawasaki, poliarterite nodosa e arterite de Takayasu

- Doenças hematológicas: doença falciforme, talassemias, hemofilia

- Doenças linfoproliferativas: leucemia, linfoma, neuroblastoma

- Doenças do tecido conectivo: lúpus eritematoso sistêmico juvenil, dermatomiosite juvenil, esclerodermia juvenil

- Trauma

Fonte: Adaptado de Aletaha et al., 2010.

Artrite reativa é a resposta a um agente infeccioso à distância, geralmente nas vias aéreas superiores, trato gastrointestinal e geniturinário, por depósito de imunocomplexos na articulação comprometida. Destas, a artrite da febre reumática é a mais importante em nosso meio.

As neoplasias como leucemia linfoide aguda e neuroblastoma devem ser consideradas em crianças com manifestações musculoesqueléticas agudas ou crônicas (artrite, artralgia e dor óssea). Portanto, o pediatra deve sempre avaliar sintomas sistêmicos associados como perda de peso, febre, astenia além de alterações laboratoriais sugestivas.

Artrite crônica

A artrite crônica ocorre em menor frequência, e sua principal causa é a artrite idiopática juvenil (AIJ). Outras causas de artrite crônica estão citadas no Quadro 153.2. A etiologia da AIJ ainda é desconhecida e seu diagnóstico é de exclusão. Geralmente é acompanhada de rigidez matinal sendo uma importante causa de incapacidade articular com prejuízo na qualidade de vida. Suas diferentes subdivisões estão descritas no Quadro 153.3. É importante enfatizar que o principal diagnóstico a ser afastado para se confirmar AIJ, em especial a forma sistêmica, são as neoplasias (particularmente leucemias, linfomas e neuroblastoma) quando há manifestações musculoesqueléticas ou dor em membros associado à trombocitopenia.

Quadro 153.2. Principais causas de artrite crônica.

- Artrite relacionada à infecção: tuberculose e fungos

- Doenças do tecido conectivo: artrite idiopática juvenil e espondiloartropatias

- Doenças imunológicas: deficiência de IgA e hipogamaglobulinemia

- Neoplasias: osteoma osteoide e osteossarcoma

- Outras: sinovite vilonodular, sinovite por corpo estranho, osteoartropatia hipertrófica, doenças endócrinas (tireoidite de Hashimoto) e doenças genéticas tais como displasias musculoesqueléticas e mucopolissacaridoses

Fonte: Adaptado de Aletaha et al., 2010.

Quadro 153.3. Critérios da International League of Associations for Rheumatology para o diagnóstico de artrite idiopática juvenil.

1. Artrite sistêmica: artrite associada à febre por pelo menos 2 semanas, sendo diária por pelo menos 3 dias e um ou mais dos seguintes:
   - exantema evanescente
   - linfadenopatia generalizada
   - hepatomegalia ou esplenomegalia
   - serosite

2. Artrite poliarticular fator reumatoide negativo

3. Artrite poliarticular fator reumatoide positivo

4. Artrite oligoarticular: persistente (até 4 articulações acometidas após os 6 primeiros meses de doença) ou estendida (comprometimento de mais de quatro articulações após os 6 primeiros meses de doença)

5. Artrite relacionada à entesite:
   - artrite e entesite ou artrite e pelo menos dois dos seguintes:
     - dor sacroilíaca e/ou dor inflamatória em coluna lombossacral
     - HLA-B27 positivo
     - uveíte anterior aguda
     - início de artrite em meninos após 6 anos de idade
     - história de espondilite anquilosante, artrite relacionada à entesite, sacroileíte com doença inflamatória intestinal, síndrome de Reiter ou uveíte anterior aguda em parente de 1° grau

6. Artrite psoriásica:
   - artrite e psoríase ou artrite e pelo menos dois dos seguintes:
     - dactilite
     - alterações ungueais (pequenas depressões puntiformes ou onicólise)
     - história familiar de psoríase em parente de 1° grau

7. Artrite indiferenciada: não preenche nenhuma categoria de 1 a 6 ou preenche mais de uma

Fonte: Adaptado de Petty et al., 2004.

Tratamento

O tratamento das artrites agudas e crônicas será estabelecido de acordo com sua etiologia. A artrite séptica é uma emergência clínica e deve ser tratada com antibioticoterapia endovenosa, além de avaliação ortopédica para possível drenagem cirúrgica. Quando a etiologia ainda é desconhecida, recomenda-se não utilizar corticosteroides.

Após estabelecido o diagnóstico, poderá ser iniciado o tratamento com analgésico simples para artralgias e para controle das artrites agudas e/ou crônicas com anti-inflamatório não hormonal (AINH) e corticosteroides.

Outras drogas utilizadas no tratamento de doenças reumatológicas na criança incluem: drogas modificadoras da doença (metotrexate, hidroxicloroquina e sulfasalazina); imunossupressores ou citotóxicos (azatioprina, ciclosporina, ciclofosfamida, micofenolato mofetil, leflunomide, tacrolimus etc.); e agentes biológicos (etanercepte, adalimumabe, abatacepte, tocilizumabe e canakinumabe).

Referências consultadas

1. Aletaha D, et al. 2010 Rheumatoid arthritis classification criteria: an American College of Rheumatology/European League Against Rheumatism collaborative initiative. Atlanta (GA). Arthritis Rheum. 2010;62(9):2569-2581.
2. Campos LM, Goldstein S, Santiago RA, Jesus AA, Cristofani LM, Odone-Filho V, Silva CA. Comprometimento musculoesquelético como primeira manifestação de neoplasias. Rev Assoc Med Bras. 2008;54(2):132-8.
3. Laxer RM, Lindsley CB. Infectious arthritis and osteomyelitis. In: Textbook of Pediatric Rheumatology. 6th ed. Philadelphia, PA: Saunders; 2011. p. 559-577.
4. Petty RE, Southwood TR, Manners P, Baum J, Glass DN, Goldenberg J et al., International League of Associations for Rheumatology. International League of Associations for Rheumatology classification of juvenile. J Rheumatol. 2004;31(2):390-2.
5. Silva CAA. Monoartrite e poliartrite. In: Doenças reumatológicas na criança e adolescente. 2. ed. Barueri, SP: Manole; 2010. p. 49-64.
6. Tamashiro MS, Aikawa NE, Campos LM, Cristofani LM, Odone-Filho V, Silva CA. Discrimination of acute lymphoblastic leukemia from systemic-onset juvenile idiopathic arthritis at disease onset. Clinics. 2011;66(10):1665-9.

Capítulo 154

Lúpus Eritematoso Sistêmico Pediátrico

Natali Weniger Spelling Gormezano
Mariana Paes Leme Ferriani
Marco Felipe Castro da Silva
Lúcia Maria de Arruda Campos
Clovis Artur Almeida da Silva

O lúpus eritematoso sistêmico pediátrico (LESP) é uma doença autoimune sistêmica rara, de etiologia multifatorial, com predileção pelo sexo feminino. A doença é caracterizada pela produção de múltiplos autoanticorpos, com períodos de exacerbação e remissão.

Diagnóstico

O diagnóstico do LESP é bastante desafiador, uma vez que os pacientes podem manifestar uma vasta diversidade de sintomas e sinais, que podem se apresentar de forma aguda ou insidiosa. Atualmente o diagnóstico se baseia nos Critérios de Classificação do lúpus eritematoso sistêmico estabelecidos e validados em 1982 pelo American College of Rheumatology (ACR), para a população de adultos, e revisados pela última vez em 1997 (Quadro 154.1). Trata-se de uma lista de 11 manifestações clínicas e laboratoriais, sendo que para o diagnóstico da doença é necessária a presença de ao menos quatro delas, de forma concomitante ou evolutiva. Na faixa etária pediátrica, os pacientes lúpicos demoram, em média, 4 meses para o preenchimento dos critérios.

Quadro 154.1. Critérios para classificação do lúpus eritematoso sistêmico do Colégio Americano de Reumatologia.

Critérios
1. Eritema malar
2. Eritema discoide
3. Fotossensibilidade
4. Úlcera de mucosa oral ou nasal
5. Artrite não erosiva

(Continua)

Quadro 154.1. Critérios para classificação do lúpus eritematoso sistêmico do Colégio Americano de Reumatologia (continuação).

Critérios
6. Serosites (pleurite e/ou pericardite)
7. Alterações renais (proteinúria superior a 500 mg/dia e/ou presença de cilindrúria)
8. Alterações neurológicas (convulsão e/ou psicose na ausência de distúrbios metabólicos, hipertensão arterial ou infecções)
9. Alterações hematológicas [anemia hemolítica com reticulocitose e/ou leucopenia (menos que 4.000/mm^3) e/ou linfopenia (menos que 1.500/mm^3) e/ou plaquetopenia (menos que 100.000/mm^3), em duas ou mais ocasiões]
10. Alterações imunológicas [presença de anticorpos antifosfolípideos (anticardiolipina IgM ou IgG e/ou anticoagulante lúpico e/ou reações sorológicas falsamente positivas para sífilis) e/ou anticorpo anti-DNA e/ou anticorpo anti-Sm]
11. Fator antinúcleo (FAN) positivo

Fonte: Hochberg et al., 1997.

Recentemente, o Systemic Lupus International Collaborating Clinics (SLICC) Group desenvolveu e validou novos critérios para o diagnóstico do LES em maiores de 18 anos (Quadro 154.2). De acordo com esses critérios, é necessária a presença de quatro critérios, incluindo ao menos um dos 11 critérios clínicos e ao menos um dos seis critérios imunológicos, ou o paciente deve ter biópsia que comprove nefrite lúpica na presença de fator antinúcleo (FAN) ou anticorpo anti-DNA dupla hélice. Nos adultos, o SLICC apresenta maior sensibilidade e menor especificidade em comparação ao critério americano. Estudos mostram resultado semelhante em LESP, entretanto ainda é necessária uma adaptação destes critérios para aumentar o seu desempenho em crianças e adolescentes.

Quadro 154.2. Critérios para classificação do lúpus eritematoso sistêmico do Systemic Lupus International Collaborating Clinics (SLICC) Group.

Critérios clínicos
1. Lúpus cutâneo agudo (eritema malar, lúpus bolhoso, lesão maculopapular, necrólise epidérmica tóxica, fotossensibilidade) ou subagudo (lesão psoriasifórmica não indurada, lesão policíclica anular)
2. Lúpus cutâneo crônico (lúpus discoide, lúpus verrucoso, paniculite lúpica, lúpus profundo)
3. Úlcera de mucosa oral
4. Alopecia
5. Sinovite em duas ou mais articulações
6. Serosite (pleurite e/ou pericardite)
7. Alterações renais (proteinúria superior a 500 mg/dia e/ou presença de cilindros hemáticos)

(Continua)

Quadro 154.2. Critérios para classificação do lúpus eritematoso sistêmico do Systemic Lupus International Collaborating Clinics (SLICC) Group (continuação).

Critérios clínicos

8. Alterações neurológicas (convulsão, psicose, mononeurite multiplex, mielite, neuropatia cranial ou periférica, estado confusional agudo)

9. Anemia hemolítica

10. Leucopenia (menos que 4.000/mm³) ou linfopenia (menos que 1.000/mm³)

11. Plaquetopenia (menos que 100.000/mm³)

Critérios imunológicos

1. Fator antinúcleo (FAN) positivo

2. Anticorpo anti-DNA acima do valor de referência (se pelo método de ELISA, positivo se duas vezes o valor de referência)

3. Presença de anticorpo anti-Sm

4. Presença de anticorpos antifosfolípideos (anticardiolipina IgM, IgG ou IgA em títulos médios ou elevados, anti-β_2 glicoproteína I IgM, IgG ou IgA, anticoagulante lúpico, reações sorológicas falsamente positivas para sífilis)

5. Níveis reduzidos de complemento (C3, C4 ou CH50)

6. Coombs direto positivo na ausência de anemia hemolítica

Critérios são cumulativos e não precisam estar presentes concomitantemente.

Fonte: Petri et al., 2012.

Os sintomas sistêmicos mais comuns no início da doença são febre, fadiga, anorexia e perda de peso.

» **Comprometimento mucocutâneo (70% a 90%):** vasculites, púrpura palpável, urticária, eritema palmoplantar, eritema malar, úlceras, alopecia, livedo reticular, fenômeno de Raynaud, paniculite lúpica e lesões bolhosas. Lesões subagudas e crônicas, como o lúpus discoide, são raras na infância e adolescência.

» **Comprometimento musculoesquelético (88%):** artrite e artralgia são as manifestações mais frequentes e podem afetar grandes e pequenas articulações, com caráter agudo e recorrente, que habitualmente melhoram sem deformidades. A musculatura também pode ser afetada, com mialgia e fraqueza muscular.

» **Comprometimento hematológico:** todas as séries hematológicas podem estar comprometidas. Anemia hemolítica autoimune, leucopenia abaixo de 4.000 leucócitos/mm³, linfopenia abaixo de 1.000 leucócitos/mm³ e trombocitopenia autoimune, com plaquetas abaixo de 100.000/mm³ fazem parte dos critérios diagnósticos do LES.

» **Comprometimento renal (70%):** a nefrite no LESP é a principal responsável pela maior morbimortalidade da doença na faixa etária pediátrica. A apresentação clínica da nefrite lúpica é variável, desde alterações urinárias leves, até síndrome nefrítica ou nefrótica, e insuficiência renal dialítica. A biópsia renal permite classificar as alterações histológicas em classes de I a VI, sendo as classes III e IV as de maior gravidade, relacionadas ao pior prognóstico.

» **Envolvimento neuropsiquiátrico (22% a 95%):** as alterações mais frequentemente observadas incluem cefaleia, desordens do humor, convulsão, estado confusional agudo, psicose e acidente cérebro vascular.

Outros órgãos e sistemas também podem ser atingidos, embora em menor frequência. O acometimento do trato gastrointestinal é mais frequentemente relacionado ao tratamento medicamentoso e às infecções oportunistas. Comprometimento cardíaco e pulmonar são, com frequência, oligossintomáticos, e as serosites são as manifestações mais comuns. Todos os componentes do sistema visual podem ser afetados. Tireoidite, diabetes autoimune e irregularidades menstruais estão entre as possíveis alterações endócrinas observadas.

Tratamento

O tratamento do paciente com LESP deve ser individualizado. Contudo, há medidas que devem ser instituídas para todos os pacientes: fotoproteção; nutrição e repouso adequados; prática de exercícios físicos; evitar tabagismo e ingestão de bebidas alcoólicas; além de orientar as vacinas contra influenza sazonal, antipneumocócica, antimeningocócica e contra o papilomavírus humano.

Os corticosteroides (prednisona ou prednisolona 1 a 2 mg/kg/dia) são a base do tratamento medicamentoso do paciente com LESJ. Em casos mais graves, podem ser prescritos na forma de pulsoterapia (metilprednisolona 30 mg/kg/dia) por 3 a 5 dias consecutivos. Pacientes em corticosteroideterapia prolongada devem receber reposição de cálcio e vitamina D para prevenção da perda de massa óssea.

Os antimaláricos (cloroquina 3 a 5 mg/kg/dia ou hidroxicloroquina 5 a 7 mg/kg/dia) são prescritos para todos os pacientes, pois ajudam no controle da atividade da doença, além de propiciarem redução mais precoce na dose da corticosteroideterapia, diminuição de recidivas, mortalidade, dislipidemia e fenômenos trombóticos. Faz-se necessário exame oftalmológico regular em virtude de risco de retinopatia pela medicação. Metotrexate (0,3 a 1 mg/kg/semana) pode ser utilizado nas manifestações cutâneas e articulares. Em casos graves ou refratários, drogas imunossupressoras são associadas e sua escolha depende do órgão acometido. Os mais frequentemente utilizados são: azatioprina (2 a 3 mg/kg/dia), ciclofosfamida (500 mg a 1.000 mg/m² mensais por 6 meses ou 500mg/m² quinzenais por 3 meses), ciclosporina (1 a 3 mg/kg/dia) e micofenolato mofetil (600 mg/m²/dia).

A resposta terapêutica é avaliada por meio de instrumentos que medem a atividade da doença, como o Systemic Lupus Erythematosus Disease Activity Index 2000 (SLEDAI-2K), e danos irreversíveis, como o Systemic Lupus International Collaborating Clinics/American College of Rheumatology Damage Index for Systemic Lupus Erythematosus (SLICC/ACR-DI).

O prognóstico do LESP melhorou nas últimas décadas, com taxas de sobrevida de 10 anos acima de 90%. As causas mais importantes de mortalidade são doença renal grave e infecções.

Referências consultadas

1. Aringer M, Costenbader K, Daikh D, Brinks R, Mosca M, Ramsey-Goldman R et al. 2019 European League Against Rheumatism/American College of Rheumatology Classification Criteria for Systemic Lupus Erythematosus. Arthritis Rheumatol. 2019;71(9):1400-1412.
2. Brunner HI, Huggins J, Klein-Gitelman MS. Pediatric SLE – towards a comprehensive management plan. Nat Rev Rheumatol. 2011;7(4):225-33.
3. Guissa VR, Trudes G, Jesus AA, Aikawa NE, Romiti R, Silva CA. Lupus erythematosus panniculitis in children and adolescents. Acta Reumatol Port. 2012;37(1):82-5.
4. Hochberg MC. Updating the American College of Rheumatology revised criteria for the classification of systemic lupus erythematosus. Arthritis Rheum. 1997;40(9):1725.

5. Petri M, Orbai AM, Alarcón GS, Gordon C, Merril JT, Fortin PR et al. Derivation and Validation of the Systemic Lupus International Collaborating Clinics Classification Criteria for Systemic Lupus Erythematosus. Arthritis Rheum. 2012;64(8):2677-2686.
6. Sag E, Tartaglione A, Batu ED, Ravelli A, Khalil SM, Marks SD et al. Performance of the new SLICC classification criteria in childhood systemic lupus erythematosus: a multicentre study. Clin Exp Rheumatol. 2014;32(3):440-4.
7. Sato JO, Corrente JE, Saad-Magalhães C. Correlation between the Modified Systemic Lupus Erythematosus Disease Activity Index 2000 and the European Consensus Lupus Activity Measurement in juvenile systemic lupus erythematosus. Lupus. 2016;25(13):1479-84.

Capítulo 155

Vasculite: Púrpura de Henoch-Schonlein

Izabel Mantovani Buscatti
Victor Leonardo Marques
Adriana Maluf Elias Sallum
Elisabeth Gonzaga Canova Fernandes
Clovis Artur Almeida da Silva

A púrpura de Henoch-Schonlein (PHS ou vasculite por IgA), também conhecida como "púrpura anafilactoide" ou púrpura reumática, é a vasculite primária mais frequente na faixa etária pediátrica, com incidência de 10 a 20 casos por 100 mil crianças por ano, geralmente benigna, exceto em pacientes com envolvimento renal. O critério de classificação para o diagnóstico da PHS (Quadro 155.1), validado para a população pediátrica, é estabelecido de acordo com os critérios de classificação da Liga Europeia Contra o Reumatismo (EULAR), Organização Internacional de Reumatologia Pediátrica (PRINTO) e Sociedade Europeia de Reumatologia Pediátrica (PRES).

Quadro 155.1. Critérios de classificação da púrpura de Henoch-Schonlein ou vasculite por IgA (critérios do EULAR/PRINTO/PRES).

Púrpura (normalmente palpável) ou petéquia, não trombocitopênica, com predominância em membros inferiores.
Associado a pelo menos um dos quatro critérios.

1. Dor abdominal difusa em cólica (podendo haver intussuscepção e/ou sangramento intestinal)

2. Vasculite leucocitoclástica ou glomerulonefrite proliferativa, com depósito predominante de IgA

3. Artrite ou artralgia aguda

4. Proteinúria > 0,3 g/24 horas e/ou hematúria > 5 hemácias por campo microscópico

Fonte: Ozen S, Pistorio A, Iusan SM et al. EULAR/PRINTO/PRES criteria for Henoch-Schönlein purpura, childhood polyarteritis nodosa, childhood Wegener granulomatosis and childhood Takayasu arteritis: Ankara 2008. Part II: Final classification criteria. Ann Rheum Dis. 2010;69(5):798-806.

Quadro clínico

As lesões purpúricas aparecem em surtos, com intervalos de 1 semana ou mais, e a duração do quadro ativo é de 1 a 2 meses. Uma ou mais recorrências ocorrem em até 40% dos pacientes dentro das primeiras 6 semanas.

Em geral, o envolvimento articular é evidenciado em 60% a 84% dos pacientes. A artrite acomete grandes articulações, geralmente afeta os joelhos e tornozelos, sendo migratória com componente doloroso importante e claudicação. O comprometimento gastrointestinal ocorre em 50% a 85% dos pacientes, tendo como complicação a invaginação intestinal, que acomete 3,5% dos pacientes. Outra manifestação é a orquite ou orquiepididimite, secundária à vasculite e hemorragia escrotal.

O comprometimento renal afeta entre 10% e 50% dos pacientes. A nefrite é considerada o principal determinante prognóstico, com alta taxa de morbimortalidade. Habitualmente ocorre nos primeiros 3 meses de doença, mas pode ocorrer após 10 anos.

Exames laboratoriais

Alterações dos exames laboratoriais, quando presentes, são inespecíficas e indicativas da presença de atividade da vasculite, como anemia, moderada leucocitose (até $20.000/mm^3$), plaquetas normais ou levemente aumentadas (diferenciando-se da púrpura plaquetopênica), alterações do sedimento urinário (hematúria, leucocitúria, proteinúria, cilindrúria e dismorfismo eritrocitário), assim como elevação da proteinúria de 24 horas, ureia e creatinina. As provas de atividade inflamatória, como velocidade de hemossedimentação e proteína C reativa, podem estar normais ou com elevações discretas. A biópsia de pele, realizada por *punch*, não é um procedimento diagnóstico necessário e evidencia uma vasculite leucocitoclástica. A imunofluorescência direta da lesão purpúrica, quando realizada nas primeiras 24 a 48 horas da doença, pode demonstrar depósitos de IgA na parede dos vasos.

Diagnóstico diferencial

No diagnóstico diferencial da PHS, pode-se incluir sepse, coagulação intravascular disseminada, poliarterite nodosa, doença inflamatória intestinal, úlceras gastroduodenais, abdome agudo inflamatório, síndrome hemoliticourêmica e glomerulonefrites pós-estreptocócicas. Nos pacientes com quadros articulares, principalmente antecedendo a púrpura, estes podem ser confundidos com febre reumática, lúpus eritematoso sistêmico e artrite associada à leucemia. O edema hemorrágico agudo, que alguns autores consideram variante da PHS, acomete crianças lactentes entre 4 e 24 meses de idade. Os pacientes apresentam lesões maculopapulares que evoluem para placas maiores que 5 cm de diâmetro, com aspecto de púrpuras, hematomas e equimoses. Edema ocorre em extremidades, pavilhão auricular e couro cabeludo. O envolvimento sistêmico é excepcional e o desaparecimento completo das lesões ocorre, em média, de 1 a 3 semanas, com raras recorrências.

Tratamento

» **Ranitidina (5 mg/kg/dia):** indicada em pacientes com sintomas gastrointestinais.
» **Corticosteroides:** se dor abdominal intensa, sangramento intestinal, orquite ou nefrite (síndrome nefrótica e/ou insuficiência renal), hemorragia pulmonar e comprometimento do sistema nervoso central. Os corticosteroides utilizados são prednisona em doses de 1 a 2 mg/kg/dia por 3 a 7 dias, com posterior redução em 2 a 4 semanas, ou em forma de pulsoterapias com metilprednisolona nas doses de 30 mg/kg/dia por 3 dias consecutivos, nos pacientes que necessitem de via endovenosa.

O tratamento da nefrite associada à PHS é indicado nas formas graves, geralmente com uso de imunossupressores, como ciclosporina A, azatioprina e ciclofosfamida.

Seguimento

Atualmente, recomenda-se o seguimento de crianças com PHS, com avaliações periódicas da função renal, por pelo menos 5 a 10 anos, para aqueles que não apresentarem alterações renais inicialmente. Os pacientes que apresentarem alterações laboratoriais renais, transitórias ou persistentes devem ser rigorosamente acompanhados por toda a vida em razão de maior risco de desenvolver insuficiência renal, desencadeadas por fatores, s como gravidez ou cirurgias futuras, mesmo na ausência de doença renal ativa.

Referências consultadas

1. Gardner-Medwin JM, Dolezalova P, Cummins C, Southwood TR. Incidence of Henoch-Schonlein purpura, Kawasaki disease, and rare vasculitides in children of different ethnic origins. Lancet. 2002;360(9341):1197-202.
2. Narchi H. Risk of long term renal impairment and duration of follow up recommended for Henoch-Schonlein purpura with normal or minimal urinary findings: a systematic review. Arch Dis Child. 2005;90(9):916-20.
3. Oliveira GT, Martins SS, Deboni M, Picciarelli P, Campos LM, Jesus AA et al. Cutaneous vasculitis in ulcerative colitis mimicking Henoch-Schonlein purpura. J Crohns Colitis. 2013;7(2):e69-73.
4. Ozen S, Pistorio A, Iusan SM, Bakkaloglu A, Herlin T, Brik R et al. EULAR/PRINTO/PRES criteria for Henoch-Schonlein purpura, childhood polyarteritis nodosa, childhood Wegener granulomatosis and childhood Takayasu arteritis: Ankara 2008. Part II: Final classification criteria. Ann Rheum Dis. 2010;69(5):798-806.
5. Soylemezoglu O, Ozkaya O, Ozen S, Bakkaloglu A, Dusunsel R, Peru H et al. Henoch-Schonlein nephritis: a nationwide study. Nephron Clin Pract. 2009;112(3):c199-204.
6. Suehiro RM, Soares BS, Eisencraft AP, Campos LM, Silva CA. Acute hemorrhagic edema of childhood. Turk J Pediatr. 2007;49(2):189-92.

Parte 16

. . . .

Genética

Coordenação

Magda Maria Sales Carneiro Sampaio

Parte 16

Genética

Coordenação

Magda Maria Sales Carneiro Sampaio

Capítulo 156

Abordagem Prática do Paciente com Malformação Congênita

Chong Ae Kim
Caio Robledo D'Angioli Costa Quaio
Diogo Cordeiro de Queiroz Soares

A Genética Médica lida com doenças individualmente raras que constituem, no entanto, um grupo não desprezível de doenças, com repercussões significativas e de relevância crescente para a saúde comunitária.

Dados da Organização Mundial da Saúde (OMS) revelam que as doenças genéticas atingem de 3% a 10% da população. No Brasil, dados obtidos por meio do Departamento de Informática do Sistema Único de Saúde (DATASUS) demonstram que as malformações congênitas são a segunda causa de mortalidade infantil, seguindo a tendência mundial.

O pediatra deve estar apto a reconhecer os principais sinais e sintomas que possam levantar a suspeita de uma doença genética a fim de que possa iniciar a investigação com exames complementares e encaminhar o paciente para avaliação do médico geneticista precocemente, de modo que não haja um atraso no diagnóstico.

Anamnese

A anamnese deve ser bastante abrangente e detalhada, incluindo a história gestacional (uso de medicamentos, episódios de sangramento genital, infecções congênitas ou outras intercorrências maternas, caracterização da movimentação fetal, entre outros), informações sobre o parto, condições da criança ao nascimento (antropometria, escala de Apgar, intercorrências perinatais), desenvolvimento neuropsicomotor, histórica médica pregressa (p. ex.: intervenções cirúrgicas, internações hospitalares) além da caracterização pormenorizada da condição que gerou a suspeita de uma doença genética. Ademais, são de fundamental importância a obtenção de história familiar e a construção de heredograma (ou genealogia) incluindo, ao menos, três gerações, atentando para casos similares, bem como para a presença de consanguinidade. O Quadro 156.1 resume os principais efeitos de alguns agentes teratogênicos no feto.

Quadro 156.1. Principais efeitos de alguns agentes teratogênicos no feto.

Infecções congênitas	Efeitos
Rubéola	• Abortamento • Prematuridade • Crises convulsivas • Alterações oculares (p. ex.: retinopatia, catarata, glaucoma) • Surdez • Cardiopatias congênitas • Malformações do trato urinário
Toxoplasmose	• Prematuridade • Crescimento intrauterino restrito • Microcefalia/Hidrocefalia • Crises convulsivas • Surdez • Coriorretinite
Citomegalovírus	• Prematuridade • Crescimento intrauterino restrito • Icterícia colestática • Microcefalia • Calcificações intracranianas • Crises convulsivas • Coriorretinite • Deficiência auditiva/visual

Medicamentos	Efeitos
Talidomida	• Focomelia • Surdez • Malformações congênitas múltiplas
Anticonvulsivantes (p. ex., fenobarbital, hidantoína, ácido valproico, carbamazepina)	• Microcefalia • Anomalias craniofaciais • Coagulopatias no período neonatal
Ácidos retinoicos	• Microtia • Hidrocefalia • Cardiopatia
Misoprostol	• Sequência de Möebius • Hidrocefalia • Artrogripose
Varfarina	• Hipoplasia nasal • Anomalia ocular • Microcalcificação paravertebral e sacral

(Continua)

Quadro 156.1. Principais efeitos de alguns agentes teratogênicos no feto (continuação).

Outros	Efeitos
Diabetes materna	• Macrossomia • Defeitos de fechamento do tubo neural • Síndrome de regressão caudal • Cardiopatias congênitas • Atraso da maturação pulmonar e hepática
Álcool	• Microcefalia • Restrição do crescimento intrauterino • Síndrome alcoólica fetal • Síndrome de abstinência do recém--nascido
Radiação	• Microcefalia • Deficiência intelectual

Fonte: Unidade de Genética Clínica ICr-HCFMUSP; Mendes et al., 2018.

Exame físico

É um dos principais momentos para que seja feita uma busca ativa por possíveis malformações congênitas, devendo ser realizada toda a propedêutica clínica de forma minuciosa. Nessas situações, é importante realizar documentação fotográfica do paciente (face, mãos, pés e corpo inteiro, de frente e de perfil, além de alguma região ou segmento que julgar pertinente).

Investigação complementar

A presença de uma malformação congênita maior, ou seja, aquela que repercute clinicamente (p. ex.: cardiopatia congênita, fenda palatina com ou sem lábio leporino), ou a presença de dismorfismos faciais aumentam a probabilidade de haver outras malformações congênitas. Desse modo, faz-se necessária a ampla investigação dos outros órgãos e sistemas:

A) Diagnóstico por imagem
- Ultrassonografia do abdome total.
- Ecocardiograma.
- Neuroimagem (ultrassonografia, tomografia computadoriza ou ressonância magnética).
- Radiografias do esqueleto (indicadas particularmente na presença de baixa estatura desproporcionada ou suspeita clínica de alterações esqueléticas).
- Exames bioquímicos gerais ou específicos (particularmente nos casos em que há suspeita de erros inatos do metabolismo).

B) Avaliações por especialistas
- Avaliação oftalmológica (deve incluir fundoscopia, biomicroscopia e avaliação da acuidade visual).
- Avaliação audiológica (apropriada à idade e ao estado cognitivo).

C) Exames genéticos

Atualmente existem diversas técnicas diagnósticas em Genética que têm possibilitado o diagnóstico de inúmeras doenças. Destacamos alguns dos principais métodos no Quadro 156.2.

Quadro 156.2. Principais métodos citogenômicos de detecção de alterações genéticas.

Técnica	Informações gerais	Instruções de coleta
Cariótipo de sangue periférico com banda G	Indicada sempre que houver, ao menos, uma malformação clinicamente relevante, suspeita de alteração cromossômica ou na presença de déficit cognitivo	Amostra de 4 mL (recém--nascido: 2 mL) de sangue total colhido com heparina sódica (tampa verde) Submeter imediatamente ao laboratório de referência. Se necessário, armazenar em geladeira (2 a 8 °C) por no máximo 24 horas
Pesquisa de microdeleções e duplicações por MLPA (*Multiplex Ligation-dependent Probe Amplification*)[1]	Considerar, principalmente, se houver déficit pondero--estatural de início pré-natal, múltiplas malformações e deficiência intelectual	Amostra de 4 mL (recém--nascido: 2 mL) de sangue total colhido com EDTA (tampa roxa, o mesmo usado para hemograma)[2]
Microarranjo cromossômico (*chromosomal microarray;* por exemplo, CGH-array)[1]	Indicado para pacientes com alterações cromossômicas não conclusivas pelo cariótipo com banda G e MLPA normal *Nos Estados Unidos é considerado o primeiro exame para investigação etiológica de pacientes com malformações congênitas, e deficiência intelectual nos Estados Unidos	Amostra de 4 mL de sangue total em tubo com EDTA (tampa roxa, o mesmo usado para hemograma)[2]
Sequenciamento tradicional (método de Sanger)[1]	Corresponde ao sequenciamento (isto é, determinação exata da sequência de ácidos nucleicos) de determinado trecho do DNA	Amostra de 4 mL de sangue total em 1 tubo com EDTA (tampa roxa usado para hemograma)[2]
Sequenciamento de nova geração (painel com múltiplos genes, Exoma, Genoma)[1]	Compreende conjunto de técnicas de sequenciamento em larga escala que permite o estudo concomitante da sequência de diversos genes	Amostra de 4 mL de sangue total em 1 tubo com EDTA (tampa roxa usado para hemograma[2]

[1] Recomenda-se enfaticamente a orientação de médico geneticista para esta solicitação. [2] Em situações excepcionais, pode-se armazenar em temperatura ambiente (máximo de 48 horas) ou em geladeira (2 a 8 °C) por até 7 dias.

Fonte: Duarte AJS, Kulikowski LD, 2013.

Algoritmo diagnóstico

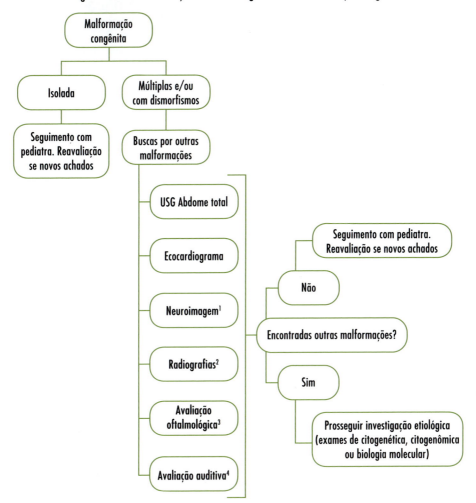

Figura 156.1. Demonstração do fluxo diagnóstico em malformação congênita.

[1] Ultrassonografia, tomografia computadorizada ou ressonância magnética de crânio. [2] A critério, principalmente se houver presença de baixa estatura desproporcionada ou suspeita de alterações esqueléticas. [3] Fundoscopia, biomicroscopia e avaliação da acuidade visual (quando pertinente). [4] Apropriada à idade e ao estado cognitivo.
Fonte: Unidade de Genética Clínica ICr-HCFMUSP; Kim CA et al., 2010.

Referências consultadas

1. Dicke JM. Teratology: principles and practice. Med Clin North Am. 1989;73(3):567-582.
2. Diniz EMA. Infecções e malformações congênitas. In: Kim CA, Albano LMJ, Bertola DR. Genética na prática pediátrica. São Paulo: Manole; 2010. p. 537-557.
3. Duarte AJS, Kulikowski LD (ed.). Citogenômica aplicada à prática médica. São Paulo: Atheneu; 2013.

4. Jones KL. Smith's recognizable patterns of human malformation. 6th ed. Philadelphia: WB Saunders; 2006. p. 955.
5. Kim CA, Albano LMJ, Bertola DR. Distúrbios genéticos e o pediatra. In: Kim CA, Albano LMJ, Bertola DR. Genética na prática pediátrica. São Paulo: Manole; 2010. p. 3-10.
6. Mendes IC, Jesuino RSA, Pinheiro DS, Rebelo AC. Anomalias congênitas e suas principais causas evitáveis: uma revisão. Revista Médica de Minas Gerais. 2018;e-1977.
7. Nussbaum RL, McInnes RR, Willard HF. Thompson and Thompson Genetics in Medicine. 7th ed. Philadelphia: WB Saunders; 2007. p. 585.

Capítulo 157

Principais Síndromes de Origem Genética

Chong Ae Kim
Caio Robledo D'Angioli Costa Quaio
Diogo Cordeiro de Queiroz Soares

O presente capítulo tem como objetivo abordar os principais mecanismos que resultam no desenvolvimento de síndromes de origem genética.

Podemos classificar uma síndrome genética em multifatorial, cromossômica e monogênica (Figura 157.1).

Figura 157.1. Principais etiologias das síndromes genéticas.

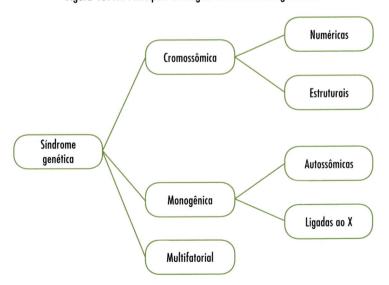

Fonte: Kim CA, Albano LMJ, Bertola DR, 2010.

Classificação etiológica

A) Multifatorial: também denominada "poligênica", consiste em uma forma de herança na qual ocorre a interação de dois ou mais genes com efeito aditivo, contribuindo para apenas uma característica, por vezes influenciada por fatores ambientais. Estima-se que o impacto da doença multifatorial varie de 5% na população pediátrica até mais de 60% na população como um todo.

Vale ressaltar que uma das características deste grupo de doenças é o fato de que não segue os padrões mendelianos de herança e, em geral, apresenta um risco baixo de recorrência (em torno de 5%), quando as doenças ocorrem em casos isolados, podendo este risco ser maior caso existam outros casos na família. Descrevemos no Quadro 157.1 alguns exemplos de doenças com padrão de herança multifatorial.

Quadro 157.1. Exemplos de doenças com herança multifatorial.

- Diabetes *mellitus* tipos 1 e 2
- Hipertensão arterial sistêmica
- Estenose hipertrófica do piloro
- Defeito do fechamento do tubo neural (anencefalia, encefalocele, meningomielocele e espinha bífida)
- Fenda labial e palatina
- Autismo
- Esquizofrenia
- Cardiopatias congênitas

Fonte: Kim CA, Albano LMJ, Bertola DR, 2010.

B) Cromossômica: as cromossomopatias são responsáveis por uma parcela significativa das doenças genéticas, ocorrendo em aproximadamente 1:150 de nascidos vivos. Constituem uma das principais causas conhecidas de deficiência intelectual e de abortamentos recorrentes. Estão presentes em 50% de todos os abortos espontâneos de primeiro trimestre e em 20% de segundo trimestre, mediante um mecanismo de "seleção natural". Assim, pode-se inferir que as alterações cromossômicas são uma causa importante de morbidade e mortalidade. Entre as principais cromossomopatias, destacam-se as trissomias dos cromossomos 21, 18 e 13, descritas no Quadro 157.2.

Quadro 157.2. Principais cromossomopatias nas doenças genéticas.

Síndrome	Incidência	Achados clínicos
Trissomia 21 **Síndrome de Down**	1:600-800	Hipotonia; dismorfismos faciais; anormalidades oculares; deficiência intelectual; cardiopatias congênitas; anormalidades ósseas; malformações gastrointestinais; imunodeficiência

(Continua)

Quadro 157.2. Principais cromossomopatias nas doenças genéticas (continuação).

Síndrome	Incidência	Achados clínicos
Trissomia 18 Síndrome de Edwards	1:6.000	Baixo peso ao nascimento; atraso no desenvolvimento neuropsicomotor; hipotonia neonatal; ganho de peso abaixo do esperado para a idade e sexo; hipoplasia dos tecidos subcutâneo e adiposo e dos músculos esqueléticos; anomalias craniofaciais; punhos cerrados com sobreposição dos dedos das mãos e hipoplasia ungueal; múltiplas malformações congênitas
Trissomia 13 Síndrome de Patau	1:10.000	Baixo peso ao nascimento; baixa estatura; atraso no desenvolvimento neuropsicomotor; microcefalia; aplasia cutis; microftalmia; fenda labial e/ou palatina; orelhas displásicas; polidactilia pós-axial; malformações em sistema nervoso central

Fonte: Kim CA, Albano LMJ, Bertola DR, 2010.

C) **Monogênica:** também conhecidas como "mendelianas", em virtude de serem transmitidas segundo as leis de Mendel, as síndromes genéticas monogênicas são assim chamadas porque alguma mutação ocorre na sequência do DNA de um único gene. Apesar de relativamente raras, acometem milhões de pessoas em todo o mundo, estimando-se que existam mais de 10 mil doenças monogênicas.

As doenças monogênicas são classificadas de acordo com o local do gene envolvido: autossômicas (quando a mutação ocorre em cromossomos autossômicos); ou ligadas ao X (quando a mutação ocorre em cromossomos sexuais). São subdivididas, ainda, nas formas dominante e recessiva, dependendo de quantos alelos estão envolvidos. Assim, mutações situadas em apenas um dos pares cromossômicos, sendo o outro normal (i.e., expressão no heterozigoto), configura a herança autossômica dominante; se localizada em ambos os pares de cromossomos homólogos, requerendo-se, portanto, a expressão apenas no homozigoto, temos a forma recessiva. Exemplos de doenças monogênicas podem ser visualizados no Quadro 157.3.

Quadro 157.3. Exemplos de doenças monogênicas.

Síndrome	Padrão de herança	Achados clínicos
Imunodeficiência combinada grave (Síndrome de Omenn)	AR	• Ganho de peso abaixo do esperado para a idade e sexo • Infecções de repetição (bactérias, vírus e fungos) • Eritrodermia generalizada • Hepatoesplenomegalia • Linfadenopatia • Linfopenia • Hipogamaglobulinemia

(Continua)

Quadro 157.3. Exemplos de doenças monogênicas (continuação).

Síndrome	Padrão de herança	Achados clínicos
Acondroplasia	AD	• Macrocefalia • Fronte proeminente • Hipoplasia de face média • Encurtamento rizomélico • Hiperlordose lombar • Mãos em "tridente" com braquidactilia
Distrofia muscular de Duchenne	LXR	• Fraqueza muscular/hipotonia • Atraso de fala • Deficiência intelectual • Cardiomiopatia dilatada • Pseudo-hipertrofia de panturrilhas • Elevação da creatinofosfoquinase

AR: autossômica recessiva; AD: autossômica dominante; LXR: recessiva ligada ao X.
Fonte: Kim CA, Albano LMJ, Bertola DR, 2010.

Referências consultadas

1. Cassidy SB, Allanson JE. Management of genetic syndromes. 2nd ed. New York: Wiley-Liss; 2005. p. 695.
2. Jones KL. Smith's recognizable patterns of human malformation. 6th ed. Philadelphia: WB Saunders; 2006. p. 955.
3. Kim CA, Albano LMJ, Bertola DR. Classificação das doenças genéticas. In: Kim CA, Albano LMJ, Bertola DR. Genética na prática pediátrica. São Paulo: Manole; 2010. p. 3-10, 71-82.
4. King RA, Rotter JI, Motulsky AG. The genetic basis of common diseases. Oxford: Oxford University Press; 1992.
5. Nussbaum RL, McInnes RR, Willard HF. Thompson and Thompson Genetics in Medicine. 8th ed. Philadelphia: WB Saunders; 2016.

Parte 17

· · · · · · · · · · ·

Saúde Mental

Coordenação

Sandra Josefina Ferraz Ellero Grisi

Parte 17

· · · · · · · · · · ·

Saúde Mental

Coordenação

Sandra Josefina Ferraz Ellero Grisi

Capítulo 158

Abordagem dos Aspectos Subjetivos do Binômio *Mãe-Recém-Nascido* no Período Neonatal

André Antunes da Costa
Letícia de Cassia Curci Lopez
Vera Ferrari do Rego Barros

Introdução

Para abordar os aspectos subjetivos entre a mãe e o recém-nascido, é preciso atentar para o fato de que antes mesmo do nascimento, ocorre uma primeira *possibilidade* de criação do vínculo entre a mãe e a futura criança.

Foi dito que há uma *possibilidade* de criação de vínculo, para enfatizar que esta relação não é garantida pela biologia. Há um ponto fundamental do aspecto subjetivo da maternidade que contraria o senso comum e toda idealização centrada em torno da questão de um suposto instinto materno. A experiência clínica nos mostra que não há saber, nem adequação natural entre o binômio mãe-criança, nem harmonia pré-estabelecida; assim sendo, é necessário que cada mulher que passe pela experiência da maternidade invente sua maneira de ser mãe com cada criança.

Para além da gestação, o nascimento marca uma ruptura inicial, separando concretamente o corpo da criança do corpo da mãe, sendo evento que convoca o sujeito a repensar, reorganizar seu funcionamento psíquico. Portanto, não é de se espantar que tamanha mobilização venha também carregada de sofrimento e angústia. Já é consenso entre diversas disciplinas que a primeira infância ocupa um lugar de destaque na estruturação psíquica, ou seja, na constituição do sujeito. Espera-se que a mãe, a qual muitas vezes ocupa o papel de protagonista nos cuidados do bebê, ainda que com algum sofrimento psíquico, seja capaz de inaugurar a trama de intercâmbios da criança com o mundo, inscrevendo neste bebê as primeiras marcas essenciais para sua constituição subjetiva. Esta função de apresentar e mediar as primeiras relações do bebê com os objetos do mundo e de oferecer a ele as primeiras inscrições psíquicas podem ser nomeadas *função materna*.

"O exercício da função materna implica instaurar um funcionamento corporal subjetivado nos cuidados que se realizam do bebê".

A partir desta compreensão acerca da maternidade e do nascimento, é possível antever que alguns sujeitos se encontram impossibilitados de exercer tal função, o que coloca a constituição psíquica deste bebê em risco. Nestes momentos, o papel do pediatra torna-se extremamente necessário uma vez que se trata de um profissional que acompanha de perto tanto a mãe como o bebê durante os primeiros anos de vida da criança, além de ocupar um lugar privilegiado de confiança para a família. Considera-se que o pediatra pode ser capacitado para detectar se os processos necessários para a estruturação do psiquismo estão caminhando de maneira satisfatória ou não.

Aspectos clínicos

Como já dito, a gravidez e o nascimento de uma criança são acontecimentos que marcam um antes e um depois na vida de uma mulher e de todos os familiares próximos.

Um bebê convoca os progenitores a se posicionarem diante dos cuidados com a criança. Certamente há algo de singular que marca este encontro, e podemos observar duas grandes modalidades/configurações da relação.

Na *primeira configuração*, esses acontecimentos conduzem a um vínculo necessário para pôr em marcha a função materna. Ao assimilar a gravidez, a mãe é capaz de incluir o bebê em uma narrativa que o particulariza e, quando seu filho nasce, ela se torna sensível às necessidades básicas dele, possibilitando que ele caminhe em direção ao seu desenvolvimento e constituição.

A *segunda configuração* coloca em evidência as dificuldades ou impossibilidades desta vinculação entre mãe e bebê. Ou seja, destaca-se o hiato que há no plano subjetivo entre ter um filho e ser mãe. Observam-se mães que, diante deste evento mobilizador que é a chegada de um filho, não conseguem se reposicionar psiquicamente para operar a função materna, condição necessária para a constituição psíquica do bebê.

Para além das questões subjetivas da mãe, o estado de saúde da criança pode contribuir para o desenvolvimento de perturbações precoces do vínculo mãe-bebê. Como exemplo, observa-se que crianças com doenças crônicas, prematuras, com malformações ou doenças genéticas tendem a ser menos responsivas aos investimentos afetivos dos pais. As expectativas destes com relação aos seus bebês são contrariadas, podendo resultar em uma suspensão do investimento no filho. Nestes casos, observa-se que além do nascimento que representa desestabilização psíquica, os bebês com doenças graves, riscos de vida e que passaram por eventos trágicos contribuem para esta desestabilização. Será diante deste evento real, inesperado e incontrolável, que os pais e familiares terão de buscar em seu aparato psíquico ferramentas simbólicas para incluir aquele evento em sua narrativa individual, dando algum sentido possível. Espera-se que, mesmo diante do trágico inesperado e da frustração, os progenitores consigam seguir fortalecendo o vínculo com a criança, supondo que há subjetividade neste bebê.

A experiência clínica mostra que há aspectos que podem revelar possíveis problemas do desenvolvimento ou, mais especificamente, no caso do recém-nascido, possíveis fatores de risco para sua constituição. Buscando elaborar um material que possibilitasse ao pediatra detectar sinais de problemas no desenvolvimento da criança ou fatores de risco à sua constituição, instituíram-se os Indicadores Clínicos de Risco para o Desenvolvimento Infantil (IRDI), formulados a partir de pesquisas feitas em diversos centros hospitalares e de atendimento à população brasileira, durante 9 anos, com o apoio do Ministério da Saúde do Brasil. Este instrumento corrobora a ideia de que é parte da formação do pediatra interrogar, enquanto clínicos, a qualidade do vínculo mãe-bebê e observar a díade em interação.

Fundamentos

O bebê humano nasce imaturo (neotenia do recém-nascido); diferente de outros mamíferos, ele é bastante frágil e totalmente dependente de uma alteridade que dispense alguns cuidados básicos. Sem isso, ele não sobrevive. Lacan afirma: "a noção objetiva de inacabamento anatômico do sistema piramidal, bem como de certos resíduos humorais do organismo materno, confirma a visão que formulamos como o dado de uma verdadeira prematuração específica do nascimento do homem".

Desde a vida no útero, o bebê já escuta a voz da mãe; além de escutá-la, considera-se que ele, com o passar dos meses de gestação, já é capaz de discriminar a voz da mãe e, ainda, de reconhecer quando a voz dela está endereçada a ele. Será nas primeiras semanas que o recém-nascido se encontrará com outros aspectos importantes deste vínculo: o olhar da mãe; o toque; e a amamentação. O bebê chora, grita e a mãe toma esta produção de seu filho como endereçada a ela. É extremamente importante, para o estabelecimento desta relação, que a mãe seja capaz de tomar as respostas do bebê como "para ela", como uma demanda, como um apelo.

Primeiramente, trata-se apenas da necessidade orgânica: o bebê tem que mamar, sente fome, sente sono etc. No entanto, com a chegada da mãe, o oferecimento do alimento, do colo já transforma esta demanda. Rapidamente o bebê não chora mais somente porque tem fome, chora porque quer ser apaziguado por esse outro, ou seja, algumas inscrições psíquicas já ocorreram. Assim sendo, para que algo se estabeleça entre este par, é necessário que o bebê possa dar demonstrações de apelo à mãe e que a mãe possa tomar suas respostas como uma demanda endereçada a ela. O estabelecimento desta dinâmica é condição para que haja um vínculo entre mãe-bebê.

O recém-nascido hígido comparece com seu organismo, pode responder, ainda que de maneira reflexa, a estímulos do meio. É a partir dos reflexos arcaicos, presentes no bebê desde seu nascimento, que a mãe ao observá-los na criança a leva supor que há um sujeito naquele bebê, pois acredita que esses reflexos são ações voluntárias da criança dirigidas a ela (mãe). É possível ter acesso a essa dinâmica quando, por exemplo, a mãe diz que o bebê "não quer se separar dela" (sic), ao pegar na mão dele e ele fechar a mãozinha em torno do dedo da mãe (comportamento reflexo). Essas interpretações, ainda que um tanto absurdas por parte das mães, são necessárias para fortalecer este vínculo, na medida em que o bebê só pode responder com esses elementos nesta etapa da vida.

Conduta

Pensar no que está em jogo nesta relação dual na hora do nascimento e nos próximos momentos é algo que auxilia o pediatra e os profissionais da saúde a intervirem adequadamente, visando favorecer as condições para o estabelecimento deste vínculo entre a mãe e o bebê. Afinal, médicos e enfermeiros se veem frequentemente convocados a intervir no relacionamento entre a mãe e a criança e, neste sentido, não se deve desconhecer a realidade na qual interferimos.

Winnicott apresenta argumentos que justificam a importância dos profissionais da saúde em se aprofundarem nas questões subjetivas envolvidas no nascimento do bebê. Diz ele: "(...) poder-se-ia evocar o fato de que uma boa proporção de mães e pais, em virtude de doenças sociais, familiares e pessoais, não consegue fornecer à criança condições suficientemente boas à época de seu nascimento; nesses casos, espera-se de médicos e enfermeiras que tenham capacidade de entender, tratar ou mesmo prevenir esses distúrbios, assim como frequentemente o fazem em casos de enfermidades físicas".

Portanto, o pediatra se depara em sua prática cotidiana com situações nas quais suas intervenções podem ser decisivas para favorecer o vínculo mãe-bebê. Assim, espera-se que como clínico – retomando a etimologia que em latim se escreve *clinicus* e que significa "prática à beira do leito" – ele possa estar sensível para perceber possíveis desencontros entre a mãe e o bebê e, consequentemente, pensar em modalidades de intervenção. Será por intermédio de sua percepção que muitas vezes um eventual encaminhamento será feito, solicitando a participação de outros agentes da saúde para atuar neste binômio.

Como já apontado neste trabalho, desenvolveu-se no Brasil, a partir de pesquisas clínicas, os IRDI, uma ferramenta que auxilia o pediatra na detecção de possíveis impasses no binômio mãe-bebê. Uma maneira sistemática de interrogar a qualidade deste vínculo.

Tais indicadores se dividem em quatro eixos que balizam a constituição subjetiva. A partir desses eixos, foram elaborados 15 indicadores que, se ausentes, indicam problemas no desenvolvimento e/ou riscos à constituição subjetiva da criança.

Outra ferramenta disponível é o manual de orientação para profissionais de saúde, elaborado pelo Ministério da Saúde de Lisboa, que tem por tema "A Promoção da Saúde Mental na Gravidez e Primeira Infância". Neste manual encontra-se uma tabela útil para que o médico possa se apoiar em alguns índices concretos sobre a efetivação ou a dificuldade de vinculação.

Desta maneira, os indicadores funcionam como um instrumento norteador da escuta e da observação do pediatra, sendo-lhe muito útil na detecção precoce de questões constitutivas, mas também para compreensão dos aspectos subjetivos do binômio mãe-bebê como um todo.

Conclusão

Este texto teve como ponto de partida demonstrar que a relação mãe-recém-nascido não é inata. Há muitos elementos subjetivos envolvidos neste encontro, que podem até mesmo transformá-lo em desencontro, em descompasso.

Ansiar que os primeiros cuidados dos bebês fiquem somente sob responsabilidade das mães significa não atentar para a possibilidade de que algumas mães não são capazes de exercer sua *função materna*. O termo "função" evidencia que outra pessoa pode ocupar o lugar da mãe nesta articulação. O bebê humano precisa de muitos cuidados em seus primeiros meses de vida e os profissionais que atuam neste momento são peças-chave para intervir e pensar em estratégias que operem quando a função materna por alguma razão fracassa.

É apenas a partir da compreensão do que está em jogo quando um bebê nasce, quando uma mulher se confronta com a necessidade de cuidá-lo, que se pode atuar promovendo saúde mental.

Espera-se que o pediatra seja consciente e sensível aos aspectos subjetivos desta relação primordial porque é a partir dela que o bebê encontrará o suporte necessário para se constituir. O pediatra ocupa um lugar privilegiado, como o primeiro agente social que comparece nos cuidados com o bebê. Nele será depositada a confiança dos pais, a autorização social para observar os aspectos subjetivos da relação mãe-bebê. Considera-se que este lugar ocupado pelo pediatra, juntamente com seu saber clínico e sua escuta como instrumento semiológico, pode auxiliar na construção de um vínculo mãe-bebê operante, que ponha em marcha a constituição subjetiva do bebê.

Referências consultadas

1. Boreggio B. Situação neonatal e cuidados à subjetividade do par mãe-bebê. Barueri, SP: Manole; 2012. p. 289-95.
2. Cepêda T, Brito I, Heitor M, Ministério da Saúde, Direcção-Geral da Saúde, Direcção de Serviços de Psiquiatria e Saúde Mental. Promoção da saúde mental na gravidez e primeira infância: Manual de orientação para profissionais de saúde. Lisboa: DGS; 2006.
3. Grisi SJFE, Escobar AMU, Gomes FMS. Desenvolvimento da criança. Rio de Janeiro: Atheneu; 2018.
4. Jerusalinsky A. A criança de 1 a 3 anos: indicadores de risco para seu desenvolvimento. In: Polanczyk GV, Lamberte MTMR. Psiquiatria da infância e adolescência. Barueri, SP: Manole;

2012. p. 81-100. (Coleção Pediatria. Instituto da Criança do Hospital das Clínicas da FMUSP. Schvartsman BGS, Maluf Jr PT (eds.), n. 20).

5. Jerusalinsky J. A criação da criança: letra e gozo nos primórdios do psiquismo. São Paulo: Ágalma; 2012. p. 13.

6. Lacan J. O estádio do espelho como fundador de função do eu. Rio de Janeiro: Jorge Zahar; 1986. p. 96-103.

7. Winnicott D. A família e o desenvolvimento individual. 4. ed. São Paulo: Martins Fontes; 2011. cap. 1. p. 4.

Capítulo 159

Distúrbios Psíquicos mais Frequentes na Pediatria

Maria Teresa Martins Ramos Lamberte

Introdução

Este capítulo trará considerações sobre os mais frequentes entre os principais distúrbios psíquicos encontrados em pediatria, os quais o pediatra deverá reconhecer e frente aos quais deverá estar apto para estabelecer condutas efetivas, pela prevenção, pela intervenção precoce, ou mesmo pelo encaminhamento ao especialista, quando se fizer necessário e ultrapassar o alcance das condutas cabíveis ao campo da relação pediatra-mãe/responsável-bebê.

Fundamentos

A Pediatria, como área médica voltada para a atenção à saúde e aos cuidados do humano em seus primeiros ciclos de vida, deve considerar em seus fundamentos, como paradigma que norteia seu campo de práxis, a irredutível relação entre a vertente da constituição da subjetividade (âmbito psíquico) e a vertente maturacional (âmbito biológico), envolvidas nos processos do desenvolvimento.

O bebê humano, diferente das demais espécies, por nascer inacabado biologicamente e também desprovido de linguagem, necessitará dos cuidados do semelhante da espécie que o acolha e acompanhe-o até o advento de sua autonomia. Assim, a maturação de seu aparato biológico se dará concomitantemente aos cuidados recebidos para a sobrevivência, no suprimento de suas necessidades vitais, junto à acolhida e transmissão de um aporte simbólico, no plano da linguagem, a partir dos laços que se estabelecem desde o nascimento, das expectativas e de todo um campo subjetivo e dos ideários daqueles que assistem o bebê e que cumprirão as chamadas funções materna e paterna.

Desta forma, o acabamento biológico, maturacional propriamente dito, se dará irredutivelmente numa relação de interdependência ao advento da subjetividade, com os marcos do desenvolvimento sendo resultantes desse processo.

A partir dessa perspectiva, podem-se compreender muitos dos sintomas psíquicos ocorridos na infância e mesmo na adolescência como fenômenos que expressam aspectos estruturais da subjetividade, por vezes transitórios, sem encerrarem necessariamente psicopatologia. Caberá ao pediatra o reconhecimento desses índices, a fim de discriminar aqueles fenômenos passíveis de manejos e intervenções no próprio âmbito da relação pediatra-mãe/responsável-bebê daqueles que possam indicar impasses, dificuldades mais complexas do processo singular de subjetivação e que sejam merecedoras da intervenção do especialista.

É fundamental que o pediatra esteja atento na investigação semiológica e no reconhecimento dos índices que apontem como a criança se encontra nesse processo (indicadores), a fim de diferenciar aspectos estruturais daqueles que indiquem situações de risco psíquico ou impliquem já quadros de psicopatologia.

Aspectos clínicos

Sobre a *performance* da criança em seu processo de desenvolvimento (tempo cronológico) e os tempos de subjetivação (temporalidade lógica)

Há uma fina articulação entre os períodos cronológicos estabelecidos pelos marcos do desenvolvimento já classicamente sabidos em pediatria. Devem ser registrados índices colhidos em anamnese pediátrica, relativos ao desenvolvimento neuropsicomotor; ou às "fases" chamadas de oral, anal, fálica, respectivamente oriundos dos campos da neurologia pediátrica e da psicologia, esta última sob influência de fundamentos provindos da psicanálise; e as etapas, ou momentos lógicos dos quais se podem perceber operações psíquicas pelas quais criança/adolescente passam, na constituição de sua subjetividade. Ou seja, há momentos articuláveis entre as conquistas do desenvolvimento e as operações psíquicas, marcadamente na infância e adolescência.

É possível estabelecer articulação na clínica que contenha as relações existentes entre faixa etária, momento lógico-subjetivo, índices semiológicos que expressam indicadores do desenvolvimento, fenômenos clínicos, que não sejam necessariamente psicopatológicos, passíveis de serem encontrados nos respectivos períodos.

Para fins didáticos, serão destacados os principais quadros clínicos com acometimentos ditos funcionais que expressam questões subjetivas e que se encontram respectivamente, com maior frequência, relacionados em determinadas faixas etárias e que se articulam às operações psíquicas que estão em jogo nestes períodos.

No **primeiro ano de vida do bebê**, o pediatra deverá estar atento à constituição do laço mãe-bebê, às questões que envolvem o estabelecimento da comunicabilidade que aí deverá se constituir e que perpassa todo o âmbito de cuidados de maternagem, como a alimentação, os banhos, o ninar, enfim, os cuidados que cercam o bebê a respeito de suas urgências vitais.

Nesta etapa, são comuns os sintomas alimentares e as questões que envolvem os acertos, diga-se, sobre a conquista de regularidade do sono do bebê. À medida que esses fenômenos ganham dimensão de problemas e persistirem, tenderão a ganhar proporções maiores até mesmo chegando a conflitos, gerando impasses aos cuidadores, o que exigirá intervenção cuidadosa do pediatra na mediação e atenção à particularidade que se estabelece de dificuldades a cada caso. Será importante verificar a possibilidade de um terceiro do âmbito familiar, por exemplo, o pai, que possa implicar-se no processo etc.

A partir do **segundo ano de vida do bebê**, período em que a criança se encontra com maior autonomia nas áreas motoras e da linguagem e da fala, outras ordens de sintomas são corriqueiras em pediatria, como as questões que envolvem o estabelecimento de limites e o controle esfincteriano.

Novamente se imporá ao pediatra estar atento à leitura dos fenômenos, tomando-os a partir da particularidade que se tem a cada arranjo familiar/parental. Será a partir dessa leitura e acolhimento que o pediatra poderá intervir, sempre numa perspectiva de acolhimento e escuta aos índices que possam indicar impasses subjetivos e encaminhar ao especialista em saúde mental sempre que julgar necessário.

A **partir do terceiro ano de vida** até o final da chamada primeira infância, ou **período pré-escolar**, os sintomas mais prevalentes são de inibições, fobias ou somatizações – como dores recorrentes, abdominais, membros, cefaleias – sem quaisquer substratos orgânicos que as justifiquem. Em outro polo, encontram-se os chamados distúrbios de comportamentos, como agressividade, dificuldade de socialização ou, até mesmo, dificuldades alimentares. Nesta etapa, a criança já se encontra frente a importante turbilhão psíquico, diga-se, envolvida com as questões de limite e sobre as condições mais complexas que envolvem a perda, a completude, as frustrações, com as quais estará lidando em seu mundo de relações.

A partir da etapa conhecida como **idade escolar**, ou segunda infância, que se estenderá até a pré-adolescência – por volta do final da primeira década –, as questões sobre desempenho cognitivo-âmbito escolar, disciplina, horários, compromissos, socialização, relação com pares e hierarquia expandem-se e já se tornam mais complexas. Os sintomas próprios desta etapa comportam, em geral, toda a problemática que o jovem está atravessando e é muito importante que o clínico esteja advertido a respeito deste processo evitando a "patologização".

A segunda década é marcada pelo advento da **adolescência**. O período anterior será interrompido pelo advento das mudanças pubertárias, lançando ao jovem outra ordem de registros, para além das mudanças do organismo. Ao jovem incidirão transformações corporais, sociais e intelectuais aos quais estará mobilizado em responder subjetivamente. Nesta etapa, as principais questões que se colocam ao jovem dizem da identidade sexual; identidade de existência-questões sobre a vida e a finitude; remanejamento e intenso trabalho de subjetivação de valores e laços com os pares, o outro sexual, hierarquia, ideais, em meio à progressiva autonomia e exposição às novas experiências.

Assim, a adolescência é uma etapa marcada por mudanças expondo o jovem à intensa vulnerabilidade, sendo necessário que o médico possa assisti-lo, acolhê-lo, sabedor da complexidade intrínseca a esse momento, marcadamente na pediatria pelo exercício da área da hebiatria, ou medicina do adolescente.

Nesta etapa, podem ocorrer situações de risco, as quais podem ser decorrentes de maior autonomia do jovem no laço social, exposto a toda ordem de experimentações, junto à vulnerabilidade em que se encontra. Assim, são frequentes problemas que apontem comportamentos transgressivos, eclosão de surto psicótico, problemas decorrentes do uso de drogas lícitas ou ilícitas, como álcool ou maconha, distúrbios alimentares, tentativas de suicídio, sendo que estes dois últimos têm aumentado nos anos recentes em nosso meio.

Conduta

Primeiramente, é importante ressaltar o caráter particular da forma como cada um, criança/adolescente, atravessará estes momentos de sua constituição subjetiva, sendo impossível e mesmo equivocado perseguir uma bula classificatória que reduza genericamente e torne previsível a modalidade de resposta de cada um. Embora seja possível isolar elementos estruturais sobre a subjetividade, que, inclusive, perfazem uma lógica, não é possível tratar desses aspectos numa perspectiva apriorística, que resultaria em conduzir o raciocínio do clínico num cálculo de pressupostos passíveis de empobrecer e mesmo distorcer o processo investigativo da construção de hipóteses clínicas.

Em suma, em se tratando dos aspectos subjetivos, trabalha-se com o cálculo clínico da lógica do *a posteriori*, diferente das vertentes prescritas de equações genéricas e classificatórias, que reduziriam a complexidade condizente à ordem do acontecimento do sujeito.

Feitas essas considerações e a partir das articulações acerca dos aspectos que envolvem o desenvolvimento, as etapas da constituição da subjetividade e a fenomenologia encontrada em cada momento, pode-se destacar alguns elementos que nortearão o pediatra em sua clínica, seja discriminando fenômenos funcionais, esperáveis e transitórios daqueles que apontem risco psíquico, seja também apontando algumas considerações sobre as condutas possíveis para as diferentes situações que se apresentarem.

Considerações finais

O pediatra deverá estar atento à riqueza semiológica que compreende as etapas da infância e da adolescência pelo fato de que muitos dos fenômenos encontrados na clínica são expressões sintomáticas, as quais, via de regra, portam um endereçamento, por vezes pedido de ajuda, atenção, escuta, a seus responsáveis e, neste sentido, contendo um valor de mensagem.

Assim, o clínico deverá dispor-se a escutar o paciente, voltar-se diretamente a este, oferecendo um acolhimento esvaziado de pressupostos, parcialidades, valores de sentido. Deverá estar atento às relações que se estabelecem entre o paciente-criança/adolescente e seu acompanhante.

Caso colha algum índice suspeito sobre a qualidade do vínculo, busque localizar outro acompanhante – um familiar, coordenador escolar –, que pode ser feito com auxílio do profissional do Serviço Social.

Caso necessário, deve proceder ao encaminhamento do paciente para profissional da área de Saúde Mental.

Referências consultadas

1. Dalgalarondo P. Psicopatologia e semiologia dos transtornos mentais. 2. ed. Porto Alegre: Artmed; 2008.
2. Freud S. Os instintos e suas vicissitudes (1915). In: Obras completas. Edição standart brasileira das obras completas de Sigmund Freud. Rio de Janeiro: Imago; 1987. v. XIV. p. 217.
3. Grisi SJFE, Escobar AMU, Gomes FMS. Desenvolvimento da criança. Rio de Janeiro: Atheneu; 2018.
4. Lacan J. Duas notas sobre a criança. In: Outros Escritos. Rio de Janeiro: Jorge Zahar; 1998. p. 369-70.
5. Lamberte MTMR, Queiroz L. Transtornos alimentares. In: Lourenço B, Queiroz LB, Silva LEV, Leal MM. Medicina do adolescente. Barueri: Manole; 2015. p. 153-70. (Coleção Pediatria. Instituto da Criança do Hospital das Clínicas da FMUSP. Schvartsman BGS, Maluf Jr PT (eds.), n. 20).
6. Lamberte MTMR. O adolescente. In: Polanczyk GV, Lamberte MTMR. Psiquiatria da infância e adolescência. Barueri, SP: Manole; 2012. p. 118-32. (Coleção Pediatria. Instituto da Criança do Hospital das Clínicas da FMUSP. Schvartsman BGS, Maluf Jr PT (eds.), n. 20).
7. Lamberte MTMR. Seção IV Interface entre pediatria e psiquiatria. In: Polanczyk GV, Lamberte MTMR. Psiquiatria da infância e adolescência. Barueri, SP: Manole; 2012. p. 265-345. (Coleção Pediatria. Instituto da Criança do Hospital das Clínicas da FMUSP. Schvartsman BGS, Maluf Jr PT (eds.), n. 20).
8. Lamberte MTMR. Situações de risco na adolescência. In: Lourenço B, Queiroz LB, Silva LEV, Leal MM. Medicina do adolescente. Barueri, SP: Manole; 2015. p. 402-17. (Coleção Pediatria. Instituto da Criança do Hospital das Clínicas da FMUSP. Schvartsman BGS, Maluf Jr PT (eds.), n. 25).
9. Polanczyk GV, Lamberte MTMR. Seção II Desenvolvimento, formação do psiquismo e risco para transtornos mentais. In: Polanczyk GV, Lamberte MTMR. Psiquiatria da infância e adolescência. Barueri, SP: Manole; 2012. p. 51-132. (Coleção Pediatria. Instituto da Criança do Hospital das Clínicas da FMUSP. Schvartsman BGS, Maluf Jr PT (eds.), n. 20).

Capítulo 160

Abordagem dos Transtornos Alimentares

Deborah Francis Patah Roz
Maria Teresa Martins Ramos Lamberte

Introdução

São comuns na clínica pediátrica queixas relacionadas às alterações do apetite, habitualmente investigadas por meio de anamnese e de verificação de possíveis causas orgânicas para o problema, mas que devem ser articuladas também à investigação dos aspectos psíquicos ou subjetivos envolvidos na formação dos sintomas.

Neste capítulo, trataremos dos quadros de distúrbios alimentares que contenham em sua base causalidade psíquica, ou seja, sem uma etiologia orgânica, mas com efeitos no corpo, e que demandam do pediatra um manejo a respeito das questões psíquicas que envolvem o sintoma.

Esses casos apontam a necessidade de um trabalho interdisciplinar, que implique e articule as intervenções entre as áreas da pediatria e profissionais da saúde mental, visando maior eficácia, tanto na leitura e desmontagem do sintoma, em seus aspectos subjetivos, como na recuperação clínica do paciente.

Fundamentos

O ato alimentar torna-se, já na primeira infância, um cenário privilegiado para formação de sintomas psíquicos. Isso acontece pelo fato de o apetite do ser humano constituir-se por meio de sua relação afetiva com o outro, a partir de um campo simbólico, que antecede e acolhe a criança muito antes de seu desenvolvimento da linguagem, e em seus laços parentais.

Os transtornos alimentares na infância e na adolescência são caracterizados por alterações persistentes no comportamento ligado à alimentação, cujas causas têm uma determinação inconsciente, podendo comprometer significativamente a vida e a saúde física do paciente.

Essas manifestações psicopatológicas são exemplos de que o corpo e seu funcionamento recebem as marcas da nossa subjetividade. São quadros que revelam o quanto as funções ligadas à oralidade permeiam a percepção e imagem que temos do nosso corpo e estão longe de resumirem-se a um instinto de sobrevivência, já que uma recusa ou excesso alimentar contrariam qualquer lógica nesse sentido.

Epidemiologia

São problemas que ocorrem em várias faixas etárias, podendo se apresentar como manifestações mais leves, que sejam reativas a um momento crítico da vida familiar até os quadros graves, que afetam significativamente a saúde da criança ou adolescente.

O pediatra será levado a perguntar-se, por exemplo, por que um bebê hígido não consegue mamar e perde peso. Ou o que faz um bebê persistir num transtorno de ruminação, regurgitando e remastigando o alimento repetidas vezes. E o que pensar sobre a criança com um quadro de pica, que insiste em ingerir substâncias não nutritivas, como terra, papel, fezes?

A clínica nos mostra que quanto menor a criança, mais o pediatra deve estar atento ao par mãe-bebê e às características subjetivas da mãe ou quem exerça as funções de maternagem. É importante que o clínico possa estabelecer um vínculo de confiabilidade, escuta e empatia com a mãe e o paciente, para que os impasses inerentes ao quadro clínico se explicitem e possam ser manejados. Muitas vezes, a leitura que o pediatra consegue fazer das condições subjetivas acerca do laço mãe-bebê ou bebê-família permite intervenções eficazes, deslocando possíveis situações conflitivas ou sintomas alimentares que a partir daí se instalarem.

Escutar a família e dar espaço para que a criança/adolescente também fale são manejos fundamentais para que o pediatra consiga, quando necessário, implicá-los e incentivá-los a recorrer a um profissional de saúde mental.

Neste capítulo, privilegiaremos falar sobre a anorexia e bulimia nervosas, que, pela maior incidência nas últimas décadas, pela complexidade do sintoma e pelo risco de letalidade, instigam o diálogo e trabalho interdisciplinar. São quadros clínicos que contêm uma mesma base psicopatológica, no que diz respeito aos impasses que os determinam, estruturalmente ligados à oralidade, a conflitos psíquicos inconscientes e à identidade de existência. Sua incidência é maior na adolescência, como se discutirá adiante.

Aspectos clínicos

Para efeito de descrição da fenomenologia desses quadros e para facilitar sua identificação, utilizaremos o *Manual Diagnóstico e Estatístico de Transtornos Mentais*, o DSM-5, da APA, para, na sequência, abordarmos os aspectos subjetivos e sua articulação com a cultura na atualidade. O DSM-5 estabelece como critérios diagnósticos de bulimia os itens descritos no Quadro 160.1.

Quadro 160.1. Critérios diagnósticos de bulimia.

A. Episódios recorrentes de compulsão alimentar. Um episódio de compulsão alimentar é caracterizado pelos seguintes aspectos:
   1. Ingestão, em período determinado (p. ex., de 2 horas), de uma quantidade de alimento definitivamente maior do que a maioria dos indivíduos consumiria no mesmo período sob circunstâncias semelhantes
   2. Sensação de falta de controle sobre a ingestão durante o episódio (p. ex., sentimento de não conseguir parar de comer ou controlar o que e quanto se está ingerindo)

B. Comportamentos compensatórios inapropriados recorrentes a fim de impedir o ganho de peso, como vômitos autoinduzidos, uso indevido de laxantes, diuréticos ou outros medicamentos, jejum ou exercício em excesso

C. A compulsão alimentar e os comportamentos compensatórios inapropriados ocorrem, em média, no mínimo uma vez por semana durante 3 meses

D. A autoavaliação é indevidamente influenciada pela forma e pelo peso corporais

E. A perturbação não ocorre exclusivamente durante episódios de anorexia nervosa

Fonte: American Psychiatry Association (APA), 2013.

Em relação à anorexia nervosa, O DSM-5 institui como critérios diagnósticos as referências descritas no Quadro 160.2.

Quadro 160.2. Critérios diagnósticos de anorexia nervosa.

A. Restrição da ingestão calórica em relação às necessidades, resultando num peso corporal significativamente baixo no contexto da idade, do sexo, da trajetória do desenvolvimento e da saúde física. Peso significativamente baixo é definido como aquele inferior ao peso mínimo normal ou, no caso das crianças e adolescentes, menor do que o minimamente esperado

B. Medo intenso de ganhar peso ou de engordar, ou comportamento persistente que interfere no ganho de peso, mesmo estando com peso significativamente baixo

C. Perturbação no modo como o próprio peso ou a forma corporal são vivenciados, influência indevida do peso e da forma corporal na autoavaliação ou ausência persistente de reconhecimento da gravidade do baixo peso corporal atual

Determinar o subtipo:
- Tipo restritivo: durante os últimos 3 meses, o indivíduo não se envolveu em episódios recorrentes de compulsão alimentar ou comportamento purgativo (i.e., vômitos autoinduzidos ou uso indevido de laxantes, diuréticos ou enemas). Esse subtipo descreve apresentações nas quais a perda de peso seja obtida essencialmente por meio de dieta, jejum e/ou exercício excessivo
- Tipo de compulsão alimentar purgativa: nos últimos 3 meses, o indivíduo se envolveu em episódios recorrentes de compulsão alimentar purgativa (i.e., vômitos autoinduzidos ou uso indevido de laxantes, diuréticos e enemas)

Especificar a gravidade atual:
O nível mínimo de gravidade atual:
- Leve: IMC $\leq$ 17 kg/m^2
- Moderada: IMC 16 a 16,99 kg/m^2
- Grave: IMC 15 a 15,99 kg/m^2
- Extrema: IMC < 15 kg/m^2
IMC: índice de massa corporal

Fonte: American Psychiatry Association (APA), 2013.

A descrição dos quadros de bulimia e anorexia encontrados no DSM-V considera elementos classificatórios para a nosologia e que possam ser úteis para guiar o clínico apontando uma possibilidade de índice diagnóstico, não levando em conta a causalidade psíquica e o sentido dos sintomas. Serão insuficientes, caso não sejam articulados à maneira singular como o sintoma se constitui para cada paciente.

Dessa forma, recomenda-se atenção para aspectos subjetivos fundamentais para uma clínica eficaz que pode e deve ir além de uma categorização de comportamentos dos pacientes. O clínico deverá buscar sempre a particularidade de cada caso, diga-se, *o que* do sujeito comparece cifrado no sintoma e em seu sofrimento psíquico, ao se considerarem aspectos subjetivos.

Fatores histórico e socioculturais

Comecemos abordando as influências dos fatores socioculturais na composição dos transtornos alimentares. Sabemos que ter um corpo magro, em nossa sociedade, corresponde a se aproximar de um ideal de sucesso e completude. O sujeito e seu corpo são enredados numa ideologia consumista, que conduz ao excesso e negação das faltas e limites inerentes à condição humana.

A incidência maior da anorexia e bulimia no sexo feminino revela aspectos particulares aos impasses e mesmo da problemática que podem envolver o advento da posição feminina. A criança/adolescente, geralmente do sexo feminino, utiliza seu corpo e seu sintoma para expressar conflitos inconscientes, ao mesmo tempo em que denuncia o mal-estar ligado às exigências pós-modernas de atingir uma suposta perfeição. As conversões histéricas no século XIX e XX, tão bem investigadas por Freud, revelavam os impasses da histérica quanto ao significado de ser uma mulher, catalisados pelas exigências que a sociedade da época impunha ao comportamento sexual feminino.

É necessário distinguir fatores etiológicos de fatores desencadeadores ou mantenedores de um sintoma, o que nos faz considerar que as causas desses transtornos alimentares se encontram além das influências socioculturais.

Aspectos subjetivos envolvidos na estrutura lógica do sintoma

Autores como Lamberte, Roz e Queiroz enfatizam a dificuldade das jovens anoréxicas e bulímicas de assumirem sua identidade sexual e as demandas da puberdade, período em que elas se veem às voltas novamente com o delicado processo identificatório da menina com a mãe.

O laço mãe/filha nos casos de anorexia, mais evidente no contexto da doença, indica o quão tênues são os limites entre o eu e o outro para essas meninas. O definhamento de seus corpos, que pode culminar na morte, fala desse impasse entre desaparecer enquanto sujeito capaz de gerir seus próprios desejos e uma tentativa de colocar um limite a esse outro materno intrusivo e voraz, que parece não permitir sua autonomia psíquica.

A bulímica também tenta, pela via alimentar, dar conta desses impasses, devorando compulsivamente o alimento, que representa em sua fantasia um outro materno invasivo, pelo qual nutre uma ambivalência amor/ódio. Num segundo momento, numa tentativa de livrar-se do que a comida representa, vem o ato incontrolável de expulsá-la com violência, forçando o vômito.

A clínica nos fala de mães que, desde a tenra infância, tendem a interpretar as mais diversas manifestações da criança como necessidades alimentares ou de limpeza, valorizando os cuidados formais com o corpo, pouco atentas ao conteúdo subjetivo de seus apelos.

Evidencia-se também um suporte paterno insuficiente para auxiliar a menina a romper essa relação conflituosa com a mãe – ou quem represente a figura materna –, contribuindo para um contexto de vulnerabilidade na adolescência e para saídas sintomáticas como o transtorno alimentar.

Diante dos conflitos dessa etapa, ela retroage a uma forma de relação oral e primitiva com o outro (simbólico), expressa na recusa ou compulsão pelo alimento, como signo do amor materno.

Para a menina, a construção da identidade sexual feminina se dá irredutivelmente na superação das buscas identitárias que fará em seu laço primordial mãe-filha e pela incidência da função paterna, que aí também deverá operar, efetivando a separação e a simbolização com o vínculo materno. Assim, os distúrbios alimentares, tomados emblematicamente no sintoma da anorexia, atualizam os conflitos inconscientes do sujeito sobre a identidade de existência – âmbitos narcísico e sexual –, na medida em que se expressam nos impasses da condição do amor, que se estabelece na dialética do amar, ser amado, fazer-se ser amado, tomados no sintoma alimentar sob a forma de dar-receber-recusar.

Condutas do pediatra

Diante da complexidade da psicopatologia de alguns transtornos alimentares, como a anorexia e bulimia nervosas, o pediatra deve:

- » Compreender que sua abordagem demandará uma leitura que inclua os aspectos psíquicos do sintoma.
- » Contar com as resistências da paciente em ceder às recomendações que buscam a melhora de suas condições clínicas, já que existirá um "apego" ao seu sintoma, enquanto ela não puder se implicar em suas causas e elaborá-las. Essa recusa não é uma desconsideração pelo pediatra e seu trabalho.
- » Encaminhar a paciente ao profissional de saúde mental que cuidará do seu tratamento psíquico, buscando sempre uma troca interdisciplinar na abordagem do caso, que, dependendo da gravidade, demandará internação.

Referências consultadas

1. American Psychiatry Association (APA). Diagnostic and statistical manual of mental disorders. 5th ed. Washington: APA; 2013.
2. Fernandes MH. Transtornos alimentares: anorexia e bulimia. São Paulo: Casa do Psicólogo; 2007. p. 46-54.
3. Freud S. A sexualidade feminina. Rio de Janeiro: Imago; 1969. v. XXI. p. 259-79.
4. Humes EC, Cardoso F, Guimarães-Fernandes F, Hortêncio LOS, Miguel EC. Clínica psiquiátrica. Barueri, SP: Manole; 2019.
5. Lamberte MTMR, Queiroz LB. Transtornos alimentares. In: Lourenço B, Queiroz LB, Silva LEV, Leal MM. Medicina do adolescente. Barueri, SP: Manole; 2015. p. 153-70. (Coleção Pediatria. Instituto da Criança do Hospital das Clínicas da FMUSP. Schvartsman BGS, Maluf Jr PT (eds.), n. 25).
6. Lamberte MTMR, Roz DF, Queiroz LB. Abordagem interdisciplinar dos transtornos alimentares. In: Polanczyk GV, Lamberte MTMR. Psiquiatria da infância e adolescência. Barueri, SP: Manole; 2012. p. 296-309. (Coleção Pediatria. Instituto da Criança do Hospital das Clínicas da FMUSP. Schvartsman BGS, Maluf Jr PT (eds.), n. 20).

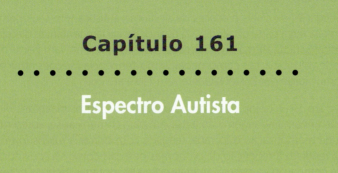

Maria Teresa Martins Ramos Lamberte
Pilar Lecussan Gutierrez

Introdução

O presente capítulo traz os principais aspectos sobre o diagnóstico de espectro autista, aos quais o pediatra deverá estar advertido em sua clínica, a fim de que possa localizar os elementos irredutíveis sobre a formação do psiquismo e a entrada no campo da linguagem, que se dará para cada um, nos primeiros anos de vida. O clínico deverá estar atento aos elementos clínicos que apontem **riscos psíquicos**, passíveis de intervenções a partir do campo pediátrico, considerando as possibilidades de interface com o campo da saúde mental. Assim, o capítulo traz as principais questões referentes *à detecção de sinais de risco e intervenção precoce sobre autismo na infância*, considerando:
» Interdisciplinaridade.
» Construção de uma nova semiologia pediátrica que leve em conta a formação da subjetividade a partir do primeiro ano da criança com seus vínculos primordiais.
» Relação mãe-bebê, núcleo parental.
» Funções materna e paterna.
» A causalidade psíquica e suas vicissitudes: considerações sobre o diagnóstico de autismo, atualmente nomeado pelo DSM-V como diagnóstico de transtorno de espectro autista (TEA).

Fundamentos

Questões preliminares e aspectos históricos sobre o diagnóstico/conceito de autismo.
» **Principais acolhedores no campo social do par mãe-bebê:** o papel do pediatra como primeiro acolhedor do campo social da dupla mãe-bebê instituiu-se no início do século XX a partir das implantações de políticas públicas voltadas para a saúde da mulher, na obstetrícia e ginecologia, e as preocupações com a infância.
» O diálogo entre o pediatra e o psicanalista se estabeleceu também neste contexto, alinhando-se às investigações sobre o psiquismo e os cuidados à infância. Assim, o trabalho interdisciplinar entre as áreas médica e psicanalítica na clínica e investigação dos diagnósticos de autismo e psicose tem história recente.

Definição histórica

A investigação de sinais precoces de síndrome autística tem seus primeiros registros a partir da primeira terça parte do século XX, quando se iniciam tentativas diagnósticas:

» Sancte de Sanctis afirma que "algumas crianças apresentavam perturbações graves da atividade voluntária, tais como: negativismo, tendência às ações rítmicas, a impulsividade", como citado por Postel & Quétel, em 1993, até que:

Kanner, em 1943, isolou deste grupo o autismo: crianças incapazes de estabelecer relações; as que tinham linguagem não a usavam para comunicar-se; apresentavam excelente capacidade de memorização decorada; reagiam com horror a ruídos fortes ou objetos em movimento; tendiam à repetição de pronomes pessoais como são ouvidos; não só as palavras, como a entonação da pessoa que fala com elas; dotadas de boas potencialidades cognitivas; recusa de comida; atitudes monotonamente repetidas e necessidade de manter as coisas sempre iguais; boa relação com objetos que lhes interessam, podendo jogar com eles durante horas; essencialmente normais do ponto de vista físico; provêm de famílias bastante inteligentes. Em 1956, em revisão de seus primeiros postulados, Kanner só conserva dois elementos, considerados então patognomônicos: isolamento autístico; e necessidade de imutabilidade. Considera tratar-se de distúrbio inato.

A partir de Kanner, abre-se uma perspectiva de pesquisa sobre o entendimento causal do autismo, junto ao otimismo inicial pela esperança de cura; instaura-se importante polêmica (tida como falso debate por diversos autores) entre organogênese e psicogênese, que não foi isenta de consequências e controvérsias, até os dias atuais, sobretudo no que diz respeito à investigação sobre a causa, os critérios diagnósticos e, finalmente, a direção do tratamento.

Entre as várias vertentes de investigações sobre a causa, podem-se situar as pesquisas nas chamadas neurociências, em psiquiatria e em psicanálise, mantidas suas diferenças epistemológicas e de campos de práxis.

Em seu artigo *Autismo e Psicose*, Denise Stefan traça um interessante levantamento sobre alguns autores a respeito do tema, mencionados a seguir. Edward Ritvo situa o autismo como uma deficiência geral persistente por toda a vida, sem possibilidades de evoluções ou progressos. Segundo Denise Stefan, Ritvo "considera a possibilidade de componentes genéticos, um gene recessivo como na fenilcetonúria ou na hemofilia. Coloca que existe uma grande diferença no metabolismo cerebral das crianças autistas, que não têm a queda do nível de serotonina após a fase de lactente".

Para Michael Rutter, "as crianças autistas apresentam uma deficiência cognitiva que é inerente ao próprio autismo, e não secundária. Para ele, restam poucas dúvidas quanto a uma anormalidade orgânica cerebral no autismo, como pode ser detectado na Tomografia por Emissão de Pósitrons (PET-SCAN)". Para este autor, existiria uma disfunção do hemisfério cerebral esquerdo.

Antonio Damásio e Rauph Maurer, neurologistas da Universidade de Iowa, consideram que a síndrome é consequência de disfunção num sistema de estruturas nervosas bilaterais, incluindo o anel do córtex mesolímbico, localizado nos lobos mesial, frontal e temporal, neoestriado e grupos anterior e medial do tálamo. Rilamd suspeita de lesões na formação reticular, que atua modulando a atividade de outras estruturas encefálicas. Para Ornitz, haveria disfunção dos núcleos vestibulares e suas conexões centrais. Geschwind chega a propor que o autismo seria uma forma infantil da síndrome de Korsakoff.

Segundo este levantamento, há inúmeros autores que "sublinham a significativa associação do autismo com patologias orgânicas tais como: rubéola congênita, hemorragias do primeiro trimestre, apresentação pélvica, baixo Apgar, síndrome da angústia respiratória, convulsões, fenilcetonúrias, esclerose tuberosa, entre outras". Marion Leboyer é lembrada em seu questionamento sobre "se algum dia será possível transformar o autismo numa doença, *strictu sensu*, e será possível localizar um mecanismo patológico único".

Para Francis Tustin, o autismo é situado entre as psicoses infantis. Sugere um período de autismo infantil primitivo, pelo qual todas as crianças passariam, e o autismo patológico, que seriam graus diferentes de uma mesma e única entidade. Propõe que o autismo patológico seria uma reação à depressão psicótica, tal como descrita por Winnicott. Numa rica descrição de material clínico, a Denise Stephan sustenta que essas crianças se situariam num estado de autossensualidade, que, pela sua exposição, ela parece querer corresponder ao autoerotismo freudiano. Cria o conceito de "objeto autístico", que seria todo aquele que é completamente experimentado como "eu", por contraposição ao "objeto transicional" de Winnicott, que mistura "eu" e "não eu". Além disso, ela distingue os estados autísticos de encapsulamento e os estados autísticos confusionais".

Outra autora que também situará o autismo entre as psicoses é Margaret Mahler. Esta "... propõe a existência de psicoses autísticas e de psicoses simbióticas, sendo que, com o crescimento, os dois quadros tendem a se justapor. Pensa que os diferentes quadros clínicos vão se manifestar na dependência do estágio de maturidade do sistema nervoso central em que se manifesta a psicose".

A problemática contida nas controvérsias acerca das investigações sobre a causa é que, ao situar-se unilateralmente, não considerando as diferentes concepções epistemológicas nessas investigações, corre-se o risco de se manter uma polêmica em termos de uma dicotomia mente-corpo, seja no polo de reduzir essa problemática às investigações biológicas, seja nas vertentes de uma psicologização a partir dos fenômenos encontrados ou em uma lógica apriorística que eliminasse a condição estrutural para o acontecimento do sujeito.

A psicanálise promove a ruptura sobre esta dicotomia ao tratar a ordem simbólica como prevalente na causalidade psíquica e preexistente ao sujeito, ressaltando o corpo como limite, não como causa.

Critérios diagnósticos

Em Psiquiatria

» **DSM-IV:** mais descritivo, não condizente com a causalidade, é mais fenomenológico, agrupando síndromes que portem traços autísticos, sejam as várias síndromes genéticas (p. ex., x-frágil), metabólicas (p. ex., fenilcetonúria), sejam as neurológicas (p. ex., esclerose tuberosa), em que se podem encontrar aspectos descritos por Kanner, como isolamento, ausência da linguagem etc., que podem se agrupar nos chamados "distúrbios globais do desenvolvimento". Este diagnóstico mais "genérico" diminui, por um lado, o grande estigma do "autista", mas, por outro lado, é uma junção de quadros de maneira genérica tal que dificulta avançar em termos de uma equação que saia do paralelismo psicofísico, do falso debate organo x psico. Na verdade, trata-se de distúrbios da constituição da subjetividade.

» **DSM-V:** mantem o caráter descritivo e abrangente, traz como nova proposta nosológica a nomeação de espectro autista, vigente, não superando até então as questões sobre a causa.

Em Psicanálise

A contribuição da psicanálise vem desde Freud em suas observações, com o brincar infantil e a simbolização como organizadora do aparelho psíquico. Toma-se como exemplo emblemático e referência o conhecido Fort-da-no jogo do carretel, a criança representa prazerosamente as ausências e presenças da mãe; ou mesmo M. Klein e Doltô (duas grandes analistas que se dedicaram à psicanálise com crianças), que afirmavam que, por trás da grande maioria das crianças deficientes, deviam existir as razões subjetivas como determinantes daquelas posições.

O diagnóstico em psicanálise é de estrutura, o que não quer dizer desprezar os sinais fenomênicos, que se apresentam semiologicamente e são controles importantes – mas como efeitos, mostrações, indicativos de como vai a formação da subjetividade, do aparelho psíquico do sujeito. Nesta perspectiva, os fenômenos são efeitos, resultantes, indicativos de como vai a constituição ou estruturação da subjetividade.

Pode-se considerar a relação entre estrutura e fenômeno, tomando este último como "fotografias", indicativos momentâneos do sujeito. Daí a importância de um acompanhamento longitudinal que possa traçar parâmetros sobre o primeiro. É necessário e mesmo fundamental, para o clínico em pediatria, por meio destas considerações sobre os fenômenos observados na clínica, poder avançar nas hipóteses diagnósticas estruturais, visando intervenções mais precisas e consequentes, sobretudo se estamos falando da infância – a questão do tempo/ou tempos do sujeito. O conceito de "sujeito", tal como é tomado pela psicanálise, refere-se ao sujeito do inconsciente, dividido entre um saber consciente e um saber inconsciente.

É importante ressaltar, sobre a relação entre os conceitos contidos nas noções de estruturação da subjetividade (aparelho psíquico) e desenvolvimento, que a subjetividade é um aspecto central e organizador do desenvolvimento. Estruturação do sujeito depende da operacionalidade das funções materna e paterna. O sujeito se constitui ou não. O que se desenvolve são as funções e a maturação do organismo. O corpo da criança é marcado pelo simbólico. A detecção de sinais (manifestações do bebê) tem importante valor semiológico, podendo ser entendidas como respostas do sujeito. Assim, ressalta-se a necessidade de intervenção precoce e a formulação de uma hipótese de trabalho que oriente o acompanhamento da criança.

Aspectos clínicos

O **bebê de 0 a 6 meses:** neste período ressalta-se a importância da posição subjetiva de quem cumpra a maternagem, na função de transformar as necessidades fisiológicas do bebê em demandas dirigidas a ela. É necessário que a mãe seja capaz de se alternar em presença e ausência. Instalação do circuito pulsional no bebê. Organização das pulsões e seus fluxos em ritmos regulares. Processo pelo qual as funções corporais do bebê (sono, apetite, fala etc.) vão recebendo o acabamento pela linguagem, por meio do outro da maternagem.

O **bebê dos 6 aos 18 meses:** são esperados neste período índices clínicos que apontem o estabelecimento de um jogo imaginário entre a mãe e o bebê. As trocas são marcadas por uma complementaridade ilusória. A criança já se discrimina da mãe e esta passa a ser vista pela criança como portadora de tudo de que ela precisa.

O **bebê dos 18 meses em diante:** a função paterna deve adquirir contornos mais precisos. Introdução de lei simbólica representada pelo pai, na relação da mãe com a criança. Função paterna – nomeia a criança como sujeito, identifica o seu lugar na família e situa-a na diferença sexual. Interdição do incesto.

Conduta

Considerações sobre a intervenção precoce

Ainda que não se possa falar em prevenção para as situações de riscos psíquicos que podem se estabelecer na primeira infância, pode-se considerar, a partir da psicanálise, uma concepção do autismo que permite aos clínicos continuarem inventivos: possibilidade de intervenção precoce.

O pediatra deverá estar atento aos indicadores, e o diálogo entre psicanalistas e pediatras é fundamental, devendo-se superar o falso debate entre os defensores de um organicismo e os partidários de uma psicogênese.

A posição esperada para o pediatra

» Estar instrumentalizado para recolher sinais de riscos.
» Supor um sujeito que possa se organizar.
» Intervir como mediador, não culpabilizar, mas positivizar cada um dos lugares, dos agentes, fundamentalmente das funções materna e paterna.
» Encaminhar/trabalhar em constante diálogo com demais especialistas envolvidos (especialmente nesses casos com profissionais da área de saúde mental: psiquiatras, psicólogos, psicanalistas) sobre os casos na clínica.
» Não entrar no falso debate organogênese *versus* psicogênese porque traz o confronto entre áreas do conhecimento sobre o humano que são distintas, por isso não confrontam, não disputam, mas sim se articulam. A prematuração biológica do bebê "necessita" da organização psíquica e as marcas do biológico estarão como limite (real) para a subjetivação.
» A função dos agentes de saúde e saúde mental como operadores de leitura das posições subjetivas dos envolvidos. O pediatra encarna o agente de saúde que mais precocemente terá contato com o par mãe-bebê, posteriormente, será o educador (lembrando o projeto Inclusão), e ambos devem trabalhar junto ao núcleo familiar.

Referências consultadas

1. American Psyquiatric Association. Manual Diagnóstico e Estatístico de Transtornos Mentais: DSM-IV. Associação Psiquiátrica Americana. Porto Alegre: Artmed; 1998.
2. American Psyquiatric Association. Manual Diagnóstico e Estatístico de Transtornos Mentais: DSM-5. Associação Psiquiátrica Americana. 5. ed. Porto Alegre: Artmed; 2014.
3. Araújo FM. O movimento do Fort-da na leitura de Jacques Lacan. Revista aSEPHallus. 2012;VIII(15). [acesso em jul. 2019]. Disponível em: www.isepol.com/asephallus.
4. Doltô F. Psicanálise e pediatria. 4. ed. Rio de Janeiro: Guanabara Koogan; 1988.
5. Freud S. Mais além do princípio do prazer (1920). In: Obras completas de Sigmund Freud. Rio de Janeiro: Imago; 1996. v. XXIII, p. 162-3.
6. Jerusalinsky A. A criança de 1 a 3 anos: indicadores de risco para seu desenvolvimento. In: Polanczyk GV, Lamberte MTMR. Psiquiatria da infância e adolescência. Barueri, SP: Manole; 2012. p. 81-100. (Coleção Pediatria. Instituto da Criança do Hospital das Clínicas da FMUSP. Schvartsman BGS, Maluf Jr PT (eds.), n. 20).
7. Jerusalinsky A. Psicanálise e desenvolvimento infantil. 5. ed. Porto Alegre: Artes e Ofícios; 2010.
8. Kanner L. Autistic disturbances of affective contact. Nervous Child. 1943;2:217-250.
9. Klein M. Obras completas II: contribuiciones al psicoanalisis. La importância da formacion de símbolos en el desarrollo del yo. Buenos Aires: Paidos-Horme; 1978.
10. Lacan J. Escritos. Rio de Janeiro: Jorge Zahar; 1998.
11. Lacan J. O seminário. Livro 3 – As psicoses. Rio de Janeiro: Jorge Zahar; 1985.
12. Leboyer M. Autismo infantil. Campinas: Papirus; 1987.
13. Lefort RR. O nascimento do outro: duas psicanálises. Salvador: Ed. Fator Livraria; 1984.
14. Mahler M. As psicoses infantis e outros estudos. Porto Alegre: Artes Médicas; 1983.
15. Nasio JD. Os grandes casos de psicose. Rio de Janeiro: Jorge Zahar; 2001. p. 67-83.

16. Polanczyk GV. Seção II – Desenvolvimento, formação do psiquismo e risco para transtorno mentais. In: Polanczyk GV, Lamberte MTMR. Psiquiatria da infância e adolescência. Barueri, SP: Manole; 2012. p. 53-134. (Coleção Pediatria. Instituto da Criança do Hospital das Clínicas da FMUSP. Schvartsman BGS, Maluf Jr PT (eds.), n. 20).

17. Postel J, Quétel C. Historia de la psiquiatria. Cidade do México: Fondo de Cultura Econômica; 1993.

18. Stefan DR. Autismo e psicose. In: O que a clínica do autismo pode ensinar aos psicanalistas. Salvador: Agalma; 1991. (Livro 6 – Coleção Psicanálise da Criança).

19. Stefan DR. Autismo e psicose. In: Laznik-Penot MC (org.). O que a clínica do autismo pode ensinar aos psicanalistas. Salvador: Ágalma; 1998. p. 15-28.

20. Telles HPRS. Infância e saúde mental: teoria, clínica e recomendações para políticas públicas [Dissertação]. São Paulo: Faculdade de Saúde Pública da Universidade de São Paulo; 2006.

21. Tustin F. Estados autísticos em crianças. Rio de Janeiro: Imago; 1984.

Capítulo 162

Abordagem ao Primeiro Episódio Psicótico

Maria Teresa Martins Ramos Lamberte
Pilar Lecussan Gutierrez

Introdução

Neste capítulo serão considerados os principais índices clínicos sobre os riscos psíquicos aos quais o pediatra deverá estar atento para reconhecer os sinais preliminares indicativos de desencadeamento de um primeiro episódio psicótico nos períodos da infância e adolescência. Serão abordadas também as primeiras condutas cabíveis ao pediatra, numa perspectiva de trabalho interdisciplinar com os profissionais da área de saúde mental.

Fundamentos

A infância e adolescência são os períodos nos quais se dão as etapas constitutivas da subjetividade. Assim, será no campo pediátrico e também no acompanhamento ao adolescente, o principal espaço de atenção aos aspectos envolvidos à condição subjetiva, no limiar que se estimam os fenômenos entre o âmbito do esperável, para cada etapa e aqueles que portem uma condição de risco e sofrimento psíquico. Dentre os primeiros encontram-se as manifestações sintomáticas mais frequentes e em sua maioria como expressões de cada momento, sendo funcionais, transitórias, passíveis de acolhimento, orientação e manejo que se resolvem no espaço da relação médico paciente. Impõe-se ao clínico a tarefa de discriminá-los dos quadros que portem uma psicopatologia, propriamente dita.

Dessa forma, ao clínico caberá o trabalho investigativo, no reconhecimento das nuances próprias de cada situação, as quais se devem balizar seus riscos, impostos por sofrimento psíquico, até por fim quadros clínicos que expressam uma psicopatologia. É justamente nesse ponto de reflexão sobre a clínica, tomando a interface da pediatria com a psiquiatria e a psicanálise, que se pode localizar a dimensão do desencadeamento do primeiro surto psicótico.

Principais aspectos acerca da formação da subjetividade

Será a partir do campo da linguagem que o humano advirá como falante e portador de subjetividade, marcado assim, mesmo antes do nascimento, por uma rede de sentidos que o inscreverá na ordem simbólica.

A cada nascimento se abre a dimensão da aposta na entrada no campo da linguagem, que antecede a cada um. Esta singularidade se fará notar radicalmente, mesmo que consideradas mínimas as variáveis, sejam históricas, ambientais ou genéticas como em casos de gêmeos univitelinos. Com a psicanálise é possível avançar nos processos constitutivos que se dão a partir do nascimento e dos vínculos primordiais que aí se estabelecem, seja o par mãe-bebê, sejam as qualidades de laços que se darão entre o bebê e núcleo parental.

Há funções irredutíveis que se estabelecem no cumprimento dos cuidados ao bebê nas etapas da chamada primeira infância, especialmente nos primeiros anos de vida, reconhecidamente como funções materna e paterna sobre a função materna, podem-se considerar os seguintes aspectos: função simbólica primordial, exercida pela mãe ou quem cumpre os cuidados de maternagem ao bebê. Função de transformar as necessidades fisiológicas do bebê em demandas: nomeando as manifestações do bebê a partir de sua própria posição subjetiva, condição desejante, bem como ao "banho libidinal" ao bebê. É esta maneira de responder ao filho com suas alternâncias em presença e ausência, que inscreverá os primeiros traços de memória, o registro simbólico das experiências vividas pelo bebê. Possibilita a entrada na linguagem.

Sobre a função paterna, podem-se recolher os seguintes aspectos: exercida pelo pai ou quem possa representá-lo. Elemento estrutural de "corte" e mediação na dualidade do par mãe bebê. Possibilita sair da relação dual com a mãe, na qual parecem se bastar uma a outra. Introduz a falta na dimensão simbólica, possibilitando à criança superar o universo materno e voltar-se para o social. Possibilita entrada no discurso.

Aspectos clínicos

Sempre que o pediatra se deparar com um quadro que contenha uma fenomenologia sugestiva de um primeiro episódio psicótico – desagregação da fala, desorientação auto e alopsíquica, disrupção ideativa-afetiva, intensa hetero/auto-agressividade, embotamento severo e negativismo, etc. – deve estar atento para as vertentes que serão desenvolvidas a seguir, acerca da estruturação psíquica e as problemáticas clínicas aí envolvidas.

Sobre a causalidade psíquica e suas vicissitudes

Devem ser considerados os aspectos históricos, temporais e lógicos que incidirão, a cada caso e estarão envolvidos na constituição da subjetividade e problemas que daí poderá advir.

Os aspectos históricos marcam a radical particularidade conjuntural de cada caso, não devendo ser reduzidos a pressupostos de nosologias diagnósticas. O diagnóstico auxilia a uma direção do tratamento, mas não deve reduzir a riqueza contida na ordem dos acontecimentos numa história familiar. Problemas biológicos que podem "infringir" o olhar da mãe em suas expectativas podem afetar o engendramento que se dará no par mãe-bebê e à constituição do narcisismo deste. Por exemplo, a mãe da criança portadora de Síndrome de Down pode não se identificar narcisicamente ao bebê real e necessitar um tempo de elaboração, que por vezes pode necessitar de um trabalho de escuta especializada, a qual caberá ao pediatra estar atento. Assim, é importante um trabalho no campo da pediatria e mesmo com a saúde mental, quando necessário, que possa assistir ao par mãe-bebê que sejam portadoras de doenças e/ou síndromes, anomalias e o efeito destas na operacionalidade da função materna, pelo que acarreta a subjetividade da criança. Outro exemplo seriam as depressões maternas (principalmente as mais discretas, que acabam não sendo reconhecidas). Os efeitos de "culpa" nas mães, por exemplo, por não conseguirem amamentar etc., ou quando a mãe não se sente amada pelo bebê pode levar a situações que sejam devastadoras para o estabelecimento do vínculo mãe-bebê.

Quanto aos aspectos temporais, deve-se ressaltar que há outra temporalidade, diferente do tempo sequencial, linear, cronológico, que rege as etapas ou os momentos de subjetivação que marcam a estruturação psíquica, ou os modos do sujeito, em sua constituição. Assim, podem-se considerar as seguintes etapas:

1. Uma disposição já inscrita no campo simbólico, que por sua vez necessita de uma sucessão de etapas para serem eficientes.
2. Momento relativo à primeira relação, com o outro dito "materno".
3. Instalação da metáfora paterna.
4. Etapa Edípica – por volta dos três aos cinco anos, relacionada à angústia de castração (conceito psicanalítico que se refere à simbolização da falta, falta esta em essência de completude, de total satisfação).
5. Tempo de latência, ou "espera": tempo para subjetivar, diga-se, as questões inconscientes envolvidas na etapa anterior – compreendido na idade escolar – por volta dos cinco aos dez anos, período que precede a puberdade.
6. Adolescência, iniciada pelo despertar puberal, momento de resposta do sujeito, de concluir sua condição estrutural, marcada pela segunda década.

Por fim, quanto aos aspectos lógicos, considera-se a dimensão de uma lógica que se constitui, a e cada etapa subsequente ressignifica a anterior, às vezes, para um "salto", ou podem surgir recuos (sintomas), seguidos depois de avanços. Não se trata de uma linearidade, mas sim de uma sequência lógica, relacionada à posição subjetiva de cada um e que poderá também dizer a respeito das condições lógicas do sintoma psíquico.

Dessa forma, faz diferença situar em que momento se dá a eclosão de um primeiro episódio psicótico, considerando as etapas envolvidas na constituição subjetiva.

Há duas questões problemáticas, articuláveis, que deverão ser lembradas, sobre um primeiro episódio psicótico, sobretudo na infância: a criança está em "tempo real" de sua constituição psíquica, o que, em que pese, por um lado contar com mais plasticidade, ao mesmo tempo em encontra-se mais vulnerável às incidências que poderão lhe recair de maneira "devastadora", considerando a suscetibilidade destes primeiros anos. Assim, cabe ao clínico interrogar-se frente a suspeita de episódio psicótico: se se trata de uma resposta provisória, compatível e assimilável no processo de significação e constituição da subjetividade, ou, por outro lado, esteja apontando alguma ordem de agravo e sofrimento psíquico.

Efetivação da função paterna

Em Pediatria deve-se manter cautela quanto ao diagnóstico de uma estrutura psicótica, estando atento em cada caso clínico para os seus antecedentes e acompanhando a evolução do quadro.

Assim, tomados esses cuidados, pode-se considerar que, diferente dos quadros sintomáticos ditos funcionais, já mencionados (e abordados no Capítulo 159 *Distúrbios Psíquicos mais Frequentes na Pediatria*), o episódio psicótico pode estar apontando uma problemática acerca da constituição da subjetividade, mais especialmente na efetivação da função paterna, que resultará num destino quanto à saída estrutural, no caso, a psicose.

Uma importante gama de sinais clínicos poderá alertar o pediatra, perfazendo uma semiologia que seja emblemática, de maneira quase paradigmática, a partir de quais sinais se poderá desconfiar de que algo "não vai bem" na instalação da função paterna.

Assim, para o primeiro momento lógico da estruturação psíquica, situável no primeiro ano de vida, é importante assistir a qualidade do vínculo mãe bebê e ao contexto parental/conjugal relacional que esta dupla tem como referência. Embora seja muito complexo o âmbito fenomenológico não garante redução acerca do que se passa estruturalmente, uma criança que expresse índices de uma vivência "simbiótica" com a mãe, que não se volte para além de seu vínculo materno, pode indicar ao pediatra algum índice de risco para um distúrbio psíquico mais grave.

A partir do segundo ano, já se faz notar, incidindo mais diretamente à criança, elementos da experiência cotidiana, como as chamadas demandas civilizatórias como controle esfincteriano, colocação de limites, etc. A partir dessa etapa é importante interrogar na história clínica como a criança situa-se no âmbito familiar e escolar, se consegue fazer laços e com que qualidade.

Progressivamente, a partir de então, se a criança concede, ou submete-se a incidência da função paterna, bem como, na etapa edípica, se acede ao período marcado pelo chamado Complexo de Édipo e a angústia de castração – um dos importantes fundamentos do campo psicanalítico, por Freud – momento no qual há a simbolização da falta e efetivação da metáfora paterna, inscrevendo o sujeito no discurso e, por conseguinte marcando sua condição, frente à falta, como desejante.

Com respeito à adolescência, será muito importante o hebiatra estar atento também à qualidade de vínculo que o jovem estabelece com o núcleo familiar, escolar e social e levar em conta a vulnerabilidade que marca a condição subjetiva desta etapa. Está entre os períodos em que mais frequentemente ocorre a eclosão do primeiro episódio psicótico, em geral mais graves e impondo a interlocução com especialista em saúde mental, na orientação e elaboração de condutas, conforme será colocado a seguir.

Conduta do pediatra

A partir das considerações anteriores, caberá ao pediatra, frente à eclosão de um episódio psicótico, ou a suspeita de estar atento aos seguintes aspectos, que são fundamentais e lhe serão de grande valia nos cuidados e condutas que deverá tomar:

» De que este poderá manifestar-se como sintomas que indiquem uma ruptura discursiva, desde quadros de agitação psicomotora, até desagregação da fala e do pensamento.

» Estar advertido de que este pode ser indicativo de uma problemática- nessa operação de simbolização da lei simbólica, pela chamada metáfora paterna, decorrente da efetividade da incidência da função paterna- sobre o par mãe-criança, especialmente aqui com respeito à criança.

» O clínico deve ter o cuidado de investigar também outros diagnósticos diferenciais, concomitantemente, que cursem com causas orgânicas e que podem ter de início, expressões clínicas semelhantes, como por exemplo, processos neurológicos.

» O encaminhamento ao especialista deverá ser feito, a fim de verificação diagnóstica, condutas e intervenções terapêuticas que se fizerem necessárias.

» Ressalta-se por fim a importância da manutenção do vínculo pediátrico junto à proposição de um trabalho de parceria interdisciplinar, com o profissional de saúde mental.

Referências consultadas

1. Jacan LA. Ciência e a verdade (1965-66). Rio de Janeiro: Jorge Zahar; 1995. p. 869.
2. Jerusalinsky A. A criança de 1 a 3 anos: indicadores de risco para seu desenvolvimento. In: Polanczyk GV, Lamberte MTMR. Psiquiatria da infância e adolescência. Barueri, SP: Manole; 2012. p. 81-100. (Coleção Pediatria. Instituto da Criança do Hospital das Clínicas da FMUSP. Schvartsman BGS, Maluf Jr PT (eds.), n. 20).
3. Lacan J. Duas notas sobre a criança. Rio de Janeiro: Jorge Zahar; 1998. p. 369-70.
4. Lacan J. O tempo lógico e a asserção da certeza antecipada – um novo sofisma. Rio de Janeiro: Jorge Zahar; 1998. p. 197-213.
5. Polanczky GV, Lamberte MTMR. Seção II: Desenvolvimento, formação do psiquismo e risco para transtornos mentais. In: Polanczyk GV, Lamberte MTMR. Psiquiatria da infância e adolescência. Barueri, SP: Manole; 2012. p. 51-132. (Coleção Pediatria. Instituto da Criança do Hospital das Clínicas da FMUSP. Schvartsman BGS, Maluf Jr PT (eds.), n. 20).
6. Vilaba I. A outra razão-ser falante. Rev. Psicanálise Textura. 2008;31-4.

Capítulo 163

Repercussões Psíquicas Encontradas no Paciente com Doenças Crônicas e Graves

Lígia Pereira Saccani
Maria Teresa Martins Ramos Lamberte
Marina Rachel Graminha Cury
Tatiana Cristina Vidotti

Introdução

O adoecimento pode incidir de diversas maneiras nos indivíduos, sempre afetando a cada um de forma singular. Para alguns, poderá mobilizar questões subjetivas conflitivas, enquanto para outros tais questões ficam pouco evidentes. Entre os extremos, há uma série de manifestações emocionais que remetem ao adoecer e, por isso, aparecem diante dos médicos que conduzem o tratamento.

Desta forma, é comum que, seja durante a investigação diagnóstica, seja ao longo do tratamento, alguma manifestação emocional se torne evidente para o pediatra, tanto pela sua percepção durante o acompanhamento do paciente como pelos relatos daqueles que acompanham a criança ou adolescente.

Fundamentos

O bebê humano, por nascer biologicamente despreparado para garantir sua sobrevivência, necessita de um outro que lhe ofereça não só cuidados básicos, mas também um lugar em seu sistema simbólico. Esse lugar é oferecido por meio da linguagem, quando aquele que cuida oferece significados às ações do bebê. A relação com o corpo se constrói da mesma maneira e o resultado desta construção, sempre mediada por estes outros, é a imagem corporal. Esta nunca corresponde exatamente ao corpo biológico, marcando um descompasso inerente à condição humana.

O adoecimento incide tanto no funcionamento dos órgãos como na percepção dessa imagem, resultando em repercussões emocionais que evidenciam a existência desse descompasso, o que gera angústia neste que adoece. Cherer, Quintana & Leite afirmam que "desse modo, a doença vem como um alerta que adverte o sujeito de que ele possui um corpo, que pode padecer, lembrando, assim, da condição finita humana".

Aspectos clínicos

Esse descompasso entre corpo real e imagem corporal pode inicialmente passar despercebido para o médico, parecendo se manter silencioso e, supostamente, não interferir no tratamento. Contudo, ele pode se revelar em situações em que se coloca como dificuldades, ou impedimentos, muitas vezes trazendo impasses na condução do tratamento. Por exemplo, quando o paciente se recusa a fazer procedimentos ou tomar medicações ou, ainda, quando há alterações no humor ou no comportamento do paciente (agitação, agressividade, embotamento, dificuldades de aprendizagem ou de relacionamento social). Nesses casos, é comum que os médicos notem algo da ordem de um mal-estar, na medida em que essas manifestações, seja pela queixa dos pais, seja por um ato da criança, revelam-se diante do médico.

Tais manifestações podem ser pensadas como tentativas do paciente em lidar com o que mobilizou sua angústia e podem estar relacionadas ao adoecimento. Elas podem apontar para o paradoxo que surge com o adoecimento grave e crônico: ao mesmo tempo em que é necessário seguir um tratamento com procedimentos diários, presentificando a doença, orienta-se a busca de uma vida normal, negando-a. Este paradoxo pode gerar conflitos psíquicos em relação a como o doente se localiza perante sua doença. Assim, as manifestações da criança, embora pareçam expressar a negação à doença ou ao tratamento, indicam também uma via pela qual ela está tentando lidar com sua nova condição.

A pediatria apresenta ainda uma peculiaridade: a marca produzida no corpo da criança por uma doença traz efeitos não só nela, como também nos pais (ou nestes outros implicados no cuidado à criança). Passa a ser necessário que estes tratem desta criança de modo mais atento, a rotina da criança muda e, estando em questão um adoecimento crônico e grave, ela passa a depender dos cuidados médicos regulares para a sua sobrevivência.

Além dessas mudanças concretas na rotina dos cuidadores, há também o sofrimento dos pais diante do adoecimento. Freud afirmava que a criança é também uma extensão do narcisismo dos pais e que, deste lugar que ocupa, receberá também as projeções de ideais daqueles que a geraram. Deste modo, também os pais precisam passar por um processo de elaboração do adoecimento do filho. Assim, quando a criança começa a manifestar alguns comportamentos que dizem de sua angústia, muitas vezes, se torna difícil para os pais lidarem de forma a conseguirem escutar a angústia da criança, pois isso demandaria uma elaboração das próprias angústias (principalmente aquela relacionada à possibilidade de perda do filho). Muitas vezes, é neste momento que os pais solicitam a ajuda ao pediatra, angustiados por não saberem como agir frente ao comportamento do filho.

Esse pedido é endereçado ao médico não só apenas por ser quem cuida do adoecimento do filho, mas também por remeter a algo do lugar do médico na cultura, daquele que cura o mal-estar. No entanto, quando se entende que as repercussões emocionais frente ao adoecimento não são passíveis de uma remissão completa, pois estão relacionadas justamente a uma maneira singular de lidar com o adoecimento, o médico se depara com um paradoxo do que é demandado dele: pedem que acabem com aquele mal-estar, ao mesmo tempo em que aquele mal-estar é que expressa o que se pode dizer da situação de angústia que vivem. Assim, quando o paciente ou a família endereçam ao médico seu sofrimento, físico ou emocional, como pedido de alívio ou retirada do sintoma, há de se considerar a complexidade do sintoma psíquico, com suas questões e conflitos subjetivos que necessitarão ser escutadas. Ou seja, entre o que se pede e o que se deseja, há questões que, por vezes, podem apontar justamente aspectos antagônicos e paradoxais, como o estado de adoecimento conferir algum "ganho secundário", de forma inconsciente, que o impeça ou dificulte, momentaneamente, a própria implicação ao tratamento. E, em pediatria, é importante considerar essa lógica também para com a postura dos familiares, que não raras vezes, poderão posicionar-se de maneira não esperada frente às recomendações feitas pelos médicos nos cuidados aos filhos em tratamento.

O médico, advertido deste paradoxo, pode, em vez de ter como foco a eliminação do sofrimento, acolhê-lo, permitindo, assim, que o doente faça uma construção singular acerca deste acontecimento contando com o apoio do médico.

Conduta

Partindo da ideia de que (1) o processo de adoecimento envolve questões além do acometimento do organismo, que (2) a criança é tomada como sujeito ativo, não só como aquele que apenas é conduzido pelos adultos e que (3) a doença incide em seu corpo, algumas considerações são necessárias.

É importante que a criança seja incluída em seu tratamento, já desde o início do acompanhamento médico, com a transmissão para ela do diagnóstico, dos procedimentos e das mudanças que acontecerão em sua rotina. Isso pode ser realizado com uma linguagem em que a criança possa compreender, com a ajuda de materiais lúdicos ou gráficos e, ao longo de seu seguimento e crescimento, vá se tornando mais complexa e adequada à idade.

Parece interessante que nas consultas com o pediatra/especialista seja criado um espaço consistente e recorrente para a escuta da criança sobre sua doença, uma vez que a aposta é que, com isso, a criança possa elaborar sua condição, apropriar-se dela e encontrar um caminho singular sobre como viver com ela, sem cair nos extremos de negar a doença ou usá-la para obter ganhos secundários e do imperativo de levar uma vida normal. Importante também considerar que esta elaboração precisa de um tempo para se esboçar, que variará de acordo com cada sujeito, sendo impossível determinar esse tempo *a priori*.

Assim, não se afirma o paradoxo do adoecimento grave e crônico, já apontado, como algo passível de ser plenamente eliminado, porém é possível pensar em algumas estratégias que podem ajudar a lidar com o desconforto que surge diante do adoecimento, como colocar em palavras esse mal-estar, o que pode apaziguar a intensidade das repercussões emocionais. Nesse sentido, o médico pode ser um facilitador ao escutar os pais, mas também a criança, apostando que isso pode ter diversos efeitos: nos pais, no sentido de se reposicionarem quanto à reação emocional do filho diante da doença; na criança, abrindo vias para que ela se posicione em relação ao mal-estar produzido pelo adoecimento; no tratamento, na medida em que quanto mais elaborada psiquicamente esta condição, maiores são as chances de implicação no tratamento.

Entretanto, em algumas situações esse processo de elaboração pode ser complicado e exigir a atuação de um profissional que possa tratar disso, quando, apesar da escuta do médico, as manifestações da criança se tornam sintomáticas, ou seja, não deixam de se repetir ou atrapalhem o seguimento do tratamento ou de seu convívio social. Neste sentido, o encaminhamento a algum profissional de saúde mental faz-se necessário para o tratamento de sua angústia.

Referências consultadas

1. Cherer EQ, Quintana AM, Leite CT. Repercussões psíquicas do adoecer: um relato de atendimentos na nefrologia hospitalar. Psicologia: Teoria e Prática. 2012;14(2):66-73.
2. Freud S. Sobre o narcisismo: uma introdução. In: Standard brasileira das obras completas de Sigmund Freud. Rio de Janeiro: Imago; 1969. v. XIV.
3. Lacan J. O estádio do espelho como formador da função do eu tal como nos revela a experiência psicanalítica. Rio de Janeiro: Jorge Zahar; 1998. p. 99-103.

Parte 18

· · · · · · · · · · ·

Dermatologia

Coordenação

Sandra Josefina Ferraz Ellero Grisi

Parte 18

• • • • • • • • • •

Dermatologia

Coordenação

Sandra Josefina Ferraz Ellero Grisi

Capítulo 164

· · · · · · · · · · · · · · · · · ·

Principais Dermatoses na Infância

Luciana de Paula Samorano
Zilda Najjar Prado de Oliveira

Dermatite atópica

Definição e epidemiologia

O termo "dermatite atópica" (DA) descreve condição cutânea crônica, recorrente, associada a intenso prurido, com sinais clínicos de xerose, inflamação, hiper-reatividade cutânea e liquenificação. A DA afeta mais de 25% das crianças e 2% a 3% dos adultos, com a apresentação clínica variando com a idade.

Etiopatogenia

A DA apresenta etiopatogenia multifatorial, com padrão genético complexo, alterações da barreira cutânea e do sistema imune inato e adaptativo e sujeita a fatores ambientais e psicossociais. Verifica-se nos atópicos grande susceptibilidade às infecções virais, bacterianas e fúngicas. O *Staphylococcus aureus* coloniza intensamente 75% a 100% da pele dos doentes com DA e atua como superantígeno, ativando diretamente células T.

Quadro clínico

A DA é um quadro classificado no grupo dos eczemas. A DA é frequentemente a primeira manifestação da marcha atópica, seguida pela asma e pela rinite alérgica. Porém, nem sempre esses quadros se encontram associados. Além disso, a DA é mais frequente em pessoas com antecedentes familiares de atopia.

Diagnóstico

O diagnóstico da DA é clínico, sendo centrado em três pilares – prurido intenso; xerose; e manifestações clínicas características –, segundo os critérios clássicos de Hanifin & Rajka descritos no Quadro 164.1 e mostrados na Figura 164.1.

Quadro 164.1. Critérios para o diagnóstico da dermatite atópica, segundo Hanifin & Rajka.

Critérios maiores (3 de 4 presentes)
• Prurido
• Morfotopografia típica das lesões
• Doença crônica e recidivante
• História familiar ou pessoal de atopia

Critérios menores (3 de 23 presentes)
• Xerose cutânea (pele ressecada)
• Ictiose/hiperlinearidade palmar/queratose pilar
• Testes cutâneos positivos para reatividade cutânea imediata (tipo I)
• Nível sérico de IgE elevado
• Idade de início precoce
• Tendência a infecções cutâneas (especialmente *S. aureus* e herpes simples)
• Tendência à dermatite inespecífica de mãos e pés
• Eczema de mamilos
• Queilite (inflamação dos lábios)
• Conjuntivite recorrente
• Prega infrapalpebral de Dennie-Morgan ou dupla prega
• Ceratocone
• Catarata subcapsular anterior
• Escurecimento periorbitário
• Palidez facial/eritema facial
• Ptiríase alba
• Pregas na região anterior do pescoço
• Prurido associado à sudorese
• Intolerância à lã e aos solventes lipídicos
• Acentuação perifolicular
• Intolerância alimentar
• Curso influenciado por fatores emocionais e ambientais
• Dermografismo branco/branqueamento retardado

Fonte: Adaptado de Hanifin JM, Rajka G, 1980.

Figura 164.1. Apresentações clínicas da dermatite atópica. A) Pápulas e placas eritematosas liquenificadas confluentes, descamação e formação de crostas (face, tronco e braços). Prurido importante.
B) Pápulas, placas, lesões eczematosas e escoriações na superfície flexora de pernas e coxas.

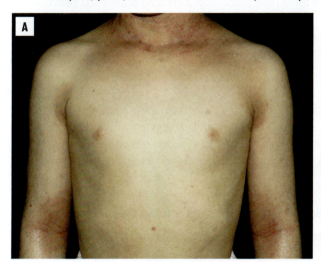 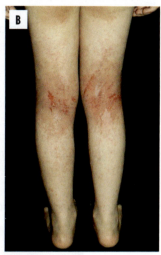

Fonte: Acervo da autoria do capítulo.

Tratamento

O tratamento deve ser planejado em uma perspectiva de longo prazo e deve ser individualizado de acordo com a gravidade da dermatite. Como orientações gerais, para diminuir o ressecamento da pele, recomenda-se que o banho seja rápido, morno, sem usar bucha, com pouco sabonete (mais nas partes íntimas) e com a aplicação de emolientes diariamente. Sugere-se ainda manter as unhas curtas e evitar o uso de roupas de tecido sintético e de lã, dando preferência aos tecidos de algodão. Quanto ao ambiente, deve-se mantê-lo limpo e evitar carpetes, cortinas e bichos de pelúcia, principalmente se houver alergia respiratória associada à DA. No que concerne ao tratamento tópico e sistêmico, nos casos leves a moderados, são prescritos corticosteroides tópicos e imunomoduladores tópicos, além de anti-histamínicos por via oral para controle do prurido. Nos casos mais graves, com espessamento intenso e difuso da pele, pode ser necessário o uso de medicações sistêmicas, como metotrexato e ciclosporina, podendo ser indicada também fototerapia com UVB-*narrow band* após os 9 anos ou PUVA (psoralênico e UVA) após os 12 anos. Nesses casos, quando não houver melhora, indica-se a internação. Nas exacerbações (períodos de piora), muitas vezes é imprescindível a indicação de antibioticoterapia sistêmica para controle da doença.

Dermatite de fraldas

Definição e epidemiologia

O termo "dermatite das fraldas" (DF) inclui todas as erupções que ocorrem na área recoberta pela fralda. Trata-se de condição, bastante comum, e refere-se a uma dermatite de contato irritativa pelo uso da fralda, popularmente chamada de "assadura". Afeta mais de 50% dos bebês, sendo provavelmente a afecção cutânea mais frequente na primeira infância.

Etiopatogenia

O uso da fralda ocasiona aumento da temperatura e da umidade locais, com consequente maceração da pele, que se torna mais susceptível à irritação ocasionada pelo contato prolongado da urina e das fezes. Frequentemente, surge infecção secundária por *Candida albicans* ou por bactérias como *Bacillos faecallis*, Proteus, Pseudomonas, Staphylococcus e Streptococcus. O uso de pós, óleos, sabões e pomadas irritantes agravam o quadro clínico.

Quadro clínico

A DF é um quadro classificado no grupo dos eczemas, que se apresenta sob a forma de lesão eritematosa confluente, associada com descamação e edema. Compromete, tipicamente, as regiões de maior contato com a fralda, sendo as superfícies convexas das nádegas, coxas, parte inferior do abdômen, púbis, grandes lábios e escroto as regiões mais acometidas, como mostrado na Figura 164.2.

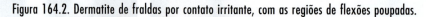

Figura 164.2. Dermatite de fraldas por contato irritante, com as regiões de flexões poupadas.

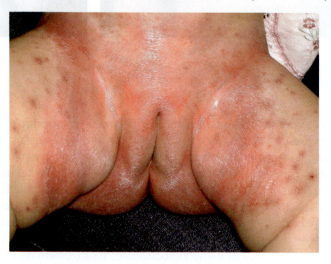

Fonte: Acervo da autoria do capítulo.

A candidíase é considerada a principal complicação da DF. Na dermatite de fraldas por cândida, o eritema se intensifica, com presença de pápulas e pústulas periféricas, descamação e liquenificação na região, onde as lesões não respeitam as áreas de flexão.

Tratamento

Para a dermatite de fraldas irritativa, deve-se orientar o aumento da frequência de trocas da criança e a utilização de fraldas superabsorventes. Para a limpeza do local, recomenda-se o uso de algodão embebido em óleo mineral ou vegetal, a fim de se removerem o óxido de zinco e resíduos de fezes aderidos à pele e, posteriormente, lavar a região com sabonetes pouco agressivos. Se o quadro persistir, pode-se associar corticosteroide tópico de baixa potência, como hidrocortisona a 1%, duas vezes ao dia por 2 a 7 dias, e consultar o Quadro 164.1.

Tabela 164.1. Tratamento das dermatites das áreas de fraldas.

Grau da dermatite	Tratamento
Dermatite leve	• Troca muito frequente de fraldas. Limpeza com agentes brandos e água morna. Cremes de barreira
Dermatite com eritema intenso	• Corticosteroides tópicos de baixa potência (hidrocortisona 1%: 2 a 3 dias)
Dermatite com eritema intenso e pústulas	• Suspeitar infecção por cândida. Creme antifúngico, como nistatina ou miconazol 1%, 2 vezes por dia, por 10 dias
Dermatite com eritema intenso + pústulas + evidência de infecção secundária	• Antibioticoterapia tópica, como neomicina, gentamicina ou mupirocina a 2%
Dermatites graves e prolongadas	• Alcatrões em pomadas (controverso)
Piora da dermatite prévia	• Pesquisar diagnósticos diferenciais, como DA, dermatite seborreica, psoríase, dermatite de contato

Fonte: Adaptado de Oliveira ZNP, Fernandes JD, 2012.

Dermatite seborreica

Definição e epidemiologia

A dermatite seborreica (DS) refere-se a quadro cutâneo eritematoescamoso comum, crônico e recorrente, nas áreas seborreicas, regiões ricas em glândulas sebáceas (couro cabeludo, face, pós-auricular, axila, virilha e nas áreas intertriginosas). Ocorre em aproximadamente 10% da população geral. Estudos mostram que até 70% das crianças com menos de 3 meses experimentam DS, pelo menos uma vez. Embora a maior prevalência de DS seja entre 2 semanas e 3 meses de idade, a distribuição é trimodal, ocorrendo mais comumente em bebês, depois em adolescentes e, na sequência, em adultos com mais de 50 anos, com discreta predominância no sexo masculino.

Etiopatogenia

A DS é uma doença cutânea multifatorial, de causa desconhecida. Entretanto, sabe-se que fatores hormonais, como a exposição ao estrogênio materno no período neonatal e o surto de andrógenios na puberdade, genéticos, alteração sebácea, exposição ao fungo *Malassezia furfur* e componentes imunológicos, afetam a produção de sebo, o que provavelmente contribui para o desenvolvimento de DS.

Quadro clínico

O diagnóstico é clínico baseado na localização e aparência das lesões. Na criança, o quadro de DS se caracteriza pelo início precoce, nas primeiras semanas aos 3 meses de vida, presença de lesões descritas como oleosas, amareladas, escamosas, aderentes, com localização no couro cabeludo, podendo afetar também as regiões da fronte, retroauricular, sulco nasolabial, cervical, axilar e inguinal como na Figura 164.3.

Figura 164.3. Dermatite seborreica. Escamas aderentes e amareladas associadas a placas eritematoescamosas nas áreas seborreicas da face.

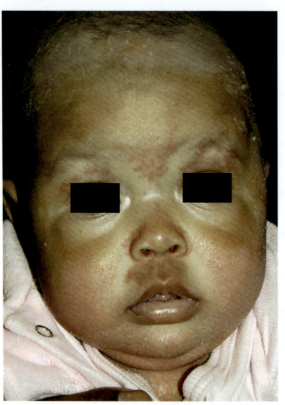

Fonte: Acervo da autoria do capítulo.

A DS é quase sempre assintomática ou levemente pruriginosa. Nas crianças, a doença costuma ter curso limitado. Em crianças mais velhas e adolescentes com quadro de DS generalizado, a história deve incluir perguntas para descartar imunodeficiência (infecções frequentes).

Tratamento

Há uma variedade de modalidades terapêuticas disponíveis indicadas no Quadro 164.2. Na infância, recomenda-se a remoção das escamas com óleo mineral ligeiramente aquecido e limpeza com água boricada. Em seguida, pode-se aplicar corticosteroide de baixa ou média potência, associado eventualmente a antifúngico ou antibacteriano, por poucos dias. Podem ser indicados também sabonetes ou xampus antisseborreicos, em associação.

Quadro 164.2. Tratamento da dermatite seborreica infantil.

Medicação	Modo de usar	Comentários
Vaselina/óleo mineral/óleo de amêndoas	Aplicar diariamente	Amolece as escamas, facilitando a remoção com escova macia
Xampu contendo *liquor carbonis* 5% a 20%	Usar várias vezes na semana	Usar quando o xampu infantil não funcionar. Seguro, mas potencialmente irritante
Cetoconazol 2% creme ou xampu	*Creme:* aplicar no couro cabeludo 3 vezes na semana *Xampu:* aplicar, deixar agir por 3 minutos e enxaguar. Usar 3 vezes na semana	Pode ocorrer pequena absorção sistêmica da droga sem alteração hepática
Hidrocortisona 1% creme	Aplicar em dias alternados ou diariamente por 3 a 5 dias	Limitar a área de aplicação para evitar absorção sistêmica

Fonte: Adaptado de Alves ACF, 2012.

Estrófulo

Definição e epidemiologia

É quadro comum nos primeiros 2 anos de vida, caracterizado pela presença de urticas e papulovesículas, de cursos crônicos, e associados à picada de insetos.

Etiopatogenia

Ocorre pela reação de hipersensibilidade a diversos agentes, sendo os mais comuns as toxinas de picadas de insetos, como mosquitos, pulgas, pernilongos e borrachudos. Parece ainda estar relacionada à alteração do desenvolvimento imunológico e ser mais frequente em atópicos.

Quadro clínico

Caracteriza-se pelo aparecimento de urticas, em número variável, associadas a prurido. Muitas dessas lesões urticariformes podem apresentar no centro papulovesículas e pode haver ainda a presença de escoriações pela coçadura, como na Figura 164.4. A evolução da doença é por surtos e as lesões ocorrem não somente nos locais de picada, por se acreditar que podem ser resultantes de sensibilização.

Tratamento

O mais importante são as orientações para o combate aos insetos, como o uso de telas nas janelas, inseticidas e repelentes nos pacientes, de acordo com o permitido para a idade. Para o tratamento sintomático, recomenda-se a utilização de anti-histamínicos por via oral, como a clorfeniramina, com dose de acordo com o peso da criança. Nos surtos mais intensos, pode-se recorrer ao uso de corticosteroide por via oral. Na maioria dos casos, há cura espontânea no período de 1 a 2 anos.

Figura 164.4. Estrófulo. Urticas, por vezes encimadas por papulovesículas.

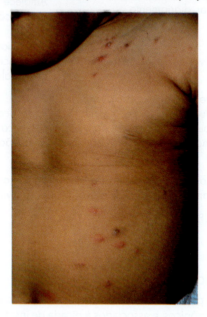

Fonte: Acervo da autoria do capítulo.

Referências consultadas

1. Allmon A, Deane K, Martin KL. Common skin rashes in children. Am Fam Physician. 2015;92:211-16.
2. Alves ACF. Dermatite seborreica. In: Oliveira ZNP. Dermatologia pediátrica. 2. ed. Barueri, SP: Manole; 2012. p. 163-74. (Coleção Pediatria. Instituto da Criança do Hospital das Clínicas da FMUSP. Schvartsman BGS, Maluf Jr PT (eds.), n. 9).
3. Barret M, Luu M. Differential diagnosis of atopic dermatitis. Immunol Allergy Clin N Am. 2017;37:11-34.
4. Fitzpatrick TB, Johnson RA, Wolff K, Suurmond D. Color Atlas and synopsis of clinical dermatology. 3rd ed. New York: McGraw-Hill; 1997.
5. Hanifin JM, Rajka G. Diagnostic features of atopic dermatitis. Acta Derm Venereol (Stockh). 1980;(Suppl 92):44-7.
6. Kane KSM, Nambudiri VE, Stratigos AJ et al. (eds.). Color Atlas and synopsis of pediatric dermatology. 3rd ed. New Dehli: McGraw Hill Education; 2015.
7. Oliveira ZNP, Fernandes JD. Dermatite da área de fraldas e cuidados com o recém-nascido. In: Oliveira ZNP. Dermatologia pediátrica. 2. ed. Barueri, SP: Manole; 2012. p. 123-42. (Coleção Pediatria. Instituto da Criança do Hospital das Clínicas da FMUSP. Schvartsman BGS, Maluf Jr PT (eds.), n. 9).
8. Page SS, Weston S, Loh R. Atopic dermatitis in children. Aust Fam Physician. 2016;45:293-6.
9. Schachner LA, Hansen RC, Happle R, Krafchik BR, Lucky AW, Paller AS, Rogers M. Pediatric dermatology. 3rd ed. Edinburgh: Mosby; 2004.
10. Wolter S, Harper NP. Atopic dermatitis. Pediatr Clin N Am. 2014;61:241-260.

Capítulo 165
· ·
Infestações e Infecções de Pele

Anita Rotter
Zilda Najjar Prado de Oliveira

Escabiose
Definição e epidemiologia

Escabiose, também conhecida como "sarna", se refere a uma dermatozoonose bastante comum na prática do pediatra. Na criança, a escabiose tem manifestações clínicas variadas e diferentes dos quadros observados nos adultos. Nos países desenvolvidos, ocorre de forma esporádica, com epidemias em instituições como creches e escolas; enquanto nos em desenvolvimento, essa parasitose é endêmica. A aglomeração de indivíduos e o clima temperado são fatores de risco para esse quadro.

Etiopatogenia

A escabiose humana é causada pelo ácaro *Sarcoptes scabiei var. Hominis*, que é parasita obrigatório e hospedeiro-específico. A fêmea escava túneis na camada córnea da epiderme e deposita os ovos após a cópula. Novos adultos octópodes surgem em 15 dias. A transmissão é por contato pessoal e mais comum entre membros da mesma família. Em adultos, a transmissão sexual é importante. A aquisição por fômites (roupas pessoais, toalhas e lençóis) é pouco frequente, sendo maior em doentes com muitos parasitas.

Quadro clínico e diagnóstico

Na primeira infestação, o início dos sintomas ocorre após 3 a 4 semanas, quando o indivíduo se sensibiliza ao parasita. Na segunda infestação, a sintomatologia tem início em 1 a 2 dias. O prurido resulta da de hipersensibilidade tardia tipo IV ao ácaro e seus produtos. Nas crianças, as lesões consistem em pápulas eritematosas, vesículas e pústulas, geralmente escoriadas, podendo haver eczematização e infecção secundária. A lesão mais típica, mas inconstante, é a tuneificação, que representa um sulco de mais ou menos um centímetro de comprimento escavado pela fêmea, com uma vesícula numa das extremidades. A distribuição das lesões é característica, comprometendo pregas axilares, interdígitos, abdome, nádegas, mamas, genitália masculina e punho. Em lactentes, as lesões também podem se localizar no couro cabeludo, face, área das fraldas, palmas e plantas (Figura 165.1).

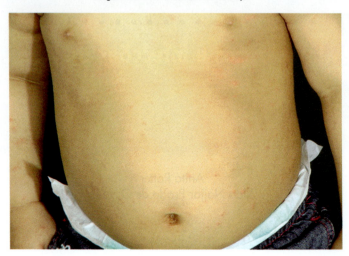

Figura 165.1. Escabiose na criança.

Lesões em pápulas eritematosas com tuneificação na camada córnea da epiderme.
Fonte: Acervo da autoria do capítulo.

O diagnóstico da escabiose é clínico e deve combinar prurido, distribuição das lesões e epidemiologia positiva. Eventualmente, podem ser solicitados exames de raspagem e ou biópsia da lesão.

Em virtude do potencial risco de infecção bacteriana secundária causada pelo Streptococcus do grupo A e *Staphylococcus aureus*, podem ocorrer graves complicações como glomerulonefrites, febre reumática e sepse.

O diagnóstico diferencial inclui dermatite atópica, estrófulo, dermatite de contato, piodermites, tinha do corpo, urticária.

Tratamento

Geralmente, o tratamento é tópico. Os produtos devem ser aplicados à noite, em todo o corpo e em lactentes, também em couro cabeludo e face, e retirados no banho pela manhã, por uma ou duas noites consecutivas. Após 7 a 10 dias de intervalo, deve-se repetir a aplicação, como no Quadro 165.1.

Quadro 165.1. Tratamento para escabiose.

Permetrina 5% loção: tópico	Permitido a partir de 3 meses
Lindano 0,3 a 1%: tópico	Pouco utilizado pelo risco de neurotoxicidade
Monossulfiram solução a 25%: tópico	Utilizado diluído em três partes de água
Enxofre precipitado (5% a 6% em vaselina): tópico	Aplicar por 3 noites consecutivas, pausar 5 noites e repetir por mais 3 noites Permitido a partir de 2 meses e em gestantes

(Continua)

Quadro 165.1. Tratamento para escabiose (continuação).

Ivermectina: sistêmico	Ivermectina: único tratamento sistêmico eficaz disponível. Útil em situações em que o tratamento tópico é difícil ou inviável Dose: 200 µg/kg/peso por via oral. Pode ser repetido em 14 dias se necessário. Só utilizar em crianças a partir dos 5 anos ou com mais de 15 quilogramas de peso

Fonte: American Academy of Pediatrics. Red Book 2018-2021: Report of the Committee on Infectious Diseases. 31st ed. Itasca: American Academy of Pediatrics; 2018. 1213p.; Taketomo CK, Hodding JH, Kraus DM. The Lexicomp Pediatric & Neonatal Dosage Handbook. 25th ed. Wolters Kluwer; 2019; Oliveira ZNP. Dermatologia pediátrica. 2 ed. Barueri, SP: Manole; 2012. (Coleção Pediatria. Instituto da Criança do Hospital das Clínicas da FMUSP/editores da coleção Benita G. Soares Schvartsman e Paulo Taufi Maluf Jr., n. 9).

Pediculose do couro cabeludo

Definição e epidemiologia

A pediculose é um quadro muito comum em crianças e refere-se à infestação pruriginosa por piolho do couro cabeludo. É mais frequente em meninas na faixa etária de 3 a 11 anos.

Etiopatogenia

Causado pelo *Pediculus humanus var. capitis*, parasita hospedeiro-específico que se alimenta exclusivamente do sangue do hospedeiro. A fêmea vive durante 30 dias e coloca de 5 a 10 ovos por dia.

A principal forma de transmissão da pediculose do couro cabeludo é pelo contato com indivíduos infestados. A transmissão indireta por chapéus, roupas, escovas e fronhas também pode ocorrer. As fêmeas depositam os ovos principalmente na região da nuca, que ficam firmemente aderidos à haste do cabelo.

Quadro clínico e diagnóstico

Caracteriza-se por prurido no couro cabeludo, principalmente na nuca e atrás das orelhas. Confirma-se o diagnóstico pela visualização de ovos (lêndeas) aderidos à haste do cabelo, de difícil remoção. Pápulas eritematosas e escoriações do couro cabeludo podem estar presentes na região occipital. Na primeira infestação, o prurido pode demorar de 2 a 6 semanas para se tornar evidente. Da segunda infestação em diante, surge em 24 a 72 horas. A infecção bacteriana secundária é uma complicação comum. A eczematização e a hipertrofia de linfonodos podem ser observadas.

O diagnóstico é clínico com a observação das lêndeas e/ou parasitas. O diagnóstico diferencial é com a dermatite seborreica, psoríase, *piedra* branca, *piedra* preta.

Tratamento

O tratamento tópico da pediculose do couro cabeludo pode ser feito com a permetrina loção a 5% e deltametrina loção, por pelo menos 4 horas, 1 a 2 noites, repetindo a aplicação após 1 semana, ou monossulfiram loção a 25% diluído a 1/3, deixando em contato com couro cabeludo por 8 a 12 horas. No tratamento sistêmico, pode ser utilizada a ivermectina, como preconizado para a escabiose. Para remover as lêndeas, deve-se aplicar nos cabelos uma solução a 50% de vinagre em água morna e pentear com pente fino. As roupas de uso pessoal, toalhas, roupas de cama, pentes e escovas devem ser lavadas. Pessoas que habitam a mesma casa e tenham contatos próximos devem ser examinadas e tratadas se necessário.

Infecções bacterianas – impetigo

Definição e epidemiologia

Trata-se de infecção cutânea por agentes etiológicos da flora residente na pele, bem como bactérias adquiridas do meio ambiente. O impetigo acomete crianças em idade pré-escolar e escolar. Sua ocorrência é favorecida pela vida em aglomerações, má higiene e traumatismos malcuidados, podendo ocorrer também como complicação local de outras dermatoses, como eczema e escabiose – o que, nesses casos, denomina-se "impetiginização".

Etiopatogenia

A infecção é atribuída ao estreptococo beta-hemolítico do grupo A, *Staphylococcus aureus*, ou a uma infecção mista. São conhecidas duas formas de apresentação clínica: o impetigo bolhoso; e o não bolhoso. O *Staphylococcus aureus* e o *Staphylococcus pyogenes* estão envolvidos com o impetigo não bolhoso e a forma bolhosa está associada a toxinas produzidas por cepas de *Staphylococcus aureus*.

Quadro clínico e diagnóstico

A forma clínica predominante é o impetigo não bolhoso, que se caracteriza inicialmente por apresentar vesículas e pústulas, circundadas por eritema que evoluem para placas recobertas por crostas melicéricas, sendo frequente o aspecto circinado. As localizações preferenciais são a face, a região perinasal e as extremidades como na Figura 165.2.

Figura 165.2. Impetigo não bolhoso.

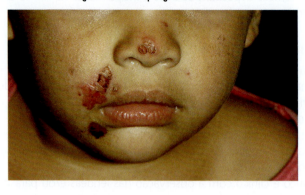

Vesículas e pústulas, circundadas por eritema que evoluem para placas com crostas melicéricas de aspecto circinado.
Fonte: Acervo da autoria do capítulo.

O impetigo bolhoso caracteriza-se por lesões vesicobolhosas exsudativas, erosões e lesões eritematocrostosas, com crostas melicéricas. As lesões tendem a apresentar cura central e atividade nas bordas, adquirindo configuração circinada, como na Figura 165.3.

Figura 165.3. Impetigo bolhoso.

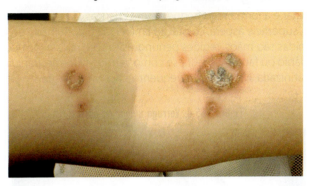

Lesões vesicobolhosas exsudativas, eritematocrostosas, erosões e crostas melicéricas, de aspecto circinado.
Fonte: Acervo da autoria do capítulo.

O quadro pode estar acompanhado de febre e linfadenopatia regional e raramente evoluir com glomerulonefrite pós-estreptocócica. O diagnóstico é baseado no quadro clínico.

O diagnóstico diferencial da forma não bolhosa é feito com dermatite seborreica, dermatite atópica, *tinea capitis*, herpes-zóster, varicela, escabiose e pediculose. O diferencial da forma bolhosa deve ser eritema polimorfo, síndrome da pele escaldada estafilocócica, dermatite herpetiforme, tinha bolhosa e alergia à picada de insetos.

Tratamento

O tratamento do impetigo deve considerar medidas locais, que incluem limpeza com água e sabão para a remoção das crostas e emprego de antibióticos locais, como a mupirocina 2% (3 vezes ao dia por 7 a 10 dias), o ácido fusídico 2% (3 vezes ao dia por 12 dias) e a retapamulina 1% (2 vezes ao dia por 5 dias). Nos casos mais extensos, indica-se a associação de antibióticos sistêmicos: amoxicilina associada ao ácido clavulânico (25 mg/kg/dia); cefalexina (40 a 50 mg/kg/dia); cefaclor (20 mg/kg/dia); ou clindamicina (15 mg/kg/dia).

Infecções virais – Verrugas virais

Definição e epidemiologia

As verrugas virais são proliferações epiteliais na pele e nas mucosas causadas pelos papilomavírus humanos (HPV) que são DNA vírus do grupo Papovavirus, com grande incidência em crianças. São vírus com tropismo por epitélio escamoso estratificado, induzindo divisão celular, determinando lesões resultantes do crescimento epitelial. São descritos mais de 100 subtipos de HPV: HPV1-verruga plantar; HPV 2-verruga vulgar; HPV 6, 11, 16, 18-verruga genital; HPV 3, 10 e 28-verruga plana. Alguns subtipos de HPV são oncogênicos, relacionados ao aparecimento de tumores epiteliais malignos: HPV 16; 18; 31; 33; e 35; entre outros.

Etiopatogenia

A transmissão do papilomavírus ocorre, principalmente, por contato direto. Em crianças saudáveis, a ocorrência de verrugas é, em geral, autolimitada, podendo persistir meses ou poucos anos. As crianças atópicas são mais propensas à recorrência e à persistência das verrugas.

Quadro clínico e diagnóstico

A verruga vulgar é a forma mais frequente em crianças. Caracteriza-se por lesões papulosas, queratósicas, superfície áspera, coloração amarelada e pontilhado escuro na superfície. As áreas mais atingidas são mãos, regiões periungueais, cotovelos e joelhos, como na Figura 165.4. Quando no lábio ou face, manifesta-se como verruga filiforme, francamente papilomatosa e pouco queratinizada. Na criança, é frequente a autoinoculação.

Figura 165.4. Verruga vulgar no nariz.

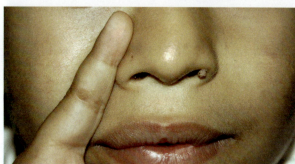

Superfície áspera e pontilhado escuro na superfície e lesão filiforme na colunela.
Fonte: Acervo da autoria do capítulo.

A verruga plana é mais frequente em adolescentes. As lesões são pequenas, ligeiramente salientes, da cor da pele ou rosadas. Acometem mais face e membros, como na Figura 165.5.

Figura 165.5. Verruga plana em adolescente.

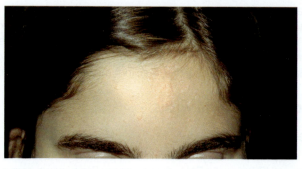

Lesões pequenas, ligeiramente salientes, da cor da pele ou rosadas.
Fonte: Acervo da autoria do capítulo.

A verruga plantar apresenta superfície irregular com a presença de pequenos pontos acastanhados. Em geral, é dolorosa e, muitas vezes, atrapalha o caminhar.

Tratamento

Existem diversos métodos terapêuticos para as verrugas, sendo as taxas de sucesso variáveis. Podem ser utilizados para uso domiciliar: ácidos salicílico e lático (verruga vulgar e plantar); tretinoína (verruga plana). Para uso em consultório: ácido nítrico fumegante (verrugas plantar e periungueal); ácido tricloroacético (verruga anogenital); além de eletrocoagulação (verruga vulgar e em mucosas); e crioterapia (verrugas vulgar e genital).

Molusco contagioso

Definição e epidemiologia

O molusco contagioso é uma infecção cutânea viral benigna, autolimitada causado por DNA-vírus da família Poxvírus. Atinge, preferencialmente, a pele e, em caráter excepcional, as mucosas. Apresenta distribuição universal, mas acomete crianças pequenas com frequência, e adolescentes e jovens adultos sexualmente ativos.

Etiopatogenia

A transmissão se dá pelo contato direto com a lesão e, menos frequentemente por fômites, autoinoculação, contato com azulejos, boias e água de piscina e banheiras. O período de incubação varia de 3 semanas a 6 meses após a exposição. A patogenia é desconhecida, e o vírus ainda não é cultivável. Crianças com dermatite atópica são mais propensas a ter molusco contagioso.

Quadro clínico e diagnóstico

A lesão característica do molusco é uma pápula semiesférica da cor da pele ou levemente rosada, às vezes umbilicada ou com depressão central de poucos milímetros, sendo única ou múltipla. Localiza-se em qualquer área da pele, sendo mais frequente na face, pescoço e tronco, próximo às dobras axilares e inguinais, como na Figura 165.6.

Figura 165.6. Molusco contagioso.

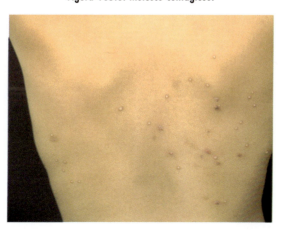

Pápula da cor da pele ou levemente rosada, de milímetros com depressão central, sendo única ou múltipla.
Fonte: Acervo da autoria do capítulo.

O diagnóstico é feito por meio da apresentação clínica. O diferencial inclui verruga plana, miliária, picadas de inseto, líquen plano, líquen nítido.

Tratamento

É indicada a curetagem, com posterior aplicação de tintura de iodo, com o uso de anestesia tópica aplicada de 30 minutos a 1 hora antes. Quando há recidiva frequente, pode ser usado pelo médico o ácido tricloroacético (ATA 30%) e, para uso domiciliar, o hidróxido de potássio a 5% ou 10% com os devidos cuidados.

Referências consultadas

1. Adams HH, Banvard C, Juckett G. Impetigo: diagnosis and treatment. Am Fam Physician. 2014;90(4):229-35.
2. American Academy of Pediatrics. Red Book 2018-2021: Report of the Committee on Infectious Diseases. 31st ed. Itasca: American Academy of Pediatrics; 2018. 1213p.
3. Boull C, Groth D. Update: treatment of cutaneous viral warts in children. Pediatr Dermatol. 2011;28(3):217-29.
4. Burkhart CN, Burkhart CG, Morrell. Infestations. In: Bolognia JL, Jorizzo J, Schaffer JV (eds.). Dermatology. 3rd ed. Edinburgh: Elsevier; 2012. p. 1423-34.
5. Oliveira ZNP. Dermatologia pediátrica. 2. ed. Barueri, SP: Manole; 2012. (Coleção Pediatria. Instituto da Criança do Hospital das Clínicas da FMUSP. Schvartsman BGS, Maluf Jr PT (eds.), n. 9).
6. Paller AS, Mancini AJ. Hurwitz clinical pediatric dermatology. 5th ed. Edinburgh: Elsevier; 2016.
7. Schachner LA, Hansen RC, Happle R, Krafchik BR, Lucky AW, Paller AS, Rogers M. Pediatric dermatology. 3rd ed. Edinburgh: Mosby; 2004.
8. Taketomo CK, Hodding JH, Kraus DM. The Lexicomp Pediatric & Neonatal Dosage Handbook. 25th ed. Wolters Kluwer; 2019.

Parte 19

· · · · · · · · · · ·

Otorrinolaringologia

Coordenação

Sandra Josefina Ferraz Ellero Grisi

Capítulo 166

Epistaxe na Infância

Renata Cantisani Di Francesco
Viviane Cristina Martori Pandini

Conceito e epidemiologia

Epistaxe é definida como sangramento proveniente da mucosa nasal. Cerca de 60% da população geral já apresentou algum episódio de sangramento nasal, sendo que apenas 6% necessitam de intervenção médica e 1%, de internação hospitalar. É uma emergência comum no consultório pediátrico e otorrinolaringológico; a procura pelo atendimento médico é motivada principalmente pela ansiedade comum aos pais e às crianças em virtude de quadros recorrentes de sangramento. Na maioria das vezes, a epistaxe na criança origina-se na região anterior do septo nasal, por fatores locais facilmente resolvidos. Já em adultos, é comum o sangramento proveniente da porção posterior do septo nasal, muitas vezes associado a quadros sistêmicos, o que torna mais difícil o controle da epistaxe.

Anatomia

A vascularização nasal ocorre por dois sistemas: o carotídeo externo; e o interno. O sistema da artéria carótida externa é o principal responsável pelo suprimento sanguíneo nasal através das artérias maxilar e facial. O sistema da artéria carótida interna compreende a artéria oftálmica e seus ramos etmoidal anterior e etmoidal posterior. A anastomose entre os dois sistemas carotídeos é denominada "plexo de Kisselbach" e faz-se na porção anterior do septo nasal, em um local denominado "área de Little" (Figura 166.1), região esta responsável pela grande maioria dos casos de epistaxe.

Etiopatogenia

A principal causa de epistaxe na infância é a forma espontânea. Trata-se de uma forma autolimitada e de origem venosa, que pode ser desencadeada por tosse, esforço físico, espirro ou exposição ao calor. Geralmente regride com o desenvolvimento infantil. Outras etiologias compreendem fatores locais e sistêmicos (Quadro 166.1).

Figura 166.1. Anatomia do suprimento sanguíneo nasal.

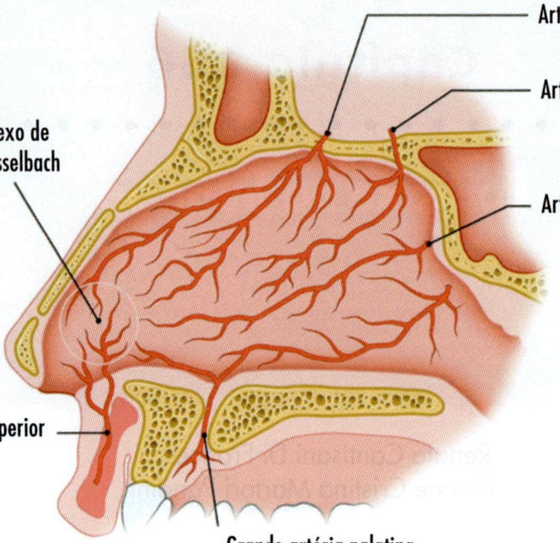

Fonte: Krulewitz NA, Fix ML, 2019.

Quadro 166.1. Etiologia da epistaxe na infância.

Primária	
Idiopática	
Secundária	
Trauma	Manipulação digital nasal, trauma facial, força bruta, perfuração septo
Inflamação e infecção	Infecção de vias aéreas superiores, rinite alérgica, sinusite, corpo estranho, vasculite
Neoplasia e massas	Pólipos nasais, rabdomiosarcoma de cabeça e pescoço, angiofibroma nasofaríngeo juvenil
Discrasias sanguíneas	Hemofilia, doença de von Willebrand, leucoses, disfunção plaquetária, trombocitopenia imune, anemia aplástica, doença hepática
Medicamentos	Anticoagulantes, *spray* corticosteroide nasal, ácido acetilsalicílico, inalação de drogas ilícitas, ibuprofeno, ácido valproico
Anormalidades vasculares	Hemangiomas, telangectasia hemorrágica hereditária (síndrome de Osler-Weber-Rendu)

Fonte: Record S, 2015.

Tratamento

A compressão digital é a medida inicial a ser tomada e é realizada mediante aproximação das cartilagens alares ao septo nasal, utilizando-se o primeiro e o segundo dedos. Concomitantemente, deve-se posicionar o tronco fletido levemente para frente, o que diminui a pressão venosa e ao mesmo tempo evita que haja acúmulo de sangue em orofaringe. Poucos minutos são suficientes para conter grande parte dos quadros, já que a maioria dos sangramentos anteriores provém da área de Little (plexo de Kisselbach). Pode-se também usar como auxílio, caso haja necessidade, algodão embebido em solução de vasoconstrictor antes da compressão.

Transmitir segurança aos pais nesse momento do atendimento é de grande valia, com a orientação desse procedimento como medida inicial, que pode ser realizada em casa, reforçando-se a ideia de que a maioria dos casos de epistaxe não necessita de atendimento médico. Após o controle do sangramento, busca-se localizar o ponto sangrante por meio do exame de rinoscopia anterior, que, na criança, pode ser realizada de forma simples, elevando-se a ponta nasal com o dedo polegar ou mesmo com o auxílio de um otoscópio, que é um instrumento familiar para a criança. Concomitantemente a essas medidas iniciais, devem-se avaliar as condições hemodinâmicas do paciente e realizar anamnese detalhada, com o objetivo de identificar a causa da epistaxe. A coleta de hemograma e coagulograma não é mandatória em todos os casos, a não ser que haja uma história realmente sugestiva de coagulopatia. É importante ressaltar que exames de triagem para distúrbios da coagulação (tempo de protrombina e tempo de tromboplastina parcial ativada) não fornecem informações sobre integridade vascular, função plaquetária ou fator de von Willebrand.

O atendimento inicial pelo pediatra da criança com epistaxe deve considerar:

» Acalmar paciente e familiares; avaliar condições hemodinâmicas do paciente; realizar anamnese detalhada focando na etiologia provável, história familiar e antecedentes do sangramento.
» Fazer compressão digital por 10 minutos, com o tronco levemente fletido.
» Realizar rinoscopia anterior: exposição nasal com o dedo polegar ou otoscópio. Localizar ponto sangrante que na maioria das vezes está na área de Little.

Em casos de epistaxe recorrente ou refratária, torna-se necessária a avaliação do otorrinolaringologista. A cauterização química com ácido tricloroacético após anestesia tópica controla a maioria das epistaxes; porém, em casos refratários, realiza-se o tamponamento nasal anterior ou posterior, de acordo com o local de origem do sangramento.

Prognóstico

O prognóstico depende diretamente da causa do sangramento. Uma vez que a maioria dos casos de epistaxe é de origem espontânea e provém da região anterior do septo nasal, o prognóstico é quase sempre bom. É importante a orientação dos pais quanto à educação para evitar que a criança introduza o dedo no nariz e que não se faça a remoção de crostas, bem como o uso correto do *spray* em crianças que fazem uso de corticosteroide tópico. A lavagem nasal com soro fisiológico deve ser mantida principalmente nos meses de inverno a fim de evitar o ressecamento da mucosa e novos quadros de epistaxe.

Referências consultadas

1. Krulewitz NA, Fix ML. Epistaxis. Emerg Med Clin North Am. 2019;37(1):29-39.
2. Manning SC, Bhama P, Culbertson MC. Epistaxis. In: Bluestone CD, Simons JP, Healy GB. Bluestone and Stool's Pediatric Otolaryngology. 5th ed. Shelton, Connecticut, USA: People's Medical Publishing House; 2014. p. 981-8.
3. Manning SC. Epistaxis. In: Bluestone C, Rosenfeld R. Surgical Atlas of Pediatric Otolaryngology. 2nd ed. London: BC Decker; 2002. p. 251-7.
4. Patel N, Maddalozzo J, Billings KR. An update on management of pediatric epistaxis. Int J Pediatr Otorhinolaryngol. 2014;78:1400-4.
5. Record S. Practice Guideline: Epistaxis in children. J Pediatric Health Care. 2015;29(5):484-8.

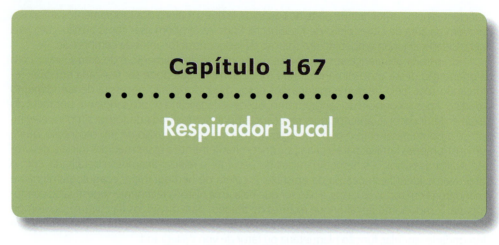

Capítulo 167
Respirador Bucal

Renata Cantisani Di Francesco

Conceito e epidemiologia

A respiração bucal é sintoma bastante comum na criança. Comumente, fala-se em síndrome do respirador bucal, entretanto vale ressaltar que, de acordo com a *Nomina Anatomica*, o termo "bucal", derivado do latim, refere-se às bochechas, ao passo que "oral" refere-se à boca. Dessa forma, a nomenclatura correta é "síndrome do respirador oral" (SRO). Respirar pela boca geralmente decorre de uma adaptação patológica na presença de obstrução nasal e/ou faríngea. Entretanto, muitas vezes há crianças que mantêm a postura de boca aberta na ausência do quadro obstrutivo.

Os distúrbios respiratórios do sono na criança são uma queixa comum na otorrinolaringologia, sendo responsável por 10% a 50% dos atendimentos. A prevalência do ronco varia de 1% a 15%, com a maioria das estimativas sendo de 5%. A síndrome da apneia obstrutiva do sono documentada pela polissonografia sugere prevalência de 1% a 4%, apresentando-se significantemente maior nas populações de alto risco.

A manutenção da respiração oral, decorrente de obstrução nasal ou faríngea, por longos períodos pode provocar alterações da mastigação, fonação, respiração e da deglutição, além de desvios do padrão de crescimento craniofacial, que resultam em características faciais típicas, como mostrado no Quadro 167.1.

Quadro 167.1. Características dos respiradores orais.

Alterações craniofaciais e dentárias	Crescimento craniofacial predominantemente vertical; tendência de rotação mandibular no sentido horário; palato ogival; dimensões faciais estreitadas; narinas estreitas; hipodesenvolvimento da maxila e/ou mandíbula; mordida cruzada posterior; aberta ou *overjet*; relação entre os molares tipo classe II de Angle

(Continua)

Quadro 167.1. Características dos respiradores orais (continuação).

Alterações dos órgãos fonoarticulatórios	Flacidez e hipofunção dos músculos elevadores da mandíbula, flacidez e hipofunção dos lábios, língua e bochechas; lábio superior curto e inferior evertido ou interposto entre os dentes; lábios secos e rachados; posicionamento da língua anteriorizado e baixo na cavidade bucal; propriocepção bucal alterada
Alterações das funções orais	Mastigação ineficiente com lábios abertos ou entreabertos, pela incoordenação entre a respiração e a mastigação; deglutição com interposição anterior da língua; fala imprecisa com a articulação trancada e excesso de saliva; voz rouca e hiponasal
Outras alterações possíveis	Halitose; maior ocorrência de cáries e gengivites; diminuição do paladar e olfato; dificuldade de atenção e concentração; cansaço e desânimo frequentes; postura corporal alterada

Fonte: Adaptado de Pignatari SSN, Weck LLM, 2006.

A manutenção da respiração oral pode ainda se relacionar com alterações sistêmicas, sendo estas ainda mais graves na presença da síndrome da apneia obstrutiva do sono (SAOS).

Repercussões locais

Quando a respiração oral se torna habitual, diversas mudanças posturais podem ocorrer, determinando alterações neuromusculares, esqueléticas e dentárias. Para se criar uma passagem de ar pela boca, os lábios tornam-se entreabertos, a mandíbula é mantida numa posição posteroinferior e a língua, deslocada para baixo e para frente. Entre os pacientes com obstrução nasal, há maior prevalência da má oclusão classe II de Angle, atresia maxilar, além da maior frequência de mordida aberta principalmente na fase pós-puberal.

Em associação às alterações esqueléticas dentocraniofaciais, há repercussões musculares referentes à hipotonia da musculatura perioral. Assim, instalam-se distúrbios das funções de fala, deglutição e mastigação. Funções de deglutição e mastigação alteradas podem ser observadas na maioria das crianças com hiperplasia adenoamigdaliana. Com a correção do distúrbio respiratório, observa-se uma melhora importante dessas funções.

Discute-se que o aleitamento materno insatisfatório tem sido, também, associado ao desenvolvimento inadequado do complexo maxilomandibular e à hipotonia da musculatura perioral, com consequente postura de boca aberta. Falha no aleitamento materno ou aleitamento por período menor que 6 meses podem estar associados a más-oclusões, principalmente quando associadas a hábitos parafuncionais como chupar chupeta ou o dedo etc.

Crianças que usam chupeta apresentam a língua em uma posição mais baixa e anterior no assoalho da boca, mordida cruzada e freio lingual mais curto. A falta de contato da língua na maxila contribui para a mordida cruzada, diminuição da maxila com a manutenção consequente da língua no assoalho da boca, formando um ciclo vicioso para manutenção da boca aberta. Crianças naturalmente amamentadas apresentam sinais mais evidentes de saciedade relacionada com a sucção, não necessitando de outros hábitos parafuncionais.

Há uma correlação significativa entre otite média aguda e secretora com a obstrução nasal. Sintomas como roncos, obstrução nasal e respiração oral estão estreitamente associados com otite média secretora e infecções do trato respiratório superior.

Distúrbios sistêmicos

A conexão entre distúrbio respiratório do sono e respiração oral é bem estabelecida. A causa mais comum na faixa etária pré-escolar é o aumento das tonsilas faríngea e palatinas e varia desde o ronco primário até a apneia obstrutiva do sono, com pico entre 2 e 6 anos de idade. Pode estar associada a déficit de crescimento, enurese secundária, *cor pulmonale,* distúrbios de comportamento e problemas neurocognitivos e desempenho escolar precário.

Os problemas no desempenho escolar relacionam-se aos déficits nas funções executivas. Ocorrem ainda distúrbios no comportamento, regulação emocional, desempenho acadêmico e problemas na atenção seletiva e sustentada. Em crianças menores de 5 anos, é comum a presença de enurese noturna relacionada à secreção irregular do peptídeo atrial natriurético.

Déficit ponderoestatural também pode ocorrer, com a observação da redução da proteína ligadora do IGF-1, que reflete diminuição da secreção do hormônio de crescimento. Em razão das pausas respiratórias durante o sono REM ocorre inadequada secreção do hormônio de crescimento, após o tratamento da respiração oral o padrão de crescimento volta a melhorar.

A SAOS não tratada na infância pode resultar em redução da fração de ejeção cardíaca, hipertrofia ventricular direita, *cor pulmonale* e hipertensão sistêmica. Entre os fatores que podem estar associados à elevação da pressão arterial, cita-se particularmente a ativação do sistema nervoso simpático, secundário a despertares ou à interrupção do sono; e, de menor importância, a hipoxemia, que é estímulo para vasoconstricção do leito pulmonar.

Etiopatogenia

A obstrução nasal e consequente respiração oral englobam inúmeras etiologias diferentes, incluindo fatores mecânicos (desvio de septo, hipertrofia adenoamigdaliana), inflamatórios (rinite alérgica), malformações congênitas, entre outros. É importante salientar que em diversos pacientes coexiste mais de uma causa de obstrução nasal.

Nas crianças entre 3 a 9 anos de idade, as principais causas que determinam a respiração oral são rinite alérgica, aumento de tonsila faríngea, aumento de tonsilas palatinas e desvio de septo nasal obstrutivo.

Diagnóstico

Deve-se orientar a investigação da obstrução com anamnese dirigida aos sintomas respiratórios, obstrução nasal, distúrbios respiratórios do sono, alimentação e hábitos. O exame físico deve buscar as características dos respiradores orais descritos no Quadro 167.1. Entre os exames complementares mais solicitados, temos a radiografia de cavum e/ou video-fibronasofaringolaringoscopia. Em situações especiais, solicita-se tomografia computadorizada ou ressonância magnética. A polissonografia não é obrigatória, mas pode indicar a presença de apneia obstrutiva do sono.

Em algumas situações, a criança pode apresentar a postura de boca aberta ou ser um respirador oral, sem obstáculo das vias aéreas superiores, quadros estes, geralmente acompanhados de sialorreia, encontrados em síndromes genéticas, distúrbios neuromusculares e hábito pós-tratamento da obstrução de vias aéreas.

Tratamento

O tratamento do paciente com respiração oral deve ser iniciado pela causa da obstrução respiratória. Seja ele clínico, seja ele cirúrgico. A identificação da causa da obstrução e de seu tratamento deve ser sempre precoce, melhorando a qualidade de vida e as repercussões em curto e longo prazos. Na grande maioria das vezes, o tratamento deve ser complementado com tratamento ortodôntico e fonoaudiológico.

Referências consultadas

1. Darrow DH. Dilemas na abordagem das tonsilas. In: Sih T, Chinski A, Eavey R, Godinho R. V Manual de Otorrinolaringologia Pediátrica da IAPO. Guarulhos, SP: Lis Gráfica e Editora; 2006. p. 77-83.
2. Di Francesco RC. Desenvolvimento e alterações craniofaciais como fator obstrutivo das vias aéreas superiores na infância. In: Marone SAM. Otorrinolaringologia para o pediatra. São Paulo: Atheneu; 2013. p. 163-9.
3. Di Francesco RC. Síndrome do respirador oral. In: Burns DAR, Campos Jr D, Silva LR. Tratado de Pediatria – Sociedade Brasileira de Pediatria. 4. ed. Barueri, SP: Manole; 2017. p. 1670-2.
4. Keamy DG, Chhabra KR. Sleep-disordered breathing and obstructive sleep apnea. In: Hartnick CJ. Sataloff's Comprehensive Textbook of Otolaryngology Head & Neck Surgery. Pediatric Otolaryngology. New Delhi, India: Jaypee Brothers Medical Publishers; 2016. p. 829-41.
5. Pignatari SSN, Weck LLM. Síndrome do respirador bucal. In: Anselmo-Lima WT. Otorrinolaringologia para o pediatra. São Paulo: Atheneu; 2006. p. 129-33.

Capítulo 168

Otite Média Crônica e Serosa

Renata Cantisani Di Francesco
Ricardo Ferreira Bento

Otite média crônica

De acordo com a Organização Mundial de Saúde, a otite média crônica (OMC) afeta 65 a 330 milhões de pessoas, das quais 60% apresentam perda auditiva.

Conceito e epidemiologia

A OMC é constituída por diversas entidades patológicas caracterizadas por uma inflamação de longa duração na mucosa da orelha média e, geralmente, em consequência de um processo agudo prévio. A OMC pode ocorrer com membrana timpânica íntegra, porém retraída ou mesmo totalmente aderida à cavidade timpânica e ao promontório da cóclea, denominada "otite média serosa" (OMS) ou "otite com efusão"; ou quadros com perfuração da membrana timpânica, pelo que pode ser classificada como OMC simples, OMS supurativa ou OMC colesteatomatosa.

Classificação

A OMC é classificada como simples, supurativa ou colesteatomatosa.

» **OMC simples:** perfuração da membrana timpânica, de qualquer etiologia, sem acometimento da mucosa da orelha média e do mastoide. Pode apresentar quadro de otorreia intermitente, com longos períodos de acalmia.

» **OMC supurativa:** presença de perfuração da membrana timpânica com processo inflamatório da orelha média e do mastoide e, portanto, com otorreia quase constante, com breves períodos de acalmia após a antibioticoterapia. Há doença da mucosa, como granulações, pólipos etc.

» **OMC supurativa com colesteatoma:** otorreia constante, apesar do tratamento com antimicrobianos. A otorreia é de odor fétido. Há presença de colesteatoma na orelha média (formação tumoral predominantemente de tecido queratinizado proveniente de epitélio escamoso altamente inflamado). Essa estrutura tem a capacidade de progredir e crescer com erosão do osso que a rodeia.

Etiopatogenia

A etiologia da OMC é multifatorial. A disfunção da tuba auditiva é a base do problema, além das infecções de vias aéreas superiores frequentes, higiene inadequada, desnutrição, condições de vida precárias e pouco acesso aos cuidados médicos. Há fatores locais que podem estar associados, como alterações do desenvolvimento do osso temporal, fenda palatina, aumento do tecido adenoideano, processos inflamatórios da mucosa nasossinusal ou tumores nasofaríngeos, raros em crianças.

Microbiologia

A infecção crônica do ouvido é geralmente polimicrobiana, com espectro maior de bactérias que a otite média aguda. Mais comumente encontram-se *Pseudomonas aeruginosa* e *Staphylococcus aureus*, além de bactérias anaeróbias. A identificação do *Staphylococcus aureus* meticilinorresistente (MRSA) vem aumentando em casos de OMC nos últimos anos.

Quadro clínico

Os sintomas mais frequentes da OMC são a otorreia e a hipoacusia. A característica da otorreia pode variar de acordo com o tipo de otite crônica, sendo rara na OMC simples, intermitente na supurativa ou persistente na colesteatomatosa, e de odor fétido na última. A otalgia é de ocorrência muito rara, ao contrário do que se observa na otite média aguda supurada ou na otite externa. Outros sintomas podem surgir, como zumbido, vertigem e paralisia facial, sendo as duas últimas decorrentes de complicações.

Exame físico

Na OMC, ao exame otoscópico, observam-se secreção mucoide e perfuração da membrana timpânica, com as considerações a seguir:

- » **OMC simples:** perfuração timpânica e cavidade timpânica seca, com mucosa de aspecto normal.
- » **OMC supurativa:** perfuração da membrana timpânica, pode haver exposição da mucosa da orelha média muitas vezes de aspecto polipoide, com secreção mucoide ou purulenta.
- » **OMC colesteatomatosa:** além dos sinais já descritos, há presença de debris de queratina, de aspecto esbranquiçado perolado, colesteatoma, comumente associado a odor bem fétido.

Exames complementares

A avaliação auditiva é mandatória para se avaliar a perda auditiva. Solicitar exames audiológicos de acordo com a idade da criança, como descrito a seguir, nos quadros de otite média serosa.

Exames de imagem são necessários apenas na suspeita de colesteatoma, quando se indica a tomografia computadorizada de ossos temporais para delinear a presença de erosão óssea ou a extensão do colesteatoma. Caracteristicamente, observa-se erosão do esporão de Chaussé.

Tratamento

Recomenda-se a antibioticoterapia tópica que se mostra superior à sistêmica isolada. A utilização de antibióticos tópicos e sistêmicos em conjunto apresenta melhor resposta. As drogas indicadas são as quinolonas ou fluoriquinolonas. Corticosteroides tópicos podem reduzir a granulação e o edema da orelha média quando usados em conjunto com os antibióticos, o que deve ser reservado para pacientes imunocompetentes ou com doença sistêmica. A otorreia melhora em cerca de 80% dos pacientes em 14 dias de tratamento.

O tratamento cirúrgico é indicado quando o tratamento clínico falha. Os procedimentos cirúrgicos mais comumente realizados são timpanoplastia (otite média crônica simples) e timpanomastoidectomia ou mastoidectomia para os quadros supurativos e colesteatomatosos. Na presença de colesteatoma, a remoção cirúrgica é mandatória.

Complicações

A OMC supurativa e a colesteatomatosa podem apresentar complicações que incluem perda auditiva condutiva ou sensório-neural, mastoidites, paralisia facial ou fistula labiríntica. Complicações intracranianas são menos frequentes, mas podem ocorrer meningite, abscesso cerebral, trombose do seio lateral, trombose do seio cavernoso, petrosite e síndrome de Gradenigro (dor facial e retrorbitária, paralisia do nervo abducente ipsilateral ao nervo facial quando a infecção acomete o ápice petroso).

Otite média serosa ou com efusão

Conceito e epidemiologia

A OMS, também denominada "otite secretora" ou "otite com efusão", caracteriza-se pela presença de fluido seroso ou mucoso retrotimpânico na ausência de processo inflamatório agudo da membrana timpânica (MT). É um quadro comum na infância e geralmente ocorre após um processo agudo, como a otite média aguda. Mais de 50% das crianças apresentam pelo menos um episódio de efusão na orelha média, no primeiro ano de vida; mas apenas 30% a 40% apresentarão OMS persistente e 5 a 10% manterão os episódios acima de 1 ano. A maioria das efusões é autolimitada, mas quando persistentes causam perda auditiva condutiva, que pode resultar em alterações de fala e de linguagem. e até mesmo em problemas com a sociabilidade. É bem estabelecido que a presença de efusão na orelha média predispõe, ainda, às infecções de repetição associada a prejuízo importante da qualidade de vida em crianças de 6 meses a 12 anos.

Etiopatogenia

Vários fatores estão envolvidos na gênese da OMS. A tuba auditiva (TA) é a reguladora da pressão da orelha média, com aberturas periódicas para restabelecer o padrão pressórico, limpar as secreções da orelha média e, ainda, proteger a orelha média das secreções da nasofaringe.

A OMS é resultante do mau funcionamento da tuba auditiva (TA), com hipoventilação e distúrbio da drenagem de secreções da orelha média e da resposta inflamatória alterada da orelha média após quadro agudo, o que mantém a secreção na orelha média. A disfunção da TA é dependente também de sua relação com o músculo tensor do véu palatino, que facilita sua abertura. Nas crianças, a tuba auditiva é mais curta e mais horizontal, o que contribui para maior incidência de OMS nesta faixa etária; a configuração próxima à do adulto é atingida aos 7 e 8 anos. Quando a TA não se abre por falha do músculo tensor do véu palatino, a troca gasosa da orelha média para a microcirculação da mucosa causa uma diminuição da pressão na cavidade, seguida por uma transudação de efusão para a caixa do tímpano. A pressão negativa que se desenvolve na orelha média ocasiona desbalanço com a pressão atmosférica e absorção transmucosa passiva de nitrogênio na orelha média.

Entre os fatores ambientais que contribuem para OMS, destaca-se o fumo passivo, frequência a creches e escolinhas, irmãos em creches, uso de chupeta, obesidade e a condição socioeconômica.

Quadro clínico

Ao contrário da otite média aguda que apresenta dor intensa e febre, a OMS é geralmente assintomática. O sintoma principal se relaciona com a perda auditiva, que a criança pequena não sabe referir, mas que se manifesta por sinais e sintomas subjetivos. Deve-se dar atenção aos sinais indiretos da perda auditiva, referidos por pais e professores, tais como ficar muito próximo da fonte sonora, por exemplo, a televisão, pedir para aumentar o volume, pedir para repetir o que se fala. Podem estar associados problemas do equilíbrio, atraso no andar, dificuldades de pular em um pé só ou andar de bicicleta, desatenção, mau rendimento escolar. Como consequência da hipoacusia, as crianças apresentam atraso do desenvolvimento da fala ou trocas de fonemas.

Diagnóstico

É necessário reconhecer a OMS pelo exame físico. Em crianças muito pequenas, o exame físico pode ser desafiador em virtude do estreito meato acústico externo, cerúmen impactado obstruindo a visão da membrana timpânica e a resistência do paciente a ser examinado. A otoscopia é característica. A membrana timpânica é espessada, de coloração variando de acinzentada a levemente hiperemiada, é geralmente retraída com cabo do martelo mais horizontalizado. Há aumento da vascularização da membrana em que tem aparência de "roda de carroça". Às vezes pode-se observar nível líquido por transparência da membrana, demonstrando a presença de fluido na orelha média.

Exames complementares

Testes de audição e linguagem são recomendados quando há persistência da efusão na orelha média por mais de 6 meses ou a qualquer momento quando se tem um atraso de linguagem, aprendizado ou perda auditiva significante.

Os testes a serem realizados dependem da idade da criança. Audiometria com reforço visual pode ser realizada entre 6 meses e 2 anos; envolve ainda a observação da criança e suas reações aos estímulos. Audiometria condicionada em crianças, entre 2 e 5 anos (Figura 168.1). Em crianças especiais ou que não conseguem realizar os exames mencionados, podem ser solicitados os testes eletrofisiológicos, como o potencial evocado auditivo de tronco encefálico.

Timpanometria ou imitanciometria acústica é uma medida objetiva para função da orelha média. A curva timpanograma plana (tipo B) indica a presença de líquido.

A maioria dos pacientes com OMS apresenta perda auditiva do tipo condutiva moderada e curva timpanométrica tipo B.

Figura 168.1. Audiometria e imitanciometria.

Exames de audiometria e imitanciometria com perda auditiva condutiva por efusão média com efusão bilateral (Curva tipo B). Pré-operatório no painel da esquerda e, no da direita, os exames pós-operatórios.

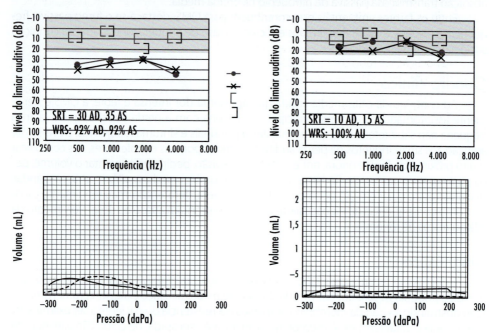

Fonte: Adaptada de Hunter LL, Choo DI, 2017.

Tratamento

Para as crianças com fatores de risco para atraso de desenvolvimento descritos no Quadro 168.1, deve-se indicar intervenção precoce; as outras devem ser reavaliadas com intervalos de pelo menos 3 meses, tempo em que se espera que a efusão seja absorvida. Nessa fase, a criança deve receber tratamento conservador.

Quadro 168.1. Fatores de risco para atraso de desenvolvimento da criança.

- Perda auditiva independente da OMS
- Diagnóstico ou suspeita de atraso no desenvolvimento da linguagem ou desordem do espectro autista ou outra doença do desenvolvimento
- Síndrome com alterações craniofaciais e síndrome de Down que incluem atraso de desenvolvimento cognitivo, da fala e da linguagem
- Cegueira ou distúrbio visual incorrigível
- Fenda palatina com ou sem atraso do desenvolvimento
- Fatores comportamentais, físicos ou sensoriais que acometem crianças com OMS com risco de dificuldades de desenvolvimento

Fonte: Sih TA, 2009.

As crianças com OMS devem ser reexaminadas em intervalos de 3 e 6 meses, ou até que a efusão desapareça, ou enquanto houver a persistência da efusão ou alterações importantes da membrana timpânica.

Anti-histamínicos e descongestionantes são ineficazes para OMS e não são recomendados para o tratamento. Corticosteroides e antibióticos não apresentam eficácia em longo prazo e não são recomendados de rotina.

O tratamento cirúrgico (timpanotomia) com colocação de tubo de ventilação, é indicado quando as crianças não melhoram no período de 3 meses. Exceção se faz a crianças com problemas de desenvolvimento, anormalidades craniofaciais ou imunodeficiências, nas quais o procedimento deve ser feito quando identificado o problema.

A colocação de tubo de ventilação pode apresentar algumas complicações como otorreia persistente, retenção do tubo por mais de 2 anos, tecido de granulação ou reação de corpo estranho, atelectasia da membrana timpânica, perfuração após extrusão, timpanosclerose, colesteatoma causado por migração do epitélio da cobertura do meato acústico externo para dentro da cavidade timpânica.

Referências consultadas

1. Hunter LL, Choo DI. Conductive hearing loss in children: otitis media with effusion and congenital conditions. In: Tharpe AM, Seewald R. Comprehensive Handbook of Pediatric Audilogy. San Diego: Plural Publishing; 2017. p. 207-26.
2. Isaacson G. Diagnosis of pediatric cholesteatoma. Pediatrics. 2007;120:603-8.
3. James AL, Cushing SL, Papsin BC. Diagnostic approach to common pediatric otologic problems. In: Hartnick CJ. Sataloff's Comprehensive Textbook of Otolaryngology Head & Neck Surgery. Pediatric Otolaryngology. New Delhi, India: Jaypee Brothers Medical Publishers; 2016. p. 107-18.
4. Master A, Wilkinson E, Wagner R. Management of chronic suppurative otitis media and otosclerosis in developing countries. Otolaryngol Clin N Am. 2018;51:593-605.
5. Nowak C, Tanaka L, Bobin S, Nevoux J. The infections of the ear. La Presse Médicale. 2017;46(11):1071-8.
6. Rosenfeld RM, Shin JJ, Schwartz SR, Coggins R, Gagnon L, Hackell JM et al. Practice guideline: otitis media with effusion (Update). Otolaryngol Head Neck Surg. 2016 Feb;154(1 Suppl): S1-S41.
7. Sih TA. Condutas nas otites médias agudas e de repetição. In: Di Francesco RC, Bento RF. Otorrinolaringologia na infância. Barueri, SP: Manole; 2009. p. 29-39.
8. Simon F, Haggard M, Rosenfeld RM, Jia H, Peer S, Calmels MN, Couloigner V, Teissier N. International Consensus (ICON) on management of otitis media with effusion in children. European Annals of Otorhinolaryngology, Head and Neck Diseases. 2018;135:S33-S39.
9. Tsuji RK. Otites médias crônicas. In: Di Francesco RC, Bento RF. Otorrinolaringologia na infância. Barueri, SP: Manole; 2009. p. 48-55.

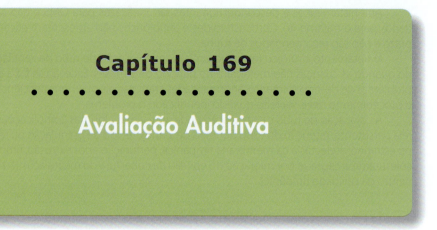

Capítulo 169
Avaliação Auditiva

Alessandra Loli
Renata Cantisani Di Francesco

Introdução

O desenvolvimento auditivo segue etapas graduais de complexidade, tendo início já na vida intrauterina. Assim, para que uma criança adquira a linguagem e desenvolva sua fala, deve ser capaz de detectar sons, localizá-los, discriminá-los, memorizá-los, reconhecê-los e finalmente compreendê-los. Quaisquer dessas etapas, especialmente as iniciais, são de grande importância para que todo o processo se complete, e sua interrupção ocasionará, consequentemente, prejuízos funcionais importantes no desenvolvimento da criança. A perda auditiva não identificada na infância, congênita ou adquirida, pode ocasionar deficiências nas habilidades da fala e linguagem que, por sua vez, trazem grande impacto sobre a comunicação, a cognição, o desempenho escolar, o desenvolvimento emocional e o bem-estar psicossocial. Mesmo perdas auditivas leves ou unilaterais podem determinar menor desempenho acadêmico. A detecção e a intervenção precoce dentro do período crítico de desenvolvimento da fala, linguagem e cognição melhoram o desempenho individual independentemente da magnitude da perda auditiva. Portanto, é recomendável que todas as crianças sejam submetidas à triagem auditiva até 1 mês de idade e que o diagnóstico seja feito antes dos 3 meses de idade. Crianças com perda auditiva confirmada devem receber intervenção adequada, no mais tardar, aos 6 meses de idade.

Triagem auditiva neonatal

Várias são as causas de uma deficiência auditiva congênita, ou seja, quando adquirida no período pré-natal, ou nos primeiros dias após o nascimento. O dano ao sistema auditivo de origem genética por herança recessiva, gerando uma deficiência auditiva não associada a nenhum quadro sindrômico, é a mais frequente causa de perda auditiva relatada nos países desenvolvidos e usualmente tem expressão precoce, antes do desenvolvimento da linguagem. É comum que os neonatos apresentem a associação de alguns desses indicadores de risco para a deficiência auditiva (IRDA), principalmente se permaneceram na unidade de terapia intensiva neonatal por mais de 5 dias. Segue mnemônico para facilitar a memorização dos principais IRDA:

H: herança, história familiar de perda da audição ou consanguinidade, bem como antecedentes familiares e alterações na infância.

E: *ear* (orelha), que envolve as deformidades da orelha, nariz, maxilar e boca. Malformações anatômicas que afetam cabeça ou pescoço, por exemplo, síndromes que compreendem anormalidades craniofaciais, fissura palatina completa ou submucosa, alterações morfológicas do pavilhão auricular.

A: anóxia neonatal ou APGAR baixo ao nascimento. Compreende asfixia grave que inclui lactentes com APGAR de 0 a 5, que não conseguem desenvolver respiração espontânea até os 10 primeiros minutos, ou hipotonia que persiste 2 horas após o parto.

R: recipe (receita, prescrição) drogas ototóxicas ou substâncias recebidas antes ou após o período natal.

I: infecções neo ou perinatais. As infecções perinatais, denominadas "STORCH", se referem à S–sida, T–toxoplasmose, O–outras infecções como sífilis, R–rubéola, C–citomegalovírus e H–herpes sistêmico. O citomegalovírus é possivelmente a forma mais comum de infecção perinatal implicada nas causas de perda de audição e responsável pela maioria das causas desconhecidas.

N: *neonatal care* (assistência neonatal) cuidado intensivo neonatal ou complicações que incluem a hiperbilirrubinemia maior que 15 mg/dL em concentrações que excedam as indicações para exsanguineotransfusão.

G: *growth* (crescimento) retardo do crescimento, baixo peso ao nascer, crianças prematuras ou a termo, menores que 1.500 gramas.

S: *stress dellivery* (parto complicado).

Vale ressaltar que em aproximadamente metade dos neonatos a deficiência auditiva é idiopática. Assim, a realização da triagem auditiva neonatal (TANU) constitui-se como forma ideal, sendo preconizada por todos os profissionais da área, da triagem auditiva neonatal. A Lei Federal n. 3.842/97, sancionada em 2010, torna obrigatória a realização do exame de emissões otoacústicas, popularmente conhecido como "teste da orelhinha".

A mais recente publicação internacional com recomendações que se referem à TANU é do Joint Committee on Infant Hearing, em 2007. As Figuras 169.1 e 169.2 trazem uma proposta de sistematizar a TANU de modo eficaz e eficiente, manejada por equipe multidisciplinar formada principalmente por otorrinolaringologistas e fonoaudiólogos capacitados.

Avaliação auditiva na infância

A maioria das crianças com perda auditiva congênita é identificada pela triagem auditiva. No entanto, a perda auditiva em crianças pode ser de início tardio, progressiva ou adquirida. Por essa razão, a presença de um ou mais indicadores de risco demanda uma avaliação audiológica completa entre 24 e 30 meses, independentemente dos resultados da triagem neonatal. Dessa forma, o Joint Committee On Infant Hearing criou novos indicadores de risco que associam não apenas as perdas auditivas congênitas, mas também os indicadores de risco ligados à perda auditiva de início tardio ou à perda progressiva na infância, que se somam aos já mencionados:

» Preocupação do responsável em relação a atrasos na audição, na fala, na linguagem ou no desenvolvimento.

» Achados físicos, como mecha de cabelo branco, associados a uma síndrome que curse com perda auditiva neurossensorial ou condutiva permanente.

» Síndromes associadas com perda auditiva progressiva ou de início tardio, como neurofibromatose, osteopetrose e síndrome de Usher; outras síndromes frequentemente identificadas incluem Waardenburg, Alport, Pendred e Jervell e Lange-Nielsen.
» Doenças neurodegenerativas, como síndrome de Hunter, ou neuropatias sensório-motoras, como ataxia de Friedreich e síndrome de Charcot-Marie-Tooth.
» Infecções pós-natais com cultura positiva associadas à perda auditiva neurossensorial, incluindo meningite bacteriana e viral (sobretudo herpes-vírus e varicela) confirmada.
» Traumatismo cranioencefálico, especialmente fratura da base do crânio/osso temporal requerendo hospitalização.
» Quimioterapia.
» Otite média com efusão/serosa recorrente ou persistente por pelo menos 3 meses.

Figura 169.1. Sistematização da triagem auditiva neonatal para crianças sem fatores de risco.

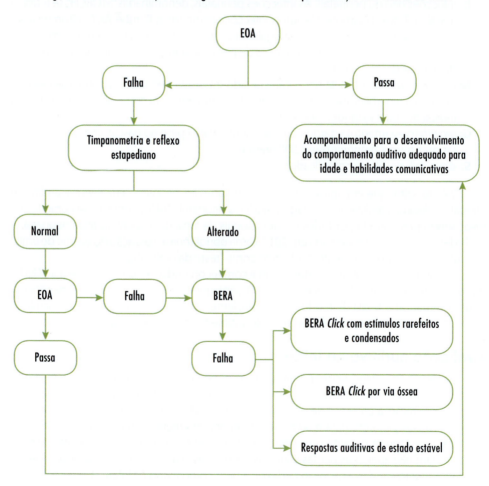

EOA: Emissão otoacústica; BERA: Potencial evocado auditivo.
Fonte: Adaptada de Joint Committee on Infant Hearing Year, 2007.

Figura 169.2. Sistematização da triagem auditiva neonatal para crianças com fatores de risco.

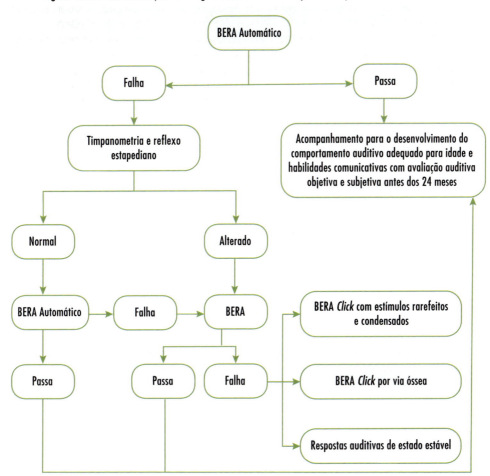

BERA: Potencial evocado auditivo.
Fonte: Adaptada de Joint Committee on Infant Hearing Year, 2007.

Além disso, todas as crianças devem ter um acompanhamento contínuo com a observação de:
» Habilidades auditivas descritas no Quadro 169.1.
» Habilidades de comunicação adequadas à idade mostradas no Quadro 169.2.
» Marcos de desenvolvimento do Quadro 169.3, independentemente dos indicadores de risco ou resultados da triagem auditiva.

Qualquer preocupação dos pais sobre a audição ou sobre atraso na comunicação deve ser valorizada. A identificação de anormalidades deve ser proativa e consistente com o diagnóstico precoce. A observação regular dos marcos de desenvolvimento e habilidades auditivas, assim como da condição da orelha média, deve ser realizada periodicamente.

Quadro 169.1. Desenvolvimento auditivo normal na infância.

Idade (meses)	Desenvolvimento normal
0 a 4	Deve reagir a sons altos, acalmar-se à voz da mãe e interromper atividades momentaneamente durante a apresentação de som em níveis de conversação
5 a 6	Deve localizar corretamente o som apresentado em um plano horizontal, iniciar a imitar sons em repertório próprio da fala ou pelo menos vocalizar reciprocamente com um adulto
7 a 12	Deve localizar corretamente o som apresentado em qualquer plano, deve responder ao nome, mesmo quando falado baixo
13 a 15	Deve apontar em direção a um som inesperado ou objetos familiares ou pessoas quando solicitado
16 a 18	Deve seguir instruções simples, sem gestos ou indicações visuais; pode ser treinado para alcançar um brinquedo interessante, quando um som é apresentado
19 a 24	Deve apontar para partes do corpo quando solicitado; com cerca de 21 meses pode ser treinado para realizar audiometria condicionada

Fonte: Adaptado de Matkin ND, 1984.

Quadro 169.2. Recomendações para crianças com desenvolvimento anormal da fala.

Idade (meses)	Critérios para encaminhamento de crianças com atraso da fala
12	Não balbucia ou imita voz
18	Não balbucia ou imita voz
24	Vocabulário de palavras únicas ≤ 10 palavras
30	Menos que 100 palavras; sem evidência de combinação de 2 palavras; ininteligível
36	Menos que 200 palavras; não utiliza frases telegráficas; clareza < 50%
48	Menos que 600 palavras; não utiliza frases simples; clareza ≤ 80%

Fonte: Matkin ND, 1984.

Quadro 169.3. Marcos do desenvolvimento para comunicação e linguagem.

Etapa	Idade média de aquisição (meses)	Implicações evolutivas
Sorri em resposta a faces e vozes	1,5	Criança socialmente mais participante
Balbucia monossilábicos	6	Experimenta sons e sensações táteis

(Continua)

Quadro 169.3. Marcos do desenvolvimento para comunicação e linguagem (continuação).

Etapa	Idade média de aquisição (meses)	Implicações evolutivas
Inibe-se com "não"	7	Responde a sons (não verbal)
Segue uma ordem com gestos	7	Comunicação não verbal
Segue uma ordem sem gesticular	10	Receptiva à linguagem verbal
Fala a primeira palavra com significado	12	Início da lalação
Fala 4 a 6 palavras	15	Aquisição de nomes pessoais e de objetos
Fala 10 a 15 palavras	18	Aquisição de nomes pessoais e de objetos
Fala sentenças de 2 palavras	19	Início da gramatização, corresponde a um vocabulário com mais de 50 palavras

Fonte: Piza MRT, 2008.

A fala e a linguagem apresentam evolução rápida nos primeiros 3 anos de idade, pelo que é apropriada a avaliação audiológica precoce quando da suspeita de perda auditiva infantil. Os sinais para suspeição de perda auditiva são distintos conforme a idade da criança. Até a idade de 3 anos, os pais relatam frequentemente desatenção, resposta irregular ao som, ou atraso na fala. De 3 a 6 anos de idade, a fala não é clara, ou é distorcida. Após 6 anos de idade a criança tem dificuldade de aprendizado. O atraso ou atipia das habilidades de comunicação na infância podem decorrer principalmente da perda auditiva, da afasia, de retardo mental, de transtornos dentro do espectro do autismo e de transtornos comportamentais e afetivos. Uma criança com deficiência auditiva, ao contrário de outros distúrbios da comunicação, prefere a comunicação gestual e brinca normalmente com outras crianças da mesma faixa etária. Em vez da avaliação auditiva informal, por meio da informação dos pais ou avaliação comportamental informal no consultório médico, deve ser indicada a avaliação audiológica formal como meio mais objetivo de assegurar a audição normal, que pode ser feita em crianças de qualquer idade, desde o nascimento.

Avaliação eletrofisiológica

Emissões otoacústicas

Emissões otoacústicas (EOA) são sinais acústicos de baixa intensidade registrados no conduto auditivo externo, gerados pela atividade mecânica não linear das células ciliadas externas do órgão de Corti, espontaneamente ou na presença de estimulação acústica. A EOA espontânea não é considerada um indicador clínico adequado da atividade coclear, uma vez que está presente em apenas 40% a 60% dos indivíduos com audição periférica normal. A EOA evocada é classificada de acordo com o tipo de estímulo utilizado durante a medida: frequência-dependente; transiente; ou produtos de distorção. A presença de EOA denota integridade e funcionamento adequados das células ciliadas externas; desta forma, sua ausência pode indicar função coclear anormal, consistente com perda auditiva. No entanto, sua ausência não significa apenas alteração da função coclear; ambos os estímulos e as EOA são transmitidos através da orelha média e registrados no conduto auditivo externo, pelo que doenças da orelha média ou oclusão do conduto auditivo externo podem ensejar respostas alteradas. Portanto, as EOA refletem as condições do sistema auditivo periférico desde o conduto auditivo externo até as células ciliadas externas cocleares. Em relação à orelha externa, mesmo pequenas quantidades de cerúmen ou debris no conduto auditivo externo podem obstruir os canais da sonda, com consequente estimulação inadequada. Em recém-nascidos, especialmente durante os primeiros dias de vida, a taxa de falha no teste das EOA é maior em virtude da presença de vérnix caseoso no conduto auditivo externo, líquido amniótico na orelha média e/ou pressão negativa em uma orelha média sem ventilação adequada. A função adequada da orelha média também é um fator determinante na análise das EOA e várias condições, como disfunção da tuba auditiva, otite média com efusão, perfuração da membrana timpânica ou alterações na cadeia ossicular, podem interferir na sua medida. O resultado do teste das EOA por si só não é capaz de diferenciar entre as anormalidades da orelha externa, orelha média, ou células ciliadas externas. Em caso de resultado negativo, outros testes audiológicos devem ser indicados para avaliar a condição da orelha média (timpanometria, pesquisa do reflexo estapediano) ou orelha interna e vias auditivas (BERA). Atenção deve ser dada ao fato de que a EOA também não avalia a integridade das vias auditivas a partir do oitavo nervo ao tronco cerebral e, portanto, não identificará neuropatia/dessincronia auditiva e outras anormalidades neurais.

Imitanciometria (Impedanciometria)

Timpanometria

A timpanometria avalia as variações na transmissão de energia secundária a alterações de pressão no conduto auditivo externo, refletindo mudanças das propriedades físicas da membrana timpânica, orelha média e cadeia ossicular. O equipamento mede a pressão sonora no conduto auditivo externo hermeticamente fechado através da emissão e recepção de sinais acústicos. Durante o exame, a membrana timpânica sofre vários graus de pressão positiva e negativa, modificando sua posição e, por consequência, a absorção do sinal acústico emitido continuamente. Uma vez que este teste é rápido e de fácil execução, não exige respostas comportamentais e mantém-se inalterado durante o sono ou sedação, é uma ferramenta importante para a avaliação auditiva de recém-nascidos, especialmente quando estes são encaminhados para avaliação audiológica diagnóstica após a triagem auditiva neonatal. Portanto, é recomendado em recém-nascidos que falharam no teste de emissões otoacústicas, pois ajuda no diagnóstico diferencial entre perda auditiva sensorioneural e comprometimento da orelha média, frequentes na infância.

Reflexo estapediano

O reflexo estapediano corresponde à contração involuntária do músculo do estapédio em resposta à estimulação sonora de alta intensidade. A contração ocorre bilateralmente, mesmo quando o som é apresentado unilateralmente. Desta forma, o reflexo pode ser obtido na orelha ipsilateral ou contralateral. A via do reflexo acústico é composta pela membrana timpânica, orelha média, cóclea, nervo vestibulococlear, tronco encefálico e nervo facial. O teste de reflexo estapediano permite a obtenção de informações não só da orelha média, mas também das vias auditivas do tronco encefálico. Assim, tanto as vias auditivas aferente e eferente como o nervo facial devem estar funcionando a fim de se obter o reflexo. Além de complementar as informações obtidas a partir da timpanometria, o teste do reflexo estapediano permite a avaliação da integridade global das vias auditivas periféricas e centrais. A estimulação com tons puros em diversas frequências e intensidades pode provocar a contração do músculo do estapédio, resultando em uma mudança na complacência que pode ser detectada por uma sonda no conduto auditivo externo. Os indivíduos com audição normal apresentam reflexo estapediano cerca de 70 a -95 dB acima do limiar auditivo. Os reflexos estapedianos alterados são encontrados em: 1) perda auditiva sensorioneural ou condutiva; 2) comprometimento eferente, como doença da orelha média ou paralisia facial periférica; 3) lesão de tronco encefálico; 4) neuropatia/dessincronia auditiva (NA/DA). O limiar do reflexo estapediano pode também prever limiares auditivos em crianças com orelha média normal, que são incapazes de serem submetidas à avaliação comportamental.

Respostas auditivas de tronco encefálico

As respostas auditivas de tronco encefálico (BERA/PEATE) são potenciais elétricos captados entre 1 e 20 milissegundos após a apresentação de estímulo acústico transitório. As respostas são geradas pelo nervo auditivo e pelo tronco encefálico e são representados por ondas enumeradas com números romanos.

Potenciais evocados auditivos por cliques

As respostas auditivas de tronco encefálico são geradas por estímulos curtos de descarga instantânea. Isso proporciona estímulo sincrônico de numerosos neurônios auditivos. Em altas intensidades, uma vasta porção da membrana basilar é ativada e as células ciliadas de uma extensa área de frequências respondem a este estímulo de banda larga. Portanto, neste teste não pode ser esperada avaliação da frequência específica. A principal aplicação do potencial evocado auditivo por clique é a avaliação da função neural, integridade do tronco encefálico e maturidade das vias auditivas, além de definição do tipo de perda auditiva (condutiva, sensorial ou neural). O exame (conhecido como BERA) também é usado em sistemas automáticos para triagem auditiva neonatal.

Potenciais evocados auditivos frequência-específica

As respostas por frequência específica (500, 1.000, 2.000 e 4.000 Hz) são essenciais na avaliação diagnóstica. Diversas ferramentas estão disponíveis como *tone-burst*, *logon* e respostas auditivas de estado estável com diversos parâmetros de estimulação. BERA por *tone-burst* é um dos mais populares, disponível na maioria dos equipamentos. O estímulo é sinusoidal e sua frequência central determina a frequência.

Potencial evocado auditivo por via óssea

Este teste pode ser realizado com estímulo tipo clique ou *tone-burst*. O estímulo é oferecido através de vibrador ósseo locado na mastoide, assim como na audiometria. As principais indicações são atresia ou estenose de conduto auditivo externo, malformações de estruturas da orelha externa ou média e, às vezes, na otite média com efusão persistente. É útil para estimar o *gap* aéreo-ósseo na perda auditiva condutiva. Nunca deve ser realizado isoladamente, mas como complemento à avaliação por potencial auditivo convencional.

Respostas auditivas de estado estável

As respostas auditivas de estado estável (RAEE) são potenciais evocados por tons contínuos sinusoidais, modulados em amplitude e/ou frequência. As respostas geradas em modulações de frequência superior a 70 Hz parecem refletir a atividade auditiva do tronco encefálico e podem ser usadas para a obtenção de respostas confiáveis em recém-nascidos e crianças. As RAEE podem ser usadas para estimar o limiar auditivo em crianças e recém-nascidos, com correlação significativa com o limiar psicoacústico. As RAEE são ferramentas importantes na avaliação auditiva na infância, mas as informações obtidas são complementares e devem ser analisadas em conjunto com os resultados do BERA.

Eletrococleografia

A eletrococleografia (EcoG) permite a gravação de atividades elétricas da cóclea e nervo auditivo próximo do sítio gerador. Os maiores componentes cocleares são o microfonismo coclear (MC) e o potencial de somação (PS). O potencial de ação (PA) representa a atividade elétrica do nervo auditivo e seria equivalente à onda I do BERA. A combinação de EOA, ECoG e BERA é a melhor escolha para a avaliação adequada da neuropatia/dessincronia auditiva: disfunção das células ciliadas externas ou internas; disfunção neural ou coclear. Isso pode ser muito útil para definir a estratégia de reabilitação destas crianças. Todo cuidado deve ser tomado em crianças muito pequenas com suspeita eletrofisiológica de NA/DA, já que alguns deles podem apresentar maturação das vias auditivas, melhor sensibilidade auditiva ou contraindicação audiométrica para protetização auditiva em exames subsequentes. Portanto, avaliações eletrofisiológicas e comportamentais regulares devem ser consideradas antes de se propor uma intervenção (amplificação, implante coclear) nestas crianças muito pequenas.

Avaliação comportamental

Audiometria comportamental sem reforço

Observação comportamental das reações de bebês perante os estímulos sonoros de diversas características tais como tambores, pratos, sinos e chocalhos entre outros. Indicada desde o nascimento até 6 meses de idade.

Audiometria comportamental com reforço visual

Localização de fonte sonora em um alto-falante ou fones de ouvido, reforçada por estímulo visual atraente. Indicada para lactentes jovens com idade superior a 6 meses de idade ou com distúrbios neurológicos ou psiquiátricos.

Audiometria condicionada

Após 3 anos de idade.

Conclusão

Todos os exames mencionados no texto refletem as condições no momento de sua realização. Ainda, é fundamental a realização de avaliação sequencial para observação de maturação e desenvolvimento das vias auditivas. A comparação entre os resultados obtidos por métodos "objetivos" (emissões otoacústicas, timpanometria, reflexos estapedianos, potenciais evocados auditivos por cliques e pesquisa dos potenciais frequência-específicos) e testes "subjetivos" confiáveis (avaliação comportamental, audiometria) é imprescindível para a confirmação de limiares audiométricos e predizer as condições auditivas, já que todos se complementam. Oportuno lembrar que a responsabilidade da detecção precoce da surdez infantil não cabe exclusivamente ao otorrinolaringologista, mas também a um conjunto de especialistas como o obstetra, o neonatologista, o neurologista e principalmente ao pediatra, que deve encaminhar todas as crianças, com ou sem fatores de risco, para a realização de um teste rápido e não invasivo. Os familiares e educadores também, cada vez mais atentos, são peças importantes na suspeita de um problema auditivo.

Referências consultadas

1. Godinho R, Sih T, Ramos SR. Avaliação auditiva na infância. In: Sih T, Chinski A, Eavey R, Godinho R. IV Manual de Otorrinolaringologia Pediátrica. São Paulo: Vida e Consciência; 2005. p. 254-63.
2. Grasel SS, Ramos HF, Beck RMO, Almeida ER. Avaliação da perda auditiva na infância. In: IX Manual de Otorrinolaringologia Pediátrica. São Paulo: Vida e Consciência; 2010. p. 247-66.
3. Hunter LL, Choo DI. Conductive hearing loss in children: otitis media with effusion and congenital conditions. In: Tharpe AM, Seewald R. Comprehensive Handbook of Pediatric Audilogy. San Diego: Plural Publishing; 2017. p. 207-26.
4. Joint Committee on Infant Hearing Year 2007 position statement: principles and guidelines for early hearing detection and intervention programs. Pediatrics. 2007;120:898-92.
5. Kliegman RM, Stanton BF, Geme III JWS, Schoer NF. Nelson Textbook of Pediatrics. 21th ed. Philadelphia: Elsevier; 2019.
6. Lewis DR, Marone SAM, Mendes BCA, Cruz OLM, Nóbrega M. Comitê Multiprofissional em Saúde Auditiva – COMUSA. Braz J Otorhinolaryngol. 2010;76(1):121-8.
7. Matkin ND. Early recognition and referral of hearing-impaired children. Pediatr Rev. 1984;6:151-5.
8. Ministério da Saúde. Secretaria de Atenção à Saúde. Departamento de Ações Programáticas Estratégicas. Triagem auditiva neonatal. Brasília: Ministério da Saúde; 2012.
9. Piza MRT. Triagem auditiva: a necessidade do diagnóstico precoce da deficiência auditiva. In: Sih T, Chinski A, Eavey R, Godinho R. VII Manual de Otorrinolaringologia Pediátrica. São Paulo: Vida e Consciência; 2008. p. 241-3.
10. Sanabria FS. Avaliação da audição. In: Sih T, Chinski A, Eavey R, Godinho R. III Manual de Otorrinolaringologia Pediátrica. São Paulo; 2003. p. 277-85.

Parte 20

· · · · · · · · · · ·

Oftalmologia

Coordenação

Sandra Josefina Ferraz Ellero Grisi

Parte 20

Oftalmologia

Coordenação

Sandra Josefina Ferraz Ellero Grisi

Capítulo 170

Exame Ocular e Triagem Visual

Luís Carlos Ferreira de Sá

O primeiro exame ocular da criança deve ser feito ainda no berçário, antes da alta e pelo próprio pediatra. Nesta avaliação inicial, deve-se observar o aspecto externo dos olhos e das pálpebras, verificar se o diâmetro e a transparência das córneas são normais, se as pupilas são redondas e reagem à luz e se não existe um estrabismo fixo. Qualquer assimetria deve ser considerada importante. Uma das principais etapas do exame ocular no berçário é a observação do reflexo vermelho na pupila. Esse reflexo só pode ser obtido quando se utiliza uma iluminação coaxial, como a do oftalmoscópio, e não pode ser substituído por uma lanterna. O examinador deve se posicionar aproximadamente a 50 cm da criança e com a luz do oftalmoscópio voltado para os olhos da criança, observa-se um reflexo avermelhado na região da pupila (sem haver necessidade de colírio midriático). Esse reflexo vermelho corresponde à luz do oftalmoscópio que é refletida pela coroide e retina, garantindo, desta forma, que todo o eixo visual está livre, sem a presença de obstáculos como catarata, retinoblastoma ou outras malformações. Qualquer alteração desse reflexo deve ser motivo de encaminhamento urgente ao oftalmologista.

Triagem visual

Caso a criança tenha sido examinada no berçário e não tenha apresentado nenhuma queixa, aos 3 anos é a hora de realizar o primeiro exame oftalmológico. Nessa idade, a medida da acuidade visual pode ser realizada sem maiores problemas, utilizando-se tabelas com figuras ou em crianças maiores com o "E" de Snellen. O exame de motilidade ocular deve verificar se os olhos estão corretamente alinhados e se não existe um estrabismo, ou um desvio ocular, principalmente um estrabismo de pequeno ângulo (microestrabismo). O estrabismo de pequeno ângulo pode comprometer o desenvolvimento visual da mesma forma que um estrabismo de maior ângulo, com o agravante de não chamar atenção, retardando o diagnóstico e o tratamento. Deve-se também dilatar a pupila para melhor observação do exame de fundo de olho, bem como quantificar um eventual erro de refração.

Após a avaliação dos 3 anos, este exame deve ser repetido a cada 2 a 3 anos, dependendo dos resultados obtidos previamente. Após os 8 anos de idade, a necessidade de se realizar exames de rotina diminui, a menos que haja história familiar de anormalidades (ceratocone, distrofias da retina, glaucoma juvenil). As mudanças ou aparecimento de vício de refração (miopia, astigmatismo, ou descompensação de hipermetropia) causarão baixa visual ou outras queixas como aproximar objetos e fechar os olhos para ver melhor. Nesta fase, não há mais risco de ambliopia e mudanças nos erros refrativos serão corrigíveis com lentes corretivas.

Qualquer sinal de anormalidade que apareça, como fotofobia, estrabismo, nistagmo, torcicolo ou baixa visual, deve ser razão para avaliação com especialista.

Referências consultadas

1. Donahue SP, Baker CN, Committee on Practice and Ambulatory Medicine, American Academy of Pediatrics, et al. Procedures for the evaluation of the visual system by pediatricians. Pediatrics. 2016;137(1):1-9.
2. Graziano RM, Zin A, Nakanami CR, Debert I, Verçosa IMC, Sá LCF, Moraes NSB. Oftalmologia para o pediatra. São Paulo: Atheneu; 2009. (Série Atualizações Pediátricas – SPSP).
3. Graziano RM. Exame oftalmológico da criança. In: Graziano RM, Polati M, Crestana ABSU. Oftalmologia. Barueri, SP: Manole; 2013. p. 24-9. (Coleção Pediatria. Instituto da Criança HCFMUSP. Schvartsman BGS, Maluf Jr PT (eds.), n. 24).
4. LaRoche GR. Examination, history and special tests in pediatric ophthalmology. In: Lambert SR, Lyons CJ. Taylor & Hoyt's pediatric ophthalmology and strabismus. 5th ed. Philadelphia, USA: Elsevier; 2017. p. 50-9.
5. Nakanami CR, Zin A, Belfort JR. Oftalmopediatria. São Paulo: Roca; 2010.
6. Sá LCF. Desenvolvimento do olho e da visão. In: Graziano RM, Polati M, Crestana ABSU. Oftalmologia. Barueri, SP: Manole; 2013. p. 3-11. (Coleção Pediatria. Instituto da Criança HCFMUSP. Schvartsman BGS, Maluf Jr PT (eds.), n. 24).

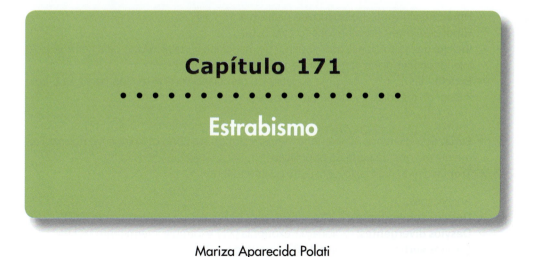

Capítulo 171

Estrabismo

Mariza Aparecida Polati
Andrea Greco Müller

Definição

Desvio ocular, de um ou ambos os olhos, para qualquer direção do olhar.

Não tem predominância entre os gêneros masculino e feminino e pode ocorrer em qualquer idade, inclusive em adultos.

Quando nossos olhos estão alinhados, duas imagens iguais são formadas na *fóvea* da retina dos dois olhos, enviadas ao córtex cerebral, permitindo que o cérebro combine as duas imagens, formando imagem única, tridimensional, o que é denominado como o fenômeno da *fusão*, e que nos capacita à percepção da visão de profundidade, denominada *estereopsia*. A fóvea é a área central da retina com o maior número de cones – receptores responsáveis pela nitidez da imagem, visão de cores, cuja população cai rapidamente na direção da retina periférica.

Quando nossos olhos não estão alinhados, percebemos duas imagens com diferente nitidez – o objeto de fixação estimula a fóvea do olho não desviado e um ponto extra foveal do olho desviado, que é a *diplopia*. Na criança, acontece rapidamente a supressão da imagem enviada do olho desviado ao córtex, que é a mais borrada. Isso acontece porque o olho desviado recebe a imagem do objeto de fixação em um ponto fora da fóvea, com número reduzido de cones. Há perda da visão binocular (fusão), e nas crianças ainda na fase de desenvolvimento visual (0 a 7 anos), interrompe-se o desenvolvimento visual das células corticais correspondentes ao olho desviado, gerando o que se denomina *ambliopia*. Ambliopia é, então, a diminuição da acuidade visual, que acontece por desenvolvimento visual anormal, em virtude da estimulação visual inadequada, sem lesão orgânica aparente das vias visuais. No adulto e nos estrabismos alternantes e intermitentes, não ocorre ambliopia.

Terminologia

Prefixos:
» **Eso:** desvio horizontal convergente, olho rodado medialmente.
» **Exo:** desvio horizontal divergente, olho rodado lateralmente.

- » **Hiper:** desvio vertical, olho rodado para cima.
- » **Hipo:** desvio vertical, olho rodado para baixo.
- » **Inciclo:** desvio torcional, polo superior do meridiano vertical torcido para dentro e polo inferior do meridiano vertical torcido para fora.
- » **Exciclo:** desvio torcional, polo superior do meridiano vertical torcido para fora e polo inferior do meridiano vertical torcido para dentro.

Sufixos:
- » **Foria:** desvio latente. Alinhamento ocular mantido em condição binocular normal. Frequente em grande parte da população.
- » **Tropia:** desvio manifesto, constante ou intermitente.

Abreviações:
- » **Desvios convergentes:** esoforia (E), esotropia (ET), esotropia intermitente (E(T)).
- » **Desvios divergentes:** exoforia (X), exotropia (XT), exotropia intermitente (X(T)).
- » **Desvios verticais:** hipotropia (HoT), hipertropia (HT).

As condições descritas são mostradas na Figura 171.1.

Figura 171.1. Classificação pela direção do desvio.

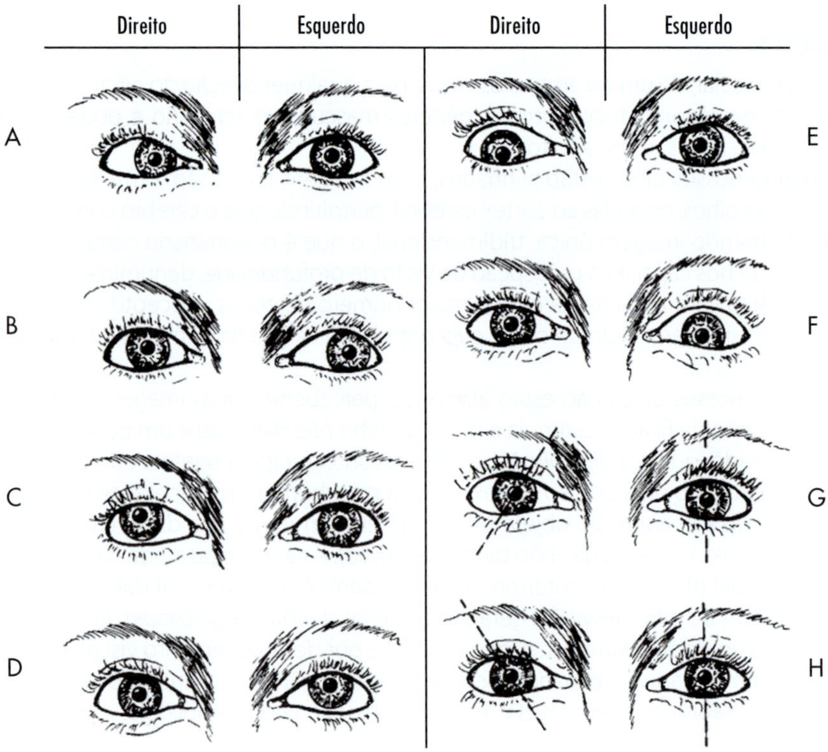

A: Esotropia direita. B: Exotropia esquerda. C: Hipertropia direita associada com pequena exotropia. D: Hipertropia esquerda. E: Hipotropia direita. F: Hipotropia esquerda. G: Inciclotropia direita. H: Exciclotropia direita.

Fonte: Adaptada de Von Noorden GK, Campos EC, 2002.

Diagnóstico

História clínica

Quando se iniciou o desvio? Como: intermitente ou constante? Qual olho desviou primeiro? Desvio unilateral ou alternante? Aumento do desvio desde o seu início? Paciente fecha um olho na claridade? Presente para longe e perto? Movimento ocular alterado (paralisias, estrabismos restritivos)? Nistagmo? Se nistagmo, quando se iniciou? Torcicolo? Diplopia? Baixa visão? História de trauma associada? Tratamentos anteriores? Óculos, oclusão ou cirurgia? Idade gestacional e peso ao nascimento? Intercorrências na gestação ou parto? Alteração do desenvolvimento neuropsicomotor? Doenças em tratamento? Medicações em uso? História familiar de estrabismo?

Teste de acuidade visual

No recém-nascido e nas primeiras semanas de vida, testar o reflexo vermelho nas pupilas, se é simétrico. Verificar os reflexos pupilares para testar a condução dos estímulos.

A partir dos 3 meses de idade, a criança já deve ser capaz de manter fixação e seguir um objeto. Interessa-se mais por figuras geométricas, figuras em branco e preto.

Outra opção nos bebês ou crianças com atraso do desenvolvimento neuropsicomotor (DNPM) é o potencial visual evocado de varredura, quando se obtém a resposta elétrica do córtex occipital após estimulação.

O teste de acuidade visual com cartões de Teller é usado em crianças a partir dos 6 meses ou em crianças maiores com alteração do desenvolvimento neuropsicomotor, que embora superestime a capacidade visual da criança, é extremamente útil para a detecção quando há diferença interocular.

Teste com tabelas LH, com figuras, pode ser utilizado em crianças a partir dos 2 a 3 anos de idade, que já conseguem informar acuidade visual. É extremamente confiável.

Avaliação do desvio

» **Teste de Hirschberg:** indicado para pacientes muito pouco colaborativos. Com um foco de luz apontado em direção à glabela do paciente, estima-se o desvio por intermédio do deslocamento do reflexo corneano em relação ao centro da pupila, sem o uso de prismas.

Cada milímetro (mm) de descentralização do reflexo corneano corresponde a 15 DP de desvio, como mostrado na Figura 171.2.

Figura 171.2. Teste de Hirschberg e desvios de eixo ocular.

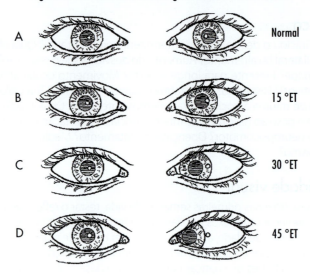

ET: esotropia
Fonte: Adaptada de Von Noorden GK, Campos EC, 2002.

- » **Teste de Krimsky:** indicado para pacientes com baixa visão mono ou binocular e pacientes que não colaboram para a realização de teste mais elaborado. Com um foco de luz apontado em direção à glabela do paciente, o desvio é medido deslocando-se o reflexo corneano com prismas colocados ou sobre o olho desviado ou sobre o olho fixador, de tal forma que o reflexo caia no mesmo ponto nos dois olhos.
- » **Prisma e *Cover*:** o mais fidedigno. Requisitos necessários para sua realização: boa acuidade visual em ambos os olhos, atenção, cooperação.
- » ***Cover – Uncover*:** solicita-se ao paciente fixar o olhar em um objeto colocado na sua frente. Cobre-se um dos olhos e observa-se atentamente se há qualquer movimento no outro olho. O paciente é orientado a descobrir o olho ocluído, deixar alguns segundos os dois olhos abertos. Em seguida, é orientado a cobrir o outro olho e o examinador deve observar se há movimento no olho contralateral. Não há nenhum movimento nos pacientes sem desvio.
- » **Prisma e *Cover* alternado:** mede-se o valor do desvio total por meio da anulação do movimento nos dois olhos com os prismas. Movimenta-se o oclusor de um olho para o outro, não se permitindo que o paciente, em nenhum momento, fixe com os dois olhos, impedindo-se eventual fusão. Isso é particularmente importante nos desvios latentes e intermitentes.

Formas clínicas

Esodesvios

- » **Pseudoestrabismo:** falsa aparência de desvio ocular decorrente de base nasal larga, epicanto ou pequena distância interpupilar. Apesar de a criança aparentar ser estrábica, os reflexos corneanos estão centralizados, e não há movimentação dos olhos ao exame.
- » **Esotropia congênita e infantil:** aparecimento antes de 12 meses de vida, em geral entre 3 e 6 meses. Desvio convergente com ângulo de desvio constante e fixação, isto

é, olho direito fixa à esquerda e olho esquerdo fixa à direita, o que pode causar posição anômala da cabeça – torcicolo – para facilitar a fixação.

» **Esotropia acomodativa:** total ou parcialmente acomodativa. Idade de aparecimento entre 1 e 6 anos de idade, sendo que a maioria dos casos ocorre entre 2 e 3 anos de vida. Constata-se hipermetropia (normalmente > 2 D), e uso dos óculos melhora total ou parcialmente o desvio.

» **Esotropia adquirida não acomodativa:**
- **Básica:** desvio aparece ao redor de 1 ano de idade, sem relação com componente acomodativo.
- **Aguda:** importante diferenciar de esotropia acomodativa e descartar alterações neurológicas.
- **Sensorial:** decorre da perda de visão monocular.
- **Outras causas:** paresia de VI nervo craniano, estrabismo restritivo, síndrome de Duane, sequência de Möbius.

Exodesvios

» **Exotropia intermitente:** tipo mais comum, que se manifesta apenas em algumas situações. Pode já existir no primeiro ano de vida. Paciente fecha um dos olhos quando exposto à luz forte.

» **Exotropia congênita:** aparecimento da exotropia antes de 1 ano de vida, muitas vezes associada a outras malformações.

» **Outras formas:** síndrome Duane, paralisia de III nervo craniano, oftalmoplegia internuclear, miastenia grave, insuficiência de convergência.

Torcicolo

Posição anômala da cabeça. A causa mais comum de torcicolo na infância é a ocular. Pode estar presente em crianças com paresia de IV nervo craniano uni ou bilateral, síndrome de Brown, nistagmo, desvio vertical dissociado (DVD), entre outras.

Tratamento

Prescrição de óculos quando necessário para melhorar a acuidade visual e para modificar o desvio, nos casos de esodesvio acomodativo. Também se deve tratar qualquer doença oftalmológica que possa ser a causa do desvio e da ambliopia (p. ex., catarata congênita).

Prescrição de oclusão (ou penalização) para tratamento da ambliopia, que com frequência acompanha os quadros de estrabismo. O tratamento da ambliopia deve realizado até os 7 anos, pois após essa idade o tratamento, além de ser difícil por causa da pior colaboração da criança em idade escolar, a recuperação da visão não mostra resultados tão satisfatórios.

» **Correção cirúrgica do desvio:** a cirurgia pode ser uni ou bilateral. Realiza-se o fortalecimento muscular por meio da ressecção do músculo, ou seu enfraquecimento mediante recuo a partir da sua posição original. A idade para indicação da correção cirúrgica varia de caso a caso. Como particularidades da cirurgia de estrabismo, podemos citar hipo e hipercorreções, além de recidivas, situações estas que implicam novo procedimento. Complicações mais graves como infecção, isquemia do seguimento anterior e perfuração ocular são raras. É comum durante o procedimento, que, ao se mobilizar a musculatura extraocular, ocorra bradicardia em virtude do reflexo óculo-cardíaco, situação que pode se reverter espontaneamente com administração de atropina pelo anestesista. É descrita também maior incidência de náuseas e de vômitos após a cirurgia e, apesar de muito raro, quadro de hipertermia maligna.

Considerações finais

É de extrema importância o diagnóstico precoce do estrabismo, presente em cerca de 3% das crianças, já que algumas doenças oftalmológicas (p. ex., catarata, retinoblastoma) e neurológicas (p. ex., tumores, miopatias) podem se apresentar com o aparecimento de desvio ocular. Além disso, na grande maioria dos casos, a ambliopia está associada e deve ser tratada o mais precocemente possível, no máximo até 7 anos de idade.

Assim, toda criança com suspeita de estrabismo, seja pelo pediatra, seja pelos pais, deve ser encaminhada para avaliação oftalmológica completa com especialista. Alguns fatores de risco para o desenvolvimento de estrabismo são prematuridade, baixo peso ao nascimento e história familiar de estrabismo.

Além disso, toda criança que apresente torcicolo deve realizar avaliação oftalmológica completa, pois a principal causa de torcicolo na criança é a ocular.

Referências consultadas

1. American Academy of Ophthalmology. Basic and Clinical Science Course, Section 6, Pediatric Ophthalmology and Strabismus 2007-2008. American Academy of Ophthalmology; 2011.
2. Donahue SP, Baker CN, Committee on Practice and Ambulatory Medicine, American Academy of Pediatrics, et al. Procedures for the evaluation of the visual system by pediatricians. Pediatrics. 2016;137(1):1-9.
3. Goldchmit M, Plut M. Estrabismo. In: Graziano RM, Zin A, Nakanami CR, Debert I, Verçosa IMC, Sá LCF, Moraes NSB. Oftalmologia para o pediatra. São Paulo: Atheneu; 2009. p. 33-40. (Série Atualizações Pediátricas – SPSP).
4. Gunton KB. Advances in amblyopia: what have we learned from PEDIG trials? Pediatrics. 2013;131(3): 540-47.
5. Moran CORE. Clinical ophthalmology resource for education. [acesso em 13 jun. 2019]. Disponível em: http://morancore.utah.edu/basic-ophthalmology-review/alignment-assessment-hirschberg.
6. Polati M, Leite CA. Distúrbios da motilidade ocular extrínsica. In: Graziano RM, Polati M, Crestana ABSU. Oftalmologia. Barueri, SP: Manole; 2013. p. 37-49. (Coleção Pediatria. Instituto da Criança HCFMUSP. Schvartsman BGS, Maluf Jr PT (eds.), n. 24).
7. Von Noorden GK, Campos EC (eds.). Binocular vision and ocular motility. Theory and management of strabismus. 6th ed. Philadelphia: Mosby; 2002.

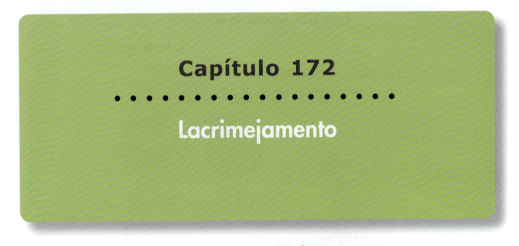

Capítulo 172

Lacrimejamento

Luís Carlos Ferreira de Sá

Lacrimejamento é uma queixa comum na criança e pode ser classificada, de acordo com a idade de aparecimento, em neonatal e adquirida, conforme Quadro 172.1.

Quadro 172.1. Causas de lacrimejamento na criança.

Excesso de produção:
- Rinite alérgica
- Infecção de vias aéreas superiores
- Epiblefaro
- Corpo estranho subtarsal
- Irite
- Abrasão ou ulceração corneal
- Conjuntivite
- Glaucoma

Dificuldade de drenagem (Epífora)
- Obstrução congênita do ducto nasolacrimal
- Deformidade sinusal e esquelética
- Posicionamento inadequado da pálpebra
- Posicionamento punctual inadequado
- Anormalidades do sistema de drenagem

Fonte: Adaptado de MacEwen CJ, O'Colmain U, 2017.

Obstrução de vias lacrimais

O sistema de drenagem da lágrima é composto pelos pontos lacrimais, canalículos superior e inferior, saco lacrimal e ducto nasolacrimal, que desemboca na fossa nasal como na Figura 172.1.

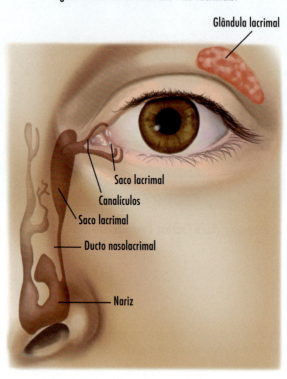

Figura 172.1. Anatomia das vias lacrimais.

Fonte: Adaptada de Örge FH, Boente CS, 2014.

A via lacrimal pode apresentar uma obstrução em qualquer local, mas é na abertura do ducto nasolacrimal, na cavidade nasal, que está a maior parte das obstruções congênitas. Geralmente, a criança apresenta lacrimejamento, com maior frequência unilateral (dois terços dos casos), existe uma secreção mucopurulenta frequente e os olhos estão "grudados" ao acordar. O olho geralmente é calmo, apesar de "melado", não havendo sinais de hiperemia ou edema palpebral, sinais que ocorrem nas conjuntivites e que representam o principal diagnóstico diferencial.

O tratamento inicial deve ser conservador, não havendo necessidade de uso de antibióticos ou de corticosteroides, devendo apenas serem realizadas higiene da secreção e massagem do saco lacrimal. Em 90% dos casos existe uma resolução espontânea no primeiro ano de vida. Quando a obstrução persiste, indica-se sondagem das vias lacrimais, geralmente após 9 a 12 meses de vida. Em casos mais difíceis pode ser necessária a intubação da via lacrimal com silicone e, mais raramente, uma cirurgia (dacriocistorrinostomia), que cria uma comunicação entre o saco lacrimal e a cavidade nasal.

Glaucoma congênito

O glaucoma congênito é uma doença que se caracteriza por um aumento da pressão intraocular e pode se manifestar inicialmente com lacrimejamento. No glaucoma congênito, é comum existir um aumento do globo ocular (buftalmo). A córnea apresenta um aumento do seu diâmetro (geralmente > 12 mm), com transparência reduzida em virtude do edema e responsável pela fotofobia. O aumento do globo ocular no glaucoma infantil ocorre em virtude de o colágeno da esclera ser mais elástico. A partir de 3 anos, o colágeno da esclera fica mais rígido, impedindo o alongamento, mesmo com aumento da pressão intraocular.

A fisiopatologia do glaucoma congênito se relaciona com malformação do sistema de drenagem do humor aquoso, produzido pelo corpo ciliar. Estudos recentes associam o glaucoma congênito com os genes 2p21 e 1p36. O aumento da pressão intraocular crônico pode causar dano ao nervo óptico e comprometer a função visual. Ao contrário do glaucoma do adulto, cujo tratamento medicamentoso é comum, no glaucoma congênito o tratamento geralmente é cirúrgico. A cirurgia tem a finalidade de estabelecer uma via de drenagem do humor aquoso e permitir a normalização da pressão intraocular.

Triquíase

Triquíase é o nome dado quando os cílios nascem de forma anômala, tocando a face anterior da córnea. O contato dos cílios provoca lesão do epitélio corneano (ceratite punctata), com consequente lacrimejamento reflexo. O tratamento deve ser feito com a exérese dos cílios, eletrocoagulação ou mesmo por cirurgia. Algumas crianças podem apresentar uma dobra extra de pele na pálpebra inferior (epibléfaro) que desloca os cílios, permitindo um toque com a córnea e produzindo efeito semelhante ao da triquíase.

Referências consultadas

1. Betinjane AJ, Mendes MH, Oltrogge EW. Glaucomas pediátricos. In: Graziano RM, Polati M, Crestana ABSU. Oftalmologia. Barueri, SP: Manole; 2013. p. 189-214. (Coleção Pediatria. Instituto da Criança HCFMUSP. Schvartsman BGS, Maluf Jr PT (eds.), n. 24).
2. Ferreira RC. Obstrução da via lacrimal. In: Graziano RM, Zin A, Nakanami CR, Debert I, Verçosa IMC, Sá LCF, Moraes NSB. Oftalmologia para o pediatra. São Paulo: Atheneu; 2009. p. 65-8. (Série Atualizações Pediátricas – SPSP).
3. Francischini S, Matayoshi S. Afecções das vias lacrimais. In: Graziano RM, Polati M, Crestana ABSU. Oftalmologia. Barueri, SP: Manole; 2013. p. 81-6. (Coleção Pediatria. Instituto da Criança HCFMUSP. Schvartsman BGS, Maluf Jr PT (eds.), n. 24).
4. MacEwen CJ, O'Colmain U. Lacrimal system. In: Lambert SR, Lyons CJ. Taylor & Hoyt's pediatric ophthalmology and strabismus. 5th ed. Philadelphia: Elsevier; 2017. p. 200-8.
5. Matayoshi S, Aoki L, Fernandes JBVD, Nascimento MAG, Santo RM. Afecções palpebrais. In: Graziano RM, Polati M, Crestana ABSU. Oftalmologia. Barueri, SP: Manole; 2013. p. 67-80. (Coleção Pediatria. Instituto da Criança HCFMUSP. Schvartsman BGS, Maluf Jr PT (eds.), n. 24).
6. Örge FH, Boente CS. The lacrimal system. Pediatr Clin N Am. 2014;61:529-39.
7. Silva JAF, Lucci LMD. Obstrução congênita da via lacrimal excretora. In: Nakanami CR, Zin A, Belfort Jr R. Oftalmopediatria. São Paulo: Roca; 2010. p. 347-52.

Capítulo 173

Retinopatia da Prematuridade

Luís Carlos Ferreira de Sá

A retinopatia da prematuridade (RP) é uma doença vasoproliferativa que acomete crianças prematuras extremas, quando a vascularização da retina ainda não está completa.

A fisiopatologia da RP está diretamente relacionada com o fator de crescimento vascular endotelial (VEGF). O prematuro exposto ao oxigênio, associado a outros fatores de risco (Quadro 173.1) tem a produção de VEGF diminuída, o que causa oclusão dos vasos retinianos imaturos, na periferia da retina. A periferia da retina torna-se hipóxica, estimulando um aumento acentuado de VEGF, que produz neovascularização, extravasamento de proteínas, hemorragias, finalmente induzindo fibrose. Esta fibrose pode tracionar a retina, provocando um descolamento de retina, que pode ocasionar cegueira.

Os fatores de risco mais importantes para o desenvolvimento de RP são peso de nascimento e idade gestacional. Quanto menores o peso de nascimento e a idade gestacional, mais imatura é a retina e maior a chance de aparecimento de RP. Outros fatores como hiperoxia, desconforto respiratório/doença de membrana hialina, transfusões sanguíneas (hemoglobina adulta diferente da hemoglobina fetal), infecções e hemorragias intracranianas também estão relacionadas com RP.

A RP pode ser classificada de acordo com a zona, extensão e fase. A zona representa a sua localização e pode ser classificada em zona 1, 2 e 3. A zona 1 representa uma retina extremamente imatura, estando localizada no polo posterior, mais próxima ao nervo óptico. A zona 2 corresponde a uma zona intermediária, e a zona 3 à periferia da retina. A extensão da RP é definida em número de horas, como um relógio. As fases são divididas em cinco níveis, sendo a fase 1 apenas uma linha de demarcação entre a retina vascular (madura) e a retina avascular (imatura). Na fase 2, já existe uma proliferação neovascular no plano da retina e, de acordo com o crescimento em largura e espessura, passa a ser denominada fase 3. Na fase 4, já surge um descolamento parcial de retina e, na fase 5, um descolamento de retina total.

Quadro 173.1. Fatores de risco da retinopatia da prematuridade.

Fatores de risco – RP
- Peso ao nascimento
- Idade gestacional
- Hiperoxia
- Doença das membranas hialinas
- Transfusões sanguíneas
- Hemorragias intracranianas
- Infecção

Fonte: Adaptado de Graziano RM, 2013.

Triagem do recém-nascido prematuro de risco

A criança com risco de desenvolver RP são aquelas com peso de nascimento menor que 1.500 g e com idade gestacional menor que 32 semanas, independentemente da exposição ao oxigênio. O risco aumenta muito com idade gestacional menor que 28 semanas, peso de nascimento menor que 1.000 g e naqueles prematuros que apresentam baixo ganho de peso. Raramente prematuros com peso de nascimento entre 1.250 e 1.500 gramas e idade gestacional acima de 30 semanas desenvolvem doença severa. Portanto, toda a criança com peso de nascimento menor que 1.500 g e idade gestacional menor que 32 semanas deve ser submetida ao exame de triagem para RP entre 4 e 6 semanas de vida, ou entre 31 e 33 semanas de idade pós-conceptual, ou a critério clínico como no caso de prematuros que tiveram muitas comorbidades a exemplo de infecção grave e broncodisplasia severa.

O exame deve ser realizado por oftalmologista com experiência em RP, que deve utilizar oftalmoscópio indireto com dilatação prévia da pupila, com colírio diluído de fenilefrina 1% e cicloplégico a 0,5%, ou fenilefrina 1% e tropicamida 0,5%. A telemedicina tem se mostrado bastante eficaz no diagnóstico e monitorização da retinopatia da prematuridade, mediante emprego de novas tecnologias utilizando câmeras fotográficas especiais que tiram fotos da retina dos prematuros, permitindo a análise dos casos em centros especializados, com a definição dos bebês com maior risco e que necessitam de avaliação do médico especialista.

Tratamento

O tratamento está indicado quando a criança apresenta retinopatia da prematuridade tipo 1, que é a doença na zona 1 associado a "plus" (congestão vascular da retina/neovascularização da íris), independentemente da fase, ou zona 1 com fase 3 associada ou não a "plus", ou ainda retinopatia da prematuridade na zona 2, fase 2 ou 3 com doença "plus".

Atualmente, o tratamento consiste em ablação da retina avascular periférica com laser, embora no passado esse procedimento tenha sido realizado por crioterapia. Mais recentemente, injeção intravítreo de antiogênico (anti-VEGF), como o bevacizumab (AvastinR), tem se mostrado uma alternativa em casos específicos de retinopatia da prematuridade. O risco de recorrência e os possíveis efeitos colaterais sistêmicos ainda são a maior preocupação nesta forma de terapia. Quando existe descolamento de retina, podem ser necessárias cirurgias mais complexas, com resultado funcional limitado.

Referências consultadas

1. DeMauro SB, Hintz SR. Risk assessment and neurodevelopmental outcomes. In: Gleason CA, DevaskarJuul SE. Avery's diseases of the newborn. 10th ed. Philadelphia: Elsevier; 2018. p. 971-97.

2. Graziano RM. Retinopatia da prematuridade. In: Graziano RM, Polati M, Crestana ABSU. Oftalmologia. Barueri, SP: Manole; 2013. p. 251-8. (Coleção Pediatria. Instituto da Criança HCFMUSP. Schvartsman BGS, Maluf Jr PT (eds.), n. 24).
3. Moraes NSB et al. Doenças da retina. In: Graziano RM, Zin A, Nakanami CR, Debert I, Verçosa IMC, Sá LCF, Moraes NSB. Oftalmologia para o pediatra. São Paulo: Atheneu; 2009. (Série Atualizações Pediátricas – SPSP). p. 157-73.
4. Nakanami CR, Zin A, Belfort JR. Oftalmopediatria. São Paulo: Roca; 2010.
5. Quinn GE, Fielder AR. Retinopathy of prematurity. In: Lambert SR, Lyons CJ. Taylor & Hoyt's pediatric ophthalmology and strabismus. 5th ed. Philadelphia: Elsevier; 2017. p. 443-55.

Parte 21

. . . .

Ortopedia Pediátrica

Coordenação

Sandra Josefina Ferraz Ellero Grisi

Parte 21

Ortopedia Pediátrica

Coordenação

Sandra Josefina Ferraz Ellero Grisi

Capítulo 174

Exame Ortopédico Pediátrico

Adriana Melo de Faria
Roberto Guarniero

Avaliação ortopédica da criança

Uma boa história clínica, cuidadosa, com todos os detalhes pertinentes, é o ponto-chave para um diagnóstico adequado, associada a um exame clínico acurado, com abordagem sistemática, exames de imagem apropriados e ocasionalmente, se necessários, testes laboratoriais.

História

Como todas as histórias clínicas, deve-se obter a queixa principal (dor, deformidade, rigidez articular, distúrbios de marcha, edema, fraqueza muscular).

Localizar a queixa, a duração dos sintomas, se há outros associados (febre, trauma, irradiação da dor, sintomas neurológicos), fatores de melhora e/ou piora.

Descrever tratamentos prévios e evolução.

Nos antecedentes pessoais, todos os dados pertinentes ao pré-natal, ao parto, com as intercorrências apresentadas; história neonatal; dados de desenvolvimento neuropsicomotor até a idade do paciente.

Dos antecedentes familiares, obter dados sobre consanguinidade, patologias/distúrbios presentes tanto na família materna como na paterna. Podem direcionar para distúrbios genéticos.

Exame físico

Inicialmente, realizar o exame físico geral; e, em particular, a avaliação do sistema musculoesquelético e do sistema neurológico.

1. **Observação:** deixar a criança/adolescente com o mínimo de roupa, observar a postura, o alinhamento do tronco e membros, presença de abaulamentos, retrações, nivelamento dos ombros e cristas ilíacas, presença de deformidades ou malformações, desvios de coluna. Como a pele está exposta, algumas lesões, se presentes, direcionam para o diagnóstico, como as manchas *café-au-lait* para neurofibromatose e o *rash* maculopapular para artrite reumatoide juvenil.

2. **Palpação:** avaliar a presença de áreas de hipersensibilidade, massas, espasticidade muscular, edema, alteração da temperatura, presença de derrame articular.
3. **Articulação:** investigar a amplitude de movimento, se há alguma contratura. Quando articulação múltipla, com acometimento unilateral, utilizar a contralateral para comparação. Avaliar os movimentos de elevação, flexão, extensão, abdução, adução, rotação interna e rotação externa pertinentes a cada articulação.
4. **Marcha:** pode ser decomposta em duas fases: **fase de apoio**, quando um dos pés está no chão, e **fase de balanço**, quando um dos pés avança sem contato com o chão. É necessária maturação neurológica. Crianças menores têm passos mais curtos, e com o desenvolvimento vão adquirindo velocidade, passos mais largos, cadência.

Os distúrbios de marcha incluem:

» **Claudicação:**
  − **Dolorosa (antálgica):** a fase de apoio é mais curta para diminuir o tempo de contato com o chão do membro doloroso; é devida a processos agudos.
  − **Não dolorosa (marcha de Trendelenburg):** a fase de apoio é igual dos dois lados, geralmente processos crônicos (Quadros 174.1 e 174.2).
  − **Variações torcionais:** pé invertido e pé evertido.

Quadro 174.1. Diagnóstico diferencial de claudicação.

Marcha antálgica: fase de apoio mais curta (diminuir o tempo de contato com o chão) do membro doloroso; processos agudos	*Marcha não dolorosa* (Trendelenburg): fase de apoio igual dois lados; geralmente processos crônicos
Congênita	
Fusão tarsal	Doença neuromuscular Displasia do desenvolvimento do quadril Discrepância do comprimento das pernas
Adquirida	
Doença de Legg-Calvé-Perthes Deslizamento da epífise proximal femoral	Doença neuromuscular Paralisia cerebral Poliomielite
Trauma	
Entorse, distensão, contusão Fraturas: oculta, de Toddler	
Tumores/Neoplasias	
Benignas • Osteoma osteoide Malignas • Sarcoma osteogênico • Sarcoma de Ewing • Leucemia • Tumores da medula espinhal	Cisto ósseo unicameral

(Continua)

Quadro 174.1. Diagnóstico diferencial de claudicação (continuação).

Marcha antálgica: fase de apoio mais curta (diminuir o tempo de contato com o chão) do membro doloroso; processos agudos	*Marcha não dolorosa* (Trendelenburg): fase de apoio igual dois lados; geralmente processos crônicos
Infecciosa	
Artrite séptica Osteomielite: aguda, subaguda Discite	
Reumatológica	
Sinovite monoarticular do quadril	

Fonte: Rossiter DJ, Ahluwalia A, Mapara R. The limping child: a systematic approach to assessment and management. British Journal of Hospital Medicine. 2018;79(10):C150-C153; Herman MJ, Martinek M. The limping child. Pediatr Rev. 2015;36(5):184-97.

Quadro 174.2. Causas de alteração da marcha de acordo com a idade.

Idade (anos)	Marcha antálgica	Marca de Trendelenburg

1 a 3	Infeccioso
	• Artrite séptica
	  • Quadril
	  • Joelho
	• Osteomielite
	• Discite
	Neoplasia
	Trauma oculto
	Fratura de Toddler
		Displasia do desenvolvimento do quadril
		Doença neuromuscular
		Paralisia cerebral
		Poliomielite

4 a 10	Infeccioso
	• Artrite séptica
	  • Quadril
	  • Joelho
	• Osteomielite
	• Discite
	Sinovite transitória de quadril
	Doença de Legg-Calvé-Perthes
	Fusão tarsal
	Distúrbios reumatológicos
	• Artrite reumatoide juvenil
	Trauma
	Neoplasia
		Displasia do desenvolvimento do quadril
		Doença neuromuscular
		Paralisia cerebral
		Poliomielite

11 ou mais	Deslizamento da epífise proximal femoral Distúrbio reumatológico Artrite reumatoide juvenil Trauma Fusão tarsal Neoplasia	

Fonte: Perry DC, Bruce C. Evaluating the child who presents with an acute limp. BMJ. 2010;341:444-9; Herman MJ, Martinek M. The limping child. Pediatr Rev. 2015;36 (5):184-97.

Muitos desses distúrbios não requerem tratamento, são fisiológicos e melhoram. Resolvem-se com o desenvolvimento e a remodelação óssea. Podem acometer desde o quadril até o pé (Quadro 174.3).

Quadro 174.3. Causas de pé invertido e pé evertido.

Pé invertido	Pé evertido
Torção femoral interna	Torção femoral externa
Torção tibial interna	Torção tibial externa
Metatarso adulto	Pé calcâneo valgo
Talipes equinovarus (pé torto)	Pé plano hipermóvel

Fonte: Guarniero R, Montenegro NB, Paula A, Grangeiro PM, Massa BSF, Nordon DG. SOS Residência em ortopedia pediátrica. Barueri, SP: Manole; 2018.

» **Marcha com dedos dos pés:** marcha equina, pouco comum (Quadro 174.4).
5. **Avaliação neurológica:** devem ser realizados: teste de força muscular; testes de sensibilidade; reflexos profundos/superficiais; reflexos patológicos. Nos recém-nascidos e lactentes, avaliar os reflexos arcaicos (se normais para a idade ou persistentes, que indicam situação patológica).

Quadro 174.4. Causas de marcha equina.

Unilateral	Bilateral
Distúrbio neuromuscular	Distúrbio neuromuscular
Paralisia cerebral (hemiplegia)	Paralisia cerebral (diplegia)
Discrepância do comprimento das pernas	Distrofia muscular de Duchenne
Displasia do desenvolvimento do quadril	Contratura congênita do tendão de Aquiles
	Habitual

Fonte: Guarniero R, Montenegro NB, Paula A, Grangeiro PM, Massa BSF, Nordon DG. SOS Residência em ortopedia pediátrica. Barueri, SP: Manole; 2018.

Exames de imagem

» **Radiografia simples:** avaliação do posicionamento ósseo/articular, presença de fraturas, auxilia na avaliação de idade óssea.
» **Cintilografia óssea com tecnécio:** avaliação de lesões ocultas quando a radiografia é normal (p. ex., artrite séptica inicial ou osteomielite, tumores como osteoma osteoide, lesões metastáticas, fraturas ocultas, doenças inflamatórias).
» **Tomografia computadorizada:** para avaliar distúrbios mais complexos, inter-relações ósseas.
» **Ressonância magnética:** não tem radiação, oferece boa imagem anatômica, especialmente dos tecidos moles, das estruturas não ossificadas.
» **Ultrassonografia:** não tem irradiação, fácil de manipular, mas a interpretação depende do operador, não penetra no osso. Indicada para avaliação das displasias de quadril, derrames articulares, disrafismo espinhal oculto, objetos estranhos em tecido mole, cistos poplíteos.

Exames laboratoriais

Alguns exames, como o hemograma completo, velocidade de hemossedimentação e proteína C reativa, auxiliam no diagnóstico/evolução de processos infecciosos.

Distúrbios reumatológicos podem ser investigados com: fator reumatoide, fator antinuclear, HLA-B27.

Para os distúrbios musculares, distrofias solicitar: creatinofosfoquinase (CK), aldolase, TGO, distrofina.

Referências consultadas

1. Barros Filho TEP, Camargo OP, Camanho GL. Clínica ortopédica. Barueri, SP: Manole; 2012.
2. Guarniero R, Montenegro NB, Paula A, Grangeiro PM, Massa BSF, Nordon DG. SOS Residência em ortopedia pediátrica. Barueri, SP: Manole; 2018.
3. Herman MJ, Martinek M. The limping child. Pediatr Rev. 2015;36(5):184-197.
4. O'Dowd D, Fernandes JÁ. The limping child — What a pediatrician should know? Indian J Pediatr. 2016;83(11):1259-65.
5. Perry DC, Bruce C. Evaluating the child who presents with an acute limp. BMJ. 2010;341:444-9.
6. Rossiter DJ, Ahluwalia A, Mapara R. The limping child: a systematic approach to assessment and management. British Journal Hospital Medicine. 2018;79(10):C150-C153.
7. Santili C, Lino Jr W, Goiano EO, Lins RAB, Waisberg G, Braga SR, Akkari M. Claudicação na criança. Rev. Bras. Ortop. 2009;44(4):290-8.
8. Visser JD. Pediatric orthopedics: symptoms, differential diagnosis, supplementary assessment and treatment. Basel: Springer; 2017.

Capítulo 175

Principais Afecções Ortopédicas Pediátricas

Adriana Melo de Faria
Alessandro Perez de Oliveira
Roberto Guarniero

Displasia do desenvolvimento do quadril
Definição

Deformação progressiva do desenvolvimento do quadril na qual o fêmur proximal e/ou acetábulo e/ou cápsula estão defeituosos. Deslocamentos tendem a ocorrer após o nascimento; assim, são pós-natais na origem, mas o momento exato do acontecimento é controverso.

É classificada em:
» **Teratológica:** quando associada a outras malformações (mielomeningocele, artrogripose múltipla congênita, agenesia lombossacral, anormalidades cromossômicas).
» **Típica:** na criança neurologicamente normal; é a mais comum.

Pode ser dividida em:
» **Quadril luxado:** cabeça do fêmur completamente fora do acetábulo, podendo ser redutível ou não.
» **Quadril deslocável:** cabeça do fêmur ainda no acetábulo, mas pode ser deslocada para fora com adução e extensão do quadril.
» **Quadril subluxável:** cabeça do fêmur pode ser parcialmente deslocada para fora do acetábulo.

Essa patologia é mais frequente no primeiro filho, no sexo feminino (em média 6 vezes mais frequente), predomínio da raça caucasiana. É mais comum o acometimento unilateral (esquerdo 60%, direito 20%), sendo bilateral em 20% dos casos.

Etiologia

A causa da displasia do desenvolvimento do quadril é multifatorial, com fatores de risco associados:
» História familiar positiva, primeiro filho, sexo feminino, apresentação pélvica, gestação múltipla, oligo-hidrâmnio.

Pode ser devida a hiperfrouxidão ligamentar, antetorção femoral excessiva, antetorção e/ou deficiência do acetábulo, má postura intrauterina.

Diagnóstico clínico

Do nascimento até 2 meses de idade

» **Sinais clínicos associados:** *metatarsus varus*, pés calcâneo valgo, torcicolo, plagiocefalia, contratura em extensão do joelho.
» **Sinais sugestivos:** assimetria das dobras das coxas e das pregas poplíteas, encurtamento aparente do fêmur (sinal de Galeazzi), assimetria das dobras inguinais (pregas se estendem em direção posterior e lateral, além da abertura anal), "frouxidão" de extensão do quadril e joelho (i. e., perda da deformidade postural normal de flexão do quadril e do joelho).
» **Testes diagnósticos:** teste de Ortolani positivo para luxação de quadril, teste de Barlow positivo para quadril passível de luxação.

Três a 12 meses de idade

» limitação de abdução do quadril em 90 graus de flexão (contratura de adução progressiva do quadril);
» sinal de Galeazzi positivo;
» postura de membros inferiores girados para o lado e encurtamento aparente quando o conjunto quadril-joelho está em extensão;
» nítida assimetria da coxa, dobras inguinais e pregas poplíteas;
» mobilidade de pistão ou sinal telescópico (de encaixe);
» proeminência lateral do trocanter maior;
» teste de Ortolani negativo ou positivo.

Após a deambulação

» postura: lordose lombar excessiva, abdome protuberante, trocanter maior proeminente;
» marcha com a queda de glúteos *medius*;
» sinal de Trendelenburg positivo;
» claudicação com perna encurtada; marcha de "calcanhar-artelhos" e rotação externa;
» contratura em adução progressiva dos quadris com *genu valgum* de compensação.

Diagnóstico por imagem

O quadril pode ser avaliado em neonatos e lactentes pela ultrassonografia dinâmica.

Avaliação radiográfica em crianças mais velhas inclui radiografia anteroposterior e na posição de rã.

Ainda se pode utilizar a artografia, a tomografia computadorizada e a ressonância magnética.

Tratamento

O tratamento varia com a idade da criança e com o grau de deslocamento da cabeça femoral.

» **Ao nascimento:** se evidenciado quadril instável, mantê-lo em posição fletida e abduzida por 1 a 2 meses geralmente é suficiente. Pode ser utilizado o suspensório de Pavlik, de Frejka, órteses de abdução. Fraldas duplas, triplas, apesar de controversas, são utilizadas nas primeiras 2 a 3 semanas, enquanto esses outros dispositivos não se adaptam satisfatoriamente.

» **1 a 6 meses de idade:** um deslocamento verdadeiro pode estar presente, e assim deve ser reduzido, locando a cabeça femoral no acetábulo. A escolha nesse grupo é o suspensório de Pavlik. Em 3 a 4 semanas, geralmente, a cabeça femoral está relocada. Esse dispositivo deverá ser usado até que os parâmetros de imagem voltem ao normal. Quando a redução espontânea não ocorre, indica-se uma redução fechada cirúrgica e manutenção em aparelho gessado na posição "humana". Mantê-lo até que os parâmetros radiográficos estejam dentro da normalidade.

» **6 a 18 meses de idade:** a escolha é a redução cirúrgica fechada, mas, se houver grande instabilidade, torna-se necessária a redução aberta.

» **18 meses a 8 anos de idade:** com as deformidades progressivas, é necessária redução aberta, seguida de osteotomia pélvica (inominada) ou femoral ou ambas, se necessário, para realinhamento do quadril. Após, manutenção em aparelho gessado por 6 a 8 semanas para cicatrização. Gradualmente o paciente vai retornando para suas atividades.

Complicações

A mais importante e grave complicação é a necrose avascular da epífise capital femural. É iatrogênica ou por compressão dos vasos nutridores ou lesão desses, durante cirurgia.

Outras potenciais complicações incluem: redeslocamento, subluxação residual, displasia acetabular e complicações pós-operatórias como infecção da cicatriz cirúrgica.

Pé torto congênito/*talipes equinovarus*

É geralmente uma anormalidade isolada, correspondendo a 75% dos casos de pé torto bilateral em 50% dos casos.

Ocorre devido a:

» defeito primário do plasma germinativo;
» defeito neuromuscular;
» anormalidade do tecido conjuntivo.

Ao exame:

» retropé em equinovaro;
» médio pé varo;
» antepé adulto;
» rigidez variável.

Esses achados são secundários ao deslocamento da articulação talonavicular. Devem ser avaliados os pulsos, a circulação, as demais articulações e a coluna, eliminando outras alterações.

A avaliação radiográfica é indicada para determinar o grau de deslocamento das articulações talocalcaneonavicular e calcaneocuboide e a gravidade de tal defeito.

A ultrassonografia pode mostrar o relacionamento articular do navicular cartilaginoso com o maléolo medial e a cabeça do talo.

O tratamento tem como meta obter e manter um alinhamento articular normal e concêntrico, estabelecer um equilíbrio muscular normal entre os evertores e invertores do pé e a dorsiflexão e a flexão plantar do pé e do tornozelo, fornecer um pé móvel, com função e suporte de peso normais.

Inicialmente é instituído um tratamento conservador. Se até 3 meses não foi alcançada correção clínica e radiológica, é indicada correção cirúrgica. A correção cirúrgica é realizada entre 6 e 12 meses geralmente. O procedimento cirúrgico consiste no alongamento dos tendões, ligamentos e cápsulas articulares contraturadas. Pode ocorrer recidiva da deformidade, sendo necessário novo procedimento cirúrgico.

Infecções osteoarticulares

Definição

Osteomielite e artrite séptica são infecções no osso e na articulação, respectivamente. Embora se presuma que sejam predominantemente causadas por bactérias, nem sempre são isoladas, devendo os critérios ser definidos para o diagnóstico. São fatores associados:

» trauma (em 30% a 50%);
» deficiência no sistema imune (neonatos, aids etc.);
» alterações transitórias do sistema imune, como infecções virais, anestesia, cirurgia, trauma, desnutrição;
» quadro infeccioso pulmonar, abdominal, neurológico etc.

Etiologia

A etiologia varia com a idade.

Osteomielite

Principais locais acometidos: fêmur (36%), tíbia (33%) (preferência da osteomielite por membros inferiores), úmero (10%), fíbula (7%), rádio (3%), calcâneo (3%), ulna (2%), clavícula (1%) e outros (5,4%).

De maneira geral, os principais organismos isolados são descritos na Tabela 175.1.

» **Staphylococcus aureus:** é o agente mais comum de osteomielite na infância, incidência de 25% a 64%.
» **Haemophilus influenzae tipo B:** segundo agente mais comum, 21%, principalmente em crianças menores de 3 anos, com tendência de a infecção acometer extremidades superiores.
» **Streptococcus sp.:** principalmente os do grupo A e pneumococo, tendendo a acometer crianças menores.

Tabela 175.1. Etiologia e características clínicas da osteomielite em crianças.

Etiologia	Características clínicas
Staphylococcus aureus	Todas as idades; associação com infecção de pele ou tecidos moles; MRSA associado com tromboembolismo venoso e doença pulmonar
Staphylococcus coagulase negativa	Neonatos em UTI; crianças com cateter vascular interno (p. ex., hemodiálise crônica)
Streptococcus grupo A	Mais comum em menores de 4 anos; complicação de infecção por varicela-zóster
Streptococcus grupo B	Crianças menores de 3 anos (geralmente entre 2 e 4 semanas)
Streptococcus pneumoniae	Menores 2 anos com vacinação incompleta; maiores de 2 anos com doença de base (doença falciforme, asplenia, disfunção esplênica, imunodeficiência, doença cardíaca crônica, doença pulmonar crônica, diabetes melito)
Kingella kingae	Entre 6 e 36 meses: início indolente, úlceras orais precedendo achados musculoesqueléticos; afeta ossos não tubulares

(Continua)

Tabela 175.1. Etiologia e características clínicas da osteomielite em crianças (continuação).

Etiologia	Características clínicas
Bacilos Gram-negativos, não Salmonella (*E. coli, Serratia*)	Do nascimento a 3 meses; doença falciforme; instrumentação do trato gastrointestinal ou urinário; hospedeiro imunocomprometido (doença granulomatosa crônica)
H. influenzae tipo B	Crianças com vacinação incompleta (áreas com baixas taxas imunização para Hib)
Bartonella henselae	Crianças com exposição a gatos; pode afetar coluna vertebral e cintura pélvica; pode haver infecção multifocal
Pseudomonas aeruginosa	Uso de drogas injetáveis
Brucella	Viagem ou moradia em áreas endêmicas; ingesta de produtos lácteos não pasteurizados
Mycobacterium tuberculosis	Nascer, viajar para, ou entrar em contato com visitante de região endêmica para *M. tuberculosis*
Mycobacterium não *tuberculosis*	Cirurgia ou lesão penetrante; doença granulomatosa crônica; outra imunodeficiência subjacente; HIV
Salmonella	Doença falciforme ou hemoglobinopatias; exposição a répteis ou anfíbios; crianças com sintomas gastrointestinais; crianças de países em desenvolvimento
Infecções polimicrobianas	Mais provável com inoculação direta (trauma penetrante) ou propagação contígua (crânio, face, mãos, pés)

UTI: unidade de terapia intensiva; MRSA: *Staphylococcus aureus* resistentes à meticilina; Hib: *H. influenzae* tipo B; HIV: vírus da imunodeficiência humana.

Fonte: Saavedra-Lozano J et al. [SEIP-SERPE-SEOP Consensus Document on etiopathogenesis and diagnosis of uncomplicated acute osteomyelitis and septic arthritis]. An Pediatr (Barc). 2015;83(3):e1-10; Rosanova MT et al. Osteomyelitis in burn children: ten years of experience. Arch Argent Pediatr. 2018;116(1):56-68.

Artrite séptica

Principais articulações acometidas: joelho, quadril e tornozelo (81% dos casos).

De maneira geral, os principais organismos isolados são: *Staphilococcus aureus* (56%), *Streptococcus* grupo A (22%), *Haemophilus influenzae* (14%), enterobactérias (8%), *Streptococcus pneumoniae* (7%).

» *Haemophilus influenzae* em pacientes menores que 5 anos (aproximadamente 30% das crianças têm meningite associada). Como o *H. influenzae*, outros microrganismos têm predileção por grupos etários menores, como *Streptococcus grupo B* e *Escherichia coli*.

» *S. aureus*, maiores de 5 anos de idade.

» *Kingella kingae* é outro agente, comprometendo preferencialmente menores de 5 anos. Agente oportunista, cocobacilo Gram-negativo, semelhante à *Neisseria*, anaeróbio facultativo, que pode habitar orofaringe (56% dos pacientes analisados em determinado estudo tinham tido infecção respiratória previa à infecção osteoarticular por esse agente). É ainda agente causador de endocardite bacteriana e infecções dos discos vertebrais.

Situações especiais:

» **Pacientes com anemia falciforme:** além de *S. aureus*, lembrar de *Salmonella* sp.; adolescentes: *Neisseria gonorrheae* e neonatos Gram-negativos e *Streptococcus* B.

Diagnósticos clínico e laboratorial

Clínico

Ao exame físico, febre, claudicação, posição antálgica, desconforto ao vestir-se, sinais inflamatórios no osso ou na articulação, perda da concavidade normal de determinadas áreas (p. ex., fossa poplítea, fossa cubital), pele brilhante com perda de pregas, rugas, sulcos, perda da simetria, dor ao exame (percussão, compressão, flexão, extensão, rotação interna). Para a confirmação de dor em determinado local, pode-se, caso não haja colaboração do paciente ao exame, solicitar aos pais que palpem o local suspeito na ausência do médico, observando a reação do paciente.

Dois ou mais dos seguintes achados sugerem o diagnóstico infeccioso:

» Pus aspirado do osso ou articulação (*no osso dificilmente há pus com menos de 3 dias de história; na articulação, com até 24 horas de sintomas já é possível*).
» Hemocultura ou cultura de aspirado positiva.
» Presença dos sintomas clássicos como dor local, edema, calor, limitação de movimentos da articulação adjacente.
» Achados radiológicos típicos.

Obs.: isolamento do agente do osso ou tecidos adjacentes ou evidência histológica de osteomielite sugerem fortemente o diagnóstico.

Quando a cultura é negativa, são eleitos critérios para o diagnóstico:

» temperatura 38,3 ºC;
» dor na articulação suspeita;
» sintomas sistêmicos com ausência de outros processos patológicos;
» resposta satisfatória a antibióticos.

Laboratorial

» **Hemograma:** 25% alterado segundo estudo da Mayo Clinic.
» **VHS (velocidade de hemossedimentação):** mais alta na artrite séptica, demora a cair. Não é confiável em: recém-nascidos, pacientes com anemia falciforme, em uso de esteroides ou em pacientes com início de sintomas com menos de 48 a 72 horas. Não é muito utilizado para seguimento, pois continua aumentando mesmo com uso de antibiótico.
» **PCR (proteína C reativa):** aumento precoce (6 horas), pico em 50 horas, bom para diagnóstico e seguimento, queda rápida (1 semana).
» **Cultura:** aumenta a chance de positividade quando vários sítios são pesquisados (sangue, osso e fluido sinovial).
» **CIE (contraimunoeletroforese) e aglutinação com látex:** especialmente úteis em pacientes que receberam antibiótico principalmente para germes capsulados (*Haemophilus influenzae*, *Streptococcus pneumoniae*, *Streptococcus* grupo B, *Neisseria meningitidis*). Pode ser realizada no sangue, urina e fluido sinovial.
» **Análise do fluido sinovial:** normalmente na artrite séptica há contagem > 80.000 leucócitos/mL com proporção > 75% de polimorfonucleares. Lembrar ainda das tinturas pelo método de Gram e Ziehl Neelsen (BAAR).

Cintilografia

Tem sensibilidade de 89% e especificidade de 94%. Em 92% das vezes localiza a área afetada, mas não a causa.

Diagnóstico por imagem

» **Radiografia:**
- Edema de partes moles, alterando planos subcutâneos (necessidade de incidência e penetração corretas) comparando com o membro não acometido.
- Aumento de espaços articulares.
- Reabsorção e alterações periostais (ocasionalmente semelhantes à tumoração).

» **Tomografia computadorizada (TC):** situações especiais.

» **Ultrassonografia:** pode evidenciar líquido e edema articular ou ainda abscesso subperiostal.

» **Ressonância magnética (RM):**
- especialmente em casos duvidosos;
- diferenciar de tumor.

Terapêutica

Quando identificado o agente, antibioticoterapia específica deverá ser instituída. Quando não for possível identificá-lo, basear-se na idade e nos organismos possíveis.

Terapêutica clínica

Artrite séptica

» **Em qualquer faixa etária cobrir *S. aureus*:** oxacilina 200 mg/kg/dia divididos de 6 em 6 horas ou cefalotina 100 mg/kg/dia de 6 em 6 horas ou clindamicina 25 a 40 mg/kg/dia de 6 em 6 horas. Se resistência aos antibióticos citados, vancomicina 40 mg/kg/dia também de 6 em 6 horas.

» **Recém-nascidos (consultar rotina de administração de antibióticos do serviço de berçário para doses):** cobrir Gram-negativos e *Streptococcus* B (oxacilina ou vancomicina associada a amicacina).

» **Lactentes < 2 anos:** associar à oxacilina, cloranfenicol (80 a 100 mg/kg/dia de 6 em 6 horas) ou cefuroxime (150 mg/kg/dia de 6 em 6 horas ou de 8 em 8 horas) ou ceftriaxone (100 mg/kg/dia de 12 em 12 horas) para cobertura de *H. influenzae*.

» **Pacientes entre 2 e 5 anos:** ponderar caso a caso a introdução de cobertura para *Haemophilus* (checar cobertura vacinal), além da cobertura para *S. aureus* já descrita.

» **Adolescentes:** quando suspeita de infecção por *Neisseria gonorrheae*, penicilina cristalina 100.000 Ul/kg/dia divididas de 4/4 horas. Lembrar que doses maiores podem ser usadas em infecções mais graves.

Osteomielite

» **Em qualquer faixa etária, cobrir *S. aureus*:** oxacilina 200 mg/kg/dia divididos de 6 em 6 horas ou cefalotina 100 mg/kg/dia de 6 em 6 horas ou clindamicina 25 a 40 mg/kg/dia de 6 em 6 horas. Se resistência aos antibióticos citados, vancomicina 40 mg/kg/dia também de 6 em 6 horas.

» **Recém-nascidos (consultar rotina de administração de antibióticos do serviço de berçário):** cobrir Gram-negativos e *Streptococcus* B (oxacilina ou vancomicina associada a amicacina).

» **Pacientes entre 1 mês e 5 anos:** cobrir *H. influenzae* com droga antiestafilocócica mais cloranfenicol (80 a 100 mg/kg/dia de 6 em 6 horas) ou cefuroxime (150 mg/kg/dia de 6 em 6 horas ou de 8 em 8 horas) ou ceftriaxone (100 mg/kg/dia de 12 em 12 horas).

» Em ferimentos puntiformes envolvendo principalmente os pés, associar à droga antiestafilocócica:

- Ceftazidima (150 mg/kg/dia de 8 em 8 horas) + amicacina (15 mg/kg/dia de 12 em 12 horas) ou
- Imipenem (100 mg/kg/dia de 6 em 6 horas) + amicacina (15 mg/kg/dia de 12 em 12 horas) ou
- Colistina 2,5 a 5,0 mg/kg/dia de 6 em 6 horas ou de 8 em 8 horas (nos casos de *Pseudomonas* sp. resistentes aos esquemas acima).

Terapêutica cirúrgica

A destruição do tecido é o resultado final da infecção não tratada corretamente. Embora o osso possa ter a capacidade de reparar-se, cartilagem epifisária e articulação não, portanto se deve limpar a cavidade articular sempre.

Em articulações pequenas, como punhos, por exemplo, e em crianças pequenas, a lavagem articular pode ser dispensada.

Na osteomielite, embora controversa, poderá ser usada como critério para indicação de debridamento cirúrgico a aspiração de pus ou manutenção de sinais e sintomas com até 36 a 48 horas de tratamento clínico.

Critérios de cura/alta

O tempo da terapia endovenosa varia caso a caso. Em casos não complicados, em média, 5 a 7 dias de antibiótico endovenoso com melhora baseada em exames radiológicos, laboratoriais e clínicos pode ser seguida de terapia oral que continuará por 4 a 6 semanas para osteomielite e 6 a 9 semanas para artrite séptica.

Resumindo:
» melhora clínica (ausência de febre, melhora dos sinais e sintomas locais);
» melhora laboratorial (p. ex., queda dos níveis de PCR);
» debridamento cirúrgico adequado;
» antibiótico oral bem tolerado;
» família confiável;
» organismo identificado;
» níveis séricos adequados do antibiótico oral.

Anormalidades dos membros inferiores
Deformidades angulares

Deformidades angulares são alterações no eixo longitudinal dos membros inferiores, podendo fazer parte do desenvolvimento normal ou não. Os desvios que estão aumentando ou aqueles unilaterais devem alertar o médico para a presença de patologias.

O conhecimento da evolução normal do eixo longitudinal na criança é essencial na diferenciação e reconhecimento das situações anormais.

Evolução normal do eixo longitudinal na criança

Na criança até 1 ano de idade aproximadamente, tal situação é normal. À medida que desenvolve a marcha, tende a haver uma retificação (em torno dos 18 meses) para depois (3 anos e meio) um arqueamento valgo (ângulo tibiofemoral lateral agudo). Depois, aos 7 anos, tal angulação diminui e estaciona em torno de 7 a 8 graus de valgo.

Genu varum
Definição

Arqueamento varo (ângulo tibiofemoral medial agudo) dos membros inferiores.

Etiologia

São causas de arqueamento dos membros inferiores em varo: *Genu varum* aparente; *genu varum* fisiológico; tíbia vara familiar congênita; tíbia vara ou doença de Blount (afeta a porção medial de uma ou ambas as cartilagens de crescimento proximais da tíbia, podendo o varismo ser simétrico e chamando a atenção para a progressão da lesão); bloqueio assimétrico do crescimento da porção medial do fêmur distal e da tíbia proximal em decorrência da infecção, fratura ou tumor; raquitismo; displasia óssea (p. ex., acondroplasia e displasia metafisária); displasia fibrocartilaginosa; deficiência longitudinal congênita da tíbia com relativo crescimento exagerado da fíbula; intoxicação por chumbo ou fluoreto.

Diagnóstico

O desenvolvimento normal destacado anteriormente deve ser conhecido. A persistência, o exagero ou a progressão da angulação pode ser manifestação de doença.

Terapêutica/critérios de cura/alta

Raquitismo, intoxicação por chumbo, fluoreto ou infecção, por exemplo, permitem tratamento clínico. Em outras situações o tratamento ortopédico dever ser instituído.

Genu valgum

Definição

Arqueamento valgo (ângulo tibiofemoral lateral agudo) dos membros inferiores. Tal situação, desde que não exagerada, no paciente até os 7 anos de idade é considerada fisiológica e não patológica. Adolescente ou criança acima de 8 anos de idade com *genu valgum* é sinal de causa patológica.

Etiologia

São causas de arqueamento dos membros inferiores em valgo: do desenvolvimento (fisiológico, sem patologia intrínseca do osso ou anomalia congênita); congênito: pela deficiência longitudinal da fíbula; retração da banda iliotibial; traumatismos; consolidação viciosa de fratura; estimulação de crescimento por fratura em galho verde da metáfise proximal da tíbia; bloqueio assimétrico de crescimento por fratura-separação, envolvendo segmento lateral da fise superior da tíbia ou da fise superior do fêmur; infecção; artrite do joelho (reumatoide, hemofilia); displasia óssea: síndrome de Morquio, Ellis-Van Creveld, doença de Ollier (encondromatose múltipla), exostose hereditária múltipla, displasia metafisária, displasia epifisária múltipla; osteogênese imperfeita; doença metabólica do osso, particularmente osteodistrofia renal; obesidade.

Diagnóstico

O desenvolvimento normal descrito acima deve ser conhecido. A persistência ou o exagero da angulação pode ser manifestação de doença.

Terapêutica/critérios de cura/alta

Dependendo da causa, o tratamento pode ser clínico. Em outras situações, como no *genu varum*, o tratamento ortopédico dever ser instituído.

Mau alinhamento rotacional dos membros inferiores

Rotação interna

Crianças que caminham com os pés voltados para dentro. O que mais chama a atenção dos pais são o componente estético e as quedas com facilidade, pois, segundo os pais, os pacientes tropeçam sobre os próprios pés. A causa pode estar tanto no quadril quanto nas pernas ou pés.

Etiologia

Metatarsus varus; rotação interna protetora (gira as pernas para que o centro de gravidade caia no centro do pé); torção medial excessiva da tíbia; antetorção femoral; postura ao sentar-se (posição de alfaiate reversa).

Tratamento

Correção da postura, exercícios físicos adequados e uso de órteses, a serem orientados pelo especialista.

Rotação externa

Quando a criança fica em posição supina e começa a ficar de pé e andar, geralmente executa a rotação externa dos membros inferiores (retração dos músculos rotatores externos dos quadris) em decorrência da posição fetal intrauterina. Com o tempo, essa retração desaparece e o grau de rotação medial dos quadris aumenta. Em alguns casos, porém, a rotação externa é mantida.

Etiologia

Deformidade (*calcaneovalgus*); pés valgos convexo (talo vertical); retração do tríceps sural causando pés valgos; torção tibiofibular lateral; tornozelo valgo; fíbula curta congênita; retração em rotação lateral do quadril; retrotorção femoral.

Deslocamento epifisário do fêmur proximal

Definição/etiologia

É o distúrbio do quadril mais comum no adolescente. Enfraquecimento da zona fisária da metáfise proximal do fêmur, que pode acontecer durante o período de crescimento rápido da adolescência, podendo, pela carga corpórea, ocorrer desvio da epífise em relação ao colo femoral. O deslocamento ocorre quando a tensão tangencial exercida sobre a cabeça femoral é maior do que a resistência fornecida pela estabilidade mecânica da placa de crescimento. Em geral a epífise desvia posterior e inferiormente (medialmente) e raramente posterior e lateralmente.

A causa é desconhecida, mas são descritas etiologias metabólicas, ambientais e endocrinológicas. Quando acomete crianças menores de 10 anos, sempre descartar endocrinopatia. Acomete adolescentes obesos com baixos níveis de hormônio sexual; também altos e magros, nos quais está implicada uma taxa mais elevada do hormônio de crescimento.

Manifestações clínicas

Depende do grau de deslocamento e da classificação. Observam-se, de modo geral, claudicação e dor.

No quadro agudo e no agudo sobre deslocamento crônico, é difícil a avaliação pela dor.

No deslocamento crônico estável, o paciente apresenta marcha antálgica e o membro acometido está rodado externamente. A rotação interna é limitada. À medida que o quadril é fletido, vai aumentando a rotação externa.

Vinte por cento dos pacientes queixam-se de dor no joelho.

A idade de aparecimento corresponde à adolescência: em meninos, dos 13 aos 15 anos, e em meninas, dos 11 ao 13 anos. É bilateral em cerca de 25% dos casos.

Grupos clínicos

» **Pré-escorregamento:** a fise é larga, sem escorregamento. Pode haver desconforto discreto, mas o exame físico é normal.
» **Escorregamento agudo da epífise femoral proximal:** pode ou não haver sintomas discretos prévios, como dor ou claudicação por um período menor que três semanas. Geralmente não há história de trauma associado. A dor é muito intensa.
» **Deslocamento agudo sobre um escorregamento crônico:** tal paciente apresentou previamente sintomas de dor, claudicação, marcha com pé para fora durante meses ou mais. Essa situação é instável, e, então, ocorre um processo agudo doloroso.
» **Escorregamento crônico:** é o tipo mais comum; há história de sintomas por diversos meses, com piora à medida que o deslocamento progride. Como não há perda de continuidade do colo e da cabeça femoral, os sintomas não são tão severos. É uma situação estável.

Avaliação radiológica

Realiza-se radiografia anteroposterior e posição lateral de Lauenstein (rã). O sinal mais precoce é a dilatação da fise, sem escorregamento. Com o escorregamento, a cabeça femoral permanece no acetábulo, há rotação do colo femoral predominantemente anterior, resultando em uma cabeça femoral retrovertida e vara. O escorregamento pode ser leve (0% a 33%), moderado (34% a 50%) ou grave (> 50%).

Tratamento

Tem como objetivo evitar a progressão do deslocamento e minimizar as complicações. Deve-se retirar o apoio do pé do membro acometido e proceder à internação para submeter o paciente à cirurgia. A técnica mais popular é a inserção de um ou dois parafusos canulados. Podem ser instalados percutaneamente. É controversa a retirada deles após o fechamento da fise.

Complicações

As duas principais complicações são a osteonecrose (necrose avascular) da cabeça do fêmur e a condrólise.

A necrose avascular é resultado da lesão dos vasos retinaculares. Pode ser devido a uma manipulação forçada sobre um deslocamento instável, compressão por hematoma intracapsular ou lesão direta durante a cirurgia.

Condrólise é a degeneração da cartilagem articular do quadril. A causa não é bem estabelecida. É associada a deslocamentos mais graves, cor negra, sexo feminino, pinos protrusos na articulação.

Traumatismos

Em recém-nascidos (RN), o tocotraumatismo é a causa principal, acometendo os RN nascidos de partos complicados, normalmente extrações difíceis, partos pélvicos, dificilmente ocorrendo em partos normais sem complicações obstétricas. Nestes, a fratura de clavícula representa 92,4% das fraturas nesse grupo etário com incidência aproximada de 1,7% dos nascidos vivos. Pode ainda ocorrer deslocamento epifisário do úmero ou fêmur ou fraturas diafisárias de outros ossos longos. Pacientes com fraturas múltiplas, algumas de ocorrência intrauterina, podem ser portadores de osteogênese imperfeita. Lesões do plexo braquial, embora não caracterizem fraturas, devem ser lembradas, ocorrendo por tração no momento do parto e acarretando diferentes graus de paralisia no membro superior, geralmente em partos difíceis com RN macrossômico.

Em crianças maiores, quedas, colisões, não se esquecendo de síndrome de maus-tratos, exemplificam outras etiologias.

As luxações são menos frequentes em crianças, e uma das explicações seria o fato de que os traumatismos encontram na cartilagem de conjugação um ponto de resistência menor, sendo maior a ocorrência de deslocamentos epifisários.

Diagnóstico

História de parto difícil, RN que chora mais com relação a outros normais, além de sinais clássicos de dor, edema, alteração na mobilidade do membro afetado, ocasionam o diagnóstico. À palpação de toda a extremidade do osso podem ser detectadas deformidades, crepitações, prejuízo funcional e alterações radiológicas. Em situações como deslocamentos epifisários (mais comuns na cabeça do fêmur), a radiografia não mostra a fratura, pois ela ocorre na extremidade cartilaginosa, sendo o exame ultrassonográfico indicado.

No caso da clavícula, a movimentação passiva ou ativa pode ser normal.

Em decorrência da diferente resistência ao traumatismo em ossos de crianças, formas peculiares de fraturas, como as subperiostais ou em "galho verde", outras muito graves, como as que envolvem a cartilagem de conjugação, deslocamentos epifisários e fraturas epifisárias que atingem a fise, capazes de comprometer o crescimento, podem ser encontradas.

Com relação à lesão do plexo braquial:

» O membro afetado não apresenta movimentação ativa e fica "largado" ao longo do corpo. Fraturas de clavícula ou da região proximal do úmero, que podem coexistir com a lesão neurológica ou simulá-la, devem ser pesquisadas. Topograficamente, as paralisias obstétricas podem afetar preferencialmente os músculos do ombro e cotovelo, preservando a mão (paralisia de Erb-Duchenne, raízes C5-C6), ou, ao contrário, na paralisia baixa, a mão é afetada e a musculatura do ombro, preservada (paralisia de Klumpke, C7-C8-T1). Na paralisia total todas as raízes são lesadas e o membro superior é balouçante.

Terapêutica/critérios de cura/alta

No caso da fratura da clavícula, redução anatômica ou medidas especiais de tratamento geralmente não são necessárias, sendo o prognóstico muito bom com a consolidação da fratura em 7 a 10 dias com a orientação de cuidados no manuseio do membro e uso de tipoia simples quando o paciente está muito desconfortável.

Em qualquer caso de fratura, a conduta deverá ser dada em conjunto com o ortopedista.

Referências consultadas

1. Barros Filho TEP, Camargo OP, Camanho GL. Clínica ortopédica. Barueri, SP: Manole; 2012.
2. Colaço HB, Patel S, Lee MH, Shaw OM. Congenital clubfoot: a review. Br J Hosp Med. 2010;71(4):200-5.
3. Gibbons PJ, Gray K. Update on clubfoot. J Paediatr Child Health. 2013;49(9):E434-7.
4. Guarniero R, Montenegro NB, Paula A, Grangeiro PM, Massa BSF, Nordon DG. SOS Residência em ortopedia pediátrica. Barueri, SP: Manole; 2018.

5. Morrisay RT, Weinstein SL. Lovell & Winter's pediatric orthopaedics. 6th ed. Philadelphia: Lippincott Williams and Wilkins; 2006.
6. O'Dowd D, Fernandes JÁ. The limping child – what a pediatrician should know? Indian J Pediatr. 2016;83(11):1259-65.
7. Paton RW. Screening in developmental dysplasia of the Hip (DDH). The Surgeon. 2017;15:290-6.
8. Rosanova MT et al. Osteomyelitis in burn children: ten years of experience. Arch Argent Pediatr. 2018;116(1):56-68.
9. Saavedra-Lozano J et al. [SEIP-SERPE-SEOP Consensus Document on etiopathogenesis and diagnosis of uncomplicated acute osteomyelitis and septic arthritis]. An Pediatr (Barc). 2015;83(3):e1-10.
10. Tachdjian MA. Pediatrics orthopedics. 4th ed. Philadelphia: Williams and Wilkins; 2008.
11. Visser JD. Pediatric orthopedics: symptoms, differential diagnosis, supplementary assessment and treatment. Basel: Springer; 2017.

Parte 22

• • • • • • • • • • •

Cirurgia Pediátrica

Coordenação

Uenis Tannuri

Capítulo 176

· · · · · · · · · · · · · · · · · ·

Emergências Cirúrgicas Torácicas no Recém-Nascido

Ana Cristina A. Tannuri
Uenis Tannuri

Obstrução das vias aéreas superiores

Atresia de coana

Persistência de um septo membranoso (10% dos casos) ou ósseo (90%) que oclui a coana.

Macroglossia

Decorre de hipertrofia ou hiperplasia muscular, ou de acometimento difuso da língua por linfangioma, neurofibroma ou hemangioma. A hipertrofia muscular habitualmente ocorre em associação com a síndrome de Beckwith-Wiedeman.

Síndrome de Pierre-Robin

Micrognatia, com posicionamento inadequado da língua, que, embora normal em volume, cai sobre a glote, ocluindo-a quando a criança permanece em decúbito dorsal.

Obstrução da faringe por cistos e tumores

» **Cisto dermoide ou branquial:** na base da língua e anomalias do desenvolvimento da glândula tireoide podem dar origem à tireoide ectópica lingual ou ao cisto tireoglosso, que causam obstrução à passagem do ar.
» **Outros tumores:** linfangiomas, hemangiomas, teratomas, cisto enterógeno, hemangiopericitoma, tecido cerebral ectópico. O diagnóstico é feito no momento da intubação endotraqueal, procedimento realizado para alívio da obstrução respiratória antes da excisão do tumor. Em casos especiais mais graves, quando não se consegue intubação, torna-se necessária traqueostomia.

Tumores cervicais congênitos

Linfangiomas, hemangiomas, teratomas, cisto enterógeno, cistos de origem tímica, bócio congênito. Alguns hemangiomas podem ser pouco visíveis externamente e acometer seletivamente a glote e a subglote.

> » **Tratamento:** a medida terapêutica de urgência é a intubação orotraqueal. Após o alívio da dificuldade respiratória, o diagnóstico pode ser confirmado por meio de radiografias, ultrassonografia e exame endoscópico de laringe e traqueia. Tumores e cistos requerem remoção cirúrgica. Os hemangiomas podem sofrer regressão espontânea ou por terapia com corticosteroides. Os hemangiomas de laringe e traqueia são passíveis de remoção endoscópica com *laser*.

Anomalias congênitas da laringe

Laringomalácia, cistos submucosos, estenose subglótica, paralisia de cordas vocais, tumores (neurofibroma, linfangioma e hemangioma) e atresia de laringe.

> » **Quadro clínico:** dificuldade respiratória, em diferentes graus de intensidade, choro rouco, estridor ou afonia.
> » **Diagnóstico e tratamento:** exame endoscópico para diagnóstico e colocação de sonda endotraqueal para alívio respiratório.

Fissura laringotraqueoesofágica

Resulta do desenvolvimento incompleto do septo traqueoesofageano. Pode se limitar a uma pequena fissura entre a parede posterior da laringe e o esôfago superior, até uma fissura total em que existe um tubo único, com comunicação completa entre laringe, traqueia e esôfago.

> » **Quadro clínico:** logo após o nascimento, salivação abundante, aspiração maciça para os pulmões, estridor respiratório, porém com choro normal.
> » **Diagnóstico:** deve ser suspeitado quando o tubo endotraqueal, utilizado para assistência respiratória, desloca-se para o esôfago e a sonda nasogástrica, visível na radiografia de perfil, desloca-se para a frente. O exame endoscópico sela o diagnóstico. O tratamento cirúrgico é complexo.

Traqueomalácia e bronquiomalácia

Decorrem de imaturidade do esqueleto cartilaginoso que, por não ser adequadamente rígido, permite o colabamento da luz da via aérea durante a inspiração.

> » **Diagnóstico:** radiografia em posição lateral demonstra o colapso anteroposterior da traqueia. A endoscopia sela o diagnóstico.
> » **Tratamento:** cuidados respiratórios, principalmente nas crises de infecção respiratória, já que com o crescimento existe natural tendência a regressão espontânea.

Estenoses e membranas traqueais

São anomalias congênitas que produzem dificuldade respiratória precocemente.

> » **Diagnóstico:** exame endoscópico e radiografia contrastada da traqueia.
> » **Tratamento:** membranas e estenoses de pequena extensão respondem satisfatoriamente ao tratamento dilatador por via endoscópica. Estenoses mais rígidas exigem tratamento cirúrgico, que consta de ressecção do segmento acometido seguido de anastomose término-terminal.

Cistos e tumores do mediastino

Podem causar compressão traqueal ou brônquica, com hiperinsuflação ou atelectasia do pulmão aerado pelo brônquio comprimido. Os mais importantes são: aumento do volume do timo por hemorragia ou cisto, teratomas mediastinais, cisto broncogênico, duplicação esofágica, hemangiomas e linfangiomas. No mediastino posterior, neuroblastomas, ganglioneuro-blastomas, duplicações esofágicas e meningoceles anteriores podem produzir compressão das vias aéreas.

» **Diagnóstico:** radiografia simples do tórax ou tomografia computadorizada.

» **Tratamento:** remoção cirúrgica.

Compressões vasculares da árvore respiratória

As anomalias do desenvolvimento do arco aórtico podem provocar compressão extrínseca da traqueia e problemas respiratórios ou, de forma associada, compressão esofágica e disfagia. Os tipos são:

A) **Duplo arco aórtico:** quase metade dos casos. Decorre da persistência de ambos os arcos aórticos, direito e esquerdo, em que não ocorreu o desaparecimento do arco direito. Os arcos se unem em plano posterior ao esôfago, continuando com o arco descendente e formando anel vascular em torno da traqueia e do esôfago.

B) **Artéria subclávia direita anômala:** origina-se na aorta descendente e atravessa obliquamente o mediastino posterior da esquerda para a direita, atrás do esôfago. É o segundo tipo mais frequente.

C) **Arco aórtico à direita, com persistência do ligamento arterioso:** forma-se um anel completo que comprime esôfago e traqueia, constituído pela aorta ascendente e artéria pulmonar anteriormente, arco aórtico do lado direito e ligamento arterioso e artéria subclávia atrás e à esquerda.

D) **Compressão anterior da traqueia pela artéria inominada anômala:** produz sintomas respiratórios. O arco aórtico é normal, do lado esquerdo, e a artéria inominada origina-se à esquerda e posteriormente cruza pela frente da traqueia, causando compressão anterior.

E) **Anel formado pela artéria pulmonar:** o tronco da artéria pulmonar não é formado e a artéria pulmonar esquerda se origina posteriormente da pulmonar direita, formando anel que circunda o brônquio principal direito, passando entre traqueia e esôfago em direção ao pulmão esquerdo.

» **Quadro clínico:** disfagia e/ou sintomas respiratórios, tosse, respiração ruidosa, secreção pulmonar ou hiperinsuflação em ambos os pulmões.

» **Diagnóstico:** radiografia contrastada do esôfago, exame endoscópico da traqueia ou esôfago. Angiografias e tomografia computadorizada são dispensáveis.

» **Tratamento:** cirurgia nos casos sintomáticos, por toracotomia posterolateral esquerda.

Afecções congênitas do pulmão

Cistos, malformação adenomatoide cística. Podem causar precocemente desconforto respiratório, pois comprimem o parênquima normal.

» **Diagnóstico:** ultrassom materno antenatal, radiografia simples do tórax e tomografia computadorizada após o nascimento.

» **Tratamento:** ressecção do lobo pulmonar acometido.

Enfisema lobar congênito

Hiperinsuflação ou grande distensão de um lobo pulmonar, com compressão e atelectasia dos outros lobos, desvio do mediastino e hérnia de pulmão para o lado contralateral. O lobo superior esquerdo é o mais acometido (quase 50% dos casos), seguido dos lobos superiores ou médio direito (40% dos casos). Os 10% restantes correspondem aos lobos inferiores.

» **Diagnóstico:** dificuldade respiratória, em algum grau, após o nascimento. Exame físico: deslocamento do *ictus* cardíaco, hipertimpanismo à percussão e diminuição do murmúrio vesicular no lado acometido. Radiografia simples do tórax: insuflação do lobo afetado, com delicada trama vasobrônquica (não confundir com pneumotórax). Em crianças maiores, realizar broncoscopia para afastar o diagnóstico de obstrução brônquica por corpo estranho ou tumor.

» **Tratamento:** ressecção do lobo afetado. Em crianças maiores com sintomas mínimos, pode-se tomar conduta expectante.

Sequestro pulmonar

É um tecido pulmonar que não tem conexão com a árvore brônquica normal e é irrigado por artéria proveniente da aorta. A drenagem venosa é feita por veias que vão diretamente ao átrio esquerdo, veia ázigos ou cava.

» **Diagnóstico:** habitualmente não provoca sintomas. O sequestro de grandes proporções provoca compressão e dificuldade respiratória. Exames de imagem: radiografia simples do tórax e tomografia computadorizada. Angiografia comprova a vascularização a partir da aorta.

» **Tratamento:** remoção cirúrgica.

Agenesia ou hipoplasia pulmonar

Agenesia de pulmão significa ausência de brônquio, parênquima e vasos. Hipoplasia consiste em desenvolvimento anômalo, incompleto, do pulmão, em diferentes graus de intensidade. Frequentemente existe associação com outras malformações – cardiopatias, atresia do esôfago, anomalia anorretal.

» **Quadro clínico:** um terço das crianças com agenesia do pulmão morrem antes do primeiro ano de vida e metade até o quinto ano. Os pacientes que sobrevivem apresentam infecção respiratória crônica, chiado e dispneia. O pulmão remanescente é do tipo enfisematoso e preenche o espaço de ambos os hemitórax.

» **Diagnóstico:** radiografia simples do tórax, exame endoscópico ou contrastado dos brônquios.

» **Tratamento:** correção das anomalias associadas. Não há tratamento cirúrgico. A evolução de crianças com hipoplasia de um pulmão é habitualmente boa.

Pneumotórax

Presença de ar no espaço pleural entre a pleura visceral e a parietal.

» **Quadro clínico:** os sintomas dependem da intensidade do pneumotórax: diminuição da expansibilidade torácica no lado acometido, abaulamento no hemitórax, timpanismo à percussão e diminuição do murmúrio vesicular, taquicardia, abafamento de bulhas cardíacas, aumento de pressão venosa central, hepatomegalia e estase jugular.

» **Diagnóstico:** radiografia simples do tórax. Diagnóstico diferencial radiológico: hiperinsuflação pulmonar por obstrução brônquica ou aspiração de corpo estranho, enfisema lobar congênito, cistos pulmonares e pneumatocele. Gasometria do sangue arterial: baixa da pO_2, diminuição inicial da pCO_2 com posterior aumento e diminuição do pH.

» **Tratamento:** conservador ou cirúrgico, dependendo da repercussão clínica, da avaliação radiográfica e dos fatores de risco envolvidos.

Na criança com grande pneumotórax ou em ventilação mecânica, recomenda-se drenagem cirúrgica, pois é grande o risco de um pequeno pneumotórax apresentar aumento súbito e se tornar hipertensivo. O tratamento conservador é restrito aos pequenos pneumotórax e a pacientes assintomáticos.

Em recém-nascidos, a utilização de hiperóxia para acelerar a reabsorção do ar não traz vantagens sobre o tratamento expectante.

Pneumomediastino

Presença de ar no mediastino. Habitualmente não causa repercussão.

» **Diagnóstico:** radiografia simples de tórax. Observa-se um halo paracardíaco, e a presença do ar em volta do timo produz uma imagem típica em "vela de navio".

Pneumopericárdio

Frequentemente ocorre em conjunto com o pneumomediastino.

» **Diagnóstico:** radiografia simples do tórax mostra imagem típica de gás em torno da sombra cardíaca.

O pneumomediastino e o pneumopericárdio não requerem tratamento específico.

Quilotórax

É a causa mais comum de derrame pleural no recém-nascido. Pode ser unilateral ou bilateral.

» **Quadro clínico:** dificuldade respiratória progressiva, com exame físico sugestivo de derrame pleural.

» **Diagnóstico:** radiografia de tórax e punção pleural que revela líquido de aspecto leitoso, com gordura, proteína e linfócitos. Em grande parte dos recém-nascidos a causa não é detectada.

» **Tratamento:** punções pleurais para esvaziamento. Em alguns casos torna-se necessária a administração de dietas elementares isentas de gordura ou nutrição parenteral prolongada.

Hemotórax

O sangramento na cavidade pleural pode ocorrer em consequência de traumatismo, tumores ou mesmo de forma espontânea, na vigência de coagulopatias ou no período neonatal após parto traumático.

» **Tratamento:** punção pleural esvaziadora, transfusão sanguínea e correção da doença de base. Se a punção não for suficiente, recomenda-se drenagem pleural com dreno tubular.

Hérnia diafragmática

» **Definição:** persistência de forame posterolateral de Bochdalek (mais comum do lado esquerdo), com a passagem do conteúdo da cavidade abdominal para a cavidade torácica. Em decorrência da compressão exercida sobre os pulmões, ocorre hipoplasia pulmonar, alteração da rede arteriolar pulmonar com hipertensão pulmonar e imaturidade pulmonar.

» **Quadro clínico:** desconforto respiratório e cianose, abdome escavado, assimetria torácica, diminuição da amplitude dos movimentos respiratórios.

» **Diagnóstico:** ultrassom antenatal, radiografia simples do tórax e abdome do recém-nascido que revela poucas alças intestinais no abdome e presença das mesmas no tórax. É necessária avaliação cardíaca e hemodinâmica com ecocardiograma para medida da pressão da artéria pulmonar.

» **Tratamento**
  - **Conduta imediata:** intubação endotraqueal e ventilação mecânica, sondagem nasogástrica de alívio. Deve-se evitar ventilação com máscara pelo risco de distensão abdominal.

– **Tratamento definitivo:** correção cirúrgica em caráter eletivo após estabilização das condições hemodinâmicas e da hipertensão pulmonar (usualmente após 3 a 5 dias).

Atresia do esôfago

É a interrupção total da luz esofágica, ao nível do terço médio da víscera. Existem cinco tipos anatômicos:

A) o coto proximal termina em fundo cego e o coto distal é fistulado na traqueia (90% dos casos);

B) o esôfago proximal termina em fundo cego e o distal é fechado, sem fístula com a traqueia (8% dos casos);

C) fístula traqueoesofágica sem atresia do esôfago (fístula em H – 1% dos casos);

D) atresia do esôfago com fístula dupla (1%);

E) atresia do esôfago com fístula proximal (1%).

» **Anomalias associadas:** cardiopatias (20% dos casos), anomalias anorretais, atresias intestinais, rotações intestinais incompletas, estenose hipertrófica do piloro, anomalias musculoesqueléticas (hemivértebras, costelas extranumerárias e defeitos das extremidades), malformações do aparelho respiratório (estenose traqueal, hipoplasia de pulmão, estenose brônquica, laringotraqueomalácia). Associação VATER (ou VATERL): anomalia vertebral (V), atresia anal (A), atresia de esôfago com fístula traqueoesofágica (TE) e anomalias renais (R), displasia do rádio (R) ou malformação de membro inferior (*limb* – L).

» **Quadro clínico-diagnóstico:** polidrâmnio materno (80% dos casos de atresia sem fístula e 32% em atresia com fístula), ultrassom materno no último trimestre da gravidez. Após o nascimento: impossibilidade de passagem de sonda nasogástrica, salivação abundante, aerada, através da boca e nariz, dificuldade respiratória em decorrência da aspiração de saliva, distensão abdominal nos casos de atresia com fístula (passagem contínua do ar inspirado para o estômago através da fístula distal) e abdome escavado nos casos de atresia sem fístula. Para confirmação radiológica, após colocação da sonda injeta-se de 10 a 20 mL de ar e realiza-se radiografia de tórax e abdome para analisar:

– Presença do coto superior do esôfago atrésico cheio de ar.
– Campos pulmonares: atelectasias, pneumonias.
– Tamanho da silhueta cardíaca.
– Presença de ar no abdome indicativo de atresia com fístula. Na atresia sem fístula, o abdome é vazio. Adicionalmente, o diagnóstico de qualquer obstrução ou atresia intestinal poderá ser feito.
– Análise da imagem dos ossos, principalmente vértebras.

Não administrar contrastes para a visualização do coto proximal, pelo perigo de aspiração para a árvore traqueobrônquica.

» **Tratamento:** sonda no coto esofágico proximal para aspiração de saliva, nutrição parenteral prolongada através de catéter central ou veia periférica, antibioticoterapia de largo espectro e assistência respiratória mecânica se necessário. Correção cirúrgica após estabilização das condições clínicas e pulmonares.

Fístula esofagotraqueal congênita sem atresia de esôfago (fístula em H)

» **Quadro clínico:** tosse, asfixia, cianose às mamadas, pneumonias de repetição e distensão abdominal em consequência da passagem contínua de ar da traqueia para as vias digestivas, através da fístula.

» **Diagnóstico:** radiografia contrastada do esôfago com contraste bastante fluido. Endoscopia para confirmar o diagnóstico, com injeção de azul de metileno no esôfago e verificar sua passagem, através da fístula, para a traqueia.

» **Tratamento:** sondagem nasogástrica para alimentação e fechamento cirúrgico da fístula por meio de cervicotomia direita.

Referências consultadas

1. Martins JL. Guia de cirurgia pediátrica. Barueri, SP: Manole; 2007.
2. O'Neill Jr JA, Grosfeld JL, Coran AG, Caldamone AA. Principles of pediatric surgery. 2nd ed. Philadelphia: Mosby; 2004.
3. Puri P, Höllwarth M. Pediatric surgery. Diagnosis and management. Basel: Springer; 2009.
4. Tannuri ACA. Doenças cirúrgicas da criança e do adolescente. Barueri: Manole; 2010. (Coleção Pediatria. Instituto da Criança HCFMUSP. Schvartsman BGS, Maluf Jr PT (eds.), n. 13). p. 149-58: Atresia do esôfago.
5. Tannuri U. Doenças cirúrgicas da criança e do adolescente. Barueri, SP: Manole; 2010. (Coleção Pediatria. Instituto da Criança HCFMUSP. Schvartsman BGS, Maluf Jr PT (eds.), n. 13). p. 127-48: Emergências respiratórias no recém-nascido.

Capítulo 177

Emergências Cirúrgicas Abdominais no Recém-Nascido

Ana Cristina A. Tannuri
Uenis Tannuri

Abdome agudo

Sinais clínicos de alarme indicativos de abdome agudo

Vômitos repetidos, distensão abdominal, ausência de eliminação de mecônio, massa abdominal palpável, sangramento intestinal, peristaltismo visível.

Radiografia simples do abdome

Pneumoperitônio, distribuição irregular das alças intestinais pelos quadrantes abdominais e diferença de calibre entre as alças, edema de alças intestinais e presença de líquido na cavidade peritoneal.

Classificação

Didaticamente, o abdome agudo do recém-nascido é subdividido em:

A) Obstrutivo:
- » atresias intestinais;
- » aganglionose (moléstia de Hirschsprung);
- » volvo de intestino médio;
- » íleo meconial;
- » peritonite meconial;
- » obstrução por rolha de mecônio;
- » anomalias anorretais.

B) Inflamatório:
- » enterocolite necrosante;
- » outros.

C) Perfurativo:
- » perfuração gástrica;
- » perfuração intestinal.

D) Hemorrágico (traumas obstétricos):

» ruptura hepática e esplênica;

» hemorragia de suprarrenal.

É importante frisar que todo abdome agudo obstrutivo no recém-nascido é de indicação cirúrgica. De modo geral, o diagnóstico específico é feito no ato operatório. Em recém-nascidos que não apresentaram eliminação de mecônio, com abdome agudo obstrutivo, o diagnóstico mais provável é a atresia intestinal, ou seja, interrupção da luz da víscera. O tratamento é o restabelecimento do trânsito intestinal com anastomose primária entre as porções intestinais, proximal e distal.

Doença de Hirschsprung (megacolo congênito ou megacolo aganglionar)

Definição

Decorre da ausência dos três plexos nervosos da parede das porções terminais do intestino grosso, em extensões variáveis desde um segmento muito curto junto ao esfíncter interno do ânus até o comprometimento extenso e muito grave de todo o colo e íleo terminal. A forma mais comum é aquela em que a zona de aganglionose se situa no reto até a transição com o sigmoide.

Quadro clínico

Pode causar suboclusão intestinal no recém-nascido e constitui-se no principal diagnóstico diferencial das obstipações intestinais de lactentes e pré-escolares.

Exame físico

Distensão abdominal, peristaltismo intestinal visível e, ao toque retal, eliminação de fezes de maneira explosiva, após a retirada do dedo. A primeira eliminação de mecônio frequentemente ocorre após as primeiras 24 horas de vida. Nos primeiros dias de vida, a estase fecal pode ocasionar a proliferação bacteriana anômala no colo e, em consequência, a enterocolite de estase.

Diagnóstico

A radiografia simples do abdome revela sinais de oclusão ou suboclusão intestinal baixa. O diagnóstico de certeza é feito pelo enema baritado: visualiza-se a zona estreitada, espástica, de menor calibre e a zona a montante, dilatada, em consequência do obstáculo, e entre ambas, a "zona de transição", em forma de funil.

Outros métodos diagnósticos

Pesquisa da presença de fibra colinérgica em fragmento de mucosa e submucosa retal obtido por biópsia de sucção (método histoquímico) e manometria anorretal para verificar ausência do reflexo de abertura do esfíncter interno, pela ausência das células ganglionares.

Tratamento

Para as formas clássicas, abaixamento endoanal do colo no período neonatal. Em casos mais graves, deve-se realizar colostomia na zona de transição entre a porção dilatada, ganglionar, e a zona espástica aganglionar.

Anomalias anorretais

Definição

Grupo complexo de malformações do reto e do canal anal com aspecto clínico em comum: ausência do ânus ou presença deste com aspecto morfológico e posição anatômica anormais.

Diagnóstico

Deve ser feito no primeiro exame: ausência do orifício anal, presença deste em posição anômala ou fístula na região perineal (sinal de anomalia baixa). Para melhor definição do trajeto fistuloso é obrigatório que se aguarde 18 a 24 horas após o nascimento, tempo suficiente para que o mecônio e o ar cheguem até o reto e evidenciem a fístula com a coloração esverdeada.

Exame físico

No sexo masculino, a saída de mecônio pela uretra indica fístula retouretral (anomalia alta). No sexo feminino, a saída de mecônio pela vagina significa anomalia intermediária ou alta. Nas meninas, quando não se consegue identificar o meato uretral e a vagina, ou seja, quando existe apenas um orifício em todo o períneo, por onde ocorre a saída de fezes e urina, trata-se de persistência de cloaca. Quando não houver fístula visível (20% dos casos), realizar radiografia com a criança em posição invertida e lateral.

Anomalias associadas

Da coluna, do aparelho urinário, cardíacas ou outras atresias do aparelho digestivo, como do esôfago ou duodeno.

Enterite necrosante

Definição

Doença intestinal grave, na qual inicialmente ocorre necrose da mucosa do intestino delgado ou colo. O processo pode se estender por toda a espessura da parede intestinal, determinando perfurações e, nos casos mais graves, comprometer extensos segmentos do intestino. O segmento intestinal mais frequentemente acometido é o íleo terminal, seguido pelo colo e pelo jejuno.

Incidência

Período neonatal, particularmente recém-nascidos de baixo peso (90% das crianças com menos de 2.500 g ao nascimento e período de gestação inferior a 38 semanas). No Brasil e em outros países da América Latina, a doença incide também em lactentes.

Etiopatogenia

Hipóxia perinatal, problemas de parto, período expulsivo prolongado e afecções pulmonares no período pós-natal imediato (membrana hialina, pneumonia aspirativa, crises de apneia), hipovolemia, hipotermia, ducto arterioso patente, cardiopatias, cateterização de vasos umbilicais e exsanguineotransfusão podem também causar distúrbios circulatórios que vão resultar em isquemia e lesão da mucosa intestinal. Os fatores alimentares incluem o leite de vaca e as dietas hiperosmolares (lembrar os efeitos protetores das imunoglobulinas IgA e macrófagos do leite materno).

Quadro clínico e diagnóstico

Distensão abdominal e vômitos de material claro, com conteúdo biliar ou sanguinolento. Em recém-nascidos, geralmente houve eliminação prévia de mecônio, enquanto nos lactentes o quadro geralmente é precedido de processo infeccioso gastroentérico e diarreia. Habitualmente o estado geral está bastante comprometido, com exceção dos casos em que a doença é diagnosticada em fases muito precoces. Em recém-nascidos, pode haver sinais de processo inflamatório na parede abdominal, eritema, calor e endurecimento dos tecidos, particularmente na região periumbilical. A presença de massas abdominais é sinal de bloqueios de epíplon e alças intestinais em casos de necrose e perfuração da parede intestinal.

Radiografia simples do abdome

Sinais variados, desde aspecto pouco característico até a presença de sinais indicativos de anormalidade: desproporção entre o conteúdo de gases e o volume abdominal, sugestiva de líquido na cavidade peritoneal, desigualdade de calibre de alças intestinais ou irregularidade na distribuição dos gases, indicando obstrução intestinal ou coleções líquidas localizadas. Pode ocorrer pneumoperitônio em apenas 20% dos casos de perfuração intestinal, porém sua ausência não afasta o diagnóstico de perfuração intestinal. As bolhas de gás na intimidade da parede intestinal (pneumatose intestinal) são visíveis à radiografia como imagens aéreas dissecando a parede intestinal. O gás no sistema porta é visualizado sobre a sombra hepática (pneumoporta).

Punção abdominal

A presença de líquido purulento, marrom ou com a presença de bactérias ao exame microscópico é indicativa de gangrena intestinal ou perfuração em peritônio livre. A presença de líquido amarelo citrino claro é indicativa de que não houve necrose de parede intestinal.

Tratamento clínico

Manutenção das condições gerais, correção da hipovolemia e dos distúrbios acidobásicos, nutrição parenteral e repouso ao tubo digestivo com jejum e sondagem nasogástrica de alívio. Antibioticoterapia, visando combater bactérias Gram-positivas, Gram-negativas e particularmente anaeróbias. A eficácia da administração complementar de antibióticos por sonda nasogástrica, no sentido de propiciar um efeito local dos antimicrobianos, é discutível.

Tratamento cirúrgico

Deve ser indicado quando houver evidência de perfuração em peritônio livre ou necrose de toda a parede intestinal. A cirurgia visa à ressecção dos segmentos de alças intestinais comprometidas.

Onfalocele e gastrosquise

Definição

» **Onfalocele:** defeito em que há falha no desenvolvimento da parede abdominal com presença de saco constituído pelo peritônio parietal e membrana amniótica que recobre as vísceras abdominais parcialmente exteriorizadas: estômago, intestino e fígado. Existem variações quanto ao tamanho: desde pequenos sacos com 2 cm a 3 cm de diâmetro até grandes defeitos em que o saco abriga todo o intestino, estômago e fígado. O cordão umbilical se insere no saco amniótico, o que constitui um dos critérios na diferenciação diagnóstica com a gastrosquise. A membrana que recobre as vísceras é delgada e translúcida e pode se romper durante ou após o parto.

» **Anomalias associadas (metade dos casos):** anomalias cromossômicas (trissomia do cromossomo 13 e síndrome de Beckwith-Wiedmann, na qual se observam também macroglossia, gigantismo e hipoglicemia), lábio leporino, cardiopatias, hérnia diafragmática, atresia intestinal, microcefalia, hérnia inguinal, persistência do ducto onfaloentérico.

» **Gastrosquise ou laparosquise:** ocorre exteriorização das vísceras através de defeito na parede abdominal, à direita do cordão umbilical. Esse fato caracteriza e define a malformação, pois na onfalocele o cordão umbilical se insere no próprio defeito, em continuidade com a membrana amniótica. Não há saco herniário recobrindo as vísceras, fato este que também diferencia o defeito das onfaloceles. A serosa peritoneal das alças intestinais se torna espessada em consequência do permanente contato com o líquido amniótico e a urina fetal. O fígado não se exterioriza e permanece em sua posição normal, diferentemente das onfaloceles. É alta a incidência de prematuridade nos recém-nascidos com gastrosquise.

Diagnóstico

Ultrassonografia antenatal e exame clínico ao nascimento. Exames complementares: ecocardiograma e ultrassom de rins e vias urinárias para investigar defeitos associados.

Tratamento

Sondagem nasogástrica de alívio, hidratação parenteral e proteção do defeito com compressa embebida em solução fisiológica morna. A correção cirúrgica pode ser em um só tempo (fechamento da parede abdominal por planos) ou por meio da colocação de telas de material sintético.

Abdome agudo no lactente e no pré-escolar

Sinais de alerta

Vômitos repetidos corados de bile, com conteúdo fecal ou em jato, distensão abdominal, parada de eliminação de fezes, massa abdominal palpável, sangramento intestinal ou hematêmese, peristaltismo intestinal visível.

Diagnóstico diferencial

Afecções que provocam dor abdominal aguda: apendicite aguda, pancreatite aguda, intussuscepção intestinal, má rotação com volvo, doença inflamatória intestinal, gastrite, obstrução intestinal, complicações do divertículo de Meckel, linfadenite mesentérica, gravidez ectópica, cisto ovariano, torção ovariana, doença inflamatória pélvica, síndrome do intestino irritável, infecção do trato urinário, tumores (Wilms, neuroblastoma), nefrolitíase, pneumonia, hepatite viral, úlcera péptica perfurada (gástrica/duodenal), anemia falciforme, púrpura de Henoch-Schönlein, síndrome hemolítico-urêmica, descompensação diabética, colecistite aguda, coledocolitíase, insuficiência renal aguda.

Diagnóstico

História

Identificar evolução e característica da dor, diarreia, vômitos, melena, febre, hematêmese, uso de medicações orais, história menstrual, sangramento vaginal, sintomas urinários.

Exame físico

» **Geral:** sinais vitais, toxemia, alterações cutâneas.
» **Abdome:** tensão abdominal, dor à palpação ou descompressão brusca dolorosa, recha-ço e defesa muscular, massas e "plastrões", características dos ruídos intestinais.
» **Toque retal:** verificar características das fezes e presença de massas ou bloqueios com-primindo o reto.

Exames de imagem

Radiografia simples do abdome: verificar pneumoperitônio sobre a cúpula hepática. Sinais de obstrução intestinal distribuição irregular das alças intestinais pelos quadrantes ab-dominais e diferença de calibre entre estas. Sinais de peritonite: edema de alças intestinais e presença de líquido na cavidade peritoneal. Radiografia de tórax para diagnóstico de compro-metimento pulmonar concomitante. A ultrassonografia abdominal é útil em meninas, para diagnóstico diferencial de afecções ginecológicas.

Apendicite aguda
Conceito

É a causa mais comum de abdome agudo a partir de 2 anos de idade. O diagnóstico da doença nas fases iniciais é feito com base no quadro clínico, e a evolução do paciente será tanto melhor quanto mais precoces forem o diagnóstico e a conduta cirúrgica.

Patogenia

A causa é desconhecida, embora se acredite que seja decorrente da obstrução da luz apendicular por fecalito.

Classificação

A) **Forma catarral:** o apêndice exibe em sua superfície externa hiperemia e edema, sem secreção.
B) **Supurativa:** fase seguinte, com edema e congestão do apêndice, exsudato fibrinopuru-lento e líquido peritoneal claro ou turvo.
C) **Gangrenosa:** presença de zonas de necrose com microperfurações do apêndice.
D) **Apendicite rota:** perfuração da parede apendicular com extravasamento de seu conteú-do para a cavidade peritoneal e pus de odor fétido e pútrido.
E) **Abscesso apendicular:** em consequência da ruptura do apêndice, forma-se coleção blo-queada de pus de odor pútrido na fossa ilíaca direita ou na pelve.
F) **Apendicite "hiperplástica":** tipo especial, em que ocorre intenso bloqueio de alças intes-tinais e epíplon, sem secreção purulenta e com aumento de volume de gânglios linfáticos vizinhos, o que resulta em grande massa tumoral que se torna palpável em fossa ilíaca direita. A evolução clínica da criança em geral é mais insidiosa.

Bacteriologia

Microrganismos que normalmente habitam o colo: *Escherichia coli, Streptococcus, Pseu-domonas* e *Klebsiella,* e anaeróbios como *Bacterioides fragilis* e *Clostridium*.

Quadro clínico e diagnóstico

Dor de início insidioso, no epigástrio ou na região periumbilical, vômitos ou apenas náu-seas, febre entre 37,5 °C e 38 °C. A seguir, a dor se localiza na fossa ilíaca ou no flanco direito.

Temperaturas mais altas (38,5°C a 39°C) são pouco frequentes no início, ocorrendo apenas nas fases tardias, com peritonite difusa ou grandes abcessos.

Exame clínico

A criança tende a se movimentar pouco e a marcha é lenta e cautelosa. Dor na fossa ilíaca ou flanco direito à palpação. Nos casos de peritonite difusa, rigidez de parede abdominal e dor intensa, à percussão e à descompressão brusca. Nos casos de dúvida diagnóstica deve-se aguardar a evolução e repetir o exame clínico 12 a 18 horas após.

Comentários importantes

» A medida da temperatura retal e a diferença axilar-retal não têm importância prática. A ausência desse diferencial não afasta o diagnóstico de apendicite aguda na criança.
» É comum haver diarreia, puxo ou tenesmo na evolução da apendicite, em virtude do processo irritativo do peritônio pélvico.
» Sintomas urinários baixos (disúria), inclusive com alterações no exame do sedimento urinário, são indicativos de peritonite pélvica e induzem ao errôneo diagnóstico de infecção urinária. Lembrar que em crianças sem alterações prévias do trato urinário, principalmente os meninos, a ocorrência de infecção urinária não é habitual nem esperada.
» Nas crianças com menos de 4 a 5 anos de idade, em virtude da dificuldade de informação, é comum o diagnóstico da apendicite aguda ser feito em fases adiantadas.

Exames subsidiários

Os exames subsidiários são de pouco valor. O ultrassom pode ser útil nas fases iniciais da doença em meninas e adolescentes para o diagnóstico diferencial com afecções ginecológicas como cisto de ovário torcido, rotura de folículo ovariano ou prenhez ectópica rota. Radiografia simples do abdome, hemograma e exame de urina não têm valor para diagnóstico diferencial.

Diagnóstico diferencial

Peritonite primária, gastroenterocolite aguda, constipação intestinal, infecção urinária, adenite mesentérica, diverticulite de Meckel, pneumonia, derrame pleural, epilepsia abdominal, rotura de folículo ovariano ("dor do meio"), cisto de ovário torcido, prenhez ectópica rota em adolescentes, colecistite aguda, inflamação pélvica em meninas, crise de falcização, púrpura de Henoch-Schönlein, síndrome hemolítico-urêmica, contratura da parede abdominal após traumatismos. Lembrar que a apendicite pode ser mais frequente em crianças com leucemias e linfomas.

Tratamento

» **Cirurgia em caráter de emergência:** em casos de peritonite, administrar antibióticos de largo espectro. O tratamento conservador com antibióticos, sem cirurgia, não é recomendado.

Intussuscepção ou invaginação intestinal

Definição

É a causa mais comum de obstrução intestinal no lactente. Consiste em invaginação de um segmento intestinal, junto com seu mesentério, para a luz do segmento a jusante. Incide mais frequentemente entre 4 e 12 meses de idade, em geral é idiopática e se inicia na válvula ileocecal. Em crianças maiores pode ser decorrente de pólipos, divertículo de Meckel, linfoma, afecções hematológicas (púrpura de Henoch-Schönlein) e doença inflamatória intestinal. Raramente a invaginação é do tipo ileoileal, jejunojejunal ou colocólica.

Quadro clínico

Dores abdominais em cólica, intermitentes, com flexão dos membros inferiores, vômitos biliosos e eliminação de sangue pelo ânus misturado com muco (aspecto em "geleia de morango"). Algumas crianças apresentam quadro neurológico caracterizado por torpor, apatia ou convulsões, simulando meningite ou encefalite.

Exame físico

Massa palpável em forma de "salsicha", em geral no quadrante superior direito. Toque retal: presença de sangue no reto e em alguns casos presença da "cabeça" da invaginação.

Diagnóstico

Em geral é feito apenas com o quadro clínico. A radiografia simples do abdome evidencia obstrução do intestino delgado e ausência de gás no colo ascendente. A ultrassonografia revela imagem de alça dentro de outra (imagem em "alvo"). O enema baritado, indicado quando o ultrassom não confirma o diagnóstico, revela parada súbita de progressão do contraste em algum nível do intestino grosso, com a evidência das pregas da mucosa do intestino delgado invaginado (imagem em "casca de cebola").

Tratamento

Redução com enema, utilizando bário, solução salina ou ar, desde que não existam fatores que imponham um tratamento cirúrgico inicial. A laparotomia deve ser indicada primariamente nas seguintes situações, em que a redução através do enema é contraindicada:

- » tempo de evolução da moléstia superior a 24 horas;
- » sinais de obstrução intestinal;
- » sinais de perfuração intestinal com peritonite;
- » comprometimento do estado geral;
- » invaginação crônica ou recorrente, o que indica a presença de algum fator causal como pólipo intestinal ou linfoma;
- » crianças recém-nascidas ou maiores de 2 anos de idade;
- » quando houver falha na tentativa de redução através do enema.

Tratamento cirúrgico

Laparotomia transversa infraumbilical direita, para "ordenha retrógrada" da "cabeça" da invaginação até a completa redução. Se houver necrose intestinal, realiza-se ressecção do segmento comprometido com anastomose primária.

Estenose hipertrófica do piloro

Conceito

Obstrução quase completa do canal pilórico, em decorrência de hipertrofia da musculatura circular do piloro. Forma-se um verdadeiro tumor no nível do piloro, duro, quase sempre palpável através da parede abdominal. Em decorrência da obstrução pilórica, o estômago se dilata e suas paredes se tornam espessadas e edemaciadas, particularmente no nível da camada muscular.

Quadro clínico

Os meninos são mais frequentemente afetados do que as meninas, em proporção de 4:1. A moléstia ocorre principalmente em primogênitos.

O sintoma clínico fundamental é o vômito de leite não digerido, não corado de bile, com início na segunda ou terceira semana de vida, e piora progressiva em 7 a 10 dias. Mais raramente o quadro se inicia na quinta ou sexta semana de vida. Apesar dos vômitos intensos e repetidos, a criança apresenta apetite voraz. Frequentemente se torna obstipada. As alterações do equilíbrio ácido-básico (alcalose hipoclorêmica hipocalêmica), embora frequentemente descritas em livros-texto, são pouco frequentes na prática.

Exame físico

Ondas peristálticas visíveis no epigástrio e palpação do tumor pilórico. As ondas peristálticas são devidas ao peristaltismo gástrico. Originam-se no quadrante superior esquerdo e progridem em direção à direita. Em alguns casos há icterícia com hiperbilirrubinemia indireta, em decorrência de menor teor de glucoroniltransferase no fígado.

Diagnóstico diferencial

Refluxo gastroesofagiano, obstruções do duodeno em diafragma, duplicação gástrica, pâncreas anular, vício de rotação. Afecções clínicas: erros alimentares, alergia à proteína do leite, gastroenterocolite, infecção urinária, insuficiência suprarrenal, erros inatos do metabolismo (particularmente do metabolismo dos aminoácidos) ou lesões do sistema nervoso central.

Diagnóstico

A ultrassonografia abdominal revela a imagem da oliva pilórica. Em caso de dúvida a confirmação deve ser feita pelo exame radiográfico. A radiografia simples do abdome revela distensão gástrica e escassez de gás nas alças intestinais. O exame contrastado do estômago e duodeno fornece imagens típicas: o estômago se apresenta dilatado, com ondas peristálticas, a região antropilórica assume a forma comparável a um "bico de seio" e o canal pilórico é alongado, em virtude da compressão da musculatura hipertrofiada, constituindo o "sinal do fio".

Tratamento

Hidratação parenteral, sondagem nasogástrica para esvaziamento do estômago e, se necessário, lavagem gástrica para remoção do bário utilizado durante a radiografia, para evitar a aspiração de vômitos durante a anestesia. A cirurgia consiste na piloromiotomia à Fredet-Ramsted.

Prolapso retal

Definição

Exteriorização de mucosa retal através do ânus, associada a diarreia aguda, obstipação intestinal, espinha bífida (por diminuição da inervação perineal e atrofia muscular), fibrose cística, infestação parasitária ou desnutrição crônica.

Quadro clínico

Mucosa intestinal eritematosa e friável com protrusão através do ânus.

Diagnóstico

Inspecção do ânus, palpação da mucosa e redução desta para dentro da luz do reto. Exame parasitológico de fezes, dosagem de sódio e cloro no suor para diagnóstico de fibrose cística.

Tratamento

Redução manual em caráter de urgência e tratamento da afecção de base. Em casos de prolapsos repetidos, injeções esclerosantes na submucosa retal com glicose hipertônica.

Referências consultadas

1. Martins JL. Guia de cirurgia pediátrica. Barueri, SP: Manole; 2007.
2. O'Neill Jr JA, Grosfeld JL, Coran AG, Caldamone AA. Principles of pediatric surgery. 2nd ed. Philadelphia: Mosby; 2004.
3. Puri P, Höllwarth M. Pedaitric surgery. Diagnosis and management. Basel: Springer; 2009.
4. Tannuri U. Doenças cirúrgicas da criança e do adolescente. Barueri, SP: Manole; 2010. (Coleção Pediatria. Instituto da Criança HCFMUSP. Schvartsman BGS, Maluf Jr PT (eds.). n. 13). p. 199-218: Afecções cirúrgicas abdominais do recém-nascido.
5. Tannuri U. Doenças cirúrgicas da criança e do adolescente. Barueri, SP: Manole; 2010. (Coleção Pediatria. Instituto da Criança HCFMUSP. Schvartsman BGS, Maluf Jr PT (eds.). n. 13). p. 261-74: Afecções cirúrgicas abdominais do lactente, do pré-escolar e do escolar.

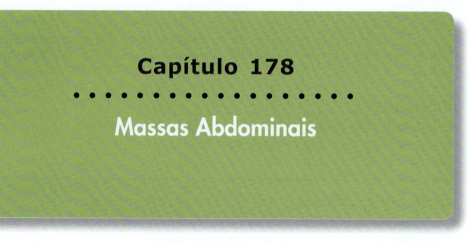

Capítulo 178
Massas Abdominais

Ana Cristina A. Tannuri
Uenis Tannuri

Diagnóstico diferencial das massas abdominais pela faixa etária
Recém-nascido
- » hidronefrose (estenose da junção pieloureteral, rins policísticos, válvula de uretra posterior);
- » trombose da veia renal;
- » tumor hepático;
- » doença de depósito;
- » cisto de colédoco;
- » duplicação intestinal;
- » cisto ovariano;
- » teratomas;
- » hidrocolpo/hematocolpo;
- » hemorragia adrenal;
- » cisto mesentérico;
- » nefroma mesoblástico;
- » volvo intestinal;
- » outras lesões genitais.

Lactente e pré-escolar
- » tumores (Wilms, neuroblastoma, rabdomiossarcoma, linfoma não Hodgkin, tumor hepático, tumor de ovário);
- » estenose hipertrófica do piloro (3 a 6 semanas);
- » intussuscepção intestinal (3 a 36 meses);
- » cisto de duplicação intestinal;
- » cisto mesentérico;
- » hidronefrose;

- » malformação renal;
- » fecaloma;
- » cisto de colédoco;
- » pseudocisto pancreático;
- » outras lesões genitais.

Adolescência

- » fecaloma;
- » gravidez;
- » doença inflamatória intestinal;
- » cisto de ovário (com ou sem torção);
- » pseudocisto pancreático;
- » cisto de colédoco;
- » infestação parasitária;
- » doença inflamatória pélvica;
- » abscesso tubo-ovariano;
- » endometriose;
- » hidrometrocolpo.

Diagnóstico

- » **História:** duração, padrão de aumento da massa, trauma, acometimento dos outros sistemas (febre, dor, vômitos, diarreia, sintomas urinários e gastrointestinais).
- » **Exame físico:** observar hipertensão, tensão abdominal, características da massa palpável (contorno, bordas, consistência, localização, continuidade com outras estruturas, mobilidade), toque retal para avaliação das estruturas pélvicas.

Avaliação laboratorial e exames de imagem

Para a investigação das massas torácicas e abdominais, a sequência de exames é a radiografia simples, seguindo-se o ultrassom em casos de massas abdominais, ressonância magnética e, nos casos de dúvida, tomografia computadorizada. Exames de imagem específicos do trato urinário, urografia excretora e uretrocistografia retrógrada e miccional devem ser solicitados em caráter de exceção. Em casos de neoplasias de origem neuronal, mielograma e dosagem do ácido vanilmandélico e homovanílico no soro; e, em recém-nascidos com doença dos rins policísticos, estudo cromossômico. Como último recurso, recomenda-se biópsia cirúrgica da massa.

Referências consultadas

1. Ayoub AAR. Tumores abdominais. In: Tannuri U. Doenças cirúrgicas da criança e do adolescente. Barueri, SP: Manole; 2010. p. 383-403. (Coleção Pediatria. Instituto da Criança HCF-MUSP. Schvartsman BGS, Maluf Jr PT (eds.). n. 13).
2. Martins JL. Guia de cirurgia pediátrica. Barueri, SP: Manole; 2007.
3. O'Neill Jr JA, Grosfeld JL, Coran AG, Caldamone AA. Principles of pediatric surgery. 2nd ed. Philadelphia: Mosby; 2004.
4. Puri P, Höllwarth M. Pediatric surgery. Diagnosis and management. Basel: Springer; 2009.

Índice remissivo

Obs.: números em *itálico* indicam figuras; números em **negrito** indicam tabelas e quadros.

9α-flúor-hidrocortisona, equivalência, meia-vida e potência dos, **889**

A

Abdome agudo, 1042
– no lactente e no pré-escolar, 1045
Abrasões, 368
Abscesso
– valvar, 633
– cerebral, 271
– valvar, 633
Acesso vascular, 374
Acetaminofeno, intoxicação exógena, **446**
Acidente com material biológico, 612
– avaliação do, **613**
Ácido
– acetilsalicílico
   – intoxicação exógena, **446**
   – vacinas especiais destinadas a pessoas com, **43**
   – vacinas especiais destinadas a pessoas em uso crônico de, **43**
– fólico, fontes de, 54
– retinoico, efeitos no feto, **914**
Acidose
– correção da, 425
– metabólica, 432
– respiratória, 434
Acondroplasia, **922**
Adenomegalias, 583
– etiologia, 584
– manejo e tratamento, 585
Adenopatias febris, 584
Adolescência
– aspectos a considerar na escolha da estratégia contraceptiva na, **538**
– aspectos sobre saúde sexual e reprodutiva na, 534
– orientação contraceptiva na, 537
– sexualidade e, 535
Adolescente
– atendimento ambulatorial de, *523*
– consulta do, 521
   – etapas, 522
   – princípios éticos da, 521
– exame físico do, 524
– observações sobre algumas vacinas no Programa Nacional de Imunizações, 41
– vacinação do, **41**

Adrenalina, 257
Aedes aegypti, 564
Afecção(ões)
– congênitas do pulmão, 1037
– ortopédicas pediátricas, 1020
Agenesia, 1038
Agentes teratogênicos, efeitos no feto, **914-915**
Água, 191
Alcalose
– metabólica, 433
– respiratória, 434
Álcool
– e drogas
   – fatores que influenciam a aproximação, **156-157**
   – prevenção na consulta pediátrica, 152
– efeitos no feto, **915**
Aleitamento
– materno, 29
   – benefícios, 29
   – boa pega, sinais de, **30**
   – boa posição do recém-nascido durante, sinais de, **30**
   – posição do recém-nascido durante o, **30**
   – sinais de boa pega, **30**
   – sucesso do, os 10 passos para o, **30**
Alérgenos
– alimentares, 503
   – termos relacionados aos e observações, **496**
– ambientais, 503
– infecciosos, 503
Alergia(s)
– a anestésicos locais, 509
– a antibióticos betalactâmicos, 508
– alimentar, 492
   – criança com, tratamento, 495
   – diagnóstico, 494
   – manifestações clínicas, 493
   – sinais e sintomas relacionados à, 493
– ao leite de vaca em lactentes, diagnóstico e tratamento, **498**
– respiratórias, fatores desencadeantes de, **86**
Alimentação
– em bolus *versus* contínua, **727**
– enteral, **727**
Alimentos, reações adversas a, apresentações de, *492*
Alteração(ões)
– genética, métodos citogenômicos de detecção de, **916**

- no fluxo diastólico em artérias pulmonares e sistêmicas, 328
- plaquetárias, 310

Altura-alvo, estimativa da, 16

Amamentação, métodos anticoncepcionais recomendados para a nutriz durante a, **32**

Ambliopia, 1000

Aminoácidos, 189
- tolerância aos, 194

Aminofilina, 231

Amiodarona, 375

Anafilaxia, 436
- critérios clínicos para diagnóstico de, **437**
- perioperatória, 509

Anemia(s)
- alterações no hemograma sugestivas de, 49, **50**
- carencial(is), 49
  - definição, 49
  - sinais de alerta nas, **50**
- definição, **49**
- ferropriva, 51
  - hipótese diagnóstica de, 52
  - profilaxia em lactentes, 53
  - tratamento, 52
- na saúde pública, importância da, 50
- por deficiência de cobalamina, 53

Anfotericina B
- convencional, 247
- formulações lipídicas de, 247

Angioedema, 511
- causas de apresentação de forma isolada, 513
- características das lesões de, **513**
- hereditária, sinais de alerta para, 513

Anion gap, 432
- cálculo, 789

Anomalia(s)
- anorretais, 1044
- congênitas da laringe, 1036
- da diferenciação sexual, 881
  - 46,XX, 884
  - 46,XY, 884
  - ovotesticular, 885

Anorexia nervosa, critérios diagnósticos, 936

Antagonistas
- de receptores de leucotrienos, 94
- dos receptores H2, **697**

Antibióticos profiláticos, 471

Antibioticoterapia para otite média aguda, **101-102**

Anticoncepção de emergência, 541

Anticoncepcional combinado oral, 539
- contraindicações do, **540**

Anticonvulsivantes, 475
- efeitos no feto, **914**

Anticorpo monoclonal específico para VSR, 302

Antieméticos, 73

Anti-hipertensivos, **389-391**

Anti-histamínicos H1, **91-93**

Anti-inflamatórios não esteroidais (AINE)
- classificação quanto à sua capacidade de inibição das enzimas cicloxigenases, **509**
- hipersensibilidade a, 508

Aorta descendente, *329*

Aparelho de ventilação mecânica, 274

Apendicite aguda, 1047

Apneia
- da prematuridade, 228
  - fisiopatologia da, 229
- no recém-nascido pré-termo, 227
  - classificação, 230
  - definição, 227
  - etiologia, 228
  - incidência, 227
  - monitorização e avaliação, 230
  - prevenção e medidas gerais, 230
  - tratamento medicamentoso, 231
- secundária, 228

Aporte proteico para crianças e adolescentes com doença renal crônica, **761**

Aptamil Pré®, composição, **184**

Aroeira, intoxicação exógena, **452**

Arritmias, 416
- bradiarritmiaas, 416
- ritmo de colapso, 419
- taquiarritmias, 417

Artéria(s)
- pulmonar, fluxo no canal direcionado, *327*
- sistêmicas, 329

Artrite, 899
- aguda, 899
  - causas, **900**
  - tratamento, 901
- crônica, 900
  - causas, **900**
- idiopática juvenil, critérios para diagnóstico de, **901**
- na infância, 899
- reativa, 900
- séptica, 1024

Árvore respiratória, compressões vasculares da, 1037

Ascite, 706

Asfixia perinatal, 197
- definição, 197
- diagnóstico, 202
- etiologia, 198
- fisiopatologia, 199, *200*
- grave em órgãos e sistemas, alterações causadas pela, **198**
- patologia, 201
- prognóstico, 205

- quadro clínico, 202
- tratamento, 203

Asma, 88, 378, 653
- ciclo de manejo para prevenir crises e controlar sintomas, *655*
- em crianças maiores de 6 anos de idade, avaliação do nível de controle da, **656**
- em crianças menores de 6 anos de idade, avaliação do nível de controle da, **655**
- etapas de tratamento para crianças menores de 5 anos de idade, *656*
- etapas de tratamento para crianças menores de 6 a 11 anos, *657*
- índice preditivo para, **654**
- vacinas especiais destinadas a pessoas com, **43**

Aspergilose, **599**
Asplenia, 474
- anatômica e funcional, vacinas especiais destinadas a pessoas com, **44**

Ataxia telangiectasia, 480
Ativador do plasminogênio do tipo tecidual (t-PA), 306
Atresia
- de coana, 1035
- do esôfago, 1040
- tricúspide, 624

Átrio esquerdo, medida, **326**
Atropina, 375
Audiometria, *984*
- comportamental, 994
- condicionada, 994

Aula-entrevista, 149
Avaliação
- auditiva, 986
- nutricional, 721
  - dinâmica, 723
  - estática, 721
  - no recém-nascido, 723
- puberal, 526

Azitromicina, 673

B

Bacillos faecallis, 958
Bacteremia oculta, 547
Baixa estatura
- definição, 15
- manejo clínico da, 15

Balão autoinflável, 254
Barreira cutânea, restauração da, 503
BE, valores de referência, **433**
Betabloqueadores, intoxicação exógena, **448**
Betametasona, equivalência, meia-vida e potência dos, **889**
Bexiga hiperativa, 780
Bic, valores de referência, **433**
Bicarbonato de sódio, 375

Bico-de-papagaio, intoxicação exógena, **452**
Bifidobacterium, 29
Bilastina, apresentação e posologia, **93**
Binômio mãe-recém-nascido no perído neonatal, abordagens dos aspectos subjetivos do, 925-929
Biópsia do intestino delgado, 681
Bioquímica, 359
BiPAP (*bilevel positive airways pressure*), 444
Blender, 255
Bloqueador de canal de cálcio, intoxicação exógena, **448**
Bradiarritmias, 416
Bradicardia, fluxograma para abordagem , *417*
Bradicinina dependente, 513
Bronquiolite, 113-115
- imunoprofilaxia, 114

Bulimia, critérios diagnósticos, 935

C

Cafeína, 231, 300
Cálcio, 375
- recomendações diárias, **192**

Calendário nacional de vacinação de crianças do Progrma Nacional de Imunizações, **40**
Câmeras, hipertrofia e aumento de, 641
Campylobacter, 131
Canal arterial
- em recém-nascidos pré-termos, **325**
- medida da extremidade pulmonar do, *325*
- persistente, 324

Candida, 246
- *albicans*, 358, 958

Candidíase, **599, 600**
- sistêmica, 246

Canditados a transplantes de órgãos, vacinas especiais destinadas a pessoas, **44**
Cânula(s)
- nasal, de alto fluxo, 276
- traqueais para recém-nascidos, diâmetros de, **256**

Cápsula de Bowman, *787*
Carboidratos, 190
Cardiopatia(s)
- com hiperfluxo pulmonar, 619
- congênitas, 618
  - acianogênicas, 618
  - cianogênicas, 622
- crônicas, vacinas especiais destinadas a pessoas com, **43**

Caspofungina, 248
Cátions e ânions, tabela de, **404**
Cavidade(s)
- cardíacas esquerdas, dimensões das, 325
- naval
  - diagnóstico pela avaliação da, 88
  - exame da, 88

1057

Cefaleia, 64
- recorrente, sinais de alerta nos quadros de, **66**
- secundárias, 65
- tipo tensão, episódica e pouco frequente, critérios diagnósticos, **64**
- tipo tensional, 64

Centro de Referência para Imunobiológicos Especiais, 42
Cetirizina, apresentação e posologia, **93**
Cetoacidose diabética, 422
- abordagem inicial, **424**
- classificação segundo o grau de acidose, *423*
- complicações que podem surgir durante o tratamento da, **427**
- critérios bioquímicos para definição de, *422*
- fatores precipitantes, *423*
- fisiopatologia, 423
- quadro clínico, 423
- reposição de potássio ma, **425**
- seguimento laboratorial, **424**
- tratamento, 424

Cetotifeno, apresentação e posologia, **91**
Chlamydia trachomatis, 358, 662
Chlamydophila pneumoniae, 662
Choque
- conceito de, 263
- em recém-nascido, tratamentl segundo a diretriz da American College of Critical Care Medicine e da Sepsis Campaign Surviving, 266
- séptico no período neonatal, etiologia, 263

Chumbo, intoxicação exógena, **450**
Cianose, 662
Ciclosporina, 475
Cipro-heptadina, apresentação e posologia, **92**
Cirrose hepática, 705
- complicações, 706
- quadro clínico, 706

Cisto, 1037
- branquial, 1035
- dermoide, 1035
- do mediastino, 1036

Citologia nasal, 88
Citomegalovírus
- efeitos no feto, **914**
- infecção congênita pelo, 340

Clampeamento do cordão umbilical, 258
Classificação
- da desnutrição, considerando peso/idade, **724**
- da desnutrição de Waterlow, **724**
- de Marsh-Oberhuber, *681*
- do estado nutricional, 724, 22

Claudicação diagnóstsico diferencial, *1016-1017*
Clearance estimado pela creatinina plasmática, **754**
Clemastina, apresentação e posologia, **92**
Cloro, necessidades diárias de, **191**
Clostridium difficile, 29

Coagulação, 362
- intravascular disseminada, 313, 409
  - fisiopatologia da, *411*
  - tratamento, 412

Coagulopatia anatômica e funcional, vacinas especiais destinadas a pessoas com, **44**
Coartação de aorta, 622
Cobreiro, 353
Controle vagal, 229
Cogumelos, intoxicação exógena, **452**
Colestase, 701
Coma, 429
- abordagem do paciente em, fluxograma, *431*
- causas, 429
- diagnóstico diferencial, 429
- metabólico, 429
- tratamento, 430

Comigo-ninguém-pode, intoxicação exógena, **452**
Complacência, 273
Components resolved diagnostic (CRD), 495
Compressões, 368
- vasculares da árvore respiratória, 1037

Comunicação
- habilidades da, 11
- interatrial, 619
- interventricular, 619

Concentração
- habilidade de, 144
- urinária, mecanismo de, 786

Condução atrioventricular, 640
Constante
- de proporcionalidade, 788
- de tempo, 274
- K, **754**

Constipação funcional, critério de Roma IV para, **781**
Consulta
- pediátrica
  - características da, 3
  - fatores que intervêm na, 10
  - prevenção de álcool e drogas na, 152
    - aconselhamento breve
      - adesivos de nicotina, **155**
      - casos clínicos, **155**
      - como fazer, 152
      - experiência do Hospital Universitário da USP, 154
      - material utilizado no, *153, 154*
      - orientações, 157
    - como fazer o aconselhamento breve, 152
    - ficha de atendimento pediátrico, **152-153**
    - material de apoio distribuído, 153
  - roteiro, 4, **4**

Controle
- hidroeletrolítico, 784
- vagal, 229, 9

Convulsão, tratamento das, 271
Copo-de-leite, intoxicação exógena, **452**
Coração-de-maria, intoxicação exógena, **452**
Cordão umbilical, clampeamento do, 258
Corioamnionite, 298
Coroa-de-cristo, intoxicação exógena, **452**
Corpo estranho, 457
Corticoide(s), 475
– antenatal, 297
– inalatório, 301
  – dose
    – adultos e adolescentes, **658**
    – crianças, 5 anos de idade ou menos, **659**
    – crianças, 6 a 11 anos de idade, **658**
    – em lactentes sibilantes, 651
    – recomendadas pelo GINA 2015 para crianças
      menores de 5 anos, **651**
– no pulmão fetal, efeitos, **298**
– sistêmico, 301
Corticosteroide(s)
– equivalência, meia-vida e potência dos, **889**
– retirada de, sugestão de esquema, **891**
– tópicos, potência decrescente dos, **504**
– uso terapêutico em endocrinologia, **889**
Corticoterapia, 888
Cortisol, equivalência, meia-vida e potência dos, **889**
Cortisona, equivalência, meia-vida e potência dos, **889**
CPAP (*Continuous Positive Airway Pressure*), 276, 444
Crescimento
– esperado, velocidade mínima em função da idade, **16**
– esquelético, 527
– infantil, fatores que influenciam, 13
– ósseo, 528
– padrões normais de, 14
Criança(s)
– avaliação ortopédica da, 1015
– calendário de vacinação do Programa Nacional de
  Imunizações, **40**
– categorias clínicas da infecção pelo HIV em, **580-581**
– classificação das causas de rinite na, **85**
– com crescimento normal e baixa estatura
  – avaliação e seguimento da, 13
– com infecção pelo HIV, aspectos gerais de tratamento, 581
– consulta ambulatorial da, 3
– crescimento da, 13
– desenvolvimento da, avaliação do, 147
– escolarização da, caracterização da, **146**
– exposta ao vírus da imunodeficiência humana,
  manejo da, 576
– funções neurológicas e ocotidiano da, **147-149**
– infectada pelo vírus da imunodeficiência humana,
  manejo da, 579
– localização e cronologia do desenvolvimento dos seios
  paranasais na, **107**
– manifestações clínicas da influenza na, **72**

– prática alimentar saudável, sugestões com as, **59**
– proporcionalidade entre o corpo e os membros da, 15
– rotina de vida da, 147
CRIEs (Centros de Referência para Imunobiológicos
  Especiais), 42
Criptococose, **601**
Crise(s)
– asmática, 378
  – aguda, **379**
– convulsivas, *205*
– de asma da criança no pronto-socorro, tratamento, *380*
– hipertensiva, 382, 766
  – conceitos, 382
  – diagnóstico, 387
  – etiologia, 387
  – quadro clínico, 387
  – tratamento, 388
– hipóxica, 623
Cromoglicato dissódico, 94
Cromossomopatias nas doenças genéticas, **920-921**
Crupe viral, 647
Curva
– de crescimento *Intergrowth 21st* para crianças nascidas
  pré-termo, *176-178*
  – meninas, *177*
  – meninos, *176*
– de velocidade de crescimento expressa pela idade, *527*
– Fenton de crescimento de prematuros, *172, 173*

D

Débito cardíaco, avaliação do, 317
Defeito(s)
– congênito
  – do número e/ou da função de fagócitos, 462, 482
– da imunidade inata, 462
– de síntese de testosterona, 885
– do septo atrioventricular, 620
– na tirosina-quinase de Bruton, 478
Deficiência
– da enzima 5-alfarredutase, 885
– de ácido fólico, tratamento, 54
– de fator XI, 312
– de folatos, 54
– de glicose-6-fosfato-desidrogenase, 235
– de imunoglobulina A, 479
– de zinco, 192
– do complemento, 463
– predominantes de anticorpos, 478
Déficit de vitamina D, tratamento, 756
Dengue, 564
– classificação e conduta, *567*
– classificação em cores de risco em pacientes com, **568**
– conduta, 566

- positividade dos testes diagnósticos por dia após o início dos sintomas, *565*
- sinais e sintomas, **568**
- zika e chikungunya, diferenças entre, **566**

Derivação DI em criança de 12 anos, *638*

Dermatite
- atópica, 500, 955
  - apresentações clínicas, *957*
  - critérios para o diagnóstico da, **956**
  - diagnóstico, 501
  - fatores desencadeantes, 501
  - fisiopatologia, 500
  - quadro clínico, 501
  - tratamento, 502
- das áreas de fraldas, tratamento, **959**
- de fraldas, 957
  - por contato irritante, *958*
- herpetiforme em paciente com doença celíaca, *680*
- seborreica 859, *960*
  - infantil, tratamento, **961**

Dermatose na infância, 955

Dermografismo, 514

Derrame(s)
- parapneumônicos, 667
- pleurais, 666
  - diagnóstico diferencial entre transudato e exsudato nos, **667**

Desbalanço entre
- neuromoduladores, 229
- neurotransmissores, 229

Desconforto respiratório
- agudo no período neonatal, causas, **209-210**
- diagnóstico diferencial baseado nos achados radiológicos, **212**
- em recém-nascidos, diagnóstico diferencial, 209
  - neonatal, diagnóstico diferencial de, **211**

Desenvolvimento
- auditivo, 986
  - normal na infância, **990**
- cerebral, 18
- da criança, fatores de risco para atraso do, **984**
- gonadal, 529
- neuropsicomotor
  - acompanhamento, fluxograma proposto pela Academia Americana de Pediatria, *21*
  - avaliação do, 18
  - avaliação especializada, quando encaminhar?, 26
  - escalas de triagem, **22-25**
  - problemas de, sinais de alerta, **26-27**
  - triagem, 21
  - vigilância do, 19
- para comunicação e linguagem, marcas do, 990-**991**
- para comunicação e linguagem, marcas do, **990**
- pulmonar, 281

Desfibrilação, 375

Desidratação, 423
- em algum grau, 134
- sinais clínicos e classificação do grau de, **132-133**
- tratamento da, 134

Desloratadina, apresentação e posologia, **93**

Desnutrição, 476
- ações de combate e prevenção da, **47**
- energético-proteica, 46
- primária e secundária, 46

Despolarização ventricular, 638

Desvio(s)
- correção cirúrgica do, 1005
- de eixo ocular, *1004*
- do fluxo de sangue da esquerda para a direita, 619
- ocular, 1000
  - classificação pela direção, *1002*

Dexametasona, equivalência, meia-vida e potência dos, **889**

Dexclorfeniramina, apresentação e posologia, **92**

Dez passos
- da alimentação saudável para crianças menores de 2 anos de idade, **38**
- para o sucesso do aleitamento materno, **30**

Diabetes
- cálculo do índice de HOMA, *57*
- diagnóstico de, *58*
- materna, efeitos no feto, **915**
- melito, 476
  - vacinas especiais destinadas a pessoas com, **43**
- tipo 2, 57

Diálise aguda, benefícios e possíveis complicações, **757-758**

Diário miccional, 781

Diarreia
- aguda, 131
  - cuidados em, *137*
  - etiologia, 131
  - incontinente, **610**
  - quadro clínico, 131
  - tratamento, 132
  - tratamento antimicrobiano nas, **135**
  - tratamento inespecíficos nas, **136**
- crônica, 684
  - aquosa, 686
  - aquosa osmótica, roteiro diagnóstico da, *687*
  - aquosa secretora, roteiro diagnóstico da, *687*
  - classificação segundo o aspecto das fezes, *686*
  - classificação, **684-685**
  - dados clínicos relevantes e implicações clínicas nas, **685**
  - gordurosa, roteiro fiagnóstico da, *688*
  - sanguinolenta, 688
    - roteiro diagnóstico da, *689*

Dietas enterais em Pediatria, 733

Diferenciação
- da genitália externa, *883*
- sexual

- anomalias da, 881
- normal, *882*

Dificuldade escolar, 142-151

Digitálicos, intoxicação exógena, **448**

Direitos sexuais e reprodutivos, 534, **535**

Disenteria, 131

Disfunção do trato urinário inferior, 779

Disgenesia gonadal
- mista, 885
- parcial, 884

Dislexia, 145

Dislipidemias, classificação das, **58**

Displasia
- broncopulmonar, 290
  - avanços na neonatologia, 290
  - clássica *versus* nova DBP, relação temporal, *294*
  - classificação de acordo com a utilização de suporte ventilatório com pressão positiva, **292-293**
  - comorbidades, 295, *296*
  - definições clínicas, evolução das, 290
  - diagnóstico clínico, 295
  - diagnóstico, estratificação quanto à idade gestacional e classificação de, **291**
  - epidemiologia, 293
  - estabelecida, manejo e tratamento, 299
  - etiopatogenia, 295, *296*
  - gravidade da, *292*
  - incidência de acordo com a idade gestacional, *293*
  - intervenções precoces da, 297
  - no recém-nascido, 290
  - prevenção, 297
  - velha e nova, 293
- do desenvolvimento do quadril, 1020

Dispositivo de oferta de oxigênio, **444**

Distrofia muscular de Duchenne, **922**

Distúrbio(s)
- de magnésio, 402
- de sódio e água, 393
- do cálcio, 399
- do equilíbrio acidobásico, 432
  - acidose metabólica, 432
  - acidose respiratória, 434
  - alcalose metabólica, 433
  - mistos, 435
- do fósforo, 401
- do metabolismo do cálcio, 790
- do metabolismo do fósforo, 792
- do metabolismo do magnésio, 794
- do potássio, 396
- hidroeletrolíticos, 393
- metabólicos no período neonatal, 217
  - filho de mãe diabética, 223
  - hiperglicemia, 220
  - hipocalcemia, 221
  - hipoglicemia, 217

- hipoglicemia persistente, 220
- hipomagnesemia, 222
- mistos, 435
- psíquicos mais frequentes em Pediatria, 930

Diuréticos, 301

Doença(s)
- associadas à coagulação intravascular disseminada neonatal, 313
- celíaca, 679
  - algoritmo diagnóstico da, *682*
  - acompanhamento, 682
  - diagnóstico, 681
  - forma gastrointestinal clássica, *680*
  - tratamento, 682
- com herança multifatorial, **920**
- convulsiva crônica, vacinas especiais destinadas a pessoas com, **43**
- crônicas e graves, repercussões psíquicas encontradas no paciente com, 949
- de Crohn, 711
  - aspectos macroscópicos/endoscópicos, **713**
  - diagnóstico diferencial, **715**
- de depósito, vacinas especiais destinadas a pessoas com, **43**
- de Hirschsprung, 1043
- de imunodesregulação, 462
- de Kawasaki, 603
  - tratamento, 604
- de von Willebrand, 311
- dermatológicas, vacinas especiais destinadas a pessoas com, **43**
- do refluxo gastroesofágico, 693
  - fatores etiopatogênicos da, *695*
- exantemáticas, 555
  - na infância, **556-562**
- genéticas, cromossomopatias nas, **920-921**
- granulomatosa crônica, 482, 483
- grave, fatores preditores de, **548**
- hemolítica por incompatibilidade Rh, 235
- hemorrágica do recém-nascido, 243
  - definição, 243
  - diagnóstico laboratorial, 244
  - diagnóstico diferencial, 245
  - fisiopatologia, 243
  - incidência, 243
  - quadro clínico, 244
  - tratamento, 244
- hemorrágica do recém-nascido, 313
- hepática, 313
- inflamatória Intestinal, 709
  - fatores etiológicos na patogênese da, **710-711**
  - manifestações extraintestinais na, **712**
  - tratamento, doses e efeitos colaterais dos medicamentos utilizados no, **715-716**
- monogênicas, **921-922**

– neurológica crônica incapacitante, vacinas especiais destinadas a pessoas com, **43**
– pépticas gastroduodenais, 690
  – associadas a *H. pylory*, medicamentos para tratamento, **691-692**
– pulmonar
  – exacerbações da, antibioticoterapia, 673
  – crônica da infância por displasia broncopulmonar, 291
  – crônica da prematuridade, 292
– que cursam com insuficiência respiratória
  – diagnósticos diferenciais das, **443**
– renal crônica, 759
  – manejo das alterações encontradas frequentemente na evolução da, **762**
  – em Pediatria, renal crônica, **760**
  – estágios da, classificação, 759
  – manejo clínico das alterações na, 761
– sexualmente transmissíveis, 370
Dopplerfluxometria, 270
Dor(es)
– abdominal recorrente, 66
  – tratamento da, 67
  – recorrente, 66
– conhecendo a, 62
– de garganta, 76
  – sinais de alerta na, 79
– localizada em pontos fixos, **63**
– recorrentes, 60
  – em membros, 62
    – características, **63**
    – sinais de alerta nos quadros de, **63**
  – formas clínicas em membros inferiores, 63
  – queixa de, 61
DQ8, 682
Drenagem anômala total de veias pulmonares, 624
DRESS (*Drug Reaction with Eosinophilia and Systemic Symptoms*), 509
Drive respiratório, 443
Droga(s)
– imunossupressoras, 475
– reação a, 506
– vasodilatadoras, 288
Ducto coletor, 785
Duplo arco aórtico, 1037

E

Ebastina, apresentação e posologia, **93**
Ecocardiografia funcional em neonatologia, 315
Eczema, 501
Edema cerebral, sinais e sintomas de alerta para, **427**
Eixo elétrico, *639*
Eletrocardiograma, 636
– derivação V1, recém-nascido sem cardiopatia, *639*
– medidas selecionadas em pacientes pediátricos normais, **637**

Eletrólitos, 191
– transporte tubular de, 784
– valores normais para RN a termo, **360**
Embolia, 633
Emergência(s)
– cirúrgicas abdominais no recém-nascido, 1042
– cirúrgicas torácicas no recém-nascido, 1035
– hipertensiva, 382, 766
  – diagnóstico e tratamento, *391*
  – manifestações clínicas, **387**
Emissões otoacústicas, 991
Emulsões lipídicas, 190
Encefalopatia
– bilirrubínica, 241
– hepática, 708
– hipóxico-isquêmica
  – fisiopatologia da, *201*
  – repercussões neurológicas da, **202-203**
Endocardite infecciosa, 632-633
Endotoxina, 263
Energia, 189
Enfamil® Prematuro, composição, **184**
Enfisema lobar congênito, 1037
Enterite necrosante, 1044
Enteropatógenos, **132**
Enterovírus não pólio, **556**
Enurese noturna monossintomática, 774
– prevenção de recaída, 777
– teste de superaprendizagem, 777
Enxaqueca, 65
– com aura, 65
– sem aura, critérios diagnósticos para, 65
Epiglotite aguda, 456
Epinastina, apresentação e posologia, **93**
Epinefrina, 374
Episódio psicótico, abordagem ao primeiro, 945
Epistaxe na infância, 973
– etiolopgia, **974**
Equação
– de Schofield para cálculo do gasto energético em repouso, **755**
– para estimar valor energético total, **761**
Equilíbrio
– acidobásico, 785
– hidroeletrolítico, 359
Equimoses, 368
Equinocandinas, 248
Equipamentos necessários na reanimação neonatal, **252-253**
Eritema
– infeccioso, **556**
– súbito, **556**
Eritropoietina, produção hormonal de, 788
Escabiose, 963
– na criança, *964*
– tratamento, **964-965**

Escala
- de coma de Glasgow, *430*
- de Thompson, **204**
Escarlatina, **560**
Escherichia coli, 29
Escolarização da criança, **146**
Escrita, avaliação da, 149
Escuta do paciente, 11
Esotropia
- acomodativa, 1005
- congênita e infantil, 1004
Espaço infraglótico, 454
Espectro autista, 939
- critérios diagnósticos, 941
Estadiamento
- puberal de Tanner
- para aspecto genital masculino, *530*
- para aspecto mamário, *530*
- para pelos pubianos, *531*
Estado(s)
- hipermetabólicos, 414
- hipertérmicos, 414
- nutricional, classificação do, 724
Estenose(s), 1036
- hipertrófica do piloro, 1049
- pulmonar, 621
Estirão puberal, 528
Estirão × maturação
- sexo feminino, correlação, *532*
- sexo masculino, correlação, *532*
Estrabismo, 1000
Estresse, 503
Estria longitudinal nas unhas, 51
Estrófulo, 961, *962*
Eventos perinatais, influências no desenvolvimento
da função do pulmão, 294
Exame(s)
- laboratoriais, frequentemente utilizados em
neonatologia, 359
- ortopédico pediátrico, 1015
Excesso de *anion gap*, fórmula para calcular, 435
Exodesvios, 1005
Exotropia(s)
- congênita, 1005
- intermitente, 1005
Expansor de volume, 257
Exsanguineotransfusão, 240
- de acordo com o nível da BT sérica, recomendação de, **240**
Exsudatos, 666

F

Fadiga, 51
Fagócito, 482
Fala, crianças com desenvolvimento anormal da,
recomendações para, **990**

Faringite
- com sinais e sintomas compatíveis com *Streptococcus*
β-hemolítico do grupo A, condutas na, *80*
- estreptocócica aguda, tratamento da, 81
- etiologia infecciosa das, **77**
- patógenos que podem ser associados a, **77**
- por *Streptococcus* β-hemolítico do grupo A, 79
Faringoamigdalite aguda, 76
- estreptocócica, 646
Fármaco(s)
- mucoativos, 672
- para uso oral na hipertensão arterial sistêmica, **767**
Farmacodermia graves, 509, **510**
Fator
- bífido, 29
- de coagulação, deficiências congênitas de, 312
Febre
- de origem indeterminada, 552
- em crianças, definição, **552**
- roteiro complementar de investigação de, *554*
- roteiro para investigação inicial de, **553**
- reumática, 895
- critérios de Jones modificados para o diagnóstico
de, **896**
- profilaxia primária da, **897**
- profilaxia secundária ou prevenção, **898**
- tratamento sintomático das manifestações
clínicas da, **897**
- sem sinais de localizatórios, critérios de baixo risco em
crianças de 29 a 90 dias com, **549**
- sem sinais localizatórios, 547
Fêmur proximal, deslocamento epifisário do, 1029
Fentanil, 288
Ferimento com material perfurocortante, 612
Ferritina, valores normais de, **362**
Ferro, 185
- intoxicação exógena, **450**
Feto, efeitos de alguns agentes teratogênicos no, **914-915**
Fexofenadina, apresentação e posologia, **93**
Fibrina, processo de deposição de, 306
Fibrose cística, 670
- critérios diagnósticos de, **672**
- vacinas especiais destinadas a pessoas com, **43**
FIFE (*feelings, ideas, fears and expectations*), 5
Filho de mãe diabética, 223
- malformações nas, 224
Filtração glomerular, 784
- valores normais evolutivos de ritmo de, **753**
Fisiologia renal, 784
Fisioterapia respiratória, 672
Fissura laringotraqueoesofágica, 1036
Fístula
- em H, 1040
- esofagotraqueal congênita sem atresia de esôfago, 1040
- liquórica, vacinas especiais destinadas a pessoas com, **43**

1063

Flucitosina, 248
Fluconazol, 248
Fluidoterapia, 424
Fluxo(s)
- aórtico, *318*
- da veia cava superior pelas horas de vida em recém-nascidos a termo e pré-termo, valores normais de, *321*
- em artéria pulmonar esquerda na ausência de canal, *328*
- em veia cava superior, avaliação, 319
- mitral
    - em paciente pré-termo na presença de canal arterial, *330*
    - normal obtido por meio de Doppler pulsátil, *330*
- no canal na presença de baixa resistência vascular pulmonar, *326*
- no canal na presença de pressão pulmonar suprassistêmica, 327
- no canal na presença de resistência vascular pulmonar aumentada, 327
- para cálculo de VTI, local no qual ser colocado o cursor para obtenção do, *320*
- pulmonar com realização de traçado ao redor da curva, *324*
Folato, deficiência de, 54
Fórmula(s)
- de Schwartz, **754**
- em Pediatria, 733
- infantil enriquecida com ferro, 53
- láctea para recém-nascidos pré-termo, 184
- monoméricas pediátricas para nutrição enteral, **736**
- oligoméricas pediátricas para nutrição enteral, **734-735**
- para calcular excesso de anion gap, 435
- poliméricas pediátricas para nutrição enteral, **734**
Formulações lipídicas de anfotericina B, 247
Fosfato orgânico, 192
Fósforo(s)
- distúrbio do metabolismo do, 792
- níveis normais de acordo com a faixa etária, **792**
- recomendações diárias, **192**
Fototerapia, 238
- para RNPT tardios e termo com base no nomograma de Bhutani, indicações, **239**
Fração
- de ejeção, 317
- de encurtamento, 316
    - cálculo da, imagem ecocardiográfica do plano paraesternal longitudinal mostrando, *316*
Fracasso escolar, medicalização do, 142
Fraturas
- de ossos, 368
- espiraladas, 369
Frequência
- cardíaca, 637
- respiratória, limites de, **661**
- urinária, diurna extraordinária, 780

Função
- funcional, esquerda, avaliação, 316
- pulmonar, 296
- ventricular direita, avaliação da, 321
Fungemia, 246
Fungos, 598
Furosemida, 301
Fusariose, **599**

G

Gasometria, *359*
Gasping, *372*
Gastrosquise, 1045
Gene SRY, 881
Genética médica, 913
Genu valgum, 1028
Genu varum, 1027
Gestante
- com contato com varicela, conduta na, 355
- direitos trabalhistas da, **33**
Giggle Incontinence, 780
Ginecomastia, 533
Glaucoma congênito, 1008
Glicemia em recém-nascido de grupo de risco, triagem da, **218**
Glicerofosfato, 192
Glicocorticosteroides, 94
Glicose, 190
- concentração sanguínea de, 375
Glomerulonefrite aguda, organismos implicados na etiologia da, **747**
Glossite, 51
Golden minute, 254
Gradiente alvéolo arterial de oxigênio, 279

H

Hábitos familiares saudáveis, **59**
Haemophilus influenzae, 111, 661
Hematomas, 368
Hematúria, 741
- roteiro empregado para análise diagnóstica de, **741-742**
Hemodiálise, 757
Hemofilias, 311
Hemoglobina conforme peso e idade gestacional, **361**
Hemoglobinopatias, vacinas especiais destinadas a pessoas com, **44**
Hemostasia
- alterações associadas aos sangramentos no neonato, 310
- do recém-nascido, avaliação clínica e laboratorial da, 309
- fisiologia da, 305
- neonatal, testes de triagem para avaliação da, **310**
Hemotórax, 666, 1039
Hepatite(s)
- virais, 699
- vírus e dos diferentes tipos de, características dos, **699**

Hepatoesplenomegalia
- causas infecciosas, **588-590**
- febril de causa infecciosa, 587

Hepatopatia crônica, vacinas especiais destinadas a pessoas com, **43**

Hermafroditismo verdadeiro, 885

Hérnia diafragmática, 1039

Herpes-zóster, 353

Hidrocarbonetos, intoxicação exógena, **450**

Hidrocefalia, 271

Hidroxizina, apresentação e posologia, **92**

Higienização das mãos, 606
- cinco momentos para, *607*

Hiperbilirrubinemia, 233
- fatores de risco para, **234**
- nomograma preditor de *239*

Hipercalcemia
- etiologia, **792**
- sinais e sintomas, **792**

Hipercalcemia, 399
- causas, 400

Hipercalciúria idiopática, 745

Hipercalemia, 398
- alterações eletrocardiográficas na, 398
- causas, **398**

Hiperfosfatemia, 402
- causas, **401, 402**
- etiologia, **794**
- tratamento da, 756

Hiperfosfatemia, 402

Hiperglicemia, 220

Hiperinsulinismo, 217

Hipermagnesemia, 403
- causas, **404**
- conduta e tratamento, 797
- etiologia da, **796**
- sinais e sintomas, **796**

Hipernatremia, 393
- classificação e causas das, **394**
- diagnóstico, *395*
- hipovolêmica, 394

Hiperplasia congênita de suprarrenal, 883

Hiperpotassemia, tratamento da, 755

Hipersensibilidade a anti-inflamatórios não esteroidais, 508

Hipertensão
- arterial, 382
- arterial sistêmica, 764
    - causas, 765
    - fármacos para uso oral na, **767**
    - tratamento, 766
- intracraniana, 405
    - atendimento inicial da, *407*
    - condutas para controle da, 406
- porta, 708
- pulmonar persistente neonatal, 287
    - definição, 287

- diagnóstico, 288
- etiopatogenia, 287
- fisiopatologia, 287
- prognóstico, 289
- tratamento, 288

Hipertermia
- iatrogênica, 414
- maligna, 413
    - prevenção no paciente suscetível, 415

Hipoalbuminemia nos desnutridos graves, 51

Hipocalcemia, 221, 400
- causas, **400**
- etiologia, **791**
- nos recém-nascidos, valores que definem, **221**
- sinais e sintomas, **791**
- tratamento da, 756

Hipocalemia, 396

Hipocitratúria isolada, 745

Hipofosfatemia, 401
- causas, **401**
- etiologia da, *793*
- sinais e sintomas, *793*

Hipogamaglobulinemia transitória da infância, 479

Hipoglicemia
- definição, 217
- fatores de risco, 217
- prevenção, 218
- tratamento, 219

Hipoglicemia persistente, 220

Hipomagnesemia, 222, 402
- causas, **403**
- conduta clínica e tratamento da, **796**
- etiologia da, **795**
- sinais e sintomas de, **795**

Hipomagnesiúria, 745

Hiponatremia, 395
- classificação e causas da, **396**
- diagnóstico da, **397**

Hipoplasia pulmonar, 1038

Hipopneia obstrutiva do sono, 89

Hipoxemia da síndrome do desconforto respiratório, 284

Histoplasmose, **601**

HLA-DQ2, 682

Hormônios tireoidianos, 362
- pré-termo, 363
- recém-nascido a termo, **362**

Ibuprofeno, intoxicação exógena, **446**

Icterícia
- fisiológica, 233
    - características da, **234**
- neonatal, 233
    - avaliação diagnóstica, 236

- diagnóstico diferencial, **235-236**
- incidência, 233
- seguimento, 241
- tratamento, 238

Idade
- gestacional
  - avaliação pelo método New Ballard, *174*
  - método Capurro de avaliação, **166-167**
- óssea, variação esperada em função da idade, **16**

Imitanciometria, *984*, 992

Impedânciometria, 696, 992

Impedâncio-pHmetria esofágica intraluminal, 696

Impetigo, 966
- bolhoso, *967*
- não bolhoso, *966*

Implante coclear, vacinas especiais destinadas a pessoas com, **43**

Imunização, 39
- passiva, características e indicações, **44-45**

Imunodeficiência(s)
- combinadas, 461, 485
- cominadas graves, 485, **921**
  - defeitos genéticos que determinam, **486**
- comum variável, 479
- de células T, 485
- humorais, 478
  - agamaglobulinemia, 478
  - deficiência de imunoglobulina A, 479
  - hipogamaglobulinemia transitória da infância, 479
- predominantemente de anticorpos, 462
- primária(s), 461, 466
  - em adultos, sinais de alerta, **463-464**
  - em crianças, sinais de alerta, **463**
  - no 1º ano de vida, sinais de alerta, 464
  - profilaxia antimicrobiana sugerida para pacientes com, **471**
- secundárias, 473
  - condições associadas a, **473-474**
- tratamento das, 469, 489
- vacinas especiais destinadas a pessoas com, **43**

Imunoglobulina
- hiperimune específica para varicela, 355
- humana, 489
  - anti-hepatite B, **44**
  - antivaricela-zóster, **44-45**
  - indicações, 489
- intravenosa, 241

Imunomoduladores tópicos, 504

Imunoprofilaxia, 39

Imunoterapia alérgeno-específica, 95

Incontinência
- do riso, 780
- urinária, causas, 780

Índice
- de massa corporal, 56

- avaliação do estado nutricional da criança e do adolescente conforme o, **57**
- laboratoriais para injúria renal aguda pré-renal *versus* IRA renal, **752-753**

Infância
- avaliação auditiva na, 987
- cronologia da pneumatização dos seios paranasais na, *106*
- dermatoses na, 955
- desenvolvimento auditivo normal na, **990**
- epistaxe na, 973
- leucemias agudas da, 801

Infecção(ões)
- adquirida pelo citomegalovírus neonatal, **342**
- bacterianas, 966
- congênita pelo citomegalovírus, 340
  - diagnóstico, 341
  - etiopatogenia, 340
  - prevenção, 344
  - progmóstico, 344
  - quadro clínico, 340
  - tratamento, 342
  - tratamento antiviral da, **343-344**
- crônica por *P. aeruginosa*, antibioticoterapia, 673
- de vias aéreas superiores, 645
  - rinofaringite aguda, 645
  - síndrome gripal, 645
- de vias aéreas superiores, 645
  - faringoamigdalite aguda estreptocócica, 646
  - laringite viral aguda, 647
  - otite média aguda, 647
  - sinusite bacteriana aguda, 647
- do trato urinário, 139
  - diagnóstico, 140
  - incidência, 139
  - investigação por imagem, 141
  - quadro clínico, 139
  - tratamento, 140
- fúngica(s)
  - em Pediatria, 598
  - invasivas, **599**
  - no recém-nascido, 246
    - complicações, 247
    - diagnóstico, 247
    - epidemiologia, 246
    - profilaxia, 248
    - quadro clínico, 246
    - tratamento, 247
- gonocócica do recém-nascido, 357
- osteoarticulares, 1023
- pelo HIV
  - categorias imunológicas da, **580**
  - em crianças, categorias clínicas da, **580-581**
- pelo vírus varicela-zóster, 353
  - fromas clínicas, 354
  - transmissão, 353

- urinária, associada à calculose metabólica, 744
- virais, 967

Inflamação
- controle da, 503
- pulmonar, 301

Influenza, 69, 592
- manifestações clínicas na, 71, **72**
- quimioprofilaxia, 74
- sinais e sintomas do, **73**
- tratamento
  - antiviral para, 74
  - posologia e administração, **74**

Inibidor(es)
- da bomba de próton, **697**, 698
- da coagulação, 308
- da neuraminidase, **593**

Injúria renal aguda, 751
- conduta diagnóstica, 753
- índices laboratoriais para injúria renal aguda pré-renal *versus*, 752-753
- princípios gerais do tratamento, 755
- situações clínicas relacionadas a, **752**

Insensibilidade androgênica, 884

Insuficiência
- cardíaca, 388, 634-635
- respiratória aguda, 16
  - manejo da, 441
  - diagnósticos diferenciais das doenças que cursam com, **443**
  - manejo da, 441
  - no recém-nascido, 209

Insulinoterapia, 424, 426

Integral de velocidade no tempo
- de artérias pulmonar, valores normais, **324**
- pulmonar, 323, *323*
  - valores normais da, 319

Intolerância à glicose, *58*

Intoxicação exógena, 445
- abordagem inicial, 445
- substâncias comuns, **446-452**

Intussuscepção, 1048

Invaginação intestinal, 1048

Inversão das ondas, *330*

IRDA (indicadores para deficiência auditiva), 986, 987

Irritantes, rinite por, 96

Isolamento, 606
- e precauções especiais, 606

J

Jato de regurgitação tricúspide, velocidade máxima do, *323*

K

Kwashiorkor, 724

L

Lacrimejamento, 1007
- na criança, causas de, 1007

Lactente(s)
- exposto ao HIV no período pós-natal, 578
- jovens, taxas de bacteremia oculta em, 548
- sibilante
  - corticoides inalatórios em, 651
  - tratamento, 650

Laringe, anomalias congênitas da, 1036

Laringite, 110
- definição, 110
- espasmódica, 458
- exames complementares, 110
- diagnóstico diferencial, 111
- etiologia, 110
- exames complementares, 110
- tratamento, 111
- viral, 457
- viral aguda, 647

LCR, exame quimiocitológico de, 270

Leite
- humano, 183
  - aditivos do, 183
  - maduro, composição, **184**
  - pré-termo, composição, **184**
- materno
  - armazenamento, orientações para, **31**
  - ordenha, orientações para, **31**

Leitura, avaliação da, 149

Lesão(ões)
- miocárdica, fatores preditivos de pior prognóstico de, **627**
- obstrutivas em câmaras cardíacas direitas e esquerdas, 621

Letargia, 51

Leucemia
- aguda da infância, 801
- linfoblástica aguda, 801
  - alterações citogenéticas das, **803**
  - classificação imunológica, **802**
  - sinais e sintomas de, **802**
- mielocítica aguda, 804
  - imunofenotipagem das, **805**
  - quadro clínico e laboratorial das, **804**

Leucotrienos, 94

Levocetirizina, apresentação e posologia, **93**

LHPT + Enfamil HMF®, composição, **184**

LHPT + FM 85®, composição, **184**

Lidocaína, 375

Linfo-histiocitose hemofagocítica, 466

Linfomas, 807
- de Burkitt, **809**
- de Hodgkin, 807
- Hodgkin, 807
- linfoblásticos, **809**

- não Hodgkin, 809
  - caracterização dos tipos mais comuns, na infância, **809**
  - de grandes células, **809**

Linfonodo(s)
- palpáveis em crianças saudáveis, **583**
- segundo os tipos de doenças, características dos, **585**

Linfonodomegalia(s), 583
- cervical e axilar, 585
- generalizadas, 585
- localizadas, causas, **584**

Lipídios, 190

Líquido meconial, atendimento ao recém-nascido em presença, 254

Liquor, **363**

Lírio-do-vale, intoxicação exógena, **452**

Litíase, 743
- urinária, investigação na fase aguda de paciente com suspeita de, 744

Loratadina, apresentação e posologia, **93**

Lúpus erimtoso sistêmico
- critérios para classificação do, **903-905**
- pediátrico, 903

M

Macroglossia, 1035

Magnésio
- distúrbio do metabolismo do, 794
- recomendações diárias, **192**

Malassezia furfur, 501, 959

Malformação
- adenomatoide cística, 1037
- congênita
  - abordagem prática do paciente com, 913
  - fluxo diagnóstico em, *917*

Mamona, intoxicação exógena, **452**

Marasmo × *Kwashiorkor,* **725**

Marasmo, 724

Marcha
- alteração de acordo com a idade, causas, **1017**
- equina, causas, **1018**

Marcos puberais de referência, 532

Massas abdominais, 1052
- diagnóstico diferencial pela faixa etária, 1052

Massagem cardíaca, 260
- indicações, 257

Material(is)
- biológico
  - acidentes com, 612
  - tratamento da pessoa exposta, **614-615**
- necessários na reanimação neonatal, **252-253**

Maturação sexual e estirão puberal, correlação entre, 531

Maturidade
- neuromuscular, *174*

- somática e neurológica, método de New Ballard para avaliação, **168**

Medicação(ões)
- antiviral, 74
- utilizadas na reanimação do RN em sala de parto, **257**

Medicamentos em reanimação neonatal, uso de, 257

Megacolo
- aganglionar, 1043
- congênito, 1043

Membranas traqueais, 1036

Membros inferiores
- anormalidades dos, 1027
- mau alinhamento rotacional dos, 1028

Menarca, 532

Meningite, 595, **610**
- alterações liquóricas por patógeno nas, **596**
- neonatal, 269
  - bactérias causadoras de, 269
  - diagnóstico, 269
  - patogênese, 269
  - prognóstico, 272
  - quadro clínico, 269
  - tratamento, 271

Meningococcemia, **562, 611**

Meningoencefalites, 595
- definição, 595
- diagnóstico, 596
- manifestações clínicas, 595
- tratamento, 596

Metilfenidato, 144

Metilprednisolona, equivalência, meia-vida e potência dos, **889**

Metilxantinas, 231

Método
- Capurro de avaliação da idade gestacional, **166-167**
- citogenômicos de detecção de alterações genéticas, **916**
- de New Ballard
  - avaliação somática e neurológica, **168**
  - pontuação obtida e idade gestacional correspondente, **169**
- de substituição renal, 763

Metotrexato, 475

Micafungina, 248

Micção
- disfuncional, 780
- postergada, 780

Microarray, 88

Micronutrientes necessidades em recém-nascidos a termo e pré-termo, **193**

Minerais, 191

Minerais na nutrição parenteral prolongada, recomendações, **730**

Miocardite, 629-631

Misoprostol, efeitos no feto, **914**

Modo de ventilação mecânica, 275

Molusco contagiso, 969, *969*

Mucoses superficiais, manifestação clínica e tratamento, **600-601**
Musculatura glútea, emagrecimento e hipotrofia da, *680*
Mycobacterium tuberculosis, 596
Mycoplasma pneumoniae, 113, 662

N

Necessidades hídricas do recém-nascido, 191
Necrólise epidérmica tóxica, 509
Nefropatia crônica, vacinas especiais destinadas a pessoas com, **43**
Negligência, 370
Neisseria gonorrheae, 357
Neisseria meningitidis, 357
Neonato(s)
– a termo saudável, valores de referência para os testes de coagulação no, **307-308**
– taxas de bacteremia oculta em, 548
Neonatologia
– ecocardiografia funcional em, 315
– exames laboratoriais frequentemente utilizados em, 359
Neuroblastoma, 811, 814
– estadiamento, 812
Neurotoxicidade bilirrubínica, fatores de risco para, **238**
Neutropenia, 479
– cíclica, 482, 483
– congênita grave, 482
NIPPV (*Nasal Inspiratory Positive Pressure Ventilation*), 284
NIPPV (*Nasal Intermittent Positive Pressure Ventilation*), 276
Nitroprussiato, 288
Nutrição
– enteral, 726
    – complicações da, 727
    – do recém-nascido pré-termo, 180
        – objetivos, 180
    – fórmulas monoméricas pediátricas para, **736**
    – fórmulas oligoméricas pediátricas para, **734**
    – fórmulas poliméricas pediátricas para, **734**
    – modos de administração, 180
– parenteral
    – complicações metabólicas da, 194
    – controles clínicos e laboratoriais durante a, 193, **194**
    – do recém-nascido, 187
        – indicação e vias de administração, 187
    – em recém-nascidos com peso de nascimento inferior a 1.500 g, sugestão de aporte de nutrientes na, **195**
    – no Centro de Terapia Intensiva Neonatal do Hospital das Clínicas, prescrição da, *195*
    – prescrição da, *195*
    – prolongada, 729
        – complicações, 731
        – controle de acordo com a faixa etária, **731-732**
        – monitoração de pacientes em uso de, 731
        – recomendações de minerais na, **730**
        – recomendações de oligoelementos, **730**
Nutriz, direitos trabalhistaas da, **33**

O

Obesidade, 56
– comorbidades associadas, 57
– estado nutricional, avaliação do, 57
– exames de avaliação inicial, 58
– fator
    – de risco, 56
    – protetor, 108
– manejo, 59
Obstrução
– da faringe por cistos e tumores, 1035
– de vias aéreas superiores, 454
    – características de cada etiologia, **455-456**
    – etiologias, 455
    – terapêutica, 455
– de vias lacrimais, 1007
Oftalmia neonatal, 357
Oligoelementos, recomendações na nutrição parenteral prolongada, **730**
Onda
– Q, 639
– R, 639
– T apiculada e simétrica típico de hiperpotassemia, *640*
Onfalocele, 1045
Onicomicose, **600**
Onfalocele, 1045
Onicomicose, **600**
Orquidômetro de Prader, *529*
Osmolalidade plasmática, controle da, 786
Osmolaridade, cálculo, 187
Osteomielite, 1023
– em crianças, etiologia e características clínicas da, **1023-1024**
Otite
– do nadador, 104
– externa, 104
– média
    – aguda, 97, 99, 647
        – antibioticoterapia para, **101-102**
        – critérios diagnósticos para a, **100**
        – evolução da efusão na orelha média após um episódio de, *101*
        – fatores a serem considerados para a prescrição de antibióticos na, **101**
        – tratamento da, **101**
    – classificação das, 98
    – com efusão, 89, 982
    – complexo, *98*
    – crônica, 103, 980
    – definições e terminologia na, **97-98**
    – epidemiologia, 98
    – etiopatogenia, 99, *99*
    – fatores de risco, 98
    – recorrente, 104
    – secretora, 103
        – indicações de encaminhamento de casos de, **103**
    – serosa, 982

1069

Óxido nítrico, vasodilatação com, 289
Oxigenação na ventilação oscilatória de alta frequência, 268
Oxigênio, dispositivos de oferta de, **444**
Oximetria de pulso, 443

P

P. aeruginosa
- colonização inicial pela antibioticoterapia, 673
- infecção crônica por antibioticoterapia, 673

Pai, direitos trabalhistas da, **33**
Palidez, 662
Palivizumabe, **45**
Pápula eritematosas, *957*
Paracoccidioidomicose, **601**
Parada cardíaca por distúrbios do ritmo na infância, 372
Parâmetro(s)
- da ventilação de alta frequência, **278**
- ventilatórioa, ajuste dos, 277

Parasitismo, 122
Parasitoses intestinais, 122
- apresentação clínica das, **124**
- definição, 122
- diagnóstico, 125
- esquema de tratamento das principais, **126-129**
- etiologia, 122
- medidas preventivas, 129
- métodos complementares de, 125
- quadro clínico, 123
- tratamento, 125
- vias de transmissão das, 122

PCO$_2$, valores de referência, **433**
Pé
- evertido, causas, **1018**
- invertido, causas, **1018**
- torto congênito, 1022

Pediatria
- distúrbios psíquicos mais frequetnes na, 930
- infecções fúngicas em, 598

Pediculose do couro cabeludo, 965
Pele, infestações e infecções de, 963
Pericárdio, reação inflamatória, 626
Pericardite, 626
Período neonatal, distúrbios metabólicos no, 217
Peritonite bacteriana espontânea, 707
Persistência do canal arterial, 620
Pesquisa de IgE sérica específica *in vitro*, 494
pHmetria esofágica, prolongada, indicações, **696**
Piloro, estenose hipertrófica do, 1049
Pitiríase versicolor, **600**
PIVKA (*protein induced in vitamin K absence*), 243
Placas eritematosas, *957*
Plano
- paraesternal longitudinal, *318*

- direito mostrando a conexão da veia cava superior com o átrio dirieto, *320*
- transversal alto, *326*
- terapêutico, 61

Plantas tóxicas, intoxicação exógena, **452**
Plaquetas, contagem conforme tempo de vida, **361**
Pneumocystis jirovecii, 662
Pneumomediastino, 1039
Pneumonia(s)
- adquiridas na comunidade, manejo das, 662
- aguda(s), 116, 661
  - antibioticoterapia para tratamento domiciliar das, **664**
  - antibioticoterapia para tratamento hospitalar das, **664**
  - conceito, 116
  - diagnóstico, 118
  - esquemas terapêuticos de acordo com a faixa etária, **119-120**
  - etiologia, 116
    - de acordo com a faixa etária, **117**
  - exames complementares, 118
  - quadro clínico, 118
  - tratamento, 119
- comunitárias, antibióticos utilizados no tratamento de, doses, **120 -121**
- crônicas, vacinas especiais destinadas a pessoas com, **43**
- por *Pneumocystis jirovecii*, 581

Pneumopatia crônica da prematuridade, 292
Pneumotórax, 1038
PO$_2$, valores de referência, **433**
Polivitamínico, 185
Posologia do Oseltamivir, **646**
Potássio
- necessidades diárias de, **191**
- reposição na cetoacidose diabética, **425**

Potencial evocado auditivo, 270
Pré Nan®, composição, **184**
Precaução
- de aerossóis, *608*
- de contato
  - e precauções para aerossóis para prevenção de infecções hospitalares, *610*
  - e precauções para gotículas para prevenção de infecções hospitalares, *610*
  - para a prevenção da transmissão de agentes infecciosos, *608*
- de gotículas para prevenção de infecções hospitalares, *609*
- respiratória para aerossóis, 608
- respiratória para gotículas, 609
- utilizadas em síndromes ou condições clínicas com base em cuidados com a transmissão fundamentada na suspeita ou confirmação diagnóstica, **610-611**

Prednisolona, equivalência, meia-vida e potência dos, **889**
Prednisona, equivalência, meia-vida e potência dos, **889**
Pré-escolares, risco de doença bacteriana, 550
Prematuro, curvas Fenton de crescimento de, *172, 173*

Preservativos, 539
Pressão
– arterial
  – em meninas, *386*
  – níveis de, para meninos, **383**
– do esfíncter inferior do esôfago, fatores que influenciam, **693-694**
– média de artéria pulmonar, 323
– média de vias aéreas, 274
– positiva contínua em vias aéreas, 231
– pulmonar
  – estimativa da, *322*
  – suprassistêmica, fluxo no canal na presença de, 327
– sistólica de artéria pulmonar, 322
Prick test, 494
Procinéticos, 698
Profilaxia pós-exposição ocupacional ao HIV, esquemas, **615**
Programa Nacional de Imunizações
– calendário de vacinação de crianças, **40**
– observações sobre algumas vacinas do, 39
– vacinas do adolescente, observações sobre, 41
Prolapso retal, 1050
Prometazina, apresentação e posologia, **92**
Prostaciclina, 288
Prostração, 662
Proteína
– C ativada, 306
– induzidas na ausência da vitamina K, 243
– necessidade no estado normal de estresse, **729-730**
Prurido, 501
– controle do, 505
Pseudoestrabismo, 1004
Pseudomonas aeruginosa, 104
Puberdade, 526
Pulmão, eventos perinatais e suas influências no desenvolvimento da função do, 294, *295*
Púrpura
– anafilactoide, 908
– de Henoch-Schonlein, 908
  – critérios de classificação, **908**

Q

Quadrante, determinação do, 638
Quadril
– deslocável, 1020
– luxado, 1020
– subluxável, 1020
Queda com traumas cranianos, 369
Queilite angular, 51
Queimadura, 368
Quelantes de fósforo, 402
Quilotórax, 1039
Quimioprofilaxia antirretroviral no recém-nascido, indicação, **577**

Quimiorreceptor, resposta à
– hipercapnia, 229
– hipóxia, 229

R

Radiação, efeitos no feto, **915**
Raiz aórtica, medida da, **326**
Reação(ões)
– a drogas, 506
– adversas a drogas, 505
– de hipersensibilidade a medicamentos
  – diagnóstico, 507
  – investigação inicial de, **507**
– imunológica, tipo de teste diagnóstico, **507-508**
Reanimação
– de recém-nascido pré-termo, primeiros passos da, 258
– neonatal
  – do recém-nascido a termo e pré-termo, 250
  – em RNPT abaixo de 34 semanas de IG, particularidades na, 257
  – fatores de risco associados à necessidade de, **198-199, 251**
  – materiais e equipamentos necessários na, **252-253**
  – questões éticas, 260
  – uso de medicamentos em, 257
Recém-nascido
– a termo, 165
  – necessidades de vitaminas e micronutrientes, **193**
– adequado para a idade gestacional, 166
– asfixiado grave, sequelas neurológicas no, **206-207**
– avaliação das síndromes hemorrágicas no, 305
– características fisiológicas, 306
  – fatores de coagulação dependentes de vitamina K, 307
  – fatores decontato, 307
  – inibidores da coagulação, 308
  – plaquetas, 306
  – proteínas coagulantes, 307
  – sistema de coagulação, 306
  – sistema fibrinolítico, 308
– classificação do, 165
– de baixo peso, 166
– de extremo baixo peso, 166
– de grupo de risco, triagem da glicemia em, **218**
– de muito baixo peso, 166
  – recomendações nutricionais enterais para, **188-189**
– doença hemorrágica do, 243
– emergências cirúrgicas abdominais no, 1042
– emergências cirúrgicas torácicas no, 1035
– exame físico do, particularidades, **162**
– grande para a idade gestacional, 166
– hipoglicemia no, terapêutica, **219**
– infecção gonocócica do, 357
– internado em unidade neonatal, vacinas especiais destinadas a pessoas com, **43**
– micromprematuro, 166

- na sala de parto, organização do atendimento ao, 251
- necessidades hídricas do, 191
- normal, cuidados com o, 161
- nutrição parenteral do, 187
- pequeno para a idade gestacional, 166
- pós-termo, 165
- pré-termo, 165
  - esquema alimentar recomendado para, **181**
  - fórmulas lácteas para, 184
  - necessidades de vitaminas e micronutrientes, **193**
  - necessidades nutricionais, 181, 188
  - nutrição enteral do, 180
  - nutrientes para o, recomendações referentes aos, **181-182**
  - recomendações nutricionais enterais para, 188-**189**
- prematuro extremo, vacinas especiais destinadas a pessoas com, **43**
- síndrome do descoforto respiratório do, 281
- taquipneia transitória do, 214
- vitalidade do, avaliação, 253

Reflexo(s)
- estapediano, 992
- respiratórios, 229

Refluxo
- gastroesofágico, 693
- vaginal, 780

Regra de Holliday-Segar, taxa metabólica basal de acordo com, **725**

Reidratação oral, composição das soluções de, **133**

Relação médico/adolescente, 523

Repercussão do canal arterial em recém-nascidos pré-termo e suas respectivas classificações, 331

Repolarização ventricular, 640

Reposição
- eletrolítica, 425
- hídrica, 424

Resfriado comum, 69
- complicações, 75
- definição, 69
- diagnósticos, 72, 73
- epidemiologia, 70
- etiologia, 69
- fatores de risco, 70
- fisiopatologia, 70
- imunidade das viroses responsáveis pelo, **69-70**
- manifestações clínicas, 71
- prevenção, 75
- prognóstico, 75
- sinais e sintomas do, **73**

Resistência, 274
- vascular pulmonar
  - aumentada, fluxo no canal na presença, 327
  - fluxo no canal na presença de baixa, 326

Respiração
- artificial, 373
- boca a boca, 373

Respirador
- bucal, 976
  - características, **976-977**
- oral, 89

Resposta auditiva
- de estado estável, 993
- de tronco encefálico, 993

Ressuscitação
- cardiopulmonar, fluxograma para, **420**
- cardiopulmonar pediátrica, 372
  - abertura de vias aéreas, 373
  - acesso vascular, 374
  - ações essenciais durante a, **376**
  - compressão torácica, 372
  - epidemiologia, 372
  - farmacoterapia, 374
  - monitorização da qualidade da, 376
  - respiração artificial, 373
  - terapia elétrica, 375

Restrição hídrica, 300

Retardo mental, 145

Reticulócitos, valores normais de, **362**

Retinopatia da prematuridade, 1009
- fatoresde risco da, 1011
- triagem do recém-nascido prematuro de risco, 1011

Retocolite ulcerativa inespecífica, 711
- aspectos macroscópicos/endoscópicos, **713**

Rinite, 83
- alérgica, 83, 85
  - fluxograma do tratamento da, *95*
  - medidas de controle do ambiente na, *90-91*
  - pontos importantes e abordagem da, *87*
  - tratamento, 89
- classificação, 83
- fenótipos e endótipos da, *84*
- infecciosa, 83, 96
- mista, 83
- na criança, classificação das causas de, **85**
- não alérgica, 83
- não infecciosa, 83
- por irritantes, 96

Rinoconjuntivite, 89

Rinofaringite aguda, 645

Rinossinusite, 89

Rinovírus, 70

Ritmo
- cardíaco, 637
- de filtração glomerular
  - estimativa, 788
  - medida do, 788
- de filtração glomerular, medida do, 788

Rotina de vida da criança, 147

Rubéola, **556**
- efeitos no feto, **914**

Rupatadina, apresentação e posologia, **93**

S

Sal de cálcio, 191

Salivação excessiva, 78

Salmonella, 131

Sangramento no neonato, alterações da hemostasia associados aos, 310

Sarampo, **558**

SatO$_2$, ver Saturação de oxigênio

Saturação de oxigênio, valores desejáveis de acordo com os minutos de vida, **255**

Saúde pública, importância da anemia na, 50

Segmentos superior e inferior, relação de acordo com a idade, **15**

Sepse, 262
- definições, 262
- no período neonatal, condições para definição de, 263
- pós-esplenectomia, risco de, 474
- precoce, 262
- tardia, 262

Sequestro pulmonar, 1038

Shaken baby syndrome, 369

Shunt bidirecional
- fluxo ao Doppler mostrando, *327*
- imagem do fluxo ao Doppler mostrando, *327*

Sibilância
- doses recomendadas para atendimento inicial de exacerbações de, *651*
- recorrente nos lactentes, 649
- sinais de alerta para a investigação do diagnóstico diferencial de, **650**

Sífilis
- congênita, 346
  - precoce, 346
  - tardia, 347
  - tratamento do recém-nascido com, 350
- gestantes com, *351*
- na gestante, esquema terapêutico para, **349**

Sinal(is)
- da torre de igreja, 110
- de alerta
  - na dor de garganta, **79**
  - nas anemias carenciais, **50**
  - nos quadros de dor abdominal recorrente, **67**
  - para a investigação do diagnóstico diferencial de sibilância, **650**
  - para angioedema hereditário, 513
  - para imunodeficiência primária em adultos, **463-464**
  - para imunodeficiência primária em crianças, **463**
  - para imunodeficiência primária no 1º ano de vida, **464**
- de boa pega, **30**
- de boa posição do recém-nascido durante o aleitamento materno, **30**
- de Chvostek, 400
- de Trousseau, 400
- e sintomas
  - na dengue, **568**
  - relacionados à alergia alimentar, *493*

Síndrome(s)
- autoimunes poliglandulares, 480
- autoinflamatórias, 462
- colestáticas, 701-704
- da apneia, 89
- da dor abdominal recorrente, 66
- da resposta inflamatória sistêmica, 262
- da varicela fetal, 354
- de ativação macrofágica, 467
- de DiGeorge, dismorfismos característicos da, *462*
- de Down, 476, **920**
- de Edwards, **921**
- de Kostmann, 482
- de Münchausen por transferência, 370
- de Omenn, **921**
- de origem genética, 919
- de Patau, **921**
- de Pierre-Robin, 1035
- de regressão caudal, **224**
- de Steven-Johnson, 509
- do bebê sacudido, 369
- do desconforto respiratório, 281
  - do recém-nascido, 281
  - fisiopatologia, 282
- do linfonodo mucocutâneo, 603
- do sangue deglutido, 245
- genética, etiologias, *919*
- gripal, 645
- hemofagocítica, alterações observadas em pacientes com, **467**
- hemofagocítica *Hemophagocytic Lymphohistiocytosis*, 466
- hemorrágicas no recém-nascido, avaliação das, 305
- hepatopulmonar, 707
- hepatorrenal, 707
- hipóxico-isquêmica, **198-199**
- nefrítica, 747
- nefrótica
  - em crianças, 769
  - na infância, manifestações clínicas na, **770**
  - idiopática
    - agentes terapêuticos usados na, **773**
    - classificação de acordo com a resposta à corticoterapia, **771**
  - tratamento, 771
  - utilizado no ICr HC-FMUSP, esquema terapêutico, **772**
  - vacinas especiais destinadas a pessoas com, **43**

Sinusite, 106
- aguda, 107
- bacteriana aguda, 647
- classificação, 107
- crônica, 107
- definição, 106
- diagnóstico, 108
- etiologia, 107
- tratamento, 109

Sistema
- de seis eixos, *638*
- fibrinolítico, 308
- hemostático, 305
- reinina-angiotensina-aldosterona, regulação do volume extracelular pelo, 787
- respiratório
  - propriedades mecânicas do
    - complacência, 273
    - infantil, particularidades do, **441**
    - pressão média de vias aéreas, 274
    - resistência, 274
  - tampão renal, 785
Sobrepeso, 56
Sódio, necessidades diárias de, **191**
Solução de reidratação oral, composição das, **133**
Sorologia de Hepatite B e C e de HIV da pessoa exposta e do paciente-fonte, avaliação de, **613**
Staphylococcus aureus, 104
Streptococcus pneumoniae, 662
Streptococcus pyogenes, 79
Streptococcus β-hemolítico do grupo B, 270
Substrato da alimentação do recém-nascido pré-termo, 183
- aditivos do leite humano, 183
- fórmulas lácteas para recém-nascidos pré-termo, 184
- leite humano, 183
Sulfonilureias, intoxicação exógena, **448**
Suplementações nuricionais
- ferro, 185
- polivitamínico, 185
- zinco, 185
Suporte
- respiratório, 284
- ventilatório mecânico no período neonatal, 273
Suprimento sanguíneo nasal, anatomia do, *974*
Surdez neurossensorial, 341
Surfactante
- exógeno, 285
- pulmonar
  - composição do, 282
  - funções do, **283**
  - metabolismo, 281
  - papel do, 282

T

Tacrolimo, 475
Talidomida, efeitos no feto, **914**
Talipes equinovarus, 1022
TAPSE na janela apical de quatro câmaras, *321*
Taquicardia
- com pulso e sinais de má perfusão, *418*
- sinusal, 417
- supraventricular, 418
- ventricular, 419

Taquipneia, 443
- com respiração superficial, 295
- transitória do recém-nascido, 214
  - fatores de risco, 214, **215**
  - fisiopatologia, 214
  - quadro clínico, 215
  - tratamento, 215
TDAH, ver Transtorno do déficit de atenção com hiperatividade
Técnica
- INSURE, 286
- LISA (*Less Invasive Surfactant Administration*), 286
- MIST (*Minimally Invasive Surfactant Therapy*), 286
Terapia nutricional, regulamentação federal da, 733
Teste(s)
- cutâneo(s)
- de hipersensibilidade imediata, 87
- de leitura imediata, 494
- da antiglobulina direto, 235
- da superaprendizagem, 777
  - quantidade de água para o, **778**
- de acuidade visual, 1003
- de coagulação no neonato a termo, valores de referência para, **307-308**
- de contato atópico, 495
- de eluato, 235
- de Hirschberg, 1003, *1004*
- de imunocaptura IgM, 336
- de Krimsky, 1004
- de provocação oral, 495
- de triagem para avaliação da hemostasia neonatal, **310**
- para anticorpos antitoxoplasma, 336
Tetralogia de Fallot, 622
Tinha do corpo, **600**
Tinhorão, intoxicação exógena, **452**
Tocotraumatismos, 1030
Tolazolina, 288
Tolerância aos aminoácidos, 194
Tomografia de crânio, 270
Tonsilites, 76
- definição, 76
- diagnósticos, 78, 79
- epidemiologia, 76
- etiologia, 76
- terapêutica, 81
Torção, 368
Torcicolo, 78, 1005
Toxemia, 662
- avaliação de, 547
Toxoplasma gondii, 333
Toxoplasmose
- congênita, 333
  - apresentação clínica, 334
  - definição, 333
  - diagnóstico, 335
  - patogenia, 333
  - quadro clínico, 334

1074

- sintomas e sinais clínicos, **334**
- tratamento, 333, 336
- efeitos no feto, **914**
Traçado eletrocardiográfico, *636*
Tração, 368
Transdutor, posição para obtenção do plano paraesternal longitudinal, *318*
Transfusão de concentrado de hemácias, 53
Transplantado de órgão sólido ou medula óssea
- vacinas especiais destinadas a pessoas com, **44**
Transposição das grandes artérias, 623
Transtorno(s)
- alimentares, abordagem dos, 934
- do déficit de atenção com hiperatividade, 142
- critérios para diagnóstico, **143-144**
- relações sociais da criança e, 144
Trato urinário
- infecção do, 139
- inferior, disfunções do, 779
Traumatismo(s), 1030
- encefálico por abuso, 369
Triagem
- auditiva neonatal, 986
- para crianças com fatores de risco, sistematização da, *989*
- para crianças sem fatores de risco, sistematização da, *988*
- visual, 999
Triancinolona, equivalência, meia-vida e potência dos, **889**
Triquíase, 1009
Trissomia
- vacinas especiais destinadas a pessoas com, **43**
- vacinas especiais para pessoas com, **43**
Trombocitopenia em neonatos, causas, **311**
Tuberculose, 569
- atendimento de contatos com, fuxograma, *573-574*
- controle de contatos, 572
- pulmonar
- na criança, sistema de pontuação para o diagnóstico, **570-571**
- para adolescentes e adultos, esquema de tratamento, *572*
Tuberculose, **611**
Túbulo
- contorcido distal, 785
- de conexão, 785
- proximal, 785
- renal, *786*
Tumor(es)
- cerebrais, 817
- na infância, localização, tipo histológico e frequência dos, **817**
- cervicais congênitos, 1035
- de Wilms, 814-816
- do mediastino, 1036
- do sistema nervoso central, sinais e sintomas dos, 818

U

Úlcera
- duodenal, 690
- péptica primária, 690
Ultrassonografia de crânio, 270
Unhas, estrias longitudinais nas, 51
Urgência hipertênsiva, 382, 766
- diagnóstico e tratamento, *391*
Urina
- exames laboratoriais, **363**
- valores normais para amostra isolada de, **745-746**
Uroterapia, 782
Urticária, 511
- aguda, 516
- tratamento, 516
- anamnese direcionada aos casos de, **514**
- características das lesões de, **513**
- crônica, 517
- doenças em que pode estar associada, sem ser diretamente causal, **412**
- drogas utilizadas no tratamento de, **516**
- em crianças, causas, **512**
- espontânea, **515**
- física, **515**
- tipos de, **515**
- vasculítica, 514
Urtica(s), *962*
- intoxicação exógena, **452**

V

Vacina(s)
- adsorvida difteria e tétano
- adolescente, 42
- BCG, 39
- contra a hepatite B, 39
- de adolescente, no Programa Nacional de Imunizações, 41
- de hepatite A, 41
- destinadas a pessoas com condições clínicas que cursam com suscetibilidade aumentada a infecções, **43**
- diferentes, intervalo mínimo necessário para aplicação de, **42**
- febre amarela, 41
- influenza, 41
- meningocócica ACWY, 41
- adolescente, 41
- oral rotavírus humano G1P1 monovalente, 39
- papilomavírus humano 6, 11, 16 e 18, adolescente, 42
- pneumocócica 10, 41
- tetraviral, 41
- tríplice bacteriana
- acelular, indicações para receber, **44**
- DTP, 39
- varicela, 41

Vacinação
- adiamento da, situações em que se recomenda o, 42
- de adolescente, **41**
Valor(es)
- de referência
    - para os componentes do sistema fibrinolítico no neonato a termo saudável, **309**
    - para os inibidores da coagulação no neonato a termo saudável, **309**
    - para os testes de coagulação no neonato a termo saudável, **307-308**
- K, 788
Válvula
- de escape, 254
- *pop-off*, 254
Varfarina, efeitos no feto, **914**
Varicela, 353
- congênita, 354
- na unidade neonatal, contato com, 355
Vasculite, 908
Vasopressina, 375
Veia cava superior, avaliação do fluxo em, 319
Velocidade mínima de crescimento esperada em função da idade, **16**
Ventilação
- com óxido nítrico, 279, 289
- com pressão positiva com cânula traqueal, 256
- com pressão positiva, 254, 256
- convencional, manuseio ventilatório para otimizar trocas gasosas na, **277**
    - parâmetros iniciais da, 267
- de alta frequência, 277
    - manuseio ventilatório na, **279**
    - parâmetros da, **278**
- mandatória intermitente sincronizada
    - com pressão controlada, 275
    - com volume controlado, 275
- necânica
    - invasiva convencional, critérios de indicação, 276
    - modos de, 275
    - não invasiva, 276
    - neonatal, 273
    - no recém-nascido, aparelhos, 274
- oscilatória de alta frequência, 268
Ventiladores ciclados a tempo, 274
Ventriculite, 271
- tratamento da, 271
Verruga(s)
- plana em adolescente, *968*
- plantar, 968
- virais, 967
- vulgar no nariz, *968*

Via(s)
- aérea(s)
    - abertura de, 373
    - patência das, 230
    - superiores, obstrução das, 454, 1035
    - obstrução de, 454
- lacrimais
    - anatomia das, *1008*
    - obstruções de, 1007
Violência
- física, 367
    - atendimento e notificação de vítimas de, *371*
    - exame físico, 368
        - cabeça e pescoço, 368
        - ossos, 368
        - pele, 368
        - síndrome do bebê sacudido, 369
        - sistema nervoso central, 369
        - tórax e abdômen, 368
- infantojuvenil, 367
- psicológica, 370
- sexual, 369
Vírus
- da imunodeficiência humana
    - manejo da criança exposta ao, 576
    - manejo da criança infecta pelo, 579
- sincicial respiratório, 113
- sincicial respiratório humano, 592
- varicela-zóster, **611**
Vitalidade do recém-nascido, avlaiação da, 253
Vitamina
- A, 302
- B12, 53
- K, 243
- necessidades em recém-nascidos a termo e pré-termo, **193**
Vítima de violência física, fluxograma de atendimento e notificação, *371*
Volume
- diastólico final, 317
- extracelular, regulação pelo sistema reinina-angiotensina--aldosterona, 787
- sistólico final, 317
VSR, vírus sincicial respiratório, 120
VTI, *ver* Integral de velocidade no tempo

Z

Zigomicose, **599**
Zinco, 185
- deficiência de, 192